CAMBRIDGE LIBRARY COLLECTION

Books of enduring scholarly value

Classics

From the Renaissance to the nineteenth century, Latin and Greek were
compulsory subjects in almost all European universities, and most early
modern scholars published their research and conducted international
correspondence in Latin. Latin had continued in use in Western Europe long
after the fall of the Roman empire as the lingua franca of the educated classes
and of law, diplomacy, religion and university teaching. The flight of Greek
scholars to the West after the fall of Constantinople in 1453 gave impetus
to the study of ancient Greek literature and the Greek New Testament.
Eventually, just as nineteenth-century reforms of university curricula were
beginning to erode this ascendancy, developments in textual criticism and
linguistic analysis, and new ways of studying ancient societies, especially
archaeology, led to renewed enthusiasm for the Classics. This collection
offers works of criticism, interpretation and synthesis by the outstanding
scholars of the nineteenth century.

Claudii Galeni Opera Omnia

Galen (Claudius Galenus, 129–c. 199 CE) is the most famous physician of the
Greco-Roman world whose writings have survived. A Greek from a wealthy
family, raised and educated in the Greek city of Pergamon, he acquired his
medical education by travelling widely in the Roman world, visiting the
famous medical centres and studying with leading doctors. His career took
him to Rome, where he was appointed by the emperor Marcus Aurelius as his
personal physician; he also served succeeding emperors in this role. A huge
corpus of writings on medicine which bear Galen's name has survived. The
task of editing and publishing such a corpus, and of identifying the authentic
Galenic texts within it, is a hugely challenging one, and the 22-volume
edition reissued here, edited by Karl Gottlob Kühn (1754–1840) and
published in Leipzig between 1821 and 1833, has never yet been equalled.

Claudii Galeni
Opera Omnia

VOLUME 1

EDITED BY KARL GOTTLOB KÜHN

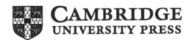
CAMBRIDGE
UNIVERSITY PRESS

CAMBRIDGE UNIVERSITY PRESS

Cambridge, New York, Melbourne, Madrid, Cape Town,
Singapore, São Paolo, Delhi, Tokyo, Mexico City

Published in the United States of America by Cambridge University Press, New York

www.cambridge.org
Information on this title: www.cambridge.org/9781108028264

© in this compilation Cambridge University Press 2011

This edition first published 1821-3
This digitally printed version 2011

ISBN 978-1-108-02826-4 Paperback

MEDICORVM GRAECORVM

OPERA

QVAE EXSTANT.

EDITIONEM CVRAVIT

D. CAROLVS GOTTLOB KÜHN

PROFESSOR PHYSIOLOGIAE ET PATHOLOGIAE IN
LITERARVM VNIVERSITATE LIPSIENSI PVBLICVS
ORDINARIVS ETC.

VOLVMEN I.

CONTINENS

CLAVDII GALENI T. I.

LIPSIAE

PROSTAT IN OFFICINA LIBRARIA CAR. CNOBLOCHII

1 8 2 1.

ΚΛΑΥΔΙΟΥ ΓΑΛΗΝΟΥ

ΑΠΑΝΤΑ.

CLAVDII GALENI

OPERA OMNIA.

EDITIONEM CVRAVIT

D. CAROLVS GOTTLOB KÜHN

PROFESSOR PHYSIOLOGIAE ET PATHOLOGIAE IN
LITERARVM VNIVERSITATE LIPSIENSI PVBLICVS
ORDINARIVS ETC.

TOMVS I.

LIPSIAE

PROSTAT IN OFFICINA LIBRARIA CAR. CNOBLOCHII

1821.

PRAEFATIO.

Haud paucos fore arbitror, qui, cum hunc primum *Galeni* operum tomum conſpexerint, me audaciae et temeritatis adeo accuſent. Etenim ſcriptoris, tanta operum ubertate, quantam in *Galeno* deprehendimus, conſpicui, editionem nos, qui id aetatis ſumus, moliri, hominis eſſe judicabunt ſuis viribus nimium fidentis et ſpem longioris, quam fata ſinunt, vitae alentis. Quam quidem reprehenſionem etſi haud omnino vanam eſſe ipſe ſentio, tamen haec vitae meae jam provectioris, et magnitudinis operis ſuſcepti cogitatio adeo me a conſilio edendorum *Galeni* ſcriptorum avocare non potuit, ut me ad illud ſtudioſe perſequendum acrius inſtigaret. Nam certiſſime mihi perſuaſum eſt, non defuturum eſſe, qui, me humanis rebus erepto, laborem hunc, a me inchoatum, non ſolum profliget, ſed etiam, fortuna magis favente, feliciter abſolvat.

Caefarem igitur imitatus, qui cum ad Rubiconem dubius, an flumen trajiceret, nec
ne, aliquamdiu ftetiffet, fubito exclamans:
Jacta alea efto! exercitum Rubiconem transire
juffit, bono animo hujus editionis curandae
laborem aggreffus fum.

Qui me propius norunt, eos me a le-
vitatis crimine liberaturos effe fpero, quod
fufcepti operis difficultatem haud accurate
ponderaverim, onusque mihi ipfe impofue-
rim, cui ferendo humeri fint impares.
Nam fi quis alius, equidem probe intelligo,
quid ab editore *Galeni* novo exfpectari, nec
exfpectari folum, fed poftulari adeo poffit.
Cum enim temporum injuria *Galenus* valde
mutilatus fuerit, editorem novum ante omnia
bibliothecarum publicarum thefauros perfcru-
tari oportebat, ut exemplo potiretur pleniore, quod aut lacunas expleret, quibus
deturpata confpiciuntur *Galeni* opera, aut
ea illius fcripta, quae nunc non nifi in
latinum fermonem translata legi poffunt,
graece contineret. Praeterea contexta *Galeni*, quae in editionibus ejus obveniunt,
fcribarum et ignorantia, et nimia fedulitate
valde depravata et corrupta deprehenduntur,

ad quae vitia removenda magno apparatu
opus eſt et codicum manuſcriptorum, et
editionum ſingulorum librorum, quarum,
inprimis ſeculo decimo ſexto, tantus prodiit
numerus, ut plus quam unius hominis vita,
quamvis diuturna, requiratur ad omnes illas editiones cum textibus *Galeni* Baſileen-
ſibus aut Charterianis conferendas. Neque
minor difficultas oboritur ab editionum plu-
rimarum raritate, quae ſaepius tanta eſt,
ut iis etiam opulentiſſimae Germaniae careant bibliothecae. Hoc enim ita eſſe ab
iis edoctus ſum, qui non expletam deſiderii
mei exſpectationem reſpondendo ſaltem con-
ſolari ſtuduerunt; quod humanitatis officium
alii ſuſque deque habuerunt.

Quas quidem difficultates cum penitus
ſuperare mihi datum non eſſet, feci quod
potui. Contuli ſcilicet cum editione Baſileenſi codices manuſcriptos, quos inſpicere
atque cum editis conferre mihi licuit, nec
in hoc ſolo acquievi, ſed conſului quoque
editiones ſingulorum *Galeni* librorum, quae
ad manus erant, ex quibus nonnullae ra-
rius obviae, et aut ad cedices manuſcriptos
expreſſae, aut a viris graecae linguae et me-

dicae artis aeque peritis curatae deprehenduntur. Praeter hunc textui *Galeni* emendando infervientem apparatum contigit mihi,
ut duplicis exempli operum Galeni, ab An-
dreae de Torrefanis ab Afula filiis et quondam Aldi Manutii heredibus typis excufi,
copiam nancifcerer, quorum alteri, quod in
bibliotheca Guelferbytana publica fervatur,
Jofephus Scaliger multa adfcripfit, quae
partim codicum, ab ipfo cum Aldina editione collatorum, varias lectiones, partim
conjecturas continent, quibus corrupta a librariis loca integritati fuae reftituere conatus eft. Alterum Aldinae *Galeni* editionis
exemplum exftat in bibliotheca regia Dres-
denfi, de quo Eruditiffimus atque Amiciffi-
mus *Ebertus,* qui bibliothecae huic a literis
eft, in opere laboris immenfi et vere Her-
culei et vaftiffimae cognitionis literariae[a] expofuit. Continet et haec editio multa, quibus apparatus *Galeni* criticus augeri commode poffit. Praeter haec duo tertium ejusdem editionis exemplum reperitur in acade-

---

a) *Allgemeines bibliograph. Lexicon.* Liefer. IV. p. 643.
No. 8054. ubi notatur, omnibus tomis, excepto tertio,
manu ignoti Viri eruditi, feculo XVI. ineunte viventis,
emendationes five varias lectiones effe additas.

mica bibliotheca Jenenſi, quod ſuis in *Gale-nom* conjecturis *Janus Cornarius*, magnum quondam Germaniae decus, auxit ornavit-que. Harum ſpecimen nuper *Chriſt. Godofr. Grunerus* peculiari libello edidit ᵇ). Continet autem illud eas tantum, quae primi volu-minis primis centum et quatuor foliis ad-ſcriptae leguntur, de quarum pretio quid ſit ſtatuendum, harum rerum intelligentes, me non monente, ex ipſius auctoris nomine fa-cile judicabunt. Longe plures autem editis a *Grunero* emendationes et conjecturas illo Cornariano *Galeni* exemplo contineri, laetus perſpexi, ex quo inſigni Viri Excellentiſſimi, *Güldenapfelii*, Jenenſis bibliothecae acade-micae bibliothecarii, benivolentia atque fa-vore hac editione, quod gratiſſimus agnoſco, utor. Haec de *Galeno* bene merendi ſubſi-dia aucta ſunt editione graeca Baſileenſi, cujus margini manus erudita varias adjecit et emen-dationes et conjecturas, inter quas multae occurrunt omni attentione animi dignae.

Neque vero in his ſolum continui et quaſi concluſi ſtudium meum omnia dili-

---

ᵇ) Lᴀɴ. Cᴏʀɴᴀʀɪɪ *conjecturae et emendationes Galenicae. Nunc primum edidit* D. Cᴜ. G. Gʀᴜɴᴇʀ. Icɴ. 1789. 8.

genter colligendi, quae ad emaculanda Galeni
contexta aliquid conferre poffunt. Sed anxie
conquifivi undique, quae in obfervationum
criticarum libris, et in animadverfionibus virorum eruditorum, quibus varios fcriptores
graecos illuftrare funt conati, difperfa reperiuntur. Quae quidem omnia apte difpofita
et accurate dijudicata fuo tempore prodibunt,
ubi *Galenus* ipfe totus typis fuerit exfcriptus.

Animus ab initio erat, textum Galeni
repetere, qualem *Charterius* dederat, e codicibus manufcriptis Parifinis correctum et
verfioni latinae emendatiori junctum. Cum
enim *Charterius* libros *Galeni* cum e codicibus pleniores ᶜ), tum numerofiores ᵈ) edi-
diffet, quam in ulla operum *Galeni,* quae
fuam antecederent, editione comparuerant,

ᶜ) Pleniores prodiere in Charteriana editione libri Galeni hi: definitiones medicae, feptimus de ufu partium
liber, de partu feptimeftri libellus, et qui funt alii, infra
in hiftoria operum *Galeni* literaria, ubi de hac editione
pluribus ab *Ackermanno* expofitum eft, commemorati.

ᵈ) Primus in operum *Galeni* collectionem recepit
Charterius librum de offibus, qui latine tantum tanquam
ἐπίμετρον graecae Bafileenfis editionis tomo quinto adjectus
erat; commentarii in *Hippocr.* de humoribus latinam
tantum verfionem; libros de fafciis, de comate fecundum
Hippocr. de praenotione etc.

et ita etiam lectorum commodis profpexiffet,
ut Juntinarum inprimis editionum exemplum fecutus, *Galeni* textum in capita
diftingueret, illius editio merere videbatur,
ad quam ego meam curarem exprimendam.
Sed vidi, provinciam editoris operum Galeni
a Charterio haud ita fuiffe femper admi-
niftratam, ut ille ab omni reprehenfione
liber videri haberique poffet. Multa enim
reliquit, quae cum linguae graecae rationi
manifefto repugnarent, etiam codicibus manufcriptis invitis, corrigenda erant. Verfio
praeterea latina faepe minus refpondet verbis graecis, quamvis eam diligenter emendatam praedicet. Quamobrem Vir Excel-
lentiffimus, *Godofr. Henr. Schaeferus,* de
cujus amicitia, a multis inde annis culta,
mihi gratulor, quique taedii plenum laborem typothetarum errores emendandi, meis
precibus commotus, in fe recepit, in ea
fuit fententia, lectoribus melius fore confui-
tum, fi contexta Galeni graeca jam nunc a
mendis liberarentur, quibus a librariis, graecae orationis rationem haud fatis intelligen-
tibus, faepe deturpata reperiuntur, aut fi
orationis difficultas, mutata interpunctione,

removeretur. Promifit fimul pro infigni erga
me benivolentia, fi talia inter legendum de-
prehenderet, me confentiente ea fe effe emen-
daturum; quae Viri graece doctiffimi promif-
fio non potuit non mihi accidere gratiffima.
Si igitur Galenus nunc multo emendatior
prodit, quam in prioribus editionibus, hoc
Lectores inprimis *Schaefero*, Viro Erudi-
tiffimo, referent acceptum.

Praeter hoc ftudium contexta *Galeni*
graeca emendatiora Lectoribus offerendi
in eo quoque laboravi, ut ejus opera,
quae non nifi e latina verfione hactenus
cognita erant, graece e codicibus manufcriptis ederem. Id mihi feliciter ceffit in
Galeni commentario in *Hippocratis* de humoribus libellum, quem in regia bibliotheca
Parifienfi latere noram. *Bosquillonium* quoque, qui editione fua Aphorifmorum Hippocratis optime de hoc medicinae rationalis
parente meritus eft, acceperam, codicem illum jam defcripfiffe, ipfum cum alio con-
tuliffe, qui in bibliotheca Coisliniana quondam fervabatur, et ad futuram editionem,
multis emendationibus et conjecturis ornan-
dam, praeparaffe. Cujus quidem editionis

ſpem cum praematura *Bosquillonii* mors
nobis eripuiſſet, metuendum erat, ne viri
hujus eruditi labor omnino periret. Sed hoc
cavit viduae ejus liberalitas, quae omnem
apparatum literarium mariti quondam ſui
facultati medicae Pariſinae dono obtulerat.
Rogavi igitur amicum integerrimum, Virum
Generoſum atque Eruditiſſimum operum Hippocraticorum interpretem, Equitem *de Mercy*,
facultatis medicae Pariſienſis doctorem, et medicinae graecae profeſſorem, ut illum codicem meis ſumtibus deſcribendum curaret.
Annuit is precibus meis humaniſſimis, et eo
usque benivolentiae et de medicis graecis bene
merendi ſtudii proceſſit, ut codicis deſcri-
bendi ſumtuum partem ipſe ſolveret. De
quo inſigni, quo me adfecit, beneficio ut
publice Ipſi gratias agam, libenter et ex
animi ſententia facio. Neque vero minus
obſtrictum me ſentio *Fr. Jacobſio*, eruditiſ-
ſimo Anthologiae graecae editori, qui e codice Monacenſi inſignem lacunam ſupplevit,
quae in fine libelli, Ὅτι τὰ τῆς ψυχῆς ἤϑη
ταῖς τοῦ σώματος κράσεσιν ἕπεται, in editionibus cum Aldina, tum Baſileenſi conſpi-
citur. Quamquam autem non eram neſcius,

Charterium e fuis codicibus manufcriptis hanc Galeno jam adhibuiffe medelam, tamen videre cupiebam, an forte plura Parifinis contineret Bavaricus codex. Precibus igitur meis benevole hoc dedit Illuftris *Jacob-fius*, ut elegantiffime defcriptum mecum communicaret pleniorem libelli iftius finem.

Nihil praeterea magis in votis habeo, quam ut ea, quam hoc ipfo volumine inchoavi, Galeni operum editio peritis harum rerum arbitris haud omnino displiceat, atque plaufu virorum eruditorum honorifico excepta, feliciter ad finem deducatur. Honeftiffimus librarius, Carolus Cnoblochius, nullis fumtibus pepercit, ut *Galenus* fatis comte atque ornate in publicum prodire poffet. Faxit Deus, ut feliciffime ipfi cedat fufceptum opus!

Scribebam Lipfiae ipfis Calendis Novembribus A. R. S. cɪɔɪɔcccxx.

HISTORIA LITERARIA

CLAVDII GALENI,

CONSCRIPTA AB JO. CHR. GLI. ACKERMANNO, EX JO.
ALB. FABRICII BIBL. GRAEC. EX ED. GLI. CPH. HARLES,
VOL. V. P. 377 — 500. DESVMTA ET HINC INDE AVCTA
ET EMENDATA.

I. *Vita Galeni.* II. *Galeni in medicinalem scientiam merita generatim.* III. *Medicinae status iis temporibus, quibus Galenus universam ejus scientiam mutabat.*
IV. *Quid in singulis medicinalis scientiae disciplinis invenerit Galenus rectiusque dixerit.* V. *Syftema Galeni medicum.* VI. *Libri a Galeno conscripti. Eorum ratio.*
VII *Classes, ordo librorum Galeni.* VIII. *Inftitutum in
ordine librorum Galeni a me servatum.* IX. *Singulorum
librorum Galeni, et quidem genuinorum, recensio.* 1. De
fectis ad eos, qui introducuntur. 2. De optima fecta ad
Thrafybulum. 3. De optima doctrina. 4. De fophifmatis
feu captionibus penes dictionem. 5. Quod optimus medicus fit quoque philofophus. 6. Suaforia ad artes oratio.
7. De conftitutione artis medicae ad Patrophilum. 8. De
elementis ex Hippocrate libri II. 9. De temperamentis
libri III. 10. De atra bile. 11. De inaequali intemperie.
12. De optima corporis noftri conftitutione. 13. De bono
habitu. 14. De facultatibus naturalibus libri III. 15. De
fubftantia facultatum naturalium. 16. De anatomicis adminiftrationibus libri IX. 17. De offibus ad tirones.
18. De venarum arteriarumque diffectione. 19. De nervorum diffectione. 20. De mufculorum diffectione. 21. De
uteri diffectione. 22. An in arteriis natura fanguis contineatur. 23. De motu mufculorum libri II. 24. Vocalium inftrumentorum diffectio 25. De cauffis refpirationis. 26. De Hippocratis et Platonis decretis libri IX.
27. Fragmentum in Timaeum Platonis, vel ex IV. commentariis, quos infcripfit: De iis, quae medice dicta funt
in Platonis Timaeo. 28. De femine libri II. 29. De ufu

Michaele Ephefio. 16. Ex *Moyfe Maimonide.* 17. Ex *Rhafe.* 18. Quos, quibus purgantibus medicamentis et quando purgare oporteat. 19. Fragmentum de Homerica medicatione. XIII. *Commentarii Galeni in Hippocratis libros.* 1. In Librum Hippocratis de natura humana commentarii II. 2. In Hippociatem de falubri dinetae ratione privatorum. 3. In Hippocratem de aëre, aquis et locis commentarii III. 4. In Hippocr. de alimento commentarii IV. 5. In Hippocr. de humoribus commentarii III. 6. In Hippocratis prognofticon commentarii III. 7. In Hippocr. praedictionum libr. I. commentarii III. 8. In Hippocr. de morb. popular. libr. I. commentarii III. 9. In Hippocr. de morb. popul. libr. II. comment. 10. In Hippocr. de morb. popul. libr.III. commentarii III. 11. In Hippocr. de morb. pop. libr. VI. comment. VI. 12. In Hippocr. aphorifm. libros VII. comment. VII. 13. Galeni adverfus Lycum liber. 14. Galeni contra ea, quae a Juliano in aph. Hippocr. dicta funt. 15. In Hippocr. de diaeta acutor. libr. comment. IV. 16. In Hippocr. de officina medici librum comm. III. 17. In Hippocr. libr. de fracturis comm. III. 18. In Hippocr, libr. de articulis comm. IV.

XIV. *Libri, qui fub Galeni nomine in bibliothecis latent, nondum typis excufi.*

XV. *Libri Galeni medicinales, qui interierunt.*

XVI. *Libri Galeni, ad alias difciplinas pertinentes, deperditi.*

XVII. *Codices MSS. operum Galeni omnium, aut librorum plurium graeci et latini.*

XVIII. *Editiones operum Galeni omnium graecae, graeco-latinae, latinae.*

XIX. *Collectiones librorum Galeni, at non omnium, graecae, graeco-latinae, latinae.*

XX. *Galenus in epitomen redactus. Specula Galeni, Theatrum, Indices.*

XXI. *Index auctorum, qui Galeno edendo, interpretando, illuftrando operam dederunt. Commentarii in plures Galeni libros.*

XXII. *Libri, in quibus Galenus defenditur, confutatur, in quibus loca quaedam Galeni explicantur.*

XXIII. *Editiones operum Galeni graecae, graeco-latinae, et latinae, quae lucem non viderunt.*

I.

VITA GALENI ^a).

Claudius Galenus, medicorum omnium poſt
Hippocratem princeps, ſyſtematisque in medici-

---

a) In vita Galeni recte ſcribenda qui verſari volunt,
ipſius ejus auctoris libris, ceu genuinis maxime fontibus,
uti debent. Multa enim de ſe narravit expoſuitque in
permultis libris, a ſe conſcriptis, maxime in arte medica, in cujus cap. 39. libros, quos ante hunc librum
conſcripſit, recenſet; in libris IX. anatomicarum ad-
miniſtrationum; in libris XVII. de uſu partium; in libro
quod animi mores corporis temperaturam ſequantur;
in libr. de eognoſcendis curandisque animi morbis, quos
perturbationes Latini adpellant; in libr. de cujusque animi
peccatorum notitia atque medela; in libris VI. de locis
adfectis, in quibus ad vitam Galeni, quam egit medicus
practicus, facientia permulta enarrantur; de praecogni-
tione ad Epigenem, qui ſcriptus eſt a Galeno ideo, ut
medicinalis vitae ſuae poſteris rationem redderet; in libr. II.
de antidotis et in libr. de theriaca ad Piſonem, nec non
in libris de medicamentorum compoſitionibus. In conſilio
etiam, puero epileptico dato, quaedam ad ejus vitam
occurrunt. Librum etiam ſcripſerat Galenus περὶ τῆς διαβολῆς, ἐν ᾧ καὶ περὶ τοῦ ἰδίου βίου, quem memorat in
libr. de libr. propriis cap. 13. qui vero interiit. In libro
etiam: μέχρι πόσου τῆς παρὰ τοῖς πολλοῖς τιμῆς καὶ δόξης
φροντιστέον ἐστὶ, de quo loquitur de libr. propr. cap. 13.,
quaedam ſaltim fuerant contenta ad vitam Galeni; verum et is liber interiit. Multa etiam, quae ad vitam
Galeni pertinent, leguntur in ejus libris περὶ τῶν ἰδίων
βιβλίων et περὶ τῆς τάξεως τῶν ἰδίων βιβλίων πρὸς Εὐγε-
νιανὸν, qui uterque liber legitur in editione operum Hippocratis et Galeni Charteriana tom. I. pag. 35. et 49.
Galenum etiam memorarunt inter Graecos Stephanus de
urbibus, Jo. Tzetzes chil. XII. hiſtor. 397. et Suidas.

nali fcientia conditor, quod noftris temporibus
medici ex parte adhuc amplectuntur, atque

Scripferunt etiam vitam Galeni, aut potius de ejus vita
aliqua memoriae tradiderunt Symphorianus Champerius,
in libr. de medicinae claris fcriptoribus, qui cum aliis
lucem vidit in 4. fine loc et anno, nec non in vita Galeni, quae prolixius elaborata ab eodem auctore legitur
in operum Galeni editione quarta Papienfi, cura Ruftici
Placentini, 1516. fol. 2 — 4. JAC. MILICHIUS in orat. de
vita Galeni in PHIL. MELANCHTNON. praefat. et orat. tom. II.
p. 395. ANTONIUS FUMANELLUS, in operibus multis et variis, cum ad tuendam fanitatem, tum ad profligandos
morbos plurimum conducentibus. Tigur. 1557. fol. ABR.
WERNERUS, in orat. de vita Galeni, Viteb. 1570. Jo. MART.
EUSTACHIUS (Gambatenfanus, in regno Neapolitano) de
vita Galeni. Neapol. apud Horatium Salvianum, 1577. 4.
E. de Villa, in libro: Las vidas de doze principes de la
medicina. Burgos. 1647. 8. cap. 7. p. 148. Praefixa etiam
eft vita Galeni, cum aliis, lectu digniffimis, ad hiftoriam
librorum Galeni pertinentibus, auctore CONR. GESNERO
editioni operum Galeni Frobenianae tertiae. Bafil. 1562. fol.
Sed hi omnes parum accurate in hoc argumento funt
verfati, ut recte Mentelius teftatur, in epiftola ad Labbeum, mox citanda, dicens: aliam vitam, alios fcriptores eum auctorem poftulaffe, quem aetati ejus tantum
non fuppar Eufebius in libr. V. hiftor. cap. ult. teftatur,
etiam a nonnullis adoratum fuiffe et Alexander Trallianus ϑειότατον appellat. Elogium Galeni chronologicum
Philippus Labbeus, velut fpecimen bibliothecae fuae
univerfalis, mifit ftrenae loco ad Jacobum Mentelium, et
praefixa Mentelii epiftola edidit Parif. 1660. ex typo-
graphia Claudii Cramoify, in 8. Alium praeterea libellum eodem anno 1660. Labbeus mifit ad Guidonem
Patinum et Parifiis, apud GUIL. BENARD. excudi fecit
in 8. hoc titulo: Vita Claudii Galeni Pergameni, medicorum principis, ex propriis operibus collecta. Hoc
paginarum 83 opusculum conftat meris Galeni locis, ex
editione Iuntarum latine defcriptis atque per intervalla
quatuor ab ortu Galeni ad annum aetatis 21. 29. 40 et
obitum usque diftinctis, adfcripto fubinde in margine
anno Chrifti et aetatis Galeni. Ea loca omnia Jo. ALB,
FABRICIUS adnotaverat in elogio Galeni chronologico Lab-

optimi imperatoris judicio γνήσιος ἰατρὸς καὶ
φιλόσοφος, a posteris tanti habitus, quanti alio-

---

bei, quod praefixerat in Bibliotheca Graeca capiti de
scriptis Claudii Galeni. Videtur etiam tertium opusculum promisisse Labbeus, chronologiam operum Galeni,
saltem eorum, quae exstare noscuntur, quae scilicet
primo loco, quae deinde in decursu aetatis, quae tandem in senectute conscripta fuerint. Sed illa numquam
vidit lucem, neque editores operum Galeni de libris
ejus auctoris ad hunc ordinem digerendis cogitarunt.
Vitam Claudii Galeni Pergameni, medicorum omnium
ab Hippocrate principis, ex ipso et probatis auctoribus
collectam digestamque scripsit Renatus Charterius, eamque in operum Hippocratis et Galeni tom. 1. a pag. 53.
usque ad pag. 98. excudi fecit. Verum profusissimo ser-
mone in hac vita longe pulcherrima dicta sunt, minime ad Galeni vitam referenda: neque ordo, quo argumentum suum pertractavit, cuiquam placere potest.
Elogium Galeni conscripsit Julius Alexandrinus, quod
lucem vidit Venetiis, apud Juntass. 1548. 8. Vitam
et laudes Jo. H. ACKER in opuscul. eloquent. Jen.
1717. 8. fasc. 3. Vitam etiam Galeni, at succinctam,
scripsere scriptores de medicinae historia quidam, v. g.
Jo. BERNIER, in libr. Essays de medicine, où il est
traité de l'histoire de la medecine et des medecins, Paris. 1689. 4. part. 1. cap. 4. pag. 105. DAN. CLERICUS,
in libr. Histoire de la medecine part. III. libr. III. pag.
660 sq. edit. Hagae Comit. 1729. 4. in quo universo
libro de Galeni vita, scriptis atque iis, quae is ad medicinam amplificandam contulit, doctissime atque copio-
sissime tractatur. *Gottlieb Stolle, in der Anleitung zur
Historie der medicinischen Gelahrtheit, Jena, 1731.
4. cap. 1. §. 91. pag. 85. Kurt Sprengel, in libr.
Versuch einer pragmatischen Geschichte der Arzneykunde.* tom. II. Halae Saxon. 1793. sect. V. 5. §. 53. sq.
pag. 89 sq. Vitam Galeni ego quoque scripsi in Insti-
tut. historiae medicinae, Norimb. 1792. 8. cap. XXI.
pag. 197 sq. et cap. XXII. exponendo systemati Galeni
medicinali operam dedi, quo labore ante me jam functus fuerat JOH. CONR. BARCHUSEN in diss. de medicinae
origine et progressu, Traject. ad Rhen. 1723. 4. disser-
tat. XVI. pag. 246 sq. Caeterum conferendi adhuc sunt

rum medicorum nullus ᵇ), Niconis, philofopbi,
architecti, viri eruditiffimi ac moribus fedatiffimi,
ex matre admodum iracunda acerbaque in fuos ᶜ)

———

de Galeno ejusque doctrina et fcriptis Voffius de philofophia cap. XII. §. 19. pag. 99. Jonfius libr. III. cap.
XI. § 3. pag 62. Pope Blount in cenfur. celebrior.
auctor. pag. 163 fq. Jac. Brucker in hiftor. critic.
philofoph. tom. II. period. II. part. I. libr. I. cap. II. fect.
III. §. 13 pag. 183. fq. et in adpendic. p. 359. (inpri-
misque *Chr Kramp Kritik der praktifchen Arzneykunde
mit Rückficht auf die Gefchichte derfelben*, L. 1795. 8.
qui cap. 12. p. 454 — 675. Galeni exponit laudes.
Beck.) Ad rem literariam et fcripta Galeni facit G.
Abr. Merklini Lindenius renovatus, libr. 1. p. 183. fq.
Maxime autem utiles funt Halleri labores et ad vitam
doctrinamque Galeni intelligendam, et ad librorum,
qui ab eo auctore confcripti funt, hiftoriam, editionum
notitiam, cet. De botanicis et pharmaceuticis Galeni
fcriptis differuit is clariffimus in medicinali re literaria
auctor in bibliothec. botanic. libr. I. cap. 51. tom. I.
pag. 111. fq. de fcriptis anatomicis, ac de iis, quae in
anatome a Galeno inventa funt, in bibliothec. anatomic.
libr. I. §. 59. tom. I. pag. 82. de externa medicina, quam
fecit, et de libris, ad eam pertinentibus, in bibliothec. chirurgica libr. I. §. 39. tom. I. pag. 85. Denique copiofiffime egit de Galeno Hallerus, omni paene
rei literariae, ad eum pertinentis, materia exhaufta,
in bibliotheca medicinae practicae libr. 1. §. 80. tom. I.
pag. 228 usque ad pag. 273.

b) In vita Galeni fcribenda fequutus ego fum maxime ipfum Galenum, qui permulta de fe ipfo in libris
fuis propofuit, et Labbeum, cujus elogium chronologicum Galeni Jo. Alb. Fabricius in priore bibliothecae
graecae editione capiti de Galeni fcriptis praemiferat.
Integrum Labbei librum excudi non juffi, utilia vero
ex eo, meis additis, excerpfi.

c) Galen. de dignofcendis animi morbis, capite 8.
tom. VI. edit. Chart. pag. 531. ἔχων μητέρα ὀργιλωτάτην,
ὡς δάκνειν μὲν ἐνίοτε τὰς θεραπαίνας, ἀεὶ δὲ κεκραγέ-
ναι τε καὶ μάχεσθαι τῷ πατρὶ μᾶλλον, ἢ Ξανθίππη
Σωκράτει.

filius, natus eft Pergami ᵈ) in Afia, nobili quondam Attalorum regia, anno poft Chriftum natum CXXXI. Hadriani imperatoris XIV. vel XV.
A patre, non geometra tantum, atque architecto,
ut tradit Suidas, fed mathematicis omnibus ce-
terisque litteris excultiffimo, (vid. Galen. de probis pravisque alimentor. fuccis cap. 1. pag. 4ᴊ9.
tom. VI.) ᵉ) et quibusdam aliis eximiae notae
praeceptoribus in pueritia ᶠ) artes liberales adprime
edoctus, atque ad omnem elegantiam humanita-
temque informatus, abfoluto XIV. feu, quod eodem redit, aetatis anno XV. ineunte anno poft
Chriftum CXLV. Antonini Pii, poft Hadrianum
imperantis, anno VII. philofophicis ftudiis fub
Caio, Platonico, et quodam Philopatoris, Stoici,
difcipulo, aliisque operam navare coepit: tum

ᵈ) Hinc etiam in codd. fcriptis editisque femper
vocatur Pergamenus.   Pergamum patriam fuam diferte
vocat in libr. X. de fimplic. medicamentor. facult. cap.
2. nr. 9. de cafeo, tom. III. pag. 282. ed. cit.

ᵉ) Patrem effert laudibus maximis in permultis locis librorum fuorum, v. g. in libr. de dignofcendis animi
morbis cap. 8. tom. VI. pag. 531.

ᶠ) Egregie fe a patre inftitutum effe refert, pae-
dagogo maxime idoneo, libr. II. de different. pulf. cap.
5. pag. 46. tom. VIII. neque impenfis cujuscunque generis patrem in eo inftituendo pepercifle docet in libr. VIII.
de method medendi cap. 3. pag 188. tom. X.   Statim
ab adolefcentia fe philofophiae amore fuiffe captum dicit, ufumque praeceptoribus optimis libr. IX. de methodo medendi, cap. 4. pag. 205. tom. X. conf. libr. Galeni de ordine librorum fuorum ad Eugenianum pag. 52.
tom. I. de libris propriis cap. 2. pag. 38. et cap. 11.
pag. 45. tom. I. ubi de ftudio philofophiae a fe agitato
permulta refert.

anno vitae XVII. chriftianae aerae CXLVII. a
patre, per fomnium admonito, deductus ad medicos 8) Satyrum, Quinti difcipulum, Stratoni-
cum, Sabini Hippocratici difcipulum, et Aefchrio-
nem empiricum aliosque nactus eft in patria fua
praeceptores.

Poft obitum parentis Smyrnam fe Galenus
contulit, anno aetatis fuae XXI. Chrifti CLI.
Pelopis, celeberrimi medici e Quinti difcipulis,
et Albini, Platonici philofophi, audiendi caufa ᵇ),
tum Corinthum, ad Numifianum, non inferiorem
Pelope, Quinti ejusdem auditorem. Sic aliis pro-
vinciis pluribus peragratis ⁱ), Alexandriam tandem,

---

g) Galen. de praenot. ad Pofthum. cap. 2. p. 832.
tom. VIII. libr. IX. de method. medendi, cap. 4. pag.
205. tom. X. Praeceptores, quibus et in philofophia,
et in medicina ufus eft, copiofe enarrat in libr. I. do
anatomic. adminiftrat. cap. 1. p. 26. tom. IV. conf. libr.
de ordine libror. fuor. ad Eugenian. pag. 52. tom. I. de
medicament. facult. libr. XI. cap. 1. 24. pag. 310. tom.
XIII. de atra bile cap. 4. pag. 170. tom. III. libr. I. de
alimentor. facult. cap. 1. pag. 308. tom. VI.

h) Galen. de probis pravisque alimentor. fucc. cap.
1. pag. 418. tom. VI. de libris propriis cap. 2. pag. 38.
tom. I. Pelopem fecundum poft Satyrum ipfi obtigiffe
praeceptorem et Smyrnae quidem, poftea Numifianum
Corinthi, ipfe refert libr. I. de anatom. adminiftrat.
cap. 1. pag. 26. tom. IV. conf. de ordine libror. fuor.
ad Eugenian. pag. 51. tom. I. de atra bile cap. 3. pag. 168.
tom. III.

i) Conf. de itineribus, a Galeno inftitutis, priusquam Alexandriam adiret, et ea urbe relicta in patriam
rediret, libr. III. de compofit. medicament. per genera,
cap. 2. p. 713. 719. tom. XIII. libr. VI. de compofit.
medicam. fec. loc. cap. 2. pag. 490. tom. XIII. libr. V.
de fanitate tuenda cap. 1. p. 138. tom. VI. comment. III.

Aegypti nobiliſſimum emporium ac metropolim,
venit, in qua prae ceteris urbibus medicinae
florebat ſtudium. Unde anno aetatis XXVIII.
Chriſti CLVIII. digreſſus, in patriam remeavit,
ibique Pontificum ᵏ) annuorum juſſu curationem
gladiatorum ſuscepit per quinque aut ſex annos.
Quibus elapſis Romam cogitavit ¹), anno aetatis
XXXIV. inſtante, aut jam inchoato, ChriſtiCLXIV.
imperatorum Marci Aurelii Antonini philoſophi
et Lucii Veri, fratris ejus, anno IV. ᵐ) Anno
ſequenti jugulum ei ab humero motum eſt, a quo

---

in Hippocr. de diaeta acutor. text. 8. pag. 85. tom. XI.
libr. IX. de ſimplic. medicam. facult. cap. 1. nr. 2. pag.
247. tom. XIII.

k) Galen. comment. III. in Hipp. de fracturis text.
21. pag. 243. tom. XII. Curam gladiatorum Pergame-
norum ſibi a pontifice commiſſam quonam cum ſucceſſu
geſſerit, ipſe refert in libr. III. de compoſit. medicament. ſecundum genera, cap. 2. pag. 718. ſq. tom.
XIII.

l) Galen. de libr. propriis cap. 1 et 2. Liber de
praenotione ad Poſthumum ideo ſcriptus eſt, ut oſten-
deret, qua fortuna in formandis praeſagiis Romae prae
aliis medicis fuerit uſus. Proſtat is liber in edit. Pariſ.
tom. VIII. pag. 829. lib. I. de anatomic. adminiſtrat. cap.
1. pag. 26. tom. IV. cf. Galen. adverſus eos, qui de
typis ſcripſerunt, cap. 1. pag. 157 158. tom. VII. de
venaeſectione adverſus Eraſiſtrateos, Romae degentes,
cap. 1. pag. 406. tom. X comment. I. in Hipp. libr. de
artic. text. 22 pag. 303. tom. XII.

m) Lucii meminit cap. 2. libri de praenotione ad
Poſthumum, cum primum ſuum in urbem Romanam
adventum deſcribit; Antonini vero initio libri primi
de anatomicis adminiſtrationibus, neque enim interpretes recte iſta reddiderunt: ἄρχειν ἠγμένου κ. τ. λ.

decubuit per dies quadraginta, ut ipfe narrat ⁿ).
Multis poſtea feliciſſimo ſucceſſu ſanitati redditis,
magnum ſibi nomen apud omnes plebeios et opti-
mates fecit, ut etiam a plerisque, ob admiran-
dam in praedictionibus atque curationibus ſaga-
citatem et felicitatem ᵒ), modo παραδοξολόγος,
modo propter ſtupendam remediorum, opportune
adhibitorum, vim atque efficaciam παραδοξοποιός
diceretur. Graſſante poſt aliquod tempus atrociſ-
ſima illa peſte, quam Capitolinus in Lucii vita
aliique ſcriptores Romanarum hiſtoriarum defcri-
bunt ᵖ), urbe ſe ſubduxit in Campaniam, ac Brun-
duſio in patriam vela fecit, anno aetatis non tam
exeunte, quam completo XXXVII. chriſtianae
aerae CLXVIII. Verum diu in patria ſubſiſtere
atque optato perfrui otio ei non licuit: namque
ſub exitum ejusdem anni, aut ſequentis CLXIX.
principium ab imperatoribus, Marco Antonino ac
Lucio Vero, a Parthica expeditione paulo ante
reverſo, qui tum Aquilejae morabantur, delectus

---

n) Hiſtoriam ejus morbi, quem perpeſſus eſt, copioſe defcribit in comment. I. in Hipp. libr. de articulis
text. 62. pag. 322. tom. XII.

o) Conf. librum de locis adfectis integrum, in quo
permulta exponit de fortuna, qua uſus eſt et in prae-
ſagiendo et in curandis morbis. Vid inprimis de loc.
adfect. libr. V. cap. 7 tom. VII. pag. 497. Multa quoque refert de laude ſua apud omnes, et de invidia medicorum et philoſophorum, in quam incurrit, in libr.
de praenot. ad Epigenem tom. VIII. pag. 829. et in libro
de libris propriis.

p) In cap. 1 et 2. de libris propriis. De praenot.
ad Epigenem tom. VIII. pag. 829. et in permultis aliis
locis.

militum habendi caufa, omniumque comparando-
rum, quae ad bellum germanicum neceffaria futura effent, in Italiam revoeatus eft. Romam itaque fecundum venit ⁹), atque Aquilejam profectus eft: unde paullo poft, ob faevientem acrius
luem fugientibus imperatoribus, ipfoque Lucio
Vero prope Altinum, dum curru cum fratre ve-
heretur, ictu fanguinis exflincto, hiberno, ut videtur, tempore, fub finem fcilicet anni CLXX.
ipfe quoque Galenus vix cum quibusdam aliis
evafit Romamque incolumis reverfus eft, quae
tertia ejus in urbem profectio numerari poteft.
Marco Aurelio in Germaniam ʳ) adverfus Quados,
Marcomannos ac Sarmatas cum exercitu abeunte,
ipfe in Italia haefit, multosque tum, procul negotiis fere omnibus, et usque ad obitum ejusdem
Aurelii, totoque filii ejus, Commodi, tempore,
quo imperante conflagravit Pacis templum, et
Galeni opera plurima incendio perierunt, vel

―――――

⁹) De libr. propriis cap. 2. in quo capite Galenus
etiam enarrat, quos libros eo tempore fcripferit. De
praenot. ad Epigenem cap. 9. Meminit etiam fui ex
Cypro et Syria pedeftris itineris Romam verfus per Thraciam et Macedoniam in libro IX. de fimplic. medicament.
facultatibus cap. 1. nr. 2. pag. 246. tom. XIII Et inter ambulandum fe dormiviffe memorat in libr. II. de
motu mufculorum cap. 4.

ʳ) Saepe refert Galenus in libris fuis, fe Caefaris
juffu, ut imperatoris valetudinem curaret in hoc bello,
evocatum effe a Marco Aurelio: fed Galenus, belli labores periculaque aliis cedere cupiens, fomnio admoni-
tum fe effe divinitus aiebat, ut Romae maneret. Vid.
de libr. propr. cap. 2. de compofit. medicament. fecundum genera lib. II. cap. 13. et in permultis aliis locis.

Romae ᵛ), vel in patria, (quando enim in eam
remigraverit, non amplius reverfurus in Italiam,
omnino nefcimus) multos inquam libros cujusque
generis confcripfit vulgavitque, atque in iis librum de praecognitionibus fuis πρὸς Ἐπιγένην ᵗ),
anno vitae LII., elapfis a disputatione adverfus
Stoicos et Peripateticos de voce et refpiratione XV.
annis. Sub Helvio quoque Pertinace, qui anno
Chrifti CXCII. die Decembris XXXI. fublato e
vivis Commodo principe a frequenti fenatu nun-
cupatus eft imperator, et paullo poft a militibus
interfectus, floruiffe Galenum, ex eo difcimus,
quod capit. XIII. de propriis libris meminit libri
unius ad fectarum profeffores de concionibus,
publice habitis fub Pertinace. (Sic enim verten-
dum puto πρὸς τοὺς ἀπὸ τῶν αἱρέσεων περὶ τῶν
ἐπὶ Περτίνακος δημοσίᾳ ῥηθέντων, non, ut alii
quidam: Adverfus fectarios de publice dictis coram Pertinace.) Neque fane ulterius progreffus
videtur, quisquis in Suidae lexico Galeni elogium

ᵛ) In hac periodo Romae et docuit medicinam, et
plurimos longe librorum fuorum compofuit, et medicinam aegrotantibus cum fummo Romanorum plaufu fecit.
Ad hanc periodum vitae Galeni conf. de praenot. ad
Epigenem cap. 9. et 11. et plurima alia loca tam in hoc
libro, quam in fex libris de locis adfectis, de alimentor. facultatibus lib. II. cap. 40. de compof. medicamentor. per genera lib. I. cap. 1. lib. III. cap. 3. de fimplic.
medicamentor. facult. lib. IX. cap. 3. De antidotis lib.
I. cap. 1. 2. 4. 13. et libr. II. cap. 17. Method. medendi libr. III. cap. 2. et lib. V. cap. 15.

ᵗ) Ad Pofthumum in editis permultis infcribitur is
libellus, fed rectius vertas ad Epigenem, quod propria nomina Graecorum latina facere non licet.

texuit, dum fcribit: *γέγονέναι ἐπὶ Μάρκου καὶ Κομμόδου καὶ Περτίνακος τῶν Καισάρων ἐν Ῥώμῃ.* (Nifi forte ultimum illud *ἐν Ῥώμῃ* non ad imperatores romanos referas, fed ad Galenum, qui, cum fub his imperatoribus Romae vixiffet, poft Pertinacis necem in patriam fefc receperit, ibique reliquum vitae in otio litterario procul ab aula ftrepituque litterario transegerit, quae videtur fuiffe mens interpretum Wolfii atque Porti.)

Hactenus quae de Galeno diximus usque ad aetatis annum LXIII. ex ejusdem *πολλάκις ἐπαυτολογοῦντος* variis fcriptis depromta funt, nec in dubium a quoquam ulla ratione revocari poffe videntur. Quod fupereft, an fub Didio Juliano, Clodio Albino, Pefcennio Nigro, ac praecipue fub Severo, ejusque filio, Antonino Baffiano, pariter floruerit, et quamdiu vitam Romae, aut Pergami traduxerit, quove anno aetatis atque aerae Chriftianae exfpiraverit, quia eruditis viris nondum fatis exploratum fcimus, ex ejusdem libris, vel veterum fcriptorum monumentis disquirendum eft.

Gerardus Joannes Voffius in poftumo de philofophia opere cum medicorum feriem legit, Claudium Galenum fub Marco Antonino philofopho, item filio, Commodo, quin et Helvio Pertinace, Didio Juliano, Clodio Albino, ac denique Severo floruiffe teftatur. Sed nihil probat, et ab aliis ifta mutuatus eft. In opere etiam de hiftoricis graecis atque alibi non femel idem auctor Galenum ad Antonini Pii aetatem refert. Joannes Martinus Euftachius, qui in libro, de vita Galeni fcripto,

hiftoriam ejus viri, foedatam antehac multis fabulis erroribusque, fummo cum ftudio illuftravit,
multa tamen etiam, quae ad rem minus pertinent,
intexuit, contendit, Galenum fub Severo et Antonino Baffiano Caracalla vixiffe, his ductus argumentis, quod ipfe Galenus libro I. de antidotis cap. XIII. teftetur, fe theriacam imperatori
Severo, ipfius imperatoris juffu, confeciffe, eodem modo, quo Antonino Augufto eamdem medicinam paraverat, ac quod auctor libri de theriaca ad Pifonem, qui vulgo Galeno adfcribitur,
cap. 2. tom. XIII. pag. 932. referat, theriacam a
Marci imperatoris temporibus aeftimari coepiffe,
opinionemque de ejus utilitate majorem fidem accepiffe, ejus medicamenti vero ufum fub maximis
imperatoribus, nunc viventibus, communem evafiffe (ἐπὶ τῶν νῦν μεγίστων αὐτοκρατόρων ἡ
χρῆσις εἰς τὸ κοινὸν ἔφθασε). Utrumque vero
argumentum Euftachii quibusdam infirmius vifum
eft, ac primum quidem, quod ex familiari multorum auctorum confuetudine Severus imperator
pro Lucio Vero fubrogatus fit, et ipfemet Euftachius fateatur, pro Vero mendofe cap. I. libri
adverfus eos, qui de typis fcripferunt, haberi
Severum. Alterum vero, quod in libro de theriaca per maximos illos imperatores, quorum
mentio eft facta, non Severus pater, ejusque
filius Baffianus, dictus de militari tunica Caracalla, fed Marcus Aurelius et Lucius Verus,
Divi, ut loquebantur, fratres intelligendi fint,
ut neceffe non videatur, fidem libri de theriaca ad Pifonem, quem Julius Alexandrinus,

Petrus Andreas Matthiolus, aliique viri pereru-
diti abjudicare Galeno moliuntur, follicitare.

Isque liber, Galeno adfcriptus, de theriaca
ad Pifonem, etfi pro tali non exiftimandus eft,
quem Galenus fcripferit, quod multa in eo occurrunt, a Galeni ingenio prorfus aliena, tamen
neminem fore arbitror, qui, poftquam attento
animo libros de antidotis perlegerit, non illico in
partes Euftachii transeat fateaturque, Galenum
non tantum fub Pertinace, fed etiam fub Severo
imperatore vixiffe. Proponam, quoniam Euftachius quaedam, ad quaeftionem pertinentia, prae-
termifit, in nonnullis peccavit, atque obfcure admodum et intricate omnia pertractavit, ipfa Galeni
verba eaque obfervationibus in eis illuftrabo, ut
nemo in pofterum ea de re ambigere poffit. Libri
enim duo de antidotis ab omnibus usque ad hunc
diem tamquam genuini fincerique Galeni partus
habentur, nec ullus eos, quod fciam, inter nothos rejecit.

Quae capitibus primo et quarto libri primi
de antidotis habentur, praemittenda funt, ut cetera, quae ex capite XIII. adferentur, firmius
confiftant. Primo vero capite libri primi de antidotis pag. 866. tom. XIII. de Aurelio Antonino
imperatore, ipfius tempore vivente, expreffe refert,
(ὁ καθ᾽ ἡμᾶς γενόμενος αὐτοκράτωρ Αυρήλιος
Ἀντωνῖνος,) qui quotidie antidotum fumferit.
Deinde addit: Fuit autem hoc, quo tempore,
fufcepto adverfus Germanos bello, et ille (imperator Aurelius Antoninus) in regionibus circa
Iftrum degeret, et ego me illum eo poffe fubfe-

qui excufaveram. Quia vero imperator theriacam, a Demetrio archiatro fibi confectam, habebat commendatiffimam, poft mortem Demetrii
ad Euphratem Catholicum fcripfit, ut is certio-
rem faceret eum, quis Demetrio adftitiffet in
componenda antidoto caefarea. Cumque intel-
lexiffet, me femper Demetrio in componenda
theriaca adftitiffe, a me antidotum fibi parari
juffit. Capite vero quarto ejusdem libri primi
de antidotis, pag. 872. refert, theriacam eo tempore, quo Antoninus imperabat, a multis diviti-
bus, in privatos eorum ufus, fuiffe praeparatam:
divites enim principum morem aut imitari, aut
faltim imitari videri velle. Poft obitum vero Antonini a paucis theriacam aut mithridatium in
privatos ufus parari. Capite vero ejusdem libri
de antidotis primi XIII. pag. 884. refert, fe theriacam iu privatos ufus Marci Antonini compofuiffe, Commodum vero, Antoninum fubfequen-
tem, nec theriacae, nec fimplicium medicamentorum, ad eam parandam idoneorum, inprimis
cinnamomi, quod prae ceteris vetuftate vim ac
efficaciam fuam amitteret, ullam curam habuiffe,
ὥστε τοῦ νῦν ὄντος ἡμῶν αὐτοκράτορος Σεβήρου, κελεύσαντος αὐτῷ κατὰ τὸν αὐτὸν τρόπον,
ὃν ἐσκεύαζον Ἀντωνίνῳ, συνθεῖναι τὴν ἀντίδοτον, ἠναγκάσθην κ. τ. λ. Coactum fcilicet fe
fuiffe refert vilius cinnamomum, quodque vetuftate fua virtutis aliquantulum perdidiffet, eligere, his verbis: τῷ μὲν οὖν νῦν ἡμῶν αὐτο-
κράτορι Σεβήρῳ τὴν ἀντίδοτον ἐσκεύασα τῶν
Ἀδριανείων ἐκλέξας κινναμώμων, κ. τ. λ.

(ciunamomi, a temporibus Adriani inde in vafis ligneis ftudiofe affervati). Refert etiam aliquot ciunamomi fpecies, a fe ftudiofe collectas, conflagraffe cum fcrinio, in quo optima ac pretiofa quaeque repofuiffet, eo tempore, quo templum Pacis Romae incendio flagraret.

Ex his aliisque, quae in libro Galeni de libris propriis, et in libro de ordine librorum fuorum ad Eugenianum occurrunt, et quae in germanis Galeni operibus occurrunt plurima, ad illius vitam aetatemque indagandam plane neceffaria, difcimus, Antoninum Pium, quem a Marco Aurelio ea nota diftinguit, quod cum poft Adrianum imperatorem fuiffe expreffe dicit, non illum fuiffe, qui fingulis diebus theriacam fumeret; fed Marcum Aurelium Antoninum, philofophum, de quo tam faepe et tam multa referre coufuevit: et Demetrium, archiatrum, fub belli germanici initiis obiiffe, eique tum in imperatoria antidoto paranda fuffectum fuiffe Galenum: atque Commodo, Marci Aurelii Antonini, philofophi, filio, fub quo aedes Pacis conflagravit, aliisque usque ad Severum imperantibus neglectam fuiffe theriacae confectionem, quam Severus, tum imperator (τοῦ νῦν ὄντος ἡμῶν αυτοκράτορος Σεβήρου: filium, obferves velim, hic taceri: ideoque fcriptos illos de antidotis libros videri ante annum CXCIX.) iterum a Galeno, jam fene, voluit confici, necdum elapfis XXX. annis ab expeditione germanica: proinde Severum hunc, de quo hic agitur, penitus alterum diverfumque effe a Lucio Vero, qui anno exeunte CLXIX. aut ineunte CLXX.

apoplexia periit, licet is quoque aliquando Severus vocatus reperiatur.

De theriaca ad Pifonem, unde alterum probationis argumentum ducere voluit Euftachius, tria obiter obfervare liceat. Ac primum quidem: auctorem libelli illius vixiffe fub Severo, et quidem inter annum aerae Chriftianae CXCIX. quo Severus majorem natu filium Baffianum in imperii confortium elegit, atque annum CCXI. quo idem Severus, qui cum filio imperabat, Eboraci in Britannia mortuus eft, die IV. Februarii: ideoque non mediocriter hallucinatos, qui cum Hieronymo Mercuriali Lucium Verum hic accipiendum effe fomniarunt. Verum praeftat ipfum ejus libri auctorem loquentem audire. Alios refert is auctor, fingulis diebus, incolumitate corporis ductos, theriacam adfumere: id feciffe Marcum Antoninum, qui paullo ante Romanum imperium fumma integritate adminiftravit, eumque theriaca abunde, et velut alimenti inftar effe ufum. Exiftimationem vero virtutis ejus medicamenti ab hujus imperatoris temporibus magnam apud homines evafiffe, iis fcilicet, falute imperatoris et confervata et reftituta hujus medicamenti ope, eadem ab eo fperantibus. Sub ifto vero principe theriacae componendae opus folum ad eos pertinuiffe, qui in eo verfati effent: verum fub imperatoribus nunc regnantibus (ἐπὶ δὲ τῶν νῦν μεγίστων αὐτοκρατόρων) ufum ejus vulgatum fuiffe, ipfis imperatoribus permittentibus, ut quisque aegrotans ea medicina ex ipforum penu uteretur, eamque benigne omnibus, qui ea egere

viderentur, difpenfantibus, uti et Antipatro, cui
fcriptura epiftolarum graecarum commiffa erat,
(de quo vide vitas Sophiftarum, a Philoftrato
confcriptas) viro ob morum gravitatem et rheto-
rices peritiam longe aeftimatiffimo, cum in renalem
morbum incidiffet [u]). Ex quibus hoc texitur argumentum: auctor libri de theriaca ad Pifonem
Demetrium archiatrum et Marcum Antoninum
imperatorem novit, eum fcilicet, (ne ad Pium
confugias,) qui fingulis diebus theriacam adfume-
bat; quod uni duntaxat Marco Aurelio Antonino,
philofopho, convenire ex libr. I. de antidotis
oftendimus. Ac deinde vixit fub duobus imperatoribus, qui Antipatrum fophiftam graecis Augu-
ftalibus epiftolis praefecerunt, τὸν γὰς ἑλληνικὰς
ἐπιστολὰς αυτῶν πράττειν πεπιστευμένον, et
theriacae ufum publicum liberalitate fua, atque
in omnes, qui egebant, communicatione frequenti
induxerunt. Iis autem notis atque infiguibus alii
defiguari nequeunt imperatores praeter Severum,
ejusque filium Caracallam; quod mihi proban-
dum erat.

Alterum eft, Galenum non videri ejus libri
auctorem, fed alium quemdam medicum, qui
Galeno fuperftes fuerit, et fub imperatoribus Severo et Caracalla theriacam compofuerit in ufum
imperatorum: aut certe ab aliquo nugatore, exercendi ftili gratia, ex iis, quae apud Galenum
in libris de antidotis legerat, plerisque, etiam

---

[u]) De theriac. ad Pifon. cap. 2. pag. 932. tom. XIII.
cf. initium cap. 3. pag. 933.

fagacibus viris, fucum factum fuiffe. Non quidem ignoro, Aetium Amidenum, Paulum Aegine-
tam, et poft eos Arabes omnes, Glycamque,
quem mox memorabimus, hunc librum, tamquam
genuinum Galeni, citaviffe. Attamen, quo tempore fcripferit Galenus eum librum, non video.
Si a Galeno fcriptus eft, eum is auctor fcripfit
Severo atque Caracalla imperantibus, annum vitae minimum feptuagefimum agens. Sed ftilus
juvenem redolet, a fenili gravitate plane alienus.
Multa praeterea ipfi libro infunt, a Galeni indole abhorrentia: citationes parcae, quum in aliis
libris ubique et fe laudet, et alios tum laudet,
tum culpet. Neque adeo librorum de antidotis
meminit, imo potius iis contradicit, quae aliis
in libris dixerat. Hinc etiam Hieronymi Mercurialis de hoc libro judicium, quod in Juntinis
operum Galeni editionibus plerisque legitur, quoque eum Galeno vindicare ftudet, eum ab hoc
auctore, juvene adhuc, effe fcriptum contendens,
veritati minus refpondere exiftimandum eft. Non
fane juvenis vocandus eft, qui Marcum Antoninum imperatorem noverit, annum aetatis XXXIV.
aut XXXIX. jam fupergreffus, atque deinde fub
Severo ejusque filio theriacam in ufum imperatorum compofuerit.

Poftquam perfpeximus, Galenum vitam usque ad Severi tempora protraxiffe, de morte Galeni, cujus tempus hactenus nondum fatis exploratum eft, quaedam proferenda funt. In his
tamen non eft mihi animus refellendi infulfitatem
eorum, qui medicorum ifti coryphaeo vitam ad-

tribuunt, fine ulla valetudine adverfa ad annum
aetatis CXL. protractam. Ex quo vulgare forfitan illud adagium enatum eft, ut Galenica vale-
tudo diceretur pro ea, quae ultra quam folenne
eft, profpera fit atque inoffenfa. Neque eos con-
futabo, qui eum volunt fermonem cum Maria
Magdalena familiariter contulisse. Michael fane
Glycas, qui anno Chrifti circiter MCL. fcribebat
annales fuos ab orbe condito ad annum Chrifti
MCXVIII. parte tertia pag. 231. edit. graeco-
latinae, quae Parifiis prodiit, refert, famam esse
apud multos, quod medicus ille, Galenus, in
Magdalenam inciderit et audiverit ex ea, Chriftum
quendam a nativitate caecum fanasse: cui Galenus
refponderit, necesse fuisse, ut Chriftus terrae
metalla bene cognita habuerit, alioquin vifum
caeco reftituere non potuisse. Verum ejusmodi
rumorem fabularum in ordinem referemus. Nam
fieri prorfus nequit, ut ipforum de fententia Galenus cum Magdalena fit collocutus, qui Marci
imperatoris in eis meminerit, quae ad Pifonem
perfcripfit, itemque Commodi mentionem fecerit
in primo de moribus libro. Nam inter aetatem
D. N. I. C. et imperium Commodi propemodum
anni CL. intercedunt. Imo ferme CC. aut etiam
plures, fi ad Severi, adeoque et Caracallae, poft
patris obitum, imperium cum quibusdam revocare volueris. Anonymus auctor libri de vita et
moribus philofophorum, annon is fuit Gualtherus
Burlaeus, Anglus, Joannis Dunfii cum Guilelmo
Ochamo fedulus auditor, deinde impugnator acerrimus, et nominalis philofophiae bonus adfer-

tor: qui prius Oxonii, poft Parifiis ad annum
MCCCXXXVII. theologiae doctor? ut poft Le-
landum aliosque Baleus et Pitfeus, opere fuo
de illuftribus Britanniae majoris fcriptoribus,
referunt: quibus noftra aetate fubfcripfit Joannes
Gerardus Voffius, libro de hiftoricis latinis; is,
inquam, auctor, opufculo illo laudato, (unde,
fed hallucinando, Guido de Cauliaco celebrium
fuorum de chirurgia fcriptorum ftatim initio notat, Galenum anno aetatis LXXX. diem extremum clufiffe:) quod plane fine ulla exceptione,
infignis, fi quis umquam fuit, nulliusque pudo-
ris plagiarius, Antonius a Sala, Monibellenfis
Jurisconfultus, Cafali in Italia, apud Bernardum
Groffum, imprefforem ducalem, anno MDCCCIII.
in 4. ut vocant, tamquam ingenii fui vigiliarum-
que partem publicavit dicavitque Vincentio Guer-
rerio, Montisbelli comiti. Porro, anonymus, feu
Burlaeus ille, poftquam de fecundo philofopho,
(in quo definit plagiarii noftri codex,) Apollonio
Chalcidenfi, Bafilide Scythopolitano, ac Tauro
Berytio egit, Galienum (fic enim fcribit, ex vulgi,
ni fallor, quocum verfatus fuerat, Gallorum loquendi confuetudine, quod non Galen, fed Galien pronunciare folet,) celebrem toto orbe medicum, apud
Pergamum Afiae natum, Hippocratis ftudiofiffi-
mum interpretem, vixiffe docet annos LXXXVII.
cum librorum multorum, praefertim medicinalium, confcriptioni infudaffet. Hic autem annorum numerus, non quidem, ut vult Guido Cau-
liacus, octogefimus tantum, praefcribitur in codice MS. locupletiffimae bibliothecae Alexandri

Petavii, exarato in membranis, anno Chrifti
MCCCCLII. ut in fine adfcriptum eft: ex quo
vel folo, etiamfi cetera deeffent plagii indicia,
manifefte patent. Eumdem quoque numerum
LXXXVII. annorum praefert vetus ejusdem libri
editio, in primis fere typographiae incunabulis,
Lutetiae, et id in monte D. Hilarii, in aedibus
Rudulfi Lalifeau fufcepta, Euftachio incognita.
Unde patet, Guidonem non fomniaffe, quod
fcripfit: et librum de vita et moribus philofophorum, (fac, ut plebeius fit atque vulgaris,)
ante Euftachium alicubi adparuiffe. Mortuus ergo
fuerit Galenus, ex hujus racematoris philologi
fententia, fi fubductas fupra a nobis de ejus
anno natali rationes amplecti velimus, anno fa-
lutis reftauratae CCXVII. quo Antoninus Caracalla, Severi imperat. filius ac fucceffor, die IV.
Aprilis, inter Edeffam et Charras, a Martiale cen-
turione interfectus eft. Quod fi verum fit, non
aberravit Joannes Tzetzes ᵛ), qui in chiliadibus
fuis prodidit, Galenum adhuc fub Caracalla vixiffe.
Verum mihi longe probabilius vifum eft femper,
quod anonymus alter, a Suida in dictionarium
fuum relatus, adfirmat, Galenum annos demum
LXX. vixiffe, ἐβίω ἔτη ὁ. proinde obiiffe poftremo
faeculi tertii poft Chriftum natum anno, a morte
Lucii Veri uno fupra tricefimum. Parcior enim
foret, multoque, quam par fit, adftrictior, quisquis breviorem in gyrum Galeni annos revocare
vellet, eumque anno Chrifti CXCIII. quo Per-

ᵛ) Tzetzes chiliad. XII. hiftor. 397.

tinax occifus eft: fatendum enim eft, eum per
fex aut feptem annos fub Severo, a quo in
aulam revocatus dicitur, floruiffe.
Fabularum ceterum Galeni hiftoria pleniffima
eft. Ei enim viro, quem fequebantur medici,
poft ejus aetatem viventes, inprimis Arabes et
Arabiftae, quemque Dei inftar fufpiciebant Chri-
ftiniorum fectae, in quam vehementer in operibus fuis invectus eft ʷ), favere videretur, in quem
errorem, praeter alios multos, incidit Renatus
Charterius ˣ), qui Galenum in Judaeam profectum
offe adferit, ut Chrifti miracula exactius cognofceret perfpiceretque. Alii Galenum in Hifpania
natum effe adfirmarunt, Serenique nomen in Galeni nomen mutatum ʸ), quod utrumque falfum
eft. Multa alia, plane efficta, Arabes de eo re-

ʷ) Acerrimus eft Galenus contra Chriftianos et Ju-
daeos eisque fuccenfet, quod legibus nulla earum demonftratione facta obtemperant. Sic libr. II. de different. pulfuum cap. 4. pag. 43. tom. VIII dicit: Κάλλιον
δ᾽ ἂν ἦν πολλῷ προσθεῖναί τινα εἰ καὶ μὴ βεβαίαν ἀπόδειξιν, παραμυθίαν γ᾽ ουν ἱκανὴν τῷ λόγῳ περὶ τῶν ὀκτὼ
ποιοτήτων, ἵνα μή τις εὐθὺς κατ᾽ ἀρχας ὡς εἰς Μωϋσοῦ
καὶ Χριστοῦ διατριβὴν ἀφιγμένος νόμων ἀναποδείκτων ἀκούῃ,
καὶ ταῦτα ἐν οἷς ἥκιστα χρή. Libro vero de different.
pulfuum II. cap. 3. pag 68. tom VIII. haec dicit: Θᾶττον
ἄν τις τὰς ἀπὸ Μωϋσοῦ καὶ Χριζοῦ μεταδιδάξειεν, ἢ τοὺς
ταῖς αἱρέσεσι προςτετηκοτας ἰατρούς τε καὶ φιλοσόφους.

ˣ) Ren. Charterius in vita Galeni cap. 43. pag. 97.
in Oper. Hippocr. et Galeni tom. I. Retulit haec ex
Mundino et Schedelio nimis credulus Charterius.

ʸ) Vid. Nicolaus Antonius in bibliothec. veteris Hi-
fpaniae libr. I. cap. 20. ubi de Claudio, Galeni prae-
nomine.

tulere, praefertim Gregorius Abul-Phurajus in
hift. dynaft. pag. 77. conf. Affemanni bibl. orien-
tal. Clementin. Vaticau. tom. II. pag. 315. Neque
mirum eft, Arabes de eo viro, a quo univerfa
eorum medicina procefferat, permulta effe fabula-
tos, mira et inaudita alias. Galeni effigies ex
vetuftiffimo codice Diofcoridis, qui exftat in bibliotheca Vindobonenfi, poft Lambecium, II.
pag. 551. Neffelium, ac Bellorium dat Jac. Gro-
novius, tom. III. antiq. graecar. lit. k. k. k. k
Alia effigies, quam repetiit Charterius, eft in
iconibus Sambuci nr. 19. Galeni effigiem hoc
elogio ornavit Magnus medicus (vid. Antholog.
Graec. lib. IV pag. 485. Cl. Ofterhaufen in hiftor.
fectae medicor. pneumaticor. fect. I. §. 4.)

Ην χρόνος, ἡνίκα γαῖα βροτοὺς διὰ σεῖο, Γαλην,̀
Δείκνετο μὲν θνητους, ἔτρεφε δ' ἀθανάτους.
Χήρευσαν δὲ μέλαθρα πολυκλαύτου Ἀχέροντος,
Σῆ παιηονίῃ χειρὶ βιαζόμενα.

Id vero in vita Galeni non omittendum eft, eum
plura itinera, eaque paene omnia rei medicinalis
exactius cognofcendae cauffa, inftituiffe. Afiae
partem magnam peragravit. In Cyprum naviga-
vit, videndorum, quae in ea infula funt, metal-
lorum cauffa: in Coelefyriam, Palaeftinae partem,
profectus eft, bituminis, et aliorum infpiciendo-
rum cauffa: in Lemnum infulam enavigavit, ut
cognofceret, num fanguis hircinus terrae ifti ad-
mifcerctur, quae, impreffo ei facro Dianae figno,
Lemniae terrae nomine divendebatur. Quum
enim iterum ex Afia Romam peteret, pedeftre
iter fecit per Thraciam, Macedoniam et a

Troade Alexandria in Lemnum adnavigavit, nactus
illic navem, quae ad Theffalonicam curfum diri-
gebat. Adpulit quidem ad infulam, verum finem
fibi propofitum non confequutus eft, nauclerus
enim ad eam partem infulae, quae vocatur He-
phaeftias et in qua ejus terrae copia eft, non adpulit, fed ad contrariam: hinc quum Roma in
Afiam rediret, eum demum finem confequutus
eft. Nam poftquam ex Italia in Macedoniam tra-
jecerat, eamque paene totam pedeftri itinere per-
transierat, Philipposque pervenerat, quae urbs eft
finitima Thraciae, ad mare defcendit, quod proximum aberat CXX. ftadiis: primumque Thafon
petiit, atque illinc Lemnum, ex qua infula Alexandriam Troada trajecit, eoque itinere ea loca adiit,
ipfeque perfcrutatus eft, ex quibus Lemnia terra
petebatur z). Gagatis etiam lapidis in folo, quo
reperitur, videndi et explorandi cauffa totius Ly-
ciae littora parva navicula circumnavigavit, Gagatis fluvii, in cujus littoribus is lapis reperiri dicebatur, videndi cauffa: lapides vero, Gagatem
referentes, cruftaceos, nigros et qui in ignem con-
jecti exilem flammam ederent, complures ex Coe-
lefyria afportavit, natos in colle, mortuum mare
circumdante, ubi et bitumen reperit a). Pera-
graffe eum Afiae regiones quamplurimas, locus

---

z) Galen. libr. IX. de fimplic. medicam. facult. cap.
1. nr. 2. pag 247 tom. XIII.

a) Gal. libr. IX. de fimplic. medicam. facult. cap.
2. nr. 10. pag. 257. tom. XIII. Ut opobalfamum ftil-
lare videret, Palaeftinam adiit. conf. de antidotis lib. I.
cap. 4.

imprimis docet in commentariis in Hippocratis de diaeta in acutis ᵇ), ubi dicit: *ἐγὼ γοῦν καὶ κατὰ τὴν Κιλικίαν, καὶ Φοινίκην, καὶ Παλαιστίνην, καὶ Σκύρον, καὶ Κρήτην εὗρον οἴνους τοιούτους. ἀλλ᾽ ὅμως οἶον εἴρηκα, καὶ κατὰ πάντα τὰ χωρία τεθέαμαι, καὶ τό γε θαυμασιώτερον, ὅτι καὶ κατ᾽ Αἴγυπτον.* Italiae etiam partes plures peragravit. In Campania fe fuiſſe teſtatur in opere de ſanitate tuenda ᶜ).

II. Ut autem accuratius intelligatur, quaenam Galenus, quem ipſi poſteriores inter Graecos medici vehementer coluerunt, quemque Arabes et Arabiſtae omnes preſſo pede ſequuti ſunt, cujus etiam poſt reſtauratas litteras inter medicos fuit ea et admiratio, et veneratio, ut ſyſtematis, quod in medicinali ſcientia condidit, partem non exiguam medicina noſtrorum etiam temporum receperit, permultasque medicinales doctrinas eodem modo adhuc proponat, quo ab ipſo, primo earum auctore, proponebantur, quem *θαυμάσιον καὶ πολυμαθέστατον ἄνδρα* ᵈ) antiquitas dixit, alii *θειότατον* adpellare eumque adeo adorare non erubuerunt: ut, inquam, intelligatur, quid Galenus ad medicinam amplificandam contulerit, primum difpiciendum eſt, quae-

---

ᵇ) Gal. Comment. III. in Hippocr. de victu acutor. text. 8. pag. 85. tom. XI.

ᶜ) Gal. de fanitate tuenda libr. VI. cap. 11. pag. 180. tom. VI.

ᵈ) Simplic. IV. phyſic. conf. Alexander Trallianus.

nam medicinae facies ratioque fuerit iis temporibus, quibus Galenus fcriptis permultis libris ei feientiae aliam formam dabat, deinde quaenam fyftematis medicinalis, quod tradidit perféctius limatiusque antiquioribus omnibus, ab eo conditi, ratio fuerit.

III. Medicina, quam Hippocrates Cous a fapientiae ftudio primus abfciderat *), et practica, et imprimis theoretica, a philofophorum placitis intemerata poft Hippocratem non diu manfit. Hinc nati funt medici dogmatici, qui rationem omnium in medicina dare volebant, ex elementorum qualitate ad corpus humanum ct in fano et in aegro ftatu adplicata: nati funt medici methodici, qui, Epicuri fyftemate philofophico in medicinam illato, auctore Asclepiade, Themifone atque Theffalo, communia in morbis intuentes eorum duo fumma genera effe ftatuerunt, alterum adftrictum, alterum fluens, tertiumque ex utroque compofitum, ac morborum omnium, uti et fanitatis rationem in difficili facilive molicularum per poros tranfitu fluxuque pofuerunt. Nata erat centum circiter ante Galenum annis, Nerone aut Vefpaliano Romanis imperantibus, auctoribus Athenaeo, Theodoro, Agathino, Archigene, Herodoto, Magno et Leonide, fecta medicorum pneumaticorum, quae in profpera et adverfa valetudine omnia a fpiritu Stoicorum philofophorum, cuncta penetrante, deducebat, et

*) Celfus in praef. ad libr. I. de re med. pag. 3. edit. Kranf.

contemplativam medicinam fingulari modo, per
definitiones atque divifiones fubtiliffimas tractabat.
Erant praeterea in Graecia, Italia, aliisque terris,
Romanorum, quod tunc latiffime patebat, imperio fubditis, aliae medicorum fcholae, hunc
vel illum antiquiorem auctorem maxime fequen-
tium. Sic Romae atque Alexandriae Galeni temporibus exftabant fcholae medicorum Herophileo-
rum, Erafiftrateorum. Difceptatio vero ifta medicorum dogmaticorum, eorumque de abditis
morborum, quas ftatuebant, cauffis, diverfae
fententiae effecere, ut mox in curandis morbis
non de morborum originibus, fed de medicinis,
ad eos curandos idoneis, medici fierent folliciti.
Hinc, multiplicata etiam poft Alexandri Magni
tempora medicamentorum ad morbos curandos
copia, auctore Philino Coo, qui primus medicinam a rationali difciplina abfcidit, occafione
ab Herophilo, praeceptore fuo, accepta, empiricorum medicina nata eft, fectae nobiliffimae,
quae Heraclide praefertim Tarentino auctore effecerit, ne omnis medicina in vanas aut faltim parum utiles contemplationes abiret, utque in morbis minus ad abditas eorum cauffas, quae femper ambiguae atque incertae funt, magis ad caus-
fas eorum manifeftas et fenfuum ope percipiendas
et ad medicinas iis depellendis efficaces refpice-
retur.

      Galeni temporibus fectarum ftudium inter
medicos tantum erat, ut inter medicos non
effent nifi fectae fuae, aut dogmaticorum, aut
methodicorum, aut pneumaticorum, aut empi-

ricorum addicti, aut Erafiftratum, Herophilum, aut quemcunque alium auctorem fequentes. Neque eorum, qui, Agathino auctore, condita fecta epifynthetica five eclectica, optima quaeque quarumcunque fectarum placita in fyftematis cohaerentis formam redigere volebant, fortuna magna fuit.

Omnes vero hae fectae medicorum a prifcis fuis inftitutis vehementer defciverant, ut, veri neglecto amore, actique fectarum ipfarum ftudio, extrema quaeque tueamur. Dogmatici, qui poft eorum fectam, ducibus medicis Hippocrateis, exortam, manifeftas morborum cauffas in eorum curatione inftituenda non neglexerant, miffis his, abditis tantum inhaerebant, prouti eas ratiocinium fuppeditabat: hinc pleni eorum libri fiebant definitionum, diftinctionum, explicationum, fubtilitatum: idem fubtilitatis et in definiendo et diftinguendo ftudium, quo pneumatici medici, Stoicorum philofophia ducti, inclaruerunt; effecit, ut ne Galenus quidem, etfi fenex ac magno ingenio praeditus, ac in lectione librorum ejus fectae diligenter verfatus, libros omnes ab Archigene fcriptos poffet intelligere f). Methodicorum fecta, Theffalo Tralliano auctore, alios medicos omnes vituperans et fola fibi fapere vifa, communitatibus fuis fefe continebat, medicinalisque fcientiae fuppellectilem tam curtam efficiebat, ut idem, quem dixi, Theffalus, fe quemque fex menfium fpatio medicum effecturum, profiteri haud dubitaret. Eui-

---

f) Galen. de loc. adfect. libr. II. cap. 9.

pirici etiam a prifco fuo inftituto, eoque nobi-
liffimo, deflexerant: rati enim, medicamenta
morborum cauffa exiftere, his, non vero morbis,
ftudebant.

Multa tamen etiam incrementa medicinam
cepiffe temporibus, quibus Galenus animum ad
eam applicuit, non negandum eft. Anatome,
Ariftotele atque Herophilo auctoribus primum nata, regum Ptolemaeorum ftudio vehementer ad-
juta, Alexandriae maxime floruit, mox auctoribus Marino, Rufo Ephefio, Quinto, Lyco, Sa-
tyro, Numifiano fubtilius culta eft. Pathologiam,
ratiociniis medicorum dogmaticorum maxime auctam, dilatarunt novi permulti morbi, ex Afri-
ca in Italiam relati: medicinalem vero materiam et mercatura, quae Romanis cum aliis gentibus his temporibus copiofa erat, et empiricorum ftudium, quod maximum erat in medicamentorum natura exquirenda. Contulit etiam ad
venenorum et antidotorum poft Nicandri et Mi-
thridatis tempora naturam exquirendam ingenium
Romanorum, ad veneficia caedesque veneno factas proclive. Medicorum his temporibus ftudia diverfa erant inter cauffarum latentium inda-
gationem et medicamentorum compofitiones ex-
cogitandas, parcumque erat, quod medicina,
homini utilis futura, inde acciperet emolumen-
tum. Rixis et contentionibus partim inter fectas, partim inter medicos, uni fectae addictos,
inprimis dogmaticos, cauffa multiplex anfam dabat, verum haec non ad medicinam utiliorem
certioremque reddendam, fed potius ad diftin-

ctionum, divifionum, hypothefium copiam au-
gendam et ad rigorem quendam contulerunt,
quem fingulae fectae fervabant, quique vix per-
mittebat, ut, quae utilia aliae, collecta ad unam
redirent s).

IV. Galenus, Hippocratem fe fequi in omnibus, quae ad medicinam pertineant, adfirmans,
hinc nulli fectae addictus videri volens, etfi dogmatici medici fpeciem in omnibus libris prae fe
ferebat, enifus id maxime eft, ut fingulas medicinae difciplinas exactius digereret, abfurda,
a fectarum ftudio profecta, rejiceret, vera quae
ipfi viderentur et probata in fyftematis formam
redigeret, dictisque his a prioribus medicis fua
cogitata, fua inventa adderet. Quod non folum
in fingulis medicinae difciplinis effecit, fed etiam
ex fingulis fyftemate medicinae compofito, omnium, quae aetas ante eum tulerat, tempora-
que poft eum latura, perfectiffimo, pleniffimo,
cohaerentiffimo.

Anatomen, fcriptis libris novem pleniori-
bus, poftquam priores interciderant, de anatomicis adminiftrationibus, librisque aliis permultis de offibus, mufculis, venis, arteriis, nervis, utero, vocalibus inftrumentis, cet., quos infra curatius enarrabo, ftudio maximo excoluit,
ufumque, quem partes fingulae corporis humani
habeant, primus exacte docuit, fcriptis XVII.
de ufu partium libris, ad optimos, quos Gale-

---

g) Vid. meas inftitutiones hiftoriae medicinae cap.
XX. §. 275.

nus reliquit, referendis, in quibus et primus
omnium phyfiologiae corporis humani fyftema
condidit, creatorisque fummi admirandum de-
monftravit artificium, quo hominis partes fingulas concinnavit. Etfi quidem Vefalio, aliisque
anatomicis et priorum, et noftrorum temporum,
recte monentibus, homines non incidit ʰ), verum potius, quod ex innumeris ejus locis patet,
de animalibus tantum loquitur, fimiis praefertim, quas inciderit, quarumque partes humanis proxime accedant, ac humani corporis internas partes non vidit, nifi offium compagem,
quam in humano fceleto medici demonftrabant,
qui Alexandriae medicinam docebant, aut vifcera, quae fubinde in gladiatoribus aut barbaris
militibus vulneratis nuda deprehenderentur, in
animalibus tamen, potiffimum in fimiis, fectiones et copiofiffimas et non raro artificiofiffimas
inftituit. Suas incifiones, Romae factas, paffim
citat, et teftes Eudemum Peripateticum, Alexan-
drum Damafcenum, confulem Boethum, alios
permultos. In brutorum diffectionibus non modice verfatus fuit, et potiffimum difficillima in
vivis animalibus experimenta fuscepit, quae ne
noftro quidem aevo facilia forent, ut nervorum
fubtiles fectiones, qui mufculos intercoftales ade-
unt ⁱ). Multa etiam invenit rectiusque dixit,
praefertim in nervorum enumeratione, ac in de-

ʰ) Haller in biblioth. anatomic. libr. I. §. 59. tom. I,
pag. 83.
ⁱ) Haller ibid. pag. 83.

ſcriptione curſus, quem ſervant, ubi quoque ne
ſubtiliſſimos quidem nervos ab eo praetermiſſos
eſſe deprehendas : verum tamen paſſim, ubi
plurima luce eſſet opus, prolixo ſermone atque
aliqua nebula ſe involvit, et veterum monumenta cum ſuis ita miſcuit, ut et quae ipſius ſint, quae
aliorum, quae hominis ſint monumenta, quae
beſtiae, non diſtinguas. Eadem etiam in aliis
libris aliter tradit, quod inde pendet, quoniam,
quae ſenex ſcribebat, politiora erant, atque ex
iteratiore obſervatione ac experimento petita, neque tamen, propriae laudis vehementer ſtudioſus,
quae juvenis ſcripſerat, his volebat confutare.

Nullam aliam medicinae partem, medicis
ſuo aevo notam, intactam reliquit. Botanices
etſi minus ſtudioſus, aliquanto pauciores plantas,
quam Dioscorides, recenſuit, plura tamen et
animalia habet, et mineras numeroſiores. In
reliqua materia medica, inque mineris miſy et
terra Lemnia recte cognoſcendis proprium laborem poſuit, rariora quaeque, ad medicinalem materiam pertinentia, collegit, et ingenti mercede
conduxit, a quibus medicamentorum rectam prae-
parationem acciperet.

Pharmaciae fuit peritiſſimus, et ipſe medicamenta ſollicita cura ſua manu praeparavit, ſaepe etiam ruri et per inopiam receptorum medicamentorum nova et ſimpliciora compoſuit. Porro medicamentorum componendorum artem, ut
videtur, exquiſite didicit. Chemiam, nondum
inventam, utique ignoravit, ſenſit tamen, ſibi
deeſſe.

Felici morborum curatione diagnofique exacta ac praefagio futurorum eventuum maximam Romae gloriam confecutus eft, talemque, ut prae omnibus aliis medicis graecis, Romae fuo tempore degentibus, maximi haberetur ᵏ). Sequutus eft, quem et dogmatici et empirici ne-

---

k) Conf. inprimis Galeni librum de praenotione ad Epigenem, in quo mira permulta de eventu praenotionum, a fe factarum, enarrat. Exftat is liber in tom. VIII. edit. Parif. p. 829. Vid. etiam Galen. de crifib. libr. I. eap. 20. p. 406. tom. VIII. de different. febr. libr. I. cap. 7. p. 114. tom. VII. In praefagiis formandis ne per totam fuam vitam unquam offendiffe, per ipfos Deos teftatur in comment. III. in Hippocr. libr. I. de morb. vulgarib. text. 17. pag. 97. tom. IX. Multos exiftimaffe, fe numine quodam afflatum futura in morbis praedicere, refert in commentar. III. in prognoft. Hippocr. text. 37. pag. 685. tom. VIII. conf. de different. febr. libr. II. cap. 7. pag. 133. tom. VII. de fimplic. medicament. facultat. libr. X. cap. 2. nr. 6. p. 279. tom. XIII. de loc. adfect. libr. V. cap. 7. 8. pag. 495 fq. tom. VII. quibus capitibus permulta de felicitate, qua in praefagiis ufus fit, refert. Vid. etiam de fanitate tuenda libr. I. cap. 8. pag. 54. tom. VI. De fama, quam in morborum curationibus confecutus eft, vid. de loc. adfect. libr. IV. cap. 2. pag. 454. tom. VII. ubi refert, ex Iberia etiam, Celtica, Afia, Thracia, aliisque regionibus per epiftolas aegrotantes oculorum fuffufione ab eo medicamenta petiiffe. Qua ratione vero in medicinalis fcientiae ftudio ufus fit, perfpicitur ex methodi medendi libr. VII. cap. 4. p. 157. tom. X. de compofit. medicamentor. per genera libr. III. cap. 2. pag. 717 fq. tom. XIII. de fuccorum bonitate et vitio cap. 5. pag. 428. tom. VI. Sanata a gravi morbo conjuge Boethi confulis is quadringentos aureos ad eum mifit, auxitque medicorum invidiam, quod is laudibus eum extolleret. Quin etiam ipfe Boethus, quemadmodum et Severus; opera a fe gefta haud detrectabat indicare Marco Aurelio Antonino, Romae urbis imperatori. vid. Galen de praenot. ad Epigenem cap. 8. p. 484. tom. VIII.

glexerant in ea medicinalis artificii parte, Hippocratem in morborum adnotatione, neque tamen in morborum hiftoriis, quas fcripfit, adeo folers fuit curansque etiam minutiffimorum, quam Hippocrates; deceptus fine dubio abditarum cauffarum, quas adfectabat, ftudio, animoque ejus per id inter fedulam obfervationem atque de altiore origine et indole morbi ratiocinia divifo. Multas fanationum hiftorias a fe peractarum ipfe enarravit, probantes, eum maxima felicitate in artis exercitio effe ufum. Marcum Antoninum, ex efu cafei febricitantem, unguento nardino, vino et pipere fanavit. Commodum, derifa a matre medicorum methodicorum diatrito, narium haemorrhagiam paffurum praevidit et fanavit. Boethi, confulis, uxorem, fluxu muliebri laborantem, nihil proficientibus celeberrimis medicis, purgando reftituit. Eudemum, philofophum, quartana multiplici media hieme liberavit, praedixitque accurate, quo tempore quaeque conjunctarum febrium eum effet relictura. Pulfum fubtiliter tetigit et per plurimas divifiones diftinxit, eoque etiam et aliis fignis medicis adeo perite fe ufum fuiffe fibi teftis eft, ut potiffimum ex agnofcendis morbis corumque eventibus praedicendis inclaruerit. Ita nobilis feminae amorem detexit, quae Pyladem, faltatorem, deperibat, et fervum, ob criminis detecti metum melancholicum, et Boethi confulis filiam, clam vetitos cibos vorantem, culpae redarguit, unde ei febris nocturna accedebat. Pulfum etiam intermittentem nonnullis naturalem effe fenfit.   In

fe ipfo, quum floccos carperet, phrenitidem
imminere fenfit et de periculo medicos monuit,
jecur fibi adfectum effe continuo agnovit, quum
alii medici vitium in pulmone quaererent[l]).

In chirurgia etiam fuit verfatus, tamen poft
gladiatorum curam, quam Pergami gefferat, poftquam Romae fedem fibi fixerat, curationes, quae
manu fiunt, ut plurimum chirurgis reliquit.
Mitem curationem amavit, hinc mafculam chi-
rurgiam neglexiffe videtur. Operationes tamen,
quas vocant, chirurgicas inftituit, fternum
perforavit, ad materiam, fub eo collectam, edu-
cendam, ac de curationibus vulnerum, ulce-
rumque, nec non de offium fractorum curatione
atque de deligatione vinculisque plura eaque utiliffima tradidit. Ipfe multos morbos chirurgici
generis tulit. Illicionibus ulcus femoris in fcipfo
fanavit, cum jam videretur incidendi effe neces-
fitas. Acromium fibi elapfum et agnovit, et
male curantem aliptam correxit, et fe ipfe reftituit. Quum pefte laboraret, fcarificato crure fe
fervavit. Jugulum fibi incurvatum fenfit, et ad
humerum adductum, cum maximo frigoris fenfu,
et convulfionis motu in cervicis mufculis[m]).

V. Maxime autem inclaruit condito a fe fyftemate fcientiae medicinalis novo, pleniffimo,
quod medici omnium gentium per mille et quod

---

l) Haller bibliothec. medic. practic. libr. I. §. 81.
tom. I. pag. 229 fq.
    m) Haller bibliothec. chirurg. libr. I. §. 39. tom. I.
ag. 85 fq.

excurrit annos unice fequuti funt. Finis autem
in eo fyftemate condendo ei praecipuus is erat,
ut ad obfervationis ftudium, quo Hippocrates
maxime inclaruerat, medicos reduceret, ut eos
doceret, plurimi intereffe in morborum curationibus medico, ut eos recte cognofceret, fimul
vero medicinam rationalem efficeret, five eam,
quae fingulorum eventuum, et in fano et in aegro corpore, rationem rectam et fubtilem etiam
redderet. Hinc etfi dogmaticorum partes fequebatur, maxime in ratione de omnibus rebus medicinalibus reddenda, tamen Hippocraticus medicus dici maxime amabat, Hippocratem a fe
primum inter omnes medicos recte effe intellectum atque explicatum gloriabatur. Ejus vero
libros medicinales permultos maximo ftudio commentariis illuftravit, quorum pars longe maxima
ad nos pervenit. Hinc etfi a partibus dogmaticorum
erat, non tamen dogmaticus, verum potius Hippocraticus medicus et eclecticus dici maluit.

Elementa et univerfae naturae, et fingulis
corporibus effe ftatuit cum dogmaticis antiquis,
Empedoclem fequentibus, ignem, aquam, aërem,
terram: igni vero effe qualitatem calidam, aëri
frigidam, aquae humidam, terrae ficcam. Eas
vero qualitates puras in corpore non exiftere,
fed pro mixtura elementorum in partibus compofitionem qualitatum nafci, quae temperamentum,
τὴν κρᾶσιν, conftituat. Hinc evenire, ut in
particula alia alia fit calidior, frigidior, humidior,
ficcior, aut ut binae qualitates componantur, calidum et ficcum, calidum et humidum, frigi-

dum et ficcum, frigidum et humidum. Inde compofitiones nafci tot, quot per quatuor has qualitates poffibiles fint, totidemque temperamenta.

Effe vero in animali corpore etiam quatuor humores, fanguinem, pituitam, bilem flavam et atram. Sanguinem materiam generationis et nutritionis humano corpori fuppeditare: reliquos tres humores naturales quidem effe corpori humano, attamen excrementitios. His humoribus certas fuas qualitates effe, pro elementi, ex quo maxime compofiti fint, abundantia, fanguini calidam et humidam, pituitae frigidam et humidam, bili flavae calidam et ficcam, bili atrae frigidam et ficcam. Movens in corpore animali principium fpiritus effe ftatuit, eorumque materiam in aëre contineri. Spiritus in naturales, animales et vitales divifit. Naturales ex fanguine elevari ac in hepate maxime contineri docuit; vitales in corde, ex quo vitae calorisque principium per corpus diffundatur, animales in cerebro, ex quo motus et fenfus principia procedant. Hinc triplex quoque genus actionum in corpore humano ftatuit, naturalium, vitalium, animalium.

In fanitatis ftatu elementorum et qualitatum, quibus gaudeant, mediam temperaturam adeffe, εὐκρασίαν vocavit, et debitam convenientiam, συμμετρίαν ipfi dictam. Ut itaque fanitate profpera fruamur, opus effe, ut partes fimilares debita calidi, frigidi, humidi, ficci temperie fint dotatae: compofita vero ex his fi-

milaribus partibus organa debitum fitum, magnitudinem, figuram, numerum habeant. Hominem, his gaudentem, optimo habitu, *εὐεξίαν*
dixit, effe praeditum, quem in fimplicem et
athleticum, in quo carnis jufto major copia adfit, divifit. Corpus femper adfici dixit, in quocunque
ftatu exiftat: hinc adfectus (*πάϑος*) et in fano
et in aegro corporis ftatu exiftere docuit. Morbum dixit adfectum contra naturam, in quo functio feu actio laedatur. In morbis vero femper
ad haec refpiciendum effe: 1) ad functionem vi-
tiatam; 2) ad id, quod hunc adfectum peperit;
3) ad cauffas, quae ipfum adfectum praecedant;
4) ad fymptomata, quae adfectum neceffario fequantur. Morborum genera fumma duo pofuit,
alia in fimilaribus partibus, alia in inftrumenta-
libus. Similarium partium morbi ratio Galeno
in ipfarum intemperie (*δυςκρασίᾳ*) erat, eaque
intemperies ipfi erat duplex, aut cum materia,
aut fine illa. Sine materia fimilarium partium
morbi erant, fi pars calidi, frigidi, ficci, humidi exceffu defectuve laboraret. Cum materia
morbi harum partium erant, fi humor quidam
ejusdem cum intemperie naturae fimul in parte
adfecta congeftus effet. Talis intemperies et
fimplex effe poterat, et compofita. Simplex
erat, fi una alterave ex his quatuor qualitatibus
aut excederet, aut deficeret: compofita, fi duae
junctae fimul effent, calidum et ficcum, calidum et humidum, frigidum et ficcum, frigidum et
humidum. Morbos organicarum five inftrumentalium

partium ftatuebat 1) ratione figurae, 2) ratione numeri particularum, 3) ratione quantitatis, 4) pofiturae.
Morbi cauffas in internas et externas divifit. Externas occafionalium five procatarcticarum nomine
primus infiguivit, eosque in fex rebus non naturalibus, quae quoque nomen fuum ab eo accepe-
runt, fitas potiffimum effe exiftimavit. Has in
actionem concitare internas cauffas docuit, quarum duplex genus ftatuit, antecedentis morbum,
feu προηγουμένης, et cum morbo conjunctae.
Internas has cauffas duplicem naturam habere, aut
in inaequali elementorum mixtura ab eaque pen-
dente inaequali temperie, vel etiam in exceffu
vel defectu elementorum et qualitatum, quas
habere debent: aut in quatuor iftis humoribus,
quos fupra diximus, quos triplici vitio poffe laborare dicebat, abundantia, defectu, cacochymia. Abundantiam et defectum ad fanguinem
maxime retulit, cacochymiam ad tres reliquos
humores. Eam fic explicavit, ut fingulis humoribus, ex fuis elementis compofitis, pro horum ratione qualitatem fuam, non vero fimplicem, fed compofitam, tribueret. Bilem calidam et ficcam, atram bilem frigidam et ficcam,
pituitam frigidam et humidam, fanguinem calidum et humidum effe. Cacochymiam nafci, ubi
harum qualitatum in humoribus quaedam vel excedat, vel deficiat. Symptomata divifit in tres
claffes: 1) in fymptomata actionis laefae; 2) in
fymptomata qualitatis vitiatae; 3) in fymptomata
excretionis vel retentionis.
    In curatione morborum Galeno regula erat,

naturam convenientium ope confervandam, contrariis vero medicinis morbos curandos effe.   In
omni morbo exfpectandum effe cenfebat, ut morbus abigeretur, vires vero confervarentur.   Illud
per contraria, hoc per convenientia effe peragen-
dum.   Omnibus, quae curanda morbi indicarent, fatisfacere diaeteticen, pharmaceuticen,
chirurgicen.   In diaeta Hippocratem, in quibusdam etiam Afclepiadem fequutus eft.   In medicamentis vero adhibendis hoc ratiocinio ufus
eft: naturalia corpora omnia ex quatuor fuis elementis compofita effe, hinc etiam quatuor qualitates, quibus diftinguantur elementa, habere
debere, calorem, ficcitatem, frigus, humiditatem.   Quum vero fingula corpora naturalia
modo diverfo fint compofita, necelle effe, ut
in altero haec, in altero alia qualitas emineat.
Sanum itaque hominis ftatum fervari optime per
alimenta, quae efficiant, ne id nimis incalefcat,
frigefcat, ficcetur, humectetur.   Quumque inaequalitas quaedam in temperie fanorum etiam
locum habeat, quibus calida haec eft, frigefacientia,
quibus frigida, calefacientia, quibus humida, fic-
cantia, rel. convenire, perque eam diaetam temperamentorum vitia optime corrigi.   Eamdem rationem
medicamentorum in morbis effe, frigida calidis,
humida ficcis, contrariis contraria curari.   Omnium hinc medicamentorum primam qualitatem ad
calidum, ficcum, humidum, redire.   Quumque fimilarium partium et inftrumentorum morbi
per easdem qualitates, aut fimplices, aut compofitas, excedentes fiant, adparere, calidam

intemperiem per frigus, humidam per ficcitatem inductam curari, et contra : compofitas vero adfectiones per medicamenta, quibus contrariae compofitaeque fint qualitates. Inde quia morborum genera conftituerat intemperiei fimplicis et compofitae, conftituit quoque medicamenta qualitatis fimplicis, calidae, frigidae, humidae, ficcae, et compofitae, humidae v. g. et calidae, humidae et ficcae, cet.

Virtutem vero medicamentorum per gradus divifit. Gradus fcilicet in intemperie quacunque ftatuens, gradus etiam in virtute medicamentorum primus ftabilivit a primo usque ad quartum eumque ultimum, ut medicus, ubi intemperiem ejusque gradum cognoverat, medicamenta ad eum valentia eorumque gradus eo commodius invenire poffet. Talesque gradus etiam in compofitae virtutis medicamentis effe tradidit. Haec medicamenta, qualitates mutantia, alterantia dixit. Purgantia, quorum fingula certum humorem educere putavit, alteram medicamentorum claffem conftituebant[n]).

Etfi quidem id, quod expofui, Galeni fyftema bono ordine, fimplicitate, gravitate ac perfpicuitate in quibusdam ejus partibus non carebat, multaque in eo ita propofita funt, ut noftrorum temporum medicina non habeat meliora probatioraque, iis fubftituenda; tamen, Boerhaavio jam monente, id fyftema medicinae plus

---

[n]) Excerpfi haec de Galeni medicinali fyftemate ex inftit. mear. hiftoriae medicinae cap. 22. §. 288 — 309.

damni quam utilitatis adtulit.   Id enim habet
vitii, ut, ejus virtutis, quae vitam corporis noftri regit et actiones ejus impellit, nulla ratione
habita, in eo paene omnia ex humorum δυσκρασία explicentur, atque ex eadem inaequali elementorum, quae animale corpus conftituunt,
intemperie.   Medici graeci auctorem ejus fyftematis quidem fequuti funt,   minus tamen in exponendo univerfo hoc fyftemate infudarunt, locos tantum ex Galeni libris aut defcripferunt,
aut quae Galenus fufe dixerat, in epitomen redegerunt.   Excerpferunt etiam alios, aliarum
fectarum medicos, ut ideo non ftatuendum fit,
medicos graecos latinosque, mox poft Galenum
viventes, ejus fyftema penitus efse amplexos.
Amplexi vero funt Arabes atque Arabiftae, quumque per hos inprimis medicos medicina Arabum
in occidentem transiret, factum eft, ut Galeni
medicina, qualis penes Arabes fuerat, in occidentem transiret, florcretque fola, una cum Hippocratis medicina poft renafcentes litteras in Eu-
ropa aliquantulum reftaurata, usque ad chemi-
corum fectam, auctore Theophrafto Paracelfo
exortam.

VI. Librorum copiofiffimorum, in quibus
nullam medicinae partem intactam reliquit, Galenus auctor eft.   Adfuetus erat jam a pueritia,
omnia, quae vel audiverat, vel legerat, vel
cogitando fuerat adfequutus, in commentarios
referre, quem morem etiam ad fenectutem usque tenuit.   Non tamen fcripfifse fe libros dicit,
nifi rogatum ab amicis vel familiaribus, praeci-

pue longum iter fuscipientibus, qui commentarios eorum habere cupiebant, quae ab eo ac-
ceperant, aut qui memoria retinere volebant,
quae ipfe eos in fecando, aut in curationibus
morborum docuerat °). Maxime autem ad fcribendos libros ea de cauffa animum adpulit,
quod multas fchedas amicis aut difcipulis dederat fine infcriptione, non ad editionem, fed ut
eorum, quae apud eum audierant, commentarios haberent. Talibus libellis permultis quum
poftea Galeni nomen infcriberetur, in iisque
multa effent discrepantia a Galeni doctrina, pars
ipforum ad Galenum delata eft, ut eos corrige-
ret. Sed hi manci erant, neque ad editionem,
fed ad ingenium et ufum eorum fcripti, qui
eos defideraverant, neque titulo inftructi, quem
tamen alii iis adfcripferant, eos ὑποτυπώσεις,
ὑπογραφὰς, εἰσαγωγὰς, συνόψεις, aut ὑφη-
γήσεις adpellantes. Eaque res movit Galenum,
ut ipfe libros fcriberet, doctrinae fuae curatius
atque plenius exponendae cauffa P).

Talesque libros et fcripfit prius, quam Per-
gamo Romam primum adiret, paucos tamen, et
Romae, maxime poftquam, relicta Roma, pe-
ftis, quae in ea urbe et in univerfa Italia graffa-
batur, cauffa, et in patriam profectus, in Italiam a Marco Antonino et Lucio Vero effet re-

---

o) Galen. Commentar. II. in III. Hippocr. libr. de
morb. popularibus pag. 230. tom. IX. conf. method. medendi libr. VII. cap. 1. p. 154. tom. X.
p) Galen. de libris propriis in praefat. p. 36. tom. I.

vocatus, ipfeque, Marco Aurelio Germanis
bellum inferente, Romae remanfiffet, quod otium
omne libris fcribendis impendit q). Poftea do-
cendo medicinam, aegrotantium curam in fe
fuscipiendo, et libros de medicinali fcientia et
philofophia fcribendo tempus Romae confumfit,
magnaque pars librorum, a fe confcriptorum,
jam in lucem prodierat, pars vero etiam in fcri-
niis latebat, quum templum Pacis Romae incendio conflagraret, quod cum alias etiam aedes
abfumeret, fimul pretiofa quaeque ac rariora,
quae Galenus collegerat, et librorum ab eo confcriptorum non paucos abfumfit r). Hinc etfi
magna copia librorum Galeni eft, qui ad nos
pervenerunt, major tamen fere periit, inprimis
philofophici argumenti, et medici etiam, quorum quosdam, quos infra memorabo, etiam reftituit.

VII. Hos libros editores operum Galeni non
eo ordine ediderunt, quo eos Galenus confcripfit, aut confcripfiffe eum faltim credibile eft:
fed potius eos in claffes quasdam redegerunt,
collectosque hoc modo et in fyftematicum, quem
vocant, ordinem redactos ediderunt. Quod inftitutum quum vehementer reprebendendum fit
ea maxime de cauffa, quod, eo obfervato, libri
a Galeno et juvene et fene confcripti in unam

_____

q) Locus, qui id maxime probat, eft in libro de
praenotione ad Epigenem, cap. 9. pag. 845. tom. VIII.
conf. Galen. de libr. propr. cap. 1. pag. 37. tom. I.
    r) Galen. de antidotis lib. I. cap. 13. pag. 884.
tom. XIII.

claſſem redacti leguntur, iique non raro prius, in quibus, in decurſu aetatis ſcriptis, meliora atque probatiora tradidit iis, quae juvenis tradiderat, chronologicus, quem vocare ita liceat, operum Galeni ordo commodo lectorum magis inſerviet, cujus ope, ut reliqua ejus commoda ſilentio praetermittam, lectores demum veram atque genuinam Galeni doctrinam intelligent, quam non juvenis ſtatim literis prodidit, verum potius ab eo tempore, quo Marco Aurelio Marcomannis, Quadis ac Sarmatis bellum inferente ipſe, dei nutum praeferens, contra voluntatem imperatoris, Romae remanſit eoque tempore litteris et ſcribendis libris maxime operam dedit. Et in his etiam operibus, quae provectior jam aetate ſcripſit, aliter dicta reperies quaedam, quae junior, alia, quae ſenior ſcripſit. Labbeus etiam, praeter elogium Galeni chronologicum et vitam Claudii Galeni ex propriis operibus collectam, tertium opusculum promiſiſſe viſus eſt, chronologiam operum Galeni, ſaltim eorum, quae exſtare noſcuntur, quae ſcilicet primo loco, quae deinde, decurſu aetatis, quae tandem in ſenectute conſcripta fuerint. Sed illa numquam vidit lucem [s].

VIII. Hinc eodem inſtituto ſervato, quod

_____

[s] Jacobus Sylvius, Ambianus, Pariſinus profeſſor, jam anno 1539. in 8. edidit librum de ordine et ordinis ratione in legendis Hippocratis et Galeni libris. Galeni libros maxime ſecundum argumenta libri Galeni de arte medica digeſſit. Recuſus eſt is liber in Opp. Sylvii editore Ren. Moreau.

Philippus Labbeus fibi propofuerat, at non fuerat
exfequutus, fingulos libros Galeni eo ordine re-
cenfebo , quo confcripti effe videntur, adjecto
ordine, ad fyftematis medicinalis cancellos adacto,
eoque, quem Jo. Alb. Fabricius in priore bibliothecae graecae editione fervaverat, quo in fingulis libris Galeni enarrandis litterarum numerum
fequebatur. Refpiciam fimul ad ea, quae Galenus in cap. 37. artis medicinae tom. II. pag.
230. et in de libris propriis libello fcribit de ordine, quem ipfe in legendis libris fuis obfervandum effe volebat. Genuinos primum dicam,
deinde fufpectos fpuriosque. Libros editos, quos
ipfe oculis meis ufurpavi, notabo figno afterisci.

IX.

Genuinis Galeni libris accenfendi funt:

1. *Περὶ αἱρέσεων, τοῖς εἰσαγομένοις. De fectis, ad eos, qui introducuntur.* Exftat in edit. princ. Ald. to. I. p. 6. in graeca Baf. 1538. to. I. p. 10. in R. Chart. ed. opp. Hipp. et Gal. to. II. p. 286. in fept. ed. lat. oper. Ven. ap. Junt. in ifag. fect. 15.

Continetur in eo fectarum dogmaticae, empiricae et methodicae enarratio, ac principiorum, quibus empirica ac methodica nititur, confutatio, eorum vero, quae dogmaticorum fecta tuetur, laudatio. Eum librum fcripfifle Galenum in ufum recens in medicina initiatorum, ipfe refert in hujus libri c. 9. ad fin. p. 298. to. II. ed. Chart. Ex ore ejus hauferant, quae in hoc libro publicata funt, et literis mandaverant auditores. Galenus, poftquam Romam fecundum venerat, *διορθώσεως ἕνεκεν* infcriptionem libro, qui forte ipfi adferebatur, eam adpofuit, quam nunc habet. Nullum aliud Galeni opus in eo citatur: genuinum vero efle, probat teftimonium, quod ipfe de hoc libro Galenus exhibet in praef. libri de libris propriis et c. 1. ejusd. libri p. 36. to. I.

CODD. MSTI hujus libri exftant in bibl. D. *Marci Ven.* cod. 282. (catal. p. 136.) in *Medic.* Bandin. III. p. 52. plut. 74. et in *Vindob.* Lamb. I. p. 181.

EDITIONES. Graece is liber non prodiit. Graece et lat. in *Opufc. var.* a THEOD. GOULSTONO editis. Lond. 1640. 4.

VERSIONES. *Latina* mfta latet in bibl. reg. Paris. no. 1865. facta a LUD. BELLISARIO, med. Mutinenfi (v. Edit. lat. opp. Gal. Baf. ap. Frob. 1549. f. fub ifagog. libr. p. 57.) Vertit etiam AUGUSTIN. RICCIUS, HORAT. LIMANUS, NIC. RHEGINUS f. de Regio de Calabria (v. Opp. Galen. lat. Papiae 1515. f. to. I. f. 6.).

LXVIII HISTORIA LITERARIA

E verfione Laur. Vallae prodiit Parif. ap. Henr.
Steph. fen. 1518. 4. cum Alex. Aphrod. de febrib. et
Hipp. libro de nat. hum. e verfione Adr. Brentii. Ex
verfione denique Jo. Guintherii, Andernac., prodiit
c. aliis Galeni Baf. 1529. 4. Eam, Prateoli et fuo
ftudio emendatiorem factam, recepit Charter.
Arabica facta ab Isaaco Honanini fil. exftat in
bibl. reg. Parif. no. 1043.
Hebraica, ex arabica expreffa a R. Chanin ben
Isaac, latet in bibl. Vind. Lamb. ed. Kollar. to. I.
p. 290.
COMMENTARII. In hunc librum fcholia funt
Palladii, quorum codex eft in biblioth. Med. Band. III.
p. 99.
Commentarius arabicus Haly ben Redwan eft
in bibl. Efcor. Cafiri no. 847.
Commentarius Jo. Alexandrini fufiffimus in hunc
librum exftat in ed. opp. Gal. lat. Pap. 1515. f. quem
doctiffimum dicit Charter. to. II. p. 404. fed eft medici
Arabiftae.
2. Πρὸς Θρασύβουλον περὶ ἀρίστης αἱρέσεως. *De
optima fecta ad Thrafybulum liber.* Exft. in ed. Ald.
to. 1. f. 9. in ed. Baf. to. I. p. 16. in ed. Chart. to. II.
p. 299. in fept. Junt. ed. lat. in ifagog. f. 19.
Eft itidem liber ab auditoribus Galeni calamo ex-
ceptus, et a Galeno hac infcriptione donatus. Pertinet ad prima Galeni opera, cum nec ullum alium
librum fuum, nec adeo librum de fectis ad eos, qui
introducuntur, in eo citet, cui alteras curas adhibue-
rat belli germanici temporibus. Neque de praefagiis
fuis et curationibus quaedam refert, etfi occafionem
habuiffet c. 18. p. 315. to. II., quam, propriae laudis
ftudiofiffimus et vanus in fe ipfo gloriando, alias non
omittit. Hinc fcriptus eft utique a Galeno, in praxi
minus adhuc exercitato. Confutavit maxime hoc
libro empiricam et methodicam fectam, et quidem

iisdem argumentis, niſi omnibus, ſaltem permultis, quibus uſus fuit in libro praecedente, quod ex exemplo c. 12. p. 308. de canis rabidi morſu, contra empiricos prolato, inprimis patet. Hinc quod hujus libri Galenus neque in libro de libris propriis, neque in libro de ordine librorum ſuorum ad Eugenian. *) meminit, neque in alio libro ullo, a ſe ſcripto, hunc librum profectum quidem eſſe a Galeno, ſed non πρὸς ἔκδοσιν ſcriptum eſſe puto. Pro genuino Galeni cum habet Chart. to. II. p. 404.

CODEX mſt. hujus libri eſt in *h. Medic.* Band. III. p. 49.

EDITIONES. *Graece* ſingulatim haud prodiit hic liber, neque latine. *Graece et lat.* cura THEOD. GOULSTONI editus Lond. 1640. 4.

VERSIONES. *Latina* interpr. *Junio Paulo Craſſo* et quidem ſaepius recognita. Quartum recognita a Ricco exſt. in ſept. ed. Junt. Vertit etiam NIC. RHEGINUS, quae verſio eſt in ed. opp. Gal. Pap. et DOMINICUS CASTELLUS, nec non JO. GUINTHERIUS, Andern., quam verſionem, paululum, ut quidem dicit, emendatam, Ren. Chart. recepit.

3. Περὶ ἀρίστης διδασκαλίας. *De optima doctrina liber.* Exſt. in ed. Ald. to. I. f. 4. in ed. graec. Baſ. to. I. p. 6. in ed. Chart. to. II. p. 16. in ſept. Junt. lat. ed. in iſag. f. 30.

Scriptus eſt in Phavorinum **), philoſophum, qui τὴν εἰς ἑκάτερα ἐπιχείρησιν ἀρίστην εἶναι διδασκαλίαν dixerat, a Galeno juvene, ut videtur, non πρὸς ἔκδοσιν. Ipſe enim eum libellum non memorat neque

---

*) At vid. ſtatim initium p. 49. to. II. edit. Chart. K.

**) Damnant hanc hujus nominis ſcribendi rationem, praeeunte Jonſio, OLEAR. ad Philoſtr. de vitis ſoph. I. c. 8. p. 489. et REITZ. ad Luc. Demon. II. p. 380. not. 62. Nomen enim Favorini a favore derivandum eſſe docuerunt. K.

in libro de libris propr. neque in libr. de ord. libr.
fuor. *) Citantur in eo libri περὶ ἐπιδείξεως.
CODICES. [Nullum equidem in catalogis codd.
inveni. K.] EDITIONES. *Gruec. et lat.* in *Opufc. Gal. var.*
a THEOD. GOULSTONO *recenfitis*, *mendisque quam
plurimis repurg.* et in *lingu. lat. clarius puriusque
quam antehac traduct.* etc. Lond. 1640. 4. p. 31—39.
[E mſtis codd. Adelphi, Londin. vet. interprete et im-
preſſis invicem collatis graecum textum aliquanto pur-
gatiorem exhibitum eſſe, contendit GOULST. Sed
ſcatet innumeris typothetarum mendis. K.] De opt.
docendi genere libell. Novae med. graec. edit. ſpecim.
exhib. CA. GLO. KÜHN Lipſ. 1818. 8.
VERSIONES. *Latina* NIC. DE RHEGIO, quae
eſt in ed. Oper. Gal. Papienfi (1515. f. Vol. I. p. 5.)
ERASMI ROTEROD., quae eſt in Opp. Eraſmi to. I. p.
1058. et in editt. Gal. Juntinis. In ſeptima ed. in iſagog. Acceſſit haec Eraſmi interpretatio Sext. Emp.
oper. Paris. 1621. f. Prodiit etiam c. Sexti Emp. Pyrrh.
hypotyp. lib. III. — Galeni de opt. doc. genere liber,
in quo adverſus veteres Academicos Pyrrhouiosque
disputat, D. Eraſmo interpr. in edit. Steph. Paris.

---

*) Quod quomodo Ackermanno excidere potuerit, haud
video. Enumerat enim Galenus hunc libellum diſertis verbis
inter eos, quos poſt ampliſſimum *de demonſtratione* opus, libris XV. conſtans, fuſius elaboratos edidit, c. XII. to. IV.
ed. Baſ. p. 367. lin. 43. ed. Chart. to. I. p. 47. qui locus in Baſ.
aliter, quam in Chart. ed. legitur. Videtur Chart. duos libros,
ad Favorinum ſcriptos, in unum contraxiſſe. Verba enim ed.
Baſ. περὶ ἀρίστης διδασκαλίας π. Φ. ὑπὲρ Ἐπικτήτου π. Φ. ἔν, leguntur in Chart. ed. ita, ut π. Φ. poſt διδασκαλίας omittantur, et
locus vertatur: *de optima doctrina pro Epicteto adverſus Favor.
liber unus.* Videtur autem mihi primo Φαβουρίνου nomen per
ω ſcribendum eſſe, et dein poſt priora πρ. Φαβ. interpunctio
major ponenda. Cum enim Favorinus ſcripſerit librum ad
Epictetum, hunc peculiari commentario refutandum ſibi fum-
ſiſſe videtur Galenus. K.

1562. 8. Seorfim extat: Cl. Galeni contra Academicos et Pyrrhonios, interprete Erafmo Roter. Antw. 1569. 4. PRATEOLI, doct. med. Par., verfionem edidit Ren. Charter. [quam exprimendam curavi. K.] JANI CORNARII extat in ed. Galen. opp. lat. Conr. Gesneri in ifag. p. 115. [TH. GOULSTON denique libr. laud. graeco textui verfionem latinam adjunxit novam eamque probabilem. K.]

4. Περὶ τῶν παρὰ τὴν λέξιν σοφισμάτων. De sophismatis f. captionibus penes dictionem. Extat in ed. Ald. to. IV. f. 17. in ed. Baf. gr. to. IV. p. 32. in ed. Ren. Chart. to. II. p. 73. in VII. Juntar. latina in ifagog. f. 7.

Non citat Galenus hunc librum inter proprios; ejus tamen effe videtur, juvenilis autem foetus. Neque alius in eo liber citatur. Scriptus eft maxime in Ariftotelem.

VERSIO lat. HORAT. LIMANI extat in Juntinis et in CONR. GESN. edit. Emendatiorem edidit Ren. Charter.

5. Ὅτι ἄριστος ἰατρὸς καὶ φιλόσοφος. Quod optimus medicus fit quoque philofophus. Extat in ed. Ald. to. I. f. 5. in graec. Baf. to. I. p. 8. in ed. Chart. to. II. p. 356. in VII. Junt. ed. in ifag. f. 6. Scriptus eft is liber πρὸς ἔκδοσιν, quod Galen. notat l. de propr. libr. c. 6. p. 44. to. I. Alius Galeni liber in eo non citatur. Laudatur in eo medicina Hippocratis; hinc eum Galenus ad eos refert, quos ad explicandum Hippocratem fcripferit.

CODEX graecus eft in bibl. reg. Par. no. 2169. in Medic. Band. III. p. 49. 50.

EDITIONES. Graece ex off. FR. MORELLI 1577. 4. et cum libro: Exhortat. ad difc. bon. art. ftud. Jo. POSSELII. Roftoch. 1591. 4. Graeco-lat. c. verfione ERASMI Roterod. Par. 1544. 4. c. aliis Galeni libellis cura THD. GOULSTONI (v. no. 3.), et CURT. SPRENGELII: Ph. Fr. Meckelio, cum fafces acad. obti-

neret, gratulabundus CL. GAL. *tract. de optimo medico philofopho gr. et lat. recudi curav.* K. S. Hal. 1788. 4. Cum Hippocratis lib. de aëre, aquis etc. et lege, interpretationi gallicae junctis, Galeni librum hunc graece edid. CORAY, additis notis graecis, Paris. 1816. 8.

VERSIONES *latinae* funt LUD. BELISARII, quae eft in edd. Junt., ERASMI Roter. quae exftat in Ej. Opp. to. I. p. 1062. fq. Emendatiorem interpretationem RICCUS effecit. SIXTI ARCERII c. not. ejusd., in quibus textus graec. partim emendatur, partim illuftratur, c. or. adhort. Galeni ad artes. Franeck. 1616. 4. [CHARTER. to. II. p. 405. fuam interpretationem reliquis haud deteriorem pronuntiat. K.]

6. *Γαλήνου Περγαμηνοῦ Παραφράστου τοῦ Μηνοδότου προτρεπτικὸς λόγος ἐπὶ τὰς τέχνας.* Gal. Pergam. *Paraphraftae Menodoti fuaforia ad artes oratio.* Vid. ed. Ald. to. I. p. 1. ed. Baf. gr. to. I. p. 1. ed. Chart. to. II. p. 3. in VII. Junt. ed. lat. in ifag. f. 2.

Menodotus, empiricae fectae auctor, ad artes adipifcendas exhortationem rudi mole exftruxerat, eamque Galenus oratoria paraphrafi adumbratam expreffit. In athletas maxime invehitur eosque, qui in gymnafio totam vitam degunt, artium caetera rudes. Medicinam effe artium optimam. Jo. BAPT. MONTANUS eum librum non ad Galenum, Niconis filium, fed ad alium Galenum, Menodoti filium, refert. Sed erravit Montanus: Galenus vero, tefte l. de libr. propr. c. 9., fcripfit de Menodoti ad Severum libris libros XI. additque, libris aliis allatis, in commentarium Menodoti ad Severum orat. fuafor. ad medicinam [non *ad artes*. Poterat igitur omnino diverfa effe oratio fuafor. ad artes a Menodoti commentario, h. l. laudato. Id quod etiam adferuit CP. HOFMANN. in REINESII ep. ad Cp. Hofmann. et Rupert. p. 90. K.]

CODICEM fingularem haud legi ullibi exftare.

EDITIONES. *Graece*, editore Jo. POSSELIO (v. no. 5.) Quae tamen editio nil proprii continet, ad

Bafil. graecam exprelfa. *Galeni admonitio ad literas
addifcendas. Primum graece feparatim edid. editt.
princip. inter fe contulit, locos quam plur. emend. ex-
plicav. illuftr. Jan. Cornarii correct. adjec. indic. locupl.
addid.* Jo. GE. GU. KOEHLER. Lipf. 1778. 8. De qua
edit. vid. omnino WYTTENBACH. in *Bibl. crit. Amftel.
Vol. II. Pa. 2. p.98.ff.* ubi et variae conjecturae in hunc
libellum proponuntur. — *Graece et lat.* Gal. paraphrafis in Menodoti exhortat. ad artes. Cum FRED. JAMOTII
annotation. Lutet. 1581. 4. Cum aliis Galeni in ed.
Goulftoniana [vid. no. 3.]. *Gal. adh. ad art. Cum fua
annotatione et verf. Erafmi edid.* ABR. WILLET. L. B.
1812. 8. *Callimachi hymni et epigrammata. — His
adjuncta eft Galeni fuaforia ad artes.* Gr. lat. *Notas*
(Callimacho) *addid. atque omn. emendate imprimenda
curavit editor.* Lond. 1741. 8. 1751. 8. *Gal. fuafor.
ad art. gr. et lat. c. felectior. Aefopi Phrygis fabulis* etc.
In ufum Scot. juvent. Edinb. 1747. 12. 1767. 12.

VERSIONES. *Latina* LUD. BELLISARII legitur
in editt. Gal. Juntinis; ERASMI Roter. feorfim prodiit
Bafil. 1526. 8. Eam JAMOTIUS adnotationib. explicavit (vid. paullo ante). SIXTI ARCERII [vid. no. 5.] et
REN. CHARTERII. Is enim priores verfiones ita emendavit, ut nova ejus interpretatio videri poffit. — *Italica:* Orazione di Galeno, nella quale fi effortano i gio-
vani alla cognitione delle buone arti. Tradotta p. Lo-
dov. Dolce. Venez. 1548. 12. Eadem verfio extat quoque in Frid. Sanfarino orazione diverfe 1561. et 1569.

7. Πρὸς Πατρόφιλον περὶ συστάσεως ἰατρικῆς.
De conftitutione artis medicae ad Patrophilum liber.
Extat in ed. Aldin. to. I. f. 18. in ed. graec. Baf. to. I.
p. 34. in ed. Chart. to. II. p. 170. in VII. Juntar. lat.
ed. in ifag. f. 35.

Galenus adhuc alium librum fcripferat, ad eundem finem pertinentem, qui vero interiiffe videtur. vid.
c. 1. ejus libri p. 171. to. II. Erat id opus duobus libris comprehenfum, tituloque περὶ τεχνῶν συστάσεως

in lucem emiſſum, notante ipſo Galeno in arte med.
c. 37. p. 230. to. II. Continentur in eo elementa
ſyſtematis elaboratiora jam, quod Galenus condidit.
Videtur Galenus hunc librum conſcripſiſſe eo tempore,
quo jam confilium operis *de uſu partium* ſcribendi ce-
perat: c. 2. enim p. 172. 173. dicit de fine, quo ſingu-
lae corporis partes a Deo factae ſint, ac de propoſito id
argumentum ulterius proſequendi, quod perfecit in
immortali opere de uſu partium. Liber ceterum
ſcriptus eſt in tironum uſum, ut epitomen univerſae
medicinae haberent, et theoreticae, et practicae, forſan etiam non ad editionem, quod ſaltim credibile eſt
ex eo, quod Galenus ejus nullam mentionem fecit,
neque in libro de libr. propr. neque in altero de ordine
libr. ſuor. Confecit eum librum fere eo tempore,
quo peſtilentia Romae et in Italia ſaeviente ipſe ſe in
Campaniam ſubduxerat, deinde in patriam fuerat profectus. Citat in eo c. 9. p. 181. libros π. κράσεων et
π. ἀποδείξεως, c. 10. p. 182. θεραπευτικὴ μέθοδος et
ὑγιεινῶν λόγοι, c. 12. p. 154. π. ζωογονίας et π. τῶν
φυσικῶν δυνάμεων, c. 13. p. 185. π. φαρμάκων, qui eſt,
quem c. 18. p. 194. citat π. τῶν ἁπλῶν φαρμάκ. δυνάμεως, c. 17. p. 192. π. κρίσεων, p. 193. π. σφυγμῶν et
π. κρισίμων, c. 18. p. 194. π. τῆς λεπτυνούσης διαίτης
   CODEX mſt. eſt in bibl. *Med.* Band. III. p. 49.
   EDITIONES. *Gr. et lat.* ex interpret. JANI
ANTONIACI (i. e. GUINTERII). Paris. 1531.
   VERSIONES *lat.* BARTHOL. SYLVANI, JANI
ANTONIACI, quo interprete ſeorſim prodiit Paris.
1528. 8. c. aliis, NIC. DE RHEGIO in editt. Galeni latin. antiquioribus, VICTOR. TRINCAVELLI, qui et recognovit ſuam verſionem. Ea legitur in edd. Junt.
operum Gal. in VII. inter iſagog. f. 35. CHARTER. priores verſiones emendavit ſuamque textui effecit magis
reſpondentem.
   COMMENTARII. Extat in eum CHR. HEYLII
artificialis medicatio ſ. paraphraſis. Mogunt. 1534. 4.

CLAVDII GALENI.

LXXV

Cum tabb. et comment. THD. ZWINGERI. Baſ. 1561. f.
1568. f. cum aliis. FRC. VALLERIOLAE *artis medicae
fundamenta in Galeni libr. de conſtit. art. med.* (Genev.)
1577. 8. [An idem liber ſit FRC. VALL. *comment. in
libr. Gal. de conſt. art. med.* qui ſ. l. (in meo exemplo
Aug. Taurin. adſcripta eſt) prodiit ap. Abel. Rivary
1577. 8. neſcio. K.]

8. Περὶ τῶν καθ᾽ Ἱπποκράτην στοιχείων βιβλία β΄.
De elementis ſec. Hippocratem libr. II. Extant in ed.
Ald. to. I. f. 1. in gr. Baſ. to. I. p. 46. in ed. Chart.
to. III. p. 1. in VII. Junt. cl. 1. f. 2.

Galenus ſe hujus libri, quem et ſaepe citat,
auctorem eſſe fatetur cum *de libr. propr.* c. 2. p. 38.
to. I. tum in *arte med.* c. 37. p. 230. to. II. vultque, ut
inter ſuos ab iis, qui mentem ſuam penitius adſequi
velint, primus omnium legatur. In primo libro exponuntur, quae medici ac philoſophi de elementis ſen-
ſerunt: is maxime contra Athenaeum, et ſimul ideo
ſcriptus eſt, ut demonſtretur, quatenus poſſint qualitates elementorum in humano corpore ipſorum elementorum loco eſſe. In altero libro quatuor humores
tuetur, qui ſint animalium, ſanguine praeditorum,
propria elementa.

CODICES *graeci* reperiuntur in bibl. reg. Pariſ.
no. 1097. in Taurin. in bibl. Cai. Gonvil. et in bibl.
mont. S. Mich. in Mertonenfi no. 685. in Ven. S. Marc.
no. 275. (cat. p. 134.) *Latini* in bibl. Vind. Caeſ. et in
bibl. mon. Gaybac. fol. no. 285.

EDITIONES *graecae.* GAL. *de elem. ſec. Hipp.
libr. II. Ejusd. de opt. corp. noſtri conſtitut. Ejusd. de
bono habitu. graec.* Pariſ. ap. Sorbon. 1530. 8. Graece
quoque c. aliis prodiiſſe Par. 1546. f. refert HALL.
bibl. an. I. p. 86.

VERSIONES: *arabica* dicitur exſtare in bibl.
Eſcur. no. 869. 878. et in reg. *Pariſ.* facta ab Honain
Ben Iſchar, titulo: *Ketab al Mezage;* ex arab. *hebraice*
verſus a R. Chanin Ben Iſaac reperitur in bibl. Caeſ.

Vind. (Lamb. ed. Koll. lib. I. p. 290.) *Latinae* funt
Jo. GUINTHER. Andern. quae prodiit una c. libris,
corp. temperatur. animi mores fequi; de vitiis animi
et eor. remediis; de fectis; introductor.; de plenitud.;
de opt. corp. ftatu; de bono habitu; de atra bile; de
tumorib. praet. natur. Baf. ap. Frob. 1529. 4. Eadem
verfio prodiit c. libr. de nat. facult. Lugd. 1548. 12.
Eadem verfio folius libri de elementis. Par. 1541...
VICTOR. TRINCAVELLI, quae prodiit Lugd. 1550. 12.
feorfim, et in VII. Juntar. editione quoque extat. NIC.
LEONICENI, quae in antiquis editt. opp. Gal. Papienfi,
et Jani Cornarii reperitur. — *Anglice* verfus a JOA.
JONES, adhaeret ejusdem difcourfe of the natural
beginning of all growing and livings things, Lond.
1574. 4.
      COMMENTARII mft. NICOLAI DE ANGLIA funt
in bibl. Vindob. Caef. — JAC. SYLVII in Hippocr.
elementa comment. Par. 1542. f. 1561. 8. Ven.
1543. 8. Baf. 1556. 16. et in Opp. ftud. REN. MOREAU.
Genev. 1630. f. 1635. f. Jo. MONTANI in Galeni libros de element., de nat. hum., de atra bile, de temperam. perioche methodica, edente Jo. Cratone, Hanov.
1595... Denique et GUINTHERIUM Andern. horum
libror. periochen fcripfiffe refert CONR. GESNER. in
enumerat. libr. Galeni, tertiae editioni Froben. praemiffa.

    9. Περὶ κράσεων βιβλία γ´. *De temperamentis*
libri tres. Exftant in ed. Aldin. to. I. f. 9. in graec.
Baf. to. I. p. 59. in Charter. to. III. p. 32. in VII. Junt.
lat. claff. I. f. 10. Verterunt multi etiam *de complexio-*
nibus.
    Meminit Galenus hujus libri de libr. propr. c. .
et in art. med. c. 37. to. II. nec non in permultis aliis
libris, v. c. de opt. corp. noftri conftitut, de fanit. tuenda,
de fimpl. medic. facult. etc. Primo libro de temperamentis agitur eorumque formis ac de homine tempera-
tiffimo. In altero figna cujusque temperamenti expo-

nuntur, ubi memorabilis hiftoria Eudemi philofophi legitur, cui bilis per unum ductum in inteftinum defcendebat. Tertio libro de temperamentis medicamentorum agitur, quae vel interne fumuntur, vel corpori applicantur. Eaque diverfi argumenti pertractatio plures movit, qui in his libris de temperamentis elaborarunt, ut duos tantum priores in lucem emitterent.

CODICES *graeci* funt in bibl. reg. *Parif.* no. 2267. in bibl. *Coislin.* Montfauc. II. p. 447. in *Ven.* D. Marc. no. 275. (cat. p. 134.)

EDITIONES *graeco-latinae.* GALENI *de temperam. libri III. Ej. de inaequali temperie libellus. C. his Hippocratis juramentum. Adjecimus eorund. libellorum* lat. quoque verf. et in praedictos Galeni libellos introductionem. Bafil. 1538. 8. (Edit. SEB. SINGKHELER, prof. Bafil.) Primum prodiit ea editio Cantabr. 1521. 4. dein Parif. 1523. f.

VERSIONES: *Arabica* exftat in bibl. reg. *Parif.* no. 1097. cum Gregor. Abul-Pharagii commentario. Interpretatio Honaini c. titulo Aft hackfat reperitur in bibl. *Efcurial.* no. 874. et liber II. et III. in ead. bibl. no. 845. et 876. c. not. anonymi. *Hebraica*, ex arabica facta a R. Chanin Ben Ifaac, eft in bibl. Caef. *Vindob.* Lamb. ed. Kollar. I. p. 290. *Latina.* Venet. 1498. 8. Lugd. 1588. 8. THOM. LINACRI et in ed. Bafil. adducta, et in editt. Opp. Gal. latinis. Mfta verfio latina exftat in bibl. reg. Parif. no. 7005. in *Merton.* Oxon. no. 685. in *Medicea*, in bibl. eccl. cathedr. *Wigorn.* no. 745.

COMMENTARII. Mftus in hunc librum Jo. ROCHON exftat in bibl. reg. Parif. no. 725. Expofitio fuper complexiones Galeni eft in bibl. coll. Cai. Gonvil. no. 960. — HIER. THRIVERI novi et integri comment. in omn. Galeni libros de temperam. Lugd. 1547. 12. — Acroamaton in libr. Hippocr. de nat. hom. lib. I. EUSTATHIO QUERCETANO auctore. Ej. auctor. in Gal. de temperam. libr. III. fcholia. Baf.

1549. 8. — GASP. LOPEZ CANARIO in Gal. libr.
de temperam. novi et integri comment. Complut.
1565. f. — FRC. VALLESII comm. in Galeni libr.
ars med., de inaequali temperie, de temperam., V.
priores de fimpl. medic. facult., libr. II. de differ.
febr., libr. VI. de locis afféct. Venet. 1591. 8. Colon.
1594. f. — Jo. PT. AYROLDI. Frcf. 1645. f. —
LEONH. FUCHSII comment. prodiit c. comm. in libr. II.
de differ. febr. Par. 1554. f. — FRL. ACORAMBONI
et JAC. SEGARTAE commentarii. Valent. 1596. f.
1598. f. — Exſtat etiam epitome horum librorum,
a JOAN. MORISOTO condita, Jo. BAPT. MONTANI periocha et SYLVII iſagoge.

10. *Περὶ μελαίνης χολῆς. De atra bile liber.* Eſt
in ed. Ald. Vol. III. f. 85. in graec. Baſ. Vol. III. p.
357. in ed. Chart. to. III. p. 165. in VII. Juntar. claſſ. I.
f. 34.

Duplex humoris ejus origo indolesque demonſtra-
tur in libro, quem Galenus non memorat inter proprios c. 37. art. medicae, citat vero in libro: An ſanguis
natura in arteriis contineatur c. 8. p. 163. to. III. et in
comm. II. in Hipp. libr. de humor. text. 28. ac ſaepius.
Scripſit hunc librum poſt libros de elementis ſec. Hippocr. quos citat c. 5.

CODICES *graeci* ſunt in bibl. reg. *Pariſ.* no.
2269. 2271. alii quatuor in bibl. D. Marc. *Ven.* (v. cat.
p. 134. no. 276. p. 135. no. 279. de atra bile ex libris
Galeni, Rufi, Poſidonii et Aetii, et p. 136. no. 282.
p. 137. no. 284.)

EDITIONES. *Graece.* Pariſ. 1530. 8. Baſ. (?)
1546. f. refert HALL. *bibl. an.* to. I. p. 86.

VERSIONES *latinae.* Interprete Jo. GUIN-
THERIO, Andern. c. aliis libr. Baſ. 1529. 4. [v. 8.]
Prodiit etiam c. aliis Pariſ. 1534. f. — Vertit quo-
que JUL. MARTIANUS et BARTH. SYLVANIVS.

COMMENTARII. Paraphraſis in hunc librum
exſtat PROSP. ALCUCANI. Lugd. 1538. 8. Jo. BAPT.

MONTANI in Galeni libros de elementis, de nat. hum.
de atra bile, de temperam. periocha methodica, ed.
Jo. CRATONE. Hanov. 1595. . . CASP. HOFMANNI
comm. in hunc libr. prodiere Frcf. 1630. f.

11. *Περὶ ἀνωμάλου δυσκρασίας. De inaequali
intemperie.* Eſt in ed. Ald. Vol. I. f. 125. in graec.
Baſ. vol. I. p. 249. in ed. Chart. to. VII. p. 170. in VII.
Junt. edit. cl. III. f. 43.

Meminit hujus libri Galen. inter ſuos de libr.
propr. et art. med. c. 37. Citat in eo libros de admin.
anat.

CODICES exſtant in bibl. D. Marc. *Ven.* no. 282.
(cat. p. 136.), in *Medic.* Bandini III. p. 52.

EDITIONES. *Graeco-latina* prodiit Baſ. 1538.
8. [v. no. 9. plenum ejusdem titulum.]

VERSIONES. *Arabica* mſta, interprete HO-
NAIN, exſtat in bibl. Eſcur. no. 844. *Latina* mſta eſt
in bibl. reg. *Pariſ.* no. 6765. in bibl. coll. *Mertonens.*
no. 685. in bibl. *Auguſt.* c. libr. de pulſib. (cat. p.
301.). — Galen. de inaequali distemperantia c. Galeni et Graec. quorumd. libris, GEO. VALLA interprete. Ven. 1498. f. (vid. Foſſii cat. codd. impr. bibl.
Magliab. to. I. p. 720. et II. p. 232. ſſ.) — Galeni
opera NIC. LEONICENO interpr. ſc. de differ. morbor.
lib. III. de inaequali intemperatura lib. I. de arte cur. ad
Glauc. lib. II. de criſib. lib. III. Par. ex off. H. Steph.
1514. 4. — THOM. LINACRO vertente c. libr. de
temper. Cantabr. 1521. 4. Par. 1523. f. — Galeni
de opt. corp. noſtri conſtitut.; de pleniore habitu; de
inaequ. intemp.; quomodo ſimulantes morb. ſint deprehendendi; 5. de ptiſana. It. et Jo. Lalamantii de
ptiſana ſui temp. libell. Emendata p. eund. LALA-
MANTIUM verſ. lat. (Heduae 1578.) 8. Genev. 1579. 8.

COMMENTARII. PROSP. CALANII comm. in
hunc libr. prodiere c. al. Lugd. 1538. 8. — Gal. de
inaequ. intemp. Th. Linacro interpr. c. comm. familiar. Jo. AGRICOLAE. Acc. concordantiae ſimpl. medic.

in auct. praecip. etc. Baf. 1539. 8. — ANT. BUSEN-
NII in Gal. libr. de inaequ. intemp. Antw. 1561. 8. —
FR. VALLESII comm. in Gal. libros, fc. art. med.;
de inaequ. intemp. lib.; de temper. III. de fimpl. med.
fac. libr. V. prior.; de differ. febr. II.; de loc. affect.
lib. VI. nec non ejusd. de urinis compend. tract.; de
pulf. libell.; de febrib.; meth. med. lib. III. op. Jo.
PT. AYROLDI Marcellini. Colon. 1594. f. Frcf. 1645. f.
Prodierant Compluti 1567. 8. — Exftat etiam Jo.
Morifoti epitome in hunc librum.

12. Περὶ ἀρίστης κατασκευῆς τοῦ σώματος ἡμῶν.
De optima corporis noftri conftitutione.   Exftat in ed.
Ald. vol. I. f. 115. in graec. Baf. vol. I. p. 247. in ed.
Chart. to. VI. p. 1. in VII. Junt. claff. 1. f. 37.
    Meminit ejus libri Gal. in art. med. c. 37. Citat
vero in hoc libello de temper. de elem. fec. Hippocr.
de ufu part. libros.
    CODICES.   Reperitur unus in bibl. D. Marc.
Ven. no. 282. (cat. p. 136.)
    EDITIONES.   Graeca. Parif. 1530. 8. [Ple-
niorem titulum vid. fupr. n. 8.]
    VERSIONES.   Jo. LALAMANTII [v. paulo ante
n. 11.]. FERD. BALAMIUS et Jo. GUINTHER. eundem
librum interpretati funt.
    13. Περὶ εὐεξίας.   De bono habitu.   Exftat in
ed. Ald. to. I. f. 116. ed. gr. Baf. to. I. p. 248. in ed.
Chart. to. VI. p. 6. in VII. Junt. claff. 1. f. 39.
    Meminit Galen. art. med. c. 37.
    CODICES nulli.
    EDITIONES.   Graeca Parif. allata eft pleno ti-
tulo fupr. n. 8.
    VERSIONES.   Latina GEO. VALLAE prodiit
Venet. 1498. f. [vid. no. 11. plenum titulum] Parif.
1534. f. 1546. f. Jo. GUINTHERII prodiit Baf.
1529. 4. et Heduae 1578. 8. [v. tit. plen. no. 11.]
    14. Περὶ δυνάμεων φυσικῶν βιβλία γ'.   De fa-
cultatibus naturalibus libri III.   Exftant in ed. Ald.

vol. I. f. 25. in graec. Bafil. Vol. I. p. 87. in ed. Chart.
to. V. p. 8. in VII. Junt. Pa. I. f. 290.
Memorat Galenus hunc librum inter fuos de libr.
propr. c. 3. et in art. med. c. 37. p. 230. to. II. Scripfit
illum, exhortante Boetho, poft libellos de diffectione
arteriarum et nervorum. Hinc etiam citat tantum in
hoc opere librum, qui interiiffe videtur: περὶ τῶν κατὰ
Πραξαγόραν τον Νικάρχου χυμῶν libr. II. c. 9. p. 53.
Scripfit hos libros maxime contra Erafiftratum atque
Afclepiadem, adfirmans, attractionem alimenti et excrementi in renibus etiam per experimenta, dein quatuor elementorum qualitatibus contra Erafiftratum de-
fenfis. Libro II. tractat de facultate coctrice, libr. III.
de retentrice.
CODICES exftant in bibl. reg. Parif. no. 2267.
in bibl. Ven. St. Marc. no. 275. (v. catal. p. 134.) in
Medic. et in Lugd. Bat., in Vind. Caef. (v. Lamb.
part. I. p. 181.), in Coislin. Montf. part. II. p. 447.
EDITIO graeca. Antwerp. 1547. 8.
VERSIONES. Arabica mfta, vertente Honaino,
exftat in bibl. Efcurial. no. 841. 842. 844. 846. in
bibl. Lugd. Bat. no. 747. (v. cat. bibl. ejusd. p. 441.).
Hebraica, ex arabica facta a R. Chanin ben Ifaac, in
bibl. Vindob. (vid. Lambec. edit. Kollar. I. p. 290.).
Latina mfta exftat in bibl. coll. Cai. Gonvil. no. 947.
Prodiit etiam cum nonnullis aliis, interprete LINACRO,
feorfim Lond. 1523. 4. Parif. 1528. 8. Lugd. 1540. f.
1548. 12. 1550. 12. Vertiffe etiam GUINTHERIUM
Par. 1528. 8. 1534. f. 1541. f. 1547. 12. in elogio
adfirmat Heriffant, quae vix concilies.
COMMENTARII NIC. DE ANGLIA mft. exftant
in bibl. r. Par. no. 7015. JOAN. ROCHON mft. ibid. no.
7025. JAC. SEGARRAE comm. in libros III. Galeni de
nat. fac. Valent. 1528. 8. Galeni de nat. fac. libr. III.
Th. Linacro interpr. Acc. JAC. SYLVII fcholia doctif-
fima c. epitome in eosdem libros. Lugd. 1550. 12.
1560. 12. LAUR. JOUBERTI annotat. in Galeni libr. de

facult. nat. exftant in Ej. Opp. Frcf. 1599. f. MELCH.
SEBITZII difputatt. VIII. libros III. Galeni de fac. nat.
exponentes. Argent. 1644. et 1645. 4. — Epitome
de facult. rer. natur. Jo. BAIULII PACUVII. Tolof.
1554. 4.

15. *Περὶ οὐσίας τῶν φυσικῶν δυνάμεων. De fubftantia facultatum naturalium fragmentum.* Exftat
in ed. Ald. vol. I. f. 167. in graec. Bafil. vol. I. p. 342,
in ed. Chart. to. V. p. 3. in VII. Junt. cl. I. fragm.
f. 50.
    Breve eft fragmentum majoris operis.
    CODEX fervatur in bibl. *D. Marci Ven.* (v. Jac.
Morelli bibl. mft. Ven. to. I. n. 275.)
    EDITIO gr. lat. curata eft a THEOD. GOULSTONO
(vid. plen. tit. fupra.)
    VERSIONES *latinae* BARTHOL. SYLVANII prod.
in edit. oper. Galeni Junt. Ven. 1551. Jo. GUINTH.
Audern. Parif. 1528. 8. Lugd. 1551. et 1552. 12.
VICT. TRINCAVELLII hoc titulo: Gal. de natur. fac.
libri III. TH. LINACRO interpr. Accedunt fchol. doctiff.
et epitome JAC. SYLVII in eosd. libr. Acc. de nat. fac.
fubftantia liber et an fanguis natura in arter. contineatur, VICT. TRINCAV. interpr. Lugd. 1550. 12.

16. *Περὶ ἀνατομικῶν ἐγχειρήσεων βιβλία ἐννέα.
De anatomic. adminiftration. libri IX.* Exftant in ed.
Ald. vol. I. f. 45. in graec. Baf. vol. I. p. 119. in ed.
Chart. to. IV. p. 25. in VII. Junt. cl. I. f. 63.
    Refert de hoc opere Galen. de libr. propr. et in
art. med. c. 37. p. 230. to. II. Citat quoque illud
libr. XII. *de uf. part.* c. 8. *de inaequ. temper.* c. 5.
comm. in VII. Hippocr. aph. 58. Sed quamnam ejusdem editionem citet, incertum eft. Scripfit enim Galenus ter adminiftrationum anatom. libros. Primum
elaboravit opus hoc, duobus libris comprehenfum, ad
Marini ordinem concinnatum, fub initio principatus
Antonini. Petente vero confule, Flav. Boëtho, cui
multas oftenderat adminiftrationes, majus opus elabo-

'ravit. Id opus haud dubie citat in *arte med.* et in aliis libris. Quod vero ubi conflagraffet in faevo ifto incendio templi Pacis, ftudiofis viris flagitantibus, alios libros ar atomicarum adminiftrationum elàboravit, tertio hoc labore politiores atque auctiores. Citantur in eo adminiftrationum anatomicarum opere libri *de ufu partium*, *de thoracis et pulmonum motu*, *de mufculorum anatome*, *de offibus*, *anatomicarum diffenfionum*, *de Hippocratis et Platonis decretis*, alii. Eft pleniffimus et perfectiffimus omnium librorum, a Galeno de anatomica fcientia confcriptorum, oftendit vero fimul, quam arcta fuerit veteribus anatomes difcendae occafio. Offium fabricam Alexandriae jubet condifcere, ubi medici auditoribus offa oftendant: fe vel ex fepulcris offa habuiffe (quum librum de offibus fcriberet, humana offa non habebat), vel ubi cafu favente fluvius fepulcrum quoddam eluiffet. Quaedam etiam in latronum cadaveribus, in publicum projectis, alia in pueris expofitis obfervaffe. A libro I. usque ad VI. de mufculis et vafis, maxime de mufculis agitur, quorum plures primus accuratius defcripfit. Libro VI. de organis ad cibum digerendum, libro VII. de cordis fabrica, libro VIII. de organis ad fpiritum trahendum facientibus, libro IX. de cerebro agit. Multa in his libris leguntur defcripta, quae poftera aetas fibi vindicavit. Reliqua libri IX. pars de medullae fpinalis anatome periit. Periere etiam lib. X. de oculo, lingua, pharynge, lib. XI. de larynge, offe hyoide, lib. XII. de arteriarum venarumque hiftoria, lib. XIII. de nervis cerebri, lib. XIV: de nervis medullae fpinalis, lib. XV. de partibus genitalibus. Ita enim Galenus hos libros in fua propiorum librorum hiftoria c. 3. recenfet.

CODICES exftant in bibl. reg. *Par.* no. 1819. in bibl. *Ven.* D. Marci no. 279. in bibl. ac. Lugd. Bat. ἀνατομικὴ ἐγχείρησις usque ad libri III. partem e leg. Bonav. Vulcanii (v. *Cat.* ejus *bibl.* p. 347. no. 57.), in bibl. *Medic.* aliqua excerpta. Caleni anatomica, quibus intercurrunt variae paginae vacuae, ut non fit opus integrum, exſtant graece inter libros Voſſii in bibl. ac. Lugd.Bat. p. 392. — E Golii *arabico* cod. libros XI. usque ad XV. editurum ſe promiſerat TH. BARTHOL. *d. libr. leg.* diſſ. 3. p. 75. Erant Galeni de admin. an. libri VI. poſtremi cum adnotationibus Jac. Golii in bibl. Narciſſi, Archiepiſcopi Dublin. n. 1787.

EDITIONES *graecae* dicuntur Hallero (Bibl. anat. to. I. p. 92.) Pariſ. 1531. f. Baſ. 1531. f. (Ibidem autem latina quoque Pariſina verſio ejusdem anni et formae laudatur. Quamobrem mihi videtur graeca editio Pariſ. 1531. f. dubia.) — *Galeni* libri aliquot graeci, partim hactenus non viſi, partim mendis repurgati et reſtituti et adnot. illuſtr. p. Jo. CAIUM (de decret. Hipp. et Plat.; de medicamentis, quae inter ſe commutantur; anat. libri IX.; de muſculor. motu libri II. libri VII. de utilitate part. fragm. in codd. gr. impreſſ. deſideratum, denique *Hippocr.* de medicam. lib. pgg. 354. et 91.) Baſ. 1544. 4.

VERSION. *latinae: Gal.* de adminiſtr. anat. libri IX. vert. Jo. GUINTHERIO. Pariſ. 1531. f. — *Gal. ἀνατομικῶν ἐγχειρήσεων,* i. e. de anat. admin. libr. IX. Jo. GUINTHERIO interpr. infinitis in locis ad vetuſtiſſ. exempl. emend. atque adnotat. et argum. illuſtr. Pariſ. 1546. f. — *Gal.* de anat. admin. libr. IX. Jo. ANDERNACO interpr. Lugd. 1551. 12. Quae verſio lat., ab ANDR. VESALIO correcta, in VII. Juntar. edit. lat. recepta eſt. — *Gallica* agnoſcit *Dalechamp.* auctorem. Hanc autem praeceſſit alia Lugd. 1512. 8. Etiam Jo. GUILLEMIN hos libros gall. vertiſſe ſub titulo dicitur: *Introduct. ſur l'anatom. part. de la phyſiologie.* Par. 1555... (Sed hoc opus minime ad Galenum pertinet, ſed potius ad JAC. SYLVIUM ejusque iſagog. Par. 1555. 8.)

COMMENTARII. Multa huc faciunt A. VESALII (de corp. hum. fabr. lib. I. et in epiſt. de rad.

Chinae ufu. Baſ. 1546. f.) et Jo. GUINTHERII, Andernac. (inſtit. anat. fec. *Gal.* fentent. Baſ. 1536. 8.).
  17. *Περὶ ὀστῶν τοῖς εἰσαγομένοις. Liber de offibus ad tirones.* Exſtat latine in ed. gr. Baſ. Pa. V.
p. 719. In Ald. defideratur. *Graece* legitur in ed.
Chart. to. IV. p. 9. *Latine* in VII. Junt. ed. cl. I. f. 39.
  Galen. fe auctorem ejus libri profitetur in l. de
libr. propr. c. 1. et 3. nec non in libr. de ord. libr. fuor.
et in art. med. c. 37. to. II. p. 230. Citat etiam hunc
librum de admin. anat. lib. I. c. 3. 9. vultque, ut anatomes ſtudium ab eo incipiat. Eſt accurata fceleti defcriptio, non tamen humani, fed fimiarum, quod e de-
fcriptione offis coccygis aperte patet.
  CODICES: *graecus* exſtat in bibl. reg. Par. no. ..
et in *Nicetae* collect. Vid. *Cocchi* in pr. ad *Nicet.* collect. chir. graec. p. 12. — *hebraicus,* ex arab. verfu
a R. CHANIN BEN ISAAC in Bibl. Vind. comm. *Lambe-
cii* ed. *Kollar.* I. p. 190.
  EDITIONES: *graecae. Γαλ. περὶ ὀστῶν τοῖς
εἰσαγομίνοις. Gal.* de off. ad tyron. nunquam hactenus impreſſus. Par. ex off. Vafcofan. (Par. 1535.)
1543. 4. MART. GREGOR. hunc libellum Venet. de-
fcripferat. Praefationem ad h. lib. fcripfit JAC. SYL-
VIUS, in qua de *Gregorii* ſtudio in conquirendis Galeni
libris fcriptis plura profert. — *Graece* exſtat cum
libro de feptimeſtri partu, brevi defignatione dogmatum Hippocr., cum lib. de ptiſſana, emend. p. Jo.
CAIUM. Baſ. 1557.8. — Gal. de offib. lib. graec. c. praef.
SAL. ALBERTI. Vit. 1579. 8. — *Graece et lat. Gal.*
de offib. ad tyr. lib. Gr. lat. FERD. BALAMIO interpr.
c. not. perpet. CASP. HOFMANNI. Frcft. a. M. typ.
Wechel. 1630. f. — *Gal.* de offib. gr. et lat. Acc.
VESALII, SYLVII, HENERI, EUSTACHII ad Galeni
doctrinam exercitationes *(Hipp.* de off. natur. *Celfi* de
off. figura). Ex bibl. Jo. VAN HORNE. L.B. 1665. 12.
  VERSIONES: *latinae* factae a FERD. BALAMIO,
Siculo, JAC. SYLVIO et Jo. RIOLANO. *Balamii* verfio,

ad fidem codd. expurgata ab *Auguftino Gadaldino*, legitur in VII. Juntar. editione. *Galeni* de offibus, FERD.
BALAMIO interpr. Lugd. 1535. 8. Par. 1535. 4. Par.
1546. f. Lugd. 1549. 12. Par. 1548. 4.   Cum libris
de venarum, nervorum, arteriarum, vocalium inſtrumentorum et vulvae diſſectione et de muſculorum motu.
Lugd. 1551. 12. (c. icon. admodum rudibus). Haſn.
c. praef. Jo. FRANC. RIPENSIS et ſceleto Veſaliano.
1579. 8.   Vertente SALOM. ALBERTI. Viteb. 1579. 8.
(In mea editione nullam invenio verſionem latinam.)
Roftoch. 1636. L. B. 1627. 8. *Gallica* facta a Jo. CA-
NAPE prodiit Lugd. 1541. 12. 1583.   Aliam gallicam confecit Jo. LOYNE c. SYLVII comment. Orleans
1571...
    COMMENTARII.   Anonymi commentarius in
hunc *Galeni* librum ſervatur in Reg. bibl. Pariſ. no.
6816. — LUDOV. COLLADO (*Veſalii* diſcipulus)
in *Gal.* libr. de offibus ad tyron. ſcripſit enarrationes.
Valent. 1555. 8. — JAC. SYLVII in Gal, de offib.
commentar. Pariſ. 1561. 8.   (Probare conatus eſt,
Galenum in offibus 'deſcribendis uſum fuiſſe humanis
ſceletis.) — GABR. FALLOPII expoſitiones in *Galeni*
libr. de offibus, quibus additae ſunt a F. MICHINO figurae venarum. Venet. 1570. 8. et in collect. oper. poſt-
huma. to. III. p...   Eſt expoſitio longa et controver-
ſiarum plena.   Prodiit etiam c. al. *Fallopii*. Frcf.
1584. f. — Gal. de offib. ad tiron. liber lat. marginalibus et tabulis illuſtratus a Jo. SIGFRIDO. Helmſt.
1599. 8. — Jo. PHIL. INGRASSIAE in *Gal.* libr. de
offib. commentaria, nunc primum in luc. edita, et
iconn. infiguita; appoſitus etiam eſt graec. *Galeni* contextus, una c. nova latina verſione. Panormi 1603. f.
(*Hallerus aliam de anno* 1604. *Panormi ſuis oculis
conſpexiſſe fatetur.*) Editus is liber poſt mortem auctoris a nepote ejus: icones ſunt Veſalii: commentarius
eſt fufiſſimus cum minutiſſima et accuratiſſima oſſium
deſcriptione. — Oſteologia ex veterum et recentiorum

praeceptis defcripta, in qua continentur ifagogica de
offibus tractatio per Jo. RIOLANUM. Cl. Galeni lib. de
offibus, et in eundem JAC. SYLVII commentarii. Jo.
RIOLANI explanationes apologeticae pro Galeno. Par.
1614. 8. — SIM. PAULI orat. cum Galen. de offib.
ad fceleton publice in coll. Finckiano effet interpretatu-
rus. Hafn. 1641. 4.

18. Περὶ φλεβῶν καὶ ἀρτηριῶν ἀνατομῆς. De
venarum arteriarumque diffectione liber. Exftat in
ed. Ald. pa. I. f. 89. in graec. Baf. I. p. 197. in Charter. to. IV. p. 225. in VII. Junt. claff. I. f. 55.

Citat hunc librum Gal. in libr. de libr. propr.
c. 1. et 3. et in arte med. c. 37. refertque ad eos, quos
juvenis fcripferit. Hinc genuinum effe Galeni non dubitandum. Primus eft is liber omnium de venarum arteriarumque fabrica ac decurfu tractantium, in quo adeo
multa proponantur, quibus poftera aetas, ceu a fe inventis dictisque, ufa fit. Primum de venis agitur, dein de
arteriis. Incifiones in brutis tantum feciffe Galenum,
is etiam liber probat. Conf. Hall. bibl. anat. I. p. 89.

COD. graec. hujus libri eft in bibl. reg. Parif.
n. 2164. in bibl. Venet. D. Marci no. 279. de venae
fectione. Hebraicus cod. ex arab. verfus a R. CHANIN
BEN ISAAC eft in bibl. Vindob. (v. Comm. Lambec. ed.
Kollar. lib. I. p. 290. 91.)

VERSIONES. In latinam linguam translatus
eft ab ANT. FORTOLO, cujus verfionem ANDR. VESA-
LIUS caftigavit, camdemque plerisque in locis ad exemplarium graecorum fidem emendavit AUGUSTIN. GA-
DALDINUS.

EDITIONES. Latina: Galeni diffectionis venarum arteriarumque commentarium. Ejusd. de nervis compendium. ANTON. FORTOLO interprete. Parif.
1526. 4. Repetita eft ea editio Baf. 1529. 8. Parif.
1546. f. Prodiit etiam cum parte commentarii de iis,
quae medice dicta funt in Plat. Timaeo. Lugd. 1550. 8.
et c. aliis libellis 1551. 16.

19. *Περὶ νεύρων ἀνατομῆς.* *De nervorum dif-*
fectione. Exftat in ed. Ald. P. I. f. 93. in gr. Baf.
P. I. p. 204. in Chart. to. IV. p. 241. in VII. Junt. cl. I.
f. 53. Reftituit Charterius graecum textum, qui
hactenus defuerat, dimidiae partis capitis 10. 11. 12.
usque ad cap. 17.

Citat eum librum Galenus ceu proprium in libro
de libris propr. c. 3. et in arte med. c. 37. p. 230.
to. II. Ad optimos Galeni libros pertinet, in quo
primum fanioris neurologiae elementa fuerint tradita.
Homines tamen non infecuit, fed fimias et alia animalia; hinc decurfus ejus nervorum, qui in homine peculiaris eft, ignarus. Habet jam accefforium nervum,
intercoftalem aliosque, quibus demonftratur, eum nervorum anatomen fubtilius excoluiffe. — Libellum
περὶ νευρων διανομῆς Oribafius ex hoc maxime Galeni
libro compofuit.

CODICES *graeci* exftant in bibl. reg. Parif. no.
2164. 2219. *Hebraicus* exftat cod. ex arabico verfus
a R. CHANIN BEN ISAAC in bibl. Vind. caef. (Lamb.
comm. ed. Kollar. I. p. 190.)

EDITIONES. *Graece* feorfim haud prodiit,
latine vero. Galeni diff. ven. etc. ANT. FORTOLO interprete. (Plenum titulum vid. no. 18.) Repetita eft
haec editio Baf. 1529. 8. arif. 1546. f. — Prodiit
etiam *latine* interprete *Auguftino Gadaldino* cum libr.
de mufculor. diffect. (Plenum tit. attuli infr. no. 24.)

20. *De mufculorum diffectione,* ab AUGUST.
GADALDINO ex graeco verfus liber et ab eodem exquifite recognitus eft in VII. Junt. edit. in claff. I. f. 44.
Latine tantum exftat, graecusque textus adhuc defideratur.

Meminit Galen. ejus libri in fcripto de libr. propr.
c. 3. et in art. med. c. 37. p. 230. to. II. Scriptus eft
ab eo poft confcriptos libros de anat. adminiftr. et
de ufu part. Scopus fuit addere, quae Lycus praeter-
mififfet. Simiarum anatomen tradit, humana tamen

non neglecta penitus. Multos in hoc libro musculos primum descriptos sibi Galenus vindicat.

CODEX *graecus* est in bibl. reg. Parif. no. 2119.

VERSIONES. Prodiit *latine* interprete AUGUST. GADALDINO in collectione opusc. Galen. Lugd. 1556. 8. cujus plenus titulus exhibitus est no. 24. (HALL. l. c. habet etiam aliam ed. Lugd. 1551. 16.) — *Gallice* vertit JAC. DALECHAMP, ediditque Lugd. 1564... — Oribasii περὶ μυων ἐκ τοῦ Γαλήνου βιβλίον edidit REN. CHARTER. to. IV. p. 250.

21. Περὶ μήτρας ἀνατομῆς. *De uteri dissectione.* Exstat in Ald. ed. P. I. f. 96. in gr. Bas. I. p. 210. in Chart. to. IV. p. 276. in VII. Junt. class. I. f. 108. Galenus illum inter suos neque de arte med. neque de libr. propr. citat. Humanos uteros non incidit, sed simiarum aliorumque animalium. Graeca, quae textui deerant, Charter. restituit. Vid. ei. concisas notas ad to. IV. p. 710.

CODEX *graecus* exstat in bibl. reg. Parif. no. 2269. alius no. 2271.

EDITIONES *latinae* tantum prodiere. Gal. de uteri dissectione lib. I. de foetus formatione lib. I. et de femine lib. II. cum aliis Galeni, *Jano Cornario* interprete. Bas. 1536. f. — Prodiit quoque ex versione JO. GUINTHERII, Andernac. Paris. 1536. f. c. aliis Lugd. 1551. 16. — JO. BERNARDO FELICIANO interpr. c. aliis Galeni. Basil. 1535. f. Francof. 1604. 12.

22. Γαλήνου εἰ κατὰ φύσιν ἐν ἀρτηρίαις αἷμα περιέχεται. *An in arteriis natura sanguis contineatur.* Exstat in ed. Ald. P. I. f. 102. in gr. Bas. I. p. 221. in Chart. III. p. 154. in VII. Junt. class. I. f. 60.

Refert de eo libro Galen. in lib. de libr. propr. c. 9. et in art. med. c. 37. p. 230. to. II. Scriptus est contra Erasistratum, qui spiritus in arteriis contineri putaverat, et multum continet experimentorum. Elabora-

tus eft a Galeno poft fcriptos de Hipp. et Plat. decretis, et ad utiliores Galeni libros refertur ab HALLERO
bibl. anat. I. p. 90.
EDITIONES *latinae* tantum exftant. Vertente
Jo. GUINTHERIO, Andern. c. aliis quibusdam Galeni
libris prodiit Paris. 1536. f. — Interprete *Victore*
Trincavellio, c. libris III. de natur. facult. TH. LINA-
CRO interpr. et libro de fubftant. facult. natural. Lugd.
1550. 12. — Verfio JUL. MARTIAN. ROTAE legitur
in VII. Juntar. edit.

23. *Περὶ μυῶν κινήσεως βιβλία β'. De motu mus-
culorum libri II.* Exftant in Ald. P. I. f. 1. in graec.
Baf. I. p. 553. in Chart. ed. to. V. p. 364. in VII.
Junt. claff. I. f. 308.

Memorat hunc librum Galen. in libr. de libr.
propr. et in libr. de arte med. c. 37.

CODICES *graeci* exftant in bibl. reg. Paris. no.
1849. et 2778.in bibl. Ven. D. Marc. no. 279. (p. 235.
catal.)

EDITIONES *graecae:* Galeni libri aliquot graeci partim hacten. non vifi, part. mendis repurg. et reftituti c. annotatt. Jo. CAII. Bafil. 1544. 4. (Cont. autem de decret.Hipp. et Plat.; de comate apudHippocr.;
de medicam., quae inter fe commutantur; de anatom.
admin. libri IX. et de mufculor. motu, de ufu part.
fragm. libri VII. et Hipp. de medicam.) — *Latinae.*
Cl. Galeni Pergam. de motu mufculor. libr. II. NIC.
LEONICENO interpr. acc. ejusd. quos oporteat purgare
medicamentis et quando.Lond. 1522. 4. Parif. 1528. 8.
Versio eft NIC. LEONICENI, quae prodiit c. libro,
quos purgare oporteat, et qualib. medicam. et quando. — *Gallice* vertit J. CANAPE. Par. 1541. 4. Lugd.
1552. ... — Jo. CONR. STETTER cenfura argumen-
tor. Gal. de motu mufculor. Frcf. 1665. 8.

24. *Vocalium inftrumentorum diffectio.* Exftat
latine tantum in Chart. ed. to. IV. p. 219. in VII. Jun-

tar. inter fragmenta Galeni f. 48. interpr. AUGUSTINO
GADALDINO.

Meminit Galenus talis libri, quem fcripferit, in
libro de libr. propr. et in aliis locis, idque fragmentum, quod ad nos pervenit, Galeni effe videtur.
Continetur in eo exacta cartilaginum, quae cartilaginem efficiunt, defcriptio.

EDITIO *latina* eft : Galeni aliquot opufcula,
quae nunc primum Venetor. opera inventa et excufa
latine, fc. de mufculor. diffectione ad tyr. lib.; de nervorum diffect. ad tyr. liber integer; de vocalium in-
ftrument. diffect. *Auguftino Gadaldino* interprete,
brevis denotatio dogmat. Hippocr. *Conr. Gesnero*
Fragment. ex IV. Comment., quos ipfe Galenus infcripfit de iis, quae medice dicta funt in Platonis Timaeo, *Auguftino Gadaldino* interpr. Principium
comm. 1. in libr. I. Hippocr. epidem. *Nic. Machello;*
Oribafii de cucurbit. hirudin. derivat. revulf. fermo,
Aug. Gadaldino interpr. Lugd. 1556. 8.

25. Περὶ τῶν τῆς ἀναπνοῆς αἰτίων. *De cauffis
refpirationis.* Exftat in ed. Ald. P. III. f. 88. in gr.
Baf. P. I. p. 165, in Chart. to. V. p. 427. in VII. Jun-
tor claff. I. f. 226.

Citat hunc librum Galen. de libr. propr. et in arte
med. c. 37. Juniorem fe eum edidiffe dolet. Sed vix
videtur genuinus effe is, quem Galen. citat, fed fragmentum tantum. Putant quidam, eum effe compofitum ex aliis libris, quos Galen. de hoc argumento
fcripferit.

CODEX exftat *latinus* in bibl. reg. Parif. no.
7015.

EDITIONES. Prodiit cum libro de utilit. refpirationis et al. Galeni, ex interpr. JANI CORNARI.
Baf. 1556. f. — Interprete JO. VALSAEO c. libro
de diffic. refpirat. Par. 1553. f.

26. Περὶ τῶν Ἱπποκράτους καὶ Πλάτωνος δογμάτων βιβλία θ΄. *De Hippocratis et Platonis decretis*

libri IX. — Exſtant in ed. Ald. P. I. f. 129. in gr.
Bas. P. I. p. 253. in Chart. to. V. p. 78. in qua editione
primi libri fragmentum reſtitutum a cap. 5. legitur,
quod in utraque editione priore deeſt. ln VII. Junt.
claſſ. I. f. 231.
Memorat Galen. hunc librum de libris propr. c. 1.
et in arte med. c. 37. to. II. p. 230. *Συμφωνίαν* dictum eſſe apud antiquos hoc Galeni opus, memorat
HIER. MERCURIALIS in var. lect. libr. IV. c. 4. Confecit illud eo tempore, quo Roma ob peſtilentiam gra-
vem in ea graſſantem relicta in patriam properaverat,
mox, quieſcente peſtilentia, Romam redux, adhor-
tante Boëtho. Sed tum libros tantum ſex confecerat:
reliquos compoſuit aetate jam provectior. Ἐν τῷ χρόνῳ τούτῳ περὶ μὲν τῶν Ἱπποκράτους καὶ Πλάτωνος δογμάτων ϛʹ βιβλία, προτρεψαμενου με τοῦ Βοηθοῦ. περὶ
δὲ μορίων χρείας ἓν τὸ πρῶτον. ἃ λαβὼν ὁ Βοηθὸς ἐξῆλθε
τῆς πόλεως ἐμοῦ πρότερος, ἄρξων τότε τῆς Παλαιστίνης
Συρίας, ἐν ᾗ καὶ ἀπέθανεν. καὶ διὰ τοῦτο μετὰ πολὺν
χρόνον ἑκατέραν τὴν πραγματείαν συνετέλεσα, προσγενο-
μένων μοι κωλυμάτων μετὰ τὴν εἰς οἶκον ἐπάνοδον. de libr.
propr. c. 2. p. 37. to. I.   Citat Galen. in hoc de Hipp.
et Plat. decret. opere libros de admin. anat. de uſu
part. de thor. et pulm. motu, de muſcul. de voce, de
natur. facult.; commentarios de Hipp. anatome, de ol-
fact. inſtrumento, de uſu reſpirat. de cauſſa reſpirat. —
Dialecticum eſt opus, Chryſippo oppoſitum, Ariſtoteli, Eraſiſtrateis, aliis, de corde, nervis, tendinibus,
animae et rationis ſede, de iecinore, venarum principio, de nervorum originibus, de quatuor elementis.
CODICES *graeci* ſunt in bibl. reg. Pariſ. no.
2278., cui tamen liber I. deeſt, in bibl. Ven. D. Marci
no. 284. (catal. p. 137.). Libri IV. ſunt in bibl. Cai.
Gonvil. *Cantabr.*
EDITIONES *graecae.* Editio princeps eſt Jo.
CAII. Bas. 1544. 4. cuius titulum plenum et contenta

exhibui no. 23. — *Latine* prodiit vertente Jo. BERN.
FELICIANO cum aliis. Bas. 1535. f. Solus 1550. 16?
Lugd. 1550. 16. — Vertente Jo. GUINTHERIO. Par.
1534. f. Galeni de Hipp. et Pl. dogmat. lib. IX.
JAN. CORNARIO interprete. Acc. adnot. quaed. c. indice. Lugd. 1550. 12. Lib. I. prodiit latine: Jo. CAII
opera aliquot et verfiones partim jam nata, partim recognita et aucta, fc. CAII de med. methodo libr. II.,
de ephemera Britannica lib. I. Acc. Galeni de libris
fuis lib. I. de ordine libr. fuor. lib. I. de ratione vict.
fec. Hippocr. in morb. ac. lib. I. antea non editus, de
plac. Hipp. et Platon. lib. I. eod. CAIO interpr. Lovan.
1556. 8.

27. *Fragmentum in Timaeum Platon. vel e quatuor comm.*, *quos ipfe infcripfit de iis, quae medice
fcripta funt in Platon. Timaeo.* — Exftat *latine* tantum in ed. Chart. to. V. p. 275. Additi tamen a
Charterio funt *graeci* e Platonis Timaeo loci, cum
Marf. Ficini verfione. — Exftat etiam, interpr. AU-
GUST. GADALDINO, in VII. Junt. ed. inter fragmenta
f. 43. *Galen.* in libro VIII. de Hipp. et Plat. decret.
c. 5, p. 236. et c. 7. libri de tremore pollicetur, fe facturum commentarios de medicis rebus in Timaeo, et
in libro de propr. libr. fe hac de re IV commentarios fecifle adfirmat. — *Galeni* aliquot opufcula etc.
Lovan. 1556. 8. (Plenum titulum vide no. 24.) Alia
editio hujus collectionis exftare dicitur Lugd. 1550. 8.

28. *Περὶ σπέρματος βιβλία β*. *De femine libri II.*
Exftant *graece* in ed. Ald. P. I. f. 105. in Bafil. gr. P.
I. p. 226. in edit. Chart. to. III. p. 185. in VII. Junt.
claff. I. f. 328.

Citat hos libros Galenus inter fuos de art. med. c.
37. p. 230. to. II. de elem. fec. Hippocr. c. 5. de ufu
part. libr. XIV. c. ult. et in comm. in Aphor. I. 15. V
48. Duo funt tantum libri. Tertium, fpurium, et
notante ipfo Charterio, credulo alias, multa abfona continentem, addidit Charterius, eumque *latinum* tantum.

In primo libro multa occurrunt de nutritione et formatione foetus in utero materno; in altero inprimis de
formatione foetus in utero matris agitur.

CODEX *latinus* exftat in bibl. reg. Parif. no. 6865.
EDITIONES *latinae* funt: *Galeni* de femine libr.
II. Jo. Guinrero interpr. Adiectae funt caftigationes
exempl. graeci. Par. ap. Sim. Colin. 1533. 8. —
Galeni in libr. Hipp. de victus ratione in morb. ac. comment. IV. Jo. Valsaeo interpr. nec non ejusd. de femine libr. II. Jo. Guintero interpr. Bas. 1533. f. —
Galeni de uteri diffectione lib. I. de foetus formatione
lib. I. et de femine libri II. et alia Galeni prodiere
cum Marcello, *Jano Cornaro* interpr. Baf. 1536.
f. — L. B. ap. Elzev. ex interpr. Guintherii, 1634.
16. — A Jo. Bern. Feliciano interpretati et ad
vett. exemplar. fidem recogniti leguntur.

29. Περὶ χρείας τῶν ἐν ἀνθρώπου σώματι μορίων
λόγοι ιζ. *De ufu partium corporis humani* libri
XVII. Exftant in ed. Ald. P. I. f. 1. in gr. Baf. P. I.
p. 367. in Chart. to. IV. p. 284. in VII. Junt. claff. I.
f. 113.

Meminit ejus libri, qui integer ad nos pervenit,
Galen. de libr. propr. c. 3. et in arte med. c. 37. to. II.
Citat etiam frequentiffime, v. c. de fem. lib. II. c. 2.
de adm. anat. I. c. 1. de opt. corp. noftri conftit. c. 2.
in comm. in Hippocr. II. aphor. i. in comm. I. in Hipp.
prognoft. text. 23. et faepiffime alias.   Scripfit eum
librum *Galen.*, cum M. Antoninum, in bello Germanico
occupatum, Romae expectaret, valetudini Commodi
praefectus, et poft confulis Boëthi difceffum, cui tamen primum de ufu part. librum jam dederat, tefte c,
2. de libr. propr.   Ex optimis Galeni libris hoc opus
effe, Hallerus in bibl. anat. to. I. p. 93. teftatur.
Ad optimos etiam ejusdem Galeni libros retulit cum
libris de loc. adfect. meth. med. et de fimpl. medic. facultatibus Thom. Barthol. diff. III. de libr. leg. p. 85.
Conf. de hoc libro Theodoret. lib. V. de haeret. fa-

bul. c. 9. et Conr. Dietericus in anat. facr. p. 774.
— Defcribitur in eo opere partium corporis hum.
fabrica et ufus. ita, ut ab cxternis partibus ad internas tranfitus fit. Hinc de fabrica manus, pedis incipit, progreffu facto ad abdominis, pectoris, capitis
vifcera, ad oculos, ad externas faciei partes, ad medullam fpinalem, genitales virorum mulierumque partes, tandemque ad nervos. Finis fimul Galeno is eft,
ut admirandum opificis naturae artificium, quo in fingulis partibus componendis ufus fit, demonftret. —
Citat *Galen.* in his libris Lib. I. c. 16. opus de Hippocr.
et Plat. decr. Lib. V. c. 4. librum de natur. facult.
Lib. VI. c. 12. fcriptum περὶ πάσης τῆς ἐν ταῖς ἀνατομαῖς διαφωνίας. Lib. X. c. 9. de motu mufculor.
Lib. XII. c. 8. adminiftr. anatom. priores libros, quibus perfectiores poftea fubftituit. Lib. XIV. c. ult. libros de femine.

CODEX ejus operis anno 1609. ex legato ad facultatem med. Parifin. pervenerat, tefte Guid. Patino
Lettres I. p. 52. Alii codd. graeci exftant in bibl. reg.
Paris. no. 2148. 2281. et alius, in quo tres libri po-
ftremi defunt, no. 2154. Pars libri XIV. et XV. eft
graece in ead. bibl. no. 2252. Exftat quoque cod. in
bibl. Ven. D. Marci no. 287. et in Medic. duo. Erat
etiam in bibl. Mich. Cantacuzeni. Imperfectus cod.
no. 946. in Coll. Cai. Gonvil. *Cantabr.* — Galeni de
partib. libr. VIII. funt in bibl. Coislin. Montfauc. P. II.
p. 447.

Arabice exftat in bibl. reg. Paris. fub titulo:
Galinus te menafe' al aadha, vertente et commentante
Honain, filio Ifaaci, cognomine Al Ebadi, I. no.
988. In bibl. *Narciffi*, archiepifcopi Armaghienfis,
no. 1709. Alius cod. arab. vertente *Abdulrahman*
Ali ben Abu Sadir, qui et fcholia adiecit, eft in bibl.
r. Parif. no. 1044. De eo cod. vid. *Herbelot* in bibl.
orient. Novem libri a decimo usque ad decimum
feptimum funt in bibl. Efcurial. no. 845.

EDITIONES. *Graece* hunc librum integrum prodiiſſe, curante Jo. Caio, Bas. 1544. f. refert Haller. bibl. anat. I. p. 96. Sed prodiit tantum fragmentum libri VII. — Partem libri III. priorem graece prodiiſſe, curante eodem Caio, Baſ. 1544. f. idem refert. Decem libros graece ſeorſim prodiiſſe Paris. 1543. f. idem auctor eſt. — Quartus liber ſeorſim prodiit graece: *Galeni* de uſu part. corp. hum. liber IV. graece, p. *Vitum (Ortelium)* Winſemium. Viteb. exc. Jo. Luft. 1549. 8. (Vid. Cat. bibl. Krohnii p. 213.)— *Latine* prodiit Nic. Calabro interpr. Par. 1528. 4. 1531. f. cum aliis, Baſ. 1533. f. — *Cl. Galeni* de uſu partium corp. hum. libri XVII. Nic. Regio Calabro interpr. Denuo exactiore cura ad graec. exempl. veritatem caſtigati p. Jac. Sylvium et Mart. Gregorium. Par. ap. Wechel. 1538. f. Lugd. 1550. 12. — Interpr. Guintherio, Andern. Baſ. 1531. f. Verſio Nic. Regii eſt in editt. oper. Galeni Papienſibus. Eam verſionem emendarunt Augustin. Gadaldinus et Jo. Caius. — *Gallice* excuſi ſunt, vertente *Dalechampio:* De l'uſage des parties du corps humain, livres XVII. Par Claude Galien, traduits fidellement du Grec en François. a Lyon 1565. 8. Repetita eſt haec editio 1566. Par. 1608. 8. 1659. 4. 1664. 4. — *Germanica* quoque prodire coepit: Vom Nutzen der Theile des menſchlichen Körpers, aus d. Griech. überſ. u. mit Anmerk. begleitet von G. F. F. Noeldeke (etiam c. inſcriptione: Galen's ſämmtliche Werke. Th. 1.) Oldenb. 1805. 8. Nihil praeterea prodiit.

COMMENTARII. Jo. Loniceri erotemata in Galeni de uſu partium libr. XVII. acc. ejusd. compendium de meteoris. Frcft. 1548. 8. — Casp. Hofmanni comment. in Galeni de uſu part. corp. hum. libr. XVII. Cum var. lect. in utrumque cod., graec. et lat. et indice gemino. Frft. typ. Wechel. 1625. f. (Addidit Hofmann. argumenta ſingulor. libror., multaque utilia congeſſit in commentariis pro more ſuo, et mul-

ta etiam nimis fufe in iis dicta funt prolixeque, pro
feculi, quo vixit, genio. Adpendix, in qua continentur variae lectiones graeci codicis, itemque hallu-
cinationes interpretum, utiliffima eft, et permulta
continet ad textum hujus libri integriorem efficiendum.
Dolendum autem eft, Hofmanum codices graecos,
quibus ufus eft, plane non defcripfiffe. Multa enim
mutavit et emendavit ex ingenio. In pagina tituli
averfa legitur Hofmanni confilium de edendo Galeno,
ac fponfio publica eaque folennis de reddendis cuique
codd. mff. Galeni ad ipfum transmiffis.)   In catal. bibl.
CHR. GFR. GRUNERI no. 320 b. reperiuntur hi commentarii in Gal. de ufu part. mfti, qui utrum fint,
qui typis excuffi proftant, an curas novas contineant,
quas Hofmannus ifti operi impenderit, id comperire
haud potui.   Totus Hofmanni apparatus, quo promis-
fam omnium Galeni operum editionem augere atque
exornare voluit, centum voluminibus formae maximae
conftans, in bibliothecam Afkewianam migravit. Vid.
REISKENS Leben u. Briefe. — Auguftae laudes divi-
nae majeftatis cunctis penfandae mortalibus, a centum
undequadraginta miraculis in homine e divinis Galeni
de ufu partium libris XVII. felectae — a SEBAST. MEYE-
RO. Frib. Brisg. 1627. 12. — Exftat in hoc Galeni
opus THEOPHILI PROTOSPATHARII in Galeni de ufu
part. libros epitome, quam de corpor. hum. fabrica infcripfit, JUN. PA. CRASSO, Patav. interpr. Par. 1540.
8.   Vertit Craffus hunc librum e graeco codice.   Uti-
liffimam effe hanc epitomen, omniaque referre, quae
Galenus dixit, teftatur Craffus. — Jac. Sylvius reliquit commentarios in Galeni libros de ufu partium,
quorum in ifagoge fua anatomica aliquoties meminit,
eosque typographus, qui ifagogen Parifiis impreffit,
Jo. Hulpetan, anno 1555. brevi fe publicaturum effe
promiferat quidem, fed promiffis non ftetit.

30. Περὶ ὀσφρήσεως ὀργάνου. De inſtrumento
odoratus.   Exftat in Ald. ed. P. I. f. 94. in gr. Bas. P.

I. p. 206. in Chart. to. V. p. 354. in VII. Juntar. claff.
I. f. 110.
Haud meminit hujus libri Galenus neque de libr.
propr., neque art. med. c. 37. Citat vero eum in
libro VII. de Hipp. et Pl. decr. c. 6. p. 218. to. V.
Libros de ufu part. in ipfo hoc libello commemorat.
Scriptus igitur fuerit, poftquam uterque liber de ufu
partium et de Hippocr. et Plat. decret. jam editus erat,
neceffe eft. Videtur hinc effe Galeni opus aetate provectioris.
CODEX graecus eft in bibl. reg. Parif. no.
2164.
VERSIO latina debetur LUD. BELISARIO, TRIN-
CAVELLIO et RICCO. Prodiit lat. cura GUINTHERII. Parif. 1536. f. cum aliis.
31. Περὶ τῶν πεπονθότων τόπων ϛ'. De locis
adfectis libri fex. Exftant in ed. Aldin. P. III. f. 27.
in graec. Bafil. P. III. p. 248. in Charter. to. VII. p.
378. in VII. Junt. claff. IV. f. 2.
Refert Galenus, fe hos fcripfiffe libros, de libr.
propr. et in art. med. c. 37. Omnibus aliis Galeni
operibus HALLER. (bibl. med. pr. to. I. p. 245.) hoc
praefert, quod maturioris aetatis partus fit, quod expreffe memorat Galen. in libro III. de loc. adf. c. 3. p.
427. et omnibus fere aliis Galeni fcriptis nuperius,
quodque mira fagacitate, quoties in aliqua corporis
parte dolor erat, aut convulfio, aut paralyfis, aut aliud
fymptoma, ftudiofe inquirebat, quo loco morbi caufam
quaerere oporteret. Eft fane liber pathologiae ac femiotices ftudio maxime inferviens. Citat Galenus in
his libris libr. de Hipp. et Plat. decret. de pulfibus,
de fymptomat. cauffis, de dignofcendis oculorum adfectibus, de refpirationis cauffis, de voce, de vivorum
diffectione, de fpirandi difficultate, de motu mufculorum, de marcore.
CODICES graeci funt in bibl. reg. Parif. no.
2157. in bibl. Caes. Vindob. Lamb. comm. VI. p. 100.

ín Medicea. Montfauc. I. p. 387. Bandini III. p. 131.
et alius codex de *dignotione* locor. adfect. Bandini III.
p. 115. in bibl. Lugd. Bat. περὶ διαγνώσεως τῶν πεπονθότων τόπων libri VI. integri. (v. Cat. ejus bibl. p.
394. no. 53.)   In biblioth. G. LAUDI. Cat. mft. Angl.
no. 709. in Voffian. Cat. bibl. Britann. no. 2164.
Erat etiam codex apud Mich. Cantacuzenum.   Varias
lectiones ex mss. Pariñnis exhibuit Charterius in concifis notis ad to. VII. oper. Hippocr. et Galen. p. 886.
Eclogae ex his libris funt *graece* in bibl. Caef. Vind. de
Neffel III. p. 26. no. 15.   In biblioth. D. Marci Ven.
cod. 280. (catal. p. 135.) — *Latini* in bibl. reg.
Parif. no. 6865. a. et b. in Mertonenfi no. 685. in bibl.
If. Voffii no. 2162.

VERSIONES. *Arabica* libror. IV. priorum
verfio eft in bibl. Efcurial. no. 843. *Hebraica* ex arabica facta a R. Chanin ben Ifaac eft in bibl. Caef. Vindob. Lamb. ed. Kollaı. 1. 291.

EDITIONES. *Graece* prodiit cura TH. PLATE-
RI. Baf. 1554... *Latine:* De affector. locor. notitia
libr. IV, GUIL. COPO interpr. Venet. p. Jo. Hertzog.
1500. f. (vid. Panzer ann. typogr. III. p. 472.) —
Galeni de aff. loc. notit. libr. VI. lat. GU. COPO interpr. Par. p. H. Steph. 1513. 4.   (Is annus notatus eft
in fine praef. GU. COPI ad Ludov. XII. Gallor. regem.)
Repetita eft haec COPI verfio Paris. 1520. f. — *Gal.*
de aff. loc. notitia lib. VI. GU. COPO interpr. Ex fecunda recognitione. S. l. 1527. 12.   Lugd. 1547. 12.
Lugd. 1549. 16.   Lugd. 1562. 16.

COMMENTARII. Commentarius Avicennae
in hunc librum exftat in bibl. Efcurial. no. 797. —
Nota mftae in Galen. de locis adf. funt in bibl. reg.
Parif. no. 7032. — Cod. graec., isque integer, cum
anonymi cujusd. auctoris fcholiis graec. marginalibus
eft in bibl. Caef. Vindob. (vid. de Neffel P. III. no. 22.
p. 33.) — Jo. AGRICOLAE comment. novi ín Cl. Gal.

libr. VI. de loc. adfect. Norimb. 1537. 4. — Leonh.
Fuchs commentar. tomum III. efficiunt fuorum commentarior. in Galeni libros. Par. 1554. f. — Frc.
Dureti comment. Venet. 1557. 8. — Th. Rode-
ric. a Veiga opera omnia in Gal. libros edita, fc.
in libr. III. artis medic., in libr. VI. de loc. adf., in
libr. II. de febr. differentiis commentarii. Lugd.
1594. f. — Jo. Wolfii exercit. femiot. in Cl. Galeni de loc. adf. libros VI. difputationibus XII. comprehenfae. Helmft. 1620. 4. — Fr. Vallesii comm.
in Cl. Galeni 1. art. med. 2. de inaequ. temperie, 3.
in tert. de temperamentis librum, 4. in V priores de
fimplicium medic. facultatib. libros, 5. in duos de differentia febrium, 6. in VI de loc. patientib. libros.
Acc. tractat. medicin. etc. opera Jo. Pt. Ayroldi.
Fref. 1645. f. — Ejus comm. in VI. libr. de locis adf.
etiam feorfim prodierunt. Lugd. 1559. 8. — Pt.
Schotani compend. ex Galeni libr. VI. de loc. adf.
Franeck. 1616. 8. — Praelectionum, a Jo. Stph.
Strobelbergero Monte pelio publice habitarum,
brevis recapitulatio, continens fummariam libri I.
Galeni de loc. adfect. notitia explanationem. Norimb.
1614. 12. — Just. Gfr. Gunzius de derivatione
puris ex pectore in bronchia ad Gal. de loc. adf. lib.
V. c. 3. Lipf. 1738. 4. — Huc facit etiam: Methodus VI. libror. Galeni de fignis omnib. medic. p. Jac.
Sylvium. Par. 1539. f. — Liber quintus contradi-
ctionum Cardani quaed. ad hunc librum explicandum
continet.

2. Περὶ διαφορᾶς πυρετῶν βιβλία β'. De differentiis febrium lib. II. Exftant in ed. Ald. P. III. f.
65. in Baf. gr. P. III. p. 320. in Chart. to. VII. p. 106.
in VII. Juntar. claff. III. f. 30.

Meminit ejus libri Galen. de plac. Hipp. et Plat.
VIII. 6. p. 240. de cauff. procatarct., de pulfib., li-
bros XVI. commentarior. in Archigenis de pulfib. libr.
VII., de nominibus med., de typis, de natur. fac. —

In libro autem de libr. propr. illum haud commemorat.

CODICES *graeci* exftant in bibl. reg. Paris. no.
1883. 2156. 2157. 2158. 2246. 2260. 2267. 2272.
2276. In Vindob. Lambec. VI. p. 88. 94. to. I. p.
161. Sed in principio et fine mutili funt. Vid. de
NESSEL P. III. p. 27. no. 5. Alius cod., isque integer, eft no. 28. vid. de NESSEL P. III. p. 38. In Medicea Plut. 73. 75. Bandini III. p. 161. In bibL D.
Marci Ven. cod. 282. (v. catal. p. 136.); in bibl.
Caj. Gonvil. Cantabr. no, 949. — Galenus de febri
exftat graece in bibl. Caes. Vind. vid. de NESSEL P. III.
no. 19. p. 29. — *Latinus* cod. eft inter MSS. bibl. Jacobeae no. 8617.

EDITIONES. *Graeca* cum al. Galenicis prodiit Paris. ap. G. Morell. 1557. 8. *Latinas* vide inter
VERSIONES.

VERSIONES. *Arabice* in bibl. Efcur. Cafiri
no. 793. *Hebraice* ex arabic. verf. a R. Chanin ben
Ifaac in bibl. Vindob. (Lamb. comm. ed. Kollar. to. I.
291.) *Latinae:* Libri de different. febrium a Galeno
editi tres translationes cum antiqua LEONICENI et LAU-
RENTIANI: breviter ac faciliter expofitae: et digreffi-
onibus fcientificis Thaddei, Dyni et Th. de Garbo
illustrate a *Ruftico placentino* ordinate et cura ejus im-
preffe in Papienfi gymnafio. Papie p. Mag. Bernardi-
num de Garaldis 1519. 4. Exftabat et in bibl. Günzi-
ziana p. 45. — Galeni de differ. febr. libr. II. interpr. LAURENTIO LAURENTIANO. Colon. 1526. 8.
Par. 1532. f. Lugd. 1547. 12. 1548. 12. — Galeni
de diff. febr. accurate revifi a Sim. Thomas. Lugd.
1548. 12. 1550. 16. 1557. 12. — Exftabat etiam hujus libri antiqua verfio *latina,* ex arabico, ut puto,
facta. Eam in commentariis fuis exhibuit TH. a GAR-
BO. *Germanice:* Galens Fieberlehre von KURT SPREN-
GEL. Brcsl. u. Leipz. 1788. 8.

COMMENTARII fcripti in hunc librum

funt: Galeni de febr. differ. ex Paulo et Alexandro,
graece in bibl. reg. Parif. no. 2178. — Th. a Garbo
commentaria in libros Galeni de febr. differ. c. textu
Galeni. Lugd. 1514. 4. — *Laurentii Laurentiani*
commentarius. Lugd. 1550. 12. — *Pamphili Montii*
commentarii Bonon. 1550. 8. 1565. 8. — Cph. a Vega
comm. Complut. 1553. 8. Lugd. 1626. f. — Leonh.
Fuchsii verfio et commentarii. Par. 1554. f. — Jac.
Sylvii commentarius. Lugd. 1556. 16. 1561. 8. —
H. Gibaiti commentar., quae ad febr. cognitionem
fpectant, univerfa paene complectens. Lugd. 1561. 8.
1562. 12. — Fr. Vallesii comment. in Galeni artem medic. etc. (Plenum titulum invenies paulo ante
no. 31.) 1594. f. Prodierat jam ante comm. in libr.
Galeni de differ. febr. Complut. 1569. 8. Colon.
1590. f. — Vict. Trincavelli commentarius.
Venet. 1575. f. — Jo. Bravi comment. Salamant.
1585. 4. — Th. Rod. a Veiga opera omnia in Galeni libros edita etc. (plen. titul. fupra no. 31.) Coimbr.
1582. 4. — Jo. Bapt. Navarri comment. Valent.
1628. 8. — Sim. a Campi comm. Neap. 1642. 4. —
In cap. 2. et 3. exftant commentarii Ant. Nunnez,
Salamant. — Rod. a Vega adnotationes mftae latent
in bibl. reg. Parif. no. 7048.

33. Περὶ τῶν ἐν ταῖς νόσοις καιρῶν. *De morbo-*
rum temporibus. Exftat in ed. Aldina P. III. f. 97. in
gr. Bafil. P. III. p. 379. in Chart. to. VII. p. 292.
in VII. Juni. cl. III. f. 85.

Haud meminit hujus libri Galenus de libr. propr.
Citat vero in eo libros de pulfib., de crifib., de febrium
differentiis.

CODEX *graecus* eft in bibl. D. Marc. Ven. no.
282. in Medicea plut. 74. *Latinus* eft in bibl. r. Parif.
no. 6861.

EDITIONES. *Latine* prodiit: Galeni de dieb.
decretor. libr. III. de morbor. tempor. lib. I. de genera-

lib. morbor. temporib. liber (Jo. GUINTHERIO interpr.)
Parif. 1529. 8.

VERSIONES *latinae* factae funt a NIC. RHEGIO,
GUINTHERIO, cujus verfionem recognitam edidere
AUGUSTIN. GADALDINUS et RICCIUS.

34. *Περὶ χρείας ἀναπνοῆς. De refpirationis ufu.*
Exftat in ed. Aldina P. III. f. 85. in graec. Baf. P. III.
p. 153. in Chart. to. V. p. 413. in VII. Junt. cl. I.
f. 223.
Refert de hoc libro Galen. de libr. propr. et in
art. med. c. 37. promittit etiam, fe fcripturum librum
de refpirationis ufu in libro de fpirandi difficultate.
Citat hunc librum praeterea de Hippocr. et Plat. decr.
VIII. 9. p. 246. Laudat in hoc libro libros de pulfuum cauffis et de decr. Hipp. et Plat. Contra Erafiftratum et fpiritum, ex hujus fententia per fpiratio-
nem in arterias tractum, maxime fcriptus eft.

CODEX *graecus* exftat in bibl. Medicea.— *Latinus* in bibl. D. Marc. Ven. et in bibl. reg. Par. n. 6865.

VERSIONES. Interpr. JAN. CORNARIO c. libro
de cauff. refpiration. et aliis. Baf. 1536. f.

COMMENTAR. ANT. LUDOVICI erotemata de
ufu refpirat. Olyfip. 1540. f. c. aliis Galeni.

35. *Περὶ χρείας σφυγμῶν. De ufu pulfuum.*
Exftat in ed. Ald. P. III. f. 80. in gr. Baf. to. I. p. 154.
in Chart. to. V. p. 433. in VII. Junt. cl. I. f. 227.
Citat Galenus hunc librum inter proprios in arte
med. c. 37. de Hipp. et Plat. decr. VIII. c. 9. p. 246.
Contra Erafiftratum fcriptus eft, qui docuerat, fpiritum arteriarum per infpirationem trahi.

CODEX *latinus* exftat in bibl. reg. Par. no. 7011.
Et in coll. Cai. Gonvil. Cantabr. no. 948.

EDITIONES. *Graece* prodiit Parif. 1543. f.
Latine, THOM. LINACRO interpr. Lond. 1522. 4. Par.
1528. 8. Lugd. 1547. 12. 1549. 12. 1550. 12.

36. *Περὶ τῶν σφυγμῶν τοῖς εἰσαγομένοις. De
pulfibus libellus ad tirones.* Eft in Ald. ed. P. III. f. 1.

in gr. Baf. to. III. p. 1. in Chart. to. VIII. p. 1. in
VII. Junt. cl. IV. f. 43.
CODEX exftat in bibl. D. Marc. Ven. no. 281,
de pulfibus ad eos, qui introducuntur.

37. *Περὶ διαφορᾶς σφυγμῶν λόγοι δ'. De pulfuum differentiis libri IV.* Exftat in ed. Ald. P. III.
f. 4. in gr. Bafil. P. III. p. 7. in Chart. to. VIII. p. 14.
iu VII. Junt. claff. IV. f. 46.
CODEX. In bibl. D. Marc. Ven. no. 287. funt
de differ. pulfuum lib. IV. de pulf. dignot. lib. IV. de
cauff. pulf. lib. IV. et de praenot. ex pulfib. libri IV.

38. *Περὶ διαγνώσεως σφυγμῶν λόγοι δ'. De dignofcendis pulfibus libri IV.* Exftant in Ald. ed. P. III,
f. 28. in gr. Bafil. P. III. p. 52, in Chart. to. VIII. p.
103. in VII. Junt. cl. IV. f. 70.

39. *Περὶ τῶν ἐν τοῖς σφυγμοῖς αἰτίων λόγοι δ'.
De cauffis pulfuum libri IV.* Exftant in ed. Ald.
Pa. III. f. 45. in gr. Baf. P. III. p. 84. in Chart. to. VIII.
p. 167. in VII. Junt. cl. IV. p. 86.

40. *Περὶ προγνώσεως σφυγμῶν λόγοι δ'. De praefagitione ex pulfibus libri IV.* Exftant in ed. Ald. Pa.
III. f. 62. in graec. Baf. Pa. III. p. 117. in Chart. to. VIII.
p. 236. in VII. Junt. cl. IV. f. 104.

Confulto in unum collegi libros *de pulfibus* Galeni, quos auclor etiam faepiffime, excepto tamen de
pulfibus ad tirones libro, quem fcripfit poft XVI. de
pulfibus libros, quippe cum in eo libros de pulfibus
dignofcendis citet, conjunctim laudat titulo librorum
XVI. de pulfibus. Omnes hos libros et eum de pulfibus ad tirones Galenus inter fuos refert, tam in libro de libr. propr. et de ordine libror. fuor., quam in
arte med. c. 37. Scripfit eos poft alios permultos libros
exaratos: citat enim in iis libr. de tumore, palpitatione,
rigore, in Ariftotelem de demonftratione commentarios,
de optima corporis conftitutione, de fymptomatum cauffis, de differentiis febrium, de marcore, de decr. Hipp.
et Plat. Suntque maximae in femiotice dignitatis,

quod ex iis omnis fere de pulsibus doctrina, noftrorum
etiam temporum profluxit, ut adeo et noftrae aetatis
femiotices fcriptores fubtilia ifta permulta, quae Galenus habet, ex iis in libros fuos transfcribere non
dubitarent.

CODEX *graecus* libri de pulfuum differentiis c.
libro de pulfibus exftat in Medicea. Duo codices ejus
libri in bibl. reg. Parif. n. 2157. 2161. *Latinus* cod.
hujus libri fervatur in ead. bibliotheca no. 6865. —
Codices *graeci* libri de dignofcendis pulfibus funt in
bibl. Medicea, in bibl. D. Marc. Ven. et in bibl. reg.
Parif. no. 2157. 2158. 2161. — Codices *graeci* libri
de cauffis pulfuum exftant in bibl. Medic. c. libro de
dignofcendis pulfibus. In bibl. r. Par. no. 2137.2161.
In bibl. D. Marci Ven. — Codices *graeci* libri de
praefagitione ex pulfibus funt in bibl. D. Marc. In
Medicea Bandini III. p. 121. et in bibl. r. Parif. no.
2157. 2161. Θεοφίλου ἐκ τοῦ προγνωστικοῦ Γαληνοῦ
περὶ σφυγμῶν eft in bibl. Caef. Vind. de Neffel no. 28. —
Codices *latini* funt in bibl. r.Parif. n.6865. — Codices librorum Galeni de pulfibus funt in bibl. Medic.
In bibl. Caffinenfi. Galenus περὶ τῆς διαφορᾶς τῶν
σφυγμῶν, qui a cap. 3. libri I. incipit, item περὶ διαγνώσεως σφυγμῶν libri IV. Item περὶ τῶν ἐν τοῖς σφυγμοῖς αἰτίων libri IV. ubi nomen Galeni praefcribitur,
totidem περὶ τῆς προγνώσεως, ubi in fine multae lacunae, exftant in bibl. ac. L. B. ex leg. Bonav. Vulcan.
Vid. cat. bibl. ejusdem p. 346. no. 43. Duo codd.
graeci funt in bibl. D. Marc. Ven. in reg. Parif. no.
2157. 2276. in Bodlei. in Vindob. lib. VI. p. 94. in
bibl. Gu. Landi (cat. mff. Anglic. no. 707.). — Excerpta de pulfibus ex Galeni et Theophili libris funt
graece in bibl. r. Par. no. 2178. Excerpta ex Galeno
de urinis et pulfu exftant graece, fed barbaro fermone
fcripta, in bibl. Vindob. de Neffel III. p. 53. *Latine*
exftant in bibl. r. Par. no. 7015. et lib. de pulfibus olim
fuit in bibl. Auguft. Vid. catal. p. 301.

VERSIONES. *Arabice* ab Honaino converfi
funt in bibl. r. Par. no. 1043. *Hebraicus* cod. eft in
bibl. Vindob. lib. VI. p. 94. Galeni de pulfibus ex arab.
in hebraic. verfus a R. Chanin ben Ifaac eft in eadem.
cf. Lamb. comm. ed. Kollar. I. p. 290. *Latini* interpretes funt HERM. CRUSERIUS, MART. GREGORIUS
AUGUSTIN. GADALDINUS, JO. GUINTHERIUS, Andern.
EDITIONFS *graecae* libri de pulfibus ad tirones.
Galeni lib. de pulfib. introductorius. graec. Par. 1529. 8.
Colon. 1529. 8. Par. 1543. f. — Galeni introductio
in pulfus ad Theutram, vertente MART. GREGORIO.
De pulfuum ufu, TH. LINACRO interpr. Lugd. 1556.
12. Prodiit etiam *lat.* cum aliis, vertente GUINTHERIO.
Par. 1531. f. — FR. VALLESII comment. in Galeni
libros etc. Colon. 1594. f. (Plen. titul. vid. no. 31.)
COMMENTARII. Galeni introductio in pulfus,
c. commentario MART. GREGORII et ejus interpretatione. Lugd. 1550. 12. — LEON. ROGANI in Galeni
libell. de pulfib. ad tirones commentar. acc. ejusd. de
urinis libri III. — e Galeno collecti. Neap. 1556. 8.
Rom. 1560. 8. Venet. 1571. 8. 1575. 8. 1597. 8. —
FERD. MENA Galeni de pulfibus libell. *lat.* verfus c.
commentar. et caftigationibus. Compl. 1553. 4. —
JO. BPT. NAVARRO comment. in Galeni libr. de differentiis febrium, in libr. de pulfib. ad tiron. et in fpurium librum de urinis. Valent. 1651. 8. 1693. 4. —
FRC. SANCHEZ comment. in hunc libellum prodiere
Tolofae 1636. 4. De HERM. CRUSERII omnibus Galeni de pulfibus operib. mox dicetur. — Omnes hi
de pulfibus libri Galeni prodierunt junctim *latine*, TH.
LINACRO interpr. Par. 1532. f. — Galeni de pulfib.
ad tiron. et XVI. de pulfib. libri, interpr. H. CRUSERIO,
c. commentariis ejusd. Parif. 1532. 4. — De differ.
pulfuum, de dignofc. pulfib., de cauffis pulfuum, de
praefagitione e pulfib., H. CRUSERIO interpr. prodiere
c. aliis Galeni. Baf. 1535. f. — Galeni de pulfibus
libri XVI. in compendium redacti opera H. CRUSERI.

Ven. 1575. 8. Pertinet huc quoque: De pulfibus libellus, paffim e Galeno collectus, a Gesnero editus.
Tigur. 1555. 8. — Clariffimor. quorund. medicor.
libri IV. 1) de pulfibus e Galeno collect. et quafi in
formulam redactus; 2) *Vaffaei* de judiciis urinarum;
3) JAC. SYLVII morbor. intern. cur. med.; BRUTI LU-
SITANI de ratione victus in febribus. Col. 1579. 8. —
Jo. E. HEBENSTREIT d. d. pulfu inaequali ad mentem
Galeni de cauff. pulf. lib. II. Lipf. 1741. 4.

41. *Galeni fynopfis librorum fuorum fexdecim
de pulfibus.* Exftat in ed. |Chart. to. VIII. p. 309.
in VII. Junt. cl. IV. f. 123. *Graecus* textus defideratur.
Verfio eft ab AUG. GADALDINO ex graeco facta. In
ipfo libro non occurrunt, quae efficiant., ut dubitemus,
quin fit genuinus. Promiferat quoque Galenus in c. 37.
artis med., fe fcripturum effe tale compendium, ac in
c. 5. libri de propr. libr. ipfe de hoc compendio, a fe
fcripto, refert.

42. Περὶ κρισίμων ἡμερῶν βιβλία γ'. *De diebus
decretoriis libri III.* Exftant in ed. Ald. P. III. f. 120.
in gr. Baf. Pa. III. p. 423. in Chart. to. VIII. p. 450.
in VII. Junt. cl. IV. f. 145.

Inter fuos refert hos libros *Galenus* de libr. propr.
et de arte med. c. 37. Defendit dies criticos, etiam
lunae influxus in eos haud ignarus.

CODICES *graeci* funt in bibl. r. Parif. no. 2272.
2246. in bibl. D. Marc. Ven. in Caef. Vind. Excerptum
ex his eft in Medicea. Bandin. III. p. 100. In colleg.
Mertonenfi *latinus* no. 685.

VERSIONES. *Arabicus* cod. eft in Efcurial.
no. 793. in bibl. r. Par. exftat etiam arabice, vertente
Honain. Hebraicus ex arabico factus a R. Chanin
ben Ifaac eft in bibl. Vind. (Lamb. ed. Kollar. I. p.
291.) — Galeni de dieb. decretor. libri III. de morbor. temporibus lib. I. de general. morbor. tempor. liber (Jo. GUINTHERIO interpr.) Parif. 1529. 8. Parif.
1530. 8. Lugd. 1550. 16. Bafil. 1554. — Galeni

de dieb. decretor. libr. III. Jo. GUINTHERIO interprete.
Lugd. 1550. 12. 1553. 12. — Verfionem GUIN-
THERII, recognitam ab AUGUST. GADALDINO, exhibent
editiones operum latinae.   COMMENTARII.   Recens latini facti et comm.
illuftrati a Jo. LALLEMANT. Heduae 1578. Lugd. 1579. 4.
Genev. 1579. 4. — Jo. PLANERII dubitationum et
folutionum in III. Galeni de dieb. crit. lib. I. acc. ejusd.
in eundem III. Galeni de diebus criticis fcholia. it. ejusd.
confilium in curatione morbi Gallici cet. Venet. 1574.
4. — Jo. ANT. MAGINI de aftrologica ratione ac ufu
dierum criticor. opus, duobus libris diftinctum, quorum primus complectitur comment. in Galeni libr. III.
de dieb. decretor., alter agit de legitimo aftrologiae in
medicina ufu. Venet. 1607. 4. — HIPPOL. OBICII
comment. in libr. III. exftat etiam. — Epitome per
Jo. MORISOT. Bafil. 1547. 8. Reperitur etiam ea epitome inter annotationes Morifoti in aphor. Hippocratis.

    43. Περὶ κρίσεων βιβλία γ΄.   De crifibus libri III.
Eft in ed. Ald. P. III. f. 103. in gr. Baf. to. III. p. 389.
in Chart. to. VIII. p. 377. in VII. Junt. cl. IV. f. 125.
    Eft genuinus, de quo ipfe Galenus refert de libr.
propr. et in arte med. c. 37. et de Hipp. et Plat. plac.
VIII. c. 6. p. 240.   Eft fere commentarius in Hippocratem.   Citat Galenus in hoc fcripto libros de arte
curativa, de facultat. natural. comm. in Hippocr. aphor.
de febris fignificatione, de typis, de pulfibus.
    CODICES graeci funt in bibl. D. Marc. Ven. no.
282. (catal. p. 136.), in Vindob. Lambec. I. p. 181.
in Voffian. bibl. ac. Lugd. Bat. (v. cat. ejusd. bibl.
p. 397. no. 45.) in bibl. r. Parif. no. 2266. et 2272. in
Medic. plut. 73. in bibl. ecclef. Weftmonaft. no. 1100.—
Latini codd. funt in bibl. coll. Mertonenf. no. 685. in
reg. Par. no. 6865.
    VERSIONES mftae.   Arabice exftat in bibl.
Efcurial. n. 797. 843. Hebraice ex arab. translatus a

R. Chanin ben Ifaac eft in bibl. Vind. (Lamb. ed. Koll. I.
p. 291.)

EDITIONES. Galeni opera, NIC. LEONICENO
interpr. de differ. morb. lib. II. de inaequali temperatura lib. I. de arte curat. ad Glauc. lib. II. de crifib.
libr. III. Par. p. H. Steph. 1514. 4. Seorfim 1528. 8.
1530. f. 1542. f. Lugd. 1543. 16. 1558. 12. —
Galeni libri de crifib. interpr. HIER. BONIPERTO, cum
adnotation. errator. fere CCC, quae in aliis hor. libr.
verfion. reperiuntur. Acc. ejusd. Boniperti quaeftio:
an expediat humores non concoctos, neque furiofos,
fed multitudine ac mala qualitate etiam peccantes inter
morbor. initia c. purgante medicamento minorare. Ven.
1547. Interpretationem NIC. LEONICENI emendave-
runt AUGUSTINUS GADALDINUS et REN. CHARTERIUS.
COMMENTARII. NIC. DE ANGLIA commeu-
tarius latinus in hunc librum eft in bibl. reg. Parif. no.
7015. — HIER. BONIPERTI comm. in hunc librum
prodiit Venet. 1543. 8. — ANT. LUDOVICI comm.
in hunc librum. Ulyffip. 1540. f. — FR. SANCHEZ
comm. Tolet. 1636. 4. — LUCAE GAURICI, Geopho-
nenf., fuper dieb. decretor. axiomata f. aphorifmi
grandes. Enucleavit idem pleraque Hippocr. et Galeni
theoremata, quae medici rerum coeleftium expertes
vix olfecerunt. Rom. 1546.

44. *Περὶ δυσπνοίας βιβλία γ'. De difficultate
refpirationis libri III.* Exftant in ed. Ald. P. III. f. 89.
in gr. Baf. P. III. p. 166. in Chart. to. VII. p. 219. in
VII. Juntar. claff. III. f. 56.

Meminit ejus libri Galen. art. med. c. 39. Citat
libros de pulfuum differentiis, de optima fecta, περὶ
τῶν ἁπλῶν διαθέσεων. Scriptus eft a Galeno ad loca
Hippocratis de difficultate refpirationis explicanda.

CODICES *graeci* funt in bibl. Bodlei. *Latini* in
bibl. reg. Parif. no. 6865. Codices libri de juvamento
anhelitus, qui forte idem eft cum hoc, funt in bibl. r.
Par. no. 7047. 6865. Lib. II. et III. eft in bibl. Baroec.

no. 220. cat. mſſ. Angl. et Hib. Codex, ut puto, latinus eſt in Vatic. Montf. p. 34.

EDITIONES *latinae* vertente TH. LINACRO. Baſ.
1536. f. Cum libro de cauſſ. reſpiràtiouis, Jo. VAS-
SAEO interpr. 1553. f. Vertit etiam hunc librum e
graeco JAN. CORNARIUS. Ejus verſionem recognovit
AUGUST. GADALDINUS. Cornarii verſio prodiit cum
aliis Galeni. Baſ. 1536. f.

COMMENTARII. ANT. LUDOVICI erotematæ
de difficili reſpiratione. Olyſſip. 1540. f. c. al. Galeni.

45. *De cauſſis procatarcticis.* Exſtat latine tantum in ed. Chart. to. VII. p. 347. in VII. Junt. claſſ. III.
f. 95. — Citat hunc librum περὶ τῶν προκαταρκτικῶν
αἰτίων Gal. in art. med. c. 37.

CODEX *latinus* eſt in bibl. r. Par. no. 6865. —
Ex Graeco vertit NIC. RHEGINUS.

46. Περὶ πλήθους. *De plenitudine.* Exſtat in
Ald. P. III. f. 77. in gr. Baſ. P. III. p. 342. in Chart.
to. VII. p. 322. in VII. Junt. cl. III. f. 76.

Refertur a Galeno inter proprios in art. med.
c. 39. Citat in eo libros de facultatibus natur., de
Hipp. et Pl. decr., de elem. ſec. Hippocr., de tumor.
praet. nat.

EDITIONES *latinae:* Galeni de plenitudine.
Polybus de ſal. vict. rat. privator. Jo. GUINTHERIO,
Andern. interpr. *Apulejus* Platonic. de herbar. virtut.
ANT. BENIVENII libell. de abdit. nonnull. ac mirand. morbor. et ſanat. cauſſis. Exc. Chr. Wechel. 1528. f. —
Galeni aliquot libelli, ſc. corporis temperaturam animi
mores ſequi; de vitiis animi et eorum remediis; de
ſectis; introductorius; de plenitudine; de optimo corporis ſtatu; de bono habitu; de elementis libri II. de
atra bile; de tumor. praet. natur. p. Jo. GUINTHERIUM.
Baſ. 1529. 4. — Prodiit etiam Pariſ. 1531. 8. Baſ.
e verſione Jo. GUINTHER. 1539. 8. Verterunt etiam
BARTH. SYLVANIUS, VICT. TRINCAVELLIUS.

47. *Περὶ τῶν παρὰ φύσιν ὄγκων.* *De tumoribus praeter naturam.* Eſt in ed. Ald. P. III. f. 83. in gr. Baſ. P. III. p. 353. in Chart. to. VII. p. 312. in VII. Junt. cl. III. f. 82.

Citat hunc librum inter proprios Galen. in art. med. c. 37. Laudat in eo librum de oculorum malis, qui interiit.

CODEX eſt in bibl. reg. Pariſ. no. 2164. in bibl. Ven. D. Marc. no. 281. cum nota: Scinditur in duas partes, ſecunda inſcribitur de iis, quae conſiſtunt ex humore cholerico.

EDITIONES. Prodiit *graece*. Par. 1557. 8. Vitemb. 1589. 8. *Latine* vertente Jo. GUINTHERIO. Baſ. 1529. 4. (Titulum plenum invenies no. 46.) Verterunt etiam praeter GUINTHERIUM NIC. RHEGI-NUS, HORAT. LIMANUS, AUG. RICCIUS. Meliores effecit priores verſiones *Charterius*.

VERSIONES. *Gallice* prodiit auctore PT. CO-LET. Lugd. 1540. 8.

COMMENTARIUS in hunc librum eſt SIM. A CAMPI. Neap. 1642. 4.

48. *Περὶ τρόμου, καὶ παλμοῦ, καὶ σπασμοῦ, καὶ ῥίγους.* *De tremore, palpitatione, convulſione et rigore.* Exſtat in ed. Aldin. P. III. f. 89. in gr. Baſil. P. III. p. 364. in Chart. to. VII. p. 199. in VII. Junt. cl. III. f. 51.

Haud meminit hujus libri Galen. in art. med. c. 37. Citat vero in eo libros de pulſibus.

CODICES *graeci* ſunt in bibl. r. Pariſ. n. 2771. 2269. in Medic. Band. III. p. 100. in bibl. Ven. D. Marc. no. 282. (catal. p. 136.)

EDITIONES. Prodiit *latine:* Galeni lib. de palpitatione, tremore, rigore, convulſione, interpr. NIC. LAVACHIO. Ven. 1536. 8. — Verterat olim PT. DE APONO. — Reliqui interpretes ſunt GUINTHERIUS, DOM. MONTESAURUS, PETR. DE CHANO VETUSTUS

JAN. CORNARIUS.   Priores verfiones emendavit *Char-*
terius.

49. *Περὶ κράσεως καὶ δυνάμεως τῶν ἁπλῶν φαρ-*
μάκων βιβλία ιά. De fimplic. medicamentor. tempe-
ramentis et facultatib. libri XI. Exftat in ed. Ald.
c. infcriptione: *περὶ κράσεων τῶν ἁπλῶν φαρμάκων,*
P. II. f. 1. in gr. Baf. P. II. p. 1. in Chart. to. XIII. p. 1.
in VII. Junt. cl. V. f. 2. — Hi cum tertio de temperamentis libro ii libri funt, in quibus Galenus medicamentorum temperamenta theoriae fuae de IV. elementorum qualitatibus accommodavit, eorumque virtutem
omnem effe aut calefacientem, aut frigefacientem, aut
ficcantem, aut humectantem propofuit. In IV. gradus
etiam fingulas harum virtutum in fingulis medicamentis divifit, quod inftitutum omnes, qui Galenum fequuti funt, medici obfervarunt atque fubtilius excolue-
runt.   Quae res omnes, una cum ratiociniis de medicamentorum virtute, generatim fpectata, exponuntur
in libris prioribus usque ad fextum, in quo fcriptores enumerantur, qui ante Galenum de medicamentis
fcripferunt.   Medicamentorum fimplicium virtutes deinde ad literarum ordinem, qui cuique fimplici medicamento competit, enumerantur.
   Meminit horum librorum Galenus in art. med.
c. 37., monetque fimul, hos libros intelligi non poffe,
nifi ab eo, qui de temperamentis librum tertium, in
quo temperamenta medicamentorum exponuntur, prius
legerit.
   CODICES *graeci* funt in bibl. reg. Parif. no.
2157. 2159. 2160. 2170.   Galeni fcripta de fimplic. medicam. facultatibus exftant *graece* in bibl.
Lugd. Bat.   Codex erat olim TH. LINACRI, mox
Vulcanii.   Vid. Cat. ejus bibl. p. 334. Libri V.
priores exftant *graece* in bibl. reg. Parif. no. 2156.
2158.   Duo tantum libri funt in eadem bibl. no.
2279. 2280.   Omnes hi codd. a recentiore manu
funt exarati.   *Graece,* fed mutili, exftaut in bibl.

Auguft. Lib. VI. VII. VIII. IX. in epitomen alphabeti-
cam redacti, funt in bibl. Caef. Vind. de Neffel P. III.
n. 25. p. 35. liber VI. initio mutilus, lib. VII. VIII.
IX. X. XI. exftat *graece* in bibl. Vind. n. 35. de Neffel
Pa. III. p. 46. lib. VI. VII. et VIII. eft in eadem bibl.
Vind. no. 48. de Neffel P. III. p. 53. Excerpta ex iis
exftant graece in bibl. Coislin. Montf. P. II. p. 448.
cod. graec. XV. feculi eft in bibl. D. Marc. Ven. —
CODD. *latini* exftant in bibl. D. Marc. Ven. Libri VI.
pofteriores funt in bibl. r. Par. n. 6865. Libri V. de
virtutibus medicamentor. fimplicium funt in bibl. coll.
Mertonenf. Ox. no. 685.

VERSIONES horum librorum duas habent *Arabes*. Herbel. p. 963. Isaac ben Honain epitome Galeni
de fimplic. exftat in bibl. Huntingt. cat. mff. Angl. no.
6207. — Cod. *arabicus* ex verfione Honain Cafir.
n. 789. Libri V — X. ibid. no. 801. Libr. I. n. 748. —
Latine prodierunt Jo. Gerardo, Goudano, interprete, c. libro de natur. facult. fubftantia. Parif. 1530. f.
1543. 8. Lugd. 1547. 12. Lugd. 1552. 12. Argent.
1561. 8. — *Gallice* totum opus vertiffe dicitur Herve
Favard, cum annotationibus Fuchfii, Sylvii, aliorum. Limoges .... 8.

COMMENTARII. Leonh. Fuchsii comment.
prodierunt Parif. 1554. f. Fr. Vallesii comment. in
Galeni libros — Opera J. Pt. Ayroldi. Col. 1594. f.
(Plenum titulum vid. no. 31.) Prodiere antea Frcf.
1645. f. — Mich. Sebitz V. priores libri Galeni de
fimplicium medicam. facultatibus in XVI. difputationes
refoluti. Arg. 1647. 8. 1651. 4. — Jo. Danzii tabulae fimplicium medicam., quae apud Diofcoridem,
Galenum et Plinium inveniuntur. Baf. 1543. f. —
Epitomen in hos libros fcripfit Guil. Bellonius.

50. Τέχνη ἰατρική. *Ars medica.* Exftat in ed.
Ald. P. III. f. 147. in gr. Baf. P. III. p. 471. in Chart.
to. II. p. 196. in VII. Junt. in ifagog. f. 61. Librum

Microtechni, *microtegni*, *tegni Galieni* vocarunt arabiftae ac latino-barbari, eumque fere in tres partes f. libros diviferunt.   Eft is in Galeni libris, quem grata erga tantum virum pofteritas aeftimavit longe maximi, quem omnes fcholae explicabant, quem medici diurna nocturnaque manu verfabant, quem legiffe debebant, ceu librum Galeni maxime authenticum, omnes, cujusque puncta debebant explicare fpeciminis cauffa prius, quam licentiam praxeos medicae exercendae confequerentur. (vid. ANT. MAZZA in hift. urb. Salern. c. 9. p. 68. 69. in Thef. hift. ital. Graevio-Burm. to. IX. part. 4.)   Quam ob cauffam is liber etiam faepiffime eft editus et a medicis notationibus quibuscunque atque commentariis illuftratus.   Scriptus eft a Galeno, poftquam iam permultos alios de re medicinali libros fcripferat, quos omnes ipfe citat c. 37. ejus libri p. 230. to. II. nondum tamen fcripferat libellum de libr. propr., etfi ejus fcribendi propofitum habebat. Continetur in eo, poft expofitionem uberiorem de medicinae definitione recte tradenda, tractatio de fignis fanitatis, inprimis vero et temperamentorum tam generatim, quam eorum, quae fingulae partes habeant, et in naturali et in praeternaturali ftatu conftitutae.   Quo facta transitus eft ad figna corporum, morbo adfectorum, et partium laborantium, poftea ad prognoftica figna.   Denique agitur de cauffis, quae fanitatem confervant, et quae labefactatam valetudinem reftituunt; in qua tractatione non folum fumma curationis morborum in partibus organicis atque fimilaribus exiftentium exponitur, fed etiam regulae de avertendis cauffis procatarcticis, de vita in quocunque morbo confervanda, ac de convalefcentium ex morbo cura gerenda exponuntur.   Continentur hinc in hoc libello fuccincta fyftematis Galeni expofitio, quatenus id fanitatis cognitionem et confervationem, morborum vero cognitionem et curationem refpicit, ac omnium, quotquot exiftunt, primum habendum eft, in quo curandorum

morborum regulae generaliores (therapeuticen vocant)
ad fyftematis cohaerentis normam traditae fint.

CODICES hujus libri *graeci* exftant in bibl. reg.
Parif. no. 1883. 2175. 2278. 2304. 2306. Exftat
etiam *graece* in bibl. D. Marc. Ven. n. 275. art. medicae lib. I. (cat. p. 134.) Inter Voffianos in bibl. ac.
Lugd. B. (v. Cat. ejus bibl. p. 396. n. 16.) In bibl.
Caef. Vind. c. aliis excerptis de Neffel P. III. p. 23.
In bibl. Bodlei. cat. mff. Angl. no. 1552. 1355. —
Latini codd. exftant in bibl. r. Parif. n. 6868. 6871.
7029. 7030. in bibl. Bodlei. n. 1052. in Voff. n. 2002.
in coll. Norvic. Oxon. n. 1130. in bibl. Cai. Gonvill.
n. 962.

EDITIONES *graecae* funt: Galeni ars medicinalis.
gr. c. lection. var. exc. Chr. Wechelius. Par. 1548. 4. —
Γαληνοῦ τέχνη ἰατρική. Galeni ars medica graece et
lat. interpr. NIC. LEONICENO. In ufum fchol. Argen-
tor. feparatim expreffa. Argent. 1586. 8. (In meo
tamen exemplo verfio latina defideratur.)

VERSIONES. *Hebraice* exftat in bibl. Caef.
Vind. translata ex arab. a R. CHANIN BEN ISAAC.
Lambec. ed. Kollar. I. 290. *Latinae* verfionis hujus
libri duo genera exiftunt. Exftant enim verfiones ex
arabico factae in latinam linguam, et e graeco in latinam
linguam factae. Ad illas translationes referri debent:
Tegni galieni. Incipit liber I. tegni Gal. quae verfio
incogniti auctoris exftat in Articella Ven. 1483. 4.
primum edita. In mea editione Articellae, Lugd. p.
Joan. de la place, impenfis Barth. troth impreffa
1515. 8. haec antiqua verfio legitur a fol. 109. ad fol.
125. refertque magis excerptum ex arte med. Galeni,
quam verfionem. Eadem verfio, ex arabico facta, exftat in *Ruftici placentini* collectione. Ven. 1507. 8.
Exftat etiam in commentariis Arabiftarum in librum
tegni. Eadem legitur in quarta editione oper. Galeni.
Papiae p. Jacob. Paucidrapenf. de Burgofranco 1516. f.
a fol. 1. usque ad f. 18. una cum duabus aliis verfioni-

bus e graeco factis LAURENTII LAURENTIANI et NIC.
LEONICENI. — Verfiones ex graeco factae funt:
1. LAUR. LAURENTIANI. Ea invenitur cum in quarta
edit. oper. Galeni, tum in Articella. 2. NIC. LEONI-
CENI. Ea prodiit Ven. 1508. f. p. Jac. Bentium de
Leucho, c. praef. in libros Galeni e graeco in lat. a fe
translatos, c. praef. ejusd. in art. med. Galeni, cum
opere de tribus doctrinis ordinatis fec. Galeni fententiam, et aliis. Repetita eft haec editio Ferrariae
1509. f. eique in ea acceff. Galeni comm. in Hippocr.
aphor. — Verfio *Leoniceni* libri de arte medica repetita eft fola Baf. 1549. f. Antverp. 1549. 8. Helmft.
1587. 8. Venet. 1606. 12. Eam maxime probarunt
medici. Recepta ea legitur in Opp. Galeni latin. ed.
JAN. CORNARII et in editt. Junt. ubi vero ad graecor.
exemplorum fidem aliquot locis emendata deprehenditur
ab AUGUSTINO GADALDINO. — 3. MART. AKAKIAE,
Prof. Paris. Eam laudat Chart. in concifis notis ac
varr. lectt. ad to. II. p. 404. Edita eft Parif. 1538. et
1543. 4. Venet. 1544. 4. (Mea editio hujus anni et
loci eft forma 8. K.) 1587. 8. Lugd. 1548. 16. 1561.
12. Baf. 1549. 8. — Charter. praeftantiora interpre-
tamenta ab eo eft mutuatus. — 4. JO. MANARDI.
Ea prodiit c. verfione NICOL. LEONICENI et comment.
JO. AGRICOLAE AMMONII. Baf. 1541. 8. — Verfio *latina*, nefcio cujus, prodiit c. Hippocrat. aphor. Hipp.
praefagior. lib. III. Hippocr. de vict. rat. in morb. acut.
et ejusd. de nat. hum. Lugd. 1543. 12. 1545. 12.

COMMENTARII in hunc librum exftant numerofiffimi; eo enim c. aphor. Hippocr. medici ad in-
ftitutionem tironum prae aliis omnibus ufi funt. Primum eos enumerabo, qui manufcripti in bibliothecis
latent, deinde eos, qui typis vulgati in lucem prodiere. — Commentarius in librum Tegni exftat in
bibl. Pembrock. Cantabr. no. 2055. et in bibl. Norv.
Oxon. no. 1130. in Bodlei. 2753. et imperfectus in
Medicea. — Ars parva c. comment. exftat in Vatic.

Montf. p. 36. Joannis X, pontif. rom., commentarius exftat in bibl. patr. canon. Lateran. — Commentarii HALI RODOHAM (Redhoam) exftant *arabice* in bibl. Efcurial. n. 799. 878. in bibl. r. Parif. n. 6868. 6869. 6870. 6871. 7029. 7030. in colleg. nov. n. 1130. 1134. Cum comment. Haly in Mertonenfi no. 687. 688. in coll. D. Petri Cantabrig. 1866. in coll. omn. animar. n. 1430. in Bodl. n. 2753. in bibl. monaft. Gaybac. f. no. 285. — Commentarios PHIL. DE SOLDECILLA, Catalauni, citat Symphor. Campegius in libro de claris Gall. Hifp. ineditos hactenus. — *Ars parva Galeni* c. commento exftat, fed non integra, in bibl. Auguft. tefte catal. p. 301. — Quaeftiones fuper Tegni Galeni funt in bibl. Digbaei. Catal. mff. Angl. no. 2184. — Cum comment. Haly, fed non integris, in bibl. colleg. univerf. Oxon. no. 89. — lmperfeclus commentarius in hunc librum exltat in bibl. Medicea. — Quaeftiones SIMON. DE GRAVENER in hunc librum exftant in bibl. Cai. Gonvill. Cantabr. n. 960. — Gloffula fuper tegni Galeni fec. Magiftr. Benedictum in eadem no. 960. — Honaini f. Joannitii, celeberrimi ex Obaditarum familia medici Arabis, (de quo vid. meas inftitutiones hift. med. §. 379. 380.) hyfagoge f. introductio in medicinam fcripta eft in hanc artem. — JOANNITII commentarius in art. parv. Galeni exftat *hebraice* in biblioth. Vind. Lamb. edit. Kollar. I. p. 295. Conf. 395. — Latine exftat in biblioth. Bodl. n. 2753. in bibl. coll. S. Trin. Dubl. n. 502. — Prodiit in articella faepius. Etiam Ven. 1501. f. 1507. 8. 1519. f. Alia introductio eft NIC. LEONICENI in opus de tribus doctrinis ordinatis fecund. Galenum praef. ad Frc. Caftellum, ducis Ferrariae medicum. Editiones fupra jam allatae funt, ubi de NIC. LEONICENI verfione diximus. Exftat hoc opus de tribus doctrinis etiam in Galeni edit. lat. Papienfi. — CONR. STÖCKLIN introductorium in art. parv. Galeni. Lugd. 1516. 8. Hagen. 1533. f. — Commentarii exftant numerofiffimi. —

Commentum HALY RODOAN in veterem librorum Tecti-
ni Galeni translationem. Expofitio JAC. FORLIVIENSIS
in novam librorum Techni Galeni translationem. Quaeftiones JAC. FORLIVIENSIS fuper tribus Techni Galeni
libris. In fine: Expliciunt — revifae a Ruftico placentino. Impreffa arte Mich. et Bernardini, fratr. de
Garaldis Papie d. 2 Mart. 1501. f. mai. — Trufiani*),
monachi Carthufienfis, qui plus quam commentator
dicitur, commentarii prodierunt Bonon. 1489. f. Ven.
ap. Ph. Pincium 1511. f. (Vixit tefte *Campegio* circa
ann. 1300.) — THADDEI Flor. commentarius prodiit editore Thom. Dionyf. Polio. Neap. 1522. f. —
HUGONIS Senenfis commentar. in microtechni prodiit
Ven. 1491. f. 1498. f. 1508. f. Papiae 1518. f. —
JOAN. SERMONITAE commentar. Venet. 1498. f. —
BAPT. FIERAE comm. Mantuae 1515. f. Ven. 1548. f. —
SYMPHOR. CAMPEGII paradoxa in art. parv. Galeni prodiere cum aliis Lugd. 1516. 8. — JAC. FOROLIVIEN-
SIS interpretatio c. quaeft. ejusd. Venet. p. JAC. BEN-
TIUM DE LEUCHO, impenf. Juncte de Junctis. Flor.
1508. f. — Antiquior exftat ed. etiam Ven. p. BAPT.
DE TORTIS. 1491. f. max. Pap. 1519. f. Ven. 1520. f.
1547. f. — ANT. CITADINI aufcultationes in parvam
art. Galeni. Favent. 1523. f. — GALEATII DE SANCTA
SOPHIA libellus introductorius in art. parv. Galeni
prodiit in opus opere medicinae pract. faluberrimo in IX.
tract. libri Rhafis ad reg. Almanfor., cura G. KRAUT,
c. Jo. Ketam fafc. medicinae. Venet. 1522. f. Hagen.
1533. f. — Jo. MANARDI luculenta expofitio in artem parv. Gal. Baf. 1529. 8. 1536. 4. Patav. 1553. 8. —
Prodiit etiam c. *Pfelli* de vict. rat. lib. II. et Rhafe de
peftilentia. Baf. 1529. 8. — Commentarios MART.
AKAKIAE memoravi fupra fub editt. lat. — ANT.

---

*) Legi quoque titulum fic: Turifani, medici praeftan-
tiffimi. plus quam commentatoris, in parv. Galeni art. Venet,
ap. Junt. 1557. f. K.

Ludovici erotematum numeri ternarii libri VI. in quibus tota fere ars medica continetur cum aliis Galeni.
Ulyſſip. 1540. f. — Lib. abſolutiſſim., quem Galen.
art. medicinal. inſcripſit, latinit. donat. partim a Nic.
Leoniceno Vicent., part. a Jo. Manardo, Ferrar.
Idem lib. art. medicin. pro bona ſui parte *graece* additus, quantum videl. interpr. capit. difficilior. exigere
videbantur. Comment. perbreves et familiar. in eund.
libr. jam nunc primum in lucem editi p. Jo. Agricol.
Ammonium. Baſ. 1541. 8. 1543. 4. — Hier. Thriveri Bruchelii in τέχνην Galeni clariſſimi commentarii.
Lugd. 1547. 8. — Jul. Argenterii comment. III.
in art. medicin. Galeni. Par. 1553. 8. 1578. 8. Mon-
teregali 1566. f. — Jo. Bapt. Montani in art. parv.
Gal. explanationes a Valent. Lublino editae Venet.
1554. 8. Lugd. 1556. 12. et tabulae Ven. 1558. f. —
Jul. Delphini in III. Galeni artis medicin. libros ex-
planatio. Acc. ejusd. de ratione medic. praeſcribend.
liber. Ven. 1557. 4. — Nic. Biesii in art. med. Galeni commentarii. Antwerp. 1560. 8. — Theod.
Zwingeri tabulae et commentarii in art. med. Galeni.
Baſ. 1561. f. (Commentarii ſunt in tabularum formam redacti, quales etiam in Hippocratis libros XXII.
confecit. Verſionem expreſſit Nic. Leoniceni.) —
Frc. Vallesii comm. in art. medicin. additis comm.
in libr. de inaequali temperie. Complut. 1567. 8. Ven.
1591. 8. Prodierunt etiam ejusd. comment. in Gal.
art. med. c. libro de temperamentis et aliis quibusd. etc.
Colon. 1590. f. et 1594. f. (Titulum plenum vide
no. 31.) — Jo. Argenterii in art. medic. Galeni
commentar. III. tom. II. Montereali, 1568. 8. Pariſ.
1578. 8. — Galeni ars medica, J. P. Ingrassia interpr. et enarratore. Venet. ap. Junt. 1574. f. —
Oddi de Oddis in librum art. medicin. Galeni minutiſſima et dilucidiſſima expoſitio, a Marco filio edita
et caſtigata. Venet. 1574. 4. Brix. 1607. 4. Venet.
1608. 4. Addidit filius totum id, quod ex interpre-

tatione ob intempeſtivam patris mortem deerat. —
VINC. MUNDINI expoſitio in Galeni libr. art. med. Bon.
1586. 4. — JAC. SCHEGK praelect. in Gal. libr. de arte
parva, edidit Seb. Blofs. Frcft. 1589. 8. — ROD. A
VEIGA opera omnia in Galeni libros edita, ſc. in libr. III.
art. med., in libr. VI. de loc. adfect., in libr. II. de febr.
diff. commentarii. Lugd. 1594. f. — SANCTII SANCTO-
RII commentaria in art. med. Galen. part. III. Venet.
1612. f. 1630. 4. Lugd. 1631. 4. 1632. 4. — ANDR.
LAURENTII annotat. in parv. art. Galeni, in ea, quae
ſpectant ad ſemioticam medicinae partem. (Sunt in
Laurentii oper. therapeut. Frcf. 1627. f.) — Galeni
ars parva in diſputationes XXX. reſoluta et in Argent.
academia exercendi cauſſa propoſita praeſ. MICH. SEBI-
ZIO. Argent. 1633. 8. — SIM, A CAMPI comm. in art.
parv. et quid. tantum in textus XIII. nempe a textu 46.
usque ad 58. libri III. prodiere c. ejusd. comm. in Gal.
de differ. febr. Neap. 1642. 4. — LUC. TOZZI in librum art. medic. Galeni παραφραστικὴ ἀνακεφαλαίωσις.
Efficit operum part. V. Patav. 1711. 4. — Ad artem
Galeni pertinet etiam GALEATII DE STA. SOPHIA in nov.
tract. libri Rhaſis ad regem Almanſorem de curatione
morbor. particularium. Libellus introductor. in art.
parvam Galeni de principiis univerſalibus totius medicinae, tam theor., quam pract., ex doctrina Avicennae
et alior. philoſ. congeſtus. Reſtit. correx. et public. GE.
KRAUT. Hagen. 1533. f. — ANDR. PLANER de utilitate art. parv. Tub. 1579. 4. — JO. PA. GALLUCII de
uſu tabularum, in quibus diſciplinae deſcriptae ſunt.
Additus eſt typus trium libror. art. parv. Galeni — a
Jo. Bapt. Montano. Patav. 1580. f. — BEN. VICTORII
in Hippocr. progn. comm. Acc. Theoricae latitudinum
medicinae liber, ad Galeni ſcopum in arte medicinali.
Flor. 1551. f. — Collectio comm. in artem proſtat,
titulo: *Plus quam commentum in parv. Galeni artem
Truſiani, c. duplici textus interpr., quod olim Jul.
Martianus Rota auxit et emendav. Addita ſunt Haly,*

CLAVDII GALENI.   CXXI

*qui eand. Galeni artem primus expofuit. Joannitii
ad eandem introductio. Gentilis, qui primum ejusd.
art. libr. declaravit. Nic. Leoniceni quaeft. de tribus
doctrinis.* Venet. ap. Junt. 1557. f.

51. Περὶ διαφορᾶς νοσημάτων. *De differentiis
morborum liber.* Exftat in edit. Ald. P. III. f. 1. in
graec. Bas. III. p. 199. in Chart. to. VII. p. 1. Ariftoteli tribuebat hos libros Duretus absque ulla cauffa.
CODEX *graecus* in bibl. D. Marc. Ven. n. 275.

52. Περὶ τῶν ἐν τοῖς νοσήμασιν αἰτίων. *De morborum cauffis liber.* Exftat in ed. Ald. III. f. 4. ubi vero
is liber infcriptus eft: περὶ τῶν ἐν τοῖς νοσήμασιν αἰτίων, βιβλίον β'. unde patet, eum librum c. libro praecedente: π. διαφορᾶς νοσημάτων cohaerere. In ed.
Bas. III. p. 205. ubi eodem modo is liber infcriptus eft;
in ed. Chart. to. VII. p. 16.
CODEX *graecus* in bibl. D. Marci Ven. n. 275.

53. Περὶ συμπτωμάτων διαφορᾶς βιβλία γ'. *De
differentia fymptomatum libri III.* Exftant in ed.
Ald. f. 7. cum infcriptione: περὶ τῶν συμπτωμάτων
διαφορᾶς βιβλίον γ'. δ'. ἐ. qui primus, fecundus et tertius eft de fymptomatum differentiis, βιβλίον vero δ'.
infcriptionem habet περὶ αἰτίων συμπτωμάτων. Eandemque infcriptionem habent duo reliqui, quos pofteri
editores in III. libros diviferunt. In ed. graec. Bas.
III. p. 212. eadem infcriptio legitur, quae in Aldina.
In ed. Chart. to. VII. p. 29. In VII. Junt. et in reliquis latinis editionibus hi III. libri in unum redacti
funt, titulo: Galeni de differentiis morbor. cauffar.
fymptomatumque libri VI. Sunt in hujus edit. cl.
III. f. 1.

Citat Galenus hos libros inter proprios c. 37. et
de libris propr.

CODICES *graeci* funt in bibl. r. Par. n. 2169. in
Medicea plut. 74. Bandini III. p. 115. in Vindob.
Lamb. I. p. 181. Galen. de cauff. fymptom. eft in bibl.
acad. Lugd. Bat. inter libros Voffian. n. II. fed poft fol.

XXIV. fequitur alia manus, et videtur aliquid deeffe, cum non conveniant fequentia. Vid. cat. ej. bibl. p. 391. In bibl. Ven. D. Marci n. 275. de differentia fymptomat. lib. I. de cauff. fymptom. libri III. (Catal. p. 134.) — *Latinus* codex eft libri de differentiis et cauff. fympt. in bibl. Cai. Gonv. Cantabr. n. 948. Galenus de morbo et accidente eft in eadem biblioth. n. 955. in bibl. coll. Merton. Oxon. n. 685. et in bibl. r. Par. n. 6865. Excerpta ex his libris funt in bibl. Medicea, Band. III. 101.

EDITIONES *graecae:* Galeni de morbor. differentiis lib.I. de cauff. morb. lib. I. de differentiis fympt. lib. I. de cauff. fympt. lib. III. graece. Antw. 1550. 8. VERSIONES. *Arabice* exftat lib. de fympt. cauff. in bibl. Efcur. no. 896. 799. vertente *Honain.* Lib. I. et II. folus ibid. n. 855. 843. De cauff. et fympt. morbor. ex arabico in *hebraic.* translat. a R. Chanin ben Ifaac eft in bibl. Vind. Lamb. ed. Koll. I. 292. *Latinae:* Galeni opera, NIC. LEONICENO interpr. de differ. morb. lib. II. de inaequali temperatura lib. I. de arte curativa ad Glaucon. libr. II. de crifibus libri III. Paris. 1514. 4. — Galeni de differ. fymptom. libr. I. de caufl. fymptom. lib. III. THOM. LINACRO interpr. Lond. 1524. 4. Par. 1528. 8.— Galeni de morbor. et fymptomatum differentiis et cauff. lib. VI. GUIL. COPO interpr. ab eoque collati et caftigati. Paris. 1523. 12. (1527. 12. K.) Lugd. 1530. 16. Lugd. 1547. 16. Bas. 1560. 12. Ejus verfionem textui graeco minus refpondere, refert Chart. in concif. not. ad to. VII.

COMMENTARII. *Avicennae* comment. in Galen. de cauff. et fymptomatibus apud Cafir. n. 797. — AEGID. GAUDINI adnotat. in libr. de fymptomatum different. et de morbor. cauff. fcriptae reperiuntur in bibl. r. Parif. n. 7032. — STEPH. DUTEMPLAEI tabulae in VI Galeni libros de morbis et fymptomatib. Lugd. 1530. f. max. — FR. VALLERIOLAE comment. VI. in Galeni libros de morbis et

fymptom. Lugd. 1540. 4. 1548. 8. — JAC. SYL-
VII methodus VI. libror. Gal. de different. et cauſſ.
morbor. et fymptom. in tabellas VI ordine fuo conie-
cta. Acc. ejusd. de fign. omnib. med. commentar. Par.
1539. f. Paris. 1548. f. Et prodiit quidem hoc anno
Paris. bis in f. nempe ap. Jac. Gazellum et ap. Chr.
Wechelum. Ven. 1554. 4. Et in SYLVII operib. —
Methodum in hos libros etiam condidit LEONH. FUCH-
SIUS. — LAUR. JOUBERTI annotat. in Galen. de differ.
morbor. Ej. annotation. in Galen. de differ. fympt.
exſtant (in Opufc. ol. difcipulis fuis publice dictatis,
quae nunc Jo. POSTIUS excudere curavit. Lugd. 1571.
4. K. et) in ej. Opp. Frcft. 1599. f. — JAC. BOR-
DING in III. priores Galeni libr. de morb. et fymptom.
commentar. Roſtoch. 1605. 4. (Vid. infr. n. 65.) —
Jo. FR. ROSSELLI ad VI. libr. Galeni de differ. et cauſſ.
morbor. et fymptom. commentarii. Subjunctae funt
ejusd. epitolae. Barcinon. 1627. f. — Jo. ALB. SEBIZ in
libr. II. de different. morb. et cauſſ. fympt. commentarii.
Argent. 1630. 4. — Exſtat etiam LAUR. JOUBERTI commentarius. — MELCH. SEBIZ diſſ. lib. Galeni de morb.
differentiis. Arg. 1670. 4. — *Ejusd.* diſſ. Galeni
lib. de morb. cauffis. Arg. 1630. 4.

54. Περὶ συνϑέσεως φαρμάκων τῶν κατὰ τόπους
βιβλία *i. De compofitione medicamentorum fecund.
locos libri* X. Exſtant in ed. Ald. Pa. II. f. 87. in
graec. Bas. P. II. p. 152. in Charter. to. XIII. p. 319.
in VII. Junt. claff. V. f. 121.

Citat Galenus hunc librum inter proprios in art.
med. c. 37. fcripfitque, poſtquam libros de ufu partium,
de methodo medendi, et de medicam. fimplic. fcripferat. JAN. CORNARIUS putabat, hos libros omnium
a Galeno fcriptorum poſtremos eſſe. Ampliſſimus in iis
continetur recenfus medicamentor. compofitor. et Galeno proprior., et alior., maxime Archigenis, cujus
libri de medicamentis ex hoc Galeni libro fere reſtitui
poſſent. Laudatiſſimus is liber erat Arabibus et Ara-

biſtis. Inſcriptionem habebat apud eos Liber Mira-
mir, ſeu decem tractatuum.
CODICES mss. *graeci* ſunt in bibl. r. Par. n.
2123. 2156. in bibl. Medicea, in bibl. D. Marci Ven.
n. 280. de compoſitione medicaminum per ſingulas corporis partes libri X. ſcripti manu Jo. presbyteri Rhoſi
Cretenſ. — a. 1470. (vid. cat. p. 135.) et cod. 288.
c. eadem inſcriptione (cat. p. 137.). Libri VI. VII.
VIII. codex eſt in bibl. Vindob. Lamb. II. c. 6. Octo
ejus operis libri ſunt in bibl. r. Paris. n. 2158. Duo
libri priores in ead. n. 2158. — Galen. de compoſ. pharmacor. ſimplic. eſt in bibl. r. Par. n. 2167. Et inter
codd. mss. cathedr. ecclef. Wigornienſis n. 745. in Vatic. Montf. p. 28.
VERSIONES. *Arabice,* vertente HONAIN, c.
notis ejus. Caſiri n. 791. et lib. 5. 6. 7. no. 792. *Latine* prodierunt Par. 1530. Interpr. Jo. GUINTHERIO,
Andern. Par. 1535. f. — Galeni de compoſitione
pharmacor. local. ſ. ſecundum locos libri X. recens
fideliter converſi a Jan. Cornario, una c. ejusd. Cornarii commentar. medicor. in eosd. libros libris X. Bas.
1537. f. — Galenus de compos. pharmacor., c.
ejusd. et alior. ſylvula experimentor. p. CONR. GESNE-
RUM. Tig. 1541. 8. — Galeni de compoſ. pharmacor. local. libri X. JANO CORNARO interpr. Lugd.
1549. 12. — Praeter Cornarum interpretatus eſt
etiam hos libros NIC. MARCHELLUS. — FR. ROTAE
comm. in hunc librum cum graeco textu. Bonon. 1553.
8. — Compendium ex Actuarii Zachariae libris de
differentiis urinarum, iudiciis et praevidentiis. Univerſalis doctrina Galeni de compos. pharmacor. ſec.
locos adfectos a capite ad calcem. Sylvula Galeni experimentor. et aliorum aliquot. Omnia per CONR.
GESNERUM. Tigur. ap. Froſchov. ſ. a. 8. — JAC.
HOLLERII ad libros Galeni de compoſitione medic.
κατὰ τόπους periochae VIII. Frft. 1589. f. 1603. 12.
Prodierunt etiam c. Jac. Hollerii de morb. int. lib. II.

Par. 1571. 8. Lugd. 1578. 8. Frft. 1589. 12.
1603. 12.

55. *Περὶ συνθέσεως φαρμάκων τῶν κατὰ γένη βι-βλία ζ. De compofitione medicamentor. per genera libri VII.* Exftant in ed. Ald. P. II. f. 1. in gr. Bafil. II. p. 312. in Chart. to. XIII. p. 640. in VII. Junt. cl. V. f. 209. Comprehendiffe videtur hos libros fub libris de medicamentis, quos citat de arte med. c. 39. Continetur in iis et modus pharmacor., externorum morborum curandorum ufui accommodatorum, praeparandorum, et ipfa corum medicamentorum tam propriorum Galeno, quam ab aliis petitorum, copiofiffima enarratio. CODICES *graeci* funt in bibl. r. Par. n. 2158. 2156. Libri VI. funt in bibl. Medicea; in bibl. Ven. D. Marc. n. 285. de compofitione medicaminum per genera libri VII. quorum poftremus mutilus eft. Vid. cat. p. 137. — *Latini* exftant in bibl. r. Par. 6865.

EDITIONES *latinae* prodiere Jo. GUINTHERIO interpr. c. libr. de compos. medic. fec. loc. Par. 1530. f. — Galeni de compos. medicament. *κατὰ γένη* libri VII. p. Jo. GUINTHERIUM latinitate donati. Ejusd. de ponder. et menfur. lib. Andr. Alciato interpr.Bas.1530. f. Alia editio Par. 1535. f. — Recognita legitur Guintherii verfio in editt. oper. Galeni latinis ab AUG. GADALDINO. — FR. ROTAE lib. de introducendis Graecor. medicaminibus commentarium quafi fecit in libr. I. de compos. medic. fec. genera. Bonon. 1553. f. — CONR. GESNERUS compendium etiam ex his libris compofuit, particularibus omiffis medicamentis. — In libr. III. de la compofition des medicaments en général epitome exftat MART. GREGORII. Lugd. 1552. 12. — Compofitiones aliquot ex Galeni I. et V. Catageni (*κατὰ γένη*), quae nunc ab aromatariis in ufu habentur, prodiere cum Mefues operibus faepius, v. c. Ven. ap. Junt. 1549. f.

56. Θεραπευτικῆς μεθόδου βιβλία ιδ'. *Methodi medendi libri XIV.* Exftant in ed. Ald. P. IV. f. 1. in gr. Bas. Pa. IV. p. 1. in Chart. to. X. p. 1. in VII. Juntar. cl. VII. f. 2.
Refert de his libris, a fe fcriptis, Galenus in art. med. c. 37. et de libr. propr. c. 4. Citat in iis libros de temperamentis, de fimplic. medic. facultat., de compos. med., de element. fec. Hippocr., de locis adfect., artem med., de differ. febrium, de fanit. tuenda, de crifibus, de pulfib., de Hipp. et Plat. decret., de marafmo, de natural. facultatibus. Sex priores ad Heronem fcripti funt, quo mortuo reliqui fcripti funt ad Eugenianum. Scripfit hos libros ad dogmaticorum, feu, quam vocat, Hippocratis medicinam, per methodicos contemptam, reftituendam. Eft opus Galeni jam fenis, in quo et plurimos fuos libros citat. Is liber maximi aeftimatus eft ab omnibus Galeni fectatoribus, et fere in eadem diguitate habitus, quam ars medica.
CODICES *graeci* funt in bibl. r. Parif. n. 2160. 2262. 2171. in bibl. D. Marc. Ven. n. 284. (cat. p. 137.) in Medicea. Bandin. III. p. 53. Codicis meminit MAZUCCHELLI, ex quo perfici poffit, quod deerat in verfione Burgundionis. Liber III. folus *graece* exftat in bibl. r. Par. n. 2232. Libri IV. funt in eadem bibliotheca n. 2232. in bibl. G. Laudi funt omnes. Vid. Catal. mss. Angl. n. 706. — *Latini* funt in bibl. Norfolk. n. 3443. in bibl. Cai. Gonvil. n. 946. 947. in bibl. r. Par. n. 6365. Libri VII. ufque ad XIV. inclus. et XVI. pars cft in bibl. Cai. Gonvil. n. 947. Libri XVI. pars ifta ex libris de methodo medendi ad Glaucon. effe videtur. — Megategni Galeni codex eft in bibl. Mertonenfi n. 685. Megatechnes Galeni codex eft in libris Car. Theyer. Cod. Britann. n. 6605. et in bibl. Cai. Gonvil. n. 955. Flores feptem pofteriorum librorum de methodo medendi funt *latine* in B. R. Par. n. 747. Libri quidem, fed initio et fine im-

perfecti, *θεραπευτικῶν* Galeni funt inter Voffianos in bibl. ac. Lugd. B. (Vid. Catal. p. 402. n. 11.) — *Hebraici* funt in bibl. Vindob. Factus eft hebraicus ex arabico a R. Chanin ben Ifaac. Lamb. ed. Koll. I. p. 291. Libri VI. priores funt in bibl. Efcur. Cafiri n. 798. Eft etiam in illa bibliotheca paraphrafis in libros de arte medendi auctore *Abu Amram Moyfe Ben Obeidalla ben Maimon*, *Cordub.*

EDITIONES *graecae.* *Γαληνοῦ θεραπευτικῆς μεθόδου λόγος πρῶτος* etc. Ven. 1500. f. De qua rara editione vide infra §. XIX. *Latinae,* TH. LINACRO interpr. Par. 1514. f. — Galeni method. med. vel de morb. curand. TH. LINACRO, Anglo, interpr. libri XIV. Iu fine appofuimus, quae ipfe Linacer recognovit in opere de fanitate tuenda. Lutet. fumt. Gfr. Hittorp. 1519. f. Appofitis in fine, quae ipfe Linacer recognovit etc. Lipf. 1519. f. (nifi in loco, ubi prodiit haec editio, error fubfit. K.) Par. 1526. 8. — Galeni method. med. vel de morb. curand.Th. Linacro interpr. libri XIV. poft gallicam impreffionem II. 1525. caftigationibus decorati, quos idem interpres recognovit. Ven. 1527. 4. Bas. 1529. 8. Paris. 1530. 8. 1538. 8. Lugd. 1546. 16. 1549. 8. Par. 1530. 8. 1538. 8. Verfionem Linacri recognovit AUGUSTIN. GADALDINUS.

VERSIO, praeter allatam latinam Linacri, *gallica* librorum VI. priorum prodiit Paris. 1554. 16. — Liber IV. *anglice* verfus a ROB. COPLAND exftat in: The queftionary of Cyrurgyens. Lond. 1541. 4. et liber III. *anglice* verfus a GEO. BAKERO in ejusd. opere: The compofition or making of the moft excellent pretious oil, called oleum magiftrale. Lond. 1574. 8. Utriusque vero libri verfio repetita in Guidos queftions newly corrected. Lond. 1574. 8. K.

COMMENTARII. Jo. AGRICOLAE fcholia copiofa in therapeuticam method. i. e. abfolutiffimam Galeni curandi artem. Aug. Vind. 1534. 8. — Me-

thodus &εραπευτιχή ex fententia Galeni et Jo. Bpt. Mon‑
tani a Jo. CRATONE. Acc. idea Hippocratica de ge‑
neratione pituitae, de humore melancholico, de vi‑
ctus ratione eod. auct. Bas. p. Oporin. 1555. '8. —
Jo. CRATONIS in Galeni libros methodi therapeutices
perioche methodica. Acc. demonſtratio, quo modo
ex generali methodo fingulor. morbor. curatio petenda
fit. Bas. 1563. 8. — LUD. LEMOSII in libros XII.
methodi medendi Galeni commentaria. Salamant.
1582. f. — FAB. PACII comment. in VI. priores libr.
Galeni methodi medendi c. triplici indice. Vicent.
1597. f. 1598. f. — FAB. PACII comm. in VII. libr.
medendi. Acc. ej. de morbo Gallico per methodum cu‑
rando liber. Vicent. 1588. f. 1599. f. — MELCH.
SEBIZ colleg. therapeuticum 25 difputationum ex Ga‑
leni methodo medendi defumtum. Argent. 1634.
1638. 4. Refolvit etiam methodum medendi in XIV.
difputationes, ediditque cum prolegomenis idem Sebi‑
zius. Argent. 1639. 4. — MATTH. de CLERA clavis
totius medicinae dentibus VIII. acutiffimis fabrefacta,
fpeciofiora arcana magisque recondita penitiffime ex‑
pendens per VIII. videl. libros methodi medendi Gale‑
ni a VII. ad XIV. ufque. Acc. manus medica dextra
V. digitos continens etc. Lugd. 1674. f. — CASP.
HOFMANNI praxis medica curiofa h. e. Galeni methodi
med. libr. XIV. nova accuratiffima verfione et perpetuis
comment. et caftigationib. illuftrati. Adjecta funt non‑
nulla in epidorpifmatum vicem, cumprimis de dicterio
illo, medice vivere effe peffime vivere, c. orat. Jo.
Geo. Volkameri, cura Seb. Schefferi. Frft. 1680. 4. —
ANT. de MERY perioche in VII. libros priores metho‑
di medendi Galeni. Par. 1534. 12. — Jo. CAII de
medendi methodo libri II. e Claud. Galeni et Jo. Bpt.
Montani fententia. Bas. 1544. 8. — JAC. SYLVII
morbor. internor. paene omnium curatio brevi metho‑
do comprehenfa ex Galeno praecipue et M. Gattinaria.
Par. 1545. 8. et faep. Etiam in Sylvii operib. Ratio

medendi morbis internis prope omnibus C. Galeni et
M. Gattinariae practica p. JAC. SYLVIUM. Lugd. 1549.
12. — Tabulae curationum et indicationum ex pro-
lixa Galeni med. meth. in fumma rer. capita contractae.
Lugd. 1554. 4. — BLAS. HOLLERII morbor. curandor. brevis inflitutio juxta Galeni fententiam libri III.
Bas. 1556. 8. — HIER. CARDANI liber V. contradi-
ctionum quaedam ad illuftrandos ultimos libros methodi
medendi continet. — HERM. CONRING. commentariolum
in Galeni libr. XIII. methodi med. de ratione curandi
inflammationes. Helmft. 1662. 4.

57. Τῶν πρὸς Γλαύκωνα θεραπευτικῶν βιβλία β'. Ad
Glauconem de medendi methodo libri II. Sunt in ed. Aldin. P, IV. f. 100. in gr. Bas. P. IV. p. 295. in Chart.
to. X. p. 344. in VII. Junt. cl. VII. f. 98.
　　Suos effe hos libros, profitetur Galenus de libr.
propr. c. 4. non vero refert de hoc in arte med. In
generalibus magis verfatur, quam in libris de meth.
medendi. Difci ex hoc libro plus frugis, quam ex
omnibus Arabibus, Mart. Akakia teftatur. Citat libros de pulfibus, de temperamentis, de medicamentor.
fimplic. facultat. Promittit lib. II. c. 13. fe fcripturum aliud magnum opus de methodo totius curationis. Hinc fcripti hi libri funt ante libros de med. methodo.
　　CODICES graeci funt in B. R. Par. n. 2156.
2157. 2166. 2265. 2269. 2270. in bibl. ac. Lugd.
Bat. inter Voffianos. vid. cat. illius bibl. p. 394. n. 53.
in bibl. D. Marc. Ven. n. 280. in Medicea plut.
LXXV. et ap. Bandin. III. p. 156. 164. In bibl. ac.
Lugd. Bat. eft quoque in mss. Voff. Galeni de arte cur.
ad Glauc. libri II. pars, et tertius (quisnam is fit, incertum eft) integer. Vid. catal. bibl. L.B. p. 374. n. 85.
Graecus codex, at in principio lib. I. et in fine II. mutilus, eft in bibl. Vind. de Neff. P. III. no. 18. p. 28.
Alius cod., pariter mutilus in principio libr. I. et in
fine II. in eadem bibliotheca fervatur, de Neffel P. III.

n. 19. p. 29. — *Latinus* codex eft in B. R. Parif. n.
6865. in bibl. Voff. n. 2162. 2406. — *Arabice*, vertente *Honain*, exftat in B. R. Parif. n. 1043. interprete *Ali Ben Redvan*, qui et commentatus eft in hunc
librum, ap. Cafir. n. 877. *Hebraice* in B. R. Parif.
n. 315.

EDITIONES. Graece prodiit Ven. 1500. f.
(de qua editione vid. infr. §. XIX. K.) Galeni de ratione medendi lib. II. graece, c. praef. Jo. GUINTHERII
de veteris medicinae interitu. Par. 1536. 8. — Galeni opera *latina* NIC. LEONICENO interpr. Parif. ap.
H. Steph. 1514. 4. (Plenum titulum vid. fupra no. 11.)
Prodiere etiam foli ex verfione NIC. LEONICENI. Ven.
1538. 12. Lugd. 1549. 12. Paris. 1528. 8. 1537. 8.
Lugd. 1551. 8. — STEPHANI Athen. explanationes
in Galeni libr. I. therapeuticum ad Glaucon. AUGUST.
GADALDINO interprete, c. ind. locupletiffimo et fcholiis, quibus caftigationes in his explanationib. explicantur. Venet. 1534. 8. ap. Junt. 1554. 8. Lugd. 1550.
8. 1558. 8. cum medicis antiquis graecis latinitate do-
natis p. PA. CRASSUM. Bas. 1581. 4. Lugd. 1555. 8.
Sunt paraphrafticae. — Galeni de ratione curandi
ad Glauc. libri II. MART. AKAKIA interpr. c. ejusd.
commentariis. Paris. 1538. 4. Venet. 1547. 8. Lugd.
1547. 8. 1551. 16. Paris. 1587. 8.

COMMENTARII. Praeter paulo ante commemoratos huc pertinent: Jo. BPT. MONTANI in libros
Galeni de arte curandi ad Glauc. explanationes. Ven.
1554. 8. Lugd. 1556. 12. Referri etiam debent ad
commentarios in hunc librum Jo. CAII de medendi methodo libri II. ex Galeni et Jo. Bapt. Montani fententia.
Bas. 1544. 8. — VICTOR. TRINCAVELLI comment.
in libr. I. methodi therapeutices ad Glaucon. Ven.
1575. f. — PT. CAMANIS comm. in Galen. de curandi rat. ad Glauc. Valent. 1625. 4. — HIER. CAR-
DANI contradict. lib. IV. continet quaedam ad illuftra-
tionem hujus libri.

CLAVDII GALENI,CRITICAL

58. *Περὶ φλεβοτομίας πρὸς Ἐρασίστρατον. De venae sectione adversus Erasistratum liber.* Exstat in ed. Ald. Pa. IV. f. 1. in gr. Baf. to. IV. p. 1. in Chart. to. X. p. 392. in VII. Junt. claff. VI. f. 5.

Confutat Erasistratum, venae sectionis mentionem una tantum vice in suis libris facientem, eamque damnantem. Refertur a Galeno inter suos libros cap. 37. artis med. et c. 4. de libris propr.

VERSIO *latina* facta a Jos. TECTANDRO, Cracov. Prodiit eo interpr. c. libro de venae sectione adversus Erasistrateos et de curandi rat. p. sangu. missionem. Lugd. 1549. 12. — *Germanice* prodiit: Galen vom Aderlassen gegen den Erasistrat. Ueberf. u. m. Anmerkk. verseh. v. D. M. v. Sallaba. Wien. 1791. 8.

59. *Περὶ φλεβοτομίας πρὸς Ἐρασιστρατείους τοὺς ἐν Ῥώμῃ. De venae sectione adversus Erasistrateos Romae degentes.* Exstat in ed. Ald. P. IV. f. 4. in gr. Bafil. P. IV. p. 7. in Chart. to. X. p. 406. in VII. Junt. cl. VI. f. 9.

Venae sectionis usum et necessitatem maxime per exempla commendat. Citatur a Galeno inter tres istos libros, quos de venae sectione scripserit, de libr. propr. c. 4.

CODEX *graecus* est in bibl. D. Marc. Ven. n. 279. (catal. p. 235.)

VERSIO *latina* facta a Jos. TECTANDRO, Cracov. Prodiit ea c. versione libri de venae sectione adverf. Erasistratum et de curandi rat. p. venae sect., ab eod. auctore confecta. Lugd. 1549. 12.

COMMENTARII. Jo. BPT. PERSONAE schol. in Galeni libr. de venae sectione exstant (Bergam. 1611. 4. K.).

60. *Περὶ φλεβοτομίας θεραπευτικὸν βιβλίον. De curandi ratione per venae sectionem.* Exstat in ed. Aldin. P.

IV. f. 9. in gr. Bafil.P.IV. p. 17. in Chart. to. X. p. 428.
in VII. Junt. cl. VI. f. 19.

Refert hunc librum Galenus inter tres eos, quos
dè venae fectione fcripferit, cap. 4. de libr. propr.
Agit in eo de plethora et ae ufu venae fectionis ad eam,
quam abftinentia, etiam quam maxime fevera, ideoque morbos concitans, tamen non curet, de inflammatione et aliis morbis, qui venae fectionem requirant,
de variis modis fanguinem evacuandi, etiam de arteriis incidendis.   Pertinet ad meliores Galeni libros
plenosque experimenti proprii.   Citat Galen. in hoc
libro libros (de Hipp. et Plat. decr. VIII. 9. p. 206. K.),
de methodo medendi, de venae fectione adverfus Erafiftratum et Erafiftrateos, Romae degentes, de fanitate tuenda, de demonftratione, de Afclepiadis placitis,
de medicamentis purgantibus, de elementis, de plenitudine, de attenuante diaeta.

CODICES *graeci* funt in bibl. D. Marc. Ven. n.
279. (catal. p. 139.), in Medicea, Bandin. III. p. 122.
Galeni de venae fectione eft *graece* inter Voff. bibl. ac.
L. B. (v. catal. ej. bibl. p. 397.). Excerpta ex Galeno
de phlebotomia funt *graece* in bibl. Barocc. Cat. mss.
Angl. et Hib. n. 224. — *Latinus* eft in B. R. Paris.
n. 6865.

EDITIONES.   Prodiit *graece* Par. 1530. 8.
Latine, vertente THEODORICO GOUDANO, c. lib. de
fanguilugis, revulf. cucurbitulis et fcarific. Ven. 1537.
12. Prodiit etiam Bas. 1532. f. — vertente LEONH.
FUCHSIO, qui longe emendatiorem verfionem fuam
fecit adhibitis codd. Vatic. Lugd. 1546. 8. 1550. 12. —
vertente GUID. PATINO, curante LUD. BAVOT, in
Guiberti collectione. Par. 1649. 8. — Prodiit etiam
Jo. TECTANDRO interpr. c. libris de venae fectione adv.
Erafiftratum et Erafiftrateos, Romae degentes. Lugd.
1549. 12.

VERSIONES aliae.   Le livre de Galien de l'art
de guérir par la faignée, trad. du grec, enfemble un

difcours fur les caufes, pour les quelles on ne faigne
pas encore tant d' allieurs qu' à Paris, et pourquoy
quelques médecins mesme ont detracté de cette pra-
tique de Paris. Par. 1603. 12. Verfionis hujus auctor
eft LUD. BAVOT.

COMMENTARIUS mftus EMAN. FERNANDEZ
de MOURA exftat Cap. de Vil. — Commentarius
FERD. MENAE prodiit Turini 1587. 8. 1589. 12. —
Scholia latina in hunc libellum c. not. HIER. NUNNII
RAMIREZ. Lisbon. 1608. 4. — Commentarius
MELCH. SEBIZ Argent. 1652. 4. — MELCH. SEBIZ
problemata phlebotomiae ex Galeno de curandi ratione
p. venaefectionem deprompta et ad materiae genera divifa. Argent. 1631. 4.

61. *Περὶ μαρασμοῦ.* *De marafmo liber.* Eft
in Ald. Pa. III. f. 94. in gr. Bas. P. III. p. 373. in
Charter. to. VI. p. 178. in VII. Junt. cl. III. p. 45.

Non citat Galenus hunc librum inter fuos de libr.
propr. et arte med. Eft fcriptus maximam partem adverf. Philippi de marcore librum. Citantur in eo a
Galeno libri de admin. anat., de temperamentis, de
pulfibus, de differ. febrium, de facult. naturalib.

CODICES *graeci* funt in bibl. D. Marc. Ven. in
Vind. Lamb. I. p. 181. — *Latinus* eft in B. R. Paris.
n. 6865. — *Hebraicus* cod. ex arabico verfus a R.
Chanin ben Ifaac exftat in bibl. Vind. Lamb. ed. Koll.
I. p. 290.

EDITIONES. *Graece* prodiit c. nonnullis aliis,
cura G. MORELLI. Paris. 1557. 8. — *Latine,* HERM.
CRUSERIO interpr. Par. ap. Ch. Wechel. 1533. 4. Interpretes hujus libri etiam funt AUG. GADALDINUS,
JAN. CORNARIUS et VICT. TRINCAVELLIUS.

62. *Τῷ ἐπιληπτικῷ παιδὶ ὑποθήκη.* *Pro puero epileptico confilium.* Exftat in ed. Ald. Pa. IV. f. 15. in
graec. Bas. P. IV. p. 28. in Charter. to. X. p. 487. in
VII. Junt. cl. VII. f. 175.

Refert Galenus hunc librum inter proprios c. 4.
de libris propr.

CODEX *graecus* eſt in bibl. D. Marc. Ven. —
in cod. 282. (catal. p. 136,) de coena puero morbo co-
mitiali laboranti.

EDITIONES. Prodiit ſeorſim cum nonnullis aliis
Galeni libris. Baſ. 1531. f.

VERSIONES *latinas* confecerunt NIC. LEONICE-
NUS et AUG. RICCIUS.

63. *Πρὸς Θρασύβουλον βιβλίον, πότερον ἰατρικῆς,
ἢ γυμναστικῆς ἐστι τὸ ὑγιεινόν.* *Ad Thraſybulum liber,
utrum medicinae ſit vel gymnaſtices hygieine.* Exſtat in
ed. Ald. Pa. IV. f. 37. in gr. Baſ. P. IV. p. 287. in
Chart. to. VI. p. 8. in VII. Junt. cl. II. f. 101.

Citat eum librum Galenus in libro II. de ſan. tuend. c. 8.

CODEX graecus eſt in B. R. Pariſ. n. 2164. in
Medicea, Bandin. I. p. 49.

VERSIONEM *latinam* confecit JUN. PA. CRASSUS.

64. *De attenuante victus ratione.*   Eſt in ed.
Chart. to. VI. p. 411. in VII. Junt. edit. cl. II. f. 43.

Exſtat hodie tantum latine, etſi genuinus eſt et
ab ipſo Galeno inter proprios citatur de arte med. c.
37.   Citat etiam hunc librum Galenus in libro VI. de
ſan. tuend. c. 3. et in aliis libris.

CODEX *latinus* eſt in B. R. Pariſ. n. 6865. in
bibl. D. Marc. Ven. codd. lat. p. 137. n. 317. ſub titulo: de regimine ſanitatis.

EDITIONES.   *Latine* prodiit vertente MART.
GREGORIO, c. libris de alim. facult. Lugd. 1549. 16.

VERSIO, praeter latinam, exſtat *gallica* auctore
Jo. le BON. Paris 1556. 16.

65. *Ὑγιεινῶν λόγοι ϛ´.*   *De ſanitate tuenda libri
VI.* Exſtant in ed. Ald. P. IV. f. 1. in gr. Bas. P. IV. p.
220. in Chart. to. VI. p. 40. in VII. Junt. cl. II. f. 62.

Memorat Galenus inter ſuos in art. med. c. 37. et
de libr. propr. c. 4. Citat Galenus in his de ſanitate tuenda

libris libros de Hipp. et Plat. deer., de temperamentis, ad
Thrafyb. utr. medic. an gymn. fit hygieine, de marafmo, de arte med., de aliment. fac., de cibis boni et
mali fucci, de attenuante vict. rat. Eftque referendus inter Galeni optimos atque elaboratiffimos libros,
quos, monente noftris adhuc temporibus Tiffoto, nemo medicorum fuerit adfecutus.

CODEX *graecus* eft in bibl. D. Marc. Ven. fec.
XII. n. 276. Alius eft ibid. fec. XVI. n. 282. *Hebrai-*
cus ex arabico verfus a R. *Chanin ben Ifaac* fervatur
in bibl. Vind. Lamb. ed. Koll. I. p. 291. *Latinus*, et
quidem ex arab. verfione factus, vertente NIC. de RHE-
GIO et BURGUNDIONE, iudice Pifano, eft in B. R. Paris. n. 6867. Galenus de fanitate fruenda eft in Vatic.
Montf. p. 28.

EDITIONES. *Graece* prodiit: Galeni de tu-
enda valetud. libri VI. graece, ad vetufta exempl. caftigati p. Jo. CAIUM. Bas. 1549. 8. — Cum aliis et
Profp. Gelenii prodiit 1538. 8. *Latine*, interpr. TH.
LINACRO. Paris. p. Gu. Rubeum 1517. f. Venet. 1523.
4. Colon. 1526. 8. Paris. 1526. 4. 1530. f. 1538. f.
Lugd. 1548. 12. 1559. 12. TH. LINACRI verfionem
recognovit et ad graec. exempl. fidem emendav. AU-
GUST. GADALDINUS.   Emendavit eandem et HIER.
DOUZELLINUS. — Vertente ALBANO TORINO. Baf.
1538. 8. Novam verfionem latinam eamque optimam
confecit CASP. HOFMANNUS in comment. in hunc librum
mox dicendis.

VERSIONES praeter *latinas*, quae commemo-
ratae funt, exftat *italica* integri operis: Di Galeno
delli mezzi, che fi poffono tenere per confervarfi la fanità. Recato in quefta lingua noftra da GIOV. TAR-
CAGNOTA. Venez. 1549. 8. Compendium modo, non
integri operis verfio, ut putat Ackermannus, eft: Del
confervare la fanità libri fei di Galeno. Compendio e
traduzione di *Giuf. Galeano*. Palerm. 1650. 8. K. —
Germanice libri I. c. 7. ufque ad 11. prodiit, vertente

Jo. Ca. Osterhausen in Wittweri Arch. f. d. Gefch.
d. Arzneyk. B. I. St. 1. p. 56. Molitus eft is interpretationem germanicam hujus libri, quae hactenus
tamen lucem haud vidit.

COMMENTARII in hunc librum funt: Galeni
de fanitate tuenda libri fex a Th. Linacro, Anglo,
latinitate donati et nunc recens annotationibus fane lu-
culentis et quae commentarii vice effe poffint, a Leonh.
Fuchsio illuftrati. Tub. 1541. 8. Annotationes Fuchfii titulum peculiarem habent. — Ant. Raberii
comment. in libr. I. prodierunt Baf. 1547. f. — Jac.
Bording comment. in VI. libr. Galeni de fanitate tuenda et in III. prior. de morbis et fymptom. It. confilia
aliqua. Roftoch. 1605. 4. K. — Vita medica h. e.
Galeni ὑγιεινῶν, five meth. fanit. tuend. libri VI. nova
eaque omnium accuratiffima verfione et perpetuis commentar. et caftigation. illuftrati a Casp. Hofmanno.
Curante Sebast. Scheffero. Frft. 1680. 4. Boni
funt hi comment. minus tamen ad libri ipfius interpret., magis ad diaeteticen generatim facientes.

66. Περὶ τροφῶν δυνάμεως βιβλία γ´. De alimentor. facultatibus libri III. Sunt in ed. Ald. P. IV.
p. 45. in gr. Baf. P. IV. p. 303. in Charter. to. VI. p.
300. in VII. Juntar. cl. II. f. 7.

Non citat hunc librum inter fuos Galenus in libro
de libr. propr. et in arte med. c. 37. Citat vero in ipfis his de alim. facult. libris libros de fimplic. medic.
facult. de temperamentis, de diaeta fanor. commentar.
in Hippocr. libr. de diaeta acut. de methodo medendi,
de fanitate tuenda. Hinc eft Galeni opus confcriptum
ab eo, quum aetate jam effet provectior.

CODICES. Epitome graeca ex hoc libro exftat
in bibl. Taurin. cod. VI. catal. p. 70. Cod. graecus eft
in bibl. D. Marc. Ven. n. 279. (catal. p. 135.) — Cod.
latinus de virtutibus natural. cibariorum exftat in bibl.
coll. Merton. Oxon. n. 685. Exftat et latine p. fratrem G. de Morbecka in bibl. D. Marc. Ven. n. 317.

Catal. codd. lat. p. 137. Galenus de alimentis *arabice* Cafiri n. 798.

EDITIONES. *Graece* prodiit ap. Fed. Morell. Par. 1557. 8. *Latine* interpr. et enarratore MART. GREGORIO. Lugd. 1547. 16. 1549. 16. 1550. 12. Galeni de alimentor. facult. libri III. ex Mart. Gregorii interpr. pluribus in locis emendata. Subjunctus eft alimentor. index graec. lat. gall. et belgic. Lugd. 1633. 12. Partem libri III. περὶ τῆς ἀπὸ τῶν ἐνύδρων ζώων τροφῆς p. 344 — 49. ed. Baf. edidit una c. Xenocrate A. CORAY. Par. 1814. 8. K. — AUG. GADALDINUS interpretationem Gregorii ad exempl. graec. fidem expurgavit. Eandem etiam emendav. *Riccius*.

VERSIONES. *Italice* prodiit: Galeno della natura e virtù di cibi, tradotto per HIER. SACCHETTO. Ven. 1562. 8. K. *Gallica* verfio infcribitur: L'oeuvre de Cl. Galien des chofes nutritives, trad. p. J. MASSÉ. Par. 1552. 12. K.

67. *Περὶ εὐχυμίας καὶ κακοχυμίας τροφῶν.* *De probis pravisque alimentorum fuccis.* Eft in ed. Ald. P. IV. f. 69. in gr. Baf. P. IV. p. 351. in Chart. to. VI. p. 416. in VII. Junt. cl. II. f. 33.

Haud citat Galenus hunc librum inter fuos. Scripfit vero hunc librum, cum fenio jam appropinquaret, tefte ipfo ejus libri textu c. 1. p. 420. Multa in hoc libello occurrunt fcitu utilia de noxiis alimentor. quorund. qualitatibus, fungorum v. c. Ex efu frugum et frnctuum horaeorum morbum ipfe Galenus contraxit, quem defcribit.

CODEX *graecus* eft in bibl. D. Marc. Ven. n. 285. (catal. p. 137.) et in Medic. Baudin. III. p. 127. Libri de cruditate, quem hunc effe puto, cod. *graecus* eft in B. R. Parif. n. 2256.

EDITIONES. Prodiit *graece* Parif. 1536. *latine*, vertente FERD. BALAMIO, c. aliis Galeni. Baf. 1535. f. — vertente SEB. SCROFA. Lugd. 1547. 12. Galeni de bono et malo fucco liber I. a SEB. SCROFA in

lat. converfus. Par. ap. Ch. Wechel. 1546. 8. Vertit
etiam JUL. ALEXANDRINUS, med. Trident. Gal. de cib.
boni et mali fucci, interpr. JUL. ALEXANDR. Roftoch.
1694. 8. K. RICCIUS et SEB. SIROP.
VERSIO, praeter allatas latinas, exftat et *italica:*
Il libro di Galeno dei buoni e trifti cibi, tratto dal greco
p. FR. IMPERIALE. Genova 1560. 8. K.
68. *Ὅτι τὰ τῆς ψυχῆς ἤδη ταῖς τοῦ σώματος κρά-
οεσιν ἕπεται. Quod animi mores corporis temperamenta fæquantur.* Exftat in ed. Ald. P. I. p. 168. in
gr. Baf. P. I. p. 344. in Charter. to. V. p. 444. in VII.
Junt, cl. I. f. 231.
Eft ex optimis Galeni, qui ab iis non diffentire
videtur, qui adferunt, animum humanum a materia
quadam effe conflatum. Liber erat mancus et ultima
parte mutilus in edd. Ald. et Baf. Charterius eum primus integrum exhibuit in operibus Galeni poft FED.
MORELLUM. Librum integrum fcriptum, a Cafau-
bono acceptum, adhibuit ad eum librum reftituendum
Charterius.
EDITIONES. *Graece* prodiit p. FED. MOREL-
LUM, qui hunc librum integriorem edidit Par. 1528. 8.
Graece et latine c. aliis Galeni cur. THEOD. GOULSTON.
Lond. 1640. 4. Cum aliis GUINTHERIO interpr....
1617. 12. (Vid. infra no. 83. alius editionis titulum
plenum. K.) Exftat etiam PA. JUN. CRASSI verfio in
Galeni opp. latin. — Jo. BAPT. PERSONAE in Galeni
librum, cui titulus eft, quod animi mores corporis
temperamenta fequantur, comment. fingularis. Berg.
1602. 4.
69. *Γαληνοῦ τῶν Ἱπποκράτους γλωσσῶν ἐξήγησις.
Linguarum f. dictionum exoletarum Hippocratis explicatio ad Theutram fcripta.* Exftat in ed. Ald. P. V.
ad fin. in gr. Baf. P. V. p. 705. in Charter. to. II. p. 79.
in VII. Junt. in libr. extra ord. claff. f. 71.
Ejus meminit Galen. de libr. propr. c. 6. p. 44.
to. I. Scriptus effe videtur ab eo, poftquam jam com-

mentarios in Hippocratem, faltem plures, elaboraverat: monet enim, fe longe plures adhuc voces Hipp. collegiffe. Complectitur is liber non folum antiquas voces, in Hippocratis libris obvias, fed etiam eas, quibus Hippocrates proprio aliquo modo, et praeter confuetudinem Graecorum ufus fuerat. CODEX *graecus* exftat in bibl. Mosquenfi, tefte Matthaei in catal. mff. bibl. patriarch. Mosqu. Conf. FRANZII praef. in Erot. Gal. et Herodiani gloff. in Hippocr. p. 19. Aliud mf. gloffarum Galeni in Hippocr. habebat CANGIUS. (Cod. mft. chartac. titulo et initiali prima miniata, c. variantibus et notis marginal. c. lacunulis, fcriptus anno 1531. Inc. *ἀγκρομήλη* (ita), *ἄγκι-στρον*. Fin. *ὅτι καὶ ὧρα ἡ φροντίς*. Vid. Morell. bibl. gr. p. 159. K.) Cod. Amftelodamenfem contulit Jo. PH. DORVILLIUS, quae collatio proftat in mifcell. obferv. crit. in auct. vett. et recentior. in Belgio collectis et proditis in ann. 1749. to. IX. Amftel. 1749. Verba Dorvillii haec funt: „Tertio loco exhibentur collationes binae lexici medici, ab Erotiano confcripti, illa gloffarum Hippocraticarum, quas Cl. Galenus collegit, eas meo rogatu confecit ad cod. meum medicus apud Amftelodamenfes literatiffimus, Jo. STEPH. BERNARDUS. Is codex fane bene exaratus continet praeterea quosd. Oribafii libros. Collatio lexici Galeni incipit a p. 1020. ad p. 1056." Vid. FRANZII praef. ad Erot. p. 16. Editio H. Stephani in duplo proftat in bibl. ac. Lugd. Bat. Alteri exemplari Is. VOSSIUS quaedam adfcripfit, alterum eft c. not. BONAV. VULCANII mftis. Vid. Catal. ejusd. bibl. p. 135. (Utriusque viri adnotata poffideo defcripta. Voffii usque ad p. 112. pertinent, Vulcanii autem per integrum librum funt difperfa. K.) Lexicon Hippocr. Galeni eft inter codd. mff. If. Voffii u. 2171.

EDITIONES. *Graece* prodiit c. principe Erotiani editione H. Stephani, titulo: Dictionarium medicum vel expofitiones voc. medicin. ad verbum excerptae

ex Hippocrate, Aretaeo, Galeno, Oribas., Rufo Eph.,
Aetio, Alex.Trall., Paulo Aegin., Actuar., Corn.Celfo.
Cum latina interpr. Lexica duo in Hippocr. huic editioni praefixa funt, unum Erotiani, nunquam antea
editum, alterum Galeni. multo emendatius, quam
antea excufum. Exc. H. Stephan. Parif. 1564. 8.
Edidit H. Steph. Galeni gloffarium emendatius, emendatum fc. e codd. vett. ftudio PT. GILLII. Addidit H.
Steph. obfervationes quorund. Hippocratis dictorum,
ad ejus feculum peculiariter pertientium, ex Galeno
p. 181. fequ. in quibus loca de ftilo Hippocratis, de
lectione Hippocr. cet. e Galeno collegit. — Graece
et *latine* prodiit in ed. J. G. FR. FRANZII, titulo: Erotiani, Galeni et Herodoti gloffaria in Hippocr. ex rec.
H. Steph. gr. lat. Acc. emendationes H. Steph. Barth.
Euftach. Adr. Heringac. Rec. var. lection. e mff. codd.
Dorvill. et Mosquenfi, nec non ex ed. Ald. oper. Hippocr. Additae etiam funt Jan. Cornarii emendationes
et conjecturae, quas ed. Ald. quae in bibl. ac. Jenenfi
fervatur, Cornarius adfcripferat, quosque Gruner. edidit in progr. I — IV. (et junctim Jen. 1788. 8. K.)
Addidit etiam obferv. marginales ex ultima Junt. editione.

VERSIONES *latinae.* MARII NIZOLII, Brux,
interpretationem multis locis emendavit AUG. GADAL-
DINUS. Ea legitur in editt. Junt. — JANI CORNARII
verfio reperitur in ejusd. viri edit. lat. oper. Galeni.
Baf. 1549. f. — Uti MARII NIZOLII verfionem poft
Gadaldinum emendavit Charterius, ita in Cornarii verfione emendanda laboravit FRANZIUS.

Ad hujus libri interpretationem faciunt: OTTON.
BRUNSFELS onom. med. Argent. 1543. f. ANUT. FOESII
oecon. Hippocr. alphab. ferie diftincta. Frcf. 1588. f.
de qua vid. Fabr. bibl. graec. lib. II. c. 23. §. 33. vol. II.
p. 609. — Jo. GORRAEI definition. med. lib. XXIV.
Frcf. 1578. f. — Multa quoque ad explicationem
hujus libri occurrunt in Jo. CONR. DIETERICHII iatreo

Hippocratico juxta duct. aphor. Ulm. 1661. 4. —
VARINUS PHAVORINUS plurimas gloffas in lexicon fuum
graecum transtulit et quaedam emendatius edidit. —
Illuftravit plura loca hujus gloffarii BARTH. EUSTACHIUS
in not. ad Erotian., quem latine edidit ap. Luc. Ant.
Juntam Venet. 1566. 4. — Multa quoque eaque
utiliffima habet, huc pertinentia, ADR. HERINGA in
obf. crit. Leovard. 1749. 8.

70. *Περὶ ἑπταμήνων βρεφῶν.* *De feptimeſtri
partu.* Non exftat hic liber in editt. Ald. et gr. Bafil.:
eft vero in Charter. to. V. p. 347. in VII. Junt. cl. 1.
f. 340.

Galenus in comm. in VI. epid. Hippocr. fect. VII.
text. 27. fcribit, fe commentarium in Hippocr. librum
de feptimeftri partu edidiffe, qui hic liber effe videtur.

CODEX *graecus* eft inter mff. Voffianos no.
2324.

EDITIONES. Prodiit *graece:* Galenus de feptimeftri partu; brevis defignatio dogmatum Hippocr.;
de ptiffana; de offibus libri. *Graece,* emendati p.
Jo. CAIUM. Baf. 1557. 8. Prodiit et graece ibidem
1549. 8.

VERSIONES latinae factae funt a RICCIO, Jo.
BERN. FELICIANO, JANO CORNARIO. Prodiit et vertente Jo. GUINTHERIO. Parif. 1536. f.

71. *Περὶ τῶν ἰδίων βιβλίων γραφή.* *De libris
propriis liber.* Exftat in ed. Ald. P. IV. f. 1. in graec.
Baf. P. IV. p. 361. in ed. Chart. to. I. p. 35. in VII.
Junt. cl. ifagog. f. 10.

Textus multas lacunas habet, quas optandum
fuiffet ut Charterius reftituiffet. Referri debet is liber
et ad Galeni genuinos et ad eos, qui maxime inferviunt
ad vitae, quam egit, rationem ftudiorumque. Scripfit
eum librum jam fenex: maximam enim partem librorum, a fe profectorum, recenfet, quod facit ordine
quodam, quo vult ut a tironibus medicisque legantur.

VERSIONES et EDITIONES *latinae.* Jo. CAII

opera aliquot et verfiones, partim jam nata, partim
recognita et aucta; fcil. CAII de medendi methodo libri II. de ephemera Britannica lib. I. Acc. Galenus de
libris fuis liber I. a Jo. FICHARTO latinitate donatus,
nunc ad graeci exempl. fidem emendatior, Jo. CAIO,
Brit. interpr. de ordine librorum fuorum lib. I. non
antea editus, de placitis Hippocr. et Plat. lib. I. eodem
CAIO interpr. Lovan. 1556. 8.

72. *Περὶ τῆς τάξεως τῶν ἰδίων βιβλίων πρὸς Εὐ-
γενιανόν. De ordine librorum fuorum ad Eugenianum.* Exſtat in ed. Ald. P. IV. f. 4. in graeca Bafil.
P. IV. p. 368. in Chart. to. I. p. 49. in VII. Junt. cl.
iſagog. f. 14.

Pertinet huc ob argumenti fimilitudinem, etfi librorum multo minor copia in iis recenfetur. Scripfit
vero hunc librum Galenus, cum aetate jam effet provectior: monet enim, fe in longe plures libros Hippocratis commentarios fcripturum, ubi longior vita ipfi
conceffa fuerit.

EDITIONES.   Prodiit latine cum priore in Caii
collectione. — Vertit eum Jo. FICHARDUS. Verfionem
utriusque libri (71. et 72.) recognovit AUGUST. GA-
DALDINUS.

73. *Περὶ πτισσάνης. De ptiffana liber.* Exſtat
in ed. Ald. P. II. f. 104. in graec. Bafil. P. II. p. 489.
in Chart. to. I. p. 499. in VII. Junt. cl. II. f. 46.

Non meminit Galenus hujus libri inter proprios.
Hinc opus jam fenis effe vero fimile eſt.   Accurate docet modum ptiffanae parandae, menfuram cet.

EDITIONES.   Prodiit *graece* Baf. 1557. 8.
(Titulum plenum vide no. 70.) — *Latine* cum aliis
Galeni, interpr. ANT. LUDOVICO. Olyffip. 1540. f.
Latine c. nonnullis aliis, interpr. IPOLITO. Baf. 1533. f.
Par. 1544. 4. — Galeni 1. de optima corporis noftri
conftitutione, 2. de pleniore habitu, 3. de inaequali
temperie, 4. quomodo morbum fimulantes fint depre-
hendendi, 5. de ptiffana; item Jo. LALAMANTII de

ptiſſana ſui temporis libellus, emendata per eundem
LALAMANTIUM verſio latina. Heduae 1578. 8. Repetita eſt haec editio Genevae 1579. 8. — Vertit etiam
HIER. DOUZELLINUS et REN. CHARTERIUS, et jam
prius Jo. POLITUS, qui etiam emendavit et ſupplevit
quaedam, in graeco exemplari deſiderata.
COMMENTARII. MAXIMI LUCII (LUZ) DE CLAF
commentarius in libr. Galeni de ptiſſana. Ven. 1575. 8.
Pertinet huc quoque: TH. MINADOI Philodicus ſ. de
ptiſſana ejusque cremore pleuriticis propinando dialo-
gus. Mant. 1584. 4. Venet. 1587. 4. Lugd. 1591. 4.
74. *Περὶ τοῦ διὰ μικρᾶς σφαίρας γυμνασίου.* De
parvae pilae exercitio. Eſt in ed. Ald. P. IV. f. 44.
in graec. Baſ. P. IV. p. 301. in Chart. to. VI. p. 505.
in VII. Junt. cl. I. f. 48.
Haud meminit ejus libelli Galenus inter proprios.
CODEX graecus eſt in bibl. Medicea. Bandin. III.
p. 50. in bibl. D. Marc. Venet. cod. no. 276. (cat. p.
134.) — Latinus in B. R. Pariſ. n. 6865.
EDITIONES. Prodiit graece Pariſ. ap. Fed.
Morellum 1563. 8.
VERSIONES. Latini interpretes ſunt VAL. CEN-
TANNIUS, JAN. CORNARIUS. (Verſio italica prodiit
hoc titulo, interpr. anonymo: Il libro di Cl. Galeno
dell' eſercizio della palla, nuovamente tradotto della
lingua latina nella noſtra volgare. Milano. 1542. 4. K.)
75. *Περὶ βδελλῶν, ἀντισπάσεως, σικύας, καὶ
ἐγχαράξεως, καὶ κατασχασμοῦ.* De hirudinibus, revulſione, cucurbitula, inciſione et ſcarificatione. Exſtat
in ed. Ald. P. IV. f. 15. in graec. Baſ. P. IV. p. 27. in
Chart. to. X. p. 453. in VII. Junt. cl. VI. f. 2.
Non commemorat hunc libellum Galenus in arte
med. et de libr. propr. hinc, ſi genuinus eſt, eſt Galeni
ſeneſcentis.
CODEX graecus eſt in B. R. Pariſ. no. 2269.
Galeni de urinis liber, nec non de boni et mali ſucci
cibis liber et de hirudinibus, revulſione, cucurbitula

et fcarificatione libellus. Graece. Parif. ap. Sim. Colinaeum fine anni mentione, 8.

VERSIONES. Prodiit *latine*, interpr. LEONH.
FUCHSIO. Lugd. 1550. 16. — Prodierat et antea:
Galeni de curandi ratione per fanguinis miffionem.
Ejusd. de fanguifugis, revulfione, cucurbitula et fcari-
ficatione tractatulus. *Theodorico* Goudano interpr.
Ven. 1537. 12. Interpretati etiam funt hunc librum
FERD. BALAMIUS, JANUS CORNARIUS.

COMMENTARIUS MELCH. SEBIZII in hunc librum prodiit Argent. 1652. 4.

76. *Πῶς δεῖ ἐξελέγχειν τοὺς προσποιουμένους νοσεῖν. Quomodo morbum fimulantes fint deprehendendi.* Exftat in Ald. P. III. f. 102. in graec. Bafil.
P. III. p. 388. in Chart. to. VIII. p. 916. in VII. Junt.
claff. I. p. 61.

Non citatur a Galeno inter fuos: fed genuinus
eft, et a Galeno jam fene fcriptus.

CODEX *graecus* eft inter Voff. in bibl. ac.
Lugd. B. vid. catal. hujus bibl. p. 397. n. 45. *Latinus*
eft in B. R. Parif. n. 6865.

EDITIONES. Galeni 1. de optima corporis
noftri conftitutione etc. Heduae 1578. 8. (Plenum
titulum habes no. 73.) Genev. 1579. 8. — VERSIO
germanica exftat in *Pyl's* Repertor. B. I. p. 39. K.)

77. *Περὶ τῆς ἐξ ἐνυπνίων διαγνώσεως. De dignotione ex infomniis.* Exftat in ed. Ald. P. III. f. 140.
in graec. Baf. to. III. p. 463. in Chart. to. VI. p. 517.
in VII. Junt. claff. IV. p. 213.

Non meminit ejus libri Galenus.

CODEX *graecus* eft inter Voff. in bibl. acad.
Lugd. B. vid. Catal. hujus bibl. p. 397. n. 45.

EDITIO *latina:* AUGERII FERRERII, Tolofatis
medici, liber de fomniis. Hippocr. de infomniis liber.
Galeni lib. de infomniis. Synefii lib. de fomniis.
Lugd. 1549. 12.

78. *Περὶ διαγνώσεως καὶ θεραπείας τῶν ἐν τῇ ἑκά-στου ψυχῇ ἰδίων παθῶν.* De propriorum animi cujus-que adfectuum dignotione et curatione. Exftat in ed. Ald. P. 1. f. 172. in gr. Baf. P. I. p. 272. in Chart. to. VI. p. 519. in VII. Junt. claff. II. f. 50.

Non citat Galenus hunc librum inter fuos, hinc poft librum de libr. propr. et de arte med. fcriptus effe videtur. Eft ethici argumenti et multa de vita fua in eo enarrat, praefertim puerili et juvenili.

CODEX *graecus* eft in bibl. Medic. Bandin. III. p. 50. in biblioth. D. Marc. Venet. no. 281. vid. cat. p. 136.

EDITIONES. *Γαληνοῦ περὶ διαγνώσεως καὶ θε-ραπείας τῶν ἐν ἑκάστου ψυχῇ ἰδίων παθῶν.* Galeni au-reolus libellus : quomodo quis et dinofcat et fanet pro-prios animi fui adfectus : ex emendatione accurata Jo. CASELII. Helmft. 1592. 4. Textus longe recedit ab Aldino et Bafileenfi, quem Charterius iterum edidit, ignorata hac Cafelii editione, qui textum, verum maxime ex ingenio, longe emendatiorem edidit. — Graece et latine c. aliis edidit THEOD. GOULSTON. Lond. 1640. 4. — *Γαληνοῦ περὶ διαγνώσεως καὶ θε-ραπείας τῶν ἐν ἑκάστου ψυχῇ ἰδίων παθῶν.* Galeni li-bellus, quomodo quis animi fui adfectus dinofcat et corrigat. Jo. CASELIO interpr. In ftudiofae juvent. ufum iterum edidit Jo. HENR. ACKER. Rudolft. et Jen. 1715. 4. — *Latine* prodiit c. aliis. Par. 1528. 8. —. Ex GUINTHERII verfione c. aliis. Baf. 1529. 4. Vertit etiam BERNARDIN. DONATUS, Veron. Galeni libellus : quemadmodum quis animi fui adfectus dinofcat et cor-rigat. Jo. CASELIO interpr. Helmft. 1596. 8. Eft ver-fio lucubratiffima, c. fcholiis maxime ethicis.

VERSIO *gallica* prodiit Parif. 1557. 16. (*italica* autem hoc titulo: Di Galeno a che guifa fi poffano e conofcere e curare le infermita del animo. Recato in quefta lingua noftra p. GIOV. TARCHAGNOTA. Venez.

1549. 8. item interprete ANNIB. FIRMANO: Rom. 1558. 8. quae verfio etiam adhaeret ejusd. Firmani tractatui: Della giocondità dell' animo. Ven. 1574. 8. item interprete FRC. BETTI. Baf. 1587. 8. K.)

79. *Περὶ διαγνώσεως καὶ θεραπείας τῶν ἐν τῇ ἑκά- στου ψυχῇ ἁμαρτημάτων. De cujuslibet animi pecca- torum dignotione atque medela.* Exftat in ed. Ald. P. I. f. 177. fed in initio mutilus, in Chart. to. VI. p. 537. in VII. Junt. cl. II. f. 56.

Eft pars pofterior libri de propriorum animi cu- jusque adfectuum dignotione et curatione, notante jam CONR. GESNERO in enumerat. librorum Galeni.

CODEX mft. *graecus* eft in bibl. Med. Bandin. III. p. 50. 51.

EDITIO. Graece et latine exftat cum aliis Galen. cura THEOD. GOULSTON. Lond. 1640. 4.

VERSIO *latina* facta a JUL. PA. CRASSO et JO. GUINTHERIO, Andern.

80. *Περὶ τοῦ προγινώσκειν πρὸς Ἐπιγένην. De praenotione ad Epigenem liber.* Exftat in edit. Ald. P. III. p. 135. in gr. Bafil. P. III. p. 451. in Chart. to. VIII. p. 829. in VII. Junt. cl. IV. f. 213.

Ad Pofthumum de praenotione male infcripferunt editores. Eft liber omnino memorabilis, in quo Gale- nus, qua felicitate in praefagiis ufus fit, fufe enarrat, et hiftorias plane mirabiles refert. Scripfit hunc li- brum editis jam libris de art. med. et de libr. propr. Citat in eo libros XV de pulfibus.

CODEX *latinus* eft in bibl. r. Parif. n. 6865.

INTERPRETES funt JUL. MARTIAN. ROTA et JO. GUINTHERIUS, cujus verfionem CHARTERIUS emen- davit.

EDITIONES. Galeni de praefagitura, GE. VALLA interpr. prodiit c. aliis Galeni et alior. Graecor. Ven. 1498. f. Prodiit etiam LEONH. JACCHINO interpr. c. explanationibus. 1540. 4.

81. *Περὶ ἀντιδότων βιβλία β´. De antidotis li-*
bri II. Exftat in ed. Ald. P. II. f. 65. in gr. Baf. P. II.
p. 423. in Chart. to. XIII. p. 865. in VII. Junt. cl. V.
f. 99.

Haud meminit quidem horum librorum inter proprios Galenus, fed non potuit meminiffe, quia viri fenis funt opus, et fcripti fere, poftquam fuos reliquos
libros omnes fcripferat. Enarrat ipfe, quonam modo
fuerit ufus in componenda theriaca in ufum imperatorum, inprimis Marc. Aurel. Antonini atque Severi, de
quo vide nos fupra in vita Galeni. Primo libro de
theriaca tantum loquitur, rationemque ejus parandae
fufiffime ac fubtiliffime exponit; altero vero antidoti
permultae aliorum auctorum exponuntur.

CODICES *graeci* funt in B. R. Parif. n. 2164.
in bibl. Medicea. Fragmentum et in eo carmen Andromachi de theriaca eft in bibl. caef. Vind. Lamb. VI.
p. 143. Cf. de Neff. P. III. p. 53. Libri duo integri
funt in biblioth. D. Marc. Venet. no. 281. Cf. cat.
p. 136.

EDITIONES. Prodiit latine, c. not. FR. TIDI-
CAEI. Thorun. 1607. 4. In compendium redacti ab
ANDR. LACUNA prodierunt Antwerp. 1575. 12. cum
libro de theriaca ad Pifon.

VERSIONES factae a JO. GUINTHERIO et JUL.
MARTIAN. ROTA. Antidotos quasdam excerptas latino
carmine JOACH. CAMERARIUS reddidit, ut Galenen Andromachi, theriacam Antiochi cet. (L'antidoto di
Cl. Galeno, interpretato da *Michelangelo Angelico,*
Vicentino, nel quale fi contengono i due libri degli antidoti, quello della theriaca a Panfiliano, il trattato di
effa a Pifone e il difcorfo de fali theriacali. Vicenza
1613. 4. K.)

82. *Περὶ κυουμένων διαπλάσεως. De foetuum*
formatione libellus. Exftat in edit. Ald. P. I. f. 98. in
gr. Baf. P. I. p. 213. in Chart. to. V. p. 285. in VII.
Junt. cl. I. f. 322.

Effe ex noviffimis optimisque Galeni operibus refert Haller. in bibl. anat. to. I. p. 101. Foetus generationem et formationem cum plantarum formatione ingeniofe comparat, epigenefeos fyftema in foetus formatione adferens. Contra Chryfippum multa in eo libro proponuntur. VERSIONES. Jan. Bernard. Feliciani verfio prodiit cum aliis Galeni libris. Baf. 1535. f. Jani Cornarii cum aliis Galeni. Baf. 1535. f. (An in hisce duabus editionibus error fubfit, videant ii, qui illas infpicere poffunt.) Jo. Guintherii cum nonnullis aliis Parif. 1536. f. Gallica verfio hunc titulum prae fe fert: De la formation des enfans au ventre de la mère. Par. 1559. 8.

X. ¡Libri, de quorum originibus, num ab ipfo Galeno, vel aliunde repetendae fint, non fatis conftat, hi funt:

83. Εἰσαγωγὴ ἢ ἰατρός.   Introductio f. medicus. Ita invenit Charterius titulum in octo codd. mff., quos ipfe contulit, quorumque collationem exhibet in concifis not. et var. lectt. ad tom. II. p. 405. Exftat is liber in ed. Aldina P. IV. in ifagog. f. 1. in gr. Baf. P. IV. p. 371. in Chart. to. II. p. 360.

Haud meminit Galenus hujus libri, qui quam plurima eaque utiliffima ad fectarum hiftoriam continet, ac in tabula velut totius fere medicinae vocabula exponit. Hinc non creditur effe proprius Galeni, fed Herodoti potius. Galenus enim in fect. II. comment. in VI. epid. Hippocr. text. 42. librum Herodoti citat, qui infcriptus eft medicus. Galeno adfcribit Charterius, quia concifa oratione univerfa medicinae praecepta complectitur. Si a Galeno fcriptus eft, ad eos faltim non pertinet, quos Galenus πρὸς ἔκδοσιν fcripfit; fed ad eos, quos ad tironum ufum confcripfit, poftea ab iis evulgatos.

CODICES graeci funt in B. R. Parif. no. 2113. 2156. 2160. 2169. 2171. 2246. 2271. 2280. 2282.

2304. 2306. Fragmentum amplum ifagoges Galeni erat in Coislin. Montf. P. II. p. 281. Exftant quoque codd. in Medicea. Bandin. III. p. 115. — *Latini* codd. funt in B. R. Parif. n. 6863. 7030. — Ifagoge Galeni, interpr. HONAIN BEN ISAAC, eft *arabice* in bibl. Norfolk. n. 3383.

EDITIONES. *Graeco - latina* editio eft: SEB. SINGKELERI medicorum fchola h. e. Cl. Galeni ifagoge f. medicus. - Ejusd. definition. medicin. liber. Graece et lat. Baf. p. Th. Platter. et Balth. Lafium 1537. 8. Graece et lat. prodiiffe Parif. 1536. 8. teftatur Haller. bibl. anat. to. I. p. 84. — Prodiit *latine* G. VALLA interpr. c. aliis Galeni et aliorum Graecorum. Venet. 1498. f. — Prodiit etiam latine in FRC. PHILELPHI epift. oratt. et aliis opufculis. Ven. p. Phil. de Pineis 1492. f. p. 77. (it. in edit. fine not. typograph. min. 4. et ed. Ven. p. Barth. de Zanis de Portefio 1491. min. 4. vid. FOSSII cat. bibl. Magliabech. to. II. coll. 330. feq.) — Verfio etiam latina eft Jo. GUINTHERII, Andern.: Galeni aliquot libelli, fcil. corpor. temperatur. animi mores fequi; de vitiis animi et eor. remediis; de fectis; introductorius; de plenitudine; de optimo corporis ftatu; de bono corporis habitu; de elementis libri II.; de atra bile; de tumoribus praeter naturam; p. Jo. GUINTHERIUM partim recogniti, partim nunc primum verfi. Baf. ap. Froben. 1529. 4. Hanc Guintherii ver- fionem emendatiorem atque politiorem ediderunt, qui edd. Juntin. Galeni curam gefferunt. In VII. earum editione caftigatiorem legere eft, collatis graecis exem- plaribus. Corrector fuit Barth. Sylvanius. Charte- rius eam verfionem correctiorem reddidiffe fe ipfe perhibet. Prodiit et verfio Guintherii Par. 1558. 8. Lugd. 1552. 16. — Vertente *Califto Procacini.* Rom. 1627. 4.

84. *De fubfiguratione empirica.* Exftat in ed. Charter. to. II. p. 340. in VII. Juntar. in ifagog. f. 31. Graeca defiderantur. Videtur genuinus effe, et ex-

hibet rationem pleniorem medicinae empiricorum. —
Interpretes funt DOMIN. CASTELLUS et NIC. RHEGINUS.

85. *De voce et anhelitu.* Exftat in ed. Chart.
to. V. p. 429. in VII. Juntar. inter fpurios f. 62. *La-*
tine tantum habetur, et fubftitutus eft, ut videtur,
vero et antiquo Galeni de voce libro. Anatome laryn-
gis traditur. Ductus falivales linguae defcribuntur.

86. *De refpirationis ufu.* Exftat *latine* tantum
in Charter. to. V. p. 429. in VII. Junt. inter fpurios
f. 62. contra Ariftotelem maxime fcriptus.

87. *Εἰ ζῶον τὸ κατὰ γαστρός. An animal fit,*
quod eft in utero. Eft in ed. Ald. inter libros, Galeno
adfcriptos, P. IV. f. 19. Bafil. gr. P. IV. p. 406. in
Chart. to. V. p. 334. in VII. Junt. cl. I. f. 326.

Spuriis Galeni adnumeratur ab omnibus editori-
bus graecis; receptus tamen inter genuinos in VII.
Juntar. editione. Contra Afclepiadem fententiam fuam
auctor tuetur, foetum etiam per os nutriri. Interpretes funt HORAT. LIMANUS. — MATTH. THEOD. ME-
LARELIUS, e cujus verfione feorfim prodiit Antwerp.
1540. 4. — Galenus de eo, quod fit animal id quod
utero continetur, interpr. ANT. LUDOVICO. Ulyffip.
1540. f. cum al. Galeni.

88. *Galeni liber, an omnes partes animalis, quod*
procreatur, fiant fimul. Latine tantum exftat in ed.
Charter. to. V. p. 326. et in VII. Junt. cl. I. f. 326.

Eft brevis libellus, in quo negatur, omnes partes
una formari.

INTERPRETES funt NIC. RHEGINUS. Calab. —
Jo. GUINTHERIUS, cujus verfio prodiit cum aliis. Parif.
1536. f. et Baf. 1536. f.

89. *De confuetudine.* Exftat in edit. Charter.
to. VI. p. 541. et in VII. Juntin. cl. II. f. 60.

Latine tantum exftat. Dubitabat Jo. BAPT. MON-
TANUS, num genuinus fit is liber.

CODEX graecus in bibl. Medic. Bandini III. p.
50. 51.

INTERPRETES funt Nic. Rheginus, Calab., cujus verfionem Jo. Bpt. Rasarius reftituit, et Augustin. Gadaldinus. Nic. Rhegini verfionem emendatiorem (et absque graeco textu emendatiorem) fe edidiffe refert Charterius.

90. *De motu thoracis et pulmonis.* Exftat latine tantum in ed. Chart. to. V. p. 407. in VII. Junt. inter fragm. f. 47.

Eft exiguae molis libellus, fragmentum forfan eorum trium librorum, quos Galenus de hoc argumento compofuit. Vid. de admin. anat. libr. VIII. c. 2. Gadaldinus putabat, eum ab Oribafio aliove ex Galeni genuims libris effe excerptum.

CODEX ruft. *latinus* eft in B. R. Parif. n. 6865.

EDITIONES. Prodiit cum nonnullis aliis. Par. 1536.

91. *Περὶ τῶν ὅλου τοῦ νοσήματος καιρῶν.* *De totius morbi temporibus.* Eft iu ed. Ald. P. III. f. 100. in gr. Baf. P. III. f. 385. in Chart. to. VII. p. 304. in VII. Junt. cl. III. f. 86.

Non dicitur a Galeno inter proprios, neque ad eos pertinet, quos certo liceat Galeno adfcribere.

CODICES *graeci* funt in B. R. Parif. n. 2170. 2272. 2269. in Medicea. Baudin. III. p. 139. *Latinus* cod. eft in B. R. Parif. n. 6865.

INTERPRETES latini funt Nic. Rheginus et Guintherius. Hujus verfio prodiit cum libris III. de diebus decretoriis et cum libro de morbor. temporibus. Par. 1529. 8. Guintherii verfionem emendavit Riccius, et emendatiorem adhuc edidit *Charterius.*

92. *Περὶ τύπων. De typis.* Exftat in ed. Ald. P. III f. 145. in gr. Baf. P. III. p. 470. in Chart. to. VII. p. 152. in VII. Junt. cl. III. f. 90.

Haud meminit hujus libri utiliffimi Galenus, hinc quin genuinus fit, faltim dubium eft.

CODICES *graeci* funt in B. R. Parif. n. 2170. 2272. 2269. in Medicea. Band. III. p. 139. Ex Galeno

excerptorum de typis brevis codex eft in bibl. Medic:
plut. 74. Band. III. p. 99. Codex *latinus* eft in biblioth.
r. Parif. n. 6865.

INTERPRETES *latini* funt Nic. Rheginus,
Calab., Gadaldinus, Riccius et Jo. Guintherius,
cujus verfionem ceteris eſſc praeſtantiorem, refert
Charterius.

93. Πρὸς τοὺς περὶ τύπων γράψαντας, ἢ περὶ
περιόδων. *Adverfus eos, qui de typis fcripferunt, vel
de circuitibus.* Eft in ed. Ald. P. III. f. 141. in gr. Baſ. P. III.
p. 464. in Chart. to. VII. p. 156. in VII. Junt. cl. III.
f. 91.

INTERPRETES *latini* funt Victor Trinca-
vellus et Jo. Guintherius, cujus verfio priore melior eft,

94. Περὶ τοῦ παρ' Ἱπποκράτῃ κώματος. *De comate fecundum Hippocr. liber.* Exſtat gr. et lat. in
Chart. edit. to. VII. p. 191. in VII. Junt. claſſ. III.
f. 48.

Monet Galenus in comm. in III. epid. Hippocr. fe
librum de comate ad explicandam Hippocratis de eo
fententiam fcripfiſſe, qui interiiſſe videtur. Jo. enim
Caius librum Galeni, ouem edidit, de comate e vaiiis
textibus Hippocratis et Galeni collegit, ut ipfe fatetur;
Riccius vero notat, fe hunc librum omnino reſtituiſſe.
Reſtituit etiam Dominic. Montefaurus.   Operam fuam
quoque ei impendit Charterius.

CODEX *graecus* eft in bibl. Medicea. Band. III.
p. 50. Codd. *latini* funi in B. R. Parif. n. 6865.

EDITIO *graeca* eft Jo. Caii: Galeni libri aliquot
partim hactenus non vifi, partim mendis repurgati et
reſtituti e. annotatt. Jo. Caii.   Galeni de Hipp. et Plat.
decr., de comate fec. Hippocr., de fuccedaneis. Hippocrat. de pharmacis. Baſ. 1544. 4.

INTERPRETES *latini* funt Nic. Rheginus, cujus verfionem correxit Riccius. Exſtat quoque Nic,

Leoniceni. Charterius meliorem atque correctiorem
verfionem edidit latinam.

95. *Περὶ τῆς κατὰ τὸν Ἱπποκράτην διαίτης ἐπὶ
τῶν ὀξέων νοσημάτων.* De victus ratione in morbis
acutis ex Hippocr. fententia. Exſtat graec. et lat. in
ed. Charter. to. XI. p. 184. Latine in VII. Juntar. cl.
VII. f. 153.

Mentionem talis libri fecit Galen. in c. 4. et 6. de
libr. propr. Sed num is Galeni fit, vehementer dubitandum eſt: accedere enim videtur ad methodicorum
doctrinam, cui Galenus minimo favebat.

Interpretatus eſt hunc librum Augustin. Gadaldinus, tribus codd. mſſ. graecis uſus, fed mancis et
lacunarum plenis. Hinc is, quae deficiebant, fupplevit. Edidit poſtea Jo. Caius verfionem pleniorem.
Charterius ex utraque hac verfione textum graec. ipfe
confecit ediditque. Poſtea, cum genuinum codicem
Charterio obtuliſſet Ren. Moreau, is eum typis, ut
ait, quam celerrime mandavit.

CODICES graeci. In bibl. D. Marc. Ven. no.
281. in librum Hippocr. de ratione victus acutor. morborum, n. 278. 282. et 285. in libr. Hipp. de ratione
victus falubris.

96. *Περὶ τῆς τῶν καθαιρόντων φαρμάκων δυνάμεως.* De purgantium medicamentorum facultate.
Exſtat in ed. Ald. P. II. f. 101. in gr. Baf. P. II. p. 484.
in Chart. to. X. p. 462. in VII. Junt. cl. V. f. 86.

Non meminit Galenus hujus libri in art. med.
c. 37. et de libr. propr., resqué ita in eo traditae funt,
praefertim c. 6., ut eum opus Galeniſtae cujusdam potius eſſe putem, quam Galeni.

CODEX graecus libri de purgant. med. facult.
eſt in B. R. Parif. n. 2165. et in bibl. Med. Bandin. III.
p. 122.

EDITIONES. Prodiit graece Parif. 1557. 8.

VERSIONES. Latine vertit Pt. Lombardus
fub titulo: De qualitate purgationis, prodiit c. ejus

fynopfi de balneis Puteolanis, in Graevii Thef. Ital. to.
IX. P. IV. — Prodiit etiam latine Parif. 1528. 8.
et c. libello de his, quos purgare oporteat, quibus me-
dicamentis, et quo tempore, interpr. Jo. POLITO.
Parif. 1544. 4. Baf. 1544. 4. — Vertit etiam JUL.
MARTIAN. ROTA.

97. *Περὶ εὐπορίστων βιβλία β'. De remediis parabilibus libri II.* In ed. Ald. exftat liber primus tantum, et quidem initio mutilus, quem Charterius e
mss. B. R. Parif. reftituit P. II. f. 95. in gr. Baf. pariter
liber I. initio mutilus P. II. p. 422. Liber uterque
eft in Chart. ed. to. X. p. 574. In VII. Junt. hi duo
libri dividuntur in cl. VII. f. 153. primusque inter genuinos refertur: alter vero inter fpurios f. 161. Idem
etiam factum eft in Aldina, ubi P. IV. f. 35. alter pa-
rabiliorum medicamentorum liber ad Solonem archiatrum legitur inter fpurios, et in ed. gr. Baf. P. IV. p.
438. — *Περὶ εὐπορίστων βιβλίον γ'. De remediis
paratu facilibus liber III. Galeno adfcriptus.* Exftat
in Ald. ed. P. IV. f. 41. inter fpurios; in gr. Bafil. pariter inter fpurios P. IV. p. 448. in VII. Junt. claff.
VII. f. 161.

Non citat umquam Galenus, etfi occafio ipfi non
defuiffet, hos libros de parabilibus medicamentis,
quod eo magis mirum, quia Galenus fuos libros alias
citare folet quam faepiffime. Neque fe fcripfiffe monet
tales libros nec in c. 37. de art. med. nec in libello de
libr. propr. Hinc jam hac de cauffa, nifi putes, Galenum eos fcripfiffe, poftquam ceteros omnes libros
jam fcripferat, ad fpurios referendi funt. Referendi
vero funt etiam ideo ad fpurios, quod plane ad empiricorum morem, et quidem ad eum morem compofiti
funt, quem fervare folebat haec fecta, poftquam a pri-
ftina fua integritate defciverat, quod fere poft Galeni
tempora eft factum. Neque hi libri tres ab uno auctore compofiti funt. *Primus* ad Glaucon., in quo etiam
de methodo medendi ad Glaucon. librum citat, et anti-

quior, et ad Galeni ingenium magis compofitus. Multa continet medicamenta ex Archigene, cujus libris
Galenus in aliis libris de medicamentis crebro ufus eft.
Tamen, quod, morbi nulla plane ratione habita,
ejusque cauffae, tantum medicamenta alia atque alia
proponuntur, non exftimandum eft, Galenum, feve-
riorem dogmaticum, et empiricorum oforem acrem,
hunc librum confcripfiffe. Spurium effe hunc librum,
etiam ex Oribafio colligere licet. *Alter* de medicamentis paratu facilibus liber, ad Claud. Solonem, archiatrum, fcriptus, cujus Galenus alias non meminit, em-
piriam longe minus coctam redolet, morborumque,
nullo eorum facto difcrimine, remedia a capite ufque
ad calcem complectitur. Multa eaiam fuperftitiofa et
abfurda in eo proponuntur, quae ab ingenio Galeni
plane abhorrent. *Tertius* liber peffimus eft. Galenus
ipfe in eo pallim citatur. Eft plenus ignorantiae et
fuperftitionum, et fcriptus a Chriftiano, qui vires adeo
adfcripferit candelae ad ignem in facello Pauli Apoftoli
accenfae, atque de fanctis anargyris loquitur. Incidere hunc librum in tempora imperatorum Conftanti-
nopolitanorum, Haller. in bibl. bot. to. I. p. 151. recte monet. Integriores edidit hos libros e mss. Parifin.
Charterius. Quidam haec euporifta Galeni ad Oribafium retulere; fed omnia faltim ad eum referre haud
licet.

    EDITIONES *graecae*. Galeni de facilibus paratu
remediis liber, Graece, Lut. Paris. 1530. 8. Repetita
dicitur Paris. 1536. 8. *Latinae*. Baf. 1576. 8. —
curante J. HOLLERIO. Paris. 1543, 16. 1549. 8. — c.
verfione SEBAST. SCROFAE. Par. 1548. 8. — Interpres primi libri eft HUBERT. BARTLANDUS. Libri fecundi et tertii interpres eft JUN. PAUL. CRASSUS, qui
hiulca graeci textus fupplevit. Interpretatus quoque eft
Jo. GUINTHERIUS.

    98. Πρὸς Πίσωνα περὶ τῆς θηριακῆς. *De the-*
riaca ad Pifonem liber. Exftat in ed. Ald. P. II. f. 85.

in gr. Bas. P.'II. p. 456. in Charter. to. XIII. p. 930.
in VII. Junt. claff. V. f. 89.

Non Galeni opus effe, fed aliùs medici, ejusdem
fere cum Galeno aetatis, fupra in vita Galeni e Labbeo
tradidimus.   Hier. Mercurialis fcriptum effe putat
a Galeno iuvene, quod elle nequit, quia in eo memo-
rantur, quae Galenus, proveetior jam aetate, pere-
gerat effeceratque.   Galeni effe, non dubitarunt Ae-
tius, Paulus Aegineta, Arabes medici.   Scriptus maxime eft ad theriacae nfum commendandum, quae vero
recte compofita effe debeat, minus recte compofitae
enim ad venena animalium virtutem nullam effe.   Legitur in hoc libro Andromachi fenioris, Neronis ar-
chiatri, carmen de thcriace et viperis, Galene appellata, c. 6. fequ. p. 937. Chart.   Idem carmen legitur
etiam in libro de antidotis.   (Vide de Andromacho
hoc feniore et de aliis theriacarum fcriptoribus J. A.
FABRIC. bibl. gr. libr. III. c. 26. §. 8. K.)

CODEX ms. eft in B. R. Paris. n. 2164. et in
bibl. Medicea.   Γαληνοῦ πρὸς Πίσωνα περὶ θηριακῆς
eft inter Voffian. ac. Lugd. B. (vid. Cat. p. 394. n. 58.)
in bibl. D. Marc. Ven. n. 281.   (De cod. arabico
mfto, in quo defcriptio hujus theriacae continetur, vid.
Lambec. comment. VI. p. 143. K.)

EDITIONES.   Prodiit Paris. 1531. f. 1534. f.
1536. f.   Galeni de theriaca ad Pifon., interpr. et
commentat. Jo. JUVENE, medico.   Ejusd. de antidotis libri II. ab ANDR. LACUNA in epitomen redacti.
Acc. Jo. Juvenis epift. complect. medicamenta bezoar-
dica, quorum ufus a pefte praefervat. Antwerp. 1575.
12. — De herba panacea, quam alii tabacum, alii
pedum vocant, ab Aegid. Everato in ordinem redactus.
Antwerp. 1587. 12.   Continentur fimul in hoc libro:
Galenus de theriaca ad Pifon. et ejusd. de antidotis libri
II. ab Andr. Lacuna in compendium redacti.

INTERPRETES latini funt JUL. MARTIAN. RO-
TA et JO. GUINTHERIUS.   Andromachi fenioris anti-

quiffimum de theriaca carmen ad imperat. Neronem.
Norimb. 1754. 4. JOACH. CAMERARIUS jum antea Andromachi et aliorum carmina ex Galeno latine ediderat.
99. *Περὶ ϑηριαχῆς πρὸς Παμφιλιανόν. De theriaca ad Pamphilianum.* Exftat in cd. Ald. P. II. f.
93. in gr. Baf. P. II. p. 469. in Chart. to. XIII. p. 960.
in VII. Junt. cl. V. f. 98.
Eft brevis et practici argumenti.
CODICES *graeci* funt in B. R. Parif. n. 2164.
feculi XV. codex eft in biol. D. Marc. Ven. n. 279. et
ejusd. feculi n. 281.
INTERPRETES *latini* funt JUL. MARTIAN. RO-
TA et JOACH. CAMERARIUS. (Hujus et proxime prae-
cedentis libri verfio italica haec exftat: Della theriaca
libri II. di Cl. Galeno a Paufiliano ed a Pifone. Tradot-
ti da MICHELANGELO ANGELICO, Vicentino. Vicenza
1608. 8. Aliam editionem, eamque pofteriorem ci-
tavi fupra no. 81. K.)
100. *Περὶ τῶν ἐπιδέσμων. De fafciis liber.*
Deeft is liber in editt. Ald. et gr. Bafil. Exftat vero in
Chart. to. XII. p. 469. et in VII. Junt. cl. VII. f. 293.
Promiferat Galenus in comm. II. in Hipp. libr.
de officina medici, fe libellum fcripturum de fafciis;
num vero hic liber is fit de quo loquitur Galenus,
dubitare aliquantulum licet. Citatur enim in eo Oribafius de machinamentis, qui fi Oribafium auctorem
habet, neque antiquiorem auctorem, isque locus, in
quo Oribafius de machinamentis citatur, genuinus eft,
liber de fafciis Galeni effe nequit, fed recentioris auctoris effe debet. Quae quomodocunque fe habeant,
Galeno non indignum opufculum hoc de fafciis eft, in
quo non folum deligationum modi omnium corporis
partium, a capite ad pedes ufque, fed et multa
alia proponuntur, quae ad chirurgiae hiftoriam pertinent.
CODICES *graeci.* Sunt in B. R. Paris. n. 2245
et 2247. duo codices, e quorum alterutro Charterius

textum graecum primus typis vulgavit, eo fortaſſe,
quo Vidius fuerat uſus.   Eſt etiam cod. graecus in
bibl. Medicea et in coll. *Nicetae.* Vid. Cocchi in praef.
ad Graecor. chirurgicos libros p. 12. — Cod. *latinus* eſt in B. R. Paris. n. 6866.

INTERPRES *latinus* hujus libri eſt *Vidus Vidius.*   Ejus verſio exſtat in Chirurgia e graec. in lat,
converſa, *Vido Vidio* interpr. c. nonnullis ejusd. Vidii commentariis. Lut. Par. 1544. f. p. 415. c. figuris
buxo inçiſis copioſiſſimis.   Ad interpretationem ſuam
Vidius uſus eſt codice mſto e B. R. Pariſina, in quo
etiam Soranus et Heliodorus continebantur.   Ex his in interpretatione ſupplevit Vidius quaedam, quae ſibi aut
omiſſa a Galeno, aut interiiſſe viſa erant. — Galeni
de faſciis libellus, a Vido Vidio latinitate donatus,
congruisque iconibus illuſtratus in 12. ſine loco et anno. — Repetita eſt ea editio Lugd. 1553. 16. —
Prodiit etiam in CONR. GESNERI ſcriptoribus chirurg.
Tigur. 1555. f. — Ἐκ τῶν Γαληνοῦ ὑπομνημάτων
περὶ ἐπιδέσμων βιβλίον. *Ex Galeni commentariis de
faſciis libellus.*   Exſtat in ed. Chart. to. XII.
p. 500.   Pertinet huc.   Eſſe videtur excerptum
ex libro de faſciis, compoſitum a Galeniſta, rerum
ſuarum gnaro.   Eſt fragmentum tantum, cui finis
deeſt.

XI. Libri manifeſte ſpurii, qui inter Galeni opera recepti leguntur, hi ſunt:

101. Περὶ φιλοσόφου ἱστορίας. *De hiſtoria phi-
loſophica.*   Exſtat in ed. Ald. P. IV. f. 28. inter nothos,
in gr. Baſ. P. IV. f. 42. in Chart. to. II. p. 21. in VII.
Junt. in claſſe ſpurior. f. 2.

Eſt Plutarchi liber de placitis philoſophorum, in
principio tantum aliquantulum mutatus. JUL. MAR-
TIAN. ROTA hunc librum tribuit Aetio, quem de placitis philoſophorum ſcripſiſſe teſtatur Theodoritus therapeut. Vide quae dicta ſunt in bibl. gr. Jo. ALB. FABRI-

611 ad Plutarch. libr. de placitis philofophor. — *Grae-*
ce etiam exftat in Ariftotelis opp. Ven. 1497. f.
　　VERSIONES. Jul. Mart. Rota interpretatus
eft, fed minus feliciter. — Andr. Lacunae interpretatio prodiit Colon. 1543. 8.
　　102. Ὅροι ἰατρικοί. *Definitiones medicae ad*
Theutram fcriptae. Exftant in ed. Ald. P. IV. in ifagog. f. 11. Aldus vero eas inter nothas refert. In gr.
Baf. P. IV. p. 390. ubi etiam fpuriis adnumerantur.
In ed. Chart. to. II. p. 232. In VII. Junt. in ifagog.
f. 43.

　　Vix etiam pro genuino Galeni opere hae definitiones haberi poffunt, et fi confcriptas ab eo putes,
non πρὸς ἔκδοσιν fcriptas effe exiftimandum eft. Continentur in iis multa excerpta ex antiquioribus medicis,
quorum fcripta periere, eamque ob rem magni aefti-
mandae funt. Auctor etiam in prooemio p. 232.
233. ed. Chart. to. II. candide profitetur, fe definitiones fuas ex aliis exfcripfiffe, addidiffe vero, quas fcriptas non invenerit. Ordo ceterum nullus eft, ex quo
etiam intelligitur, hunc librum non Galeni effe, ordinis amantiffimi. Genuinum tamen putat Charter. in
concifis not. ac var. lectt. ad hunc librum p. 404.

　　CODICES *graeci* exftant mss. in B. R. Par. n.
2151. 2175. 2252. Exftant etiam in Auguftana et
Vind. Lamb. libr. VI. p. 196 et 145. Cf. de Neff. P.
III p. 27. n. 8. in bibl. reg. Lond. Cafhley p. 216. in
bibl. Cai. Gonvill. n. 948. Fragmentum definitionum medicar. exftat graece in bibl. Auguft. Alius codex, isque integrior omnibus, exftat in bibl. Vindob.
graece. Vid. de Neff. P. III. n. 19. 9. p. 30. Galenus
de definitionibus eft, ut puto, latine inter mss. bibl.
Jacobeae n. 8484.

　　EDITIONES. Prodiit *graece* et *latine* in Seb.
Singkeleri fchola med. Baf. 1537. 8. (Titulum plenum vide fupr. no. 83.) — *Latine:* Galeni definitiones medicae, interpr. Jona Philologo. Par. ap.

Sim. Colinaeum 1528. 8. Repetita eft ea' editio Colon,
1529. 8. — Verfus latine is quoque liber eft a BAR-
THOL. SYLVANIO, et quidem ita, ut Sylvanius ex codicum veterum collatione hunc librum pluribus locis
auxerit. Emendatior et ex collatis codd. graecis accu-
ratior facta haec verfio exftat in VII. Junt. opp. Galeni editione.

    103. *De partibus artis medicae.* Exftat in ed.
Chart. to. II. p. 282. in VII. Junt. in claff. fpurior. f. 16.

    Latine tantum exftat e verfione NIC. RHEGINI. —
Exftat Galenus de duplici medicina, qui forte is liber
eft, latine fcriptus in bibl. Taurin. Montf. II. p. 1397.
(In catal. codd. latinor. bibl. Taurin. p. 291. n. 939.
membran. faec. XIV. f. 32. citatur *liber tegni Galeni,*
mutilus in fine: praeter hunc nullus alius liber Galeni
inter codd. latin. invenitur.)

    104. *De anatomia vivorum liber.* Exftat latine
tantum in ed. Chart. to. IV. p. 194. et in VII. Junt.
inter fpurios f. 44.

    Ediderat Galenus librum περὶ τῆς ἀνατουῆς ἐπὶ
τῶν ζώντων, quem memorat de arte med. c. 37. p. 230.
quem etiam in aliis pluribus locis περὶ ζωοτομίας dixit.
Sed is liber de vivorum anatome, qui adhuc proftat,
Galeni genuinus foetus non eft, quippe in quo ipfe
Galenus citetur, et Ifaac, et in quo omnia ad Sarace-
norum indolem religionemque propofita; funt, ut eum
itaque ab Arabe quodam confcriptum effe recte putes.
Neque refpondet titulo; fed compendium anatomicum
eft, cui pofteritas, gnara Galeni libri περὶ τῆς ἀνατομῆς τῶν ζώντων, eum titulum dedit. Quaedam tamen
habet fatis bona, v. c. de corde, de pulmonum fenfu
exiguo vel nullo, de diaphragmatis nervo cet.

    CODEX erat in bibl. MICH. CANTACUZENI. Ver-
dier p. 62. Galen. de interioribus membris eft *latin.* in
bibl. Merton. coll. n. 685. Anatomia Galeni eft in bibl.
dom. St. Petri Cantabr. n. 1862. Galeni anatomia eft
inter libr. Voff. n. 2127.

De anatomia parva liber. Exftat latine tantum
in ed. Chart. to. IV. p. 218. in VII. Junt. inter fpurios
f. 42.

Eft quoque Arabis opus, ex Galeno, quod ipfe
ejus auctor fatetur, excerptum. Deridendum opus
Conr. Gefnerus dicit. Quaedam ex animalium anatomia continet, inprimis porci, cujus vifcera
auctor humanis putat effe fimillima. Liber infcriptus etiam reperitur *de anatomia parva five anatomia
porci.*
De anatomia oculorum. Exftat latine in ed.
Chart. to. IV. p. 223. in VII. Juntar. in fpurior. claffe
f. 57. Galenum auctor libri citat, quem ex Galeni
libris compofuit. Vitiofa multa habet, tamen et quaedam utilia, v. c. nervum opticum utrumque coire, eoque modo effici, ut utroque oculo homo unum tantum
obiectum confpiciat. — *Latine* vertit olim DEME-
TRIUS, et NICOL. RHEGINUS, Calab. — Prodiit Paris. 1536. Vertit etiam et edidit MATTH. THEOD. MU-
LANELLUS. Antwerp. 1540. 4.

105. *De compage membrorum f. de natura humana.* Legitur in ed. Chart. to. V. p. 330. in VII.
Junt. inter fpurios f. 58.

Eft liber fpurius, qui *latine* tantum exftat, rudem
Galeni pathologiam ac phyfiologiam complectens. Vid.
Arabiftae effe opus, aftrologiae deliramentis indul-
gens. — Erat inter libros MICH. CANTACUZENI.

106. *De natura et ordine cujuslibet corporis.*
Eft liber fpurius, qui latine tantum exftat in ed. Chart.
to. V. p. 327. in VII. Junt. in fpuriis f. 42. Latine
fcriptus eft, quod patet ex cap. 1. Auctor Apollo-
nium faepe citat, et multos Hippocratis libros fe latinos feciffe perhibet.

107. Ὅτι αἱ ποιότητες ἀσώματοι. *Quod qualitates incorporeae fint, Galeno adfcriptus liber.* Exftat
in Ald. P. IV. inter fpurios f. 27. in gr. Bafil. P. IV. p.
493. in Chart. to. II. p. 60. in VII. Junt. in claff. ifagog. f. 8.

Spurius eft ex fenfu omnium.   Scriptus eft ad Pindarum, quem c. 8. alloquitur, contra Stoicorum philofophiam. — Interpres eft HORAT. LIMANUS.

108. *De motibus manifeftis et obfcuris.* Exftat *latine* tantum in ed. Chart. to. V. p. 397. in VII. Junt. in fpur. f. 66.

Is liber, referente CONR. GESNERO in enumeratione librorum Galeni, a Joannitio f. Honain ex graeco arabicus, et ex arabico a Marco Toletano latinus factus eft.   Ad meliores Galeni libros pertinet, aut faltim ex Galeni libris factos.   Compilatus eft ex Galeni libris a gnaro eorum homine, Chriftiano, neque enim alius hominem pro Titio Petri nomine citaverit. Occurrunt enim in illo errores anatomici, quos commiffos a Galeno effe vix credas.   Excerptus forfan eft ex libro de obfcuris motibus, quem compofuiffe refert Galenus in libro de mufculorum diffectione.

109. *De facultatibus corpus noftrum difpenfantibus.* Exftat *latine* tantum in ed. Chart. to. V. p. 7. et in VII. Junt. in fpur. f. 60. et in aliis editt. Galeni latinis inter fpurios.   Eft liber Arabiftae, ex Galeno collectus. — CODD. *latini* exftant in B. R. Parif. n. 6865. et 7015.

110. *De diffolutione continua f. de alimentorum facultatibus.* Exftat in ed. Charter. P. VI. p. 403. et in VII. Junt. inter fpurios f. 71.   Proftat tantum latine.   Ex Galeno compofitus eft, ut videtur, ab Arabifta.

111. Διαϑήκη περὶ τῆς τοῦ ἀνϑρωπείου σώματος κατασκευῆς.   Περὶ τῆς τεσσάρων τῶν ὡρῶν τε καὶ ιβ́ μηνῶν διαίτης. *Praeceptum Galeni de humani corporis conftitutione; de diaeta quatuor anni tempeftatum et duodecim menfium.*   Ex codd. mss. B. R. Parif. primus graece edidit et latinam verfionem confecit Charterius.   Eft opus Neo-Graeci, arabici faporis.

CODEX *graecus* exftat in bibl. Vind. n. 32. de Neffel P. III. p. 43.

112. *Περὶ χυμῶν*. *De humoribus liber.* Graece
non exſtat neque in Aldin. neque in Baſil. Eum primus graece edidit Chart. to. III. p. 150. refertque eum
inter eos, quos graece in lucem prodire primum cura-
verit. Eſt opus Galeniſtae graeci recentioris, in quo
inprimis influxum tempeſtatum in quatuor humores
corporis noſtri demonſtrat rudi pathologia et a Galeni
ingenio abhorrente. Relatus etiam eſt is liber inter
ſpurios in edit. VII. Junt. ubi legitur in cl. ſpurior. f.
118. AUGUSTIN. GADALDINO, Mutinenſi, interpr.
An eſt is liber *περὶ χυμῶν ἐκ τῶν Ἱπποκράτους,*
quem recenſet inter codd. gr. bibl. Vind. de Neſſ. P.
III. n. 28. p. 39? Galeni de humoribus liber, diverſus
ab edito, erat in bibl. Coisl. Montf. P. II. p. 448. —
Galeni de humorib. liber graece nunquam antea typis
excuſus c. verſ. lat. notis margin. et tabella totius libri
BERNARDI BERTRANDI, Rhegini. Arg. 1558. 8. Sa-
ragoſſae prodiit, vertente RASARIO, 1567. 4. — AR-
CHANG. PICCOLHOMINI in librum Galeni de humoribus
commentarii. Pariſ. ap. Bern. Turriſan. in Ald. bibl.
1556. 8.

113. *Περὶ προγνώσεως*. *De praenotione liber.*
Eſt in ed. Chart. graec. et lat. to. VIII. p. 890. Charterius primus e codd. B. R. Pariſ. edidit. Non videtur
genuinus Galeni eſſe. CODEX *graecus* Galeni de
praenotione exſtat inter Voſſ. bibl. ac. Lugd. B. vid.
cat. ej. bibl. p. 397. n. 45. in bibl. D. Marc. Ven. n.
281. cf. cat. p. 136. — *Latinus* exſtat in bibl. monaſt. Gaybac. n. 285. f.

114. *Πρόγνωσις πεπειραμένη καὶ παναλήθης.*
Galeni omnino vera expertaque praeſagitio. In ed.
Chart. to. VIII. p. 895. graece et lat. ex Ms. B. R. Par.
Eſt liber omnino malae notae ac ſpurius. Eſt
etiam inter ſpurios edit. VII. Junt. f. 45. — Galeni
lib. de praeſagitione GEO. VALLA interpr. prodiit c.
aliis Galeni et alior. Graecor. Ven. 1498. f. Bas.
1542. 8.

115. *Περὶ φλεβοτομίας.   De venae sectione.*
Graece et latine exstat in ed. Chart. to. VIII. p. 898. e
cod. B. R. Paris.

Est spurius. Paulus enim Aegineta in eo citatur,
et excerpta e Galeno tantum continet.

116. *Περὶ κατακλίσεως προγνωστικὰ ἐκ τῆς μαθηματικῆς ἐπιστήμης.   Prognostica de decubitu ex ma-
thematica scientia.* Exstat in Chart. to. VIII. p. 901.
graec. et lat. ex cod. mst. B. R. Paris. — Galeni ia-
tromathematica in cod. n. 336. bibl. D. Marc. Ven.
(cat. p. 155.) In VII. Junt. inter spurios f. 112. Interpretatus est Jos. STRUTHIUS, quo interpr. JAC. ANT.
MARESCOTTUS edidit. Est absurdum opus Neograeci,
in arabica astrologiae scientia delirantis.

CODEX *graecus* in B. R. Paris. n. 2139. in bibl.
Vatic. Montfauc. p. 10.

117. *Περὶ οὔρων.   De urinis liber Galeno adscri-
ptus.* Est in ed. Ald. P. IV. inter spurios f. 22. in ed.
Bas. P. IV. p. 410. in Charter. to. VIII. p. 337. in VII.
Juntar. cl. IV. f. 122.

Etsi Galenus in comm. I. in Hipp. libr. de humoribus scribit, se librum de urinis scripsisse, hic tamen
de urinis, qui adhuc superest, Galeni genuinus non est,
etsi Galeni doctrinam refert.

CODEX *graecus* est in B. R. Paris. n. 2260. in
bibl. Med. plut. 74. bis. Baudin. III. p. 122. 131. 132
Excerpta ex Galeno de urinis sunt in Medicea. Urinarum divisio Galeni est in bibl. Bodl. no. 261. Galeni de optimis secundum naturam urinis est in bibl. Vindob. graece. Vid. de Nessel III. n. 19. 10. p. 30. Galeni *σύνοψις περὶ τῆς τῶν οὔρων διαφορᾶς* est in bibl.
Vindob. Cf. de Ness. P. III. 19. 11. p. 30. Galeni de
urinis est in bibl. Casinensi. Montf. p. 222. — Cod.
hebraicus, ex arabico versus, est in bibl. Vind. Lamb.
ed. Kollar. l. p. 290.

EDITIONES. Galeni de urinis liber, nec non
de boni et mali succi cibis liber: et de hirudinibus, re-

vulf. cucurb. et fcarif. Par. ap. Sim. Colinaeum f. a.
8. An is liber de urinis eft Galeni *περὶ τοῦ οὐρο-*
γιγνώσκειν, qui prodiit Parif. ap. Morellum 1550. 8.?
Prodiit etiam feorfim ab innumeris mendis repurgatus,
graece et lat. ftudio SALOM. ALBERTI. Viteb. 1586. 8.
Latina interpretatio exftat Jos. STRUTHII, Poloni,
quae utplurimum legitur in Galeni opp. latinis. Ea
etiam ufus eft Charterius. COMMENTARII. LEONH. ROGANI in Galeni
libell. de pulfib. ad tiron. commentarius. Acc. ejusd.
de urinis libri III. ex Hippocr. et Galeno collecti. Venet. 1575. 8. 1597. 8. — FR. VALLESII commentaria in Galeni libros continent quoque librum de urinis ex Galeni fententia. (Titulum libri integrum
vid. fupr. n. 31.) — Jo. BPT. NAVARRO commentarius
in hunc librum fupra no. 40. titulo pleno adductus eft.
— J. A. BELLOFORTI in eum librum commentarius prodiit Par. 1566. 8. et FERD. MENAE Complut. 1553. 4.

118. *Περὶ οὔρων ἐν συντόμῳ. De urinis com-*
pendium. Exftat in ed. Chart. to. VIII. p. 349. Ex
mfto cod. B. R. Parif. hoc opufculum primus graece et
latine edidit Charter. Verfionem Patellus confecit. —
Summa urinarum fecundum Galenum eft in libr. R.
Burscough. n. 7673.

119. *Περὶ οὔρων ἐκ τῶν Ἱπποκράτους καὶ Γαλη-*
νοῦ καὶ ἄλλων τινῶν. De urinis ex Hippocrate, Ga-
leno aliisque quibusdam. Exftat in ed. Charter. to.
VIII. p. 352. in VII. Junt. in fpuriorum claffe f. 78.
GEORG. VALLA interprete.

CODEX *graecus* eft in B. R. Parif. n. 2269.
Περὶ οὔρων ἐκ τῶν τοῦ Γαληνοῦ eft in bibl. Coislin.
Montf. II. p. 447. in bibl. Taurin. *Ἰδικῶς περὶ οὔ-*
ρων ἐκ τῶν Γαληνοῦ Μάγνου τοῦ καὶ πρωτοσπαθα-
ρίου Θεοφίλου βασιλέως περὶ οὔρων exftat fcriptus in
foliis quatuor in bibl. ac. Lugd. B. inter libros Voffian.
Vid. cat. hujus bibl. p. 392. n. 31. Excerpta ex Galeno et aliis nonnullis antiquis auctoribus de urinis et

pulfu exſtant in graeco et barbaro idiomate in bibl.
Vind. n. 47. de Neſſ. P. III. p. 53. Alia excerpta de
Neſſ. P. IV. n. 178. p. 99. Galeni urinarum divifio
eſt inter libros Th. Roe. Catal. mss. Angl. n. 261.
Excerpta ex Galeno et Theophilo protoſpathario de
urinis exſtant in bibl. Auguſt. cat. p. 27. — Collectanea ex Galeno de variis urinae quoad colorem generibus exſlant inter libros legati Warneriani in bibl. ac.
Lugd. B. p. 407. no. 53.

120. *Quaefita in Hippocratem de urinis.* Exſtant latine in ed. Chart. to. VIII. p. 918. et in VII. Junt.
inter ſpurios f. 113.

Sunt Arabiſtae cujusdam. — GEO. VALLAE de
urinae fignificatione ex Hipp. Paulo Aegineta ac
Theophilo. It. Galeni quaeſtiones in Hippocr. Dioclis
epiſt. de bona valetud. tuenda. Argent. ſ. a. 8.

121. *Περὶ σφυγμῶν πρὸς Ἀντώνιον φιλομαθῆ*
καὶ φιλόσοφον. De pulfibus ad Anton. difciplinae flu-
diofum ac philofophum. Exſtat graece et latine in ed.
Chart. to. VIII. p. 333. Charterius ex mſto cod. B.
R. Pariſ. hunc libellum primus edidit. Eſt ſpurius
et ex Galeni de pulfibus libris compofitus.

122. *Compendium pulfuum Galeno adfcriptum.*
Exſtat latine in Chart. ed. to. VIII. p. 330. Eſt Arabiſtae
opus.

123. *Περὶ τῆς τῶν ἐν νεφροῖς παθῶν διαγνώσεως καὶ*
θεραπείας. De adfectuum renibus infidentium dignotio-
ne et curatione liber adfcriptitius. Eſt in Ald. ed. P.
IV. inter nothos f. 13. in gr. Baſ. P. IV. pariter inter
nothos, in Charter. to. X. p. 526. in VII. Junt. cl.
VII. f. 191.

Eſt ſpurius. Demetrii Pepagomeni eſſe Fabricius
autumabat, ad imperatorem fcriptus, cujus archiatrum *σύνδουλον* fuum vocat, ipfum vero principem fic
alloquitur: *ἥλιε τῆς ἐμῆς ψυχῆς.* Dicit enim : *δεῖ καὶ*
ἡμᾶς τοὺς Χριστιανοὺς etc.

CODEX *graecus* eft in bibl. D. Marc. Ven. n.
282. (catal. p. 136.). Galeni de renum adfectuum
dignotione et medicatione liber. CHPH. SOTERE (Heyl)
interprete. Mog. ap. Jo. Schoeffer. 1530. 8. cum aliis.
Baf. 1533. f. Hanc Heylii verfionem repetierunt editores operum Galeni latinorum.

124. *De colico dolore libellus.* Exftat latine tantum in ed. Charter. to. X. p. 522. et in VII. Junt. cl.
fpurior. f. 125. Graeca defiderantur.

CODICES *latini* funt in B. R. Parif. n. 6865.
6867.

EDITIO. Prodiit c. libro de clyfteribus et colica
liber a *Johannitio* e graeca in arabicam et inde a *Kalo-*
nymo in hebraicam linguam tranflatus, jam primum
editus (interpr. FRC. RAPHELENGIO) L. B. 1591. 8. ex
off. Plant.

125. *Galeni introductorius liber varias morbor.*
curas complectens, prodiit cura JO. DE TORNAMIRA
c. Valefco de Taranta philof. pharmaceutico. Lugd.
1535. 8. — Propleumata Ariftot. Avic. Gal. vnd
Alb. M., darinn menfchlicher u. thierifcher Natur u.
Eigenfchaften durch Fragftücke begriffen. Auch man-
cher Handt Artzneyen den Menfchen zu Gut angezeigt
werden. Strasb. 1545. 4.

126. *De cura icteri Galeno adfcriptus liber.*
Exftat latine in ed. Chart. to. X. p. 524. in VII. Junt.
in fpurior. cl. f. 110. Exftat latine tantum, fpurius
manifefte.

CODEX *latinus* eft in B. R. Parif. n. 6865.

127. Περὶ μελαγχολίας ἐν τῶν Γαληνοῦ καὶ ῾Ρού-
φου καὶ Ποσειδωνίου καὶ Μαρκέλλου Σικαμίου τοῦ Ἀε-
τίου βιβλίον. *De melancholia ex Galeno, Rufo, Po-*
fidonio et Marcello Sicamii Aetii libellus. Exftat in
ed. Ald. P. IV. inter fpurios f. 50. in gr. Baf. P. IV.
p. 469. in Chart. to. X. p. 496. in VII. Junt. cl. fpur.
f. 109.

Capita funt 9. 10. et 11. ex Aetii tetrab. II.
ferm. 2. p. 250. coll. H. Steph. ad verbum, quod vocant, expreffa.

CODEX *graecus* eft in bibl. D. Marc. Ven. no.
279. cat. p. 135. et in cod. 276. 282. et 284. de atra
bile.

128. *Galeni de oculis lib. adfcriptitius in VI.
fectiones diftributus.* Exftat *latine* tantum in ed. Chart.
to. X. p. 504. in VII. Junt. cl. VII. f. 182.

Paulus citatur in eo, citantur et nuperiores alii.
Citatur adeo Galenus ipfe auctor.

Vertit in latinam linguam ex Graeco, quod defideratur, DEMETRIUS. Vertit etiam et edidit MATTH.
THEODOR. MENALENIUS. Antw. 1540. 4. — Liber
de oculis et de anatome oculorum prodiit Parif. 1536.

129. *De pica, vitiofo appetitu, ex Galeno per
Aetium.* Eft in ed. Chart. to. VII. p. 873. Graeca defunt.

130. *De gynaeceis, i. e. de paffionibus mulierum, Galeno adfcriptus liber.* Eft in ed. Chart. to.
VII. p. 873. et in VII. Junt. in claff. fpur. f. 95. Graeca
defiderantur. Interpretatus eft NIC. RHEGINUS.

131. *De cura lapidis Galeno adfcriptus liber.*
Exftat in ed. Chart. to. X. p. 546. in VII. Junt. inter
fpurios f. 111.

Videtur effe Arabiftae opus, ex Arabico compofitum, uti titulus docet libri: Canon, quem fcripfit
Alguazir Albuleizor, filius Abumelech Filuzer, imperatori Saracenor. Aly filio Jofeph, filii Refaphim, de
curatione lapidis.

132. *Liber fecretorum ad Monteum, Galeno adfcriptus.* Exftat in edit. Chart. to. X. p. 459. in VII.
Junt. claff. fpur. f. 96. latine tantum.

Eft Arabiftae opus. Spiritus vini deftillatio in eo
defcribitur.

CODEX *graecus* eft in B. R. Par. n. 2230. Galeni de variis morborum generibus remediisque ad illor.

curationem maxime idoneis. COD. *latinus* eſt in ead.
bibl. n. 7046. 7831. — An is liber Sylva experimentorum a Conr. Gesnero edita ? Tig. 1541. 8.

133. *De medicinis expertis Galeno attributus
liber.* Exſtat *latine* in edit. Chart. to. X. p. 561. in
VII. Junt. inter ſpurios f. 103.

Eſt Arabis opus latine ab Arabiſta factum. Arabum medici plures in eo citantur.

134. *De incantatione, adjuratione et ſuſpenſione,
Galeno adſcriptus liber.* Exſtat *latine* in edit. Chart.
to. X. p. 571. in VII. Junt. in ſpurior. claſſe f. 41.

Liber ſuperſtitionum plenus, ſeculi V. vel VI.
foetus. Auctor Cleopatrae libros citat, multos Graecos et Galenum ipſum.

135. *Fragmentum libri I. de dunamidiis Galeno
adſcripti.* Exſtat *latine* tantum in edit. Chart. to. X.
p. 670. in VII. Junt. inter ſpurios f. 19.

Ad Maecenatem is ſcriptus eſt. Eſt Arabiſtae liber, uterque plenus ſuperſtitionum et rerum Galeno
plane indignarum. Compoſitus eſſe videtur ex Galeni
et aliorum euporiſtis, tamen ſubinde cum theoria quadam. Th. Reinesius hos libros adſcribebat Gario-
ponto. Conr. Gesnerus autumabat, a methodico
quodam medico eos eſſe compoſitos. Vid. ej. enumer.
libr. Gal. in ed. opp. Froben. tertia.

CODEX *latinus* eſt in bibl. r. Pariſ. n. 7028. in
bibl. Cai. Gonvil. n. 966. 976. Prodiere p. Hier. Su-
rianum. Ven. 1520.

137. Γαληνοῦ τοῦ σοφωτάτου περὶ μέτρων καὶ
σταϑμῶν διδασκαλία. *Galeni ſapientiſſimi de ponderibus et menſuris doctrina.* Exſtat in Ald. inter ſpur.
P. IV. f. 48. in gr. Baſ. P. IV. p. 466. in Chart. to. XIII.
p. 974. in VII. Junt. cl. V f. 235.

Eſt manifeſte ſpurius et compilatus ex aliis libris.
CODICES *graeci* ſunt in Medic. Band. III. p. 51.
in bibl. Britann. n. 3637. in bibl. D. Marc. Ven. 288.
(cat. p. 138.) quaedam de menſuris et ponder.

EDITIONES. *Graece* edidit MORELLUS, teſte
Charterio in conc. not. ad hunc libr. to. XIII. Galeni libellus de ponderibus et menſuris, ex collat. c.
iis, quae apud Paulum Aeginet. et ſcholiaſten Nicandri
leguntur, emendatus eſt graece et lat. in append. ad
theſ. gr. lingu. H. Stephani p. 214. — *Latine* prodiit
vertente JO. GUINTHERIO. Baſ. 1530. f. — *Σύνοψις*
menſurarum et ponderum ponderationisque menſurabi-
lium ſec. Roman. Athenienſ., γεωργοὺς καὶ ἱππιατροὺς,
ex praeſtantiſſimis authorib. hujus generis contracta
ὂpera MICH. NEANDRI. Acc. etiam, quae ap. Galenum
hactenus exſtabant, de ponderum ac menſurarum ratione valde depravata, nunc gr. et lat. multo correctiora
ejusd. Mich. Neandri opera. Baſ. p. Oporin. 1555. 4. —
Vertit etiam in linguam latin. AUGUST. GADALDINUS.

     138. Περὶ ἀντεμβαλλομένων. *De ſuccedaneis li-*
ber. Exſtat iu ed. Ald. P. IV. f. 51. ſub titulo ἀντι-
βαλλυμένων, inter ſpurios, in edit. gr. Baſ. P. IV. p.
484. in ed. Chart. to. XIII. p. 965. in VII. Junt. cl. V.
f. 84.

     Spuriis Galeni libris jam ſuperioris aevi viri docti
adnumerarunt, ſed fere ad optimos inter ſpurios referendus eſt. Erat jam Pauli Aeginetae temporibus no-
tus, qui ex eo multa excerpſit in libr. de remed. VII.
ex quibus totus is de ſuccedaneis liber eſt compoſitus.
Facem etiam is liber praebuit Arabibus et Arabiſtis in
medicinas, quae aliis ſubſtitui poſſunt, diligentius in-
quirentibus.

     CODICES *graeci* ſunt in B. R. Pariſ. n. 2312.
2319. Excerpta ex eod. n. 2208. Codex graecus eſt
quoque in bibl. Vind. de Neſſ. P. III. p. 22. Alius
περὶ τῶν ἀντεμβαλλομένων ἐκ τῶν Γαληνοῦ eſt in bibl.
Vind. de Neſſ. P. III. p. 32. n. 20. Alius adhuc in ead.
bibl. de Neſſ. p. 36. n. 26. Excerpta ex Pauli Aeginetae libro VII. de medicamentis ſuccedaneis ſecund.
Galen. ſunt in bibl. Vind. no. 28. de Neſſ. III. p. 39.
Alii codices duo ſunt in eadem biblioth. n. 32. p. 44.

Alius denique cod. graec., qui multum difcrepat ab editis, eft in bibl. Coislin. Montf. P. II. p. 448. — *Cod. latinus* in B. R. Parif. n. 7056. Galeni epiftola in antemballomenon librum in bibl. Bodl. cat. mft. Angl. n. 3637.

EDITIONES. Profiat *graece:* Galeni libri aliquot partim hactenus non vifi, partim mendis repurgati et reftituti c. annotat. Jo. CAII. Bafil. 1544. 4. (vid. fupra titul. plen. n. 26.) — *Latine* GE. VALLA interpr. c. aliis Galeni et alior. Graec. libris. Venet. 1498. f. Parif. 1530. 8. Parif. 1557. 8. — Interpretes latini funt JUL. MARTIAN. ROTA, JO. GUINTHERIVS et JOACH. CAMERARIUS.

139. *De fimplicibus medicamentis ad Paternianum, Galeno attributus lib.* In ed. Chart. to. XIII. p. 984. in VII. Junt. inter fpurios f. 79. *Latino* tantum exftat, neque ad graecum alphabetum, neque ad latinum unice fcriptus. Nomina permulta corrupta leguntur ab auctore, graecae linguae plane ignaro.

140. *Galeno adfcriptus liber de plantis.* Exftat in ed. Chart. to. XIII. p. 1004. in VII. Junt. in fpur. claffe. *Latine* tantum exftat. Eft fynopfis libror. de fimplic. medicam. facultat. ab Arabe medico collecta, deinde ab JOHANNITIO, filio Ifaac, locupletata commentariis a Grumero, judice Placentino, et ab ABRAHAMO med. ex Arabico in lat. translata. Arabiftae, ut Jac. de Forolivio et Gentilis de Fulgineo, eum inter bonos et genuinos Galeni libros referunt. — Eft forfan lexicon botanicum in bibl. Medicea, et de qualitate herbarum et aromatum in B. R. Parif. n. 6837.

141. *Galeno adfcriptus liber de virtute centaureae,* Exftat in ed. Charter. to. XIII. p. 1010. et in VII. Junt. cl. fpurior. f. 92.

Exftat *latine* tantum, et fcriptus eft ad fratrem fuum, Papiam. Eft empirici liber.

CODEX reperitur in bibl. Efcur.

EDITIONES. Galenus de centaurea. Lugd.

1525. 4. — In hoc volumine continentur Jo. Sera-
pionis de fimpl. medic. Averrois de iisdem. Rafis,
fil. Zacchariae, de iisd. Incerti item auctor. de centau-
reo libellus, hactenus Galeno adfcriptus. Dictionum
arabicar. juxta atque latinar. index. In quorum emendata excufione ne quid omnino defideraretur, Othon.
Brunsfelfii fingulari fide cautum eft. Argent. exc. Thd.
Ulricher 1531. f. — Prodiit quoque feorfim Venet.
1497. f. Argent. 1541. f.

142. *Galeno adfcriptus liber de clyfteribus.* Exftat *latine* tantum in ed. Chart. to. XIII. p. 1013. in
VII. Junt. cl. fpurior. ad finem.

CODICES *latini* funt in B. R. Parif. n. 6865.
6867. — Galeni de clyfteribus et colica liber latin.
Raphelengio interpr., a *Johannitio* e graeca in arabicam et inde a Kalonymo in hebraeam linguam translatus. L. B. 1591. 8. — SYMPHOR. CAMPEGII clyfteriorum camporum fec. Galeni mentem libellus prodiit
c. Galeno de phlebotom. et Campegii campis hiftorial.
Baf. 1532. f.

143. *Galeni de catharcticis* exftat in VII. Junt.
claff. fpurior. f. 94.

144. *Galenus de pefte,* manifefte fpurius. Exftat in Jo. BAPT. VAN HELMONT opufc. medic. inauditis
de lithiafi, de febrib. de humor. Galeni lib. de pefte.
Amft. 1648. 4.

XII. Fragmenta:

1. Περὶ ὑδάτων ἐκ Γαληνου, Ὀριβασίου, Ῥούφου,
Διόκλους καὶ Ἀθηναίου. Ἐκ τοῦ ιδ' κεφαλαίου τοῦ πρώτου πρὸς Εὐνάπιον Ὀριβασίου. *De aquis ex Galeno,
Oribafio, Rufo, Diocle et Athenaeo. Ex libro I. Oribaf. ad Eunap.* c. 14. Eft in ed. Chart. to. VI. p. 489.
in VII. Junt. claff. fpur. f. 75. Edidit graecum textum
Charterius ex cod. mft. ab H. Memmio ipfi fuppedi-
tato.

2. *Galeni de vinis* ex Oribaf. ad Eunap. c. 12.
Charter. to. VI. p. 494.

3. *Galeni de vinis* ex Athenaei libro I. deipnof. Charter. to. VI. p. 497.

4. *Galeni de pane* ex Athen. libr. III. Charter. l. c. p. 498.

5. *Galenus de aquarum natura et balneis* exftat in collectione: *De balneis omnia, quae exftant apud Graec. Lat. Arab. tam medic., quam quoscunque fcriptores.* Ven. 1553. f.

6. *Fragmentum Galeno adfcriptum, f. fermo adverfus empiricos medicos.* Exftat *latine* in ed. Chart. to. II. p. 339. in VII. Junt. in claff. fragmentor. f. 51. Interpretatus eft Aug. Gadaldinus.

7. *Fragmentum Galeni ex incerto de morfu,* qui *in aegritudine percipitur,* exftat in VII. Junt. inter fpur. f. 63.

8. Γαληνοῦ περὶ ἀφροδισίων. *Galeni de venereis.* Chart. to. VI. p. 509. edidit hoc fragmentum gr. et lat. e mff. B. R. Parif. Eadem verba fere in aliis Galeni libris et in Oribafio leguntur.

9. *Fragmentum Galeni, ex Joanne Grammat. Alexandr.,* cognomento *Philopono, quod caput eft quintum folutionis quaeftionis decimae feptimae Procli de mundi aeternitate.* Eft ex libris de demonftratione, quod non, quidquid interitus, omnino id et ortus expers effe neceffe fit. Exftat in ed. Chart. to. II. p. 59. graece et latine.

10. *Fragmentum Galeni ex comment. XL. Simplicii in IV. libr. phyficae aufcultationis Ariftotelis* exftat gr. et lat. in edit. Chart. to. II. p. 67. — Aliud fragmentum e comment. CIII. exftat ibid. p. 68. — Aliud denique e comment. CVI. ibid. pag. eadem.

11. *Fragmentum Galeni ex Averroe libro priorum Ariftot. primo* c. 8. exftat in ed. Chart. to. II. p. 69. Gr. et lat. — Aliud fragmentum ex eod. c. 23. legitur ibid. p. ead. — Ex libro phyficor. Ariftot. IV. comm. 97. exftat p. 70. — Ex eodem libro phyficor. Ariftotelis VII. text. 1. exftat p. ead. — Ex eodem

VII. text. 4. invenitur pag. ead. — ex eodem difp. III.
p. ead. — ex eodem libro de anima Ariftotelis III.
text. 6. pag. ead. — ex eodem libro I. Ariftotelis de
coelo text. 22. p. 71. — ex eod. libro de fenfu et fen-
fili p. 71.

12. *Γαληνοῦ χαρακτηριάζοντα εἰς Ἱπποκράτην.*
Galeni notae in Hippocratem ex Jo. STOBAEI ferm.
XCIX. exftant gr. et lat. in edit. Chart. to. II. p. 72.

13. *Galeni de anima fragmentum ex cap. 2. libri*
Nemefii de nat. hominis. Exftat gr. et lat. in edit.
Chart. to. V. p. 1. in VII. Junt. inter fragm. f. 62. —
Galeni fragmentum ex Nemefii de timore c. 20. exftat
in ed. Chart. to. V. p. 3. et in VII. Junt. inter fragm.
f. 62.

14. *Galeni fragmentum ex Themiftio in para-*
phrafi quarti de phyfica aufcultatione. Exftat graec. et
lat. in ed. Chart. to. V. p. 405. in VII. Junt. in fragm.
f. 63. — Aliud Galeni fragmentum ex ead. Themiftii
paraphrafi invenitur in Chart. ed. to. V. p. 406.

15. *Galeni fragmentum ex Mich. Ephefio de in-*
fomniis exftat in ed. Charter. to. V. p. eadem.

16. *Galeni fragmenta ex aphorifmis Raby Moyfis*
collecta funt in Chart. ed. to. IX. P. II. p. 395. Sunt
aphorifmi 139.

17. *Fragmenta Galeni ex Rafis libro continente*
collecta exftant in Chart. to. IX. P. II. p. 406.

18. *Τίνας δεῖ ἐκκαθαίρειν, καὶ ποίοις καθαρτη-*
ρίοις, καὶ πότε. Quos, quibus catharticis medica-
mentis et quando purgare oporteat? Exftat in ed. Ald.
P. II. f. 103. in graec. Bafil. P. II. p. 487. in Chart.
to. X. p. 470. in VII. Junt. claff. V. f. 88.

Etiam hujus libri haud meminit Galenus: fragmentum eft libri VII. collect. medicin. Oribafii.

CODICES funt cum libro de purgant. medic. facultatibus. Eft forfan is liber de medicam. evacuant.,
qui reperitur in bibl. Med. Band. III. p. 152. — Codex
libri: Qui funt purgandi? exftat inter Voffian. in bibl.

ac. L. B. Vid. cat. hujus biblioth. p. 397. n. 45. — Exftat etiam in bibl. Auguft. Catal. p. 26. et in bibl. Med. Band. III. p. 152. EDITIONES ex parte dictae funt fupra n. 36. — Prodiit *graece* apud Morellum cum aliis. Par. 1557. 8, *Latine*, Galeni de motu mufculor. libr. II. Nic. Leoniceno interpr. Item quos oporteat purgare etc. Parif. 1528. 8. — latine interpr. *Polluto*. Parif. 1544. 4. — Galeni libellus: quos, quibus et quando purgare oporteat. A Sebast. Coquillato Scipione in lingu. lat. converfus, ejusdemque commentariis illuftratus. Lugd. 1553. 12, Repetita dicitur ea edit. 1557. 16. — Vertit etiam Jul. Mart. Rota. COMMENTARII. Eustachii de Pernis in libr. Galeni: Quos purgare conveniat, quibus modis et quo tempore commentaria. Neap. 1547. 4. Ferd. Mena comment. prodiit cum comment. in libr. de fanguinis miffione. Aug. Taur. 1587. 8.

19. Τόμιον ἐξαίρετον τοῦ βιβλίου Γαληνοῦ περὶ τῆς καθ᾽ Ὅμηρον ἰατρικῆς πραγματείας. Ἐκ τοῦ κεφαλαίου δ᾽ τοῦ βιβλίου θ᾽ τοῦ Τραλλιανοῦ προβληθέν. *Fragmentum egregium Galeni libri de Homerica medicatione. Ex cap. 4. libri IX. Tralliani depromptum.* Exftat in ed. Chart. to. X. p. 573.

XIII. Galenus etfi dogmaticus erat, nulli tamen fectae medicorum, quae fuis temporibus florebat, addictus effe, fed Hippocraticus medicus dici volebat, Hippocratemque folum omnium de medicinalibus rebus recte ftatuiffe adfirmabat. Hinc quoniam putabat, Hippocratem a nemine fere medicorum, et fuorum temporum, et fuperioris aevi, recte effe intellectum, Hippocratis vero lectionem omnibus, qui rationalem medicinam amplecterentur, effe maxime neceffariam, et exegefin vocum fcripfit obfoletarum, aliarumque difficilium, in Hippocratis operibus obviarum, et permultos Hippocratis libros commentariis illuftravit, illuftraffetque omnes, nifi morte praeventus eo propofito

excidiffet.   Permulti horum commentariorum in Ga-
léni óperibus adhuc leguntur, quorum editiones et codices mff. quamquam allati funt, ubi de Hippocrate
expofitum fuit in Fabric. B. G. Vol. II. p. 522. fequ.,
tamen etiam hoc loco enumerandi funt, ne deelfe
quid videatur, quod ad hiftoriam litcrariam operum
Galeni pertinet.

Commentarii autem Galeni in Hippocratis libros
hi exftant:

1. *in librum Hippocratis de natura humana commentarii duo.* Exftat in ed. Ald. to. V. f. 1 — 14. in
gr. Baf. to. V. p. 1 — 29. in Chart. to. III. p. 91 feq.

Galenus, qui ad hunc librum illuftrandum non
folum commentarios duos fcripfit, verum etiam peculiarem librum περὶ τῶν καθ' Ἱπποκρατην στοιχείων compofuit, in defendendis genuinis originibus prioris partis hujus libri acerrimus eft, quae fuo tempore 240
στοιχους continebat, humorumque naturam et conftitutionem corporum e calido, frigido et ficco docebat.

CODICES *latini* horum Galeni commentariorum
exftant in bibl. Medicea plut. 59. Montf. I. p. 356. et
in bibl. D. Marc. Ven. *Arabice* cum expofitione Galeni
verfus Hippocratis liber ab *Honaino* ben Ifaac exftat in
bibl. Pal. Medicea. Vid. Affemanni codd. orientales
bibl. Pal. Med. Flor. 1742. f. n. 226. p. 354. Ejusdem Honaini commentarius f. potius paraphrafis in
laudatum Hippocr. librum et Galeni comm. in eodem
codice legitur.

EDITIONES. Prodiere Galeni comm. II. in
hunc librum Hipp. latine cum libro ipfo, HERMANNO
CRUSERIO interprete. Par. 1531. 4. iterumque c. ipfo
libro et Hipp. de victus ratione falubri. Par. 1534. 12.
Venet. 1538. 12. 1539. 12. (Catal. muf. Brit.) Vertente ANDR. BRENTIO. Lugd. 1549. 16. BLAS. HOL-
LERIUS edidit Hippocratis librum gr. lat. fecitque Galeni commentarios latine. Bafil. 1536. 8. 1562. 8.
et in Opp. Macerat. 1582. f.

2. *in Hippocratem de salubri diaeta ratione privatorum.* Exftat in ed. Ald. to. V. f. 14—18. in gr.
Baf. to. V. p. 29—37. in Chart. to. VI. p. 220.
CODICES. *Graeci* funt in B. R. Parif. n. 2276.
in bibl. Vind. Lamb. VI. p. 86. Cf. de Neff. cat. mff.
graec. bibl. Vind. P. III. n. 34. p. 45. *Latinus* in bibl.
Laur. Medic. plut. 59. Montf. I. p. 356.
EDITIONES. Galeni commentarius c. ipfo textu
editus eft vertent. Jo. VASSAEO et Jo. GUINTHERIO.
Baf. 1533. f. Quam verfionem Charterius emendatiorem repetiiffe contendit in concifis notis ad hunc librum
to. VI. p. 548.
3. *in Hippocratem de aëre, aquis et locis commentarii III.* Exftant folummodo in ed. Chart. to. VI.
p. 187. fqq. in VII. Junt. ed.
Fatetur ipfe Galenus de libris propriis c. 6., fe in
hunc Hippocr. librum commentarios edidiffe. Latine
tantum exftant, interprete MOSE ALATINO, medico
Hebraeo, fed funt hi, quos poffidemus, adeo exigui,
ut aut in compendium tantum a MOSE ALATINO miffi
effe, aut plane non ad Galenum pertinere videantur.
4. *in Hippocratem de alimento commentarii IV.*
Exftant in ed. Chart. to. VI. p. 238.
Aetate provecta hos commentarios compofuiffe
Galenum vero fimile eft. Admodum mutili ad nos
pervenerunt. RASARIUS hos commentarios graece et
latine primus edidit. Codicem ipforum accepit ab ado-
lefcente nobili Sigismundo Cracovienfi, qui ipfum e
bibliotheca Matthiae Corvini regis poffidebat, et ob
vetuftatem carie, et ob negligentiam poffefforum fitu
corruptum et valde mutilum. *Chart.* l. c. p. 548.
5. *in Hippocratem de humoribus commentarii III.*
Exftat hactenus *latine* tantum in ed. Chart. to. VIII.
p. 508—582.
CODICES graeci reperiuntur in bibl. C. de Mont-
chal, in B. R. Parif. n. 120. Montf. II. p. 902. Alius,
fed recens, et anno 1560. fcriptus, eft in bibl. Coislin.

n. 163. Montfauc. bibl. Coisl. I. p. 222.   (Hunc ipfum
commentarium e codd. illis defcriptum editurus erat
Frc. Mar. Bosquillon, nifi mors ipfum orbi literario
eripuiffet.   Legavit librum cjus vidua facultati medicae Parifienfi.   Apographum hujus cod. mihi faciendum curavit, cui fummas ob hoc mihi Galenoque prae-
ftitum humanitatis officium gratias ago habeoque, Ge-
nerofiff. Eques de Mercy, medic. Doct., Prof. med.
graecae etc.   Laudat hunc comment. mftum Villoison
in Schol. Homer. Marc. proleg. p. xxxix. K.)

EDITIONES.   Ἱπποκράτους περὶ χυμῶν. Hippocratis Coi liber de humorib. Γαληνοῦ εἰς τὸ περὶ
χυμῶν Ἱπποκρ. ἢ περὶ καιρῶν. Galeni in eundem librum
comment. graec. nunc primum in lucem editus, idque
cum latina Nic. Vigorei Metodun. D. med. interpretatione. Lutet. 1555. 4. — Galeni in Hippocr. libr.
de humorib. commentar. III.   Ejusd. reliquum fexti
comm. in VI. de vulg. morb. itemque VII. et VIII.
Jo. Bpt. Rasario interprete. Ven. 1562. 8.   (Cum
de utraque editione varias Germaniae fruftra adiffem
bibliothecas publicas, tandem rogavi Virum Amiciffi-
mum de Mercy, ut videret, an fint in regia bibl. Parifienfi, nec ne.   Ex ejus ad me hac de re datis literis
vidi, utrumque librum ibi exftare; vidi quoque, commentarium Galeni, a Vigoreo editum, quatuordecim
paginas in 4. explere, et totum quantum differre ab
illo, quem Rasarius in latinum transtulit fermonem.
Quamobrem Ackermann. in bibl. gr. Fabr. vol. II. p.
568. putat, brevem commentarium, a Vigoreo pro-
mulgatum, effe illum, cujus Galenus ipfe, inprimis
in comm. II. in III. epid. text. 1. p. 230. to. IX., mentionem injicit, quemque διὰ ταχέων ἐν ἡμέραις ὀλίγαις
abfolutum effe teftatur. K.)   Rafarii verfionem fecutus
eft Charterius.

6. in Hippocratis prognofticon commentarii tres.
Exftant in ed. Ald. to. V. f. 58—80. in gr. Bafil. p.
117—166. in Chart. to. VIII. p. 583.

CODICES *graeci* horum commentariorum ſunt in B. R. Par. n. 2168. 2266. 2757. in bibl. D. Marc. Ven. et in Medicea, plut. 74. c. aphoriſm. *Montf.* I. p. 385. et ap. Bandin. III. p. 94. in bibl. Vind. de Neſſel cat. mſ. graec. n. 44. Pa. III. p. 50. *Latinus* in bibl. regin. Suec. Vatic. n. 396. Montf. I. p. 23. et n. 974. p. 94. et in bibl. Cai. Gonvill. n. 954. in B. R. Pariſ. 6860. Commentum Galeni ſuper prognoſtica Hipp. et ejusd. aphor. translat. a GERARDO Cremon. eſt in bibl. cathedr. Metenſ. n. 229. Montf. II. p. 1386. *Arabicus* in bibl. Bodlei. n. 439. Montf. I. p. 649.

EDITIONES. Prodierunt Pariſ. 1526. f. 1527. f. interprete Vaſſaeo 1535. f. Cum comment. et adnotat. CPH. DE VEGA. Lugd. 1551. 8. — Ad prognoſticon *latina* paraphraſis, ad mentem Galeni, P. BLONDELLI. Lutet. 1575. 4. — Cl. Galeni in Hippocr. Coi prognoſticum commentar. in III. libros diviſus, interpr. JO. GORRAEO. Lugd. 1552. 12. — Ex verſione H. BLACVODEI. Pariſ. 1625. — THADDAEI expoſ. in divin. libr. prognoſticor. Cum Galeni comment. Venet. 1527. f.

7. *in Hippocratis praedictionum librum I. commentarii III.* Exſtant in ed. Ald. to. V. f. 81 — 109. graec. Baſil. to. V. p. 167 — 219. Chart. to. III. p. 692.

CODEX *latinus* Comment. Galeni in praedictiones in bibl. reginae Suec. Vat. n. 947. Montf. I. p. 34.

VERSIO *latina* praedictionum LAURENTII LAURENTIANI c. comment. Galeni prodiit Pariſ. 1520. 8. 1543. 8.

8. *in Hippocratis de morbis popul. librum I. commentarii III.* Exſtant in ed. Ald. to. V. f. 163 — 186. *a.* in gr. *Baſ.* to. V. p. 345 — 392. in Chart. to. IX. p. 1.

CODICES. Cum commentariis Galeni libri I. et III. ἐπιδημιων ſcripti *graece* exſtant in B. R. Pariſ. n. 2174. Pars ejusd. commentarii c. textus parte eſt *graece* in eadem bibl. n. 2165. Aliud exemplar graecum exſtat in bibl. D. Marc. Ven. Montf. I. p. 472. —

Arabicus codex, et quidem textus atque commentar.
Galeni in utrumque librum exftat in Scoriol. bibl. tefte
CASIRI (cat. cod. mff. bibl. Scorial. p. 250.). Vid. et
HALLER. biblioth. pract. med. to. I. p. 33. qui horum
codd. mentionem fecit.

EDITIONES.   Libri epid. Hippocr. I. III. et VI.
cum Galeni in eos comment. Jo. VASSAEO interpr.
Lugd. 1550. 12. Parif. 1557. 12.   Principium comment. I. in libr. I. Hipp. epid. interpr. NIC. MACHELLO
prodiit c. Galeni aliquot et aliis. Lugd. 1556. 8.

9. *in Hippocratis de morbis popular. libr. II.
commentarius.*   Exftat in ed. Chart. to. IX. p. 563.

10. *in Hippocratis de morb. popul. libr. III. commentarii III.*   Exftant in ed. Ald. to. V. f. 186ª —
210. in graec. Baf. to. V. p 392 — 441. in Chart. to.
IX. p. 193.

CODICIS *graeci* mentio facta fub no. 8. Galeni
commentarius in hunc Hippocr. librum, fed non in integrum, exftat graece in bibl. D. Marc. Ven. — *Arabice* reperitur in bibl. Scorial. n. 801. Decem funt
commentarii.

EDITIONES.   VASSAEI editio Lugd. 1550. 12.
commemorata eft fub no. 8.

11. *in Hippocratis de morbor. popul. libr. VI.
comm. VI.*   Exftant in ed. Ald. to. V. f. 211 — 244.
graec. Bafil. to. V. p. 442 — 524. in Chart. to. IX.
p. 353.

EDITIO.   Galeni in Hipp. epid. libr. VI. commentarii fex, itemque VII. et VIII. c. commentariis III.
in libr. de humorib. interpr. Jo. BAPT. RASARIO. Ven.
1562. 8.

12. *in Hippocratis aphor. libros VII. commentarii feptem.*   Exftant in ed. Ald. to. V. f. 110 — 155.
in gr. Bafil. to. V. p. 219 — 329. in Chart. to. IX.
Pa. II. p. 1.

(Commemoravit hos ipfos commentarios Galen. de
Hipp. et Plat. decret. libr. VIII. c. 7. p. 243. ed. Chart. K.)

CLAVDII GALENI.   CLXXXI

CODICES funt *graeci* in bibl. D. Marc. Venet.
(Montf. I. 472.) in B. R. Parif. n. 1884. 2161. 2168.
2266. 2278. 3142. (Montf. I. p. 739.) in Med. plut.
74. manu Caef. Strategi. Montf. I. p. 385. et Bandin. III.
p. 93. 102. et quidem tam integer, quam in fect. I. et
partem fect. II. auctore tamen in hoc non nominato.
Integer in bibl. Vindob. vid. Lamb. VI. p. 86. 87. de
Neffel P. III. p. 45. no. 34. in bibl. Paul. Lipf. vid.
Feller de bibl. Paul. orat. Lipf. 1676. 4. — *Latini*
codd. exftant in B. R. Parif. n. 6869. 6871. 7030. 6860.
Anonymi verfio in B. R. Parif. n. 846. in bibl. regin.
Suec. Vat. interpr. *Conftantino Africano*, no. 396.
Montf. to. I. p. 23. in domo S. Petri Cantabr. cod. Brit.
n. 186. in coll. Merton. n. 689. in coll. nov. Oxon.
n. 1134. Vertente GERARDO Carmonenfi in biblioth.
ecclef. cathedr. Metenf. (Montfauc.). Interprete ignoto
homine in bibl. Taurin. Montf. II. p. 1398. Exftant
quoque *latine* in bibl. Laudunenfi n. 63. Montfauc. II.
1294. et c. aliis opufc. in bibl. Sti Gratiani Turoneufi
n. 395. Montf. II. p. 1277. Galeni in Hippocr. aphor.
p. Conftantinum Africanum e graeco in latinum translati et gloffis illuftrati exftat in biblioth. Scorial. Vid.
Büfchings Magaz. to. V. p. 129. — *Arabice*, vertente HONAINO, Ifaaci fil., eft in bibl. Scorial. Cafir.
n. 785. 786. (Büfching.) et in B. R. Par. n. 866. l. m. n. o.
Montf. II. p. 719. Pars commentarii in bibl. Scorial.
n. 814. 786. 787. — *Hebraice* c. commentario in
bibl. Vind. Lamb. I. 2. p. 185. Ex arab. verfi in B. R.
Par. n. 396. et *arab.* n. 395. no. 100. 101. 102. 103.
Montf. II. p. 711. nec non 252. 253. p. 712. E graeca
lingua in *fyriacam* ab Honaino ben Ifaac, et e fyriaca
in *arabicam* converfi a Caftha, filio Lucae, exftant iu
bibl. Palat. Medic. n. 260. Cf. Affemann. p. 375.

EDITIONES. Galeni commentarii in aphor.
Hippocr. e verf. *Conftantini Africani* ex Arabico. Ven.
1493. (Maittaire). — Vertente LAURENTIO LAU-
RENTIANO. Venct. 1494. (Maittaire). — Vertente

THEOD. GAZA. Venet. 1495. f. — Particulae VII.
aphor. Hippocr. c. duplici translatione antiqua et cum
expof. magni Galeni, nec non Jac. Forlivienf. et addi-
tam. Marfilii — Induftria et lab. D. HIERON. BOMPILI
DE OLEARIIS DE VERONA. Ven. 1508. f. — Vertente
NIC. LEONICENO. Parif. 1526. 8. Recogniti a DA-
VIANO, Parif. 1542. 8. Lugd. 1547. 12. cum JO.
SIGNORETI excerptis aphorifticis et fymbolis. Lugd.
1668. 12. c. Thaddaei expof. Ven. 1527. f. — Vertente CONSTANTINO, LAURENTIANO, LEONICENO et
THEOD. GAZA c. Galeni commentar. in Articella. Lugd.
1527. 4. Gr. et lat. ex verf. NIC. LEONICENI cura
JO. DAVIONI c. commentar. Galeni. Parif. 1542. 8.
Lugd. 1668. 12. — Aphorifmi c. comment. Galeni,
lat. interpr. NIC. LEONICENO. Par. 1526. 8. — Hippocr. aphorifmor. genuina lectio gr. lat. c. Galeni cenfura in eos omnes, qui minus erant abfoluti. — Per
JOANN. MORISOTUM. Baf. 1547. 8. — Interpr. GUIL.
PLANTIO c. ej. notis. Lugd. 1552. 8. 1573. 12. Genev.
1580. — Cum Galeni comm. in epitomen redactis
p. JO. BUTINUM. Lugd. 1555. 12. et Lugd. 1580. 12.
Genev. 1625. 12. — Cum aphor. in ordinem digeftis.
Genev. 1628. 12. — Galen. in aphor. Hippocr. L. B.
1613. 4. (Cat. bibl. L. B.) — Aphor. Hippocr. vertente AN. FOESIO, commentarii Galeni, G. PLANTIO,
cur. ADR. TOLLII. L. B. 1633. 12. — Primus lib.
comm. vertente JO. BRECHE. Lugd. 1585. 16. Rouen
1646. 12. — Galeni comm. in aphorifm. in compendium redegit SYMPHOR. CAMPEGIUS. Lugd. 1516. 8.

COMMENTARII. JAC. FOROLIVIENSIS in Hip-
pocr. aphor. et Galeni fuper eisdem commentar. expof.
et quaeftion. p. CPH. DE CASTANEA. Papiae 1488. f.
Venet. 1490. Papiae 1501. f. 1512. f. Ven. 1495. f.
1501. f. 1520. f. Catal. muf. Brit. c. Marfilii de
St. Sophia interpret. in eos aphor., qui a Jacobo expofiti non fuerant. Ven. 1508. f. [Cum verf. dupl. antiqua, et THEOD. GAZAE expofit. Galeni, JAC. FOROLIV.

et MARSIL. FICINI, et quaeft. eorund. p. HIER. POMPI-
LUM DE OLEARIIS. Ven. 1508. f. In 8. et in f. Catal.
muf. Brit.] 1547. f. 1556. 4. — Verfionem Conftantini, THEOD. GAZAE et NIC. LEONICENI comment. Galeni et fufiffimam expofitionem Jacobi continet Cod.
mf. eft in bibl. Taur. — Cod. expofit. JAC. DE FORLIVIO
exftat in B. R. Par. n. 4861. Montf. II. p. 753. —
THADDEI Florent. expofit. in arduum aphor. Ipocratis
volumen, in divinum pronoftic. Ipocr. libr. in praeclarum regiminis acutori Ipocrat. opus, in fubtiliffimum
Joannitii ifagogar. libell. Jo. BAPT. NICOLLINI SABO-
DIENSIS opera in lucem emiffe. Ven. 1527. f. cum verfione THEOD. GAZAE, NIC. LEONICENI, Conftant. Afric.
et Galeni comment., quibus fuos addidit Thaddeus. —
ANT. MUSAE BRASSAVOLI in VIII. libros aphor. Hipp.
et Galeni comment. et adnotationes. Baf. 1541. f. cum
comm. in text. Hipp. et comment. Galeni. Ferrar. 1594.
Venet. 1721. 4. cum Mufae tantum commentario in
aphor. Interjectorum aphor. octavam fectionem fe
primum addidiffe, quae tamen in antiquis jam et optimae notae codd. legitur, memorat Mufa p. 1138. feq.
Ceterum locos plurimos Philothei, et quidem graece,
et permultos ex commentariis, Oribafio adfcriptis,
edidit.

13. Huc referri quoque debet *Galeni adverfus
Lycum liber, quod nihil in eo aphorifmo peccet Hippocrates, cujus initium: Qui crefcunt, plurimum habent caloris innati.* Exftant in ed. Ald. to. V. f. 155
— 159ᵃ. graec. Baf. to. V. p. 329 — 337. Chart. to. IX.
P. II. p. 358.

14. *Galeni contra ea, quae a Juliano in aphor.
Hippocr. dicta funt, libellus.* Exftant in edit. Ald.
to. V. f. 159ᵇ — 162. Chart. to. IX. P. II. p. 376.

15. *In Hippocr. de diaeta acutorum librum commentarii IV.* Extant in ed. Ald. to. V. f. 19 — 57.
graec. Baf. to. V. p. 37 — 117. Charter. to. XI. p. 1.

CODICES *graeci.* Libri I. comment. Galeni in

hunc Hipp. librum codex eft in bibl. Vind. Lamb. et
de Neff. P. III. et in Medic. plut. 75. n. 5. Bandin. III.
p. 144. Vid. Montf. I. p. 387. Graecus quoque forte
eft Galeni in Hippocr. de diaeta in B. R. Par. n. 3147.
Montf. II. p. 739. at 600 circiter annorum cum commento Galieni eft in biblioth. cathedr. Metenf. n. 226.
Montf. II. p. 1380. *Latini* codd. funt in bibl. coll. nov.
Oxon. n. 1134. et 1130. in bibl. coll. Merton. n. 687.
689. et in bibl. aul. Pembrok. n. 2055. in B. R. Parif.
n. 7030.

EDITIONES. Epitomen comment. Galeni dedit
SYMPHOR. CAMPEGIUS. Lugd. . . . Latine prodierunt
ftudio NIC. LAVACHII. Flor. 1533. 4. PAULO JULIA-
RIO interpr. Veron. 1542. 8. JO. VASSAEO interpr.
c. annotation. JO. MOLINI. Lugd. 1565. 12. Hippocr.
de diaet. acut. c. Galeni commentar. et Galen. de femine libr. II. Baf. 1533. f. Cat. bibl. Bunav. to. I.
p. 93. Baf. 1542. 8, 1543, 8. 1551. f. Lugd. 1565. 12.
c. JO. MARTINI adnotat.

COMMENTARIUS. ANT. MUS. BRASSAVOLI
in libros de rat. vict. in acut. morb. Hippocr. et Galeni
comment. et adnotationes. Ven. 1546. f. Poft textum,
ab A. M. BRASSAVOLO latinitate donatum, fequuntur
Mufae commentarii. Deinde Galeni legitur commentar. JO. VASSAEO interprete, et denique in hunc commentar. A. M. BRASSAVOLI copiofiffima enarratio.

16. *In Hippocr. de officina medici librum commentarii III.* Exftant in edit. Ald. to. V. f. 305 —
317. gr. Baf. to. V. p. 661 — 705. Chart. to. XII,
p. 1.

EDITIO. Convertit hos commentarios JO. BERN.
FELICIANUS et VID. VIDIUS in Chirurg. fcript. antiqu.
Par. 1544. f.

17. *In Hippocratis librum de fracturis commentarii III.* Exftant in ed. Ald. to. V. f. 245 — 268.
graec. Bafil. to. V. p. 524 — 577. Charter. to. XII.
p. 151.

CODICES *graeci* horum commentariorum copiofiffimorum funt in B. R. Parif. n. 1849. 6866. nec non
in bibl. Medic. vid. Bandin. III. p. 44.

VERSIO *latina*, a Jo. BERN. FELICIANO et a
VIDO VIDIO facta, exftat in hujus chirurgia, e graeco
in lat. verfa. Parif. 1544. f.

18. *In Hippocratis librum de articulis commentarii IV*. Exftant in edit. Ald. to. V. f. 269 — 304.
in graec. Baf. to. V. p. 578 — 661. in Chart. to. XII.
p. 287.

CODICES *graeci* funt in B. R. Parif. n. 1849. et
2248. in bibl. Medicea.

Ex Hippocratis fententia et ad illuftrandum eundem fcripfit Galenus libros de diebus criticis, de crifibus, de difficultate refpirationis, de ratione victus in
acutis fecund. Hippocr. et quod optimus medicus fit
etiam philofophus. Ex Hippocratis mente fcriptos a
fe effe libros XIV methodi medendi, ipfe refert de
libr. propr. c. 7. to. II. p. 43. ed. Chart.

Scripfit praeterea commentarios, qui interiere, in
Hippocr. libros: 1. in libr. de ulceribus, de libr. propr.
c. 7. et 2. in libr. de capitis vulnerib. ibid.

Indolem commentariorum Galeni in Hippocratem
quod attinet, notandum eft, quod et nuper doctiffime
expofuit *Preu* in diff. inaug. de interpretibus Hippocr.
graecis, Altorf. 1795. 8. p. 52., Galenum in textu
Hippocratis emendando, ac ita conftituendo, uti Hippocratem ipfum fcripfiffe credibile fuiffet, omni ftudio
elaboraffe. Hinc in ejus commentariis multa funt,
quibus futurus operum Hippocratis editor ad ipfum
hujus textum emendandum uti poterit, quibusque faltim non omnibus ufi funt operum, aut etiam fingulorum librorum Hippocratis, in quos Galeni commentarii
exftant, editores. Multa etiam congeffit Galenus in fuis
commentariis ad hiftoriam fingulorum librorum, in
quos commentatus eft, illuftrandam, et ad judicium
rectum de eorum aut genuinis, aut fpuriis originibus

ferendum, in qua re quam studiose fuerit versatus, ipse ego studiose probavi in *Fabr.* bibl. graec. lib. II. c. 23. §. 12. vol. II. p. 518. et in pluribus longe aliis locis. Multa etiam ex interpretibus Hippocratis, suo aevo superioribus, adduxit, quae quanta sint, colligere licet ex diss. *Preu,* supra citata.

Ipsos vero Hippocratis textus mira et sagacitate et subtilitate exposuit, praesertim ratione habita ingenii consiliique, quo Hippocrates in suis libris componendis usus fuerit. Id tamen vitii habent omnes ejus commentarii, ut nimis copiosi sint, ac verborum inani copia laborent, utque minus rei Galeno sit in recte explicandis iis, quae aut ad historias morborum, aut ad praesagia pertinent, plus vero in farragine rerum ac verborum congerenda, quae legentis animum fallit, neque semper confirmandis, illustrandis, aut refellendis iis, quae ab Hippocrate fuerunt dicta, conducit.

XIV. Exstant etiam permulta Galeni, aut Galeno adscripta, aut e Galeni libris hausta, in bibliothecis, nondum typis vulgata, quae hic notanda sunt. — *Galeni de sero lactis* exstat in bibl. Medic. Bandini III. p. 122.

Selecta e Galeno de variis morbor. generibus, remediisque ad illorum curationem maxime idoneis sunt graece in B. R. Paris. n. 2230. et latine in ead. n. 7831.

Galeni de corporibus, caussis, signis sanis, aegris, neutris. Codex est in bibl. cathedr. Wigornienf. n. 760. et in libr. Rob. Burscough n. 7675.

Galenus de natura hominis exstat in Vatic. Montfauc. p. 28. — *Idem de motu animalium* est in ead. bibl. Vat. l. c. p. 34. — *Gaïenus de medicina* est in bibl. Cassinensi. Montfauc. p. 221. — *Isagoge ad regimen Galeni* erat in libr. Burscough codd. n. 7673.

Eclogae ex Hippocrate et Galeno, a Bushequio

emtae, funt in bibl. Vind. Lambec. libr. VI. Pa. II. p.
100. Sunt graecae; conf. de Neff. P. III. p. 25. —
Compendium ex Galeno exftat in bibl. Bavarica.
*Anonymi tabulae divifionum in plufculis libris
Galeni* funt in bibl. Vind. Lambec. VI. p. 151. —
Galenus de paffione uniuscujusque particulae eft in
bibl. fratr. min. Cefenae. Montf. p. 433. — *Eclogae
ex Galeno* funt in bibl. Vind. Lamb. VI. p. 153. —
Excerptum de pleuritide eft in bibl. Vindob. Lamb.
VII. c. 25. — *Excerpta ex Galeno* funt in eadem,
Lamb. VI. p. 93.

*Collectio, in qua Galeni, Xenonis, Meletii et
Crateuae libri de materia medica*, erat in bibl. Cantacuzeni. (Vid. quae paulo poft monui, ubi idem liber
in bibl. caef. Vind. praefens commemoratur. K.)

Excerpta ex Oribafio et Galeno funt in B. R.
Parif. graece n. 2149. — Excerpta ex Galeno funt
in bibl. Vind. Lambec. VI. p. 100. — *Galenus de
fimplicibus* eft in bibl. canon. regular. Bonon. Montf.
p. 432.

Galeni theoria et practica medicinae erat in libris Frc. Bernardi n. 3651. — *Hippocratis liber
refolutionis, quem Galenus explicat, et Galenum Mich.
Pfellus.* Verdier. — *Galeni in libr. Hippocr. de aetatum aegritudinibus* eft in bibl. D. Marc. Ven.

Galeni liber de cauffis et eventibus interpr. Nicol. Rhegino. Codex eft latinus in B. R. Parif. n.
6865.

Galeni medicinale ad Hippocratem in catal. bibl.
Conftantinop. Verdier II. p. 57. — *Galenus de quatuor elementis* exftat in bibl. reg. Taurin. Montfauc. p.
1397. — *Galenus de duplici medicina cum commentario* exftat latine in bibl. r. Taurin. Montfauc. p.
1397.

*Galeni fragmentum, problema de cauffis rarior.
morbor.* eft in bibl. Bodl. n. 131.

Galeni antidotarium citat Cph. Geo. de Honeſtis. Negat Galeni eſſe Sylvius ad Meſuen libr. III.

Galeni ſynopſin medicamentorum ſimplicium exhibet Paulus Aegin. ex libris de ſimpl. medicam. facultatibus. — *Galeni de fine medicinae.*

Galeni de ſymptomatib. criticis. — *Galeni iatricor. uſus.* — *Galeni de corporis humani fabrica.* Codex graecus eſt in B. R. Pariſ. n. 2097. — *Collectiones ex Galeno fratr. Joann. ordin. minor.* exſtant in bibl. S. Petri Corbeienſis. Montfauc. p. 1407.

Galeni de membris hominis et equi in bibl. Mich. Cantacuzeni.

Galeni anatomia eſt ſcripta inter codd. Car. Theyer n. 6603.

Galeni de abortivo foetu in bibl. Cai. Gonvil. Cantabr. n. 946. 6605. et in bibl. Voſſ.

Galeni epiſt. de humano corpore in ead. bibl. Cantabr. n. 956.

Galeni chirurgia ſ. capitula varia, ex *Galeni operibus collecta,* erant inter codices Bodlei, bibl. Brit. n. 3500.

Galeni lexicon botanicon eſt in bibl. Medicea. Aliud λεξικὸν τῆς τῶν βοτανῶν ἑρμηνείας κατὰ στοιχεῖον erat inter libros, quos bibl. Upſal. dedit Jo. Gabr. Sparuenfeld. Vid. cat. ejus bibl. p. 57.

Galeni de fractis, nempe libri *VI. method. med.* c. 5. et 6. *De oſſib., de faſciis Hippocr., Dioclis, Perigenis, Molpicae, Amyntae, Menecratis, Soſtrati, Apollonii junior., Apollonii Feri* ſunt in Nicetae collect. Vid. *Cocchi* in praef. ad ſcript. chir. e collect. Nicetae p. 12.

Ἱπποιατροσοφηνοῦ τοῦ σοφοῦ ῥήτορος. Ἱερακλέου καὶ Ὑποκράτους καὶ τοῦ σοφοῦ Γαληνοῦ. In fine πληρώθη τὸ παρὸν ἱπποιατροσώφην διὰ χειρὸς ἐμοῦ Δημητρίου τοῦ Δρωσινοῦ. Is codex eſt inter Voſſ. bibl. acad. Lugd. Bat. Vid. catal. bibl. p. 398. n. 50.

Tractat. ex libro Gallieni Alpachimi et ex ſen-

tentiis Hermetis collectus eft in bibl. Jeneuf. vid. Mylii memor. bibl. Jen. p. 397.

Liber fecreti Gallieni de elixis folis et lunae eft
in bibl. acad. Jen. latine fcriptus cum Hermetis, Cli-
fopatrae et alior. Vid. Mylii mem. bibl. Jenenf. p. 398.
— *Galenus de cura fenectutis* eft lat. in bibl. coll. corp.
Chrift. Oxon. n. 1592. — *Signa mortis fecundum
Galen.* funt in bibl. Cai. Gonv. n. 956. — *Ifagoge
Joannitii ad legend. Galeni libros prognofticorum*
eft in bibl. cathedr. Wigorn. n. 760. — *De difcre-
pantia pulfuum, quor. cognitio clarior facta eft poft
Galenum* eft in bibl. If. Voff. n. 2168. — *Gode
medicines for divers evils drawn out of Galien and
Afclepius* funt inter mss. Frc. Bernardi. Cat. mss. Angl.
n. 3632. — *Galeni de fymptomatib. mulier.* lingua
gallica eft inter mss. Ed. Tyfon. Catal. mss. Angl. n.
4155. — *Galeni anatomia et de interioribus* eft
inter mss. Car. Theyer. n. 6605. — *Ifagoge ad regimen Galeni.* — *Regimen Galeni de corporib.
fignis et cauffis* funt in bibl. R. Burscough. n. 7671.

Ἰατροσόφιον Γαληνοῦ καθ᾽ Ἱπποκράτην. *Galeni
medicinale ad Hippocr.* exftat graece in bibl. Vind. Lamb.
ed. Kollar. I. p. 272.

Τοῦ Ἱπποκράτους εἰς τὰ ἀναλυτικὰ βιβλία δεκα-
τέσσαρα. καὶ ἐξηγεῖται αὐτὰ ὁ Γαληνός. *Hippocratis
in refolutionis libros XIV. quos Galenus explicat.* Exftat graece in bibl. Vind. Lambec. ed. Kollar. To. I.
p. 273.

Galeni, Xenonis (Xenocratis), *Meletii fapien-
tis, et pars Grateiae Rifotomi* (Cratevae Rhizotomi)
in materiam medicam. Exftat in bibl. Vind. Lamb.
ed. Kollar. I. p. 275. (An in biblioth. Caefar. Vindob. migravit e bibl. Mich. Cantacuzeni, ex qua paulo
ante liber cum ead. infcriptione commemoratus eft? K.)
— *Defcriptio plantarum,* ex Cratevae, Pamphili
Alexandrini, et Claud. Galeni operibus collecta, cum

figuris plantarum, ad vivum depictis, eft cum cod.
antiquiſſ Dioſcorid. in bibl. Vind. de Neſſel. P. III.
p. 9.

Anonymi cujusd. auctoris eclogae ſ. excerpta ex va-
riis Hippocratis et Galeni operib. et ex Ariſtot.problemat.
phyſ., in quib. eclogae ex Galeni de loc. adfect. libris
locum primum tenent, ſunt in bibl. Vind. vid. de Neſſel P. III. p. 26. n. 15. — Opera Galeni et Hippocr.
de chirurgia exſtant hibernice in bibl. coll. S. Trin.
Dublin. n. 601. — Fragmenta medica ex Galeno
et Hippocrate exſtabant in bibl. Narciſſi, archiep.
Dubl. n. 1218. — Excerpta ex Galeno de remediis
ſunt in bibl. Coisl. Montfauc. II. p. 448. — Excerpta ex Hippocr., Galeno, Meletio de morbis ſunt
graece in eadem bibl. Vid. Montfauc. l. c.

Miſcellanea medica ex Galeno, quorum princi-
pium: Ἱερὰ Γαληνοῦ, ἢ σύνθεσιν ἔχει οὕτως, κ. τ. λ.
ſunt in bibl. Vind. de Neſſel P. III. n. 20. 5. p. 32.

Excerpta varia ex Galeno, inter quae eſt praeci-
pue epitome alphabetica libri VI. VII. VIII. IX. libror.
de ſimpl. medic. facult. ſunt in bibl. Vind. de Neſſel P.
III. n. 25. p. 35.

Παύλου λόγος ἐκ τῶν Γαληνοῦ περὶ πάσης φλεβοτομίας eſt ex Paulo Aegin. lib. VI. c. 40. in bibl.
Vind. n. 28. 29. bis. Vid. de Neſſel Pa. III. p. 40.

Γαληνοῦ ἐκ τοῦ τῆς πρὸς Πατρόφιλον περὶ πλευρίτιδος. Exſtat in bibl. Vind. de Neſſel P. III. p. 42.

Miſcellanea quaedam medica, ex Galeno aliisque
auctoribus excerpta, inprimis ex libro περὶ τῶν ἐξ ἐνυπνίων διαγνώσεως, ſunt in bibl. Vind. n. 30. de Neſſel
Pa. III. p. 42. — Miſcellanea medica e Galeno et
aliis antiquis auctoribus collecta in uſum xenodochior.
et noſocom ſunt in ead. bibl. de Neſſel l. c. p. 47.

Theophili et Stephani Athenienſis libell. de fe-
brium differentiis ex Hippocrat. et Galeno eſt in bibl.
Vind. de Neſſ. P. III. n. 52. p. 55.

Διαθήκη τῶν τριῶν ἰατρῶν Γαληνοῦ, Ἱπποκράτους καὶ Μελετίου τοῦ σοφοῦ περὶ τῆς τοῦ ἀνθρώπου κατασκευῆς exftat in bibl. Viud. n. 53. de Neſſel P. III. p. 56.

Anonymi auctoris eclogae graeco - barbarae ex Galeno in capp. ι 76. diviſa ſunt in eadem bibl. de Neſſel l. c. — *Excerpta quaed. ex Galeno et aliis de morbis et medicamentis variis* ſunt in bibl. Barocc. n. 88. catal. mss. Angl. et Hibern. — *Galeni fragmentum protheoriae de cauſis varior. morbor.* eft in ead. bibl. n. 131. — *Antidota et medicamenta ex Hippocr. et Galeno collecta* ſunt in bibl. G. Laudi. Cat. mss. Angl. n. 877. — *The virtues of herbs, which are hot or cold and for how manoy things the are good, after Platon, Galen and Hippocrates,* exftat in bibl. Bodlei. Cat. mss. Angl. n. 2062. — *Secreta glorioſiſſimi Galeni* ſunt in ead. bibl. Cat. mss. Angl. n. 2461.

Galeni liber de XII. portis eft in bibl. Afhmol. Vid. Cat. laud. mss. Angl. n. 7638. 7787. — *Galeni fragmentum* exftat lat. in bibl. coll. univ. Oxon. n. 118.

Rabbi Nathan Joel Palkeira ſententiae ex Hipp. Gal. Avicenna, R. Maimonide, citantur a Wolfio in bibl. Hebr. — *Anonymi introductio ad ea, quae Galenus de re med. ſcripſit* exftat hebraice in B. R. Pariſ. n. 401. — *Galeni de medicinis experimentatis a Joannitio* in ead. bibl. eft n. 6893. — *Galeni de qualitate herbarum et aromatum* ibid. n. 6837.

Magnum volumen, contin. XXXI. tract. med., converſos ex auctorib. arabic. et graec. Ibn Zohar, Ibn Sina, Ibn Ruſjd, Abu Walid Ibn Ruſjd, Mohamm. Ibn Ruſjd, Ali Ibn Ruſwan, Honain f. Iſaac, Hippocr. Galeno, exftat inte mss. leg. Scaliger. in bibl. acad. L. B. Vid. Catal. hujus bibl. p. 404. n. 2.

Commentarius in libr. philoſoph. et medicum, adornatus ex Ariſtotele, Galeno, Ibn Sina, Iſaaco Iſraelita etc. exftat hebraice in libris Warnerianis bibl. acad. L. B. Vid. catal. huj. bibl. p. 407. n. 39.

— *De remediis quorundam morbor. ex Galeno, Ibn Zohar* cet. exftat inter ejusd. legati libros. Cat. laud. p. 407. n. 40. — *Galenus de arte med. et confervanda valetudine verfus ab Abul Fergi Abdallah* exftat arab. in bibl. ac. L. B. n. 748.Catal. p. 441.

Galenus de prohibenda fepultura in certo morbor. f. mortis dubiae genere ad iuftum tempus verfus et explicatus ab Abu Said Abdallah exftat arabice in bibl. ac. L. B. n. 749. p. 441.

Galenus de vocibus in medica arte ufitatis tractatus ex graeco idiomate in fyriacum, et ex hoc in arabicum verfus exftat in bibl. ac. L. B. no. 762. p. 441. — Mordechai f. Schelomo de remediis morbor. ex Razeo, Mefue, Galeno et authorib. latinis exftat hebraice in ead. bibl. n. 794. p. 442.

Ibn Beitar medicamenta fimplicia ordine alphabetico. Auctor collegit hoc opus ex Galeno et Diofcoride. Exftat arab. in ead. bibl. n. 805. p. 443. Arabice etiam inter libros, quos bibl. Upfal. dedit Jo. Gabr. Sparuenfeld. Vid. catal. illor. libr. p. 4. n. 5. ubi permulta leguntur ad hiftoriam hujus libri celeberrimi facientia.

Galeni de medicamentis expertis, c. tabulis medicamentor. fimplicium. Exftat ex Honaini verf. arab. in bibl. Efcorial. Cafiri n. 846. Citat Avicennam. (An idem fit liber, qui paulo ante fub titulo: Galeni de medicinis experimentatis verfus a Joannitio, videndum. K.)

XV. Praeter hos libros Galeni, qui aut integri ad nos pervenerunt, aut laceri, mutili, interpolati, vel etiam plane fuppofititii, ac alium auctorem habentes, multos Galenus fcripfit, qui temporum injuria interierunt. Enarrabo primum libros Galeni, qui interierunt, ad medicinam pertinentes, deinde eos, qui ad aliarum difciplinarum genera ab eo fcripti funt.

Περὶ τῆς τεχνολογίας librum citat ipfe in comm. I. in prognoft. Hipp. text. 11.

Περὶ τῆς τῶν αἰτίων διαφορᾶς citat in lib. I. de loc. affect. c. ult.

Τῆς ἀνατομικῆς διαφωνίας libros citat in libr. I. admin. anat. c. 4. *περὶ πάσης τῆς ἐν ταῖς ἀνατομαῖς διαφωνίας* occurrit in ejusd. oper. VI. c. 72.

Περὶ σφαλμάτων ἀνατομικῶν καὶ τῶν ἐκείνων αἰτίων citatur in libro III. de ufu part. c. h.

Περὶ ζώντων ἀνατομῆς β´. De vivorum anatome. Citat eos de libr. propr. c. 3. et faepius.

Περὶ τεθνεώτων ἀνατομῆς. De anatome mortuorum. Citat hunc librum de libr. propr. c. 3.

De partibus fimilaribus fe fcripfiffe refert in libro VIII. de Hipp. et Plat. decret. c. 5. et in praefcomm. in Hippocr. de nat. hum.

Περὶ τῶν κατὰ Πραξαγόραν τὸν Νικάρχου χυμῶν citat in libr. II. de nat. facult. c. 9. ad fin.

Περὶ τῶν ἰδιότητι τῆς ὅλης οὐσίας ἐνεργούντων liber citatur in libr. XI. de fimpl. med. facult.

Περὶ τῶν γνησίων Ἱπποκράτους συγγραμμάτων. De genuinis fcriptis Hippocr. citat in comm. I. in Hippocr. de humor. Chart. ed. to. VIII. p. 509.

Commentarios de Hippocratis anatome citat in libr. VII. de Hippocr. et Plat. decr. c. 4. et in comm. in V. Hippocr. aph. 48. Erant libri VI., de quibus loquitur de libr. propr. c. 1. Scripfit eos anno aetatis XXXIV.

Κινουμένων αἰτίαι citantur in libro IV. de fimpl. med. fac. c. 1.

Commentarios in Archigenis de pulfibus libros citat in libro II. de diff. febr. c. 8. Erant libris VIII. comprehenfi. Galen. de libr. propr. c. 5.

Περὶ τῆς τοῦ πνεύμονος καὶ θώρακος κινήσεως βιβλία γ´. Libri III. de motu pulmonum et thoracis. Citat eos in c. 2. de libr. pr. et libr. VI. de ufu part.

Fragmentum hunc titulum habens. quod adhuc exſtat, recenſui ſupra.

Περὶ ἰατρικῶν ὀνομάτων citatur in libro II. de diff. febr. c. 9. Sed hic liber forte eſt is, qui exſtat definitionum medicar. titulo.

Περὶ κρισίμων συμπτωμάτων citatur in comm. II. in Hippocr. de diaet. acutor.

Περὶ τῶν ἁπλῶν διαθέσεων citatur in libr. II. de diffic. reſp. c. 7.

Περὶ μηχανημάτων citatur ap. Oribaſ. de machinam. c. 6. to. XII. Chart. ed. p. 560.

Περὶ ζωοτομίας citatur in libr. IV. de loc. adfect. c. 9. (Forte idem liber, qui paulo ante ſub titulo *περὶ ζώντων ἀνατομῆς* adductus fuit. K.)

Περὶ τῆς ὁμοιομερῶν σωμάτων διαφορᾶς citatur in libr. VIII. c. 5. p. 235. to. V. ed. Chart.

Ἰατρικῶν ὀνομάτων πραγματεία, in qua totus liber de vocabulo *στοιχείου*. Citat hunc librum in libr. VII. de Hipp. et Pl. decr. et ſaepius. (An cum illo unus idemque, cujus aut arabicam verſionem aut ſimilem titulum paulo ante adduxi? K.)

Ὀπτικοὶ λόγοι citantur in libro X. de uſu part.

Διάγνωσις τῶν ἐν ὀφθαλμοῖς παθῶν citatur de libr. propr. c. 2. et ſaepius. De fragmentis ex hoc libro vid. ſupra.

In Herophili artem de pulſibus libri citantur in libr. II. de praeſag. ex pulſ. c. 3.

Προτρεπτικὸς ἐπὶ ἰατρικήν. Citatur de libr. propr. c. 9. Eſt forte non diverſus a *προτρεπτικῷ ἐπὶ τὰς τέχνας*, quem ſupra inter Galeni libros recenſui n. 6.

Περὶ φωνῆς βιβλία δ'. Scripſit hos libros ad Boethum, conſularem virum, peripateticum. Vid. de libr. pr. c. 1. et de ord. libror. ſuor. Citat Galenus hos libros ſaepius.

De febrium ſignificatione citatur in libro II. de eriſib. c. 8.

Περὶ χρωμάτων. De Hipp. et Plat. libr. VI.

De femitertiana citatur in conim. II. in VI. Hipp. epid.

Commentarii de methodica fecta citantur in libro adv. Julian. c. 5. et de libr. propr. c. 9.

De Afclepiadis placitis citatur in libr. XII. meth. med. c. 7. et de curandi rat. p. venae fect. c. 2. Erant libri VIII. de libr. propr. c. 8.

De morbis oculor. citantur in libr. de humor. p. 11. (An idem cum illo, qui paulo ante fub fimili titulo adducitur? K.)

De Erafiftrati anatome libri III. citantur de libr. propr. c. 1. et 7. Scripfit eos annum XXXIV. aetatis agens.

Ignorata a Lyco in anatome. De his refert de libr. propr. c. 2. (Non pertinet huc, cujus meminit de Hipp. et Pl. decr. VIII. 7. p. 243. βιβλίον ἄλλο — πρὸς τοῦ Κοΐντου μαθητὴν Λύκον, quippe quo potius Galenus intelligit librum adverfus Lycum, quod nihil Hippocr. peccet in aphor. cujus initium: Qui crefcunt, habent plurimum caloris. Hic enim aphor. p. 242. expreffis verbis commemoratur. K.)

Epitome libror. XX. anatomicor. Marini in IV. libris. De libr. propr. c. 3.

Librorum anatomicor. Lyci omnium epitome. De libr. pr. c. 3.

Περὶ τῶν συνεκτικῶν. De libr. pr. c. 3.

Περὶ τῶν Ἐρασιστράτου θεραπευτικῶν λογισμῶν. Ibid. c. 4.

In librum I. Erafiftrati de febribus libri III. Ibid. c. 7.

De Erafiftrati curandi ratione libri V. Ibid.

De fubftantia animae fecundum Afclepiadem. Ibid. c. 8.

Τῆς Θεοδᾶ εἰσαγωγῆς ,ὑπομνήματα ε΄. Ibid. c. 9.

Περὶ τῶν Μηνοδότου Σεβήρῳ ἔνδεκα βιβλία. Ibid.

Τῶν Σεραπίωνος πρὸς τὰς αἱρέσεις δύο. Ibid.

Περὶ τῆς ἰατρικῆς ἐμπειρίας. Ibid.

Περὶ τῆς τῶν ἐμπειρικῶν διαφωνίας βιβλία γ´. Ibid.
Πρὸς τὰ ἀντειρημένα τῆς διαφωνίας τῶν ἐμπειρικῶν, τοῦ δὲ Θεοδᾶ κεφαλ. ὑπομνήματα γ´. Ibid.
Εἰς τὸ Μηνοδότου Σεβήρῳ. Ibid.
Σύνοψις τῶν Ἡρακλειτείων περὶ τῆς ἐμπειρικῆς αἱρέσεως ζ´. Ibid.

XVI. Libros praeterea multos etiam fcripfit. ad alias difciplinas, praeter medicinam, pertinentes, inprimis ad philofophiam, in quam fingulari plane ftudio incubuit. Eorum infcriptiones hic exhibebo: nullus enim eorum ad nos pervenit.

Περὶ ἀποδείξεως βιβλία πεντεκαίδεκα. De demonfiratione libri XV. Quibus rationibus fuerit motus ad hos libros fcribendos, quos modo geometrarum compofuit, fufe enarrat de libr. propr. c. 11. Voluit fcilicet his libris probare, nullam effe demonfirationem validam, nifi geometrarum, utiliaque ipfi vifa ea, quae ex inftitutione philofophorum e diverfis fectis audiverit, in his libris in unum collegit. Citavit etiam hos libros in libris fuis medicinalibus faepiffime. Exftare adhuc hos Galeni libros de demonfiratione graece in Walachia, refert *della Valle* viaggi II. Vide de hoc libro Hier. Mercurial. var. lect. IV. c. 4. Fragmentum ejus libri e Joanne Philopono recenfui inter fragmenta.

Εἰς τὸ περὶ ἑρμηνείας Ἀριστοτέλους βιβλία γ´. In librum de interpretatione Ariftotelis libri III. De libr. propr. c. 11.

Εἰς τὸ πρότερον περὶ τῶν συλλογισμῶν βιβλία δ´. In priorem de fyllogifmis libri IV. Ibid.

Εἰς τὸ δεύτερον περὶ τῶν συλλογισμῶν βιβλία δ´. In alterum de fyllogifmis libri IV. Ibid.

In primum Ariftotelis librum de fyllogifmis commentarii VI. Ibid.

In alterum Ariftotelis de demonfiratione librum commentarii V. Ibid. Is liber, uti et commentarius in librum de fyllogifmis, non ad editionem erat fcriptus. Commentarium III. et IV. in Ariftotelis alterum de

demonftratione librum citat tamen in libro IV. de pul-
fuum diff. c. 17. Galenum Ariftotelis *ἐξεταστὴν* dici a
Themiftio, notavit Pt. Petitus. Conf. Menag. ad Diog.
Láërt. p. 208. ed. Wetften.

*Εἰς τοῦ Θεοφράστου περὶ καταφάσεως καὶ ἀποφά-
σεως βιβλία ϛ´.* In Theophrafti librum de affirmatione
et negatione libri VI. Ibid.

Εἰς τὸ πρότερον λέξεως Εὐδήμου. In priorem
dictionis Eudemi. Ibid.

Commentarii in libros X. praedicamentorum Ariftotelis. Ibid. Compofuit hos ad ufum eorum, qui
hos libros legerent, neque voluit, ut publici juris fierent.

Commentarii in libros Chryfippi *συλλογιστικῶν.*
Ibid. Confecit hos commentarios in puerili aetate,
cum a patre praeceptori traditus effet, a quo in Chryfippi difciplina et Stoicorum philofophia inftitueretur.

Περὶ τῶν ἀναγκαίων εἰς τὰς ἀποδείξεις. De ne-
ceffariis ad demonftrationes. Ibid. c. 12.

*Περὶ τῶν παραλειπομένων προτάσεων ἐν τῇ λέξει
τῶν ἀποδείξεων.* De propofitionibus praetermiffis in
lectione demonftrationum. Ibid.

Περὶ τῶν ἰσοδυναμουσῶν προτάσεων. De aequi-
pollentibus propofitionibus. Ibid.

Περὶ τῶν κατὰ διότι ἀποδείξεων. De demonftrationibus propter quod. Ibid.

Περὶ τοῦ τῶν συλλογισμῶν ἀριθμοῦ. De fyllo-
gifmor. numero. Ibid.

Περὶ παραδείγματος βιβλία β´. De exemplo libri II. Ibid.

Περὶ ἐπαγωγῆς. De inductione. Ibid.
Περὶ εἰκόνος. De imagine. Ibid.
Περὶ εἰκότος. De verofimili. Ibid.
Περὶ ὁμοιότητος βιβλία γ´. De fimilitudine li-
bri III. Ibid.

Περὶ τῶν ἐξ ὑποθέσεων ἀρχῶν. De principiis ex
fuppofitione. Ibid.

Περὶ τῶν κατὰ γένος, καὶ τὸ εἶδος, καὶ τῶν συζυ- *γουντων αὐτοῖς, σημαινομένων ἡμῖν, κατὰ τὴν αὐτόμα-* *τον φωνήν.* De iis, quae secundum genus, et secundum speciem, et conjugatis ipsis, significatis nobis spontanea voce. Ibid.

Περὶ τοῦ δυνατοῦ. De possibili. Ibid.

Περὶ τῶν πολλαχῶς λεγομένων βιβλία γ'. De iis, quae multifariam dicuntur, libri III. Ibid.

Περὶ τῶν ἐν ταῖς τέχναις κοινῶν καὶ ἰδίων. De communibus et propriis in artibus. Ibid.

Περὶ τῶν ἑαυτοὺς περιτρεπόντων λόγων. De sermonibus, qui se ipsos evertunt. Ibid.

Περὶ τῶν ἐνδεχομένων προτάσεων. De propositionibus contingentibus. Ibid.

Περὶ τῶν μικτῶν προτάσεων καὶ συλλογισμῶν. De mixtis propositionibus et syllogismis. Ibid.

Ὅπως χρὴ διακρίνειν τὴν πραγματικὴν ζήτησιν, το κατ' ὄνομα καὶ τὸ σημαινόμενον. Quomodo discernenda sit negotialis quaestio ab ea, quae nominis et significati. Ibid.

Περὶ Κλειτομάχου καὶ τῶν τῆς ἀποδείξεως αὐτοῖ λύσεων. De Clitomacho et demonstrationis ejus solutionibus. Ibid.

Περὶ τοῦ κοινοῦ λόγου βιβλ. β'. De communi ratione libri II. Ibid.

Περὶ τῆς ἀρίστης διδασκαλίας ὑπὲρ Ἐπικτήτου πρὸς Φαβωρῖνον. De optima doctrina pro Epicteto adversus Phavorinum. Ibid.

Περὶ χρείας συλλογισμῶν. De usu syllogismorum. Ibid.

Περὶ χρείας τῶν εἰς τοὺς συλλογισμοὺς θεωρημάτων βιβλ. β'. De usu praeceptorum ad syllogismos. Ibid.

Περὶ τῆς ἀρίστης αἱρέσεως. De optima secta. Ib. Non confundendus est is liber cum eo de optima secta, qui adhuc exstat, et ad medicinales sectas spectat.

Περὶ ὀνομάτων ὀρθότητος βιβλ. γ'. De nominum rectitudine. Ibid.

Περὶ τοῦ τῶν ὄντων ἕκαστον ἕν τε εἶναι καὶ πολλά. *De eo, quodque eorum, quae funt, et unum effe, et plura.* Ibid.

Περὶ τοῦ ὅτι τοῖς ἀντικειμένοις ἓν καὶ ταυτὸν ἐξ ἀνάγκης ἀκολουθεῖν ἀδύνατόν ἐστιν. *De eo, quod oppofitis unum et idem ex neceffitate confequens effe impoffibile fit.* Ibid.

Περὶ τῆς ἀποδεικτικῆς αἱρέσεως. *De demonſtrativa fecta.* Ibid.

Περὶ τῆς λογικῆς δευτέρας καὶ θεωρίας. *De ratione altera et fpeculatione.* Ibid.

Διάλογοι πρὸς φιλόσοφον, ἰδίως τοῦ κατὰ τὰς κοινὰς ἐννοίας. *Dialogi ad philofophum, et feorfim de eo, quod fecundum communes notiones.* Ibid.

Πρὸς τοὺς ἐπηρεαστικῶς ἀκούοντας τῶν ὀνομάτων. *Adverfus eos, qui contumoliofo accipiunt nomina.* Ibid.

Περὶ τῶν ἰδίων καὶ κοινῶν ἐν ταῖς τέχναις. *De propriis et communibus in artibus.* Ibid.

Περὶ τῆς τῶν τεχνῶν συστάσεως βιβλ. γ΄. *De artium conſtitutione libri III.* Ibid.

Περὶ τῶν σημαινομένων ἐκ τῆς κατ᾽ εἶδος καὶ γένος φωνῆς, καὶ τῶν παρακειμένων αὐτοῖς. *De fignificatis ex voce fpeciei et generis, et ipfis adiacentibus.* Ibid.

Σύνοψις τῆς ἀποδεικτικῆς θεωρίας. *Synopfis demonſtrativae contemplationis.* Ibid.

Περὶ τῆς κρίσεως τῶν διαφωνούντων ἐν τοῖς δόγμασιν. *De judicio difcrepantium in decretis.* Ibid.

Ὅτι τῆς πρώτης οὐσίας ἀχώριστος ἡ ποσότης. *Quod a prima fubſtantia infeparabilis fit quantitas.* Ibid.

Περὶ τοῦ προτέρου. *De priori.* Ibid.

Περὶ τῆς δι᾽ ἀδυνάτου ἀποδείξεως. *De demonſtratione per impoffibile.* Ibid.

Περὶ τῶν ἕνεκ᾽ αὐτοῦ γινομένων. *De iis, quae fui cauffa fiunt.* Ibid.

Περὶ τῶν πολλαχῶς λεγομένων. *De iis, quae multipliciter dicuntur.* Ibid.

Περὶ τῆς κατ᾽ ὄνομα καὶ σημαινόμενον ζητήσεως. De quaestione secundum nomen et significatum. Ibid.

Περὶ τῶν ἰδίων ἑκάστῳ παθῶν καὶ ἁμαρτημάτων τῆς διαγνώσεως. De propriorum cuique affectuum et peccatorum dignotione. De libr. propr. c. 13.

Περὶ ἠθῶν. De moribus libri IV. Ibid.

Πρὸς τὸν Φαβωρῖνον κατὰ Σωκράτους. Adversus Phavorinum pro Socrate. Ibid.

Περὶ ἀλυπίας. De indolentia. Ibid.

Περὶ τοῦ κατὰ φιλοσοφίαν τέλους. De fine secundum philosophiam. Ibid.

Περὶ τῆς τῶν ἐπιδεικνυμένων τοὺς ἀκούοντας συνουσίας. De eorum congressu, qui demonstrant, ad auditores. Ibid.

Περὶ τῶν ἀναγινωσκόντων λάθρα. De clam legentibus. Ibid.

Περὶ τῶν ἁμαρτημάτων καὶ κολάσεως ἰσότητος. De peccatorum et poenae aequalitate. Ibid.

Περὶ παραμυθίας. De consolatione. Ibid.

Περὶ τῆς ἐν αὐλῇ Μενάρχου διατριβῆς, πρὸς Βακχίδην καὶ Κῦρον. De commoratione Menarchi in aula ad Bacchidem et Cyrum. Ibid.

Περὶ τῆς ἐν τοῖς διαλόγοις συνουσίας. De congressu in dialogis. Ibid.

Πρὸς τοὺς ἀγοραίους ῥήτορας. Ad forenses oratores. Ibid.

Περὶ ἡδονῆς καὶ πόνου. De voluptate et labore. Ibid.

Περὶ τῶν ἀκολούθων ἑκάστου. De his, quae quodque sequuntur. Ibid.

Περὶ τῶν δημοσίᾳ ῥηθέντων πρὸς τοὺς ἀπὸ τῶν αἱρέσεων. De publice dictis adversus sectarios. Ibid.

Περὶ αἰδοῦς βιβλ. β'. De pudore libri II. Ibid.

Περὶ τῶν δημοσίᾳ ῥηθέντων κατα κολάκων. De publice dictis contra adulatores. Ibid.

Περὶ τῆς διαβολῆς, ἐν ᾧ καὶ περὶ τοῦ ἰδίου βίου. De calumnia, in quo et de vita sua. Ibid.

Χρονίσκοι ζ'. Saturnales septem. Ibid.

Πρὸς τοὺς ἀπὸ τῶν αἱρέσεων. Adverfus fectarios.
Ibid.

*Περὶ τῶν ἐπὶ Περτίνακος δημοσίᾳ ῥηθέντων. De
publice dictis coram Pertinace.* Ibid.

*Μέχρι πόσου τῆς παρὰ τοῖς πολλοῖς τιμῆς καὶ δόξης
φροντιστέον ἐστί. Quatenus parvi ducere oporteat honorem et gloriam apud vulgus.* Ibid.

*Περὶ διαθηκῶν ποιήσεως. De teſtamentorum con-
fectione.* Ibid.

Περὶ τῆς Πλάτωνος αἱρέσεως. De Platonis fecta.
Ibid. c. 14.

*Πρὸς τοὺς ἑταίρους ἢ Πλάτων. Ad fodales feu
Plato.* Ibid.

Περὶ τῶν ἰδίων δοξῶν. De propriis opinionibus.
Ibid.

*Περὶ τῆς κατὰ Πλάτωνα λογικῆς θεωρίας. De ea,
quae fecundum Platonem eſt, rationali contemplatione.*
Ibid,

*Πλατωνικῶν διαλόγων συνόψεως η'. Platonicorum
dialogorum compendia octo.* Ibid.

*Περὶ τῶν ἐν Φιλήβῳ μεταβάσεων. De transitio-
nibus in Philebo.* Ibid.

*Περὶ τῶν τῆς ψυχῆς μερῶν καὶ δυνάμεων γ'. De
animae partibus et facultatibus libri III.* Ibid.

*Ὅτι ταῖς τοῦ σώματος κράσεσιν αἱ τῆς ψυχῆς ἕπον-
ται δυνάμεις. Quod corporis temperamenta animi facultates fequuntur.* Ibid. Duplex erat ejus libri editio.
An idem cum eo, qui ad nos pervenit: *Quod animi
mores corporis temperamenta fequantur?*

*Εἰς τὸ Ἀριστοτέλους περὶ ἑρμηνείας ὑπομνήματα γ'.
In Ariſtotelis de interpretatione commentarii tres.* Ibid.
c. 15.

*Προτέρων ἀναλυτικῶν τοῦ προτέρου περὶ ς'. Prio-
rum refolutionum Ariſtotelis in priorem ultra fex.
Τοῦ δευτέρου ὑπομνήματα ε'. Poſterioris commentarii
quinque.* Ibid.

Εἰς τὰς ι΄ κατηγορίας ὑπομνήματα δ΄. In decem praedicamenta commentarii quatuor. Ibid.

Εἰς τὸ περὶ τῶν ποσαχῶς ὑπουνήματα γ΄. In Ariſtotelis de eo, quot modis, commentarii tres. Ibid.

Εἰς τὸ πρῶτον κινοῦν ἀκίνητον. In primum movens immotum. Ibid.

Εἰς τὸ περὶ λέξεως Εὐδήμου ὑπομνήματα γ΄. In eum de dictione Eudemi comment. tres. Ibid.

Περὶ τῶν κατὰ τὸ διότι ἀποδείξεων. De demonſtratione quare. Ibid.

Περὶ τῶν ἐνδεχομένων προτάσεων καὶ συλλογισμῶν. De contingentibus propoſitionibus et ſyllogiſmis. Ibid.

Περὶ τῆς κατὰ Χρύσιππον λογικῆς θεωρίας. De rationali ſecundum Chryſippum contemplatione. Ibid. c. 16.

Τῆς Χρυσίππου συλλογιστικῆς πρώτης ὑπομνήματα γ΄. Chryſippi ſyllogiſticae primae comment. III. *δευτέρας ἕν.* Secundae unus. Ib. c. 16.

Περὶ τῆς λογικῆς δυνάμεως καὶ θεωρίας βιβλ. ζ΄. De rationali facultate et contemplatione libri VII. Ib.

Περὶ τῆς χρείας τῶν εἰς τοὺς συλλογισμοὺς θεωρημάτων. De uſu praeceptorum ad ſyllogiſmos. Ibid. [Vid. ſupra et paulo poſt.]

Ὅτι ἡ γεωμετρικὴ ἀναλυτικὴ ἀμείνων τῆς τῶν Στωϊκῶν. Quod geometrica reſolutio praeſtantior ſit, quam Stoicorum. Ibid.

Περὶ τῆς χρείας τῶν εἰς τοὺς συλλογισμοὺς θεωρημάτων βιβλ. β΄. De uſu praeceptorum ad ſyllogiſmos libri II. Ibid.

Περὶ τοῦ κατ᾽ Ἐπίκουρον εὐδαίμονος καὶ μακαρίου βίου βιβλ. β΄. De felici ſecundum Epicurum et beata vita. Ibid. c. 17.

Περὶ τῆς κατ᾽ Ἐπίκουρον ἀμυδροῦ ἡδονῆς βιβλ. β΄. De caduca voluptate ſecundum Epicurum libri II. Ib.

Ὅτι τὰ ποιητικὰ τῆς ἡδονῆς ἐλλιπῶς Ἐπικούρῳ λέλεκται. Quod efficientia voluptatem imperfecte ab Epicuro dicta ſunt. Ibid.

Περὶ τῆς ἡδονικῆς αἱρέσεως. De voluptuaria secta. Ibid.

Εἰ ἡ φιλολογία χρήσιμος εἰς τὴν ἠθικὴν φιλοσοφίαν. An philologia utilis ad moralem philosophiam. Ibid.

Περὶ τῶν πρὸς τοὺς σοφιστάς. De iis, quae adversus sophistas. Ibid.

Μητροδώρου ἐπιστολὴ πρὸς Κέλσον Ἐπικούρειον. Metrodori epistola ad Celsum Epicureum. Ibid.

Ἐπιστολὴ Πουδεντιανοῦ Ἐπικουρείου. Epistola Pudentiani Epicurei. Ibid.

Τῶν παρὰ τοῖς Ἀττικοῖς συγγραφεῦσιν ὀνομάτων μή. De vocabulis, quae apud Atticos scriptores occurrunt, libri XLVIII. Ibid. c. 18. Libri hujus saepius meminit in medicinalibus libris suis.

Περὶ τῶν Ἰωνικῶν ὀνομάτων se scripturum promittit in libro III. de differ. pulf. c. 1.

Τῶν παρ᾽ Εὐπόλιδι πολιτικῶν ὀνομάτων γ´. Civilium apud Eupolin vocabulorum libri III. Ibid. c. 18.

Τῶν παρὰ Κρατίνῳ πολιτικῶν ὀνομάτων βιβλ. β´. Civilium vocabulorum, quae apud Cratinum, libri II. Ibid.

Τῶν παρὰ Ἀριστοφάνει πολιτικῶν ὀνομάτων βιβλ. ε´. Civilium vocabulorum, quae apud Aristophanem occurrunt, libri V. Ibid.

Τῶν ἰδίων κωμικῶν ὀνομάτων παραδείγματα. Propriorum comicis vocabulorum exempla. Ibid.

Εἰ χρήσιμον ἀνάγνωσμα τοῖς παιδευομένοις ἡ παλαιὰ κωμῳδία. An utilis lectio fit illis, qui erudiuntur, vetus comoedia. Ibid.

Πρὸς τοὺς ἐπιτιμῶντας τοῖς σολοικίζουσι τῇ φωνῇ. Ad eos, qui voce soloecissantes reprehendunt. Ibid.

Ἀττικῶν παράσημος. Atticorum insigne. Ibid.

Περὶ σαφηνείας καὶ ἀσαφείας. De perspicuitate et obscuritate. Ibid.

Εἰ δύναταί τις εἶναι κριτικὸς καὶ γραμματικός. An possit aliquis esse criticus et grammaticus. Ibid.

*Περὶ τῆς ἀποδεικτικῆς εὑρέσεως. De demonstra-
tiva inventione*, citat in libro VII. method. med. c. 5.
XVII. *Codices manuscripti* librorum Galeni omnium, aut plurium, qui exftant, hi funt, et quidem
1) *graeci*. GALENI libri omnes graeci funt in archivo
Bafilicae S. Petri *Romano.* Montfauc. p. 157. —
GALENI *opera varia, voluminibus XVIII. comprehenfa* exftant *graece* in bibl. Ambrof. Mediol. Montfauc,
p. 497. — Codex erat in bibliotheca MARC. AUREL.
SEVERINI. Vid. ej. Zootomia Democr. p. 168. —
JOS. SCALIGER Galeni editioni Aldinae multa adfcripfit, partim e collatione librorum mftorum, partim ex ingenio haufta, quibus Galeni contexta emendari poffunt.   Dolendum autem eft, libros mftos,
quos cum Aldina editione contulit, plane non defcri-
ptos effe, nec, ubi inveniantur, indicatum. Tres autem, nifi quatuor, fuiffe colligo e triplici aut quadru-
plici figno, quo varias lectiones notavit; et quae fine
omni figno adponuntur, eas pro conjecturis habeo, ex
ingenio depromtis. Exemplum hujus editionis, quod
fibi MARQ. GUDIUS comparaverat, nunc fervatur in
bibliotheca Guelferbytana. K. — In Mosquenfibus
bibliothecis olim exftabant Galeni libri plures graece,
mfti, qui an incendium Mosquenfe, cui occafionem
praebuit Napoleo, evaferint, nondum conftat. Pos-
fideo e venditione publica librorum CHR. GODOFR.
GRUNERI codicem membranaceum GALENI *therapeut. ad Glaucon.*, cui MATTHAEI collationem
codicis adfcripfit, qui haud dubie in bibliotheca Mofquenfi Metropolitana fervabatur. Videtur MATTHAEI apud animum conftituiffe fuum, plures
adhuc ejusdem libri codices cum fuo codice conferre.
Nam omnes lectiones varias notavit numero 1. K.

CL. DE MURR, Patricius Noribergenfis, poffi-
debat codicem ms. Cafp. Hofmanni, qui infcriptus eft:
*Analecta correctionum graeci codicis Galeni impreffi
Bafil.* 1538. *et refpondent quidem folia et lineae ci-*

tatae foliis et lineis dicti codicis: verum tributi funt
in VII. claffes, ut vulgo in Juntarum editionibus et
ultima Bafileenfi latina a Montano habemus. Inchoata
Cal. Nov. 1619. Abfoluta d. XVII. Cal. Sept. 1622.
Cafp. Hofmann, M. D. et P. P. Altorfii Norimber-
genfium. Hunc codicem cl. GRUNERO cl. de MURR ea
conditione dederat, ut, quae in eo contineantur, in publicum prodire is vir doctiffimus juberet. Edidit hinc
programmate academico *Specimen correctionum Ga-*
lenicarum ab CASP. HOFMANNO *olim confcriptarum.*
Jen. 1776. 4. (Qui quidem codex quo pervenerit, nefcio. Nam in catal. biblioth. Grunerianae non occurrit.
Ibi tantum p. 26. no. 320. [b]. commemorantur CP.
HOFMANNI commentarii in Gal. de ufu. part. mfpt.
Illuftr. HARLES, Bonnenfis literarum univerfitatis
profeffor, poffidet editionem Galeni Bafileenfem, CP.
HOFMANNI notis mftis multum auctam. Quae an fit
illud MURRII exemplum, HARLESIUS omnium optime
fciet. K.)
(Idem clar. de MURR dono obtulit GRUNERO d.
5. Dec. 1774. alium codicem mftum chartaceum forma
4., quem olim EL. EHINGERUS poffedit, manu minus
elegante exaratum. Continet hic liber, qui mortuo
GRUNERO meum librorum ad GALENUM pertinentium
apparatum auxit, GALENI *artem parvam.* K.)
Galeni opera, cum fcriptis libris comparata,
funt, ut puto, graece inter libros ED. BERNARDI.
Vid. cat. mss. Angl. n. 7562. — In bibliotheca academiae Jenenfis eft editio graeca operum Galeni, Venet.
ap. Aldum, a JANO CORNARIO anno 1532. nummis au-
reis XXX. emta, cum notis mftis ejusdem CORNARII.
Vid. MYLH memorab. bibl. Jenenf. p. 58. et GRUNERI
progr. I.—IV. quae poftea collecta prodiere fub titulo:
JANI CORNARII *conjecturae et emendationes Galenicae.*
Jen. 1789. 8. Sunt, GRUNERO tefte, ita comparatae,
ut et prodant ingenium CORNARII, et prodeffe poffint
novam editionem Galeni aggreffuro. (De alio Aldinae

editionis exemplo, quod multis quoque viri eruditi conjecturis et emendationibus auctum eft, vide meae editionis praefationem. K.)

Galeni de methodo fanandi libri XIV. non tamen integri ; ej. de ufu partium. Ej. de Hippocratis et Platonis decretis libri IV. Ej. de abortivo foetu tractatus. Ej. de elementis fecundum Hippocratem libri II. De naturalibus libri III. De differentia fymptomatum. De cauffis eorundem. De ufu pulfuum. De terminis medicis. De differentia febricitantium; funt graece in bibl. coll. Cai. Gonvil. Cantabr. n. 946. 947. 948. 949. — Galeni libri multi funt, ut puto, graece, in bibl. Vatic. Montfauc. p. 10. — Galeni opufcula multis in locis partim graece funt in Vaticana. Montf. p. 96. Numeros codd. vid. ibidem. — Galeni opera quaedam funt, nefcio an graece, in bibliotheca Caffinenfi. Montf. p. 221.

Galenus de pulfibus et urinis cum aliis libris, ad medicinam pertinentibus, eft, ut puto, in biblioth. monafter. Caffin. Montf. p. 222. — Galeni opera diverfa funt, ut puto, *latine,* in bibl. fratr. min. Cefenae. Montf. p. 433. — Galeni microtechne et alia funt in bibl. D. Marc. Venet. Vid. Catal. pagg. faepe citatis. — Galeni libri permulti, graece fcripti, recenfentur cum aliis, quorum titulus literis non proditus eft,, a Montf. p. 472. ceu exftantes in bibl. D. Marc. Venet.

Galeni opera quaedam funt in bibl. Ambros. Mediol. at recenti manu fcripta. Montf. p. 529. — Galeni codices bene multi funt in bibl. Ducis Mutinenfis. Montf. p. 531. — Galeni opera multa graece funt in biblioth. Auguft. Vid. catal. ejus biblioth. in fol.

Galeni opera multa graece funt in bibl. univ. lit. Lipf. Paulina, et fenatus Lipf. (In Paul. bibl. continentur τέχνη, no. 1095. de locis affect. libr. VI. n. 1100. de fanitate tuenda libr. VL n. 1100. de fym-

ptom. differ. et cauffis n. 1101. ἰατρός, εἰσαγωγή f. method. med. n. 1102. ὅροι ἰατρικοὶ n. 1102. ἀνατομικαὶ
ἐγχειρήσεις n. 1102. Sunt omnes papyracei, recentis
aetatis. K.)
Galeni opufcula exftant graece in bibl. reg. Taurin.
Montfauc. p. 1397. et cat. cit. — Galeni et Erotiani
quaedam in bibl. Naniana. Vid. cat. codd. graec. p. 442.
cod. 249.
Anonymi cujusd. antiqui auctoris tabulae divifionum, quae exftant in Cl. Galeni libris περὶ αἱρέσεων
five de fectis; in libris duobus de curatione ad Glaucon.; in libro de pulfibus ad Theutranem; in libro de
differentia morborum; in libro de cauffis morborum;
in libro de differentia fymptomatum; et in libris III.
de cauffis fymptomatum, qui fex pofteriores libri,
tanquam partes unius ejusdemque πραγματείας, ibi generaliter infcribuntur lib. I — VI. περὶ αἰτίας. Exftat in bibl. caef. Vind. Lamb. lib. VI. p. 151. feq. de
Neffel Pa. III. n. 16. p. 28.
Galeni quaedam opufcula, quae Jul. Caef. Scaliger defcripfit, fine titulo, praemiffis de fe duobus car-
minibus graecis, funt in bibl. acad. Lugd. B. et quidem ex hujus viri legato. Vid. cat. ill. biblioth. p.
339. 340.
(His fubjungam, quae partim ex IGN. HARDTII
cat. cod. mftor. bibl. r. Bavar. partim ex JAC. MOREL-
LII bibl. mfta Venet. to. I. Baffani 1802. 4. huc facientia
excerpfi. Continentur autem in illa:
Galeni definitiones medicae. cod. chart. n. 109. in
fol. cum correctionibus marginalibus, conftans f. 61.
cum lacunulis, poffeffus a Victorio, Seculi XVl. Vid.
HARDT To. II. p. 13.
Galeni medicus. cod. chart. n. 109. in f. qui quond-
dam fuit P. Victorii, cum correction. marginal. conftans f. 61. cum lacunulis, ubi inde a f. 22 — 49.
reperitur laudatus Galeni liber. Cap. 5. et 11. defunt.

Galenus ὅτι ταῖς τοῦ σώματος κράσεσιν etc. cod. chart. n. 109. in f. cum correction. margin.   Inde a f. 50. hic Galeni liber, auctior in fine, quam in Aldina et Bafil. graeca; nam in Chart. edit. illa particula legitur.

Galeni comm. in Hipp. epidem. cod. chart. n. 231. initialibus et titulis miniatis, literis minutis et nitidis in 4. foliis 228. conſtans, mutilus, fec. XVI. Incipit *Μόνον προγνώσεται τὰς γενομένας νόσους ἐν ἑκάστῃ* etc. Finit *τῶν ἔνδον τοῦ περιτοναίου μορίων.* Deeſt titulus et initium. Eſt vero Galeni comment. de epidemiis Hippocratis. Non fit in hoc cod. eadem femper et textus et commentarii diſtinctio, ficut in ed. graeca Baf. 1535. f. v. c. in hypomnemate tertio libri I. poſt haec *καὶ ἐννατάιων ἐκ τουτέου τοῦ κόσμου* (quae in edit. Pa. V. p. 383. adhuc in contextu funt) hic titulus occurrit: *περὶ τῶν ἐν τῷ πρώτῳ τῶν ἐπιδημίων γεγραμμένων ἀῤῥώστων. πρὸς τῆς τῶν κατὰ μέρος.* Editio autem omiſſo titulo pergit.   Quibus finitis fine alia infcriptione codicis minio diſtincta fequuntur: *πυθίων, οἳ κατῴκει παρὰ γῆς ἱερόν.* In edit. autem *γαληνοῦ εἰς τὸ τρίτον τῶν ἐπιδημίων ὑπόμνημα ᾱ.* Notandum, hic titulos occurrere, qui in edit. non funt, quamvis eadem fint. Defiuit vero in tertio commentario in tertium librum epidem. Eſt proin tantum hic in primum et tertium epidem. librum: reliqua defunt. In veteri catalogo eſt compendium medicinae. IGN. HARDT to. II. p. 502. feq.

Cod. 39. continet varia Galeni, v. c. f. 80. fragmentum de hominis natura, quod IGN. HARDT Galeni forte eſſe autumat. f. 81. *ἐκ τοῦ φλεβοτομίας Γαληνοῦ.* Incipit: *ὅτι τοῖς τὰ συνήθη πράττουσι.* Fin. *καὶ αὖθις ἐπαφαίρειν.* — *Περὶ ἀρτηριοτομίας.* Incipit: *ὅτι τὰς ἐν τοῖς κροτάφοις ἀρτηρίας.* Fin. *μόριον παντός.* — *Περὶ πέψεως.* Inc. *ἡ πέψις ἀλλίωσίς ἐστι.* Fin. *τὴν γαστέρα ναρδίνῳ μύρῳ.* — f. 86. *Γαληνοῦ προοίμιον περὶ τροφῶν δυνάμεως κατὰ στοιχεῖον.* Inc. *πολλῶν καὶ λο-*

γίων, ὦ μέγιστε βασιλεῦ. Fin. περὶ ὠτίδων. λόγου
διαγνωσθήσεται. Addit HARDT p. 204. to. I. „Editum Galeni opuſculum de alimentorum facultatibus.
At hoc totum quantum differt, uti ex collatione in-
tellexi.“ — f. 121. Σύνοψις τοῦ περὶ τροφῶν, Γαληνοῦ. Inc. περὶ πυρῶν ἤτοι ἄρτων. Fin. εἰς δὲ οὔ-
ρησιν χείρους τῶν λευκῶν. Addit HARDT p. 205.
„Eſt haec ſynopſis defumta ex tribus libris de alimentis,
uti obvii tituli declarant. Nec haec cum editis conveniunt. Sequuntur varia remedia contra varios morbos.
In bibl. Taurin. ap. Paſinum p. 70. a Meletii opere,
quod his Galenicis praecedit, uſque huc eadem haberi
videntur. Verba enim ipſius haec innuunt. Adduntur
in fine pauca quaedam de variis morbis ex eodem
forte Galeno defumta.“

Cod. 68. chartaceus, titulis et initialibus miniatis cum marginalibus notis variis f. 334. in fol. feculi
XVI. continet f. 298. Παύλου αἰγινήτου ἰατροσοφίστου
κεφ. κε. ἐκ τοῦ ζ βιβλίου τοῦ ἐπιγραφέντος ἐκ τῶν Γαληνοῦ περὶ τῶν ἀντεμβαλλομένων. Inc. ἐν Ἀλεξανδρίᾳ
φησὶν ἐπιτίνιος. Fin. ἀντὶ ὠκίμου σισύμβριον.

Cod. 105. chartaceus cum correctionibus marginalibus feculi XVI. in fol. habet Γαληνοῦ περὶ κατακλίσεως νοσούντων προγνωστικὰ ἐκ τῆς μαθηματικῆς ἐπιστήμης. Init. περὶ μὲν τοῦ ὑπαρκτικὴν εἶναι. Fin. ἐὰν
δὲ ἀγαθοποιὸς τῇ ☾ ἐπιθεωρήσῃ. Exſtat in Galen. oper.
Vol. IV. p. 476. b. ed. Bafil. In fine mutilum.

Galeni ad Glauconem. Incip. ὅτι μὲν οὐ τὴν κοι-
νήν. Fin. ὑπουνημάτων ἕκαστον. IGN. HARDT notavit, hunc codicem, chartaceum, fec. XV. fcriptum,
mutilum, e libris P. VICTORII migraſſe in bibl. reg.
Bav. ubi n. 236. inſignitur. Sunt libri II. Therapeu-
ticorum in plura capita, quae tituli minio exarati innuunt, diviſi. Id quod non eſt in ed. graec. Baf. to. IV.
p. 247. — Cod. mſt. bibl. Bav. to. III. p. 6.

Ἀρχὴ σὺν θεῷ τῆς παρούσης δέλτου καὶ ἑρμηνεία καὶ

διδασκαλία καὶ ἐξήγησις τοῦ θαυμασιωτάτου καὶ λογιω-
τάτου ἀρχιήτρου τοῦ Γαληνοῦ τοῦ σπεύσαντος εἰς τα
τῶν μορίων πάθη ἀνίατα καὶ δυσίατα λέγω ἅμα καὶ εὐ-
ίατα γενέσθαι ὠφέλειαν καὶ ἴασιν. Cod. 288. Init.
πρῶτον μὲν καὶ κοινῷ λόγῳ καὶ etc. Finis: καὶ μῖξας
μετ᾽ ὄξους ἄλειφε.   Addit J. HARDT to. III. p. 211.
haec: Praemittitur index c. 249. in cujus autem fine
leguntur haec: ἐν τῆδε τῇ βίβλῳ περιέχονται κεφάλαια
θεραπευτικὰ τῶν ἀδήλων καὶ φανερῶν ἐπιποδότων
τόπων C̄N̄. Ex ipſo jam titulo patet, non ipſius Galeni opus eſſe, ſed commentarium in Galenum.   Id
quod confirmatur per id, quod in fine prooemii legitur: λόγος καὶ ποίημα Ἰωάννου ἀρχιήτρου περιέχων
συνοπτικῶς πάντων τῶν παθῶν. καὶ τῶν ἀδήλων τὰς
θεραπείας. πρὸς ὀξὺν πόνον κεφαλῆς κισσὸν ξηρὸν,
ἢ χλωρὸν κοπανίσας ἀπόβρεχε εἰς ἔλαιον.   Ex iſto
enim clare videtur, eſſe commentarium Joannis Ar-
chiatri, continentem morborum omnium curationem.
In bibl. r. Pariſ. n. 126. idem mſt. habetur, cujus titulus eſt: Joannis iatroſophiſtae λόγος καὶ ποίημα
πάντων τῶν παθῶν καὶ τῶν ἀδήλων τὰς θεραπείας
πρὸς ἓν ἕκαστον τὴν τάξιν.   Capitulis 252. conſtat
teſte *Fabricio* vol. XII. p. 781.   Ultimum hic caput
eſt:

Τοῦ σοφωτάτου Γαληνοῦ περὶ τῆς τῶν τροφῶν
δυνάμεως. Cod. n. 551. bombycinas in 4., qui ſeculo
XV. ſcriptus fol. 296. conſtat.   Prooemium incipit
verbis: Ποιήσας πᾶσαν θεὸς τὴν ὁρωμένην, et definit: προπυρίων ἐπιτίθει.   Praemittitur index cap.
160., quorum primum eſt περὶ κατασκευῆς ἀνθρώπου,
et ultimum περὶ σκλήρου.   At in ipſo libro ultimum
eſt περὶ στεατωμάτων, adeoque 161.   Ad cap. 11. legitur titulus: Ἑρμηνεία περὶ τῆς τῶν τροφῶν δυνάμεως.
προοίμιον. πολλῶν καὶ λογίων, ὦ μέγιστε, ut in eodem cod. 39.   Videtur proin IGN. HARDTIO l. c. to.
V. p. 403. e Galeno potiſſimum compoſitum.

Ἀρχὴ σὺν θεῷ συνοπτικοῦ ἰατροσοφίου τοῦ σοφω-

τάτου Γαληνοῦ. Prooemium incipit: Σύντομος διδασκαλία τοῦ θαυμασιωτάτου etc. et definit verbis λου-
θῆναι καλῶς. Praemittitur index cap. 216. quorum
primum eſt πρὸς ὀξὺν πόνον κεφαλῆς, et ultimum εἰς
ὀδύνην ἰσχίου. Inter codd. bibl. r. Bav. n. 551. f.
336 — 353. Vid. Cat. cod. mſt. bibl. r. Bav. to. V.
p. 403.

Ἑρμηνεία περὶ τῆς ποδάγρας τοῦ σοφωτάτου Γαληνοῦ. Prooemium incipit verbis: ἐπεὶ ὅρισε πρός
με ὁ κράτιστος, et definit expoſitio καὶ τοῦ ἄρτου προ-
πραχέντος μετὰ τοῦ .... Inter codd. bibl. r. Bav. n. 551.
f. 354 — 359. Vid. Cat. codd. mſt. bibl. reg. To. V.
p. 403.

In Morellii autem catalogo bibl. mſt. Ven. tres
codd. Galeni reperiuntur.

Galeni ars medica et alia quaedam, in indice impreſſo denotata, Mich. Apoſtoli manu exſcripta. Cod.
275. in 4. ſeculi XV.

„Ad hunc ipſum codicem, niſi fallor, refpexit
Jo. RHODIUS, cum ad Cp. Hofmannum 1626. e Pa-
tavio ita fcriberet : Anno fuperiore Venetiis incidi
inter alia mſt. in Artem parvam, charta et charactere
vere graecam, polite fcriptam. Veſtri non immemor,
aſſumto Bucretio, cum codice graeco Aldi fingula diligenter contuli. Quaedam deprehendi diverfa, nec
tamen, quantum in transitu obfervare licuit, femper
meliora. Iſta, qualiacunque funt, nunc cum D.
MEYERO mitto. Iuterftinctiones etiam notavi, ne
quid curiofitati deeffet. Adhibito codice Bafil., quo
hic deftituimur, minus fortaſſe difcriminis erit. Nonnullis in locis fupplementa videbis, quae num in fola
Aldina editione, an vero etiam in Bafileenfi defint,
fcire aveo. (Inter Epiſt. GEO. RICHTERI. Norimb.
1662. p. 805.)

Galeni libri anatomici IX. et alia ejus quaedam
opera, ut in indice impreſſo, in quibus tameu lib. I.

de alimentorum facultate a capite VII. incipit. Cod.
279. membranac. feculi XV. fol.

„Libros anatomicos IX. omnium primus latine reddidit *Demetrius Chalcondylas*, Athenienfis, unus e graecarum literarum in Italia inftauratoribus: quam interpretationem non Fabricius, non Hodius, non Boernerus, non
Argelatus, non alii praecipui de Chalcondyla fcriptores
noverunt. Typis eam tum commifit Bonon. 1529. JAC.
CARPUS feu Jac. Berengarius Carpenfis, anatomicorum
fui temporis fi non princeps, nemini certe inferior:
eaque in editione etiam PETRI POMPONATII, LAZ.
BONAMICI et FRC. FURNII opera ufus ipfe eft, quemadmodum in eleganti ad *Herculem Gonzagam* Cardi-
nalem epiftola fcripfit.   Latuit BERENGARII editio,
quae penes me eft, bibliographos primae notae omnes,
ac etiam TIRABOSCHIUM, dum fufe de Berengario dis-
fereret (*Bibl. dei fcrittori Modenefi* To. I. p. 215.);
minime vero Jo. Cajum, Britannum, qui in annotationibus ad libros *Galeni* anatomicos, ad fidem hujus
cod. Marc. a fe emendatos (CAJUS *de libr. propr.* p.
141. ed. Lond. 1719.) et cum aliis ejus nonnullis ann.
1544. Bafil. impreffos, Demetrius, inquit, a verbis
nunquam recedit, fed verbum verbo fideliter reddit.
Etiam vett. *Galeni* editiones varietates verfionis *Demetrii* in margine afferunt.   Liber *Galeni* fpurius de
oculorum anatome inter ejus opera ed. Chart. to. X.
p. 504. impreffus, ex latina Demetrii Graeci verfione,
et ipfe Chalcondylam interpretem habuiffe omnino
videtur.

Galeni de temperatura medicamentor. fimpl. libri V. priores manu Mich. Apoftolii fcripti funt, fex
pofteriores a. 1470. Aer. V. fe fcripfiffe Cofm. Hie-
romachus prodidit hac adnotatione in fine pofita:
Τα ὄπισθεν γραφέντα βιβλία ἓξ τοῦ Γαληνοῦ γέγραπται
παρ᾽ ἐμοῦ Κοσμᾶ ἀναξίου ἱερομάχου, μηνὶ Αὐγούστῳ
ιγ᾽ τῷ ανό ἔτει ἀπὸ τῆς ἐνσάρκου οἰκονομίας Ἰησοῦ Χριστοῦ
τοῦ θεοῦ ἡμῶν.   Cod. 286. membr. in 4. K.)

2. *Latini.* — Galeni opera omnia exſtant latine
in bibl, collegii Baliolenſis Oxon. n. 216. — Galeni
opera voluminibus V comprehenſa, exſtant latine in
bibl. Ambrofiana Mediol. Vid. Montfauc. p, 514. —
Galeni opera medica, ſeculo XIV. ſcripta, exſtant latine in bibl. monaſt. Gaybacenſis.
Galenus de elementis ſec. Hippocr. Ejusd. de
complexionibus. Ejusd. de malicia complexionis diverſae. Ej. de virtutibus medicinar. ſimplic. lib. V.
Idem de morbo et accidente. Megategni ejusd. particulae XIV. Ejusd. de criſi libri III. Ejusd. de
dieb. crit. libri III. Idem de interioribus membris
part. VI. Id. de virtutibus naturalibus cibariorum.
Eſt inter codd. mſſ. coll. Mertonens. n. 685. — Varii
tractatus Galeni ſunt inter eosd. n. 686. — Galeni
ars parva cum aliis opuſculis eſt inter eosd. n. 689. —
Galeni ars magna. Idem de morbo et accidente. Id.
de interioribus. Tabula librorum Galeni. Epiſtola
Galeni de humano corpore. Antiballomena Galeni.
Signa mortis ſec. Galenum ſunt in bibl. colleg. Cai.
Gonv. n. 955.956. — Opera quaedam Galeni translata
per varios ſunt in bibl. domus S.Petri Cantabr. n. 1865.
Tractatus aliquot Galeni ſunt in libris Iſ. Voſſii n.
2157. — Galenus de differentia morborum. De eorum
cauſis. De praenotione. Qui ſunt purgandi. Quomodo
coarguendi, qui fingunt morbos. Quomodo per ſomnia
dignoſcendum. De criſibus libri III. De ſectione
venae eſt in libr. mss. Iſ. Voſſii n. 2243, — Galeni
epiſt. de febribus, latin. cod. membr. ſec. VIII. et cod.
membr. ſec. XIV. in Galeni artem parvam *Joannitii,*
Joh. Alexandrini diſcipuli. In bibl. Bern. Vid. *Sinneri*
catal. p. 382.
(Cod. membran. cujus aetas initium ſec. XV.
transire non videtur, in duo volumina, quae conjunctim continent folia 616. numerata, ſerius dīvulſus,
ſervatur in bibl. reg. Dresd. Scrin. D. n. 223, 224.
Literis minio pictis et deauratis eſt ornatus, rubricis-

que et columnarum titulis diſtinctus.   Quaelibet pagina in duas columnas diviſa.   In ultimo ſecundi voluminis folio haec leguntur: Tabula libror. Galieni in hoc volumine contentorum.   De prognoſticationibus et quibusd. curis pulcherrimis f. 1. interprete non nominato, quod ſemper intelligi volo, niſi interpres additus ſit.   De introductionibus medicorum f. 9.   Liber de ſententiis f. 12.   Yconomica Galieni, interprete Armengando Blazii de arabico in latinum f. 16.   De cognitione propriorum defectuum, interpr. eod. f. 17. Quomodo omnes arguere ſimulantes aegritudines f. 19. De motu thoracis et pulmonis f. 19.   De cauſſis reſpirationis f. 20.   De utilitate reſpirationis f. 20.   De voce et anhelitu f. 24.   De innamento anhelitus f. 26. De introducendis in pulſu, interpr. Burgundione, judice Piſano, f. 30.   Prohemium Marci Toletani in librum Galieni de tactu pulſus f. 34.   Liber Galieni de tactu pulſus, interpr. eod. M. Toletano de arabico in lat. f. 34.   De utilitate pulſus, interpr. eod. f. 39. De ſpermate, interpr. Nicolao de Regio f. 43.   De utilitate particularum, interpr. eod. f. 59.   Liber cathagenarum f. 181.   De mediciuis expertis et probatis contra quosdam morbos f. 193.   Liber dictus Miamir, aliter decem tractatuum, et aliter de paſſionibus unius cujusque particulae, interpr. Nic. de Regio f. 196.   Geneſiae Galieni de paſſionibus mulierum f. 256.   De experimentis f. 258.   De aegritudinibus puerorum in prima aetate, quem compilavit Rhaſis, f. 268.   Liber dinamidiarum Galieni f. 272.   De formatione foetus, interpr. Nic. de Regio f. 295.   De conſtitutione artis medicae, interpr. eod. f. 296.   De ſequela animae ad corpus, interpr. eod. f. 304.   De ſubtiliante diaeta, interpr. eod. f. 309.   De euchimia et cacochymia, int. eod. f. 312.   De phlebotomia, int. eod. f. 320.   De ſimplici medicina f. 330.   Liber pharmacorum f. 390.   De uſu pharmacorum f. 392. De clyſteribus atque colica f. 392.   Sex ultimi libri

CLAVDII GALENI.   CCXV

de fimplici medicina, int. Nic. de Regio f. 397. De
cauffis coutentivis, interpr. eod. f. 443. De cauffis
procatarcticis, int. eod. f. 445. De difpina, int. eod.
f. 451. Liber epidemiarum Hippocratis f. 458.
Galenus de marasmo f. 461. De cura yctericia f. 465.
Liber megategni Galieni f. 467. De motibus liquidis,
interpr. Marco Toletano f. 504. Liber paffionum
Galeni f. 509. Therapeutica Galieni f. 565. Tegni
Galieni f. 608. Liber Galeni de fomnis f. 42.

In bibliotheca academica Vratislavienfi duo continentur codices mfti, quorum alter eft maximi folii,
membranaceus, antiquus et bonus, continetque fequentia Galeni fcripta: 1. libr. III. de compleffionibus.
2. de interioribus. 3. de accidenti et morbo. 4. libri
de virtutibus naturalibus. 5. de differentiis pulfuum
a burgundione judice pifano de graeco in latinum translatus. 6. de malicia compleffionis diverfae. 7. de ingenio fanitatis. — Alter codex pergamenus, antiquus
et optimae notae, plenior priore eft. Continet enim
1. de complexione. 2. de fimplici medicina. 3. de
elementis fecundum fummam ypocratis. 4. de differentiis febrium. 5. de juvamento. 6. de regimine
fanitatis, cujus in fine: Explicit liber Galeni de regimine fanitatis. Finis fexti fermonis hygyenae: 1. fanitatis cuftoditivae a burgundione cive Pifano de graeco
in latinum translati. 7. de juvamento membrorum.
8. de creticis (fic) diebus. 9. de motibus liquidis, cujus in fine: Completus eft tractatus Galeni de motibus
liquidis translatus a Joannicio de graeco in arabicum,
et a Marcho toledano de arabico in latinum. 10. de
voce. 11. de virtutibus naturalibus. 12. de interioribus. 13. de malicia complexionis diverfae. 14. de
morbis et accidenti. 15. Incipit liber Galeni de cibis.
Rubrica: Viro provido et difcreto magiftro rofello de
Aricio medico praecipuo ffr Guill's de Morbecha ordinis praedicator. bene valere et fp obtime agere. In hiis
quae per me ex graeco transferuntur operibus hoc in-

tendere confuevi, ut latinitati luminis adjiciat labor
meus, qm fiem fi in hoc opere attigi, illi gratias habeo
agere qui dedit confumare. Si autem alicui forte videatur, quod ea, quae in hoc libro traduntur copiofius,
in aliis plerisque habentur expofita, et ita fuperfluus
videatur labor effe, excufet me noftra inftantia, qm
cum quanto affectu id exegeritis vos ipfe noftis. (Eau-
dem infcriptionem mutilam e cod. Colbertino pofuit
Echardus fcript. ord. praedicat. to. I. p. 389. n. 5.)
16. de cauffis principalibus alterantibus pulfum. Incipit liber Galeni de utilitate (margo atramento *tactu*
fcriptum habet, deleta rubrica *utilitate*) pulfus; quem
traustulit Joannicius filius Yfaac e graeco in arabicum
et marchus tol'an (Toledanus) de arabico in latinum.
17. de virtutibus alimentorum: in fine, explicit liber
Galeni de virtute alimentorum.   18. Sequitur rubrica:
Explicit liber VI. incipit VII. et fic pergit lib. VIII.
IX. XI. XII. XIII. in cujus fine eft: *explicit liber Galeni de ingenio fanitatis,* et fupra VII — XIII. in fuperiore pagina rubrica fcriptum in fingulis paginis *de
ingenio fanitatis.* 19. de crifi.   20. de XII. partis.
21. de peryodis febrium. K.)

     XVIII. Galeni operum omnium *editiones graecae*
hae funt:

     Γαληνοῦ α'. β γ'. δ'. ε'. *Galeni librorum pars*
I. II. III. IV. V.   *Venet. ap. Aldum,* fine anni mentione, qui tamen eft ad finem privilegii Clementis Pa-
pae VII. quod datum eft Romae fub annul. pifcat. d.
27. Jan. ann. 1525. Idque privilegium ejusdem men-
fis et anni fingulis partibus praefixum legitur. Forma
eft in fol. min. — Voluminibus V. ut plurimum in
bibliothecis comprehenfa opera Galeni in hac editione
exftant. Molefta eft, quod libri in capita divifi non
funt, et quod foliorum numeri in fingulis partibus to-
ties incipiunt. Quae etiam cauffa eft, cur exemplaria,
non omnes Galeni libros continentia, ideoque manca,
in bibliothecis proftent. Cui tamen incommodo fub-

venit et regiftrum in fingulas operum Galeni partes, a prima ad quintam, quod exftat in principio partis quintae, et index librorum, qui in fingula parte continentur, cuique parti praefixus. Multa de opera, quam in hac editione paranda adhibuerit, gloriatur *Afulanus*, in praefatione dedicatoria part. I. ad Clementem VII..
fe incredibili ftudio omnes codices Galeni, quotquot in Italia et in ipfa Graecia potuiffent reperiri, conquifiviffe; fuppleviffe multiplici labore, quae in fingulis Galeni libris defiderarentur; redegiffe in commodum ordinem libros fingulos Galeni, effeque ufum in hoc labore judicio operaque Jo. BAPT. OPIZONIS, Papienfis, qui eum ad fufcipiendum hoc munus apprime fuerat hortatus. Alteram partem operum Galeni dedicavit Afulanus AL-BERTO PIO, Carporum principi: tertiam Jo. MATTHAEO GIBERTO, epifcopo Veronenfi, Clementis VII. Data-rio: quartam HIER. ALEANDRO, antiftiti Brundufino: quintam Jo. BPT. OPIZONI, Patricio Papienfi et medico. Hunc Afulanus fummopere laudat ob operam Galeno impenfam. *In eo reftituendo, fcribit ad eum, tantum tibi laboris ac pervigiliarum impenfum eft, uti me faepe defperatio coepti fubiret operis.* Ea editio Aldina, in qua, quae ad externum nitorem fpectant, non funt, quae poffis defiderare, continet opera Galeni, paucis exceptis, quae Charterius fuae editioni ex mff. bibl. reg. Parif. addidit. Etfi fummum ftudium in re-ftituendis lacunis in Galeni libris impenderunt Opizo et Afulanus, collatis pluribus mftis exemplaribus, ta-men multas adhuc lacunas textus Aldinus habet, qua-rum magnam partem explevit Ren. Charterius ex mff. regiis Parifinis, ex parte etiam expleverant jam antea editores fingulorum operum. Hinc, etfi non omnia praeftitiffe Opizonem et Afulanum in hac editione per-ficienda exiftimandum eft, eos tamen multa atque prae-clara praeftitiffe certum eft, eosque, qui hanc editio-nem non fatis emendatam et vitiis laborantem perhi-bent, non quidem errare, nimis tamen acerba cenfura

notare utrumque hunc virum, longe meritiſſimos de Galeno, ac fine quorum opera dubium foret, quin Galeni textus talis hodie exiſteret, qualis exſtat *).

Γαληνοῦ ἅπαντα. Galeni Pergameni, ſummi, ſemper viri, quique primus artem medicinae univerſam, apud priores homines obſcuram et veluti errantem, in perſpicuam quandam et propriam expoſitionem traduxit, opera omnia, ad fidem complurium et perquam vetuſtorum exemplarium ita emendata ac reſtituta, ut nunc primum nata atque in lucem edita videri poſſint. Baſil. ap. Andr. Cratandr. 1538. fol. Voll. V.

Huic editioni alteri graecae operum Galeni omnium operam impenderunt aliquot viri docti, qui conquiſitis exemplaribus mſtis non unius generis ſolum, ſed diverſis, curarunt primo, ut diligens fieret collatio prioris editionis ad haec mſta exemplaria: deinde adhibitis viris diligentibus ac induſtriis, opus ingens inſtaurarunt. His negotium eſt datum, ut iudicium ſuum adhiberent collationi exemplarium faotae, quibusque in locis emendatio aut reſtitutio textus eſſet neceſſaria, utque univerſum opus diligenter ac religioſe perpurgarent. Id factum eſſe ſedulo, reſtitutis locis innumeris, qui corrupte legebantur, atque expletis etiam permultis, qui fuerant mutili, quibusd. etiam expunctis atque obeliſco notatis: omnia haec religioſe eſſe facta, nihil temere, nec fine multa praemeditatione aut absque magna fide eſſe factitatum, monet Hieronymus Gemuſaeus, cui tertia et quinta operum Galeni pars corrigenda et reſtituenda obveniret, in fine praefationis ad partem I. eorum operum Galeni. Alterius partis emendationem curavit LEONH. FUCHSIUS, qui poſtquam in praefat. ad part. II. de erroribus mendisque editionis Aldinae valde conqueſtus eſt, ipſe fatetur, ſe in emendandis his alterius partis Galeni libris (ſunt vero

_____

*) Vide de hac editione F. A. EBERT's *allgem. bibliograph. Lexic. IVte Liefer.* p. 645. no. 8054.

libri maximam ad partem de medicamentis) magis ingenio fuo et latinis verfionibus, minus aliis, iisque
praeftantioribus auxiliis effe ufum. In praefatione ad
part. III. maxima laus laboris, in hac editione impenfi,
tribuitur JOACH. CAMERARIO et LEONH. FUCHSIO: particula etiam laudis tribuitur HIER. GEMUSAEO a typo-
graphis. Quartam partem curavit JOACH. CAMERARIUS,
paucis etiam, ut videtur, codicibus mff. adjutus, magis
vero verfionibus latinis. Editio haec eft longe emendatior Aldina quidem, at ob cauffas, quas adduxi, non
omnibus numeris abfoluta. Typographos nec operae,
nec fumtibus peperciffe ad efficiendum, ut ea editio
prodiret quam emendatiffima, eam tamen innumeris
in locis effe depravatiffimam, tefte etiam JAC. SYLVIO
adducto, refert CONR. GESNERUS in embl. I. de operum Galeni edit., quod praefixum eft editioni Frobenianae operum Galeni latinae tertiae. Continentur in
ea ii tantum libri, quos Afulanus prelo mandaverat,
quae Afulani editio, quidquid contradixerint ii, qui
hanc curarunt, ei pro fundamento fuit. Additus eft
tantum parti quintae Galeni liber de offibus, et quidem
latine. Textus in capita non diftinctus eft. Externa
ceterum facies hujus editionis talis eft, ut vix multa
queas defiderare, five chartae teneritudinem, five firmitatem, five albedinem fpectes *).

Graeca et latina unica tantum editio prodiit, eaque voluminofiffima quidem, etfi non optima. — *Hippocratis Coi et Claud. Galeni Pergameni Archiatrων
opera. Renat. Charterius, Vindocinenfis, Doct. med.
Parif. Reg. chriftianiff. confiliar. medicus, ac profeffor,
plurima interpretatus, univerfa emendavit, inftaura-
vit, notavit, auxit, fecundum diftinctas medicinae
partes in XIII. tomos digeffit, et conjunctim graece et
latine primus edidit. Lutet. Paris. ap. Jac. Villery,
bibliop.* 1679. *f. mai.*

---

*) Vid. EBERT *l. c.* p. 643. no. 8055.

Tomi XIII. omnes annum 1679. in titulo nota-
tum exhibent: tomus IX. in duas partes divifus eft.
Altera pars ejus tomi paginarum numerum peculiarem
habet. Mobtus eft Charterius eam editionem molis
maximae ab anno 1639. Ad finem perducta eft demum poft mortem Charterii anno 1679. Quaedam
hinc eft, etfi una tantum impreffio fingulorum tomo-
rum eft, in iis, praefertim in prioribus tomis, diverfitas. Duas tabulas aeri incifas addidit Charterius
tomo primo, quae vero, quoniam incidebantur, poftquam tomi primi exemplaria multa erant divendita, in
permultis exemplaribus defunt. (Defunt etiam in meo
exemplari, in quo tomi primi titulus tantum ornatus
eft effigiebus, aeri incifis, Hippocratis et Galeni.)
Tomus primus, qui jam anno 1639. editus eft, aliqua
habet propria, quae in eodem tomo, ubi editus eft
anno 1679., defunt, in eoque quaedam funt, quae in
priore editione defiderantur. Sic antiquior editio duabus fchedis gaudet, quae in ultima defiderantur, in editione vero ejus tomi anni 1679. fcheda eft, quae in
editione anni 1639. non reperitur. Magni tamen momenti hanc diverfitatem, quae inter editionem tomi
primi anni 1639. et anni 1679. intercedit, non effe,
monet DE VILLIERS in epiftola de editione operum
Hippocratis et Galeni, per Ren. Charterium emiffa,
quae legitur in *Mémoires de Goulin*, et prodiit etiam
feorfim: *Lettre de Mr. Villiers fur l'édition grecque et
latine des oeuvres d'Hippocrate et de Galene publiée
par Ren. Chartier. à Par.* 1746. 4. Medicinam per
39 annos jam exercuerat Charterius, quum anno 1639.
primam operum Hippocratis et Galeni partem emitte-
ret, edideratque jam anno 1607. paranymphum in
gratiam V. laureae candidatorum. Non Renatum, fed
potius Joannem Charterium Palladii fynopfin de febribus edidiffe, a Renato Charterio indicem in Galenum
effe compofitum, qui et lucem viderit (nos hunc indicem nunquam vidimus) refert idem *de Villiers*.

Ceterum Ren. Charterius ad edenda haec Hippocratis
et Galeni opera fumtus impendit 50,000 imperialium.
Exemplaria operis, quae fifcus regius fibi mancipavit
poft obitum Charterii, ab eo divendita funt, cum idem
fifcus Tournefortii elementa, ipfi quoque mancipata,
poft factas impenfas 100,000 imperialium, anno 1694.
non divenderet, fed dono daret doctis viris, aliisque.
Ceterum multa funt, quae laudat Villiers in hac editione, inprimis verfiones latinas, a Charteria fere
omnes emendatas, optatque, ut ea Hippocratis et
Galeni editio, iterato labore ad novam editionem impenfo, vulgatior fiat. — De labore, quem Charterius Hippocrati impendit, dictum eft a Jo. ALB. FA-
BRICIO in biblioth. graec. lib. II. c. 23. §. 30. to. II.
p. 605. fequ. ed. Harles. Neque felicior fuit Charterius in Galeno edendo, quam in Hippocrate, imo
minus adhuc felix, quod in Galeno edendo longe
plura erant praeftanda, quam in Hippocrate. Negandum quidem non eft, habitum externum hujus editionis, uifi fplendidum, tamen et talem effe, qui oculos,
delicatorum etiam, non laedat; libros Galeni eo ordine
effe difpofitos, quo facile poffint a legentium quoque
reperiri; textum effe expreffum fecundum Bafileenfem
graecam editionem (Aldina ipfi defuit), et quidem multis locis mutatum ex codicibus mftis bibliothecae reg.
Parif. et aliarum bibliothecarum; verfionem correctiorem edidiffe, non quidem omnium, tamen plurium librorum Galeni Charterium; addidiffeque in concifis
notis ac variis lectionibus, quae tomis non quidem
omnibus, tamen pluribus additae funt, multas lectiones
e manufcriptis codicibus, editori operum Galeni olim
ufui futuras; fed etiam non negandum eft, multa effe
facta a Charterio ofcitanter: textum, verfionem, omnia
effe minus ftudiofe correcta, quam par eft, eumque et
in emendando textu, et in hiatibus explendis minus ingenio effe ufum, magis vero ea fortuna, qua recepit
bona malaque, prouti ea in codioibus mftis reperire

ipfi contigerit. Graecum textum fingulorum librorum fecundum latinas verfiones praefertim editionum Junti- narum in capita et fectiones diftinxit, quod ufui lecto- rum apprime infervit. Judicium etiam de Galeni libris longe plurimis tulit in concifis notis, fed et minus fub- tile, et fubinde a veritate alienum. Addidiffe fe edi- tioni fuae multos libros Galeni, in operum omnium editionibus graecis defideratos, refert Charterius, fed horum tituli etfi fatis numerofi funt, libri tamen, quos primus addidit, quique legentibus utilitatem quan- dam promittunt, valde numerofi non funt. Praecipui libri, quos primum in hac operum Galeni collectione edidit, funt liber Galeni de humoribus; de offibus; de feptimeftri partu; de fafciis; de clyfteribus. Correctio- res ac reftitutas magna ex parte edidit definitiones me- dicas; feptimum de ufu partium librum; librum de feptimeftri partu; librum de comate fecundum Hip- pocratem; de praenotione librum. *)

Editiones *latinae* proftant numerofiffimae, libris Galeni a diverfis interpretibus ex graeco in latinam lin- guam translatis atque in unum collectis.

Galeni Pergamenfis, Medicorum omnium prin- cipis, opera edita ftudio Diomedis Boŋardi, phyfici Brixienfis. Praecedit *tabula librorum Galieni cum praefatione editoris.* Tum rubro: *Galieni Pergameni, medicorum omnium principis, opera feliciter inchoant. Et primo liber de fectis: inftruens introducendos, in medicina quam fectam debeant imitari.* In fine: *Ex- plicit liber galieni, qui communiter dicitur liber X. tractatuum* etc. Deinde: *Que in primo volumine con- tinentur Galieni opera, feliciter expliciunt: venetiis per Phil. Pintium de Caneto impreffa. Anno* 1490. *die vero* 27. *Augufti. Auguftino barbadico fereniffimo*

---

*) (DAV. RUHNKENIUS ad *Timaei Lex. Plat.* p. 97. edit. II. Charterium judicat prope infinitos errores, emendandi fpecie, in Galenum introduxiffe. K.)

Venetorum principe. Accedit *Joann. pet. Pintii man-*
tuani carmen in laudem galieni nuper integro volumine
reparati. Regiftr. et fymbol. typographor. Secundo
volumini praefixus eft titulus fequens rubro: *Ga-*
lieni principis medicorum Liber de elementis foeli-
citer incipit. In fine: *Explicit liber galieni ad Glau-*
conem. Tabula librorum galieni, qui in fecundo
volumine continentur. Character gothicus cum ligna-
tura foliorum. — Vide de hac principe latina editione operum Galeni *Foffium* in catal. codd. faeculo XV.
imprefforum bibl. Magliabech. to. I. col. 717 feqq. et
Panzerum in annal. typogr. vol. III. p. 291. et auctores,
quos ibi citat. Ignota fuit haec editio CONR. GESNERO.
Vid. ejus emblema II. de Galeni operum editionibus latinis ed. III. Erobenianae praemiffum. Conf. et de hac
editione JO. HERRMANNI *progr. acad. de Galeni edi-*
tione Veneta 1490. *ad* Jo. FR. EHRMANNI *oratio-*
nem. Argent. 1782. f. (Ita titulus fefe habet, nec uti
Ackermann. eum exhibuit, qui Ehrmannum auctorem
programmatis fecit. K.)

    Pars fecunda operum Galieni impreffione fecunda.
fol. mai. Charact. Goth. Nulla fignat. fol. In fine leguntur haec: *Hujus confummatione omnia clauduntur*
hac fola impreffione G. opera tali munita a Sereniff.
Venetor. Ducali Dnio gratia et privilegio: ut fi qs i
decenium aliena fuerit aufus impreffione deferre Vene-
tias vel fub Venetorum dominium Galeni opa vel de-
lata quomodo libet mercari noverit, fe X ducator. pe-
nam pro eor. fingulo volumine incurriffe.
    Secundae partis ejus editionis mihi tantum copia
eft: primam tamen exiftere, fuadet et prima *latina*
editio, in II. volumina divifa, et infcriptio libri. Adverfa pagina tituli haec verba leguntur: *Incipit fecunda*
pars operum Galeni in qua poft determinationem re-
rum naturalium cum annexis: Ad res praeter nam
eisque annexa accedit. Incipit liber Galieni, quo-
modo oportet redarguere fimulantes aegritudinem.

Lego hanc editionem prodiiſſe cura HIER. SURIANI,
Venet. p. Bernh. Benalium 1502.   Circa annum 1511.
prodiiſſe notat CONR. GESNERUS in emblem. II. de Galeni editionibus.   Operum Galeni pars prima emendata opera HIER. SURIANI. Ven. 1502. f. reg. erat in
biblioth. Gunzii p. 379.

Tertiam impreſſionem ego nunquam vidi: exſtare tamen eam, patet et ex titulo editionis quartae
latinae, tertio volumine auctae, quam Ruſticus Placentinus *) curavit, et ex dedicatione voluminis primi
quartae impreſſionis, in qua Ruſticus Placentinus id
volumen Magiſtro Ambroſio Variſio Roſato inſcripſit.
Ejus verba haec ſunt: Chalcographi Papienſes libros
Galeni jam ter in duobus voluminibus impreſſos reim-
primere ſtatuentes, me enixe rogaverunt, ut illis in
memoriam aliquid meo adducerem conſilio, quo quarta
eor. impreſſio Galeni doctrinam amantibus gratior red-
deretur et utilior.   Notat deinde Ruſticus, ſe, cum
Gelani opera, tribus editionibus antea expreſſa, duobus
voluminibus fuerint comprehenſa, tertium volumen
addidiſſe.

---

*) Diu quaeſivi, quisnam hic Ruſticus Placentinus fuerit.
Nuper autem amiciſſ. M. F. A. EBERTUS, bibliothecae reg. Dresd.
a ſecretis, me docuit, PTR. ANT. RUSTICUM, lectorem publicum
medicinae in univerſitate literar. Papienſi, trium librorum
auctorem: 1) Obligationes Strodi cum commento Ruſtici.
Papiae p. Ant. de Carcano. d. 9. Maii 1494. 4. 2) Liber hyſa-
goge Joannitii; liber Phylareti de pulſibus; liber Theophili de
urinis; jus jurandum Hippocratis etc. . . . . liber techni Galieni etc. Papiae p. Jac. de Burgo franco 1506. 8. (vid. PANZER
l. c. IX. 555. no. 3b.) Duellum epiſtolare, Galliae et Italiae
antiquitates ſummatim complectens.   Trophaeum Chriſtianiſ-
ſimi Galliarum regis, Franciſci hujus nominis primi. Item
complures illuſtrium virorum epiſtolae ad dominum Symphorianum Camperium. (Venet.) per Joan. Phiroben et Joann.
Divineur, 10. Oct. 1519. 8. Conf. (Gaetano Poggiati) memo-
rie per la ſtoria letteraria di Piacenza. Vol. I. Piacenza 1789. 4.
p. 20. not. B. K.

Quarta impreſſio ornatiſſima: continens omnes Galeni libros a l's impreſſos: melius, qm. prius ordinatos, et magis qm. antea emendatos. Emittensque *alios ejusdem libros nunquam cum aliis impreſſos: impreſſione tamen dignos, doctrinam ipſius decorantes atque perficientes: in tertio volumine noviter imprimendo.* In fine legitur: *Habes, humaniſſime lector, hoc primum volumen operum Galeni artium et medicinae* doc. *praefulgentiſſimi qm. plurimis erroribus emendatum: ac omni fere menda (ut humanitus fieri potuit) purgatum:* Papiaeque *ſummo cum ſtudio elaboratum:* per JACOB. *Paucidrapium de Burgofrancho. Anno Domini 1515. prid. Calend. Octobris.* Alterum volumen impreſſum eſt Papiae, eod. anno et per eundem, Id. Octobr. Voluminis tertii titulus in ultima parte differt a titulis duorum priorum voluminum. — *doctrinam ipſius decorantes atque perficientes: hoc tertio volumine aureo nuperrime impreſſo contentos.* In fine hujus voluminis tertii haec leguntur: *Habetis ſacre philoſophiae ac medicinae cultores candidiſſimi in hoc Tertio praeclaro volumine diverſa collectanea oper. Galeni, medicor. Monarche, variis verſionibus dilucidata: exactiſſimaque cura per ſolertem virum Jacob Paucidrapenſem: de Burgofranco:* PAPIAE abſoluta Anno A virgineo partu 1516. Pridie Idus Junii. fol. — Tribus voluminibus conſtat haec editio. Ruſticus Placentinus, medicinae cultor, editionem curavit. Verſiones antiquas, ex arabico factas, et recentiores Laurentii Laurentiani, Nic. Leoniceni, Guil. Copi librorum Galeni non mutavit.

Primi voluminis Galeni impreſſio quinta. Quinta et ultima impreſſio continens omnes libros: quos prima, ſecunda, tertia et quarta continebat: verum longe melius, qm. unqm antea diſpoſitos: et emendatos. Cui addita fuere ſecundum varias traductiones, omnia nova, quae in aliis impreſſionibus habentur. Ad lectoris autem prorſus ambiguitatem tollendam, ac omnium

*contentorum faciliorem inventionem, pulcherrimus in-
dex in fronte cujuscunque voluminis pofitus eft, videlicet* (Nunc fequuntur tituli primi voluminis Galeni).
In fine: *Anno dni* 1522. *die quinto Januarii Venet.
expenfis Luce Anto. de giunta Florentini.* fol. maj.
    Secundi voluminis impreffio quinta. In fine: *Ven.
Expenf. Luc. Ant. de giunta Florentini. Anno* 1522.
die quinto Januarii. fol. maj.
    Tertii voluminis Galeni impreffio quinta. In fine:
*Habetis facre philofophie ac medicine cultores candi-
diffimi in hoc Tertio praeclaro volumine diverfa collectanea oper. Galeni medicorum Monarche variis verfionibus dilucidata: exactiffima cura, mandato et Expenfis D. Luce Ant. de giunta florentini. Venet. impreffa
anno a nativitate dni* 1522. *die 5. Januarii.* fol. maj. —
Editionem curavit *Scipio Ferrarius*, Venetus, naturae,
uti fe ipfum vocat in praef., fermocinator et minifter,
rationalium medicorum, Venetiis habitantium, collega.
Editio voluminis tertii eft ad quartam Papienfem expreffa.   Poft titulum vol. III. legitur etiam Ruftici Placentini dedicatio ad Symphor. Campegium, quae et in
Papienfi quarta in principio voluminis III. legebatur.
    *Galeni operum impreffio noviffima fummo labore
diligentique ftudio ab innumeris ferme erroribus afferta: omnes tam veteres qm. novas interpretationes
continet: ac quatuor voluminibus digefta eft: eos libros
habet: quos index fequenti pagina collocatus fignifica-
bit.* 1528.
    *Secundum Galeni volumen noviffime poft omnes
impreffiones exactius emendatum: ac longe magis qm.
unquam antea in melius redactum: in quo res praeter-
naturales praecipue continentur: quemadmodum index
a tergo hujus pagine conftitutus facillimo ordine de-
monftrabit.* 1528.
    *Galeni terti voluminis impreffio noviffima: latina
omnia ejus in Hippocr. commentaria: nec non aliu
quaedam ejusdem opufcula continens. modo poft omnes*

impreſſiones exactius emendata. Aphoriſmor. praeterea
index ad Nicolai leoniceni translationem faciens novi-
ter additus. Opera autem que in hoc volumine comprehenduntur ex indice qui a tergo hujus pagine de-
ſcriptus eſt lector optime figillatim cognóſces. 1528. -
Quartum Galeni volumen, in quo nove translationes: quaecunque ad hanc usque diem in lucem ex-
iere: nec in ſuperioribus tribus continentur collecta
ſunt: opus aureum: ſumma diligentia: omnique ſtudio
nuperrime caſtigatum: atque unde quaque perpolitum:
velut deinceps ab epiſtola poſitus index dilucide com-
monſtrabit. 1528. foi. maj. Charact. Goth.

Ad finem voluminis primi haec verba leguntur,
poſtquam editor cauſſas tradidit, cur in primum volumen etiam libros de prognoſi in morbis receperit:
Praedicto ergo de pronoſticatione libro finito totam
terminari volumus partem primam operum Galieni:
ea que naturalia non naturaliave ſunt cum eor. annexis
apprehendentem: quam cum ſequentibus correctam, er-
roribusve qm plurimis emendatam: ut humanitus fieri
potuit tibi tradidit Scipio Ferrarius Venetus nature
ſermocinator et miniſter rationalium medicor. Venet.
Expenſis vero d. Luce Ant. de giunta Florentini Im-
preſſam. — In praefatione voluminis primi excuſat
Luc. Ant. de Giunta inſtitutum ſuum, quod in Galeno
edendo tam ſedulus elaboret: id fieri ob librariorum
Baſileenſium et Gallicorum moram, quibus parva Galeni opuſcula ſat magno pretio venalia fint: ſe vero
effecturum, ut omnia Galeni ſcripta vilius etiam, quam
unum aut alterum baſileenſem et gallicanum librum,
comparari poſthac opera ſua poſſint.   In praefatione ad
volumen tertium JUL. MARTIAN. ROTA refert, ſe ejus
editionem curaſſe, antiquis verſionibus rejectis novas
easque politiores recepiſſe, addidiſſe etiam librum de
oculis.   Idem JUL. M. ROTA novarum interpretationum praeſtantiam et in praefatione ad quartum volumen tuetur.   Rariſſima eſt haec editio et paucis viſa.

Ignota erat CONR. GESNERO, neque Hallerus de ea refert. — Hactenus enarratas éditiones latinas operum
Galeni excepere, quae Venetiis apud Juntas prodierunt.
Primus Luc. Ant. Junta, magni animi vir, et in
magna apud Venetos exiftimatione, difperfa Galeni
opera, multa etiam in latinum fermonem vel nondum,
vel male translata, ac fine ordine tam numerofa, in
unum colligi curavit, et vel de integro vertenda, vel,
quae minus bene verfa erant, ad exemplaria graeca,
quorum multa manufcripta habuit, per doctiffimos viros, Martianum Rotam, Ludov. Belifarium, Jo. Bernardum Felicianum, Auguftinum Gadaldinum et alios
quosdam emendari, denique a celeberrimo medico et
philofopho Jo. Bpt. Montano in certum ordinem omnes
redigi.   Quum vero in media hujus primae editionis
parte Luc. Ant. Junta fatis conceffiffet, filii ejus, Thomas
et Jo. Maria, inchoatum opus abfolverunt. Prodiit haec
prima editio operum Galeni Ven. ap. Juntas 1540. f.
Conf. de ea CONR. GESNERUS in emblem. II. de Gal. op.
editt. lat., quae hactenus typis funt publicatae, praefixo
edit. Froben. tertiae.   Alii referunt, eam primam operum Galeni editionem Juntinam prodiiffe anno 1541.

Thomas et Joan. Maria, fratres Juntae anno 1550.
alteram editionem edidere, et novo labore multa denuo
et emendanda, et quaedam, non impreffa prius, imprimenda curarunt atque adjicienda: tum quoque primo volumine, quae adhuc erant continua, a Jo. Bpt.
Sufio aptiffime in capita diffecta funt.   Index copio-
fiffimus, a praeftante medico, Ant. Mufa Braffavolo,
contextus eft.   Prodiit ea editio, ut prior, in folio.
Curam ejus geffit Auguftinus Gadaldinus.

Tertia operum Galeni editio latina prodiit Venetiis apud Juntas, ann. 1556. in fol. Acceffere ei editioni
pauca quaedam, a Jo. Bpt. Rafario accepta, praefertim
quae librum de confuetudine compleant.

Quarta operum Galeni editio Venet. ap. Junt.
prodiit anno 1563. f.

Quinta editio prodiit 1570. f. Utrique huic editioni nova quaedam accefferunt: alia facta emendatiora. *Galeni opera ex VI. Juntar. editione. Ven. ap. Junt.* 1586. f. — Acceffit huic editioni commentarius II. Galeni in libr. II. Hipp. de morb. vulgar. Galeni in libros Hippocr. de humoribus commentarii III. Adjecta funt etiam libris fingulis loca parallela ex Hippocrate, Avicenna cet. Curavit hanc editionem Jo. Coftaeus. Praefixa eft Hier. Mercurialis tractatio de Galeni libris, Jo. Bpt. Montani ad Luc. Ant. Juntam de ordine librorum Galeni, et hujus vita. Conftat haec editio ex ifagogicorum claffe, ex claffibus librorum Galeni VII. quas fequuntur extra ordinem claffium libri, libri fpurii et fragmenta. *Galeni opera ex VII. Juntar. editione. Venet. ap. Junt.* 1597. f. — Complectitur haec editio, ut fexta, praemiffis libris, quos vocant, ifagogicis, opera Galeni in VII. claffes divifa. Deinde fequuntur extra ordinem claffium libri, fpurii libri et fragmenta. Omnia ipfius Galeni opera cum graecis codicibus et impreffis exemplaribus graecis contulit atque emendavit FABIUS PAULINUS, medicus et graecarum literarum profeffor Venetus. Additus vero eft huic editioni liber de clyfteribus et de colica. Acceffit etiam ad hanc editionem eique accommodatus eft Braffavoli index in omnes Galeni libros, omnium longe pleniffimus perfectiffimusque. Hinc ea editio, ac eam fequentes, mox memorandae, prioribus longe praeferendae funt.

Octava latina operum Galeni editio prodiit Venet. ap. Junt. 1600. f.

Nona prodiit ibidem ap. Junt. 1609. f.

Decima, qua tamen nona tantum iterum impreffa eft, Ven. ap. Junt. 1625. fol. His omnibus editionibus additus eft index Braffavoli, qui tomum peculiarem, eumque ultimum, conftituit. — Conf. de his operum Galeni editionibus *Bandinii* hiftor. typographicam Juntarum et operum, quae ex ea prodierunt, nec non Clar.

BALDINGERI libros: *Medicinifches Journal* part. 28. p, 90. et *Neues Magaz. f. Aerzte* Bd. 14. St. 6. p. 519. feq.

Poft enarratam hanc *editionum latinarum* operum Galehi familiam, quae ap. Junt. Venet. prodierunt, enarranda eft alia, aeque, inprimis ob editiouem tertiam, nobilis familia editionum *latinarum*, quae Balileae apud Frobenium prodierunt.

Omnia Cl. Galeni, Pergameni, opera, quotquot apud Graecos in hunc usque diem extiterunt tum olim, tum non ita pridem hominum doctiffimorum diligentia in latinam linguam converfa, deinde recognita et priftinae integritati reftituta. Quibus praemiffa eft praefatio dedicatoria, medicinae primam inventionem ejusque incrementa, tum ipfam quoque Galeni vitam, ex ejus operibus partim decerptam, prolixe depingens. Duplex praeterea adjectus eft index totius operis. Baf. ap. Froben. 1542. f. ——

Continet primum ifagogicos libros, dein operum Galeni to. I. II. III. IV. V. VI. VII. VIII. et indicem, fuo peculiari titulo inftructum. Hiér. Frobenius et Nicol. Epifcopius, typographi incomparabiles, et per univerfam Europam merito celeberrimi, qui (verba funt CONR. GESNERI) ut ipfi doctrina atque virtutibus excellunt, ita doctiffimorum hominum opera libenter ac liberaliter utuntur, ut ea, quaecunque fuis prelis committunt, quam caftigatiffime fummaque fide, diligentia ac induftria publicentur, viri profecto literis illuftrandis nati, et praeclare magnificeque de univerfa republica literaria meriti, nec unquam fatis laudati, in hac prima editioue operum Galeni latina primam Juntarum editionem fecuti funt.

Cl. Galeni opera, quae ad nos extant, omnia, partim jam pridem, partim jam penitus recens a viris doctiffimis in latinam linguam converfa, et nunc multis recentiffimis translationibus p. Janum Cornarium, medicum phyficum, exornata: ab eodemque recognita ex toto, et innumeris locis reftitutis abfolutiffima.

*Accefferunt etiam nunc primum capitum numeri et'ar.
gumenta per Conr.* Gesnerum *Medicum, in omnes libros, quae cum in alios multos, tum illos plerosque
omnes, qui medicinae candidatis apprime neceſſarii
lectu ſunt, ita copioſe ac methodice tractantur, ut le-
gitimae epitomes inſtar haberi poſſint. His omnibus
ſubjunctus eſt index foecundiſſimus, ab artis medicae
peritiſſimo confcriptus. Baſil. ap. Froben.* 1549. f.

Conſtat haec *altera* editio FROBENIANA iſagogico-
rum librorum peculiari claſſe, et operum tomis VIII. —
Index habet peculiarem titulum. Curavit hanc editionem JANUS CORNARIUS, qui translationes aliorum ad
graecum exemplar contulit recognovitque, ipſas verfiones locis innumeris correxit, tantaque praeſtitiſſe in
illa editione ipſe refert, ut fingulatim exponere cum
vellet, quanta in hac editione adornanda praeſtiterit,
aliud opus ipſi eſſet inſtituendum, quod omnium operum Galeni magnitudinem longe eſſet fuperaturum,
etiamſi levi ſaltem brachio id agendum ipſi eſſet, ut,
ubi, unde, quare alia atque alia mutaſſet, ſubſtituiſſet
et repoſuiſſet, indicaret. Promittit etiam Cornarius,
ſe bievi graecum Galenum editurum. In ordine librorum Galeni Jo. BAPT. MONTANUM et JUNTINAS editiones ſecutus eſt. Verfiones Galeni librorum, quas antea
confecerat, recepit Cornarius emendatiores, novas
quoque permultorum librorum verfiones compoſuit,
quae in hac editione primum leguntur. Quosdam
etiam Galeni libros addidit, qui in editionibus hactenus
deſiderabantur. Capitum argumenta fingulorum librorum, et quidem non ſecundum latinas verfiones, ſed
ſecundum graecum textum, CONR. GESNERUS ubique
addidit, adjutus in eo labore a MART. MICRONIO,
Gandavenſi. Ceterum, etſi non negandum eſt, Cornarium multum operae in hac editione adornanda im-
pendiſſe, eam tamen magna ex parte Juntinis prioribus
refpondere, jam notavit CONR. GESNERUS in praef. et
prolegom. ad edit. III. Frobenianam.

Cl. Galeni Pergameni omnia, quae extant, in latinum sermonem conversa. Quibus post summam antea adhibitam diligentiam multum quoque nunc splendoris accessit, quod loca quam plurima ex exemplarium emendatorum collatione et illustrata fuerint, et castigata. His accedunt nunc primum CONR. GESNERI praef. et prolegom. tripartita de vita Galeni ejusque libris et interpretibus. *Ex III. off. Frobenianae editione. Bas. ap. Froben.* 1562. f.

Classes funt post isagogicam septem. Deinde sequuntur extra ordinem classium libri, libri Galeno adscripti ac tandem index in omnia Galeni opera, a Guil. Gratarolo compositus. Index, titulo peculiari instructus, annum habet, uti titulus operum omnium, 1562. Reliquarum classium tituli annum in fronte gerunt 1561. — Ea editio est inter praestantissimas referenda ob CONR. GESNERI prolegomena in Galenum, in quibus is egit de vita Galeni, 1) de graecis Galeni operum editionibus, 2) de latinis editionibus eorundem, 3) de libris quibusdam Galeni non exstantibus, et quinam in illorum vicem usurpari possint, 4) de nostri saeculi scriptoribus, qui communia quaedam argumenta circa Galeni libros tractarunt. Catalogum etiam exhibuit, five enumerationem librorum Galeni eo ordine, quo in hac editione et prius ex JO. BAPT. MONTANI fere sententia excusi funt. Singulis etiam libris adscripsit Gesnerus, qui et quot interpretes eos latinos fecerint. In multis etiam argumenta protulit admonuitque, qui quovis modo singulos commentariis, annotationibus, scholiis, compendiis illustraverint. Enarravit etiam catalogo alphabetico ipsos scriptores, qui in Galenum funt commentati, aut ejus libros latinos fecerunt. Sequutus est in ea editione CONR. GESNERUS tertiam Juntarum editionem, indice tantum excepto ac suis prolegomenis. Succenset enim iis, non raro indoctis et ad talem laborem minus idoneis viris, qui latinas versiones aliorum corrigendo perpetuo in-

fudant, quae cum dixit, Cornarium in mente forfan
habuit: optat vero, ut graeca operum Galeni editio,
textum exhibens, quam fieri poteft, emendatiffimum,
in lucem emittatur.

Praeter has antiquas quinque ac Juntinas et Fro-
benianas editiones latinas operum Galeni fequentes
adhuc notandae funt:

Galeni omnia opera latine prodierunt in octo
claffes digefta. Venet. 1541. 8. Curata eft haec editio
a VICTORE TRINCAVELLIO et AUGUSTO RICCIO.
Aliam latinam editionem operum Galeni, quae
anno 1561 et 1562. Venetiis a Vinc. Valgrifio cude-
batur, notante CONR. GESNERO in emblem. II. de oper.
Gal. editt. lat., non vidi. Exftat vero haec editio
Valgrifiana, et de ea Vdenis Vtopienfis (fine dubio Jo.
BPT. RASARII) judicium f. l. 1565. Eft fcilicet id judicium pro editione hac Valgrifiana contra Juntinam
1565. Titulus hujus editionis Valgrffianae eft: Gale-
leni omnia, quae exftant, latine converfa, diligentia
et ftudio Jo. BPT. RASARII emendata, novo ordine,
claffibus fcil. fex difpofita, librorum nuper inventorum
aucta; acc. et illi, quos non clafficos exiftimavit, nec
non libri Galeno adfcripti a Rafario, tum nova interpretatione, tum plerisque correctionibus illuftrati.
Venet. 1562. f.

Galeni opera omnia latine. Lugd. ap. Jo. Frello-
nium 1550. f. — Vid. de ea Conr. Gefnerus in embl.
II. de oper. Gal. editt. lat. Expreffa eft haec editio
ad alteram Frobenianam. — HALLERUS refert de
editionibus operum Galeni Lugd. 1536. f. et 1554. f.
Priorem non vidi, neque Gefnerus de ea refert, hine
etiam eam non exftare exiftimo. Altera ab anno 1554.
eft ea, quae ad alteram Bafileenfem Lugduni prodiit.

XIX. Collectiones etiam exftant librorum Galeni,
at non omnium. Partem earum jam enumeravi fingulos Galeni libros recenfendo. Hic vero omnes eas
collectiones in unum colligam, et ita quidem, ut pri-

mum *graecas*, deinde *graeco-latinas*, poftremo vero
loco *latinas* enarrem.

Graecae: Γαληνοῦ θεραπευτικῆς μεθόδου λόγος
πρῶτος. In fine : Γαληνοῦ πρὸς Γλαύκωνα θεραπευτικῶν τῶν εἰς δύο τὸ δεύτερον. Ἐνετίῃσιν ἐτυπάθη
ἡ παροῦσα βίβλος, ἀναλώμασι τοῦ εὐγενοῦς καὶ δοκίμου
ἀνδρὸς, κυρίου Νικολάου βλαστοῦ τοῦ κρῆτος, ἐπὶ
ἄρχοντος Αὐγουστίνου Βαρβαδίκου τοῦ μεγαλοπρεπεστά-
του τὴν βασιλίδα τῶν πόλεων νασίην δεξιῶς ἡνιοχοῦντος.
οὐκ ἄνευ μέντοι προνομίου. ἔτει τῷ ἀπὸ τῆς Χριστοῦ
γενέσεως χιλιοστῷ πεντεκοσιοστῷ πυανεψιῶνος πέμπτῃ
ἱσταμένου. f. mai. — Conf. de hac editione, graecarum omnium prima, quibus aliquot Galeni libri excufi
funt, *Panzerum* in ann. typogr. vol. III. p. 479. et
auctores, quos ibi citat. Character graecus eft valde
difficilis, typi funt rudes. Paginarum et foliorum
numeri defunt. Poft ea, quae in fine leguntur, fequitur regiftrum operis, pariter graecum. Infigne typographi librum claudit. Continentur in hac editione,
quod et principium et finis indicat (titulus enim alius
plane deeft)libri Galeni de methodo medendi et libri II. ad
Glauconem. (Vid. Cat. bibl. Lugd. Bat. p. 140. K.)

*Galeni de urinis liber, nec non de boni et mali
fucci cibis liber, et de hirudinibus, revulfione, cucurbitula, fcarificatione libellus. graece. Lutet. Paris.
ap. Sim. Colinaeum.* f. a. 8.

*Galeni de elementis fecundum Hippocr. libri II.
Ejusd. de optima corporis noftri conftitutione. Ejusd.
de bono habitu. Graece. Parif. ap. Sorbonam* 1530. 8.

*Cl. Galeni libri aliquot graeci, partim hactenus
non vifi, partim a mendis, quibus fcatebant, innumeris ad vetuftiffimos codices repurgati et integritati fuae
reftituti, annotationibus illuftrati per Jo. Cajum, Britannum, medicum. Bafil. ap. Froben.* 1544. 4. Continentur in hac Caji collectione: 1. lib. I. de decretis
Hippocr. et Platon. graece et lat. interprete Joa. Cajo.
2. περὶ τοῦ παρὰ Ἱπποκράτην κώματος. graece. 3.

περὶ τῶν ἀνατομικῶν ἐγχειρήσεων libri IX. graece c. adnotation. et argumentis Jo. Caji. 4. *περὶ ἀντεμβαλ-λομένων,* graece. 5. *περὶ μυῶν κινήσεων* libri II. c. annotationib. Jo. Caji. 6. *περὶ χρείας μορίων* libri VII. fragmentum. 7. Hippocratis liber *περὶ φαρμάκων,* graece. *Galeni de septimestri partu. Brevis designatio dogmatum Hippocratis. De ptisana. De ossibus li-bri. graece, emendati per Joan. Cajum. Basil. ap. Jo. Oporinum.* 1537. 8.

Graecae et *latinae* editiones librorum quorundam Galeni collectorum in unum volumen hae sunt: *Medicorum schola, h. e. Claud. Galeni isagoge seu medicus. Ejusd. definitionum medicinalium liber. Uterque graece pariter et latine summo studio ac diligentia in artis medicae tyronum gratiam excusus, adiecto duplici indice. Basil.* 1537. 8. Editor est Seb. Singkeler.

Galeni de temperamentis libri III. Ejusd. de inae-quali intemperie libell. c. Hippocr. juramento. Graece c. versione lat. Th. Linacri. Bas. p. Th. Platterum 1538. 8.

Galeni liber de optimo dicendi genere. Quod op-timus medicus idem sit et philosophus. Graece et lat. Basil. 1556. 4.

Galeni opuscula varia a D. Theod. Goulstono graece recensita, mendisque quamplurimis repurgata et in linguam latinam clarius puriusque, quam ante-hac, translata. Accessere ab eod. lectiones variae et annotationes criticae. Lond. 1641. 4. Continentur in ea collectione: 1. Oratio ad artes et medicinam hor-tatoria; 2. Quod optimus medicus idem et philoso-phus; 3. de optimo dicendi genere; 4. de sectis; 5. de optima secta; 6. de dignoscendis curandisque ani-mi adfectibus; 7. de curandis animi erratis; 8. de substantia facultatum naturalium; 9. Quod animi mo-res sequantur temperamentum corporis.

Collectiones latinae librorum Galeni hae sunt: *Nicolai Leoniceni in libros galeni e graeca in latinam linguam a se translatos praefatio communis.*

Ejusd. in artem medicinalem Galeni praefatio. Galeni ars medicinalis nicolao leoniceno interprete que et ars parva dicitur. Ejusd. ad Franc. Castellum in opus de tribus doctrinis ordinatis fecundum Galeni fententiam prefatio. Ejusd. de tribus doctrinis ordinatis fecund. Gal. fentent. opus. Gal. de differentiis febrium libri II. Interprete Laurentio Laurentiano Florentino. S. l. et a. f.

Libri etiam quidam Galeni prodierunt in collectione, quam *Articellam* vulgo nominant, faepius edita. *Articella. Ifta funt opera, que in hoc preclaro libro continentur. Primo eft liber Johannitii qui dicitur ifagoge in greco. Secundo libellus de pulfibus philareti. Tertio eft libellus Theophili de urinis. Quarto funt hyppocratis aphorifmi in ordinem collecti. Quinto funt aphorifmi ejusd. cum commento Galieni. Sexto liber pronofticorum c. translatione nova et antiqua. Septimo liber regiminis acutorum, continens quattuor particulas. Octavo liber epidimior. Hyp. cum comen. VII. partic. continens. Nono eft libellus hyp. qui intitulatur de natura fetus. Decimo liber Galieni qui dicitur tegni. Undecimo libellus Gentilis de fulgineo de divifione etc. Duodecimo libellus de lege hyp. et libellus qui dicitur jusjurandum. Venet.* 1513. Longe auctior, pluribus etiam Galeni libris. Lugd. 1515. 8. Proftant et antiquiores editiones.

Geo. Valla, Placentino, interprete, in hoc volumine continentur: Nicephori logica. Geo. Valla de argumentis. Euclidis libri XIV. elementorum. Hypficlis interpretatio ejusdem libri Euclidis. Nicephorus de aftrolabio. Proclus de aftrolabio. Ariftarchi Samii de magnitudinibus et diftantiis folis et lunae. Timaeus de mundo. Cleonidis mufica. Eufebii de quibusdam theologicis antiquitatibus. Cleomedes de mundo. Athenagorae de refurrectione. Ariftoteles de coelo. Magna ethica. Ars poetica. Rhazes de peftilentia. Galenus de inaequali distemperantia; de bono

habitu; de confirmatione corporis humani; de prae-
fagitura; de praefagio; introductorium; de fucceda-
neis. *Alexander Aphrodis. de cauffis febrium.* *Pfellus*
de victu humano. *Venet.* p. *Simon.* *Papienfem, dictum*
Bevilaquam. 1498. f. *Vid.* *Foffium* l. c. II. c. 232.
feqq.

Geo. *Vallae de urinae fignificatione ex Hippo-*
crate, Paulo Aegineta ac Theophilo. *Item Galeni*
quaeftiones in Hippocratem. *Dioclis epiftola de bona va-*
letudine. *Argentor.f. a.* 8.

Johannici ad Galieni tegni liber yfagoge cum libro
Philareti de pulfibus et libro Theophili de urinis; acc.Hip-
pocratis libri afforismorum a Theodoro Gaza e greco in
latinum de novotranslatorum. *Item Hipp. afforifini c.*
III. libris pronofticor. ejusd. et IV. regiminis acutor. et
IV. Tegni Galeni; nec non aphorifmi ad unam quamque
egritudinem collecti, una cum aphorifm. Jo. Dama-
fceni et flofculis medicinalibus ex Corn. Celfo extractis.
Lugd. p. Fr. Fradin. 1505. 8. Idem liber prodiit cum
quibusdam Avicennae et novo tractatu Almanforis et
collectis Jac. de Partibus. Venet. p. Pt. Bergomenfem
1507. 8. Fere refpondet haec collectio Articellae.

Nicolai Leoniceni in libros Galeni e gr. in lat.
linguam a fe translatos Praef. ejusd. in artem medici-
nalem Galeni Praef. *Galeni ars medicinalis, Nicol.*
Leoniceno interprete, ejusd. opus de tribus doctrinis
ordinatis fec. Galeni fententiam c. praefat. *Galeni de*
differentiis febrium libri II. interprete Laur. Lauren-
tiano. *Venet.* p. *Jac. Pentium de Leucho.* 1508. f. —
Idem liber. *Acc. Galeni in aphorifmos Hippocratis, c.*
ipfis aphorifmis, eod. Nic. Leoniceno interprete. Ferrar. p. Joa. Macciochium Boudenum 1509. f.

Galeni opera Nic. Leoniceno interprete; fcil. de
differentia morborum libri II. de inaequali intempera-
tura liber I. de arte curativa ad Glauconem libri
II. de crifibus libri III. Paris. in offic. H. Stephani
1514. 4.

Galeni de morbis et symptomatis libri VI. de morborum differentia liber unus. de morborum caufis liber I. de symptomatum differentia liber I. de symptomatum caufis libri III. Guil. Copo Bafil. interprete. Lutet. 1523. f.

Galeni diffectionis venarum arteriarumque commentarium. Ejusd. de nervis compendium Antonino Fortolo interprete. Parif. ex off. S. Colinaei 1526. 4.

Galeni exhortatio ad bonas artes, praefertim medicam; de optimo dicendi genere, et qualem oporteat effe medicum. Erafmo Roterodamo interprete. Bafil. ap. Froben. 1526. 8.

Galeni de morbis et symptom. libri fex. De morborum differentia liber I. De morborum caufis lib. I. De fympto. differentia lib. I. De symptomatum caufis lib. III. Guil. Copo Bafil. interprete. Parif. in aedib. Hier. Denis 152/. 12.

Galeni de motu mufculorum libri II. Nic. Leoniceno interprete. Item quos oportet purgare et qualibus medicamentis purgantibus et quando. Parif. 1528. 8.

Galeni de differentiis symptomatum liber I. De caufis symptomatum libri III. Thoma Linacro interprete. Parif. ap. Colinaeum 1528. 8.

Galeni aliquot libelli, fcil. corporis temperaturam animi mores fequi; de vitiis animi et eorum remediis; de fectis; introductorius; de plenitudine; de optimo corporis ftatu; de bono corporis habitu; de elementis libri II.; de atra bile; de tumoribus praeter naturam p. *Jo.* Guinterum *partim recogniti, partim nunc primum verfi.* Bafil. ap. Froben. 1529. 4.

Galeni de diebus decretoriis libri III. de morborum temporibus liber I. de generalibus morborum temporibus (JO. GUINTERO *interpr.*). Parif. ap. Sim. Colinaeum 1529. 8.

Galeni diffectionis venarum arteriarumque commentarium; ejusd. de nervis compendium, Anton. Fortolo interprete. Bafil. in aedib. Thom. Wolfii 1529. 8.

*Galeni opera nunc demum a clariffimis juxta et eru-
ditis viris latinitate donata, jam vero ordine juflo et flu-
dio exquifitiore in lucem recens edita.* Bafil. ap. Andr.
Cratandrum 1529. f. min. Continentur in hac collectione Erafmo interprete: Ad bonas artes exhortatio.
De optimo dicendi genere. Quod optimus medicus fit
et philofophus. Th. Linacro interprete: De temperamentis. De inaequali temperie. Method. medendi
libri XIV. De fanitate tuenda libri VI. De natural. facult. lib. III. De pulfuum ufu. Guil. Copo interprete: De locis affectis lib. VI. De morborum differentiis. De morborum cauffis. De fymptomatum
differentia. De fymptomatum cauffis lib. III. Laurentio Laurentiano interpr. In Hippocratis praedictionum
lib. III. Nicol. Leoniceno interpr. In Hippocratis
ophorifmos libr. VII. Ars medicinalis. Artis cura-
tivae ad Glauconem lib. II. De differentiis febrium lib. II.
De crifibus lib. II. De motibus mufculorum lib. II.
Anton. Fortolo interpr. De venarum arteriarumque
diffectione lib. I. De nervorum diffectione, Theodorico Goudano interprete. De ratione curandi per fanguinis miffionem. De hirudinibus, revulfione, cucurbitula, fcarificatione. Jona Philologo interpr. Medi-
carum definitionum lib. I. Jo. Pt. Valla, Placentino, interpr. Succidanea lib. I.

*Galeni de compofitione medicamentorum κατὰ γένη
lib. VII. p. Jo. Guinterium latinitate donati. Ejusd.
de ponderibus et menfuris liber. Andr. Alciato interprete.* Bafil. 1530. f.

*Cl. Galeni de anatomicis adminiftrationibus lib.
IX. De conftitutione artis medicae liber. De theriaca ad
Pifonem commentariolus. De pulfibus ad medicinae can-
didatos liber. Per Joa. Guinterium, Andernacum, latinitate jam recens donata.* Bafil. ap. Andr. Cratandr. 1531. f.

*Hiftoriales campi per Symphorianum Campe-
gium in IV. libros digefti. Acc. Symphor. Campegii
clyfteriorum fecundum Galeni mentem libellus, et*

ejusd. de phlebotomia libri II. Bafil. ap. Andr. Cratandrum et Jo. Bebel. 1532. f.

   *Galeni in Hippocratis de victus ratione in morbis
commentarii IV. Jo. Vaſſaeo interpr. nec non ejusd. de
femine libri II. Jo. Guinterio interpr.* Bafil. ap. Andr.
Cratandrum 1533. f.

   *Galeni de uſu partium corporis humani libri
XVII. Nic. Rhegio interprete.   De Ptiſana, interprete Jo. Poleto.   De renum affectus dignotione et medicatione interpr. Chr. Heyl.* Baſ. 1533. f.

   *Galeni de Hippocratis et Platonis decretis latine
Jo. Bernh. Feliciano interpr.   Acc. Galeni de anatomia matricis et de foetuum formatione lib. I. eod. Feliciano interpr.   De cibis boni et mali ſucci interpr.
Ferdinando (Balamio) Siculo.   De differentiis pulſuum.   De dignoſcendis pulſibus.   De cauſis pulſuum.
De praeſagitione ex pulſibus. Hermanoo Cruſerio interpr.* Bafil. ap. Cratandr. 1535. f.

   *Marcelli de medicamentis empiricis, phyſicis ac
rationalibus liber, emendatus opera Jani Cornarii medici.   Et Cl. Galeni libri novem latine facti opera ejusd.
Cornarii, nempe de cauſis reſpirationis lib. I. de utilitate reſpirationis lib. I. de difficultate reſpirationis libr.
III. de uteri diſſectione lib. I. de foetus formatione lib. I.
de femine libr. II.* Bafil. 1536. f.

   *Galeni de cauſis reſpirationis lib. I. de utilitate
reſpiration. lib. I. de difficuit. reſpiration. libr. III. jam
primum in latinam linguam converſi Jano Cornario
interpr.* Baſ. ap. Froben. 1536. f.

   *Galeni de uteri diſſectione lib. I. de foetus forma-
tione lib. I. et de femine libr. III. Jano Cornario interprete.* Baſ. ap. Froben. 1536. f.

   *Cl. Galeni opera omnium utiliſſima, a doctiſſimis
viris partim nunc primum latinitate donata, partim
vero ad exemplaria graeca diligenter recognita.* Baſ.
ap. Cratandr. 1536. f. — Editor eſt *Joſeph. Tectander.*
Continentur in hac collectione: Jo. Guinterio inter-

prete: De facultatum natural. fubftantia.   Quod animi mores temperamenta fequuntur.   De propriorum
animi cuiusque affectuum agnitione et remedio.   De
fectis.   De elementis libri II.   De optima corporis humani conftitutione.   De bono habitu.   De plenitudine.   De atra bile.   De tumoribus praeter naturam.
Introductio f. medicus.   In librum Hippocr. de natura hominis comment. III.   De antidotis libri II.
Jo. Vaffaeo, Meldenfi: De caufis refpiration. de utilitate refpir. de fpirandi difficultate libr. III.   HERMANNO
CRUSERIO, Campenfi: In I. libr. Hippocr. de morbis
vulgaribus commentarius.   JOACH. CAMERARIO: De
theriaca ad Pamphilianum.   HUBERTO BARLANDIO
Philiatrio: de paratu facilibus.   JOS. STRUTHIO: De
aftrologia f. prognoftica de decubitu infirmorum.   De
urinis.   FERD. BALAMIO: de offibus ad tyrones.   JOS.
TECTANDRO: De venaefectione adverfus Erafiftratum,
et de venaefectione adverfus Erafiftrateos Romae degentes.

Galeni de curandi ratione per fanguinis miffionem liber.   Ejusd. de fanguifugis, revulfione, cucurbitula, fcarificatione tractatulus Theodorico Gaudano
interprete. Venet. in off. Divi Bernardini. 1537. 12.

Geo. Vallae de fimplicium natura lib. unus.
Ejusd. de urinae fignificatione ex Hippocr. Paulo Aegin. et Theophilo.   Item Galeni quaeftiones in Hippocratem.   Dioclis epift. de bona valetudine tuenda.
Chph. Baliftae in podagram concertatio.   Argent.
1538. 8.

Alexandri Aphrodifei de febrium caufis et differentiis
opufculum, Geo. Valla interpr. acc. Galeni praefagium
experientia confirmatum, eod. interpr. Jo. Damafceni
de exquifita febrium curatione compendiofum diegema,
Albano Torino auctore.   Ejusd. aphorismorum libellus,
cod. Torino paraphrafte.   Ad haec Sim. Grynaei medicinae commendatio f. encomium. Baf. in offic. Rob.
Winther, 1542. 8.

Chirurgia e graeco in latinum converfa, Vido
Vidio, *Florentino, interprete, cum nonnullis ejusd.*
Vidii *commentariis.* Parif. 1544. f. — Continentur
in eo Hippocr. libri de fracturis, de articulis et de officina medici cum commentariis Galeni.   Galenus de
fafciis.

Oribafius *de mufculorum diffectione ex Galeno,*
Junio Paulo Craffo *interprete.   Eft autem pars libri*
XXV. *Galeni diffectionis venarum et arteriarum com-*
mentarium.   Ejusd. Galeni de nervis compendium.
Anton. Fortolo Joferienfi *interpr.* Parif. ex typogr. Jo.
Barbaei 1546. f.

Augerii Ferrerii Tolofatis *medici liber de fomniis.*
Hippocr. *de infomniis liber.   Galeni liber de infomniis.*
Synefii *lib. de fomniis.* Lugd. 1549. 12.

Galeni aliquot opufcula, nunc primum Veneto-
rum opera inventa et excufa, lat. *fcil. de mufculorum*
diffectione ad Tyrones liber integer; d. vocalium in-
ftrumentorum diffectione, Auguftino Gadaldino *inter-*
prete; brevis denotatio dogmatum Hippocr. Conr. Gesnero; *fragmentum ex IV. commentariis, quos ipfe*
Galenus *infcripfit, de iis, quae medice dicta funt in*
Platonis Timaeo, Aug. Gadaldino; *principium com-*
mentarii I. in libr. I. Hippocr. epidemiorum, Nic.
Machello *interpr.;* Oribafii *de cucurbitulis, fcarifica-*
tione, hirudinibus, derivatione, et revulfione fermo,
Aug. Gadaldino *interprete.* Lugd. ap. Gul. Bouillium
1550. 8.   Prodiit et Lugd. 1556. tefte cat. bibl.
Platner.

Galeni aliquot opera a Leo. Fuchfio, *Tubingen-*
fis fchol. prof. publ., latinitate donata et commentariis
illuftrata.   De inaequali intemperie liber.   De diffe-
rentiis et caufis morborum fymptomatumque libr. VI.
De judiciis libri III.   De curatione per fanguinis mis-
fionem liber unus. Parif. ap. Arn. Birkmann et Jac.
Dupuys 1550. f.   Eft tomus primus commentariorum
L. Fuchfii in Galenum. Alter comment. in libb. de diffe-

rentiis febrium et de temperamentis continet, editus-
que eft Parii. ap. Jac. Dupuys 1554. f. Tertius continet comm. in libb. de locorum adfectorum notitia.
Parif. 1554. f.

*Galeni de natural. facultat. libr. III. Th. Linacro
interpr. Acc. Jac. Sylvii cum fcholia, tum epitome in
eosd. libros in tabulis expreffa. Additus eft de naturalium facultatum fubftantia liber et an fanguis in arteriis contineatur, Vict. Trincavello interpr.* Lugd.
1550. 12.

*Galenus de offibus ad tyrones. De nervorum,
mufculorum, venarum et arteriarum, vocalium inftrumentorum, vulvae diffectione libri. De motu mufculorum libri II. Acc. Oribafii de mufculorum diffectione libellus.* Lugd. ap. Rouillium 1551. 12.

*Galeni de temperamentis libri III. De differen-
tiis febrium a Leonh. Fuchfio latinitate donati et commentariis illuftrati.* Par. ap. Jac. Dupuys 1554. f.

*Chirurgia. De chirurgia fcriptores optimi qui-
que veteres et recentiores plerique, in Germania antehac non editi, nunc primum in unum conjuncti volumen.* Tiguri p. Andr. et Jac. Gefner. fratres. 1555. f.
Continentur in ea collectione Galen. de fafciis, Oribaf.
de machinamentis.

*Jo. Caji opera aliquot et verfiones, partim jam
nota, partim recognita et aucta, fcil. Caji de medendi
methodo libr. II. de ephemera Britannica lib. I. acc.
Galen. de libris fuis lib. 1. de ordine librorum fuorum
lib. I. de ratione victus fec. Hippocr. in morbis acutis
lib. 1. non ante editus, de placitis Hipp. et Plat. liber
I. eod. Cajo interpr.* Louan. ap. Ant. Mar. Bergagno
1556. 8.

*Galeni de theriaca ad Pifonem, interpr. et com-
mentatore Jo. Juvene, una cum Galeni de antidotis
libris II. ab Andr. Lacuna in epitomen redactis; acc.
Jo. Juvenis epift. de medicamentis bezoardicis, quorum

usus a peste praeservat. Antwerp. ap. Jo. Bellerum
1575. 12.

    Galeni 1) *de optima corporis nostri constitutione,*
2) *de pleniore habitu,* 3) *de inaequali intemperie,* 4)
quomodo simulantes morbum sint deprehendendi, 5) *de
ptisana,* item et Joa. *Lalamentii de ptisana sui temporis libellus; emendata per eund. Lalamantium versio
latina.* Heduae 1578. 8.

    *Iidem tractatus ex Jo. Lalamantii recognitione et ca-
stigatione graeci codicis locis innumerabilibus; acc. ejusd.
Lalamantii de ptisana sui temporis libellus.* Genev. ap.
Santandreanum. 1579. 8. Titulus est: Cl. Galeni operum
omnium latine propediem edendorum specimen. Galeni tractatus, quos Lalamantius edidit, confignati funt
in pagina aversa.

    *De herba panacea, quam alii tabacum, alii pe-
dum aut nicotianam vocant, ab Aegidio Everato in
ordinem redactus.* Antwerp. 1587. 12. Continentur
in hoc libro simul Galeni liber de theriaca ad Pison.
Jo. Juvene interpr. et commentatore, et Galeni de antidotis libr. II. ab Andr. Lacuna in compendium redacti. Repetita est haec de tabaco Everati tractatio Ul-
traj. 1644. 8. in qua vero hi Galeni libelli deside-
rantur.

    *Galeni historiae medicinales, a Jo. Bpt. Sylvatico,
Mediolanensi medico, Jo. Pt. filio enarratae. Acc. hi-
storiar. et rer. memorab. ind. copiosiss.* Hanov. typogr.
Wechel. 1605. f.

    *Cl. Galeni adhortatio adhortatoria ad artium li-
beral. studium capessendum. Idem quod optimus medicus, nisi etiam philosophus, non sit. Ex interpr.
nova Sixti Arcerii cum notis ejusd., in quibus partim
textus graecus emendatur, partim illustratur.* Franeck.
1616. 4.

    (*Anglica* plurium Galeni opusculorum versio haec
exstat: *Certaine workes* of Galens, called methodus
medendi, with a brief declaration of the worthie art of

medicine, the office of a chirurgeon and an epitome of the third book of Galen of natural faculties: all translated into English by Thom. Gale. Lond. 1548. f.)
XX. *Epitomen* quidam etiam e Galeni operibus confecerunt, nimis voluminofis, quum ut fperari potuiffet, fore, ut omnes ea legant. Hinc redacti in fpatium anguftius medicis melius arridebant. Primum laborem epitomes Galeni operum componendae fufcepit ANDR. LACUNA. Prima editio eft: *Epitome Galeni operum in IV. partes digefta, pulcherrima methodo univerfam illius viri doctrinam complectens*, p. *Andr. Lacunam.* Baf. 1551. f. Altera ejus epitomes editio eft: *Epitomes omnium Galeni operum fectio prima* p. *Andr. Lacunam.* Lugd. 1553. 12. *Sectio altera.* ibid. eod. 12. *Tertia* ib. eod. 12. Tria funt volumina fatis fpiffa.
Alia editio, cui accefferunt *Andr. Lacunae annotationes in Galeni interpretes, it. de ponderibus et menfuris medicinalibus,* prodiit Baf. 1571. f.
Epitome Galeni Pergameni operum in IV. partes digefta, pulcherrima methodo univerfam illius viri doctrinam complectens, p. *Dnum Andr. Lacunam fumma fide ftudioque collecta. Acoeff. ejusd. A. Lacunae annotationes in Galeni interpretes, quibus varii loci, in quos hactenus impegere lectores, et explicantur, et fumma fide reftituuntur. It. de ponderibus et menfuris utilis commentarius.* Argent. 1604. f. Non in capita divifa eft haec epitome, fed in margine argumenta adfcripta funt apte et diligenter. Laudata haec epitome eft a multis, ob omnia in ea tradita, quae ad Galeni doctrinam ullo modo facere poffint, omiffa vero, quae Galenus aut contentiofe aut nimis prolixe protulerat. — Exftat quoque *A. Lacunae epitome omnium rer. et fententiar. memorab., commentarior. Galeni in Hippocratem, digeftis in alphabetic. ordinem, ceu aphorifmis* .....
Theatrum Galeni h. e. univerfae medicinae a

medicor. *principe Galeno diffuse sparsimque traditae
promptuarium*, *quo vel indicis loco in omnes Galeni
libros*, *vel locorum communium instar in re medica lector utatur.* *Aloysii Mundellae*, *Brixiensis*, *studio et labore per multos annos conditum*, *nunc demum editum*.
Baf. ap. Epiſcop. 1568. f. —— Praebet hoc theatrum
operum Galeni, quae genuina ſunt, epitomes fimul
juſtae, et indicis alphabetici copiofi utilitatem, et fimul fere locorum communium. Seorſim et in ſpurios
libros elenchum condidit *Mundella*.

De Symphoriani Campegii speculo Galeni dictum eſt ſupra. Eſt, quem ipſe Symphorianus adpel-
labat, Galenus abbreviatus vel incifus.

Galeni tot libris uti commode non poſſumus, nifi indice bono atque continente notanda omnia adjuti.
Ad primam editionem Bafileenſem index eſt ab Hier.
Gemuſaeo confectus, ſatis bonus utilisque. Separavit
is genuinorum Galeni operum indicem a ſpuriorum,
quem ſeparatim compoſuit. Indicem in ſecundam editionem Bafileenſem alius quidam vir doctus confecit,
etiam boni ac facilis uſus. Ad tertiam editionem Bafileenſem index eſt a GUIL. GRATAROLO compofitus
cum ſummo ſtudio atque uſus hinc commodi. Attamen hi indices multa quidem, nec omnia notanda continent. Hinc praeferendus index eſt in Galeni opera
ab Ant. Muſa Praſſavolo compofitus, et nimia vero pro-
lixitate laborans, atque omnium longe copiofiſſimus.
Is Juntarum editioni ſecundae primum acceſſit: acceſſit
quoque, ut puto, reliquis Juntarum editionibus: ad
fextam ſaltem ſeptimamque, quas ad manus habeo,
exſtat. Reperitur etiam editionibus Juntarum poſt
ſeptimam adaptatus. Id quoque ad commendandum
hunc indicem Braſſavoli, Juntarum editionibus addi-
tum, facit magnopere, quod, qui has editiones curarunt, praecipua ex libris Galeni, qui fingulis editionibus acceſſerunt, excerpſerunt, atque in indice ac ſuis
locis quaeque notarunt. Lugdunenfis editio Jo. Frello-
nii indicem Gemuſaei uſurpavit.

Leonh. Legius, Papienfis medicus, anno 1519. edidit collectas a fe propofitiones ex Galeni libris quam plurimas, et fimul indicem alphabeticum fecundum libros et capita, fed non valde copiofum.

Etfi quidem de vero rectoque ordine Galeni librorum nemo cogitavit, (is autem alius effe non poteft, nifi chronologicus) praeter Labbeum: multi tamen de ordine librorum Galeni et cogitarunt et fcripferunt. — Primus de ordine librorum Galeni fyftematico cogitavit Jac. Sylvius in libro: *Ordo et ordinis ratio in legendis Hippocratis et Galeni libris*. Parif. 1549. f. Deinde Jo. Bpt. Montanus duabus epiftolis, altera fcripta ad Luc. Ant. Juntam, altera ad lectores, quae epiftolae leguntur in fronte editionum Juntinarum. Fatetur autem, fi per otium licuiffet, fe diligentius, accuratius et eruditius omnia fuiffe confcripturum. Conr. Gesnerus in catalogo operum Galeni, tertiae editioni Frobenianae latinae praefixo, paffim de librorum Galeni ordine dixit, et, ubi eum immutavit, id non fecit, nifi caufa tradita. Jul. Alexandrinus etiam in libro V. c. 5. dialogi fui de medicina et medico idem argumentum tractavit, et Gentilis olim libellum edidit de divifione librorum Galeni eorumque ordine et numero. Ait autem in epilogo, fe collegiffe fuum libellum e dictis fpeculatoris in medicina.

XXI, *Commentarios* fcripfere in plura Galeni opera, in unum collectos, permulti auctores, quorum partem maximam longe enumeravi in recenfione fingulorum Galeni librorum. Notandum vero eft, omnes fere Arabes Galenum effe fecutos, praefertim in ea medicinae parte, quae internos morbos refpicit, nec non in ea parte theoretices, quae explicationi originis morborum operam dat, ac in anatome. Eadem et Arabiftarum omnium ratio eft. — Galeno operam impendit laudabilem fuo tempore *Symphorianus Champerius* (Champier, etiam Campegius appellatus) fuoque exemplo, fuaque commendatione effecit, ut loco Arabum atque Arabiftarum Galenus a medicis diligentius legeretur. Is permulta fcripfit, quae huc faciunt, et ad illuftrandum Galenum, et ad efficiendum, ut Galenus in anguftius fpatium contractus medicis magis arrideret. Huc referenda funt ejus fcripta fequentia:

Epitome Galeni. Galenus concifus, quae in fpeculo D. Symphoriani continebantur, apprehendens: acc. *Galeni opera cum argumentis Symphoriani. Ejus propugnaculum medicinae in fpeculum medicum Galeni.* Lugd. 1512. 8. Cum aliis Symphoriani libellis, ibid. eod. an. 8.

Rofa Gallica, omnibus fanitatem affectantibus utilis et necefaria, quae continet praecepta ex Hippocratis, Galeni, Erafiftrati, Afclepiadis, Diofcoridis, Rhazis, Haly Abbatis, Ifaac, Avicennae, multorum aliorum clariff. virorum libris collecta. Par. 1514. 8.

Speculum f. epitome Galeni, ejus vita, epitome libror. de elementis, fylva febrium, de gynaeceis, de dynamidiis f. myarmir, de oculor. morbis. Conftantini Africani magna techne fuper l. de ingenio fanitatis Galeni. Lugd. 1516. 1517. 8.

Ej. medicinale bellum inter Ariftotelem et Galenum. Lugd. 1516. 8.

Ej. practica in artem parvam Galeni. Epitome commentarii Galeni in Hippocratis aphorifmos; prognoftica, epidemica, regimen acutorum. Centiloquium ifagogicum. Categoriae medicinales. Lugd. 1516. 8.

Ej. fymphonià Platonis cum Ariftotele, Galeni cum Hippocrate. Hippocratica philofophia ejusd. Platonica medicina in duplici mundo cum fcholiis ejusd. Speculum medicinale Platonicum. Parif. 1516. 8.

Cribratio, lima et annotamenta in Galeni, Avicennae et Conciliatoris opera. Parif. 1516. 8. Venet. 1565. f.

Catalogus librorum Galeni. Medulla philofophiae naturalis et medicinae. Lugd. 1534. 8.

Maxime meriti funt, praeter Symphorianum, de Galeno:

ANDR. LACUNA, inprimis ob epitomen operum Galeni. — ANDR. VESALIUS, anatomes inftaurator, qui Galenum longe plurimis locis illuftravit. — ANT. MUSA BRASSAVOLUS, ob indicem in Galeni opera, ab eo confectum. — AUGUSTIN. GADALDINUS, ob verfos longe multos Galeni libros. — CONR. GESNERUS, fummus vir, maxime ob prolegomena ad edit. Froben. tertiam. — FRANC. VALLERIOLA, maxime ob locos med. communes, qui compendium e Galeno conftituunt. — HERM. CRUSERIUS, ob libros Galeni de pulfibus omnium optime explicitos. — HIER. GEMUSAEUS, ob curatam ab eo fecundae edit. graec. operum Galeni partem maximam. — JAC. SYLVIUS, vir omnium judicio eloquentia et doctrina fummus, medicinae a barbarie verus vindex, cujus opera cujusque exemplo factum eft, ut Galenus medicis Arabiftarum et Paracelfiftarum loco effet. — JANUS CORNARIUS, ob longe plurimos Galeni libros verfos, correctos et quosdam illuftratos commentariis. — NIC. RHEGINUS, Calaber, ob verfos multos Galeni libros, et fatis bene quidem, barbariei temporibus. — JO. ARGENTERIUS. — JO. BPT. MONTANUS, qui primus Galeni libros in claffes digeffit. — JO. BERN. FELICIANUS, interpres Galeni, et interpretationum ante fe factarum emendator. — JO. CAJUS, Britannus, vir doctiffimus, ac de Galeno vel ea de caufa longe meritiffimus, quod, quum, qui fua aetate vivebant, Galeno in latinam linguam vertendo operam dabant maximam, is Galeni plures libros, mancos antea; aut graece non proftantes, graece integros edidit. — JO. CRATO DE KRAFTHEIM, vir non quidem infigniter doctus, at acer Galenifta, qui auctoritate fuà (erat medicus cubicularius imperatoris Rom.) multos movit, ut, repudiato Paracelfo, Galenum fequerentur. — JO. GUINTHERIUS, Andernaeus, (Jani Antoniaci aut Jani Philologi nomine interdum ufus) vir in folida doctrina plane praeftans, ob verfos multos Galeni libros, et quidem egregie, quosdam commentariis illuftratos. — JOS. STRUTHIUS, ob operam impenfam libris de pulfi-

bus, quibus a paucis labor eſt impenſus, quo in aliis
Galeni libris eſt inſudatum. — JUL. MARTIANUS ROTA,
ob correctas priorum, ac factas novas interpretationes
librorum Galeni. — LAURENTIUS LAURENTIANUS,
ob idem meritum. — LEONH. FUCHSIUS, vir pulchre
doctus, at contentioſus, ob verſos et doctiſſimis commentariis illuſtratos multos Galeni libros. — LUD.
BELLISARIUS. — MART. GREGORIUS. — NIC. LEO-
NICENUS, ad primos principesque inſtauratores medicinae Graecorum, inprimis Galenicae referendus. —
THEORIC. GERARDUS GAUDANUS, memorandus ideo
inter praecipuos Galeni interpretes, quod eius inprimis
ſtudio medicamenta ſimplicia, poſt Arabum atque Ara-
biſtarum compoſitiones artificioſas, vulgatiora facta
ſunt. — THEOD. ZWINGERUS, ſcitus tabularum artifex, in quas, uti Hippocratis libros permultos, ita et
Galeni redegit. — THOM. LINACER, vir doctiſſimus,
celeberrimus et ſtili politiſſimus. — VICT. TRINCA-
VELLUS ſ. TRINCAVELIUS, clarus, quod Galeni editionem curavit, et aliquot libros vertit. — CASP. HOF-
MANNUS, medicinae profeſſor Altorfinus, ſaeculi ſui
Symphorianus atque Cajus, de Galeno omnium fere
longe meritiſſimus. — DAN. CLERICUS, ob vitam
Galeni ſcriptam et ejus ſyſtema melius digeſtum. —
JO. CONR. BARCHUSEN, ob dogmata Galeni melius ex-
poſita. — ALB. HALLERUS, ꝏ ea, quae ad rem
literariam Galeni pertinent, praeclare digeſta.

COMMENTARII praecipui, praeter dictos in fingulorum Galeni recenſione, hi ſunt:

ANT. LUDOVICI, *medici Olyſiponenſis, de re medica opera, nempe* 1) *erotematum ſ. commentariorum
in libros de criſibus Galeni libri III.* 2) *erotematum
numeri ternarii libri VI., in quibus tota fere ars medica continetur;* 3) *erotemata de difficili reſpiratione;*
4) *erotemata de uſu reſpirationis liber alius;* 5) *de corde
liber unus, in quo tam Ariſtotelis, quam alior. plurimi
errores explicantur, tum vero plurimae quaeſtiones eno-
dantur;* 6) *Galeni liber de ptiſſana;* 7) *Galeni de eo,*

quod animal fit, quod utero continetur; 8) *de eo, quod Galenus animam effe immortalem dubitaverit, liber unus.* Olyfiponae 1540. f.

Galeni operum omnium pars fecunda fectionis VII. continens commentariorum in Hippocr. I. de morb. vulgar. libri III. Commentarior. in III. Hippocr. de morb. vulgar. libb. III. Commentarior. in VI. de iisd. libb. VI. Commentarior. in Hippocr. de his, quae in officina medica, libb. III. Commentarior. de fractur. libb. III. de fafciis lib. I. Oribafii de laqueis lib. I. Herm. Cruferiv Campenfi interpr. Venet. 1545. 8.

(Alph. Lupeyi in omnia opera Galeni annotationes. Caefarauguftae 1548. f. K.)

Methodus Jo. Bpt. Montani *de elementis. Acc. ejusd. auctoris de fyphillidos lue tractatus.* Vienn. 1553. 4. Continet methodos in libris de elementis, de humana natura, de atra bile, de temperamentis, de facultatibus naturalibus.

Andr. Lacunae *annotationes in Galeni interpretes.* Lugd. 1553. 12.

Galeni aliquot opera a Leonh. Fuchsio *latinitate donata et commentar. illuftrata. De inaequali intemperie lib. I. de differentiis et caufis morbor. fymptomatumque libri VI. De judiciis III. De curatione per fanguinis miffionem lib.* Parif. 1550. f. *Commentarii to. II. in libr. III. de temperamentis et libb. de different. febr.* Parif. 1554. f. *To. III. Commentar. in libr. de laborantium locorum notitia.* ib. eod. f.

De febribus commentarius ex libris aliquot Hippocratis et Galeni parte plurima felectus a Jac. Sylvio. *Denuo p. Alex. Arnaudum caftigatus.* Venet. 1555. 8. Baf. 1556. 12. Ven. 1556. 8.

Jo. Cratonis *ad artem medicam ifagoge. Additae funt in libros Galeni de temperamentis, de natura humana, de atra bile, et de temperamentis ac facultatibus naturalibus periochae* Jo. Bpt. Montani. *Cum epift.* Jo. Cratonis, *qua recte Galenum legendi ratio breviter oftenditur.* Venet. ex off. Valgrifiana 1560. 8. Hanov. 1595. 4.

ALPH. DE CORELLA *in omnia- Galeni opera com-mentarii.* Saragoff. 1565. f. Matr. 1582. 4.

VICT. TRINCAVELLII *in Galeni libros de differen-tiis febr. atque in priorem de arte curandi ad Glaucon. explanationes.* Ven. 1575. f.

Achillis Gaffari aphor. Hipp. nova methodus libr. V. opera CONR. GESNERI *illuftrata; acc.* JO. MORISOTI *adnotat. in aphor. Hipp.* 61. *libri IV. adverf.* CORN. CELSUM *de dieb. crit.; it.* CP. WOLPHII *vett. et recen-tior. fcriptt. in Hippocr. opera exftantium catalogus; it.* CONR. GESNERI *perioche III. libri Galeni de tempe-ramentis; it. de fimplic. medicam. ex I. Galeni libro— ftudio* CP. WOLPHII. Sangalli 1584. 8.

FERD. MENA *commentaria in libros Galeni de fanguinis miffione et purgatione, quib. additur libell. de ratione permifcendi medicamenta.* Aug. Taur. 1587. 8.

FRC. VALLESII *comm. in Galeni libros XXIII. opera et induftria Jo. Pt. Ayroldi.* Colon. 1594. f.

De pulfibus tractatus abfolutiff., in quo expon. li-bell. de pulfib. ad tyron. et omnia, quae de pulfibus, differentiis, dignotione, caufis deque praefagitione XVI. plane libris perfcripfit Salenus (fic). Auctore Leone Rogano, medico. Nec non de urinis libri III. ex Galeni et Hippocr. doctrina quam diligentiffime ex-cerpti. Venet. 1597. 8.

SIM. A CAMPI, *Neapol.,* comm. *in libr. Galeni de diff. febr. in text. XIII. nempe a textu XLVI. usque ad text. LVIII. tertii libri art. medicin. In libr. de tumo-ribus praeter natur. A* SIM. A CAMPO *juniore, A. M. D. et facerd. Neap. recognita et in luc. edita.* Neap. 1642. 4.

FR. VALLESII comm. illuftria in Galeni libros etc. Colon. 1594. f. Francf. 1645. f. (Pleniorem titulum vid. fupr. p. LXXX. An non idem cum paulo ante lau-dato libro? K.)

Commentarius in libellos Galeni de curandi ra-tione per fanguinis miffionem: de hirudine: de revul

*fione: de cucurbitula: de fcarificatione, publice olim
Argentoratenfium univerfitate praelectus authore Melch.
Sebizio.* Argent. 1652. 4.

Magno cum detrimento anatomiae et fcientiae
medicinalis factum eft, ut ANDR. VESALIUS, calumniis
adverfariorum incenfus, fuas in Galenum annotationes
flammis traderet. *Catalogum* compofuit CONR. GESNER., eumque
editioni Frobenianae tertiae praefixit, in quo continentur ordine alphabetico fcriptores, qui libros Galeni quoquo modo illuftrarunt interpretando, adnotationibus,
fcholiis, paraphrafibus, problematis, enantiomatis,
epitomis, indicibus, tabulis cet. Expofuit fimul Gesnerus fingulatim, quid quisque horum praeftiterit,
quos et quot numero quisque Galeni libros translu-
lerit, aut aliter illuftrarit.

Locis in diverfis Galeni libris emendandis, explicandis, illuftrandis, operam dedere permulti viri, qui
correctionum, animadverfionum, antiquarum, varia-
rum lectionum libros confcripferunt.

HIER. MERCURIALIS in variar. lectionum libris.
(Parif. 1585. 8.) — MARSIL. CAGNATUS in variar.
obfervat. libr. IV. Rom. 1587. 8. — Jo. MANARDUS
in epift. medicin. Bafil. 1535. f. 1549. f. etc. — Jo.
LANGIUS in epiftol. medicinal. Baf. 1554. 4. Hanov.
1605. 8. — TH. REINESIUS in epift. ad Cp. Hofmann. et Chr. Ad. Rupertum. Lipf. 1660. 4. et in
epiftol. ad Daumium. — *Idem* in variar. lection. libris. Altenb. 1640. 4. — CP. HOFMANNUS in variar.
lection. libris VI. (Lipf. 1619. 8.) — D. W. TRILLER.
in obfervat. critic. in var. auctores graec. et latinos
libr. IV. Francf. ad Moen. 1742. 8.

XXII. Ad *Galeni* loca quaedam explicanda multa
fcripta funt a diverfis auctoribus. Praecipuos eorum
enumerabo. Alii fcripferunt aut ad defendendum, aut
ad confutandum Galenum: alii animadverfiones in vel
omnes, vel faltim permultos libros Galeni compofue-
runt. Enarrabo fingulos.

*Paffionarius Galeni. Galeni Pergameni paffio-
narius a doctis medicis multum defideratus: egritudi-
nes a capite ad pedes usque complectens: in quinque
libros particulares divifus, cum febrium tractatu ea-
rumque fintomatibus. Lege igitur: et ni tibi mens
hebes fuerit, eundem Galeni, et non alterius, ut falfo
quidam credunt, effe perpendes.* Editio mea prodiit
Lugduni in aedib. ANT. BLANCHARDI fumtu Barth.
Trot. 1526. 4. Epitome eft librorum Galeni de medendi methodo, aliorum medicor. Graecor. et Arabum
fcriptis fimul ufurpatis. Auctor eft *Gariopontus,* quod
probavit Th. Reinef. in var. lection. — Codices ejus
libri, qui exftant, citantur ab Haller. in bibl. med.
pract. to. I. p. 267.

MATTH. SYLVATICUS in opere pandectarum, quod
prodiit Iridini 1499. f. et faepius. Galeno et Plinio
maxime ufus eft ad illuftranda permulta Arabum et
Arabiftarum loca. Hinc hae pandectae ad intelligendum, quid Arabes et Arabiftae de Galeno fenferint, et
qua ratione eo ufi fint, perutiles funt.

NIC. LEONICENI *de* PLINII *et plurium aliorum
medicorum in medicina erroribus opus primum ad An-
gelum Politianum. De iisd. opus novum ad Frc. Tot-
tum.* In fine: *Ferrar. p. Jo. Macioch.* 1509. 4.

LEONH. LEGHII *flofculi e Galeni libris.* Venet.
1514. f. — *Symphoriani Camperii fymphonia* etc.
ejusque *Medicin. bellum* jam commemorata funt §.XXI.

PHIL. BEROALDI *varia opufcula, nempe de VII.
fapientum fententiis, fymbola Pythagorae moraliter explicata, de optimo ftatu et felicitate, declamationes aliquot et oratio proverbialis, item opufc. de terrae motu
et peftilentia. Et annotationes in Galenum.* Baf. 1517. 4.

NIC. LEONICENI *opufcula, fc. de Plinii aliorumque in medicina erroribus libr. IV. de trib. doctrinis
ordinatis fecund. Galeni fententiam lib. I. de virtute
formativa lib. I. de dipfade et pluribus aliis ferpentibus
lib. I. de Tiro f. vipera lib. I. de morbo Gallico lib. I.
Apologia contra fuarum translationum obtrectatores.*

et medici Romani, Nic. Leoniceni *difcipuli, antifo-phifta.* Baf. 1532. f.

Novae academiae Florentinae opufcula adverfus Avicennam et medicos neotericos, qui Galeni difciplina neglecta barbaros colunt. Lugd. 1534. 8.

Fr. Emerici *medicor. auxilior. dexter ufus, ad veram Hippocratis et Galeni mentem depromptus.* Norimb. 1537. 4.

Medicinae herbariae libri II., quorum primus habet herbas hujus feculi, communes cum veteribus, Diofcoride, Galeno — fecundus a recentibus inventas continet herbas. Baf. 1539. 8.

Methodus f. ratio compendiaria perveniendi ad veram folidamque medicinam, mirifice ad Galeni libros recte intelligendos utilis, nec recens in lucem edita Leonh. Fuchsio *autore.* Baf. 1541. 8. Parif. 1550. 8.

Compendium ex Actuarii libris de differentiis urinarum. it. Galeni univerfalis doctrina de compof. pharmacor. fec. locos affectos. it. Galeni fylva experimentor. et alior. aliquot opera Conr. Gesneri. Tigur. 1541. 8.

Syruporum univerfa ratio ad Galeni cenfuram diligenter expolita — Mich. Villanovano *auctore.* Ven. 1545. 8. Eft liber rariffimus et ob auctoris fui, Mich. Serveti, fatum infelix memorabilis.

Aloys. Trissini *problematum e Galeni fententia libr. VI.* Baf. 1546. 8.

Galeni enantiomaton aliquot liber, Jul. Alexandrino, *medico Tridentino, auctore. Ejusd. Galeni encomion.* Ven. ap. Junt. 1548. 8.

Hier. Cardani *contradicentium medicorum lib. II.* Lugd. 1548. 8. Parif. 1565. 8. faep.

Ex Hippocrate et Galeno, omnium medicorum κορυφαίοις, *excerpta quaedam univerfis ferme hominibus omnique paene tempore ad fanitatem tuendam utilia, praecipue magnatibus, nec non hypocraticae difciplinae candidatis fcitu tum jucunda, tum neceffaria. Per* Jo. Karzschium *in fex res non natural. congefta. Lipf. Mich. Blum imprimebat.* 1549. 4.

Vefani cujusd. calumniar. in Hippocr. Galenique rem anatomic. depulfio p. JAC. SYLVIUM. Parif. 1551. f.

Epitome omnium rerum et fententiarum, quae annotatu dignae in Galeni commentar. in Hippocr. exftant, p. ANDR. LACUNAM *in elenchum minime poenitendum congefta.* Lugd. 1554. 8.

DOM. BUCII CARMIGNOLII *quaefita IV. medicinalia juxta Hippocrat. Galeni et probatiffimor. medicor. fententiam difcuffa. (Acc. M. Ant. Montifiani f. Geminianenfis quaeftion. medicin. XXIV.* Venet. 1551. 4. Parif. 1556. 16. K.) Lug. 1554. 8. 1557. 12.

De febribus commentarius ex libris aliquot Hipp. et Galeni parte plurima felectus a JAC. SYLVIO. Ven. 1555. 8.

DOMIN. BELLII *quaefita IV. juxta Hippocr. et Galeni fententiam difcuffa.* Lugdun. 1555. 8. (Eft idem c. antecedente proxime Bucii libro, nomine auctoris p. fcribendi errorem in Bellii mutato. K.)

In Hippocr. et Galeni phyfiologiae partem anatomicam ifagoge a JAC. SYLVIO *confcripta.* Venet. 1556. 8.

BLASII HOLLERII *morbor. curandor. brevis inftitutio juxta Galeni fententiam.* Baf. 1556. 8. faep.

ALPH. BERTOLII *methodus general. et compendiaria, ex Hippocr. Galeni et Avicennae placitis depromta ad omnes morb. curand.* Venet. 1556. 8.

LEONH. FUCHSII, *num morbifica aliqua de Galeni fententia fit caufa continens, difceptatio ad* FR. VALLERIOLAM. Baf. 1557. 8.

GEO. PICTORII *medicinae — ex Hippocr. Galeno, Avicenn. Aegin. et aliis confcriptae cum aliis.* Bafil. 1560. 8.

JAC. PELETARII *de conciliatione locorum Galeni fectiones duae.* Parif. 1560. 4.

JAC. SYLVII *in Hippocr. et Galeni phyfiologiae partem anatomicam ifagoge.* Parif. 1561. 8.

GABR. CUNEI *apologiae* FR. PUTEI *pro Galeno in anatome examen.* Ven. 1564. 4.

JUL. ALEXANDRINI *Antargentericorum suorum defensio adversus Galeni calumniatores.* Ven. 1564. 4.

THADDAEI DUNI *muliebrium morbor. omnis gener. remedia ex Dioscor. Gal. Plin. barbarisque et Arab. collecta.* Argent. 1565. 8.

Ferrarii de regulis medicinae libr. III. ex Hipp. Gal. et Avicenna summa c. diligentia collecti. Brix. 1566. 8.

BERN. BALDINI *problemata ex Galeni commentariis in Hippocratem.* Ven. 1567. 8.

ODDI DE ODDIS *de pestis — causis, signis, praecautione, curatione libri IV. Apologiae pro Galeno tum in logica, tum in philosophia, tum etiam in medicina libri III. De coenae et prandii portione libr. II. illustrati opera* MARC. ODDI, *filii.* Ven. 1570. 4.

MELCH. GUILANDINI *papyrus sive commentarius in III. Plinii de papyro capita. Acc.* HIER. MERCURIALIS *repugnantia, qua pro Galeno strenue pugnatur. it.* GUILANDINI *assertio sententiae, in Galen. a se pronunciatae p.* 224. Ven. 1572. 4.

Institutionum medicinae, ad Hippocr. Gal. alior. que vett. scripta recte intelligenda mire utilis libr. V. LEONH. FUCHSIO *auctore.* Baf. ex off. Opor. 1572. 8. Lugd. 1555. 8. 1560. 8. 1566. 8.

Jo. STRATIANDRI *elenchus rerum et voc. in Galeni supposittitiis ann.* 1562. *primum Baf. c. Galeno editus. — Contradictiones, dubia et paradoxa in libros Hippocr. Celfi, Galeni, Aetii, Aeginetae, Avicennae. Cum eorund. conciliationib.* NICOL. RORARIO *auctore.* Ven. 1566. 8. 1572. 8.

Jo. PLANERII *febrium omnium fimplicium divifio et compofitio ex Galeno et Avic. excerpta, et in arbores redacta.* Ven. 1574. 4.

Hippocratis aphorifmi gr. et lat. Cl. Campenfio interprete, c. ejusd. annot. quibus Galeni errata illuftrantur. Acc. ejusd. animadv. c. apolog. in Galenum. Lugd. 1579. 8.

RABBI MOYSIS, *medici antiquiff. aphor. ex Galeno*

collecti et locorum quorund. ap. Galenum fibi ipfis con-tradicentium caftigatio et notatio. Jo. DAMASCENI *aphor. ad filium.* Bafil. 1579. 8.   Editio etiam ad ma-nus eft Bononiae impreffa impenfa Bened. Hectoris, opera Platonis, impreffor. Bonon. 1489. 4. — [DAN. MOEGLING *Galeni doctrina de didafcaliis, f. methodo, qua is totam medicinam pertractavit.* Heidelb. 1584.]

FRC. VALLERIOLAE *loci medicinae communes ex Galeno collecti.* Lugd. 1604. 8.   Prodiere jam antea faepius. — *Apologia pro Hippocr. et Galeni medi-cina adverfus Quercetani librum de prifcorum philo-foph. verae medicinae materia, praeparationis modo atque in curandis morbis praeftantia.* Parif. 1603. 12. *Ad famofum Turqueti apologiam refponfio.* Parif. 1603. 12.   Jo. AUDARUETI *apologia pro judicio fcho-lae Parif. de alchimia.* Parif. 1604. 12.   *Brevis ex-curfus in Battologiam Quercetani.* Parif. 1604. 12. *Comparatio veteris medicinae c. nova,* auct. Jo. RIO-LANO. Parif. 1605. 12.   *Incurfionum Quercetani de-pulfio.* 1605. 12.   *Cenfura demonftrationum Harveti pro veritate alchimiae.* Parif. 1606. 12. huc pertinent.

ADM. ZULUZANII A ZULUZANIIS *animadverfion. medic. in Galen. et Avicenn. libr. VII.* Francof. 1607. 8.

Jo. BPT. SYLVATICI *hiftoriae 86 Galeni medicina-les.* Hanov. 1605. f.

Controverfiarum medicar. et philofoph. Frc. Val-lefii libri X.   Acc. libell. de locis manifefte pugnantib. ap. Galenum eod. Vallefio auctore.   Ed. III. Francof. 1590. f.   *Ed. IV.* Hanov. typ. Wechel. 1606. f. — H. LAVATER. *defenfio Galenicor. medicor. adverf. ca-lumn. Ang.* Salae. Hanov. 1610. 8. — *De morbis nobiliores animae facultates obfidentibus libri III. Cart. Marinello authore.   Quib. acc. liber patefaciens Gale-num et omnes alios, qui poft ipfum medicinam fece-runt — omnia aut majorem partem eor., quae de his morbis pronuntiaverunt, ab antiquioribus defumfiffe. Denique opufculum quodd., cont nonnullas controver-*

*fias, inconflantias atque admirationes, in dictis Ga-
leni adinventas.* Ven. ap. Junt. 1615. 4.

CP. HOFMANN *de thorace ejusque partibus commentar. in quo difcutiuntur praecipue, ea, quae inter
Ariftotelem et Galen. controverfa funt.* Frcf. 1617. f.
JO. SCALIGERI *loci cujusd. Galeni difficillimi explicatio ex muf.* JOACH. MERSI. L. B. 1619. 4.
JO. CA. AMATI *fructus medicinales ex Galeni libris.* Lugd. 1623. 12. — *Apologia pro Germanis
contra Galenum inftituta a* CP. HOFMANNO *in promo-
tione* PT. HEYGII. Amberg. 1625. 4. Contra locum
Galeni, in quo adverfus Germanos invehitur. —
Apologia apologiae pro Germanis contra Galenum.
Amberg. 1626. 4. — *Apologia dictor. Ariftot. de
origine et principatu membrorum adverf. Galen. Caefaris Cremonini.* Ven. 1627. 4.

*Compendium abufuum autoritate Galeni et Hip-
pocr. damnator. cum pro novitiis medicis, tum pro
illis, qui medicina et fanguinis detractione utuntur.
Auct.* Jo. *Fuchfio.* Monach. 1629. 8. — Cp. *Hofmanni collatio doctrinae Ariftot. c. doctrina Galeni de
anima.* Helmft. 1637. 8. — *Galeni et Botalli placita de via fanguinis a dextro in finiftrum cordis ventriculum.* Ven. 1640. 4. — *Relatio hiftor. judicii
acti in campis Elyfiis coram Rhadamantho contra Galen. c. approb. Apollinis in Parnaffo communicata p.
Mercurium* Cp. *Hofmanno.* Norimb. 1642. 12. —
Jo. *Bpt. van Helmont. opufc. med. inaudita* 1) *de lithiafi,* 2) *de febrib.* 3) *de humorib. Galeni,* 4) *de
pefte.* Col. Agripp. 1644. 8. — Cp. *Hofmanni opufc.
medica, quor. prima habentur pro veritate opellae tres;
nimir. Adraftea Galeni. Exercitatt. juveniles contra
Aemil. Parifanum. Antargenterius. Secunda parte
continentur Aug. Buccii de principatu partium corporis
quaeftiones. Collatio doctrinae Ariftot., c. doctr. Galeni
de anima.* Cp. *Hofmanni pathologia parva. Ejusd.
rejectanea pathologica. Prodiere c.* Cp. *Hofmanni in-
ftitutt. medicc. libr.* VI. Lugd. 1645. 4.

Cp. Hofmanni pathologia parva, qua methodus Galeni practica explicatur, quam olim Fr. Frifimelica proniferat. 1647. 8.

Hier. Franzofii de motu cordis et fanguinis in animalibus pro Ariftotele et Galeno adverfus anatomicos neotericos libr. II. Veron. 1651. 4.

Cp. Hofmanni de partibus fimilaribus lib. fing., defectum quoque modo fuppleturus ejusd. prorfus argumenti libri, quem Galen. fcripfiffe fe ait VIII. fentent. Hippocr. et Plat. S. 1. *nat. hum. praef.* Frcf. 1667. 4. *Ej. apologiae pro Galeno f. χρηστομαθειῶν libri III. To. I. contin. ifagogica et phyfiologica. Ex bibl. Guidon. Patini. Liber tertius, quo continentur pathologica. To. II.* Lugd. 1668. 4.

Fr. Ant. Stebler or. an et quomodo verum fit: Dat Galenus opes. Ingolft. 1738. 4.   *Ej. orat. Galenus, p. anagramma Angelus, an bonus, an malus in medicina habendus fit.* Ingoiftad. 1739. 4. —   *G. F. Sigwart fragmenta dynamices Hippocratico - Galenicae, fparfis monumentis memoriae prodita.* Tubing. 1759. 4. et in Baldingeri fylloge opufc. — *Demetrii Polychronii epift., qua Galen. adverfus Vefalium defenditur.* Lipf. 1777. 4.

XXIII. *Editiones* operum Galeni omnium quidam viri docti moliti funt, quae vero lucem non viderunt. TH. GOULSTON, medicus e Londinenfium collegio, aggreffus fuerat opus, Galeni, quetquot fuperfunt, univerfa, in claffes certas digerere, graeca recenfere, exemplaribus tam fcriptis, quam excufis, fecum invicem collatis, fcripturam mentemque Galeni genuinam elicere, latinis auribus gratiora purioraque exhibere, omnia analyfi accurata, notisque criticis adjectis illuftrare. Sed mors acerba et inmatura intercepit eum, priusquam ad finem perduxerat, quae erat molitus, et in ipfo fere laborum fuorum limite. Quae ad edendum elaborata erant, tradita funt TH. GATACKERO, qui ea edidit titulo: *Cl. Galeni opufcula varia a vire clariff.* THEOD. COULSTONO *graeca recenfita, mendisque, quibus fcatebant, quam plurimis repurgata et in*

linguam latinam clarius puriusque, quam antehac, tra-
ducta. Quorum titulos fequens pagina indicabit.
Acceff. ab eodem variae lectiones et annotationes cri-
ticae. Lond. 1640. 4. Suut vero in hac opuf. Galeni
collectione: Oratio ad artes et medicinam hortatoria.
Quod optimus medicus idem et philofophus. De optimo docendi genere. De fectis. De optima fecta.
De dignofcendis curandisque animi adfectibus. De
dignofceudis curandisque animi erratis. De fubftantia
naturalium facultatum. Quod animi mores fequantur
temperamentum corporis. Praemiffa eft Goulftoni
praefatio de Galeni operibus, ex qua fi judicium de labore ferre licet, quem Galeno impendit, cum fyftemati
nimis adhaefiffe et omnia ftudio nimis fevero difpofitu-
rum atque digefturum fuiffe in operum Galeni editione,
vero fimile eft. Variae tamen lectiones, operi additae,
multum eum infudaffe et in colligendis iis, et in léctio-
ne Galeni meliore reddenda, demonftrant. Conf. etiam
de hac editione operum Galeni T'H. GATACKERUM in adverf. c. 12.

Graecam operum Galeni editionem paratam habebat JAN. CORNARIUS, ut fcribit ipfe in praef. ad alteram latinam editionem operum Galeni Frobenianam.
quam curavit. Ejus emendationes textus Galeni ad-
fcriptae funt editioni operum Galeni Aldinae, quae
Jenae in bibl. univerfitatis adfervatur.

Cp. HOFMANNUS, medicinae profeffor Altorfinus,
vir fuo aevo longe celeberrimus, et eorum omnium,
qui Galeno a reftauratis literis operam dederunt, facile
princeps, non folum plures libros Galeni, v. g. de fanitate tuenda, de ufu partium et de methodo medendi,
partim interpretatus eft, partim vero commentariis,
aduotationibus, cet. auxit; verum etiam confilium cepit Galeni operum omnium, et quidem graece et latine
edendorum. Ejus confilii ipfe rationem reddit in commentariis in Galeni de ufu partium corporis humani
libr. XVI. ubi in averfa parte ejus folii, cui titulus impreffus eft, haec verba leguntur. *Bonum factum.*

Viri integerrimi, typographorum eximii, iidemque non propria tantum, fed et paterna, avita, abavita induſtria clari, D. D. Daniel et David Aubrii, fratres, nec non D. Schleich, et poſtquam jam bis dederunt Hippocratem graeco-latinum, opera et ſtudio D. Anutii Foeſii, non emendatiſſimum tantum, fed et maxime perſpicuum, cogitationes inſtituerunt de Galeno quoque. Eam in rem cum diu quaeſiviſſent Foeſium aliquem, occaſione horum commentariorum inciderunt in Cp. Hofmannum, quem orarunt et exorarunt, ut boni publici cauſſa hunc laborem in ſe reciperet. Recepit ille quidem, nec hactenus pepercit ulli operae et ſumtui, ut Galenus fiat quam ornatiſſimus: verum cum cupiat opus eſſe (ſi pote) omnibus numeris abſolutiſſimum, voluit is publice hoc ſignificatum rogatumque omnes bonos et cordatos, per ſalutem et incolumitatem methodi Galenicae, ut, ſi quae habeant Galeni ſcripta, ſive nunquam edita, ſive edita ſeorſim, ſive cum, ſive ſine emendationibus, qua graecae, qua latinae orationis, ad ſe (vel ad typographos) mittant, certi, de hoc ipſorum facto publice olim conſtiturum. Si qui etiam ſint, in quorum manibus correctiones nondum editae Veſalii, Dodonaei, Cornarii, Lalamantii, Gregorii, Budaei, Riccii, Falckenburgii, aliorum, immo vero ſi qui emendationes habeant, ex collatione mſſ. in Germanicis, Italicis, Gallicis, Hiſpanicis, Anglicis bibliothecis reconditorum, eos pariter rogat et obſecrat, uti ſecum communicent, certi, unicuique ſua ſine livore tributum iri. Hoc ille ſpondet fide ſua. Actum Altorſii XVIII. Calend. April. MDCXXIII.

Diligentiſſime vero Hofmannus in ſuo opere verſatus eſt, et reliquit, poſtquam fato fuerat functus, Galeni opera omnia, ſuo labore emendata atque digeſta, cum verſione latina ſingulorum librorum, aut ab ipſo compoſita, aut, ubi bona verſio latina proſtaret, ea emendata et commentariis illuſtrata, in viginti ſex voluminibus in folio manu ſua ſcripta. Haec Galeni opera erant primo Norimbergae, in theſauro librario Jo.

GEO. VOLCAMERI, qui Galenum ab Hofmanno, de hoc opere valde follicito, juftas pecuniae fumma rede-mit, e quo transierunt hereditatis jure in bibliothecam CHR. THOMASII. Quae cum fub hafta divenderetur, transiere ea XXVI. immenfi et laboris et doctrinae vo-lumina ad Cl. Afkew, Anglum, quo fato functo incer-tum eft, in cujus manus pervenerint. PT. LAUREM-BERGIUS ait, fe cum CP. HOFMANNO eam editionem praeparaffe, in laur. Delphic. p. 34. 4o. Conf. ceterum de hoc Hofmanni labore CPH. MART. MEELFUHRERI acceffiones ad Almeloveenii bibliothecam promiffam et latentem p. 139. feq. Wagenfeilii peram libror. juve-nil. pa. IV. 2. p. 782. Morhof. in polyhift. lib. I. p. 3o6. Jo. JAC. BAIER in vit. profeff. med. Altorf. p. 6o feq. —— Dolendum fane eft, Hofmannum in Galeno elaborando Idem fere effeciffe, quod noftro faeculo Trillerus in Hippocrate, eum nimis indulfiffe ingenio fuo, congef-fiffe omnia, eoque modo opus quidem fumme doctum, at mole fua ipfa laborans compofuiffe. Si enim indo-lem commentariorum, quos in libros Galeni de ufu partium et de fanitate tuenda compofnit Hofmannus, refpicimus, menteque noftra cogitamus, commentarios in fingulos Galeni libros, qui in his XXVI. voluminibus fcriptis cum Galeni textu et verfione ejus continebantur, ejusdem fuiffe indolis ac naturae, tunc fane non adeo invehendum eft in bibliopolarum prudentiam, quod in communi hoc literarum contemtu non aufi funt fumtu in tantum opus impenfo rem familiarem fuam disper-dere. Sed e re literaria utique fuiffet, praecipuas Hof-manni adnotationes a docto aliquo viro excerpi, et re-latas ad paginas editionis vel Charterii, vel Bafileenfis cum locis Galeni hactenus male intellectis enotari, tum defcriptis quoque medicis obfervationibus, quae in illo Hofmanni opere occurrunt fingulares et non contemnen-dae, uno mediocri volumine tot tantorumque laborum fructus cum lectoribus communicari.

Latinam operum Galeni editionem Jo. LALAMAN-TIUS molitus eft, tefte praefatione libri: *Operum Ga-*

leni omnium latine propediem edendorum fpecimen.
Ex Jo. LALAMANTII *recognitione et caftigatione Graeci*
codicis locis innumerabilibus. Ejusd. Lalamantii de
ptifana fui temporis libellus. Genev. 1579. 8. Volebat
ipfas graecas editiones primum corrigere, quo facto verfionem *latinam* librorum graecorum longe correctiorem
et textui longe magis refpondentem conficere. Specimen
etiam edidit interpretationum fuarum librorum Galeni
de optima corporis noftri conftitutione, de pleniore habitu, de inaequali intemperie, quomodo fimulantes morbum fint deprehendendi et de ptifana, in hoc fpecimine
editorum, ex quibus fi judicium ferre de toto hoc inftituto Galeni verfionum corrigendarum licet, verfiones latinae Galeni librorum utique correctiores fuiffent editae.
Sed fexagefimum quartum annum jam agebat Lalaman-
tius, quum hoc confilium cepiffet, a fenili languore in
hoc propofito exfequendo impeditus. — Confilium
Galeni operum, prouti latine verfa deprehenduntur in
editione Charterii, in 8. edendorum nuper communicavit
cum erudito orbe Aug. Fr. Heckerus, medicinae (tunc
temporis) profeffor in ftudio Erfordenfi. Sed non adri-
fiffe videtur doctis viris id propofitum, neque poteft
adridere, in tanta latinarum editionum operum Galeni,
quarum partem haud exiguam curarunt viri doctiffimi
et in emendandis latinis verfionibus diligentiffimi, copia.
Neque Charterius is eft reputandus, a quo latinae verfiones omnibus numeris abfolutae atque textui ad omnem
partem refpondentes proficifci potuerint. (Simile confilium cepit J. F. Pierer, qui in bibliotheca iatrica poft
Hippocratem, cujus III. volumina in forma 8. Alten-
burg. 1806. prodiere, edere conftituerat Galenum. Sed
promiffo non ftetit Vir Illuftris. K.)

_____

(Cujus libri Galeni fequens verfio italica fit, ignorat mecum Clar. Ebertus, utrum no. 125. an 132.
aut 133. Ne tamen quid in hiftoria operum Galeni literaria defit, eam coronidis loco addere lubuit: Recetta-

rio de Galieno optimo e probato a tutte le infermita, che achadeno a homeni et a donne e di fuori li corpi. Tradutto in volgare per Juane Saracino. Venez. 1514. 4. Brefcia 1537. et 1545. 8. Ven. 1542. 1547. 1551. et 1619. in 8. et ibid. 1670. 12. quae poftrema editio omnium dicitur teterrima. K.)

(Sequentium codicum manufcriptorum notitiam gratus debeo Excellentiffimo et amiciffimo SPOHNIO. In coenobiis montis Atho varii et omnium operum Galeni, et fingulorum librorum codices fervantur manufcripti, v. c. in coenobio Batopaidi Galenus mftus et Hippocrates mftus (Vid. WALPOLE memoirs on Turkey. Lond. 1817. 4. p. 202.); in coenobio Iveron felecta Galeni et Ariftotelia, ibid. p. 209. in conventu Stae Laurae duo codices manufcripti, bene confervati, ibid. p. 211. denique in conventu Dionyfio Aphorifmi Hippocratis MS. ibid. — Praeter hos HARLESIUS (introduct. in lingu. graec. vol. I. praefat.) gratus agnofcit, SIEBENKEESIUM hanc fibi notitiam mff. codicum fingulorum librorum Galeni et Hippocratis, Romae in bibliotheca Barberina latentium, fuppeditaffe, nempe no. 137. Galenus de diebus criticis; no. 205. Galen. in aphor. Hippocratis; no. 245. Galeni judicia de infirmo; no. 273. 274. Idem de offibus; no. 274. Idem de generatione pilorum; no. 136. 145. Hippocratis aphorifmi; 205. Ejusd. prognoft. — Denique in GAISFORDI catal. codd. Clarkianor. Vol. I. p. 62. adfertur cod. 26. qui no. X. continet Γαληνοῦ περὶ σφυγμοῦ πρὸς Ἀντώνιον f. 74ᵇ. usque ad f. 83ᵃ. extr. et no. XVI. Γαληνοῦ περὶ ἐβένου f. 95. K.)

HOC PRIMO VOLVMINE CONTI-NENTVR:

ΓΑΛΗΝΟΥ ΠΑΡΑΦΡΑΣΤΟΥ

ΤΟΥ ΜΗΝΟΔΟΤΟΥ

ΠΡΟΤΡΕΠΤΙΚΟΣ ΛΟΓΟΣ ΕΠΙ ΤΑΣ ΤΕΧΝΑΣ.

Ed. Chart. to. II. [p. 3.]   Ed. Baf. to. I. (p. 1.)

Κεφ. α'. Εἰ μὲν μηδόλως λόγου μέτεστι τοῖς ἀλόγοις ὀνομαζομένοις ζώοις, ἄδηλόν ἐστι. ἴσως γὰρ εἰ καὶ μὴ τοῦ κατὰ τὴν φωνὴν, ὃν καὶ προφορικὸν ὀνομάζουσιν, ἀλλὰ τοῦ γε κατὰ τὴν ψυχὴν, ὃν ἐνδιάθετον καλοῦσι, μετέχει πάντα, τὰ μὲν μᾶλλον, τὰ δὲ ἧττον. Ὅτι μέντοι

GALENI PARAPHRASTAE

MENODOTI

ADHORTATIO AD ARTES ADDISCENDAS.

Cap. I. An animantia, quae dicuntur bruta, prorfus expertia fint rationis, nondum fatis liquet. Fortaffis enim, tametfi non habent eam rationem, quae in voce fita eft, nobiscum communem, quam vocant *enuntiativam*, certe eam, quae eft in animna, quam *mente conceptam* appellant, nobiscum habent communem omnia, licet alia magis, alia minus. Perfpicuum fane eft hominem hac

2   ΓΑΛΗΝΟΥ ΠΡΟΤΡΕΠΤΙΚΟΣ ΛΟΓΟΣ.

Ed. Chart. II. [3.]   Ed. Baf. I. (1.)

πλεῖστον ὅσον αὐτῶν διενηνόχασιν οἱ ἄνθρωποι, πρόδηλον ἡμῖν ἐστιν, ὁρῶσι τό τε πλῆθος τῶν τεχνῶν, ὧν
μεταχειρίζεται τὸ ζῶον τοῦτο, καὶ ὅτι μόνος ἄνθρωπος
ἐπιστήμης ἐπιδεκτικός, ἣν ἂν ἐθελήσῃ, τέχνην μανθά-
νει. Τὰ μὲν γὰρ ἄλλα ζῶα σχεδὸν ἄτεχνα πάντ᾽ ἐστι
πλὴν ὀλίγων δὴ τινῶν ἐν αὐτοῖς· ἀλλὰ καὶ ταῦτα φύσε.
μᾶλλον, ἢ προαιρέσει τεχνῶν εὐτύχηκεν. Ὁ δ᾽ ἄνθρωπος οὔτέ τινος τῶν παρ᾽ ἐκείνοις ἀμελέτητος· ἀλλὰ καὶ
τὴν ὑφαντικὴν ἐμιμήσατο τὰς ἀράχνας, καὶ πλάττει, καθάπερ αἱ μέλισσαι, καὶ τοῦ νεῖν οὐκ ἀνάσκητός ἐστι,
καίτοι πεζὸς ὤν· ἀλλὰ καὶ τῶν θείων τεχνῶν οὐκ ἀπολείπεται, ζηλῶν μὲν Ἀσκληπιοῦ τέχνην ἰατρικήν, ζηλῶν δ᾽
Ἀπόλλωνος αὐτήν γε ταύτην, καὶ τὰς ἄλλας ἁπάσας, ἃς
ἔχει, τοξικήν, μουσικήν, μαντικήν· ἔτι τε τῶν Μουσῶν τὴν
ἑκάστης ἰδίαν. Οὐδὲ γὰρ γεωμετρίας, οὐδ᾽ ἀστρονομίας
ἀφίσταται, ἀλλὰ καὶ τὰ τῆς γῆς νέρθεν, καὶ τὰ ὕπερθε
τοῦ οὐρανοῦ, κατὰ Πίνδαρον, ἐπισκοπεῖ. ἐξεπορίσατο δὲ

parte longe caeteris animantibus antecellere, cum ex
illo, quod cernimus, quanta fit artium multitudo, quas
hoc animal tractat: tum ex hoc, quod folus homo,
fcientiae capax, quamcunque velit, artem percipit. Caetera enim animalia fere omnia funt artium experti a,
fi pauca quaedam hinc excipias. Quin his etiam
ipfis natura magis, quam inftituto contigerunt artes.
Caeterum nec apud illa quicquam eft artium, quod homo
non meditetur. Sed in arte texendi imitatus eft araneas,
in arte fingendi, quam plafticen vocant, apes: nec im-
peritus eft natandi, cum fit animal terreftre. Jam nec
divinis artibus deftituitur, imitans et Aefculapii, quae
eadem eft Apollinis, medicam artem, ac caeteras item
omnes, quas habet Apollo, jaculandi, canendi, divi-
nandi; ad haec quam unaquaeque Mufarum habet peculiarem. Nec geometriae, nec aftronomiae expers eft.
Verum et *ea, quae fubter terram funt, et ea, quae fupra coelum funt,* ut ait Pindarus, *contemplatur.* Deni-

ὑπὸ φιλοπονίας καὶ τὸ μέγιστον τῶν θείων ἀγαθῶν, φιλοσοφίαν. Διὰ ταῦτα τοίνυν, κἂν λόγου μέτεστι τοῖς ἄλλοις
ζώοις, κατ᾽ ἐξοχὴν αὐτῶν καὶ ὁ ἄνθρωπος μόνος ὀνομάζεται
λογικός.

Κεφ. β'. [4] Πῶς οὖν οὐκ αἰσχρὸν, ᾧ μόνῳ τῶν ἐν
ἡμῖν κοινωνοῦμεν θεοῖς, τούτου μὲν ἀμελεῖν, ἐσπευκέναι δὲ
περί τι τῶν ἄλλων, τέχνης μὲν ἀναλήψεως καταφρονοῦντα,
τύχῃ δ᾽ ἑαυτὸν ἐπιτρέποντα; ἧς τὴν μοχθηρίαν ἐμφανίσαι
βουληθέντες οἱ παλαιοὶ, γράφοντες καὶ πλάττοντες αὐτὴν,
οὐ μόνον ἐν εἴδει γυναικὸς ἠρκέσθησαν· (καίτοι τοῦθ᾽ ἱκανὸν ἦν ἀνοίας σύμβολον) ἀλλὰ καὶ πηδάλιον ἔδοσαν ἐν χεροῖν ἔχειν αὐτῇ, καὶ τοῖν ποδοῖν ὑπέθεσαν βάσιν σφαιρικὴν,
ἐστέρησαν δὲ καὶ τοῖν ὀφθαλμοῖν· ἐνδεικνύμενοι διὰ τούτων ἁπάντων τὸ τῆς τύχης ἄστατον. Ὥσπερ οὖν ἐν νηῒ
χειμαζομένῃ σφοδρῶς, ὡς ἐπικλύζεσθαί τε τοῖς κύμασι, καὶ
κινδυνεύειν βυθισθῆναι, μοχθηρῶς ἄν τις πράξειεν, ἐπι-
τρέψας τὰ πηδάλια κυβερνήτῃ τυφλῷ· κατὰ τὸν αὐτὸν, οἶμαι, τρόπον κἂν τῷ βίῳ, μειζόνων ναυαγίων περὶ πολλοὺς

que bonorum divinorum maximum fua fibi paravit induftria, philofophiam. Has igitur ob caufas, quamquam
caeteris animantibus non deeft ratio, tamen folus homo
vocatur ratione praeditus, quod omnibus antecellat.
Cap. II. Quomodo igitur non turpe eft, id, quod
unum nobis ineft commune cum Diis, negligere, aliarum
vero rerum ftudio teneri, ac fpreta artium perceptione,
fortunae nos ipfos committere? Cujus improbitatem nobis
ob oculos ponere volentes prifci, non fat habuere, eam
repraefentare muliebri fpecie (quamquam hoc ipfum fatis
magnum erat amentiae fignum) et picturis ct ftatuis: verum
et clavum ci dederunt in manibus, ac pedibus fubjecerunt
bafin fignra fphaerae: tum et oculis eam privarunt; nimirum his omnibus declarantes illius inconftantiam. Quemadmodum igitur in navi vehementer jactata tempeftate,
adeo, ut periculum fit, ne procellis ac fluctibus obruta de-
mergatur in profundum, perperam fecerit, qui coeco gubernatori clavum commiferit; itidem, opinor, in vita,

οἴκους γιγνομένων, ἢ περὶ τὰ σκάφη κατὰ θάλατταν, οὐκ
ὀρθῶς γιγνώσκοντος ἐστὶν, ἐπιτρέπειν ἑαυτὸν ἐν τοιαύταις
περιστάσεσι πραγμάτων τυφλῇ δαίμονι, μήδ' αὐτῇ βεβαίως
ἐστηριγμένῃ. Ἐμπληκτός τε γάρ ἐστι καὶ ἄνους εἰς τοσοῦτον, ὡς πολλάκις τοὺς ἀξιολόγους ἄνδρας παρερχομένη, πλου-
τίζειν τοὺς ἀναξίους· οὐδὲ τούτους βεβαίως, ἀλλ' ὅσον
πάλιν αὐτῶν ἀφαιρεῖσθαι τὰ δοθέντα. Ταύτῃ τῇ δαίμονι
πλῆθος ἀνδρῶν ἀμαθῶν οὐκ ὀλίγον ἕπεται, μηδέποτ' ἐν τῷ
αὐτῷ μενούσῃ διὰ τὸ τῆς βάσεως εὐμετακύλιστον, ἥτις αὐτὴν ἄγει καὶ φέρει καὶ κατὰ κρημνῶν ἐνίοτε καὶ θαλάττης.
Ἔνθα συναπόλλυνται μὲν ἀλλήλοις, ἑπόμενοι πάντες αὐτῇ·
μόνη δ' ἀβλαβὴς ἐκείνη διεξέρχεται, καταγελῶσα τῶν ὀλο-
φυρομένων καὶ καλούντων αὐτήν, ὅτ' οὐδὲν ὄφελος. Τὰ
μὲν δὴ τῆς τύχης ἔργα τοιαῦτα.

Κεφ. γ'. Τὸν δ' Ἑρμῆν, ἅτε λόγου μὲν ὄντα δεσπότην, ἐργάτην δὲ τέχνης ἁπάσης, θέασαι πάλιν, ὅπως ἐξ

cum hic in permultis aedibus (familiis) graviora fiant nau-
fragia, quam fcaphis accidunt in mari, non recte judicarit,
qui femet ipfum in tantis negotiis, undique circumftantibus
ac vallantibus, coecae commiferit Deae, nec huic fatis fta-
bili. Adeo enim ftupida ac demens eft, ut plerumque bonis viris praeteritis, quorum oportebat haberi rationem,
locupletet indignos, ac ne id quidem conftanter, fed tantisper, donec rurfus (pari, qua dederat, temeritate) eri-
piat donata. Hanc Deam fequitur turba non mediocris
hominum ineruditorum, nunquam eodem in ftatu manen-
tem, propter bafis, cui infiftit, volubilitatem, quae illam
huc illuc agit rapitque perque praecipitia nonnumquam,
et in mare. Ibi pariter intereunt omnes, illam fequentes:
at ipfa fola evadit illaefa atque incolumis, ridens interim
plorantes et ipfius opem fruftra implorantes. Atque hujusmodi funt Fortunae facta.

Cap. III. Porro Mercurium, tamquam rationis dominum omnisque artis auctorem, confidera rurfum, quam

ΓΑΛΗΝΟΥ ΠΡΟΤΡΕΠΤΙΚΟΣ ΛΟΓΟΣ. 5

Ed. Chart. II. [4. 5.]   Ed. Baſ. I. (1.)

ὑπεναντίου τῇ τύχῃ κεκοσμήκασι πάλιν οἱ γράφοντές τε καὶ
πλάττοντες. Νεανίσκος ἐστὶν ὡραῖος, οὐκ ἐπίκτητον, οὐδὲ
κομμωτικὸν ἔχων κάλλος, ἀλλ᾽ εὐθὺς ὥστε συνεμφαίνεσθαι
τὴν τῆς ψυχῆς ἀρετὴν δι᾽ αὑτοῦ. ἔστι δὲ φαιδρὸς μὲν τὰς
ὄψεις, δέδορκε δὲ δριμὺ, καὶ ἡ βάσις τὸ πάντων σχημάτων
ἑδραιότατόν τε καὶ ἀμεταπτωτότατον ἔχει, τὸν κύβον. ἔσθ᾽
ὅτε δὲ καὶ αὐτὸν τὸν θεὸν τούτῳ τῷ σχήματι κοσμοῦσιν.
Ἴδοις δ᾽ ἂν τοὺς θιασώτας αὐτοῦ φαιδροὺς μὲν ὁμοίως τῷ
καθηγουμένῳ θεῷ, μεμφομένους δ᾽ οὐδέποτε αὐτὸν, ὥσπερ
οἱ τὴν τύχην, οὐδ᾽ ἀπολειπομένους πότ᾽, οὐδὲ χωριζομένους·
ἀλλ᾽ ἑπομένους τε καὶ διὰ παντὸς ἀπολαύοντας τῆς προ-
νοίας αὐτοῦ.
Κεφ. δ'. Τοὺς δέ γε τῆς τύχης συνεπομένους ἅπαντας
μὲν ἀργοὺς θεάσῃ καὶ τεχνῶν ἀμαθεῖς· ὀχουμένους δ᾽ ἐπ᾽,
ἐλπίδων ἀεὶ, καὶ θεούσῃ τῇ δαίμονι συνθέοντας· ἐνίους
μὲν ἐγγὺς, ἐνίους δὲ [5] ποῤῥωτέρω, τινὰς δὲ καὶ τῆς χειρὸς αὐτῆς ἐξημμένους. Ἐν τούτοις ἅπασι καὶ τὸν Κροῖσον

diverſa, quamque pugnante cum Fortunae ſimulacro
forma repraeſentarunt illi priſci, tum picturis, tum
ſtatuis. Adoleſcens eſt maturus, nequaquam habens pulchritudinem adſcititiam, aut artificio comptorum additam,
ſed nativam quamdam, ut ex ea reluceat animi virtus.
Eſt autem hilari vultu, oculis acribus. Baſis autem, cui
inſiſtit, eſt omnium figurarum firmiſſima, minimeque vo-
lubilis, videlicet undique quatuor angulis nitens teſſera.
Interdum et ipſum Deum hac figura repraeſentant. Videas autem et hujus cultores ſimiliter hilares, quemadmodum eſt is, quem ſequuntur, nec unquam de illo
querentes, quod ſolent ii, qui ſequuntur Fortunam.
Nec deſtituuntur unquam, nec ſejunguntur ab eo, ſed
perpetuo ſequuntur illum et illius providentia fruuntur.
    Cap. IV. Contra, qui Fortunam ſequuntur, videre
licet inertes ac diſciplinarum rudes, ſpe ſemper duci
cumque currente Dea currere, alios quidem propius,
alios vero procul: nonnullos vero etiam ab illius manu
pendere. Inter hos omnes videbis et Croeſum illum

6   ΓΑΛΗΝΟΥ ΠΡΟΤΡΕΠΤΙΚΟΣ ΛΟΓΟΣ.

Ed. Chart. II. [5.]   Ed. Baſ. I. (1.)

ἐκεῖνον τὸν Λυδὸν ὄψει, καὶ τὸν Πολυκράτην τὸν Σάμιον,
καὶ ἴσως θαυμάσεις, τῷ μὲν τὸν Πακτωλὸν ἰδὼν ῥέοντα
χρυσὸν, τῷ δὲ καὶ τοὺς θαλαττίους ὑπηρετοῦντας ἰχθῦς.
Μετὰ τούτων δὲ καὶ Κῦρον θεάσῃ, καὶ Πρίαμον καὶ Διονύσιον. Ἀλλὰ καὶ τούτων ὀλίγον ὕστερον ὄψει Πολυκράτην
μὲν ἀνεσταυρωμένον, ὑπὸ Κύρῳ δὲ Κροῖσον, αὐτὸν δὲ τὸν
Κῦρον ὑπ᾽ ἄλλοις. Ὄψει δὲ καὶ Πρίαμον καθειργμένον καὶ
Διονύσιον ἐν Κορίνθῳ. Εἰ δὲ καὶ τοὺς ἄλλους ἐπισκέψαιο
τοὺς ἀπωτέρω μὲν αὐτὴν θέουσαν διώκοντας, οὐ μὴν τυ-
χόντας γε, μισήσεις ὅλως τὸν χορόν. εἰσὶ γὰρ ἐνταῦθα καὶ
δημαγωγοὶ πολλοὶ, καὶ ἑταῖροι καὶ πόρνοι καὶ προδόται
φίλων· εἰσὶ δὲ καὶ φονεῖς καὶ τυμβωρύχοι, καὶ ἅρπαγες·
πολλοὶ δὲ μηδὲ τῶν θεῶν αὐτῶν πεφεισμένοι, ἀλλὰ καὶ
τούτων ἱερὰ συλήσαντες.

   Κεφ. ε΄. Ὁ δὲ ἕτερος τῶν χορῶν, πάντες μὲν κόσμιοι
καὶ τεχνῶν ἐργάται. οὐ θέουσι δὲ, οὐδὲ βοῶσιν, οὐδ᾽ ἀλ-

Lydum et Polycratem Samium, ac fortaſſis miraberis
alteri quidem Pactolum fluentem (ferentem) aurum, alteri vero marinos etiam piſces fervientes. Cum his rurſum et Cyrum videbis et Priamum et Dionyſium. Verum
paulo poſt ex his ipſis haud eodem in ſtatu conſpicies
Polycratem cruci affixum, tum Cyro ſubactum Croeſum:
rurſus Cyrum aliorum imperio ſubjectum: videbis et Priamum incluſum et Dionyſium Corinthi. Quodſi contempleris reliquos, qui procul inſequuntur eam currentem,
nec tamen aſſequuntur, nimirum prorſus oderis eum
chorum. Sunt enim hic demagogi permulti, meretrices
et ſcortatores et amicorum proditores: ſunt et homicidae,
et monumentorum perfoſſores ac rapaces. Complures
item, qui ne Diis quidem pepercerint, verum et horum
templa ſpoliaverint.

   Cap. V. Alter autem chororum eſt hujusmodi: in
hoc omnes modeſti et artium opifices, neque currunt,
neque vociferantur, neque inter ſe decertant: ſed inter

ΓΑΛΗΝΟΤ ΠΡΟΤΡΕΠΤΙΚΟΣ ΛΟΓΟΣ. 7

Ed. Chart. II. [5.]   Ed. Baſ. I. (1. 2.)

λήλοις μάχονται· ἀλλ᾽ ἐν μέσοις μὲν αὐτοῖς ὁ θεὸς, ἀμφ᾽
αὐτὸν δὲ ἅπαντες ἐν τάξει κεκόσμηνται, χώραν ἕκαστος,
ἣν ἐκεῖνος ἔδωκεν, οὐκ ἀπολιπόντες. Οἱ μὲν ἔγγιστα τῷ
θεῷ, καὶ περὶ αὐτὸν ἐν κύκλῳ κεκοσμημένοι, γεωμέτραι καὶ
ἀριθμητικοὶ καὶ φιλόσοφοί τε καὶ ἰατροὶ καὶ ἀστρονόμοι καὶ
γραμματικοί. Τούτων δ᾽ ἐφεξῆς ὁ δεύτερος, ζωγράφοι,
πλάσται, γραμματισταὶ, τέκτονές τε καὶ ἀρχιτέκτονες, καὶ
λιθογλύφοι, καὶ μετ᾽ αὐτοὺς δὲ ἡ τρίτη τάξις, αἱ λοιπαὶ
τέχναι πᾶσαι, κατὰ μέρη μὲν οὕτω κεκόσμηται· πάντες δὲ
πρὸς τὸν θεὸν ἀποβλέπουσι, κοινῷ τῷ παρ᾽ αὐτοῦ προστά-
γματι πειθόμενοι. Θεάσῃ δὲ κᾀνταῦθα πολλοὺς μετ᾽ αὐτοῦ τοῦ θεοῦ, τετάρτην δέ τινα τάξιν ἀπὸ τῶν ἄλλων ἔκ-
κριτον, οὐχ οἷοί τινες ἦσαν οἱ μετὰ τῆς τύχης. οὐ γὰρ
ἀξιώμασι πολιτικοῖς, οὐδὲ γένους ὑπεροχαῖς, οὐδὲ πλούτῳ
(2) τοὺς ἀρίστους ὁ θεὸς οὗτος εἴθισται κρίνειν· ἀλλὰ
τοὺς καλῶς μὲν βιοῦντας, ἐν δὲ ταῖς ἑαυτῶν τέχναις πρω-
τεύοντας, ἑπομένους δὲ τοῖς προστάγμασιν αὐτοῦ καὶ νομί-
μως τὰς τέχνας ἐργαζομένους τιμᾷ τε καὶ πρὸ τῶν ἄλλων

illos medius eſt Deus, et circum hunc ſuo quisque loco
dispoſitus, nec ordinem, quem cuique dedit Deus, de-
ferunt. Alii quidem Deo proximi ſunt, et hunc ordine
compoſito cingentes, videlicet geometrae, arithmetici,
philoſophi, medici, aſtronomi et grammatici. Hos
ſequitur alter chorus, pictores, plaſtae, grammati-
ſtae, fabri et architecti, lapicidae. Poſt hos ſequitur
ordo tertius, reliquas artes omnes continens, ſic in ordinem digeſtis ſingulis, ut omnes tamen ad Deum· ver-
tant oculos communibus illius mandatis obtemperantes.
Conſpicies autem et hic multos cum ipſo Deo, quartum
quendam ordinem e caeteris ſelectum *efficientes*, non quales erant illi, qui Fortunam comitabantur. Non enim
ex dignitatibus civilibus, neque ex generis claritate, neque ex divitiis conſuevit Deus hic praeſtantiſſimos judicare, ſed qui cum virtute vitam agunt, quique in ſuis
artibus excellunt, ipſiusque obſequuntur praeceptis ac legitime ſuas artes exercent: hos et magni facit et cae-

8   ΓΑΛΗΝΟΥ ΠΡΟΤΡΕΠΤΙΚΟΣ ΛΟΓΟΣ.

Ed. Chárt. II. [5. 6.]   Ed. Baf. I. (2.)

ἄγει, περὶ αὐτὸν ἔχων ἀεί. Τοῦτον, οἶμαι, τὸν χορὸν
νοήσας, ὁποῖός ἐστιν, οὐ μόνον ζηλώσεις, ἀλλὰ καὶ προσκυ-
νήσεις. Σωκράτης ἐστὶν ἐν αὐτῷ καὶ Ὅμηρος, καὶ Ἱπποκράτης καὶ Πλάτων, καὶ οἱ τούτων ἐρασταί, οὓς ἴσα καὶ
τοῖς θεοῖς σέβομεν, οἷον ὕπαρχοί τινες καὶ ὑπηρέται τοῦ
θεοῦ. Τῶν δ᾽ ἄλλων ἁπάντων οὐκ ἔστιν ὅστις ἠμελήθη
ποτὲ πρὸς αὐτοῦ. οὐ μόνον γὰρ τῶν παρόντων πεφρόντικεν, ἀλλὰ καὶ πλέουσι σύμπλους ἐστὶ καὶ ναυαγούντων οὐκ
ἀπολείπεται. Ἀρίστιππος γοῦν ἐπειδή ποτε πλέων, τοῦ σκά-
φους ἀπολομένου, ἐπὶ τὰς Συρακουσίων ἠϊόνας ἐξεβράσθη,
πρῶτον μὲν ἐθάρρησε θεασάμενος ἐπὶ τῆς ψάμμου διάγραμμα
γεωμετρικόν· ἐλογίσατο γὰρ εἰς Ἕλληνάς τε καὶ σοφοὺς ἄνδρας, οὐκ εἰς βαρβάρους ἥκειν. Ἔπειτα παραγενόμενος εἰς
τὸ Συρακουσίων γυμνάσιον καὶ ταυτὶ τὰ ἔπη φθεγξάμενος,

[6]   Τίς τὸν πλανήτην Οἰδίπουν καθ᾽ ἡμέραν
        Τὴν νῦν σπανιστοῖς δέξεται δωρήμασι;

προσιόντας τέ τινας ἔσχεν αὐτῷ καὶ γνωρίζοντας ὅστις εἴη,

teris anteponit, eos femper fibi habens conjunctiffimos,
Hunc, ni fallor, chorum fi cognoveris, qualis fit, non
modo admiraberis, verum etiam adorabis. In hoc et
Socrates et Homerus et Hippocrates et Plato et horum
ftudiofi, 'quos pari cum Diis honore dignamur, tamquam
legati ac miniftri quidam Dei. Caeterorum autem omnium
nemo eft, qui ab eo unquam eft neglectus. Non
folum enim praefentium curam habet, verum etiam et
navigantibus adeft, nec in naufragio deftituit. Ariftip-
pus faltem, cum aliquando navigans, fracta fcapha, in
littus Syracufanum ejectus effet, primum quidem bono
animo effe coepit, cum in arena vidiffet defcriptas lineas
geometricas: reputabat enim fefe ad Graecos ac fapientes
viros, non ad barbaros veniffe. Poft cum veniffet in
Syracufiorum gymnafium, et hosce verfus pronuntiaffet:
    Quis Oedipum in diem vagantem et exulem
    Bonis recipiet hoc die rariffimis?
et habuit, qui ipfum convenirent et agnito protinus omnia,

ΓΑΛΗΝΟΥ ΠΡΟΤΡΕΠΤΙΚΟΣ ΛΟΓΟΣ. 9

Ed. Chart. II. [6.]   Ed. Baf. I. (2.)

καὶ πάντων, ὧν ἐδεῖτο, μεταδιδόντας εὐθέως. Ὡς δ᾽ εἰς
Κυρήνην, αὐτοῦ τὴν πατρίδα, μέλλοντές τινες πλεῖν ἐπυν-
θάνοντο, μή τι τοῖς οἰκείοις ἐπιστέλλει, κελεύειν αὐτοῖς
ἔφη ταῦτα κτᾶσθαι τὰ κτήματα, ἃ καὶ ναυαγήσαντι συν-
εκκολυμβήσει. Κεφ. ϛʹ. Πολλοὶ δὲ τῶν κακοδαιμόνων καὶ πάντα πρὸς
τὸν πλοῦτον ἀποβλεπόντων, ἐν τοιαύταις πραγμάτων περιστάσεσι γενόμενοι, χρυσὸν ἢ ἄργυρον ἐξαψάμενοί τε καὶ πε-
ριθέμενοι τῷ σώματι, προσαπώλεσαν αὐτοῖς καὶ τὴν ψυχήν.
οὐδὲ τοῦτο δυνάμενοι συνιδεῖν, ὅτι καὶ τῶν ἀλόγων ζώων
αὐτοὶ πρῶτοι τὰ ταῖς τέχναις κεκοσμημένα μᾶλλον ἀσπάζον-
ται. Καὶ γὰρ τοὺς πολεμικοὺς ἵππους καὶ τοὺς θηρατικοὺς
κύνας πρὸ τῶν ἄλλων τιμῶσι, καὶ τοὺς μὲν οἰκέτας ἐκδι-
δάσκονται τέχνας, πάμπολυ πολλάκις εἰς αὐτοὺς ἀργύριον
ἀναλίσκοντες· ἑαυτῶν δ᾽ ἀμελοῦσι. Καίτοι οὐκ αἰσχρὸν τὸν
οἰκέτην μὲν ἐνίοτε δραχμῶν εἶναι μυρίων ἄξιον, αὐτὸν δὲ
τὸν δεσπότην αὐτοῦ μηδὲ μιᾶς; καὶ τί λέγω μιᾶς; οὐδ᾽ ἂν

quibus opus erat, impertirent. Deinde cum cſſent, qui
Cyrenen, illius patriam, navigaturi percunctarentur,
*numquid ſuis renuntiari vellet: Jubete, inquit, illos has
ſibi parare poſſeſſiones, quae, navi fracta, ſimul enatant
cum poſſeſſore.* Cap. VI. At multi miſeri omnia ad divitias referentes, quum in talia tempora inciderint, aurum
vel argentum arripientes, illoque corpus circumdan-
tes, ſuam ſibi animam perdiderunt: ne id quidem
apud ſe reputantes, quod ipſi ex brutis animantibus
ea potiſſimum amplectuntur, quae ſunt artibus ornata.
Siquidem equos ad bellum edoctos, et canes venandi peritos cacteris anteponunt, quin et ſervos curant
artibus inſtituendos, et frequenter in eos plurimam
impendunt pecuniam: ſe vero ipſos negligunt. Quid?
annon turpe videtur, famulum nonnumquam aeſtimari drachmarum decem millibus, ipſum autem dominum ne unius quidem haberi? Quid autem dixi unius?

10   ΓΑΛΗΝΟΥ ΠΡΟΤΡΕΠΤΙΚΟΣ ΛΟΓΟΣ.

Ed. Chart. II. [6.]   Ed. Baf. I. (2.)

προΐκά τις τὸν τοιοῦτον λάβοι. Μή ποτε αὐτοὺς μόνους
ἠτιμήκασιν ἐκ πάντων μηδεμίαν ἐκμαθόντες τέχνην; Ὅταν
γὰρ καὶ τὰ ἄλογα τῶν ζώων ἐν τεχνικοῖς ἐπιτηδεύμασι παι-
δεύωσι, καὶ οἰκέτην ἀργὸν καὶ ἄτεχνον οὐδενὸς ἄξιον εἶναι
νομίζωσιν· ἐπιμελῶνται δὲ καὶ τῶν χωρίων, καὶ τῶν ἄλλων
κτημάτων, ὅπως ἕκαστον εἰς δύναμιν ὅτι βέλτιστον ᾖ· μόνων δ᾽ ἑαυτῶν ἀμελῶσι, μηδ᾽ εἰ ψυχὴν ἔχουσι γιγνώσκοντες, εὔδηλον, ὅτι τοῖς ἀποβλήτοις τῶν οἰκετῶν ἐοίκασιν.
ὥστε τις ἐπιστὰς ἀνδρὶ τοιούτῳ προσηκόντως ἂν εἴποι πρὸς
αὐτόν· ὦ ἄνθρωπε, οἰκία μὲν σοὶ εὖ ἔχει, καὶ τὰ ἀνδρά-
ποδα πάντα, καὶ ἵπποι δὴ καὶ κύνες, καὶ χωρία, καὶ ὅσα
κέκτησαι διάκειται καλῶς· αὐτὸν δὲ σὲ οὐκ ἀγαθὴ κομιδὴ
ἔχει. Καλῶς οὖν καὶ ὁ Δημοσθένης, καὶ ὁ Διογένης, ὁ
μὲν, χρυσᾶ πρόβατα καλῶν τοὺς πλουσίους καὶ ἀπαιδεύτους·
ὁ δὲ, ταῖς ἐπὶ τῶν κρημνῶν συκαῖς ἀπεικάζων αὐτούς.
ἐκείνων τε γὰρ τὸν καρπὸν οὐκ ἀνθρώπους, ἀλλὰ κόρακας
ἢ κολοιοὺς ἐσθίειν, τούτων τε τὰ χρήματα μηδὲν μὲν ὄφελος

nemo talem vel gratis acceperit in famulitium. Annon
tandem fe folos viliffimos omnium reddiderunt, qui foli
nullam artem didicerint? Etenim quum bruta quoque
artium exercitationibus erudiant, et fervum ignavum
nulliusque peritum artis nullo pretio dignum judicent:
curent autem et agros et reliquas poffeffiones, ut quaeque, quantum fieri poteft, fit quam optima, feipfos folos
negligant, ne hoc quidem intelligentes, animam habeant,
nec ne: perfpicuum eft, eos fimiles effe famulis con-
temtiffimis, ut jam aliquis tali homini adftans merito
verbis hujuscemodi illum alloquatur: O homo, familia
quidem tua tibi recte habet, mancipia omnia, et equi
et canes et agri et quidquid poffides bene compofitum
eft: at ipfe tu parum curatus es. Praeclare igitur De-
mofthenes et Diogenes, quorum alter divites indoctos appellavit *oves onuftas aureo vellere:* alter dixit eos fimiles
ficis arboribus, in praeruptis locis ftantibus. Nam harum
fructibus non homines, fed corvos et graculos vesci: fic
horum pecunias nulli effe ufui viris probis, verum ab

ΓΑΛΗΝΟΥ ΠΡΟΤΡΕΠΤΙΚΟΣ ΛΟΓΟΣ. 11

Ed. Chart. II. [6. 7.]   Ed. Baf. I. (2.)

εἶναι τοῖς ἀστείρις, δαπανᾶσθαι δ᾽ ὑπὸ τῶν κολάκων, οἵτινες, ἐὰν οὕτως τύχῃ, πάντων αὐτοῖς ἀναλωθέντων, ἀπαντῶντες παρέρχονται, μὴ γνωρίζειν προσποιούμενοι. Ὅθεν
οὐδ᾽ ὁ ταῖς κρήναις τοὺς τοιούτους εἰκάσας ἄμουσός τις
ἦν. καὶ γάρ τοι καὶ οἱ ἀπὸ τῶν κρηνῶν ὑδρευόμενοι πρόσθεν, ἐπειδὰν μηκέτ᾽ ἔχωσιν ὕδωρ, ἀνασυράμενοι προσου-
ροῦσι. καὶ ἔστιν εὔλογον, τοὺς διὰ μηδὲν ἀλλ᾽ ἢ τὰ χρήματα περιβλέπτους, ἅμα τῷ στερηθῆναι τούτων, εὐθὺς καὶ
τῶν ἄλλων, ἃ διὰ ταῦτ᾽ εἶχον, ἐστερῆσθαι. Τί γὰρ ἂν καὶ
πάθοιεν, ἴδιον μὲν οὐδὲν ἀγαθὸν κεκτημένοι, ἀεὶ δ᾽ ἐπ᾽
ἀλλοτρίοις καὶ τοῖς παρὰ τῆς τύχης ἐπαιρόμενοι;

Κεφ. ζ'. [7] Τοιοῦτοι δέ τινές εἰσι καὶ οἱ τὴν εὐγέ-
νειαν προβαλλόμενοι καὶ φρονοῦντες ἐπ᾽ αὐτῇ μέγα. Καὶ
γὰρ καὶ οὗτοι σπάνισι τῶν ἰδίων ἀγαθῶν ἐπὶ τὸ γένος
ἥκουσιν· οὐδὲ τοσοῦτον γιγνώσκοντες, ὅτι ἄρα ἡ εὐγέ-
νεια αὕτη, ἐφ᾽ ᾗ σεμνύνονται, τοῖς κατὰ πόλιν νομίσμασιν

affentatoribus confumi, qui quidem, fi fic acciderit, ut
nihil fit reliquum, forte obvios factos praetereunt, perinde quafi ne noffent quidem. Unde quidam non inelegans dixit iftos fimiles fontibus. Etenim qui prius
e fontibus aquari folent, fimulatque fontes aquam non
amplius habeant, fublatis veftibus iisdem admingere folent. Et fane videtur aequum, qui nulla re fufpiciendi
funt, nifi ob divitias, fimulatque his fpoliati fuerint,
pariter et illis fpoliari, quae ob divitias habeant. Quid
enim ifti facerent, qui nullum proprium poffident bonum, fed perpetuo pendent ab alienis et a rebus for-
tuitis?

Cap. VII. Tales autem et ii funt, qui generis
nobilitatem venditant et hinc fibi placentes tollunt
criftam. Nam et ifti, quoniam propriis bonis carent,
ad majorum imagines confugiunt: non faltem hoc intelligentes, quod ifta generis nobilitas, qua gloriau-
tur, fimilis eft fingularum urbium numismatibus, quae

ἔοικεν, ἃ παρὰ τοῖς θεμένοις ἰσχύοντα, παρ᾽ ἄλλοις ἐστὶ
κίβδηλα.

    Οὐδ᾽ εὐγένειά σ᾽ ἦρεν εἰς ὕψος μέγα;
    Κακὸν τὸ μὴ ᾽χειν, τὸ γένος οὐκ ἔβοσκέ με.

καλὸς οὖν, ᾗ φησιν ὁ Πλάτων, θησαυρὸς αἱ τῶν πατέ-
ρων ἀρεταὶ, κάλλιον δ᾽ ἀντιθεῖναι δύνασθαι τὸν τοῦ Σθε-
νέλου λόγον·

    Ἡμεῖς τῶν πατέρων μέγ᾽ ἀμείνονες εὐχόμεθ᾽ εἶναι.

Ταύτην γὰρ μόνην ἔχοιμεν ἂν, εἰ δή τις ἐστὶν εὐγενείας
χρεία, πρὸς οἰκεῖον παράδειγμα τὸν ζῆλον ἡμῖν γίγνεσθαι·
ὡς εἴγε καταπολὺ τῆς τῶν προγόνων ἀρετῆς ἀπολειπόμεθα,
λύπη μὲν ἂν εἴη κἀκείνοις, εἴ τις αὐτοῖς ἐστιν αἴσθησις·
αἰσχύνη δ᾽ ἡμῖν αὐτοῖς τοσῷδε μείζων, ὅσῳ καὶ τὸ γένος
περιφανέστατον. Οἱ μὲν γὰρ ἀμαθεῖς, παντάπασιν ἄσημοι
τῷ γένει, τοῦτο γοῦν αὐτοὶ κερδαίνουσι, τὸ μὴ γινώσκεσθαι
τοῖς πολλοῖς, ὁποῖοί τινές εἰσιν. Ὅσοις δὲ τὸ λαμπρὸν καὶ
διάσημον τοῦ γένους οὐδὲ τοῦ λαθεῖν ἐξουσίαν δίδωσι, τί

apud eos 'quidem valent, qui inſtituerunt, apud alios
vero adulterina habentur.

    Annon te in altum generis evexit decus?
    Malum eſt egere: non alebat me genus.

Praeclarus igitur, ut ait Plato, *theſaurus eſt parentum
virtutes:* ſed praeclarius eſt huic opponere poſſe Sthe-
neli dictum:

    Atqui nos patribus longe praeſtamus avisque.

Nam ſi qua omnino eſt nobilitatis utilitas, ea ſola
eſt, quod, propoſito exemplo domeſtico, hinc accenditur
ſtudium imitandi. Proinde ſi degeneremus a majorum
virtute, merito discrucientur illi, ſi quis modo ſenſus
inſit defunctis: nobis autem tanto plus eſt dedecoris,
quanto genus eſt illuſtrius. Si quidem imperiti, qui genere ſunt prorſus obſcuro, hoc lucrifaciunt, quod plerique neſciunt, quales ſint. Caeterum quos decus et
claritudo generis non ſinit latere, quid fructus ferunt

Ed. Chart. II. [7.]   Ed. Baf. I. (2.)

ἄλλο ἢ περιφανέστερον οὗτοι δυστυχοῦσι; καὶ μέν γε καὶ
καταγινώσκονται μᾶλλον οἱ ἀνάξιοι τοῦ γένους. ὥστ᾽ εἰ καί
τις ἠλίθιος ὢν ὑπομιμνήσκοι τὸ λαμπρὸν τοῦ γένους, ἀσυγ-
γνωστότερον ἑαυτῷ τὸ κακὸν ἀποφαίνει. οὐ γὰρ ὁμοίως
ἐξετάζομέν τε καὶ βασανίζομεν τοὺς ἐπιτυχόντας ἀνθρώπους
τοῖς ἐκ γένους λαμπροῦ· ἀλλὰ τοὺς μὲν, κἂν μέτριοί τινες
ὦσιν, ἀποδεχόμεθα, τῇ δυσγενείᾳ τῆς ἐνδείας τὴν αἰτίαν
ἀναφέροντες· τοὺς δὲ, εἰ μηδὲν τῶν προγόνων ἄξιον ἔχοιεν,
οὐδέπω θαυμάζομεν, ἂν καὶ τῶν ἄλλων ἁπάντων πολὺ διαφέ-
ρωσιν. ὥστ᾽ εἴ τις εὖ φρονεῖ, τέχνης ἀσκήσει προσίτω, δι᾽ ἣν,
κἂν εὐγενὴς ᾖ, τοῦ γένους οὐκ ἀνάξιος φανεῖται· κἂν μὴ τοιοῦτος ὑπάρχῃ, τὸ γένος αὐτὸς ἐπικοσμήσει, μιμησάμενος τὸν
παλαιὸν ἐκεῖνον Θεμιστοκλέα, ὃς ὀνειδιζόμενος ἐπὶ τῷ γένει,
Ἀλλ᾽ ἐγὼ τοῖς ἀπ᾽ ἐμαυτοῦ, ἔφη, τοῦ γένους ἄρξω, καὶ τὸ
ἐμὸν ἀπ᾽ ἐμοῦ γένος ἄρξεται· τὸ δὲ σὸν εἰς σὲ τελευτήσει.
Ὁρᾷς, ὡς οὐδέν κωλύει τὸν Σκύθην Ἀνάχαρσιν καὶ θαυμά-

ex nobilitate, nifi ut illorum infelicitas fit illuftrior? Et
fane qui generi fuo non refpondent, majore reprehenfione
digni funt, quam obfcuro loco nati. Itaque fit, ut, fi
vecors praedicet claritatem generis, declaret, fuum ipfius
vitium minus venia dignum effe. Neque enim eadem
trutina aeftimamus aut exploramus plebejos homines, qua
claro genere natos. Sed illos, fi vel mediocri virtute
praediti fint, probamus et amplectimur, quod deeft eorum virtuti, generis obfcuritati attribuentes. Rurfus hos,
qui nihil habent dignum imaginibus majorum, etiamfi
caeteris omnibus antecellant, nondum tamen fufpicimus.
Proinde, fi quis fapit, ad exercendam artem fefe conferat, per quam, fi nobilis fuerit, videbitur genere non
indiguus: fin minus, ipfe genus ornabit fuum: veterem
illum Themiftoclem imitatus, cui quum probro objice-
retur, quod nothus effet, *At ego*, inquit, *pofteris meis
auctor ero generis; ac meum quidem genus a me inci-
piet, tuum vero in te definet.* Vides, non obftitiffe Ana-
charfidi Scythae, quominus effet in admiratione et inter

Ed. Chart. II. [7. 8.]   Ed. Baf. I. (2. 3.)

ζεσθαί τε καὶ σοφὸν ὀνομάζεσθαι, καίτοι βάρβαρος ἦν τὸ
γένος. οὗτός ποτε πρὸς τινὸς ὀνειδιζόμενος, ὅτι βάρβαρος
εἴη καὶ Σκύθης, Ἐμοὶ μὲν ἡ πατρὶς ὄνειδος, σὺ δὲ τῇ
πατρίδι· πάνυ καλῶς ἐπιπλήξας τῷ μηδενὸς ἀξίῳ λόγου,
μόνον δ᾽ ἐπὶ τῇ πατρίδι σεμνυνομένῳ. Εἰ γὰρ ἐπιστήσαις
τοῖς πράγμασι τὸν νοῦν, οὐ διὰ τὰς πόλεις εὕροις ἂν ἐν
δόξῃ τοὺς πολίτας γιγνομένους· ἀλλ᾽ αὐτὸ δὴ τοὐναντίον,
διὰ τοὺς ἀγαθοὺς ἄνδρας ἐν ταῖς τέχναις καὶ τὰς πατρί-
δας αὐτῶν μνημονευομένας. Τίς γὰρ ἦν Σταγείρων λόγος,
εἰ μὴ δι᾽ Ἀριστοτέλην; τίς δ᾽ ἂν Σόλων, εἰ μὴ δι᾽ Ἄρατόν
τε καὶ Χρύσιππον; ὅπου καὶ τῶν Ἀθηνῶν αὐτῶν μέχρι
πόῤῥω τοὔνομα πεφοίτηκεν, οὐ διὰ τὴν τῆς γῆς ἀρετὴν, λεπτόγεως γὰρ, ἀλλὰ διὰ τοὺς ἐν αὐτῇ φύντας, οἳ
πλεῖστοί τε καὶ ἄριστοι γενόμενοι, μετέδοσάν τι καὶ τῇ
πα(3)τρίδι τοῦ σφετέρου κλέους. Μάθοις δ᾽ ἂν ἐναρ-
γέστατα τὸ τοιοῦτον ἀληθὲς ὄν, εἰ τὸν Ὑπέρβολον ἢ
[8] τὸν Κλέωνα λογίσαιο τοσοῦτον ἀπὸ τῶν Ἀθηνῶν κερ-

fapientes numeretur, tametfi genere barbarus effet. Huic
quum quidam exprobraret, quod genere barbarus effet
ac Scytha, *Mihi quidem*, inquit, *patria dedecori eft,
tu vero patriae:* egregie admodum increpans hominem
hihili, nec alia re, quam patriae nomine gloriantem.
Quod fi fixius et attentius contempleris res hominum,
comperies, non homines factos illuftres ex civitatibus, fed
contra per viros bonos et artibus praeftantes horum patrias
fuiffe nobilitatas. Etenim quod nomen, aut quam dignitatem habuiffent Stagira, nifi per Ariftotelem conti-
giffet? Rurfus quae Solorum fuiffet dignitas, nifi per
Aratum et Chryfippum? quin et Athenarum nomen
unde tam procul dimanavit? non ob terrae foecundita-
tem: habuit enim agros parum feraces: fed per eos potius, qui illic nati funt, quorum plerique, dum in viros optimos evaferunt, nonnullam fuae gloriae portionem impertierunt et patriae. Hoc autem effe veriffimum
evidentiffime perfpicies, fi tecum reputes Hyperbolum
et Cleonem, quibus ad nihil aliud profuit Athenarum

δήσαντας, ὅσον ἄν τις εἰς περιφάνειαν κακῶν ἐπικτή-
σαιτο.

  Ἦν ὅτε σύας βοιώτιον ἔθνος ἔνεπον,
ὁ Πίνδαρος φησί· καὶ πάλιν ὁ αὐτός·
  Εἰ ἐκφεύγομεν βοιωτίαν
  Σῦν.
ἀξιῶν, ὅλου σχεδὸν ἔθνους τὸν ἐπ᾽ ἀμαθίᾳ ψόγον ἀπο-
λύεσθαι διὰ τὴν ἑαυτοῦ μουσικήν.

  Κεφ. η΄. Ἐπαινέσῃ δ᾽ ἄν τις καὶ τὸν Ἀθήνησι νομο-
θέτην, ὃς τὸν μὴ διδάξαντα τέχνην ἐκώλυε πρὸς τοῦ παιδὸς τρέφεσθαι. τέχνης ἁπάσης κατ᾽ ἐκεῖνον μάλιστα τὸν
χρόνον ἀσκουμένης, ἡνίχ᾽ ὡραιότατα φαίνηται τὰ σώματα,
πολλοῖς συνέβη περιβλέπτοις διὰ κάλλος γεγενημένοις ἀμελῆσαι τῆς ἑαυτῶν ψυχῆς, εἶθ᾽ ὕστερον, ὅτ᾽ οὐδὲν ὄφελος,
λέγειν·
  Εἴθ᾽ ὤφελεν τὸ κάλλος, ὅ με διώλεσε,
  Κακῶς ὀλέσθαι.

nobilitas, niſi ut illorum maleficia nobilitata magis eſſent
atque teſtata.

  Quondam Boeotios vocabant ſues,

inquit Pindarus. Et idem rurſus:

  An effugimus Boeotiam
  Suem?

volens totius fere gentis de imperitia probrum aboleri
per ſuam poëticam.

  Cap. VIII. Jam vero et legislatorem Athenienſem fortaſſe laudarit aliquis, qui vetuit parentem alimoniae jus
a filio petere, quem nullam artem docuiſſet. Cum id
potiſſimum temporis omnis ars exerceatur, quum corpora maxime vigent, multis uſu venire ſolet, ut ob corporis formam conſpicui animum negligant, deinde ſero
fruſtraque deplorent, dicentes:

  Utinam forma, quae me perdidit,
  Pereat male!

*Τηνικαῦτα δ' αὐτοὺς καὶ τὸ τοῦ Σόλωνος εἰσέρχεται,
σκοπεῖσθαι κελεύοντος ἐν τοῖς μάλιστα τὸ τέλος τοῦ βίου.
εἶτα καὶ τῷ γήρᾳ λοιδοροῦνται, δέον ἑαυτοῖς· καὶ τὸν Εὐριπίδην ἐπαινοῦσι λέγοντα·*

οὐ γάρ ἐστιν ἀσφαλὲς
Περαιτέρω τὸ κάλλος ἢ μέσῳ λαβεῖν.

*Ἄμεινον. οὖν ἐστὶν ἐγνωκότας τὴν μὲν τῶν μειρακίων
ὥραν τοῖς ἠρινοῖς ἄνθεσιν ἐοικυῖαν, ὀλιγοχρόνιόν τε τὴν
τέρψιν ἔχουσαν, ἐπαινεῖν τε τὴν Λεσβίαν λέγουσαν·*

Ὁ μὲν γὰρ καλὸς ὅσον ἰδεῖν πέλεται·
Ὁ δὲ κἀγαθὸς αὐτίκα καὶ καλὸς ἔσται.

*πείθεσθαι δὲ καὶ Σόλωνι τὴν αὐτὴν γνώμην ἐνδεικνυμένῳ·
τὸ δὲ γῆρας καθάπερ χαλεπὸν ἐφεδρεύοντα χειμῶνα, δεόμενον
οὐχ ὑποδημάτων μόνον καὶ ἐσθῆτος, ἀλλὰ καὶ οἰκήσεως ἐπιτη-
δείας καὶ μυρίων ἄλλων, παρασκευάζεσθαι πρὸς αὐτὸ, καθάπερ
ἀγαθὸν κυβερνήτην ἐκ πολλοῦ πρὸς χειμῶνα. Μοχθηρὸν γὰρ τὸ*

ῥεχθὲν δέ τε νήπιος ἔγνω.

Tum illis et illud Solonis in mentem venit, qui jubet inprimis *fpectari vitae finem.* Deinde et fenectutem incufant, cum fe ipfos debuiffent incufare: Euri-
pidemque laudant dicentem:

non enim tutum eft,
Pulchritudinem fupra quam mediocrem paraffe.

Praeftat igitur intelligere, adolefcentium formam ver-
nis floribus fimilem effe, ut quae voluptatem habeat
temporariam, fimulque laudare Lesbiae dictum:

*Nam qui formofus eft, tantisper eft, dum cernitur:
At quisquis bonus eft, protinus et formofus erit.*

Parendum autem et Soloni, eandem fententiam profe-
renti: Adverfus fenectutem, quae tanquam procella vehemens irruit, quaeque non calceamentis folum et veftitu,
verum et domicilio commodo aliisque innumeris rebus
eget, adverfus hanc igitur nos probi gubernatoris exemplo multo ante velut in venturam tempeftatem oportere praeparatos effe. Miferum enim illud eft:

Vecors intelligit acta.

Πρὸς τί γὰρ ἂν καὶ φαίη τις εἶναι χρήσιμον ἀνάσκητον νέου
κάλλος; ἀρά γ᾽ εἰς πόλεμον; καὶ μὴν οὐκ ἀστόχως τις
ἐπιφωνήσειε τοῖς τοιούτοις·
     Ἀλλὰ σύ γ᾽ ἱμερόεντα μετέρχεο ἔργα γάμοιο.
     Ἀλλ᾽ εἰς οἶκον ἰοῦσα τὰ σαυτῆς ἔργα κόμιζε.
καὶ γὰρ ὁ Νιρεὺς
     κάλλιστος μὲν ἀνὴρ ὑπὸ Ἴλιον ἦλθεν,
     Ἀλλ᾽ ἀλαπαδνὸς ἔην.
καὶ διὰ τοῦθ᾽ ἅπαξ αὐτοῦ μόνον ἐμνημόνευσεν Ὅμηρος ἐν
νεῶν καταλόγῳ, πρὸς ἐπίδειξιν, ἐμοὶ δοκεῖ, τῆς τῶν καλ-
λίστων ἀνδρῶν ἀχρηστίας, ὅταν αὐτοῖς ὑπάρχῃ μηδὲν ἄλλο
τῶν εἰς τὸν βίον χρησίμων. Οὐδὲ μὴν εἰς πόρον χρημάτων,
εἴ τινες τῶν κακοδαιμόνων λέγειν τολμῶσι, τὸ κάλλος ἐστὶ
χρήσιμον. Ὁ μὲν γὰρ ἐλευθέριός τε καὶ ἔνδοξος καὶ βέ-
βαιος χρηματισμὸς ἀπὸ τέχνης γίγνεσθαι πέφυκεν· ὁ δ᾽
ἀπὸ σώματος καὶ κάλλους αἰσχρός ἐστι, καὶ διὰ παντὸς ἐπο-
νείδιστος. Χρὴ τοίνυν τὸν νέον, πειθόμενον τῷ παλαιῷ

Ad quid enim dixeris utilem effe formam adolefcentis
nulla excultam arte? Num ad bellum? Atqui non abs
re quis illud Homericum in tales jaculetur:

Quin tu conjugii tractas mulcentia facta!
Ito domum et tracta tibi convenientia facta!

Siquidem Nireus
Venerat ad Trojam cunctis formofior unus,
Verum mollis erat.

Eoque non nifi femel hujus meminit Homerus in recen-
fendis navibus, haud quidem ob aliud, mea fententia,
nifi ut declararet, quam fint inutiles viri forma prae-
ftantiffimi, quoties illis praeter formam nihil adeft, quod
ad ufum vitae conducat. Neque vero ad parandas opes,
quod improbi quidam et perditi homines dicere non verentur, utilis eft forma: cum liberalis honeftus firmus-
que pecuniarum cenfus ex arte parari foleat: reditus
vero ex corporis forma turpis femper et infamis fit.
Oportet igitur adolefcentem juxta vetus praeceptum

Ed. Chart. II. [8. 9.]   Ed. Baf. I. (5.)

παραγγέλματι, τὴν ἑαυτοῦ μορφὴν ἐν κατόπτρῳ ϑεα[9]σά-
μενον, εἰ μὲν καλὸς εἴη τὴν ὄψιν, ἀσκῆσαι, τοιαύτην εἶναι
καὶ τὴν ψυχὴν, ἄτοπον ἡγησάμενον ἐν καλῷ σώματι ψυχὴν
αἰσχρὰν οἰκεῖν· εἰ δ᾽ αἰσχρὸς αὐτῷ φαίνοιτο τὴν τοῦ σώματος ἰδέαν εἶναι, τοσῷδε μᾶλλον ἐπιμεληϑῆναι τῆς ψυχῆς,
ἵν᾽ ἔχῃ λέγειν τὸ Ὁμηρικόν·

   Ἄλλος μὲν γάρ τ᾽ εἶδος ἀκιδνότερος πέλει ἀνήρ·
   Ἀλλὰ ϑεὸς μορφὴν ἔπεσι στέφει· οἱ δέ τ᾽ ἐς αὐτὸν
   Τερπόμενοι λεύσσουσιν· ὁ δ᾽ ἀσφαλέως ἀγορεύει
   Αἰδοῖ μειλιχίῃ, μετὰ δὲ πρέπει ἀγρομένοισιν·
   Ἐρχόμενον δ᾽ ἀνὰ ἄστυ, ϑεὸν ὧς, εἰσορόωσιν.

Ἐξ ἁπάντων τοίνυν τῶν εἰρημένων τοῖς γε μὴ παντάπασιν
ἀνοήτοις ἐναργῶς φαίνεται, μήτ᾽ ἐπὶ γένους λαμπρότητι,
μήτ᾽ ἐπὶ πλούτῳ τε καὶ κάλλει ϑαῤῥήσαντα καταφρονῆσαι
τέχνης ἀσκήσεως. αὐτάρκη μὲν οὖν καὶ ταῦτα. Κάλλιον δ᾽
ἴσως προσϑεῖναι καὶ τὸ τοῦ Διογένους, οἷον ἀγαϑόν τινα
ἐπῳδόν. Ὃς ἑστιώμενος παρά τινι τῶν μὲν ἑαυτοῦ πάντων

fuam ipfius formam ad fpeculum contemplari, qui fi fe
confpexerit facie pulchra, advigilandum eft, ut talis fit
et animus, exiftimetque vehementer abfurdum in formofo
corpore animum habitare deformem; rurfus fi fe viderit
forma corporis infelici, tanto majori ftudio animum ex-
colet, ut dicere poffit illud Homericum:

   Eft alius, cui forma parum fit corpore felix,
   Sed comptis formam verbis Deus ornat ; et illi
   Defixis oculis vultum hujus cernere gaudent.
   Ille fine offenfa loquitur, placido ora rubore
   Suffufus, reliquosque foro toto eminet inter,
   Utque Deum adfpiciunt, incedit quando per urbem.

Ex his igitur perfpicuum eft, iis, qui non prorfus mente
carent, non effe negligenda artium ftudia, nec in divitiis aut formae venuftate aut denique fplendore generis
fpem effe ponendam rerum noftrarum. Atque haec quidem fufficiebant. Attamen melius, opinor, fuerit ceu
pulchrum opodon accinere Diogenis illud. Is cum apud

ἀκριβῶς προνενοημένῳ, μόνου δ᾽ ἑαυτοῦ παντάπασιν ἠμε-
ληκότι, χρεμψάμενος, ὡς πτύσων, εἶτ᾽ ἐν κύκλῳ περισκο-
πήσας, εἰς οὐδὲν μὲν τῶν πέριξ ἔπτυσε, αὐτῷ δὲ μόνῳ
προσέπτυσε τῷ δεσπότῃ τῆς οἰκίας. ἀγανακτοῦντος δ᾽ αὐτοῦ καὶ τὴν αἰτίαν ἐρωτῶντος· Οὐδὲν, ἔφησεν, ὁρᾶν. οὕτως ἠμελημένον τῶν κατὰ τὴν οἰκίαν, ὡς ἐκεῖνον. τοὺς γὰρ
τοίχους ἅπαντας ἀξιολόγοις γραφαῖς κεκοσμῆσθαι, τὸ δ᾽
ἔδαφος ἐκ ψήφων πολυτελῶν συγκεῖσθαι, θεῶν εἰκόνας ἔχον
ἐξ αὐτῶν διατετυπωμένας, ἅπαντα τὰ σκεύη λαμπρὰ καὶ
καθαρά, καὶ τὴν στρωμνὴν καὶ τὰς κλίνας εἰς κάλλος ἐξη-
σκῆσθαι· μόνον δ᾽ ἐκεῖνον ὁρᾶν ἠμελημένον· εἰθίσθαι δ᾽
ἅπασιν ἀνθρώποις εἰς τοὺς ἀτιμοτάτους τῶν παρόντων τόπων ἀποπτύειν. Μὴ τοίνυν ἐάσῃς, ὦ μειράκιον, ἄξιον τοῦ
προσπτύεσθαι γενέσθαι σεαυτὸν, μήδ᾽ ἂν ἅπαντά σοι
τἆλλα κάλλιστα διακεῖσθαι δοκῇ. σπάνιον μὲν γάρ ἐστι καὶ
τὸ τυχεῖν αὐτῶν ὁμοῦ πάντων, ὡς εὐγενῆ τε καὶ πλούσιον

quemdam acciperetur convivio, qui res omnes, quas pof-
lidebat, accurata providentia nitidas et inſtructas habebat,
caeterum fui ipſius nullam curam habuerat, ſcreans veluti ſputum ejecturus, cum undique circumſpexiſſet, nihil
vidit, in quod exſpueret, ſed in ipſum ſolum domus he-
rum exſpuit. Ille cum indignaretur, rogaretque, quam
ob cauſam id faceret, reſpondit, ſe nihil in tota domo
tam ſordidum ac neglectum videre, quam eſſet ipſe:
nam parietes omnes egregiis picturis ornatos eſſe, pavi-
mentum autem ex teſſellis pretioſis eſſe concinnatum,
deorumque variis imaginibus diſtinctum, vaſa omnia pura
ac nitentia, quin ſtragulas et lectos pulchre magnifico-
que artificio elaborata eſſe: ſolum ipſum videri neglectum et incompoſitum: omnibus autem eſſe morem,
ut in locum omnium, qui adſunt, inhoneſtiſſimum ex-
ſpuant. Ne committas igitur, adoleſcens, ut te praebeas
dignum, in quem ſputum ejiciatur, etiamſi reliqua omnia
pulcherrima tibi videantur adeſſe. Rarum enim eſt iſtis
ſimul univerſis potiri, ut idem pariter et nobilis ſis et

Ed. Chart. II. [9.]   Ed. Baf. I. (3.)

εἶναι καὶ καλὸν ἅμα τὸν αὐτόν· εἰ δ᾽ ἄρα καὶ συνέλθοι
ποτὲ, δεινὸν ἂν εἴη μόνον ἐν ἅπασι τοῖς ὑπάρχουσιν ἑαυτὸν κατάπτυστον εἶναι.

Κεφ. θ'. Ἄγετ᾽ οὖν, ὦ παῖδες, ὁπόσοι τῶν ἐμῶν
ἀκηκοότες λόγων, ἐπὶ τέχνης μάθησιν ὡρμήσθε, μή τις
ὑμᾶς ἀπατεὼν καὶ γόης ἀνὴρ παρακρουσάμενός ποτε, μα-
ταιοτεχνίαν διδάξηται, γιγνώσκοντας, ὡς ὁπόσοις τῶν ἐπιτηδευμάτων οὐκ ἐστὶ τὸ τέλος βιωφελὲς, ταῦτ᾽ οὐκ εἰσὶ
τέχναι. Καὶ περὶ μὲν τῶν ἄλλων ὑμᾶς καὶ πάνυ πέποιθα
γιγνώσκειν, ὅτι μηδὲν τούτων ἐστὶ τέχνη, οἷον τό τε πετ-
τευριπτεῖν καὶ βαδίζειν ἐπὶ σχοινίων λεπτῶν, ἐν κύκλῳ τε
περιδινεῖσθαι μὴ σκοτούμενον, οἷα τά τε Μυρμηκίδου τοῦ
Ἀθηναίου καὶ Καλλικράτους τοῦ Λακεδαιμονίου. Τὸ δὲ τῶν
ἀθλητῶν ἐπιτήδευμα μόνον ὑποπτεύω, μήποτ᾽ ἄρα τοῦτο
καὶ ῥώμην σώματος ἐπαγγελλόμενον, καὶ τὴν παρὰ τοῖς
πολλοῖς δόξαν ἐπαγόμενον, δημοσίᾳ παρὰ τοῖς πατράσι τετιμημένον ἡμερησίαις ἀργυρίου δόσεσι, καὶ ὅλως ἴσα τοῖς ἀρι-

dives et formofus. Quodſi tibi ſane ſimul illa contingant
aliquando, tamen abſurdum fuerit, te unum in omnibus
tuis facultatibus videri conſpuendum.

Cap. IX. Agite igitur, o pueri, quicumque, audita
mea oratione, ad cognoſcendas artes animum appuliſtis,
videte, ne quis unquam veterator ·et impoſtor homo vos
aut inutiles artes aut improbas doceat: ſed certum vobis
exploratumque ſit, quibus artibus nullus eſt propoſitus finis
ad vitam utilis, has artes non eſſe. Ac plane perſuaſum habeo, de caeteris quidem vos ipſos perſpicere, quod
nihil iſtiusmodi rerum artis nomine ſit dignum, veluti
jacere talos, ire per extentum funem, et rotatu cir-
cumagi in gyrum ſine vertigine: qualia fuerunt ſtudia
Myrmecidae Athenienſis et Callicratis Lacedaemonii. Tantum athletarum exercitium ſuſpectum habeo, nc veluti
corporis robur pollicens, et gloriam apud vulgus conci-
lians, publicitus etiam apud majores diurnis pecuniae
largitionibus honoratum, parique in pretio habitum cum

στεῦσι [10] τετιμημένον, ἐξαπατήσῃ τινὰ τῶν νέων, ὡς
προκριθῆναι τινὸς τέχνης. Ὅθεν ἄμεινον προδιασκέψασθαι
περὶ αυτοῦ· εὐεξαπάτητος γὰρ ἕκαστος ἐν οἷς ἐστιν ἀπρό-
σκεπτος. Τὸ δὴ τῶν ἀνθρώπων γένος, ὦ παῖδες, ἐπικοινωνεῖ τοῖς θεοῖς τε καὶ τοῖς ἀλόγοις ζώοις· τοῖς μὲν καθ᾽.
ὅσον λογικόν ἐστι, τοῖς δὲ καθ᾽ ὅσον θνητόν. Βέλτιον οὖν
ἐστὶ τῆς πρὸς τὰ κρείττονα κοινωνίας αἰσθανόμενον, ἐπιμε-
λήσασθαι παιδείας, ἧς τυχόντες μὲν, τὸ μέγιστον τῶν ἀγαθῶν ἕξομεν· ἀποτυχόντες δὲ, οὐκ αἰσχυνούμεθα τῶν ἀχρήστων ζώων ἐλαττούμενοι. Σώματος δ᾽ ἄσκησις ἀθλητικὴ,
ἀποτυγχανομένη μὲν αἰσχίστη, ἐπιτυγχανομένη δὲ, τῶν ἀλόγων ζώων οὐδέπω κρείττων· τίς γὰρ λεόντων ἢ ἐλεφάντων
ἀλκιμώτερος; τίς δ᾽ ὠκύτερος λαγωοῦ; Τίς δ᾽ οὐκ οἶδεν, ὡς
καὶ τοὺς θεοὺς δι᾽ οὐδὲν ἄλλ᾽ ἢ διὰ τὰς τέχνας ἐπαινου-
μένους; ὡς καὶ τῶν ἀνθρώπων τοὺς ἀρίστους θείας ἀξιω-

praeftantiffimis viris, dccipiat aliquem adolefcentem, eoque feducat, ut hoc arti cuipiam anteponat. Unde fatius eft adverfus haec praeparatum et praemeditatum
effe. Nam facile quisque fallitur in his, quae non paulo
ante praemeditatus secum mente pertractavit. Sane genus hominum, o pueri, communionem habet cum Diis
et cum brutis animalibus. Cum illis quidem, quatenus
utitur ratione; cum his vero, quatenus eft mortale.
Satius eft igitur, ut, animis ad meliorem communionis
partem adjectis, curemus eruditionem: quam affecuti,
quod eft in bonis fummum, habebimus: fin eam non
fuerimus affecuti, non tamen hoc nomine pudefcemus,
quod brutis ignaviffimis fimus facti inferiores. Athletica
vero corporis exercitatio, fi non contingat affectanti,
turpiffimum eft: fi maxime contingat, nihilo tamen
praeftantior eft brutis auimantibus. Quis enim robuftior
leonibus aut elephantis? Quis lepore velocior? Quis
vero nefcit, ipfos etiam Deos non ob aliud laudari,
quam propter artes? adeo, ut ob has etiam eximios
homines dignati fimus divinis honoribus, non quod bene

ϑῆναι τιμῆς, οὐχ ὅτι καλῶς ἔδραμον ἐν τοῖς ἀγῶσιν, ἢ δίσκον
ἔῤῥιψαν, ἢ διεπάλαισαν, ἀλλὰ διὰ τὴν (4) ἀπὸ τῶν τεχνῶν
εὐεργεσίαν. Ἀσκληπιός γέ τοι καὶ Διόνυσος, εἴτ᾽ ἄνϑρωποι
πρότερον ἤστην, εἴτ᾽ ἀρχῆϑεν ϑεοὶ, τιμῶν ἀξιοῦνται μεγίστων, ὁ μὲν διὰ τὴν ἰατρικὴν, ὁ δ᾽, ὅτι τὴν περὶ τὰς ἀμ-
πέλους ἡμᾶς τέχνην ἐδίδαξεν. Εἰ δ᾽ οὐκ ἐϑέλεις ἐμοὶ πεί-
ϑεσϑαι, τόν γε ϑεὸν αἰδέσϑητι τὸν Πύϑιον. οὗτός ἐστιν
ὁ καὶ τὸν Σωκράτην εἰπὼν ἀνδρῶν ἁπάντων σοφώτατον εἶναι,
καὶ τῷ Λυκούργῳ προσφωνήσας, ᾧδ᾽ εἶπεν·

Ἥκεις, ὦ Λυκόεργε, ἐμὸν ποτὶ πίονα νηόν.
Δίζω, ἢ σὲ ϑεὸν μαντεύσομαι, ἢ ἄνϑρωπον.
Ἀλλ᾽ ἔτι καὶ μᾶλλον ϑεὸν ἔλπομαι, ὦ Λυκόεργε.

Ὁ δὲ αὐτὸς οὗτος ϑεὸς καὶ τὸν Ἀρχίλοχον τεϑνεῶτα φαίνεται τιμῶν οὐ τὰ μέτρια. τὸν γοῦν φονέα, βουλόμενον εἰς-
ελϑεῖν εἰς τὸν νεὼν αὐτοῦ, διεκώλυσεν εἰπών·

Μουσάων ϑεράποντα κατέκτανες, ἔξιϑι νηοῦ.

cucurrerint in ſtadiis, aut diſcum ſcite jecerint, aut in
palaeſtra probe luctati ſint, ſed propter artium benefi-
cium. Profecto Aeſculapius et Bacchus, ſive quondam
homines fuerunt, ſive Dii ab initio, ſummos honores
promeruerunt: alter ob monſtratam artem medendi, alter, quod nos docuerit vitium colendarum rationem.
Quod ſi mea ſidem tibi non facit oratio, certe Pythii
dei te moveat auctoritas. Hic eſt ille, qui et Socratem
virorum omnium ſapientiſſimum pronuntiavit, et Lycur-
gum affatus, hunc in modum ſalutat:

Huc adveniſti ad mea ditia templa, Lycurge,
Grate Iovi et cunctis, quibus altus habetur Olympus.
At dubito, anne Deum te dico hominemve, Lycurge:
Spero tamen, magis eſſe Deum numenque verendum.

Hic rurſum idem videtur honorem haud mediocrem ha-
buiſſe Archilocho mortuo. Cum enim hujus interemptor
vellet illius templum ingredi, vetuit dicens:

Occiſor clari vatis, ne templa ſubito.

Κεφ. ί. *Λέγε δή μοι καὶ σὺ τὰς τῶν ἀθλητῶν προς-
αγορεύσεις· ἀλλ᾽ οὐκ ἐρεῖς, ὅτι μηδ᾽ ἔχεις εἰπεῖν, εἰ μή
τι τοῦ μάρτυρος, ὡς οὐκ ἀξιόχρεω, κατέγνωκας· ἐμφαίνειν
γὰρ ἔοικάς τι τοιοῦτον, ὅταν ἐπὶ τοὺς πολλοὺς τὸν λόγον
ἄγῃς μάρτυρας, καὶ τὸν παρὰ τούτων ἔπαινον προχειρίζῃ.
Καίτοι οὔτε νοσῶν, εὖ οἶδ᾽, ὅτι τοῖς πολλοῖς ἂν ἐπιτρέψαις
σαυτὸν, ἀλλ᾽ ὀλίγοις δή τισιν ἐξ ἁπάντων, καὶ τούτοις τοῖς
ἰατρικωτάτοις· οὐδ᾽ ἂν πλέων ἅπασι τοῖς συμπλέουσιν, ἀλλ᾽
ἑνὶ τῷ κυβερνήτῃ· ἤδη δὲ κἀπὶ τῶν σμικροτάτων, τέκτονι
μὲν, τεκταινόμενος, ὑποδημάτων δὲ χρήζων τῷ σκυτοτόμῳ.
Πῶς ἂν οὖν, ἔνθα περὶ πρωτείων ὁ ἀγών ἐστι, σαυτῷ δίδως
τῆς κρίσεως τὴν ἐξουσίαν, ἀφελόμενος αὐτὴν τῶν σοφωτέρων,
ἢ κατὰ σαυτόν. παρίημι γὰρ τό γε νῦν εἶναι μεμνῆσθαι
τῶν θεῶν. ἄκουσον οὖν, ὅπως Εὐριπίδης φρονεῖ περὶ τῶν
ἀθλητῶν.*

Κακῶν γὰρ ὄντων μυρίων καθ᾽ Ἑλλάδα,
Οὐδὲν κάκιόν ἐστιν ἀθλητῶν γένους,

Cap. X. Nunc mihi tu refer athletas hujusmodi
titulis honoratos: at non facies, non enim habes, quod
dicas, niſi forte teſtem aſpernaris, velut indignum, cui
credatur. Videris enim talc quiddam ſubindicare, dam
ſermonem refers ad vulgi teſtimonia, et nobis objicis
hujus laudationem. Et tamen neque morbo laborans, ſat
ſcio, te ipſum vulgo commiſeris, ſed ex omnibus paucis
aliquot, atque his quidem medicae rei peritiſſimis: neque
navigans cuivis e numero vectorum, ſed uni videlicet
gubernatori. Denique in rebus minimis, ſi aedificas, fabro
credis, ſi calceamentis egeas, coriario. Qui fit igitur,
ut, ubi de rebus ſummis contentio eſt, tibi vindices judicandi poteſtatem, adimens eam his, qui plus ſapiunt,
quam tu? Nam in praeſentia quidem omitto de diis facere mentionem. Audi igitur, quid de athletis ſentiat
Euripides:

Innumera cum ſint mala per omnem Graeciam,
Haud aliud ullum eſt pejus athletis genus.

Οἳ πρῶτα μὲν ζῆν οὐδὲ μανθάνουσιν εὖ,
Οὐδ᾽ ἂν δύναιντο· πῶς γὰρ, ὅστις ἔστ᾽ ἀνὴρ
[11] Γνάθου τε δοῦλος, νηδύος θ᾽ ἡττημένος,
Κτήσαιτ᾽ ἂν ὄλβον εἰς ὑπεκτροφὴν πατρός;
Οὐδ᾽ αὖ πένεσθαι κἀξυπηρετεῖν τύχαις
Οἷοί τ᾽· εἴθη γὰρ οὐκ ἐθισθέντες καλὰ,
Σκληρῶς μεταλλάσσουσιν εἰς τἀμήχανον.

Ὅτι δὲ καὶ τῶν ἐπιτηδευομένων αὐτοῖς ἕκαστον ἄχρηστόν
ἐστιν, ἄκουε πάλιν, εἴπερ θέλεις, ἅ φησι·

Τίς γὰρ παλαίσας εὖ, τίς ὠκύπους ἀνὴρ,
Ἢ δίσκον ἄρας, ἢ γνάθον πλήξας καλῶς,
Πόλει πατρῴα στέφανον ἤρκεσεν λαβών;

Εἰ δὲ καὶ τούτων ἔτι λεπτομερέστερον ἀκούειν ἐθέλεις,
ἄκουε πάλιν, ἅ φησι·

Πότερα μαχοῦνται πολεμίοισιν, ἐν χεροῖν
Δίσκους ἔχοντες, ἢ δι᾽ ἀσπίδων ποσὶ
Θέοντες, ἐκβαλοῦσι πολεμίους πάτρας;

Primum ii domi ſibi conſulunt parum bene,
Nec liceat: etenim quomodo vir, qui ſiet
Gulaeque ſervus, atque ventri deditus,
Opes pararet, unde viveret domi?
Egere rurſus non poteſt, nec caſibus
Servire: pravis nam aſſueti moribus,
Sunt duriores ad ferenda incommoda.

Jam ut intelligas, et omnia, quorum ſtudio tenentur iſti,
nihil habere utilitatis, audi rurſus, quae dicit, ſi libet:

Quis enim in palaeſtra, quis pedum curſu valens,
Feliciter verſatus, aut diſco bene
Miſſo, aut probe ſciteque mala icta viri,
Patriae corona opem tulit parta ſuae?

Quod ſi cupis audire his etiam expreſſiora, auſculta:

Num adverſus hoſtes praeliabuntur, manu
Diſcos ferentes, ſive vibrata aſpide,
Pedibus citi hoſtem ſubmovebunt patria?

Οὐδεὶς σιδήρου ταῦτα μωραίνει πέλας.

Πότερον οὖν Εὐριπίδου μὲν καὶ τῶν τοιούτων καταγνῶμεν,
τοῖς δὲ φιλοσόφοις ἐπιτρέψομεν τὴν κρίσιν; ἀλλὰ καὶ πρὸς
τούτων ἁπάντων, ὥσπερ ἐξ ἑνὸς στόματος, ὡμολόγηται,
φαῦλον εἶναι τὸ ἐπιτήδευμα. Οὐδὲ μὴν οὐδὲ τῶν ἰατρῶν
τὶς ἐπήνεσεν αὐτό. Πρῶτον μὲν τοῦ Ἱπποκράτους ἀκούσῃ
λέγοντος· Διάθεσις ἀθλητικὴ οὐ φύσει, ἕξις ὑγιεινὴ κρείσ-
σων· ἔπειτα δὲ καὶ τῶν ἄλλων ἁπάντων τῶν μετ᾽ αὐτὸν
ἀρίστων ἰατρῶν. Ὅλως μὲν οὖν ἐπὶ μάρτυρος οὐκ ἐβουλόμην κρίνεσθαι· ῥητορικὸν γὰρ τὸ τοιοῦτον μᾶλλον ἢ τιμῶν-
τος ἀλήθειαν ἀνδρός· ὅμως δ᾽ ἐπειδὴ τινὲς ἐπὶ τὸν
τῶν πολλῶν ἔπαινον καταφεύγουσι καὶ τὴν παρὰ τούτων
κενὴν δόξαν, ἀφέντες αὐτὸ τὸ ἐπιτήδευμα γυμνὸν τῶν
ἔξωθεν σκοπεῖν, ἠναγκάσθην κἂν τούτοις προχειρίζεσθαι
τοὺς μάρτυρας, ἵν᾽, ὅτι μηδ᾽ ἐνταῦθα πλέον ἔχουσί τι,
γιγνώσκωσιν. Ὅθεν δὲ τὸ τῆς Φρύνης εὔκαιρον ἤδη μοι

Nullus profecto: vana fiunt omnia haec,
Ubi cominus ferrum micare coeperit.

Utrum igitur Euripidem et hujus generis alios auctores
rejiciemus, philofophis autem permittemus judicandi
jus? Imo vero horum omnium fuffragio, velut uno ore
loquentium, damnatur iftorum ars, adeo, ut eam nec
medicorum quisquam probarit. Primum enim audies Hippocratem ita dicentem: *Affectio athletica non eft fecundum
naturam, melior eft habitus falubris:* deinde optimos quosque medicos, qui Hippocratis aetatem fecuti funt. Equidem nolim a teftibus pendere judicium. Nam id oratorum
eft potius, quam hominis, apud quem in pretio fit ipfa
veritas. Attamen, quoniam nonnulli confugiunt ad
multitudinis approbationem, et hinc inanem captant gloriam, nec curant hoc exercitium rebus externis nuda-
tum quale fit ipfum confiderare, coactus fum et hic
objicere teftes, quo videlicet intelligant, fe ne hic quidem effe nobis fuperiores. Unde mihi non intempeftivum videtur commemorare, quod fecit Phryne. Haec

διηγήσασθαι. αὕτη ποτ᾽ ἐν συμποσίῳ, παιδιᾶς τοιαύτης γενομένης, ὡς ἕκαστον ἐν μέρει προστάξαι τοῖς συμπόταις, ἃ
βούλοιτο, θεασαμένη παρούσας γυναῖκας αγχούσῃ τε καὶ
ψιμμυθίῳ καὶ φύκει κεκαλλωπισμένας, ἐκέλευσεν, ὕδατος
κομισθέντος, ἀρυσαμένας ταῖς χερσὶ, προσενεγκεῖν ἅπαξ
αὐτῷ τῷ προσώπῳ, καὶ μετὰ τοῦτο εὐθέως ἀπομάξασθαι
σινδονίῳ, καὶ αὐτὴ πρώτη τοῦτ᾽ ἔπραξε· ταῖς μὲν ουν ἄλλαις ἁπάσαις σπίλου τὸ πρόσωπον ἐπληρώθη, καὶ ἦν ὁμοιο-
τάτας ἰδεῖν τοῖς μορμολυκείοις· αὐτὴ δὲ καλλίων ἐφάνη·
μόνη γὰρ ἦν ἀκαλλώπιστός τε καὶ αὐτοφυῶς καλή, μηδεμιᾶς
πανουργίας κομμωτικῆς δεομένη. Ὥσπερ οὖν τὸ ἀληθινὸν κάλλος ἀκριβῶς ἐξετάζεται μόνον αὐτὸ καθ᾽ ἑαυτὸ, τῶν ἔξωθεν
αὐτῷ προσιόντων ἁπάντων γυμνωθὲν, οὕτω καὶ τὴν ἀθλητικὴν ἐπιτήδευσιν ἐξετάζεσθαι προσήκει μόνην, εἴ τι φαίνοιτο ἔχειν χρήσιμον, ἢ κοινῇ ταῖς πόλεσιν, ἢ ἰδίᾳ τοῖς
μεταχειριζομένοις αὐτήν.

Κεφ. ιά. Ἀγαθῶν οὖν τῶν ἐν τῇ φύσει τῶν μὲν περὶ

cum eſſ. . in convivio quodam, in quo ludus hic ageba-
tur, ut ſinguli per vices convivis imperarent, quae vel-
lent, vidiſſetque adeſſe mulieres anchuſa, ceruſſa et fuco
pictas, juſſit inferri aquam, moxque praecepit, ut omnes
aquae immerſas manus ſemel admoverent ad faciem, deinde, ut illico linteo abstergerentur. Atque hoc ipſa prima omnium fecit. Ac caeteris quidem omnibus foeminis
facies maculis opplebatur: diceres, te videre quasdam ad
terrorem arte factas imagines. Ipſa vero pulchrior ap-
parebat, quam antea: ſola enim carebat artificio formae,
ſed ſpeciem habebat nativam, non ad formae commen-
dationem malas artes adhibens. Quemadmodum ergo vera
pulchritudo certe exploratur ipſa per ſe ſola, rebus
omnibus foris accidentibus nudata: ſic et athletarum
exercitationem expendi convenit ſolam, an videatur aliquid utilitatis afferre vel publice civitatibus, vel privatim iis, a quibus exercetur.

Cap. XI. Cum igitur variae ſint bonorum ſpecies,

Ed. Chart. II. [11. 12.]   Ed. Baſ. I. (4.)

ψυχὴν ὄντων, τῶν δὲ περὶ σῶμα, τῶν δ᾽ ἐκτός, καὶ παρὰ
ταῦτα οὐδενὸς ἄλλου γένους ἀγαθῶν ἐπινοουμένου· ὅτι μὲν
τῶν ψυχικῶν ἀγαθῶν οὐδ᾽ ὄναρ ποτὲ μετειλήφασιν οἱ
ἀθλοῦντες, εὔδηλον παντί. τὴν ἀρχὴν γὰρ οὐδ᾽ εἰ ψυχὴν
[12] ἔχουσι γιγνώσκουσι, τοσοῦτον ἀποδέουσι τοῦ λογικὴν
αὐτὴν ἐπίστασθαι. Σαρκῶν γὰρ ἀεὶ καὶ αἵματος ἀθροίζον-
τες πλῆθος, ὡς ἐν βορβόρῳ πολλῷ τὴν ψυχὴν ἑαυτῶν
ἔχουσι κατεσβεσμένην, οὐδὲν ἀκριβὲς ᾽νοῆσαι δυναμένην,
ἀλλ᾽ ἄνουν, ὁμοίως τοῖς ἀλόγοις ζώοις. Ἴσως δ᾽ ἀμφισβη-
τήσειαν, ὡς τῶν περὶ τὸ σῶμα τινὸς ἀγαθῶν ἐπήβολοι.
πότερον οὖν τῆς τιμιωτάτης ὑγιείας ἀμφισβητήσουσιν; ἀλλ᾽
οὐδένας ἄλλους ἂν εὕροις ἐν σφαλερωτέρᾳ διαθέσει σώματος,
εἴπερ Ἱπποκράτει δεῖ πιστεύειν εἰπόντι· Τὴν καὶ ἐπ᾽ ἄκρον
εὐεξίαν σφαλερὰν ὑπάρχειν, ἣν μεταδιώκουσιν οὗτοι· καὶ
δὴ καὶ ὅτι ἄσκησις μὲν ὑγιείης, ἀκορίη τροφῆς, ἀοκνίη πόνων, Ἱπποκράτει καλῶς εἰρημένον, ἐπαινεῖται πρὸς ἁπάντων.

quae inſunt naturae, puta quae pertinent ad animum,
quae ad corpus, quae ad externa, nec praeter haec ullum aliud bonorum genus poſſit excogitari; cuivis perſpicuum eſt, quod athleticam exercentes animi bona ne
in ſomnis quidem aſſecuti ſint, quando prorſus illud
ignorant, an habeant animum: tantum abeſt, ut illum
ſciant eſſe rationis participem. Etenim cum ſemper ag-
gerant vim carnium et ſanguinis, habent animum ſuum
veluti multo immerſum coeno, ut nihil exploratum cogni-
tumque habeat, verum non minus ſtupidus ſit, quam
brutorum animae. At fortaſſis contendent athletae, tamquam aliquod ex bonis corporis adepti ſint. Num igitur bonam valetudinem, qua nihil pretioſius, vindicabunt? Atqui non alios reperies corporis affectione magis periculoſa: ſiquidem Hippocrati fides habenda, qui
dixit, *ſumme bonam corporis habitudinem periculoſam
eſſe*, quam affectant iſti. Quin et illud ab Hippocrate
recte dictum, quod *ſanitatis ſtudium eſt non ſatiari
cibis, et impigrum eſſe ad labores*, laudatur ab omni-

Ed. Chart. II. [12.]   Ed. Baf. I. (4. 5.)

Οἱ δὲ τοὐναντίον ἐπιτηδεύουσιν, ὑπερπονοῦντές τε καὶ
ὑπερπιπλάμενοι, καὶ ὅλως τὸν τοῦ παλαιοῦ λόγον, ὡς κο-
ρυβαντιῶντες, κατεγνωκότες. Ὁ μὲν γὰρ ὑγιεινὴν δίαιταν
ὑποτιθέμενος ἔλεγε· Πόνοι, σιτία, ποτὰ, ὕπνοι, ἀφρο-
δίσια, πάντα μέτρια. Οἱ δὲ τὰ γυμνάσια πέρα τοῦ
προσήκοντος ἑκάστης ἡμέρας διαπονοῦσι, τροφάς τε προς-
φέρονται σὺν ἀνάγκη πολλάκις ἄχρι μέσων νυκτῶν ἐκ-
τείνοντες τὴν ἐδωδήν· ὡς προσηκόντως ἄν τινα ἐπ᾽ αὐτῶν
εἰπεῖν·

Ἄλλοι μέν ῥα θεοί τε καὶ ἀνέρες ἱπποκορυσταὶ
Εὖδον παννύχιοι, μαλακῷ δεδμημένοι ὕπνῳ·
Ἀλλ᾽ οὐκ ἀθλητὰς κακοδαίμονας ὕπνος ἔμαρπτεν.

(5) Ἀνάλογον τοίνυν τούτοις καὶ ἡ τῶν ὕπνων αὐτοῖς ἔχει
συμμετρία. ἡνίκα γὰρ οἱ κατὰ φύσιν βιοῦντες ἀπὸ τῶν ἔργων ἥκουσιν ἐδεσμάτων δεόμενοι, τηνικαῦθ᾽ οὗτοι διανί-
σταται τῶν ὕπνων. ὥστε ἐοικέναι τὸν βίον αὐτῶν ὑῶν
διαγωγῇ· πλήν γε ὅσον οἱ μὲν ὕες οὐχ ὑπερπονοῦσιν, οὐδὲ

bus. At ifti contra faciunt, dum et fupra modum laborant, et iidem fupra modum explentur, et omnino
fenis illius fermonem, ceu Corybantum furore correpti,
contemnunt. Nam ille demonftrans, quae vitae ratio fit
accommodata tuendae bonae valetudini, dixit: *Labores,
cibi, potus, fomni, venus, omnia moderata.* Ifti vero
quotidie, fupra quam convenit, laboribus exercentur,
et ingurgitant fe nonnumquam e vi, et ad mediam usque noctem producunt comeffationes, ut aliquis non
immerito torferit in illos illud Homeri:

*Dormibant reliqui Divique hominesque per omnem
Noctem praedulci refoluti corpora fomno:
At nullus miferos athletas fomnus habebat.*

Itaque quemadmodum fe habent in cibis et laboribus,
eodem modo moderantur et fomnum. Etenim quo tempore caeteri juxta naturam viventes ab opere veniunt,
et cibum requirunt, tum ifti furgunt a fomno: ut illorum vita fimilis videatur fuillae: nifi quod fues non

πρὸς ἀνάγκην ἐσθίουσιν· οἱ δὲ καὶ ταῦτα πάσχουσι καὶ
ῥοδοδάφναις ἐνίοτε τὰ νῶτα διακραίονται. Ὁ μὲν οὖν παλαιὸς Ἱπποκράτης, πρὸς οἷς εἶπεν ἔμπροσθεν, ἔτι καὶ ταῦτα
φησί· Τὸ κατὰ πολὺ καὶ ἐξαπίνης πληροῦν ἡ κενοῦν, ἢ
θερμαίνειν, ἢ ψύχειν, ἢ ἄλλως ὁπωσοῦν τὸ σῶμα κινεῖν,
σφαλερόν. πᾶν γὰρ, φησί, τὸ πολὺ τῇ φύσει πολέμιον.
Οἱ δ᾽ οὔτε τούτων ἐπαΐουσιν, οὔτε τῶν ἄλλων, ὅσα, καλῶς εἰπόντος ἐκείνου, παραβαίνουσιν· ἀλλὰ πάντ᾽ ἐξ ὑπεναντίου τοῖς ὑγιεινοῖς παραγγέλμασιν ἐπιτηδεύουσιν. καὶ
διὰ τοῦτ᾽ ἂν ἔγωγε φαίην, ἄσκησιν οὐχ ὑγιείας, ἀλλὰ νόσου
μᾶλλον εἶναι τὸ ἐπιτήδευμα. Τοῦτο δ᾽ οἶμαι καὶ αὐτὸν
τὸν Ἱπποκράτην φρονεῖν, ἐπειδὰν λέγῃ· Διάθεσις ἀθλητικὴ
οὐ φύσει, ἕξις ὑγιεινὴ κρείσσων. Οὐ γὰρ μόνον τοῦ κατὰ
φύσιν ἐστερῆσθαι τὸ ἐπιτήδευμα δι᾽ ὧν εἶπε ἐδήλωσεν·
ἀλλ᾽ οὐδ᾽ ἕξιν ὠνόμασε τὴν διάθεσιν αὐτῶν, ἀφαιρούμενος
καὶ τῆς προσηγορίας αὐτῶν, ἧς προσαγορεύουσι ἅπαντες οἱ
παλαιοὶ τοὺς ὄντως ὑγιαίνοντας· ἡ μὲν γὰρ ἕξις ἔμμονός

ultra modum laborant, neque coguntur ad edendum:
ifti vero et haec faciunt, et nonnumquam iisdem rhodo-
daphnis terga perftringuntur. Proinde prifcus ille Hippocrates praeter haec, quae dicta funt, addit et illa:
*Univerfim ac repente corpus explere vel inanire, vel
calefacere, vel refrigerare, aut alio quocunque modo
movere, periculofum eft.* Quicquid enim, inquit, *eft
nimium, inimicum eft naturae.* Ifti vero nec his aufcul-
tant, nec aliis, quae bene ab hoc dicta transgrediun-
tur: quin potius utuntur omnibus, quae pugnant cum
his praeceptis. Quapropter ego fane dixerim, iftud vitae inftitutum non effe fanitatis, fed morbi potius ftudium. Nam id, ni fallor, fentit Hippocrates, cum ait:
*Affectio athletica non eft fecundum naturam, fed habitus
faluber melior.* His dictis non folum palam negavit, illorum exercitationem effe naturalem, verum ne habitum quidem appellavit eorum affectionem, fpolians illos
etiam nominis honore, quo cuncti veteres appellare folent homines, qui vere fint bonae valetudinis. Siqui-

Ed. Chart. II. [12. 13.]   Ed. Baf. I. (5.)

τις καὶ δυσαλλοίωτος διάθεσις· ἡ δὲ τῶν ἀθλητῶν ἐπ᾽
ἄκρον εὐεξία σφαλερά τε καὶ εὐμετάπτωτος. οὔτε γὰρ
πρόσθεσιν ἔτι διὰ τὴν ἀκρότητα χωρεῖ, καὶ τὸ μὴ δύνασθαι μένειν ἐπὶ ταὐτοῦ, μηδ᾽ ἀτρεμεῖν, λοιπὴν ἔχει τὴν
ἐπὶ τὸ χεῖρον ὁδόν. Οὕτως μὲν ἀθλοῦσιν αὐτοῖς διάκειται
τὸ σῶμα· καταλύσασι δὲ πολὺ δή τι χεῖρον. Ἔνιοι μὲν
γὰρ μετ᾽ ὀλίγον ἀποθνήσκουσιν· ἔνιοι δ᾽ ἐπὶ πλέον ἥκουσιν ἡλικίας, ἀλλ᾽ οὐδ᾽ αὐτοὶ γηρῶσιν, οὐδὲ, [13] κἂν ἐφί-
κωνται ποτὲ εἰς τοῦτο, τῶν Ὁμηρικῶν οὐδὲν ἀπολείπονται
Λιτῶν,

    Χωλοί τε ῥυσοί τε παραβλῶπές τ᾽ ὀφθαλμὼ

ἀποτελούμενοι. Ὡς γὰρ τὰ διασεισθέντα τῶν τειχῶν ἀπὸ
μηχανημάτων ἑτοίμως ὑπὸ τῆς τυχούσης διαλύεται βλάβης,
οὔτε σεισμὸν, οὔτ᾽ ἄλλην τινὰ βραχυτέραν δυνάμενα φέρειν
περίστασιν· οὕτω καὶ τὰ τῶν ἀθλητῶν σώματα σαθρὰ καὶ
ἀσθενῆ ταῖς κατὰ τὴν ἐπιτήδευσιν γεγονότα πληγαῖς, ἕτοι-

dem habitus eſt affectio quaedam ſtabilis ac perpetua:
contra athletarum ad ſummum progreſſa bona corporis
habitudo tum obnoxia periculo eſt, tum facile in diverſum mutabilis. Neque enim recipit acceſſionem eo,
quod ad ſummum pervenit; tum ex eo, quod eodem in
ſtatu conſiſtere non poteſt, nihil reſtat, niſi ut vergat
in deterius. Atque hoc quidem in ſtatu corpus eſt ipſis,
dum athleticam exercent. Caeterum ubi disceſſerint ab
exercitiis, multo pejus habent. Etenim nonnulli paulo
poſt emoriuntur, alii vero diutius quidem vivunt, at ne
ipſi quidem perveniunt ad ſenectutem. Et ut jam aliquando perveniant, nihil differunt a Litis Homericis,

    Claudi, rugoſi, luſcioſi, oculis orbi.

Quemadmodum enim moenia tormentis concuſſa quovis
incommodo corruunt, nec terrae motum, nec alium ullum graviorem inſultum ferre poſſunt: itidem et athletarum corpora attrita atque convulſa plagis ac vulneri-
bus in arena acceptis, facile ad quamlibet levem occa-

μα πρὸς τὸ πάσχειν ἐστὶν ἐπὶ ταῖς τυχούσαις προφάσεσιν.
Οἱ μὲν γὰρ ὀφθαλμοὶ περιωρυγμένοι πολλάκις, ὅτ᾽ ἡ δύναμις οὐκέτ᾽ ἀντέχει, πληροῦνται ῥευμάτων· οἱ δ᾽ ὀδόντες,
ἅτε διασεσεισμένοι πολλάκις, ἐπιλειπούσης ἐν τῷ χρόνῳ τῆς
δυνάμεως αὐτῶν, ἑτοίμως ἐκπίπτουσι· τὰ δὲ λυγισθέντα
τῶν ἄρθρων ἀσθενῇ πρὸς πᾶσαν τὴν ἔξωθεν βίαν· γίνεται,
καὶ πᾶν ῥῆγμα καὶ σπάσμα ῥᾳδίως κινεῖται. Σωματικῆς
μὲν οὖν ὑγιείας ἕνεκα φανερὸν, ὡς οὐδὲν ἄλλο γένος ἀθλιώτε-
ρόν ἐστι τῶν ἀθλητῶν. ὥστ᾽ εἰκότως ἄν τις εἴποι εὐφυῶς
ὀνομάζεσθαι, τῶν ἀθλητῶν προσαγορευθέντων, ἢ ἀπὸ τοῦ
ἀθλητοῦ τὴν προσηγορίαν τῶν ἀθλίων ἐσχηκότων, ἢ κοινῶς
ἀμφοτέρων καθάπερ ἀπὸ πηγῆς μιᾶς τῆς ἀθλιότητος ὠνο-
μασμένων.

Κεφ. ιβ'. Ἀλλ᾽ ἐπειδὴ καὶ περὶ τοῦ μεγίστου τῶν σωματικῶν ἀγαθῶν, τῆς ὑγιείας, ἐσκέμμεθά, μεταβῶμεν ἐπὶ
τὰ λοιπά. Τὰ μὲν δὴ περὶ κάλλους οὕτως αὐτοῖς ἔχει, ὡς
μὴ μόνον ὠφελεῖσθαί τι πρὸς τῆς ἀθλήσεως τὴν φύσιν·

fionem laeduntur. Proinde oculi plerumque ceu foſſis
cavati, quando jam vis abeſt reſiſtendi, complentur de-
ſtillationibus; dentes vero frequenti concuſſione labe-
factati, progreſſu temporis deſtituti virtute, facile deci-
dunt. Caeterum articulorum compages, ut frequenter
intortae, adverſus omnem violentiam foris incidentem
redduntur invalidae: quicquid femel ruptum fuit aut
contractum, facile movetur. Itaque, quod ad bonam
valetudinem attinet, palam eſt, nullum eſſe genus mi-
ſerius, quam athletarum. Unde non injuria quis eos
appoſito cognomine vocatos dixerit athletas, vel quod
ab athleta cognomen habeant ἄθλιοι, i. e. miſeri, vel
quod utrique communiter ab ἀθλιότητι, i. e. miſeria,
velut ab uno fonte cognomen fortiti ſint.

Cap. XII. Poſteaquam igitur de eo, quod in bonis
corporis ſummum eſt, tractavimus, nimirum de bona
valetudine, transeamus ad reliqua. Jam quod ad formam attinet, ſic illis habet res, ut non ſolum exercitatio athletica nihil conferat ad pulchritudinem, verum

ἀλλὰ καὶ πολλοὺς αὐτῶν πάνυ συμμέτρως ἔχοντας τῶν μελῶν οἱ γυμνασταὶ παραλαβόντες, ὑπερπιάναντές τε καὶ
διασάξαντες αἵματί τε καὶ σαρξὶν, εἰς τοὐναντίον ἤγαγον.
Ἐνίων δὲ καὶ τὰ πρόσωπα παντάπασιν ἄμορφα καὶ δυσειδῆ
κατέστησαν καὶ μάλιστα τῶν παγκράτιον ἢ πυγμὴν ἀσκη-
σάντων. Ὅταν δὲ καὶ τῶν μελῶν τι τελέως ἀποκλάσωσιν,
ἢ διαστρέψωσιν, ἢ τοὺς ὀφθαλμοὺς ἐκκόψωσι, τότ᾽, οἶμαι,
τότε καὶ μάλιστα τὸ τῆς ἐπιτηδεύσεως αὐτῶν ἀποτελούμενον
κάλλος ἐναργῶς ὁρᾶσθαι. Ταῦτα μὲν οὖν αὐτοῖς ὑγιαίνουσιν εἰς κάλλος εὐτύχηται· καταλύσασι δὲ καὶ τὰ λοιπὰ τῶν
τοῦ σώματος αἰσθητηρίων προσαπόλλυται, καὶ πάνθ᾽, ὡς ἔφην,
τὰ μέλη διαστρεφόμενα παντοίας ἀμορφίας αἴτια γίνεται.

Κεφ. ιγ´. Ἀλλ᾽ ἴσως τῶν εἰρημένων οὐδενός, ἰσχύος δ᾽
ἀντιποιήσονται, τοῦτο γὰρ, εὖ οἶδα, ἓν φήσουσιν ἰσχυρό-
τατον πάντων εἶναι. Ποίας, ὦ πρὸς θεῶν, ἰσχύος καὶ ποῦ
χρησίμης; πότερον τῆς εἰς τὰ γεωργικὰ τῶν ἔργων; πάνυ

etiam multos ex iftis optime compofito corpore gymna-
ftae, qui eos curandos fusceperant, fupra modum fagi-
nantes et infarcientes carnibus et fanguine, in diverfam
corporis fpeciem perduxerint: nonnullos quoque facie
prorfus deformi foedaque reddiderint, eos potiffimum,
quos ad pancratium aut pugilum certamen inftituiffent.
Caeterum ubi tandem et membrum aliquod fregerint, aut
distorferint, aut oculos extuderint, tum, opinor, tum
vel maxime fructus artis ipforum evidenter apparet, videlicet pulchritudo. Hunc ad modum illis res fucceffit
ad formae commodum, quamdiu fani funt. Caeterum
ubi defierint exerceri, fimul et reliqua fenfuum corporis
organa pereunt, cunctaque, ut dixi, membra distorta
nihil non reddunt deforme.

Cap. XIII. At fortaffe nihil quidem ex his omnibus,
quae dicta funt, fed robur fibi vindicabunt. Nam hoc, fat
fcio, dicturi funt, unum illud effe omnium efficaciffimum.
Quod, per deos, robur? aut ad quid utile? num ad agri-

μὲν οὖν καλῶς ἢ σκάπτειν, ἢ θερίζειν, ἢ ἀροῦν, ἢ τι τῶν
ἄλλων τῶν κατὰ γεωργίαν δύνανται. Ἀλλ᾽ ἴσως εἰς τα πο-
λεμικά; τὸν Εὐριπίδην αὖθις μοι κάλει, ὅστις αὐτοὺς
ὑμνήσει λέγων·

   Πότερα μαχοῦνται πολεμίοισιν, ἐν χεροῖν
   Δίσκους ἔχοντες;
[14] τῷ γὰρ ὄντι
   Οὐδεὶς σιδήρου ταῦτα μωραίνει πέλας.

Ἀλλὰ πρὸς κρύος καὶ θάλπος ἰσχυροὶ, αὐτοῦ γε τοῦ Ἡρακλέους ζηλωταὶ, ὡς ἐνὶ καὶ χειμῶνι καὶ θέρει σκέπ·σθαι
δέρματι, ὡς ἀνυπόδετοι διατελεῖν, ὑπαίθριοι κο.μᾶσθαι,
χαμευνεῖν; ἐν ἅπασι γὰρ τούτοις τῶν νεογνῶν παίδων εἰσὶν
ἀσθενέστεροι. Ἐν τίνι τοίνυν ἔτι τὴν ἰσχὺν ἐπιδείξονται;
ἢ ἐπὶ τίνι μέγα φρονήσουσιν; οὐ γὰρ δή που ὅτι τοὺς σκυ-
τοτόμους, ἢ τέκτονας, ἢ τοὺς οἰκοδόμους οἷοί τ᾽ εἰσὶ καταβάλλειν ἐν παλαίστρα τε καὶ σταδίῳ. Τάχ᾽ οὖν ἐπὶ τῷ
δι᾽ ὅλης ἡμέρας κονίεσθαι δικαιοῦσιν· ἀλλὰ τοῦτό γε καὶ

colationem? Perpulchre igitur vel fodere, vel metere, vel
arare, aut aliud quippiam, quod ad agricolationem pertinet,
poſſunt. Sed fortaſſis ad res bellicas valent. Rurſus Euripidem huc mihi cita, qui laudes illorum canet his verbis:
   Num adverſus hoſtes proeliabuntur, manu
   Diſcos ferentes?
Revera
   Vana fiunt omnia haec,
   Ubi cominus ferrum micare coeperit.
Caeterum adverſus rigorcm et aeſtum validi ſunt, hoc
ipſo ſane Herculem referentes, ut tum hieme, tum
aeſtate, una pelle tegantur: ut incalceati perpetuo ſub
dio dormiant, humi cubantes. At enim in his omnibus
pueris nuper natis ſunt imbecilliores. Qua tandem igitur in re roboris ſui ſpecimen edent? aut unde ſibi pla-
cebunt et criſtas erigent? Non ſane in hoc, quod co-
riarios, fabros, domorum aedificatores vel in palacſtra
dejiciant, vel in ſtadio. Fortaſſis itaque in hoc, quod
tota die pulvereſcunt, merito ſibi gloriandum putabunt.

τοῖς ὄρτυξι καὶ τοῖς πέρδιξιν ὑπάρχει. καὶ εἴπερ ἐπὶ τούτῳ
μέγα χρὴ φρονεῖν, ἐπὶ τῷ δι᾽ ὅλης ἡμέρας βορβόρῳ λούεσθαι.
Ἀλλὰ νὴ Δία τῶν ἱερουργημένων ἕνα ταύρων ἀναθέμενος
τοῖς ὤμοις ὁ Μίλων ἐκεῖνος ὁ Κροτωνιάτης διεκόμισέ ποτε
τὸ στάδιον. ὢ τῆς ὑπερβαλλούσης ἀνοίας, ὡς μηδὲ τοῦτο
γιγνώσκειν, ὅτι πρὸ βραχέος τὸ αὐτὸ τοῦτο σῶμα, τοῦ
ταύρου ζῶντος, ἐβάσταζεν ἡ ψυχὴ τοῦ ζώου, καὶ
πολλῷ γ᾽ ἀκοπώτερον ἢ ὁ Μίλων ἦγε, καὶ θεῖν ἐδύνατο
βαστάζουσα· ἀλλ᾽ ὅμως οὐδενὸς ἦν ἀξία παραπλησίως τῇ
Μίλωνος. Ἐδήλωσε δὲ καὶ ἡ τελευτὴ τἀνδρος, ὅπως ἦν
ἀνόητος, ὅς γε θεασάμενός ποτε νεανίσκον σχίζοντα κατὰ
μῆκος ξύλα ἐνθέσει σφηνῶν, ἐκεῖνον μὲν ἀπώθησε καταγε-
λάσας, αὐτὸς δὲ διὰ τῶν ἑαυτοῦ χειρῶν μόνων ἐτόλμησε
διασπᾶν αὐτό· κἄπειθ᾽ ὅσον εἶχεν ἰσχύος εὐθὺς ἐν τῇ
πρώτῃ προσβολῇ πληρώσας, διέστησε μὲν ἑκατέρωσε τὰ
μέρη τοῦ ξύλου· τῶν σφηνῶν δ᾽ ἐκπεσόντων ἐν τῷδε, τὸ
λοιπὸν τοῦ ξύλου μέρος ἀδυνατῶν διαστῆσαι, μέχρι πολλοῦ
μὲν ἀντεῖχεν, ὕστερον δὲ νικηθεὶς, οὐκ ἔφθασε κομίσασθαι

Verum ista laus adeſt et coturnicibus et perdicibus,
ſiquidem par eſt, ut hinc tollant criſtas, quod toto die
luto laventur. Sed age, per Iovem, Milo ille Crotonia-
tes ſublatum in humeros unum ex immolatis tauris olim
per ſtadium bajulavit. O inſignem dementiam iſtorum,
qui ne hoc quidem intelligunt, quod paulo ante idem
corpus vivi animantis geſtavit illius anima; multoque
fane minore labore portavit, quam Milo. Nam et currere poterat, cum geſtaret: attamen ea nullius erat pretii,
quemadmodum nec Milonis anima. Declaravit autem et
exitus hominis, quam nihil habuerit mentis. Cum enim
aliquando conſpiceret adoleſcentem cuneis immiſſis fin-
dentem ligna, illum quidem irriſum ſubmovit: ipſe non
alio uſus inſtrumento quam ſuis ipſius manibus, auſus
eſt lignum deducere: mox, quidquid habebat roboris, in
primo impetu colligens, diduxit arboris partes. Interim
elapſis cuneis, cum reliquam arboris partem diducere non
poſſet, diu quidem obnixus eſt, tandem victus non po-

Ed. Chart. II. [14.]   Ed. Baf. I. (5. 6.)

τὰς χ ῖρας, ἀλλ᾽ ὑπὸ τῶν μερῶν τοῦ ξύλου συνελθόντων
ἀλλήλοις καταλειφθεῖσαι, συνετρίβησαν μὲν αὗται πρῶται,
θανάτου δ᾽ οἰκτροῦ τῷ Μίλωνι κατέστησαν αἴτιαι. Πάνυ
γοῦν ὤνησεν αὐτὸν εἰς τὸ μηδὲν παθεῖν ὁ νεκρὸς ταῦρος ἐν
τῷ σταδίῳ βασταχθείς; ἢ τὸ κοινὸν τῶν Ἑλλήνων ἔσωσεν
ἂν, ἡνίκα πρὸς τὸν βάρβαρον ἐπολέμουν, ἡ τοιαύτη τοῦ
Μίλωνος ἐνέργεια περὶ τὸν ταῦρον, ἀλλ᾽ οὐχ ἡ Θεμιστο-
κλέους σοφία, πρῶτον μὲν ὑποκριναμένου καλῶς τὸν χρησμὸν,
εἶτα στρατηγήσαντος ὡς ἐχρῆν;

    Σοφον γὰρ ἓν βούλευμα πολλὰς χεῖρας νικᾷ·
    Σὺν ὅπλοις δ᾽ ἀμαθία χεῖρον ἢ κακόν.

Ὅτι μὲν εἰς οὐδὲν τῶν κατὰ τὸν βίον ἔργων χρήσιμος ἡ τῶν
ἀθλητῶν ἄσκησις, εὖ οἶδ᾽ ὅτι σαφὲς ἤδη γέγονεν· ὅτι δὲ
καὶ ἐν ἑαυτοῖς, οἷς (6) ἀσκοῦσιν, οὐδενός εἰσιν ἄξιοι λόγου, μάθοιτ᾽ ἂν, εἰ διηγησαίμην ὑμῖν τὸν μῦθον ἐκεῖνον,
ὃν τῶν οὐκ ἀμούσων ἀνδρῶν τις ἐντείνας ἔπεσι διεσκεύασεν.

tuit educere manus, fed a trunci partibus in fe coëuntibus comprehenfae, primum ipfae quidem contritae
funt, mox et Miloni miferandi exitii fuere caufa. Plurimum igitur illi profuit in hoc, ne quid mali pateretur, in ftadio geftare taurum mortuum. An Graecorum
rempublicam fervare potuiffet id temporis, cum adverfus barbarum bellum gerebant, Milonis vis, quam
in geftando tauro declaravit, potius quam Themiftoclis
fapientia, qui primum recte interpretatus eft oraculum,
deinde bellum, quemadmodum oportebat, geffit.

Unicum enim confilium prudens multas fuperat manus,
Caeterum infcitia cum armis pejor eft quovis malo.

Arbitror itaque jam perfpicue declaratum, athletarum
exercitationem nihil utilitatis afferre ad vitae functiones.
Caeterum quod nec in ipfis, quibus exercentur, ullius
pretii fint, cognofcetis, fi vobis retulero fabulam illam,
quam vir quidam non inelegans epico carmine ornavit.

ἔστι δὲ οὗτος· Εἰ Διὸς γνώμῃ πᾶσι τοῖς ζώοις ὁμόνοια καὶ
κοινωνία γένοιτο πρὸς τὸν βίον, ὡς τὸν ἐν Ὀλυμπίᾳ κή-
ρυκα μὴ μόνον ἀνθρώπους τοὺς ἀγωνιουμένους καλεῖν, ἀλλὰ
καὶ πᾶσιν ἐπιτρέπειν τοῖς ζώοις εἰς τὸ στάδιον ἥκειν ἔν,
οὐδένα ἂν ἄνθρωπον οἶμαι στεφθήσεσθαι. Ἐν μὲν γὰρ
δολιχῷ ὑπέρτατος, φησὶν, ὁ ἵππος ἔσται·
    Τὸ στάδιον δὲ λαγωὸς ἀποίσεται· ἐν δὲ διαύλῳ
    Δορκὰς ἀριστεύσει· μερόπων δ᾽ ἐναρίθμιος οὐδεὶς
    Ἐν ποσίν. ὦ κοῦφοι ἀσκητῆρες, ἄθλιοι ἄνδρες.
Ἀλλ᾽ οὐδὲ τῶν ἀφ᾽ Ἡρακλέους τις ἐλέφαντος ἢ λέοντος
ἰσχυρότερος ἂν φανείη. Οἶμαι δ᾽, ὅτι καὶ ταῦρος πυγμῇ
στεφθήσεται. καὶ [15] ὄνος, φησὶ, λὰξ ὅτι εἰ βούλεται
ἐρίσας, αὐτὸν τὸν στέφανον οἴσεται. Αὐτὰρ ἐν ἱστορίῃ πο-
λυπείρῳ γράψεται ὄνος, ὅτι παγκράτιον νίκησέ ποτε ἄνδρας.
εἰκοστὴ δὲ καὶ πρώτη Ὀλυμπιὰς ἦν, ὅτ᾽ ἐνίκα ὀγκητής.

Eſt autem hujusmodi: „Si Jovis voluntate cunctis animantibus confenſus ac ſocietas contingeret in degenda
vita, ut in Olympia praeco non ſolum homines ad certamen vocaret, ſed omnibus etiam animalibus permitte-
ret ad unum venire ſtadium, nullus, opinor, hominum
coronaretur. In eo enim certamine, in quo curſus ad
viginti tria ſtadia porrigitur, unde et δολιχὸν appellant,
equus, inquit, longe ſuperabit: in curſu vero breviore,
qui non ultra ſtadium profertur, lepus feret praemium.
Caeterum in diaulo, in quo curſus ac recurſus du-
plicat ſtadium, primas feret caprea. Neque quisquam
hominum in aliquo numero futurus eſt curſu pedum.
O leves exercitationes veſtras, ἄθλιοι, id eſt, miſeri
viri! Imo ne Herculis quidem poſterorum quisquam ele-
phanto aut leone robuſtior apparebit. Arbitror autem
futurum, ut in pugilum certamine taurus coronam laturus
ſit. Et aſinus, inquit, ſi velit calcibus contendere, coronam auferet. Et in hiſtoria variorum eventuum ſcribere-
tur, quod aſinus in pancratio aliquando vicerit viros. *Erat
autem Olympias prima ac vigeſima, cum vinceret ruditor.*"

Πάνυ χαριέντως οὗτος ὁ μῦθος ἐπιδείκνυσι τὴν ἀθλητικὴν
ἰσχὺν οὐ τῶν ἀνθρωπίνων οὖσαν ἀσκημάτων. καίτοι γ᾽ εἰ
μηδὲν ἰσχύϊ πρωτεύουσι τῶν ζώων οἱ ἀθληταὶ, τίνος ἂν ἔτι
τῶν ἄλλων ἐπήβολοι γενηθεῖεν ἀγαθῶν;
    Κεφ. ιδ΄. Εἰ δὲ καὶ τὴν ἡδονὴν σώματός τις ἀγαθὸν
εἶναι φαίη, οὐδὲ ταύτης αὐτῆς αὐτοῖς μέτεστι, οὔτ᾽ οὖν
ἀθλοῦσιν οὔτε καταλύσασιν, εἴγε παρὰ μὲν τὸν τῆς ἀθλήσεως χρόνον ἐν πόνοις τε καὶ ταλαιπωρίαις εἰσὶν, οὐ γυμνα-
ζόμενοι μόνον, ἀλλὰ καὶ πρὸς ἀνάγκην ἐσθίοντες· ἡνίκα δὲ
καὶ καταλύσαντες τύχοιεν, ἀνάπηροι τὰ πλεῖστα μέρη τοῦ
σώματος γίνονται. Τάχ᾽ οὖν ἐπὶ τῷ χρήματα πάντων ἀθροί-
ζειν πλεῖστα σεμνύνονται; καὶ μὴν ἐστὶν ὑμῖν θεάσασθαι
πάντας αὐτοὺς ὀφείλοντας, οὐ μόνον ἐκεῖνον τὸν χρόνον,
καθ᾽ ὃν ἀθλοῦσιν, ἀλλὰ καὶ καταλύσαντας τὴν ἄσκησιν,
οὐδ᾽ ἂν εὕροις ἀθλητὴν οὐδενὸς πλουσιώτερον ἑνὸς τῶν
ἐπιτυχόντων οἰκονόμων ἀνδρὸς πλουσίου. ἔστι δὲ οὐδ᾽ αὐτὸ

Admodum venufta fabula haec declarat, robur athleticum non effe de numero eorum, quibus homines decet
exerceri. Atqui fi ne robore quidem antecellunt animantibus athletae, quodnam ex caeteris bonis fibi vindicabunt?
    Cap. XIV. Quod fi quis dicat voluptatem corporis
inter bona numerandam, ne hujus quidem compotes funt,
neque quum exercentur, neque poftquam ab exercitatione discefferint: quandoquidem, dum exercent athleticam, in laboribus ac miferiis agunt, non tantum ob
exercitia, verum etiam ob id, quod coguntur ad edaci-
tatem. Quod fi contigerit eos ab arte miffionem accipere, plerisque corporis membris mutili funt ac debiles.
Ergo fortaffis inde gloriantur, quod prae caeteris plurimum colligunt et coacervant pecuniarum. Atqui videre
licet iftos omnes aere alieno obftrictos, non folum id
temporis, quo exercent artem athleticam, verum etiam
cum ab ea dimiffi funt, nihilo invenias athletam ditio-
rem quovis viri divitis occonomo. Quamquam ne id

τὸ πλουτεῖν ἐξ ἐπιτηδεύματος ἀξιόλογον ἁπλῶς, ἀλλὰ τὸ
τοιαύτην ἐπίστασθαι τέχνην, ἢ καὶ ναυαγήσασι συνεκκολυμ-
βήσει, ὑπὲρ οὔτε τοῖς διοικοῦσι τὰ τῶν πλουσίων, οὔτε τοῖς
τελώναις ἢ τοῖς ἐμπόροις ὑπάρχει. καίτοι πλουτοῦσιν ἐξ
ἐπιτηδευμάτων οὗτοι μάλιστα, ἀλλ᾽ ἐὰν ἀπολέσωσι τὰ χρήματα, συναπολλύουσιν αὐτοῖς καὶ τὰς πράξεις, ἀφορμῆς μέν
τινος χρημάτων εἰς αὐτὰς δεόμενοι, τῷ δὲ οὐκ ἔχειν ταύτην
ἄρξασθαι τῆς ἀρχαίας πράξεως ἀδυνατοῦντες. οὐδὲ γὰρ
δανείζει τις αὐτοῖς χωρὶς ἐνεχύρων ἢ ὑποθηκῶν. ὥστε εἰ
καὶ πρὸς χρηματισμὸν ἀσφαλῆ τε καὶ οὐκ ἄδοξον ἀξιοῖ τις
ἡμᾶς παρεσκευάσθαι, τέχνην ἀσκητέον ἐστὶ διὰ παντὸς τοῦ
βίου καὶ παραμένουσαν. Ἀλλὰ διττῆς οὔσης διαφορᾶς τῆς
πρώτης ἐν ταῖς τέχναις· ἔνιαι μὲν γαο αὐτῶν λογικαί τ᾽ εἰσὶ
καὶ σεμναί, τιν ς δ᾽ εὐκαταφρόνητοι καὶ διὰ τῶν τοῦ σώματος
πόνων, ἃς δὴ βαναύσους τε καὶ χειρωνακτικὰς ονομάζουσιν·
ἄμεινον ἂν εἴη τοῦ προτέρου γένους τῶν τεχνῶν μετέρχε-
σθαί τινα. τὸ γάρ τοι δεύτερον γένος αὐτῶν ἀπολείπειν

quidem per fe praeclarum eft ex arte parare divitias, fed
talem potius artem fcire, quae fracta navi fimul cum domi-
no enatet e naufragio. Quod quidem nec his contingit, qui
res procurant divitum, neque publicanis neque negotia-
toribus, et tamen hi maxime ditefcunt e fuis artibus.
Caeterum fi pereant illis pecuniae, fimul et perit nego-
tiatio, ad quam opus quidem habent aliqua forte pecuniae. Caeterum fi haec defit, non poffunt inftaurare pri-
ftinam negotiationem. Nemo enim iis mutuum credit
abfque pignoribus et hypothecis. Proinde fi quis veftrum
ftudet viam rationemque invenire ad parandas pecunias
et tutam, nec infamem, ars aliqua exercenda eft per
omnem vitam permanfura. Porro cum prima divifione
in geminum discrimen artes distribuantur: quaedam enim
ex his ratione conftant, funtque liberales et honeftae;
quaedam contra illiberales, quod corporis laboribus con-
flent, quas fedentarias ac manuarias vocant: praeftiterit
ex illo priore genere quampiam difcere: nam pofterius
illud genus deftituere folet fenectute gravatos artifices.

εἴωθε γηρῶντας τοὺς τεχνίτας. εἰσὶ δὲ ἐκ τοῦ προτέρου
γένους ἰατρική τε καὶ ῥητορικὴ καὶ μουσικὴ, γεωμετρία τε
καὶ ἀριθμητικὴ, καὶ λογιστικη, καὶ ἀστρονομία, καὶ γραμμα-
τικὴ, καὶ νομική. πρόσθες δ', εἰ βούλει, ταύταις πλαστι-
κήν τε καὶ γραφικήν· εἰ γὰρ καὶ δια τῶν χειρῶν ἐνεργοῦσιν,
ἀλλ' οὐκ ἰσχύος νεανικῆς δεῖται τὸ ἔργον αὐτῶν. Ἐκ τούτων οὖν τινὰ τῶν τεχνῶν ἀναλαμβάνειν τε καὶ ἀσκεῖν χρὴ
τὸν νέον, ὅτῳ μὴ παντάπασιν ἡ ψυχὴ βοσκηματώδης ἐστί·
καὶ μᾶλλόν γε την ἀρίστην ἐν ταύταις, ἥτις, ὡς ἡμεῖς φαμὲν, ἐστὶν ἰατρική· τοῦτο δ' αὐτὸ δεικτέον ἐφεξῆς.

Prioris autem generis funt Medicina, Rhetorica, Mufica, Geometria et Arithmetica, Dialectica, Aftrono-
mia, Grammatica ac Legum prudentia. Adde his,
fi velis, fingendi pingendique artificium: quamquam
enim haec manuum conftant opera, tamen earum exercitatio non eget robore juvenili. Ex his igitur artibus
aliquam deligere convenit, et exercere juventutem, cui
mens non fit omnino hebes ac rudis; vel harum potius
optimam, quae quidem mea fententia eft ars medendi.
Hoc autem deinceps nobis erit demonftrandum.

ΓΑΛΗΝΟΥ ΠΕΡΙ ΑΡΙΣΤΗΣ ΔΙΔΑ-
ΣΚΑΛΙΑΣ.

Ed. Chart. II. [16.]   Ed. Baf. I. (6.)

Κεφ. α΄. [16] Τὴν εἰς ἑκάτερα ἐπιχείρησιν ἀρίστην
εἶναι διδασκαλίαν ὁ Φαβωρῖνος φησίν. ὀνομάζουσι δ᾽ οὕτως οἱ
Ἀκαδημιακοὶ, καθ᾽ ἣν τὴν ἀντικειμένην προςαγορεύουσι. οἱ
μὲν οὖν παλαιότεροι τελευτᾶν αὐτὴν εἰς ἐποχὴν ὑπολαμβά-
νουσι. ἐποχὴν καλοῦντες τὴν, ὡς ἂν εἴποι τὶς, ἀοριστίαν,
ὅπερ ἐστὶ περὶ μηδενὸς πράγματος ὁρίσασθαι, μηδὲ ἀποφήνασθαι βεβαίως. οἱ νεώτεροι δὲ, οὐ γὰρ μόνος ὁ Φαβωρῖνος, ἐνίοτε μὲν εἰς τοσοῦτον προάγουσι τὴν ἐποχὴν, ὡς μηδὲ
τὸν ἥλιον ὁμολογεῖν εἶναι καταληπτόν· ἐνίοτε δὲ εἰς τοσοῦ-

GALENI DE OPTIMA DOCTRINA
LIBER.

Cap. I. Argumentationem in utramque partem
optimam effe doctrinam cenfet Favorinus. Sic autem
nominant Academici eam, fecundum quam oppofitum
enunciant. Antiquiores igitur eam in epochen terminari
autumant, epochen vocantes, ac fi quis dixerit indefi-
nitionem, *ancepsque judicium*, quod eft nulla de re
determinare, nec certo enunciare. Recentiores autem
(non enim folus Favorinus) aliquando eo promovent
epochen, ut ne folem quidem fateantur effe comprehenfibilem: aliquando vero in tantum cognitionem promo-

τον τὴν γνῶσιν, ὡς καὶ τοῖς μαθηταῖς ἐπιτρέπειν αὐτήν,
ἄνευ τοῦ διδαχθῆναι πρότερον ἐπιστημονικὸν κριτήριον. οὐδὲ
γὰρ ἄλλο τί ἐστιν, ὃ Φαβωρῖνος εἴρηκεν ἐν τῷ περὶ τῆς
Ἀκαδημιακῆς διαθέσεως, ὃ Πλούταρχος ἐπιγέγραπται. λέγει
δὲ αὐτὸ ἐν τῷ πρὸς Ἐπίκτητον, ἐν ᾧ δήπουθεν ἐστὶν
Ὀνήσιμος ὁ Πλουτάρχου δοῦλος Ἐπικτήτῳ διαλεγόμενος. καὶ
μέντοι κἂν τῷ μετὰ ταῦτα γραφέντι βιβλίῳ Ἀλκιβιάδη καὶ
τοὺς ἄλλους τοὺς Ἀκαδημιακοὺς ἐπαινεῖ, προσαγορεύοντας
μὲν ἑκατέρῳ τῶν ἀντικειμένων ἀλλήλοις λόγων, ἐπιτρέπον-
τας δὲ τοῖς μαθηταῖς αἱρεῖσθαι τοὺς ἀληθεστέρους· ἀλλ᾽
ἐν τούτῳ μὲν εἴρηκε, πιθανὸν ἑαυτῷ φαίνεσθαι, μηδὲν
εἶναι καταληπτόν. ἐν δὲ τῷ Πλουτάρχῳ συγχωρεῖν ἔοικεν,
εἶναί τι βεβαίοις γνωστόν. ἄμεινον γὰρ οὕτως ὀνομάζειν τὸ
καταληπτὸν, ἀπογωροῦντας ὀνόματι Στωϊκῷ. καὶ ἔγωγε
ἐθαύμαζον νὴ τοὺς θεους, ὅπως ὁ Φαβωρῖνος εἰς τὴν
τῶν Ἀττικῶν φωνὴν εἰωθὼς μεταλαμβάνειν ἕκαστα τῶν
ὀνομάτων, οὐ παύεται λέγων, οὔτε τὸ καταληπτον,
οὔτε τὴν κατάληψιν, οὔτε τὴν καταληπτικὴν φαντασίαν,
οὔτε τὰ τούτοις ἀντικείμενα οἷον στερητικῶς λεγόμενα,

vent, ut difcipulis eam permittant nondum prius edoctis
de fcientifico judicandi iuftrumento. Nec enim aliud eft,
quod Favorinus dixit in libro de conftitutione Academica,
qui Plutarchus infcribitur. Idem autem dicit in libro ad
Epictetum, in quo fcilicet eft Onefimus, Plutarchi fervus,
cum Epicteto difputans; ac certe eo in libro, quem poftea
fcripfit, Alcibiadem et caeteros Academicos laudat, difpu-
tantes quidem inter fe contrariis rationibus, permittentes
autem difcipulis ex his eligere veriores; fed in hoc quidem ipfo dixit, probabile fibi videri, nihil effe comprehen-
fibile; in Plutarcho vero concedere videtur, aliquid certo
poffe cognofci; praeftat enim fic appellare comprehenfi-
bile, abstinentes a Stoico nomine. Atque ego per Deos mi-
rabar, quomodo Favorinus affuetus Atticae dictioni fingula
nomina commutare non delinat, dicens neque comprehenfi-
bile, neque comprehenfionem, neque comprehenfivam imaginationem; neque his oppofita, ut quae privative dicuntur,

ἀκα[17]τάληπτον φαντασίαν, ἢ τὴν ἀκαταληψίαν αὐτήν.
ὡς δὲ καὶ τρία βιβλία γράψας, ἓν μὲν πρὸς Ἀδριανὸν, ἕτερον δὲ πρὸς Δρύσωνα, καὶ τρίτον πρὸς Ἀρίσταρχον, ἅπαντα
περὶ τῆς καταληπτικῆς φαντασίας ἐπέγραψε. καὶ καθ᾽ ὅλα
γε αὐτὰ γενναίως ἀγωνίζεται, πειρώμενος ἐπιδεικνύναι τὴν
καταληπτικὴν φαντασίαν ἀνύπαρκτον.

Κεφ. β΄. Ἐγὼ δ᾽ οὔτ᾽ ἄλλο τι καταληπτὸν ἡγοῦμαι
σημαίνειν παρὰ τὸ γνωστὸν, οὔτ᾽ ἄλλο τι το κα(7)ταλαμ-
βάνεσθαι τοῦ βεβαίως γιγνώσκειν, ἀνάλογον δ᾽ αὐτοῖς λέγεσθαι τήν τε κατάληψιν καὶ τὴν καταληπτικήν. φαντασίαν. ἐπειδὴ γὰρ ἔνια μὲν οἰόμεθα ἢ βλέπειν, ἢ ἀκούειν,
ἢ ὅλως αἰσθάνεσθαι, καθάπερ ἐν ὀνείροις καὶ μανίαις,
ἔνια δὲ οὐκ οἰόμεθα μόνον, ἀλλὰ καὶ κατ᾽ ἀλήθειαν ὁρῶμεν, ἢ ὅλως αἰσθανόμεθα, ταυτὶ μὲν τὰ δεύτερα πάντες
ἄνθρωποι πλὴν Ἀκαδημιακῶν τε καὶ Πυῤῥωνείων εἰς βεβαίαν γνῶσιν ἥκειν νομίζουσιν, ἃ δ᾽ ὄναρ η παραπαιόντων
ἡ ψυχη φαντάζεται, ψευδῆ ταῦθ᾽ ὑπάρχειν. εἰ μὲν δὴ

incomprehenſibilem imaginationem, vel ipſam incompre-
henſionem. Ut autem tres libros ſcripſit, unum ad
Adrianum, ſecundum ad Druſonem, et tertium ad Ari-
ſtarchum; hos omnes inſcripſit de imaginatione compre-
henſiva, et per omnes hos libros ſtrenue disputat, conatus demonſtrare, non dari comprehenſivam imaginationem.

Cap. II. Ego vero nihil aliud comprehenſibile puto
ſignificare, quam cognoſcibile; neque aliud comprehendere, quam certo cognoſcere; ſimilem vero his dici
comprehenſionem et comprehenſivam imaginationem.
Cum enim quaedam putamus vel videre, vel audire, vel
omnino ſentire, quemadmodum in ſomniis et deliriis;
quaedam vero non arbitramur ſolum, ſed revera videmus, vel omnino ſenſu percipimus: haec quidem poſteriora omnes homines, praeter Academicos ac Pyrrhonios,
ad certam cognitionem venire credunt; quae vero per
ſomnia, aut quae delirantium fingit animus, falſa eſſe
haec omnia. Si autem ſic rem ſe habere concedant,

συγχωροῦσιν αὐτὸ τοῦθ᾽ οὕτως ἔχειν, ἐξαλειψάτωσαν, ἐν οἷς γρά-
φουσι, μήτε τοῦ μαινομένου τὸν σωφρονοῦντα, μήτε τοῦ νοσοῦντος τὸν ὑγιαίνοντα, μήτε τοῦ κοιμωμένου τὸν ἐγρηγορότα πιστότερον ὑπάρχειν εἰς τὴν τῶν πραγμάτων γνῶσιν. εἰ δ᾽ οὐδὲν μᾶλλον
ἐκείνοις ἐστὶν ἡ τοῖς ἐναντίως διακειμένοις γνωστὸν, συγκέχυται
μὲν δήπου τὰ τῆς ἀληθείας κριτήρια, οὔτ᾽ αὐτος ὁ διδάσκαλος
ὁ Ἀκαδημιακὸς, οὔτ᾽ ὁ μαθητὴς αὐτοῦ δυνήσεται κρῖναι τοὺς
εἰς ἑκάτερα τῶν ἀντικειμένων εἰρημένους λόγους ἔτι δὲ οὐ δεησόμεθα τὴν ἀρχὴν τοιούτων διδασκάλων, δυνάμενοί γε καὶ
αὐτοὶ τὰ γεγραμμένα τοῖς ἀπὸ τῶν αἱρέσεων ἀντιδιηρημένων
ἀναγινώσκειν, καὶ οὐδὲν ἧττον τῶν Ἀκαδημιακῶν εἰδέναι· κἄν
ἀσαφὲς αὐτῶν τι ᾖ, τὸ μὲν παρὰ τῷ Χρυσίππῳ τοῖς Στωῖ-
κοῖς διδασκάλοις ἀσφαλέστερον ὀνομάζειν ἐστὶ, τὸ δὲ παρὰ
Θεοφράστῳ καὶ Ἀριστοτέλει τοῖς περιπατητικοῖς. οὕτω δὲ
κἀπὶ τῶν ἄλλων, ὥστ᾽ οὐδὲν ἄν τι λείποιτο πρὸς διδασκαλίαν τοῖς Ἀκαδημιακοῖς, ὅσον ἐπὶ τῇ Φαβωρίνου λόγῳ.
τοῖς μὲν γὰρ πρεσβυτέροις αὐτὸ δὴ τοῦτο ἦν δίδαγμα, τὸ
μηδὲν εἶναι κριτήριον ἀνθρώπῳ δεδομένον ὑπὸ τῆς φύσεως,

deleant ea, quae funt in libris, in quibus fcribunt, neque
fapientem infano, neque fanum aegro, neque vigilantem
dormiente, fide digniorem ad rerum ccgnitionem effc. Si
vero nihil magis ipfis, quam contrario modo affectis cognofcibile, confufa funt certe cognofcendae veritatis inftrumenta; neque ipfe praeceptor Academicus, nec ejus difcipulus
poterit judicare de rationibus dictis in utramque partem
oppofitorum. Praeterea non indigebimus a principio ejusmodi praeceptoribus, cum et ipfi poffimus fcripta, quae
a fectarum auctoribus funt ex oppofito divifa, perlegere,
nec minus quam ipfi Academici dignofcere; et fi quid
ipforum obfcurum fit, id quod apud Chryfippum, Stoi-
cis praeceptoribus; quod autem apud Theophraftum et
Ariftotelem, ipfis Peripateticis certius nominare liceat;
et fic de caeteris, ita ut nihil Academicis ad doctrinam
fit reliquum juxta Favorini rationem. Senioribus enim
hoc erat praeceptum, nullum effe judicandi inftrumentum homini conceffum a natura, quo cuncta, compara-

44 ΓΑΛΗΝΟΥ ΠΕΡΙ ΑΡΙΣΤΗΣ ΔΙΔΑΣΚΑΛΙΑΣ.

Ed. Chart. II. [17.]   Ed. Baf. I. (7.)

ᾧ παραβάλλων ἕκαστον τῶν ὄντων ἀκριβῶς διαγνώσεται.
διὸ μηδ᾽ ἀποφήνασθαι περὶ μηδενὸς ἠξίουν, ἀλλὰ περὶ
πάντων ἐπέχειν ἀεί. ἀλλ᾽ εἰ δὴ τοῖς φυσικοῖς κριτηρίοις
αἴσθησιν ἱκανῶς συγχωρήσουσιν ἡμῖν, οὐδὲν ἔτι δεησόμεθα
τῆς εἰς ἑκάτερα ἐπιχειρήσεως, ἀλλ᾽ ἑτέρου τινὸς ἀπαιτή-
σεως, μᾶλλον μὲν τοὺς τεχνίτας παρέχοντας τοῖς μαθηταῖς
εὐθέως, ἀλλ᾽ ἕτερον τὸ λογίζεσθαι, τὸ καλούμενον ὑπο τῶν
πολλῶν ψηφίζειν. τοῦτο δ᾽ ἔστι τὸ ἐπισταθῆναι τῷ γυμνα-
ζομένῳ, καὶ τούτῳ προσέχειν τὸν νοῦν, ἐν οἷς σφάλλεται,
καὶ ταῦτα ἐπανορθούμενον μόνα. παραπλησίως δὲ καὶ ὁ
παιδοτρίβης ἐπανορθοῦται τὰ τῶν παλαιόντων ἁμαρτήματα.
καὶ ὁ γραμματικὸς, καὶ ὁ ῥήτωρ, καὶ γεωμέτρης, καὶ μουσικὸς, οὕτω διδάσκουσιν οὐ διασείοντες, οὐδὲ σαλεύοντες
τῶν μαθητῶν ἣν ἔχουσι πίστιν ἐπὶ τοῖς φυσικοῖς κριτηρίοις,
ἀλλ᾽ ἐφεστῶτες αὐτοῖς γυμναζομένοις, ἄχρι περ ἂν ἀναμαρ-
τήτους ἀποδείξωσι, τὰς κατὰ μέρος ἐνεργείας, ἀλλ᾽ οὐχὶ
τὴν ἐποχὴν εἰσάγοντες. οὗτοι γάρ εἰσιν οἱ καὶ ταῖς ἐνεργείαις σὺν αἰσθήσεσιν ἀπιστεῖν ἀνατιθέντες, ἢ τοῖς ὑπό

tione facta, accurate cognofceret. Quapropter nihil de
ulla re volebant affirmare, fed de omnibus femper an-
ceps ferre judicium. Sed fi nobis concedant, ut decet,
naturalibus judicandi inftrumentis fenfum fufficienter ineffe, nulla jam nobis opus erit argumentatione in utramque partem, fed alia quadam repetitione, ut artifices
non ftatim artem difcipulis praebent, fed aliam argumentationem, a multis dictam calculis computatio-
nem, hoc eft, praeeffe ei, qui exercetur, et attendere,
in quibus hic fallitur, eaque fola corrigere. Similiter
et puerorum gubernator luctantium errores emendat, et
grammaticus et rhetor et geometra et muficus fic docent,
non labefactantes, neque convellentes, quam difcipuli
fidem habent de naturalibus inftrumentis judicandi, fed
ipfis exercendis praefecti, donec fingulas actiones edant
iuculpatas; non vero ad epochen adducunt. Ipfi enim
funt, qui in actionibus cum fenfibus diffidentiam afferunt,

τοῦ βεβαίως γιγνωσκομένοις καταφρονεῖν. ὁ γοῦν Καρνεά-
δης οὐδὲ [18] τοῦτο τὸ πάντων ἐναργέστατον συγχωρεῖ
πιστεύειν, ὅτι τὰ τῷ αὐτῷ ἴσα μεγέθη καὶ ἀλλήλοις ἴσα
γίγνεται. τοὺς μὲν οὖν λόγους, οἷς ἐπιχειρεῖ λύειν καὶ
ταῦτα καὶ ἄλλα πάμπολλα τῶν ἐναργῶς τὶ εἶναί σοι φαινομένων τε καὶ πιστευομένων, ἔτι καὶ εἰς τόδε σωζομένους ἔχομεν.
ἀπόκεινται γὰρ ἐν γράμμασιν ὑπὸ τῶν μαθητῶν αὐτοῦ συν-
αθροισθέντες. αἱ λύσεις δ᾽ οὔθ᾽ ὑπ᾽ ἐκείνων, οὔθ᾽ ὑπ᾽ ἄλλου
τινὸς εἴρηνται τῶν μετ᾽ αὐτὸν Ἀκαδημιακῶν. ἆρ᾽ οὖν εἰ καὶ
μηδὲν ἄλλο, τοῦτο γοῦν ἐδήλωσε μόνον, ὅτι σοφίσματά εἰσιν
οἱ λόγοι πάντες οὗτοι, καὶ ζητητέον τὴν λύσιν αὐτῶν ὑμῖν,
ὦ μαθηταί. μοχθηρὸν μὲν γὰρ τοῦτο, σμικρότερον δ᾽ ὅμως
οὐ πεποιήκασιν οἱ γράψαντες μὲν αὐτούς, μὴ δηλώσαντες
δ᾽ ὑμῖν, ὁποῖοί τινές εἰσι.

Κεφ. γ΄. Ἡδέως δ᾽ ἂν ἠρόμην, εἴπερ ἦν ὁ Φαβωρῖνος, ἆρά κελεύει με πείθεσθαι αὐτοῖς ἅπασι τοῖς λόγοις, ἢ
σκοπεῖσθαι, πότερον ἀληθεῖς εἰσιν, ἢ ψευδεῖς. ἔν δὴ γὰρ

vel ea contemnunt, quae ab aliquo certo cognofcuntur.
Carneades igitur neque id, quod eſt omnium evidentiſſi-
mum, credendum eſſe concedit, quod magnitudines uni
aequales ſunt et aequales inter ſe. Habemus igitur
rationes, quibus haec ſolvere contendit, et alia quam
plurima eorum, quae evidenter exſiſtere tibi apparent
ac creduntur, adhuc ad id conſervatas. Ab ejus enim
diſcipulis collectae ſcriptis mandatae fuerunt; ſolutiones
vero neque ab ipſis, nec ab ullo alio Academico-
rum poſt eum allatae ſunt. Igitur ſi nihil aliud, ſaltem
hoc unum demonſtravit, quod fallaces ejusmodi ſint rationes, et quaerendam eſſe nobis harum ſolutionem, o
diſcipuli. Improbum illud eſt, nec tamen minus im-
probe fecerunt, qui has ſcripſere rationes, nec, quales
eſſent, nobis indicarunt.

Cap. III. Iübenter quaererem, ſi Favorinus adeſſet,
an jubeat omnibus his rationibus aſſenſum me praebere,
vel conſiderare, utrum verae ſint, vel falſae; unum

σκοπεῖσθαι συνεχώρησεν. ἠρόμην δ᾽ ἂν ἐπὶ τῷδε πάντως,
εἰ φύσει πᾶσιν ἀνθρώποις ὑπάρχει διακρίνειν ἀληθεῖς λόγους
ψευδῶν, ἢ μέθοδός ἐστι τῆς ἑκατέρων γνώσεως. εἰ μὲν γὰρ
φύσει, πῶς οὐχ ὁμολογοῦμεν ἀλλήλοις ἅπαντες, οὐδ᾽ ὡσαύτως ἀποφαινόμεθα περὶ τῶν αὐτῶν; εἰ δὲ μέθοδός τίς
ἐστιν, αὐτὴν πρώτην μαθεῖν ἐδεήθην. ἑξῆς δὲ ἐπιστατοῦν-
τας αὐτοὺς γυμνάσασθαι πολυειδῶς ἐπὶ παραδειγμάτων
πλειόνων, ὥσπερ οἱ παλαίειν μανθάνοντες, ἢ σκυτοτομεῖν,
ἢ οἰκοδομεῖν, ἢ ναυπηγεῖν, ἢ ῥητορεύειν, ἢ ἀναγιγνώσκειν,
ἢ γράφειν, ἢ ὅλως ὁτιοῦν ἐνεργεῖν κατὰ τέχνην. εἰ μὲν
οὖν ἔγραψέ τις τῶν Ἀκαδημιακῶν, οἷον μέν τι χρῆμά ἐστιν
ἡ ἀπόδειξις, οἷον δὲ σόφισμα, καὶ ὡς χρὴ διαγιγνώσκειν
αὐτά, καὶ ὡς χρὴ γυμνάζεσθαι κατὰ ταῦτα, ὡς ὁ Φαβωρῖνος ἐπιτρέπει τὴν κρίσιν, ὡς εἰς ἑκάτερα ἐπιχειρουμένων
τῶν μαθητῶν, πλὴν ὅτι περιττός ἐστιν, ἐδίδασκεν ὁ Ἀκα-
δημιακος ἕκαστον τῶν εἰρημένων, ἔχομέν τε ἡμεῖς τοὺς
ἰδίων τῶν δογμάτων διδασκάλους. εἰ δ᾽ οὔτ᾽ ἔγραψέ τις

enim confiderandum effe conceffit. Quaererem autem in
univerfum, num a natura fingulis hominibus infitum fit
difcernere veras rationes a falfis; vel fit aliqua ratio ar-
tificiofa ad utrarumque cognitionem. Si enim a natura,
quidni omnes inter nos confentimus et eadem de iisdem
rebus pronunciamus? Si vero fit quaedam methodus, ipfam
primo oportuit addifcere, deinde ludo praefectos ipfos
difcipulos vario modo, exemplis quamplurimis exercere;
ut eos, qui luctandi artem difcunt, vel futoriam, vel aedi-
ficatoriam, vel naves compingendi, vel rhetoricam, vel legendi, vel fcribendi, vel alio quovis modo fecundum artem
operari. Si igitur quispiam Academicus fcripferit, quid fit
demonftratio, quid fophisma, et quomodo oporteat ea
dignofcere, et quemadmodum circa ea fefe deceat exercere, ut Favorinus permittit judicium difcipulis, in
utramque partem difputantibus, nifi cum aliquid fupervacaneum fuerit; docuerit Academicus fingula, quae dicta
funt: nos vero habemus fingularum praeceptionum docto-
res. Si vero nullus de ipforum differentia fcripferit,

ΓΑΛΗΝΟΥ ΠΕΡΙ ΑΡΙΣΤΗΣ ΔΙΔΑΣΚΑΛΙΑΣ. 47

Ed. Chart. II [18.]   Ed. Baf. I. (7.)

ὑπὲρ τῆς διαφορᾶς αὐτῶν, οὔτ᾽ ἐγύμνασεν, ὅμο ὅν τι ποιεῖ
τέκτονι κελεύοντι τῷ μαθητῇ μετρῆσαί τε καὶ στῆσαι καὶ
ἀποτεῖναι, καὶ κύκλον γράψαι, χωρὶς τοῦ πῆχυν δοῦναι,
καὶ ξυστὸν, καὶ κανόνα, καὶ κιρκίνον· αλλ ἴσως φησὶ μηδὲν
εἶναι τοιοῦτον ἐν φιλοσοφίᾳ καὶ δόγμασι. μὴ τοίευν ἔτι προς-
ποιοῦ γιγνώσκειν τι, μηδ᾽ ἀποφάναι, μηδ᾽ ἀποδίδρασκε τὴν
ὑπὸ τῶν πρεσβυτέρων Ἀκαδημιακῶν εἰσαγομένην ἐποχην,
μηδὲ σεμνύνου γραμματικοῦ ποιῶν ἔργον, ἃ μὲν εἰρήκασιν
οἱ πρόσθεν ἐκμεμελετηκώς. ὅτι δὲ αὐτῶν ὑγιές ἐστιν οὐδὲν, εὔδηλον ἐννόῳ. οὐδὲ γὰρ διδασκάλου τόγε τοιοῦτον
ἐστὶν, ἀλλ᾽ ἀδολεσχία τις ἢ λῆρος. πόθεν οὖν ἐλπὶς ὑπολείπεται τῆς των ἀληθῶν εὑρέσεως; ᾧ γὰρ οὐδὲν ὑπάρχει
κριτήριον ἀληθῶν καὶ ψευδῶν, ἀνέλπιστος ἢ γνῶσις αὐτοῦ.
ἐγχείρησον δὲ διδάξαι μόνον σοφιστάς· μηδὲν ἡμῖν ὑπάρχειν
κριτήριον σύμφυτον, ὥστε γε μετὰ τοῦτο τολμηρῶς. ἡμῖν
μέντοι ἴσως φησὶν, αἴσθησίν τε καὶ νόησιν ἐναργῆ κριτήρια
τοῦ ἀληθοῦς εἶναι, συγχωρήσειεν ἄν τις ἐν λογικαῖς

aut exercitationem formaverit, fimile quid agit, ac fa-
ber praecipiens difcipulo, ut metiatur, dirigat, exten-
dat, ac circulum defcribat, nec illi praebet cubitum,
libram, regulam, aut circinum. Sed nihil fortaffis, inquit, in philofophia et praeceptis ineft fimile. Ne igitur affimules te aliquid cognofcere, aut enunciare, aut
discedere ab allata a veteribus Academicis epoche, nec
te jactes, dum grammatici opus perficis, qui te exerces
in iis, quae antiqui dixerunt. Apud ipfos autem nihil
effe praeclari manifeftiffimum eft animadvertenti. Neque
enim id proprium praeceptoris eft, fed nugacitas quaedam et deliramentum. Unde igitur fpes veritatis inveniendae relinquitur? Cui enim nullum eft veri et falfi
judicandi inftrumentum, ejus eft infperata cognitio.
Aggredere autem folum fophiftas docere, nobis a natura
nullum infitum effe judicandi inftrumentum, ut certe
poftea audacter affeverafti. Nobis autem fortaffe dicit,
fenfum et intellectum certa effe veri judicandi inftru-
nienta, quod quis concederet in   volens inani

48 ΓΑΛΗΝΟΥ ΠΕΡΙ ΑΡΙΣΤΗΣ ΔΙΔΑΣΚΑΛΙΑΣ.

κυλινδεῖσθαι βουλόμενος ἐλπίσι ματαίαις. ὅσοι [19] δ᾽ ἀνῃρή-
κασιν ὅλην τὴν ἐλπίδα, καθάπερ ἐκεῖνος, μάτην φλυαροῦσι.
εὔδηλος οὖν ἐστιν ὁ Φαβωρῖνος, αἰδοῖ μὲν ἀνατρέπων πάντα, καὶ ἀγνοεῖν ὑπάρχειν ὁμολογῶν, ὅθεν ὑπάρχειν οἱ πρόσθεν ἔλεγον Ἀκαδημιακοί τε καὶ Πυῤῥώνειοι· προσποιούμε-
νος δ᾽ ἐπιτρέπειν τὴν κρίσιν τοῖς μαθηταῖς, ἣν οὐδὲ ἑαυτοῖς ἐπέτρεψαν οἱ πρὸ αὐτοῦ.

Κεφ. δ᾽. Ὅτι μὲν οὖν ἡ τοιαύτη διδασκαλία τῶν μαν-
θανόντων ὁτιοῦν, οἵαν ἐννοεῖται Φαβωρῖνος, οὐ μόνον οὐκ
ἔστιν ἀρίστη τῶν ἄλλων, ἀλλ᾽ οὐδὲ διδασκαλία τὴν ἀρχὴν,
ἐναργῶς οἶμαι δεδιδάχθαι. ἂν δ᾽ οἱ λοιποὶ πάντες, διδασκαλίαι μέν εἰσιν, εἰ δ᾽ ἄρισται, σκοπῶμεν, ἐξ ἀρχῆς ἀπὸ τῶν
αὐτῶν αὖθις ἀρξάμενοι. φαίνεται γὰρ ἡμῖν ἐναργῶς τοῦτο,
κἂν ὅτι μάλιστα αὐτοῖς ἄπιστον ἐργάσασθαι σπουδάζουσιν
οἱ σοφισταὶ, μηδὲν εἶναι κριτήριον φυσικόν. ὁ μὲν γὰρ κιρ-
κίνος γράφει τὸν κύκλον, ὁ δὲ πῆχυς διακρίνει τὰ μήκη, καθάπερ ὁ ζυγὸς τὰ βάρη. ταῦτα (8) δὲ αὐτὸς κατεσκεύασεν

quadam ſpe volutari. Quicumque autem omnem ſpem
ſuſtulerunt, quemadmodum ipſe, fruſtra nugantur. Con-
ſpicuus igitur eſt Favorinus, quem pudet, dum omnia
ſubvertit, et fatetur ſe ignorare, unde orta ſint ea,
quae veteres Academici et Pyrrhonii dixere, ſimulans
diſcipulis ſe judicium permittere, quod nec ſibi ipſis illi,
qui ante ipſum fuere, permiſerunt.

Cap. IV. Quod vero haec via docendi eos, qui aliquid addiſcunt, qualem Favorinus intelligit, non ſolum
inter caeteras non ſit optima, ſed nec doctrinam eſſe,
ab initio abunde demonſtratum arbitror. Reliquae vero
omnes doctrinae quidem ſunt; an vero ſint optimae,
videamus, primum ab iisdem rurſus incipientes: id enim
nobis et manifeſtum apparet, quamvis illud incredibile
reddere conentur ſophiſtae, nullum videlicet eſſe naturale judicandi inſtrumentum. Circinus enim circulum
deſcribit, cubitus magnitudinem discernit, ut libra, quae
pondus habent. Haec autem omnia ipſe ſibi paravit

ἄνθρωπος, ἐκ τῶν φυσικῶν ὀργάνων τε καὶ κριτηρίων ὁρμώμενος, ὧν ἀπωτέρω κριτήριον, οὔτε πρεσβύτερον, οὔτε σε-
μνότερον ἔχομεν. εἰ τοίνυν ἐντεῦθεν ἄρχεσθαι δεῖ, λέγει
γὰρ πάλιν ὁ νοῦς, ὅτι πιστεῦσαι μὲν ἢ ἀπιστῆσαι ὡς τῷ
φυσικῷ κριτηρίῳ δυνατὸν ἡμῖν ἐστι, κρῖναι δ᾽ οὐ δυνατὸν
αὐτὸ δι᾽ ἑτέρου τινός. ᾧ γὰρ κρίνεται τἆλλα πάντα, πῶς
ἂν τοῦτο πρὸς ἄλλου κριθείη; πιστεύειν βούλει τοῖς ὀφθαλμοῖς ἐναργῶς ὁρῶσι, καὶ τῇ γλώσσῃ γευομένῃ, τουτὶ μὲν
μῆλον εἶναι, τουτὶ δὲ σῦκον, ἢ μὴ πιστεύειν; ὑπείσομαι ὃ
βούλει ποιεῖν ἐφ᾽ ἡμῖν, εἰ μέντοι σπεύδεις διαλέγεσθαί μοι.
μὴ πιστεύοντος δὲ, ὡς παρὰ φύσιν ἔχοντος ἀφίσταμαι. κεί-
σθω πρότερον ἀπιστεῖν σε, μηδὲν ἐλπίζειν μαθήσεσθαι παρ᾽
ἐμοῦ. τοῦτο γὰρ ἄρτι πέπαυμαι λέγων. ὑποκείσθω δέ σε
πιστεύειν, ἐλπίζεσθαι μαθήσεσθαι παρ᾽ ἐμοῦ κρίνειν. ἀλλ᾽
ἐγὼ τὰ μὲν αἰσθητὰ τοῖς ἐναργῶς αἰσθήσει φαινομένοις, τὰ
δὲ νοητὰ τοῖς ἐναργῶς νοουμένοις. ἐπεὶ δ᾽ ἐκ τῶν φυσικῶν κριτηρίων αἱ τέχναι πᾶσαι κατασκευάζουσιν ὀργανά τε

homo naturalibus organis, et judicandi impulfus inftrumentis, ultra quae judicandi inftrumentum nec antiquius
habemus, nec praeltantius; hinc igitur oportet aufpicari.
Rurfus enim dicit animus, quod nobis poffibile eft credere,
vel non credere naturali judicandi inftrumento, hoc vero
non eft poffibile alio inftrumento judicare; quo enim
judicantur caetera omnia, quomodo et illud ab alio judicaretur? vis credere oculis clare videntibus, et linguae
guftanti, hoc effe pomum, illudfi cum, vel non credere?
Concedam quicquid nobiscum volueris facere, fi cupias
mecum disputare: a te vero non credente recedam tamquam affecto praeter naturam. Primo fupponatur, te non
credere, nec quicquam fperare ex me difcere (hoc enim
nuper abstinui dicere). Supponatur vero, te credere,
fperare ex me judicium addifcere. Ego vero fenfilia
per ea, quae evidenter a fenfibus percipiuntur, intelligi-
bilia vero per ea, quae intellectu concipiuntur, credi-
bilia judico. Cum autem ex naturalibus inftrumentis
judicandi artes omnes conftituantur, organa vero et

Εd. Chart. II. [19. 20.]   Εd. Baf. I. (8.)

καὶ κριτήρια τεχνικὰ, δι᾽ ὧν τὰ μὲν αὐτοῖς συντιθέασι, τὰ
δὲ ὑφ᾽ ἑτέρων συγκείμενα κρίνουσιν, κἀγὼ διδάξω ὅλοις,
ὄργανά τε καὶ κριτήρια, τὰ μὲν οἷς κατασκευάσεις τοὺς
ἀληθεῖς λόγους, τὰ δ᾽ οἷς τοὺς ἐφ᾽ ἑτέρων κρινεῖς γεγο-
νότας. ἔχει γὰρ οὕτως τὸ πᾶν. εἰ μὲν γὰρ ἐξ ἑαυτοῦ τι
φαίνοιτο πρὸς αἴσθησιν ἢ νόησιν ἐναργῶς, οὐ χρῄζει τοῦτο
ζητήσεως. εἰ δὲ μήτε τι τοιοῦτον ὑπάρχῃ, τῆς ἐξ ἑτέρου
προσδεῖται γνώσεως. ἐγὼ μὲν ἐπαγγέλλομαί σοι διδάξειν
ἔνια μὲν τοῖς κατὰ τὰς τέχνας ὀργάνοις ἀνάλογα, ἐξ ὧν
εὑρήσεις τὸ ζητούμενον· ἔνια δὲ τοῖς κριτηρίοις, ἐξ ὧν τὸ
δοκοῦν εὑρῆσθαι κρινεῖς. ἐπειδὰν δὲ μάθῃς ταῦτα, ἐπὶ
πολλῶν παραδειγμάτων γυμνάσω σε ταχέως τε ἅμα καὶ ἀκριβῶς εὑρίσκειν, καὶ κρίνειν τὸ ζητούμενον, ὥστ᾽ οὐδὲ βιβλίου δεήσει τινὸς ἔτι ἤδη πρὸς τὴν τῶν ἀληθῶν εὕρεσιν,
οὔτε διδασκαλίας ἑτέρας, εὐθύς τε δήπου καὶ τοὺς ἄλλο τι
λέγοντας ὧν εὕροις, ἑτοίμως γνωρίσειας. [20] ὥσπερ γὰρ ὁ
τὴν εὐθεῖαν ὁδὸν γιγνώσκων εὐθεῖαν οὖσαν οὐ δεῖται δι-

inftrumenta judicandi artificialia, per quae alia ipfi fibi
componunt, alia autem ab aliis compofita judicant, et
ego oftendam in univerfum, organa et inftrumenta judicandi, tum ea, quibus parabis veras rationes, cum ea,
quibus ab aliis allatas judicabis. Totum enim fic fe habet.
Siquid enim ex fe ipfo appareat fenfui vel intellectui
manifefte, disquifitione non indigebit; at fi quid tale non
exfiftat, quae ab alio fumitur, eget cognitione. Ego
vero me polliceor te docturum quaedam inftrumentis,
quae ab arte fiunt, refpondentia, quibus quaefitum invenias; alia vero judicandi inftrumentis, quibus, quod tibi
videbitur, inventum fuiffe judicabis. Cum autem haec
didiceris, multis te exemplis exercebo, ut celeriter et
perfecte invenire poffis, et judicare id, quod quaeritur;
ita ut nullo jam amplius libro indigeas ad inventionem
veri, nullave alia inftitutione, et ftatim dignofcas eos,
qui dicunt alia ab iis, quae inveneris. Quemadmodum
enim, qui cognofcit rectam viam effe rectam, non indi-

δασκαλίας ἑτέρας εἰς ἔλεγχον τῶν πεπλανημένων, οὕτω καὶ
ὁ τὴν εὐθεῖαν ὁδὸν τῆς ἀποδείξεως ἐκμαθὼν, εὐθὺς ἅμα
ταύτῃ καὶ τὰς πεπλανημένας γνωρίζει.

Κεφ. ε΄. Φαβωρῖνος δέ μοι δοκεῖ παραπλήσιόν τι ποιεῖν
τῷ φάσκοντί σε εἶναι τυφλὸν, δύνασθαι δὲ κρίνειν, πότερος
ἡμῶν ἐστι ῥυπαρώτερος ἢ λευκότερος· οὐκ ἐννοῶν, ὅτι τῷ
μὲν μέλλοντι τὰ τοιαῦτα κρίνειν ὑπάρχειν χρὴ πρότερον ὄψιν.
οὐ μὴν οὐδὲ διαφέρει πρὸς τὴν κρίσιν, ἢ μήδ᾽ ὅλως ἔχειν
ὄψιν, ἢ ἔχοντα μὴ πιστευειν αὐτῇ. κατὰ δὲ τὸν αὐτὸν τρόπον,
ὅτι ᾧ κρίνομεν, ὁποῖόν ἐστί τι, καὶ ὅτι τῷ αὐτῷ ἴσα, καὶ ἀλλήλοις ἴσα ὑπάρχει, καθάπερ τοῖς ὅ ιοις οὐκ ἄν τις ἐπιτρέψειεν,
ὅτι μήδ᾽ ὅλως ἔχουσι νοῦν, οὕτως οὐδὲ τοῖς ἀνθρώποις, εἰ μηδὲ
οὗτοι πιστὸν ἔχουσι τὸν νοῦν. οὐδὲν γὰρ διαφέρει πρὸς τὴν
τῶν κρινομένων διδασκαλιῶν ἀπιστίαν, ἢ μήδ᾽ ὅλοις ἔχειν τὶ
κριτήριον, ἀλλ᾽ ἢ ἀπιστεῖν αὐτῷ. γελοῖος οὖν ἐστὶν ὁ Φαβωρῖνος ἐπιτρέπων κρίνειν τοῖς μαθηταῖς, ἄνευ τοῦ συγχωρῆσαι
τὴν πίστιν τοῖς κριτηρίοις. εἰ γὰρ οὐδέν ἐστιν ἐναργὲς τῷ νῷ,

get alia doctrina ad redarguendum eos, qui aberrant:
fic et qui rectam demonftrationis viam didicit, ftatim
fimul per ipfam cognofcit erroneas.

Cap. V. Favorinus vero mihi videtur fimiliter facere,
ac fi quis diceret, te effe coecum, poffe vero judicare, quis
noftrum fit fordidior, aut candidior, non cogitans, quod, qui
talia judicaturus eft, ei prius oporteat ineffe vifum: atqui
nihil refert ad judicandum, non omnino vifum habere, aut,
cum habeas, ei non credere. Eodem quoque modo, quoniam id, quo judicamus, tale aliquid eft, et, quoniam, quae
eidem funt aequalia, inter fe funt aequalia. Quemadmodum afinis nemo judicare permittet, quia mente carent; ita nec hominibus, fi mentem habeant, cui ndes
non poffit haberi. Nihil enim differt ad judicandum
doctrinarum incertitudinem, vel nullo modo habere inftrumentum judicandi, vel ipfi non credere. Ridiculus
eft igitur Favorinus, permittens judicium difcipulis, nifi
concedat fidem ipfis inftrumentis judicandi. Si enim nihil evidens intellectui, quamvis ex fe credibile, rerum

52 ΓΑΛΗΝΟΥ ΠΕΡΙ ΑΡΙΣΤΗΣ ΔΙΔΑΣΚΑΛΙΑΣ.

Ed. Chart. II. [20.]   Ed. Baf. I. (8.)

ἢ πιστὸν ἐξ ἑαυτοῦ, διέφθαρται πάντων ἡ κρίσις. εἰ δ᾽ ἔστι
μὲν, ὥσπερ ὀφθαλμὸς τῷ σώματι, τοιοῦτος ἐν τῇ ψυχῇ νοῦς,
οὐ μὴν ἅπασί γε ὁμοίως ὀξὺς, ἐγχωρεῖ, καθάπερ ὁ βλέπων
ὀξύτερον ἐπάγει πρὸς τὸ θέαμα τὸν ἀμβλύτερον ὁρῶντα,
κατὰ τὸν αὐτὸν τρόπον καὶ ἐπὶ τῶν νοημάτων, ὑπὸ τῶν
φθασάντων ἰδεῖν ἐναργῶς τὸ νοητὸν, ἐπάγεσθαι πρὸς τὴν
θέασιν αὐτοῦ τὸν ἀμβλύτατον, καὶ τοῦτ᾽ ἐστὶν ὁ διδάσκαλος, ὡς ὁ Πλάτων τε φησὶ, κἀγὼ πείθομαι. καὶ γέγραπταί
γέ μοι περὶ τούτων ἐπὶ πλέον ἐν τῇ τῆς ἀποδείξεως πραγματείᾳ, ὅτι τοιαύτη τις οὖσα ἦν πρὸς τὴν νόησιν ἐναργὴς
ἡ διδασκαλία. γέγραπται δὲ καὶ, ὅπως ἄν τις ὁρμώμενος
ἀπὸ τῶν ἐν ἑκάστῳ στοιχείων τε καὶ ἀρχῶν ἀποδεικνὺς εἴη
μάλιστα πᾶν, ὅσον ἀποδειχθῆναι δυνατὸν, οὐχ ὡς ὁ θαυ-
μαστὸς Φαβωρῖνος, ἓν ὅλον γράψας βιβλίον, ἐν ᾧ δείκνυσι
μηδὲ τὸν ἥλιον εἶναι καταληπτὸν, ὡς ἐπιλήσμοσιν ἡμῖν
ἑτέρωθι διαλέγεται, συγχωρεῖ τέ τι βεβαίως εἶναι γνωστὸν
καὶ τοῦτ᾽ ἐπιτρέπων αἱρεῖσθαι τοῖς μαθηταῖς.

omnium perit judicium; fi autem fit quidem, ut oculus
in corpore, ita mens in anima, non equidem omnibus
aeque perfpicax, confentaneum eft, quemadmodum, qui
cernit acutius, adducit ad vifibile eum, qui videt ob-
fcurius, fimili modo in intellectionibus; qui enim caeteris antecellit in evidenti cognitione rei intelligibilis,
ad ejus contemplationem adducit maxime caecutien-
tem, et hic eft praeceptor, ut inquit Plato, et ego fa-
teor, et de his fcriptum eft a me fufius in tractatu de
demonftratione, quoniam talis eft quaedam evidens
doctrina ad intellectionem. Scriptum eft autem, quomodo quis exorfus in unaquaque re ab elementis et principiis poffit maxime demonftrare, quicquid poffibile eft
demonftrari; non ut mirandus ille Favorinus, qui totum
unum librum fcripfit, in quo oftendit, ne folem quidem
effe comprehenfibilem, et quafi cum obliviofis nobiscum
alibi difputat, conceditque aliquid certo effe cognofcibile,
et illud difcipulis eligere permittit.

ΓΑΛΗΝΟΥ ΟΤΙ ΑΡΙΣΤΟΣ ΙΑΤΡΟΣ ΚΑΙ ΦΙΛΟΣΟΦΟΣ.

Ed. Chart. To. II. [p. 356.]   Ed. Baf. To. I. (p. 8.)

Οἷόν τι πεπόνθασιν οἱ πολλοὶ τῶν ἀθλητῶν, ἐπιθυμοῦντες μὲν ὀλυμπιονῖκαι γενέσθαι, μηδὲν δὲ πράττειν, ὡς τούτου τυχεῖν, ἐπιτηδεύοντες, τοιοῦτόν τι καὶ τοῖς πολλοῖς τῶν ἰατρῶν συμβέβηκεν· ἐπαινοῦσι μὲν γὰρ Ἱπποκράτην, καὶ πρῶτον ἁπάντων ἡγοῦνται, γενέσθαι δὲ αὐτοὺς ἐν ὁμοίοις ἐκείνῳ, πάντα μᾶλλον ἢ τοῦτο πράττουσι· ὁ μὲν γὰρ οὐ μικρὰν μοῖραν εἰς ἰατρικήν φησι συμβάλλεσθαι τὴν ἀστρονομίαν, καὶ δηλονότι τὴν ταύτης ἡγουμένην ἐξ ἀνάγκης γεωμετρίαν· οἱ δ' οὐ μόνον αὐτοὶ μετέρχονται τούτων οὐδέ-

GALENI QVOD OPTIMVS MEDICVS SIT QVOQVE PHILOSOPHVS.

Quod moris patiuntur athletarum plerique, cupientes quidem Olympiorum victores evadere, nihil autem moliri, quo id confequantur, ſtudentes: idem et multis medicis accidit. Nam Hippocratem quidem laudant, ac omnium principem exiſtimant. Ut autem fiant illi inter ſimiles, ipſi omnia potius quam id agunt. Is etenim non exiguam partem ad medicinam ait aſtronomiam conferre; ac omnino eam, quae ipſam neceſſario praecedit, geometriam. Ii vero non folum ipſi ab his utrisque ab-

τερον, ἀλλὰ καὶ τοῖς μετιοῦσι μέμφονται. καὶ μὲν δὴ καὶ
φύσιν σώματος, ὁ μὲν ἀκριβῶς ἀξιοῖ γιγνώσκειν, ἀρχὴν εἶναι φάσκων αὐτὴν τοῦ κατ᾽ ἰατρικὴν λόγου παντός. οἱ δ᾽
οὕτω καὶ περὶ τούτων σπουδάζουσι, ὡς οὐ μόνον ἑκάστου
τῶν μορίων οὐσίαν ἢ πλοκὴν, ἢ διάπλασιν, ἢ μέγεθος, ἢ
τὴν πρὸς τὰ παρακείμενα κοινωνίαν, ἀλλ᾽ οὐδὲ τὴν θέσιν
ἐπίστανται. καὶ μήν γε ὡς ἐκ τοῦ μὴ γιγνώσκειν κατ᾽ εἴδη
τε καὶ γένη διαιρεῖσθαι τὰ νοσήματα, συμβαίνει τοῖς ἰατροῖς
ἁμαρτάνειν τῶν θεραπευτικῶν σκοπῶν, Ἱπποκράτει μὲν εἴρηται προτρέποντι τὴν λογικὴν ἡμᾶς ἐξασκεῖν θεωρίαν. οἱ δὲ
νῦν ἰατροὶ τοσοῦτον ἀποδέουσιν ἠσκῆσθαι κατ᾽ αὐτὴν, ὥστε καὶ
τοῖς ἀσκοῦσιν, ὡς ἄχρηστα μεταχειριζομένοις, ἐγκαλοῦσι. οὕτω
δὲ καὶ τοῦ προγιγνώσκειν τε τὰ προγεγονότα, καὶ τὰ παρόντα καὶ τὰ μέλλοντα γενήσεσθαι τῷ κάμνοντι νοσήματα,
πολλὴν χρῆναι πεποιῆσθαι πρόνοιαν, Ἱπποκράτης φησίν. οἳ
δὲ καὶ περὶ τοῦτο τὸ μέρος τῆς τέχνης ἐπὶ τοσοῦτον ἐσπου-
δάκασιν, ὥστ᾽, εἴ τις αἱμοῤῥαγίαν ἢ ἱδρῶτα προείπῃ,

horrent, fed eas fectantes coarguunt. Ille idem naturam
corporis, quam totius medicinae ordinis principium ftatuit, optime cognofcendam effe praecipit: at iidem ifti
in ea re ita ftudium ponunt, ut non modo nullius ex
partibus corporis fubftantiam, aut formationem, aut
magnitudinem, aut nexum, aut quae eft cum propinquis
communicatio, fed ne pofituram quidem nofcant. Idemque, quod per genera fpeciesque ignota fit morborum divifio, idcirco medicis a curandi fcopis errare contingat,
animadvertit Hippocrates, quum nos ad rationalem contemplationem adhortatur: noftrae vero aetatis medici ita
ab ejus ftudio averfi funt, ut eos etiam, qui in ea re
operam confumant, quafi inutilia tentantes reprehendant.
Sic et ille idem Hippocrates ad praecognitionem morborum, et qui praeteriere, et qui praefentes, et qui
futuri aegro corpori fint, multam nobis parari oportere
providentiam admonuit: at iidem medici huic etiam
artis parti usque adeo operam navant, ut, fi quis fluxum
fanguinis e naribus aut fudorem praedixerit, eum et

ΙΑΤΡΟΣ ΚΑΙ ΦΙΛΟΣΟΦΟΣ. 55

Ed. Chart. II. [356. 357]   Ed. Baſ. I. (8. 9.)

γόητά τε καὶ παραδοξολόγον ἀποκαλοῦσιν· σχολῇ γ᾽ ἂν οὗτοι
τἄλλα προλέγοντός τινος ἀνάσχοιντο· [357] σχολῇ δ᾽ ἄν ποτε
τῆς διαίτης τὸ σχῆμα πρὸς τὴν μέλλουσαν ἔσεσθαι τοῦ νοσήματος ἀκμὴν καταστήσαιντο· καὶ μὴν ῾Ιπποκράτης οὕτως
γε διαιτᾷν κελεύει. τί δὴ οὖν ἐστι τὸ ὑπόλοιπον εἰς ὃ ζηλοῦσι
τἀνδρός; ὁ γὰρ δὴ τήνδε τῆς ἑρμηνείας δεινότητα, τῷ μέν
γε καὶ τοῦτο κατώρθωται. τοῖς δ᾽ οὕτω τοὐναντίον, ὥστε
πολλοὺς αὐτῶν ἐστιν ἰδεῖν καθ᾽ ἓν ὄνομα δὶς ἁμαρτάνον-
τας, ὃ μηδ᾽ ἐπινοῆσαι ῥᾴδιον. διόπερ ἔδοξέ μοι (9) ζητῆσαι τὴν αἰτίαν, ἥ τίς ποτ᾽ ἐστὶ, δι᾽ ἣν, καίτοι θαυμάζονται
ἅπαντες τὸν ἄνδρα, μήτ᾽ ἀναγινώσκουσιν αὐτοῦ τὰ συγγράμματα, μήτ᾽, εἰ καί τῳ τοῦτο παρασταίη, συνίῃσι τῶν λε-
γουένων, ἤ, εἰ καὶ τοῦτο εὐτυχήσειεν, ἀσκήσει τὴν θεωρίαν
ἐπεξέρχεται, βεβαιώσασθαί τε καὶ εἰς ἕξιν ἀγαγεῖν βουλόμενος, εὑρίσκων δὴ καὶ σύμπαντα κατορθούμενα βουλήσει
τε καὶ δυνάμει τοῖς ἀνθρώποις παραγιγνόμενα. θατέρου

magum et admirabilia contraque opinionem omnium
loquentem exclament: ut iidem iſti multo etiam minus,
ſi quid aliud praedictum ſit, ſuſtineant: multo minus
formam rationis victus ad morbi futurum vigorem conſtituant, quanquam ejusmodi rationem ciborum haben-
dam cenſet Hippocrates. Quid igitur reliquum eſt, in
quo virum aemulantur? ſiquidem non in dicendi gravitate, cujus laudem ille aſſecutus eſt: hi vero ita ſunt
ab ea virtute remoti, ut eorum multos videre liceat bis
verbo in uno peccantes, quod ne intelligi quidem facile
poteſt. Quibus de rebus quaerendam cauſam putavi, ob
quam iſti, quanquam omnes virum admirantur, a lectione tamen ejusdem ſcriptoris ſeſe avertant; vel, ſi quis
ejus ſcripta legit, non tamen ea intelligat, quae ab
auctore dicuntur; vel, etiamſi intelligat, non tamen
ad eam intelligentiam exercitationem adjungat, ut diſci-
plinam confirmet, atque ad habitum perducat. compertum habens, nos eam laudem, quae in quocunque rerum
genere ſumma eſt, voluntate ſimul et potentia conſequi,

δ᾽ αυτῶν ἀτυχήσαντι τὸ καὶ τοῦ τέλους αὐτῶν ἀναγκαῖον
ἀποτυχεῖν. αὐτίκα γέ τοι τοὺς ἀθλητὰς, ἢ διὰ τὴν τοῦ
σώματος ἀφυΐαν, ἢ διὰ τὴν τῆς ἀσκήσεως ἀμέλειαν ὁρῶμεν
ἀποτυγχάνοντας τοῦ τέλους. οὕτω δ᾽ ἂν καὶ ἡ τοῦ σώματος φύσις ἀξιόνικος ᾖ, καὶ τὰ τῆς ἀσκήσεως ἄμεμπτα, τίς
μηχανὴ μὴ οὐ πολλῷ ἀνελέσθαι τόνδε στεφανίτας ἀγῶνας;
ἆρ᾽ οὖν ἐν ἀμφοτέροις οἱ νῦν ἰατροὶ δυστυχοῦσιν, οὔτε δύναμιν, οὔτε βούλησιν ἀξιόλογον ἐπιφερόμενοι, περὶ τὴν τῆς
τέχνης ἄσκησιν, ἢ τὸ μὲν ἕτερον αὐτοῖς ὑπάρχει, θατέρου
δ᾽ ἀπολείπονται. τὸ μὲν δὴ μηδένα φύεσθαι δύναμιν ἔχοντα ψυχικὴν ἱκανὴν καταδέξασθαι τέχνην οὕτω φιλάνθρωπον,
οὔ μοι δοκεῖ λόγον ἔχειν. ὁμοίου γὰρ τοῦ κόσμου καὶ
τότ᾽ ὄντος, καὶ νῦν, καὶ μήτε τῶν ὡρῶν τῆς τάξεως
ὑπηλλαγμένης, μήτε τῆς ἡλιακῆς περιόδου μετακεκοσμημέ-
νης, μήτ᾽ ἄλλου τινος ἀστέρος, ἢ ἀπλανοῦς, ἢ πλανωμένου
μεταβολήν τινα ἐσχηκότος. εὔλογον δὲ διὰ μοχθηρὰν τροφὴν, ἣν οἱ νῦν ἄνθρωποι τρέφονται, καὶ διὰ τὸ τὸν

ut, quisquis earum altera careat, eum a fine, quem ex-
ſpectat, fruſtrari neceſſe ſit.   Etenim ne ab athletarum
exemplo discedam, aut, quia carent innata corporis
habilitate, aut, quia ſine exercitatione id langueſcere
ſinunt, idcirco, quod optant, id conſequi non poſſe
videmus.   At illis iisdem athletis ſi corporis habitus
dignus victoria ſit, ſi exercitatio reprehenſione careat,
quid eſt, quod eos impedire poſſit, ne coronam e certamine ferant? Num igitur utriusque rei inopes noſtri
temporis medici ſunt, ut neque voluntatem ſatis dignam
in artis ſtudium conferant? an, quum alteram habeant,
altera carent? Nunc igitur naſci neminem, qui artis
capax tam humanae ſit, alienum a ratione mihi videtur,
quum mundus idem ſit, qui olim fuit, anni tempora
eundem ordinem ſervent, ſol circuitus ſuos nulla ex
parte mutatos percurrat, denique quaeque ſtella, ſive
ſixa, ſive errans eandem omnino ſtatus rationem reti-
neat.   Verum rationabile eſt tum propter malam educa-
tionem, qua temporibus his utuntur homines, tum propter

ΙΑΤΡΟΣ ΚΑΙ ΦΙΛΟΣΟΦΟΣ. 57

Ed. Chart. II. [557.]   Ed. Baf. I. (9.)

πλοῦτον ἀρετῆς εἶναι τιμιώτερον, οὔθ᾽ οἷος Φειδίας ἐν πλά-
σταις, οὔθ᾽ οἷος Ἀπελλῆς ἐν γραφεῦσιν, οὔθ᾽ οἷος Ἱπποκράτης ἐν ἰατροῖς, ἔτι γενέσθαι τινά. καίτοι τό γε ὑστέροις
τῶν παλαιῶν ἡμῖν γεγονέναι, καὶ τὸ τὰς τέχνας ὑπ᾽ ἐκείνων
ἐπὶ πλεῖστον προηγμένας παραλαμβάνειν οὐ μικρὸν ἦν πλεο-
νέκτημα. τὰ γοῦν ὑφ᾽ Ἱπποκράτους εὑρημένα χρόνῳ παμπόλλῳ ῥᾷστον ἦν ἐν ὀλιγίστοις ἔτεσιν ἐκμαθόντα τῷ
λοιπῷ χρόνῳ τοῦ βίου πρὸς τὴν τῶν λειπόντων εὕρεσιν κα-
ταχρήσασθαι. ἀλλ᾽ οὐκ ἐνδέχεται πλοῦτον ἀρετῆς τιμιώτερον ὑποθέμενον, καὶ τὴν τέχνην οὐκ εὐεργεσίας ἀνθρώπων
ἕνεκεν, ἀλλὰ χρηματισμοῦ μαθόντα, τοῦ τέλους τοῦ κατ᾽
αὐτὴν ἐφίεσθαι. φθάσουσι γὰρ ἕτεροι πλουτῆσαι, πρὶν ἡμᾶς
ἐπὶ τὸ τέλος αὐτῆς ἐξικέσθαι. οὐ γὰρ δὴ δυνατὸν ἅμα
χρηματίζεσθαί τε, καὶ οὕτω μεγάλην ἐπασκεῖν τέχνην, ἀλλ᾽
ἀνάγκη καταφρονῆσαι θατέρου τὸν ἐπὶ θάτερον ὁρμήσαντα
σφοδρότερον. ἆρ᾽ οὖν ἔχομέν τινα τῶν νῦν ἀνθρώπων εἰπεῖν, εἰς τοσοῦτον μόνον ἐφιέμενον χρημάτων κτήσεως, εἰς

divitias virtuti praepofitas, vel qualis Phidias inter plaſtas,
vel qualis inter pictores Apelles, vel qualis inter medicos Hippocrates, talem hac aetate effici neminem, quanquam nobis, quibus poſt antiquos illos nafci contigit,
et ab iisdem artes plurimum provectas accipere, non
paulo plus commodi ad artes ipfas datum eſt. Facilli-
mum ergo erat, nos ea, quae ut inveniret, diu elaboravit Hippocrates, brevi tempore edoctos, quod vitae fuper-
erat, id in iis, quae arti deerant, inveniendis confumere. At quisquis plus divitiis quam virtuti tribuít,
artemque non de hominibus bene merendi, fed quaeſtus
gratia petit, eum non licet artis finem expetere; quem
fi expetimus, ante ditefcent alii, quam nos ad id, quod
habemus animo, perveniamus: non enim fimul poſſumus
et pecuniam congerere, et arti tam magnae operam
dare; fed qui alteram vehementius appetat, alteram
contemnat neceſſe eſt. Quid igitur? an noſtris faeculis
quemquam memorare poſſumus, qui tantum habere cu-

ὅσον ὑπηρετεῖν ἐξ αὐτῆς ταῖς ἀναγκαίαις χρείαις τοῦ σώματος; ἔστι τις ὁ δυνάμενος οὐ μόνον λόγῳ πλάσασθαι, ἀλλ᾽
ἔργῳ διδάξασθαι τοῦ κατὰ φύσιν πλούτου τὸν ὅρον, ἄχρι
τοῦ μὴ πεινῆν, μὴ διψῆν, μὴ ῥιγοῦν προϊόντος; καὶ μὴν
εἴ τις γ᾽ ἐστὶ τοιοῦτος, ὑπερόψεται μὲν Ἀρταξέρξου τε καὶ
Περδίκκου. καὶ τοῦ μὲν οὐδ᾽ ἂν εἰς ὄψιν ἀφί[358]κοιτό ποτε·
τὸν δ᾽ ἰάσεται μὲν, νοσοῦντα νόσημα τῆς Ἱπποκράτους τέχνης δεόμενον, οὐ μὴν ἀξιώσει γε διὰ παντὸς συνεῖναι, θε-
ραπεύσει δὲ τοὺς ἐν Κραιῶνι καὶ Θάσῳ καὶ ταῖς ἄλλαις
πολίχναις πένητας. ἀπολείψει δε Κῴοις μὲν καὶ πολίταις
Πόλυβόν τε, καὶ τοὺς ἄλλους μαθητάς, αὐτὸς δὲ πᾶσαν
ἀλώμενος ἐφέξει τὴν Ἑλλάδα χρὴ γὰρ αὐτὸν γράψαι τι
καὶ περὶ φύσεως χωρίων. ἵν᾽ οὖν κρίνῃ τῇ πείρᾳ τὰ ἐκ
λόγου διδαχθέντα, χρὴ πάντως αὐτὸν πόλεως γενέσθαι αὐ-
τόπτην τῆς πρὸς μεσημβρίαν τετραμμένης καὶ τῆς πρὸς
ἄρκτον, καὶ τῆς πρὸς ἥλιον ἀνίσχοντα καὶ τῆς πρὸς

piat, quantum fatis fit ad ufum vitae neceffarium? an
reperiri liceat, qui non verbis tantum effingere, fed
etiam propriis vitae exemplis docere poffit divitiarum
terminum, qui quidem fit fecundum naturam, non ultra,
quam ut fames, fitis, frigus abfit, progredi? fed fi
quis ejusmodi eft, is et Artaxerxis et Perdiccae pote-
ftatem contemnet, nec unquam in confpectum illius ibit,
huic vero fic aegrotanti, ut Hippocratis artem defideret,
medebitur quidem, non tamen femper cum eo effe volet, fed Cranonem et Thafum, aliaque ad oppida multa
proficifcetur, ut pauperibus his locis aegrotantibus curationes adhibeat. Cois hominibus civibusque fuis Poly-
bum aliosque difcipulos relinquet: ipfe Graeciam pera-
grans omnem perquiret: nam eum fcribere aliquid de
natura locorum oportet, quam ut, quemadmodum ratione
didicit, fic experimentis comprobet, eum urbes intueri
propriis oculis neceffe eft, nunc eam, quae verfa ad
meridiem eft, nunc, quae ad feptentrionem, nunc quae
ad folis ortum, nunc, quae ad occafum; cernere etiam,

ΙΑΤΡΟΣ ΚΑΙ ΦΙΛΟΣΟΦΟΣ. 59

Ed. Chart. II. [358.]　　　　　　Ed. Baf. I. (9.)

δυσμάς· ἰδεῖν δὲ καὶ τὴν ἐν κοίλῳ κειμένην, καὶ τὴν
ἐφ᾽ ὑψηλῷ, καὶ τὴν ἐπακτοῖς ὕδασι χρωμένην, καὶ τὴν
πηγαίοις, καὶ τὴν ὀμβρίοις, καὶ τὴν ἐκ λιμνῶν καὶ
ποταμῶν· ἀμελῆσαι δὲ καὶ μηδ᾽ εἴ τις ψυχροῖς ἄγαν
ὕδασι, μηδ᾽ εἴ τις θερμοῖς χρῆται, μήτε νιτρώδεσι, μήτε
στυπτηριώδεσιν, ἤ τισιν ἑτέροις τοιούτοις· ἰδεῖν δὲ καὶ πο-
ταμῷ μεγάλῳ πρόσοικον πόλιν, καὶ λίμνη, καὶ ὄρει, καὶ
θαλάττῃ, καὶ τἄλλα πάντα νοῆσαι, καὶ περὶ ὧν αὐτὸς ἡμᾶς
ἐδίδαξεν· ὥστε οὐ μόνον ἀνάγκη χρημάτων καταφρονεῖν τὸν
τοιοῦτον ἐσόμενον, ἀλλὰ καὶ φιλόπονον ἐσχάτως ὑπάρχειν.
καὶ μὴν οὐκ ἐνδέχεται φιλόπονον εἶναί τινα μεθυσκόμενον,
ἐμπιπλάμενον, ἢ ἀφροδισίοις προσκείμενον, ἢ, συλλήβδην
εἰπεῖν, αἰδοίοις καὶ γαστρὶ δουλεύοντα. σωφροσύνης γοῦν
φίλος, ὥσπερ γε καὶ ἀληθείας ἑταῖρος, ὅ γ᾽ ἀληθής ἰατρὸς
ἐξεύρηται. καὶ μὲν δὴ καὶ λογικὴν μέθοδον ἀσκεῖν χάριν
τοῦ γνῶναι, πόσα τὰ πάντα κατ᾽ εἴδη τε καὶ γένη νοσήματα

quae humili loco, quaeve excelfo pofita fit: eam contemplari, quae aquis obnoxia, five ea littoribus maris
fuperfluant, five de fontibus fcaturiant, five de coelo
decidant, five ex ftagnis fluviisque redundent, alluatur:
vifere eam etiam, quae ad magnum flumen, quaeve ad
ftagnum, quae ad mare, aut ad montes fita eft: quaerere, fi qua algens aquis vehementer frigidis, fi qua calidis utatur, et fi qua nitrofis, aluminofisve, aut fi quae
aliae ejus generis funt: ad fummam, ne agam de fingulis, caetera omnia confiderare oportet, quae nos et ipfe
Hippocrates edocuit. Quas ob caufas, fi quis talis futurus
eft, eum non modo afpernari divitias, fed etiam fummo
labore atque induftria uti necelle eft: at non licet in-
duftrium effe quemquam, qui fe aut vino obruat, aut
cibis expleat, aut Veneri dedat: denique qui pudendis
ventrique indulgeat. Ex quo efficitur, ut, fi quis verus
medicus eft, idem fit ut veritatis, fic etiam temperantiae amicus: illudque intelligitur, eundem effe methodi
rationalis ftudiofum, ut, morborum quot genera fint fpeciesque, cognofcat, utque, in fingulis illis quo pacto fu-

60 ΓΑΛΗΝΟΥ ΟΤΙ ΑΡΙΣΤΟΣ

Ed. Chart. II. [358.] Ed. Baf. I. (9.)

ὑπάρχει, καὶ πῶς ἐφ᾽ ἑκάστου ληπτέον ἔνδειξίν τινα ἰαμάτων. ἡ δ᾽ αὐτὴ μέθοδος ἥδε καὶ τὴν τοῦ σώματος αὐτὴν
διδάσκει φύσιν, τήν τ᾽ ἐκ τῶν πρώτων στοιχείων, ἃ δι᾽ ἀλλήλων ὅλα κέκραται, καὶ τὴν ἐκ τῶν δευτέρων τῶν αἰσθητῶν, ἃ δὴ καὶ ὁμοιομερῆ προσαγορεύεται, καὶ τρίτην ἐπὶ
ταύταις, τὴν ᾽κ τῶν ὀργανικῶν μορίων. ἀλλὰ καὶ τίς ἡ
χρεία τῷ ζώῳ τῶν εἰρημένων ἑκάστου, καὶ τίς ἡ ἐνέργεια,
δέον μὲν ἄγειν καὶ ταῦτα μὴ ἀβασανίστως, ἀλλὰ μετ᾽ ἀποδείξεως πεπιστεῦσθαι, προς τῆς λογικῆς δήπου διδάσκεται
μεθόδου. τί δὴ οὖν ἔτι λείπεται πρὸς τὸ μὴ εἶναι φιλόσοφον τὸν ἰατρὸν, ὃς ἂν Ἱπποκράτους ἀξίως ἀσκήσῃ τὴν τέχνην; εἰ γὰρ, ἵνα μὲν ἐξεύρῃ φύσιν σώματος, καὶ νοσημάτων διαφορὰς, καὶ ἰαμάτων ἐνδείξεις, ἐν τῇ λογικῇ θεωρίᾳ
γεγυμνάσθαι προσήκει, ἵνα δὲ φιλοπόνως τῇ τούτων ἀσκήσει
παραμένῃ, χρημάτων τε καταφρονεῖν καὶ σωφροσύνην ἀσκεῖν,
πάντα ἤδη τῆς φιλοσοφίας ἔχοι τὰ μέρη, τό τε λογικὸν, καὶ

menda fit indicatio remediorum, intelligat. atque hac eadem methodo ipfam corporis naturam docemur, et quae
ex primis conftant elementis, quae tota inter fe temperata funt, et quae ex fecundis compofita funt, quae et
fenfibilia funt, et (ut eo nomine utar) fimilaria appellantur: et quae tandem ex partibus organicis expletur;
quin etiam et quae utilitas ex omni harum partium genere, et quae actio animalibus eft, ex illa eadem methodo cognofcimus: quandoquidem et eas oportet non
inexploratas negligere, fed demonftratione perceptas habere. Quid igitur? an aliquid jam reftat, cur medicus
non philofophus fit, is, inquam, medicus, qui arti operam Hippocrate diguam impendat? Si enim, ut corporis
naturam cognofcat, et morborum differentias, et praefidiorum indicationes, eum rationalem contemplationem
exercere oportet, ut autem in harum rerum ftudio in-
duftriam ponat retineatque, divitias contemnere et tem-
perantia uti neceffe eft, hic jam omnes philofophiae
partes habebit, et quae ad differendi rationem, quam

τὸ φυσικὸν, καὶ τὸ ἠθικόν. οὐ γὰρ δὴ δέος γε, μὴ χρημάτων καταφρονῶν, καὶ τὴν σωφροσύνην ἀσκῶν, ἄτοπόν τι
πράξῃ. πάντα γὰρ, ἃ 'τολμῶσιν ἀδίκως ἄνθρωποι, φιλοχρη-
ματίας ἀναπειθούσης, ἢ γοητευούσης ἡδονῆς, πράττουσιν.
οὕτω δὲ καὶ τὰς ἄλλας ἀρετὰς ἀναγκαῖον ἔχειν αὐτόν. σύμπασαι γὰρ ἀλλήλαις ἕπονται, καὶ οὐχ οἷόν τε μίαν ἡντιναοῦν
λαβόντι μὴ οὐχὶ καὶ τὰς ἄλλας ἁπάσας εὐθὺς ἀκολουθού-
σας ἔχειν, ὥσπερ ἐκ μιᾶς μηρίνθου δεδεμένας. καὶ μὴν εἴ γε
πρὸς τὴν ἐξ ἀρχῆς μάθησιν, καὶ πρὸς τὴν ἐφεξῆς ἄσκησιν,
ἀναγκαία τοῖς ἰατροῖς ἐστιν ἡ φιλοσοφία, δῆλον ὡς, ὅστις
ἂν ἰατρὸς ᾖ, πάντως οὗτός ἐστι καὶ φιλόσοφος. οὐδὲ γὰρ
οὐδ' ὅτι πρὸς τὸ χρῆσθαι καλῶς τῇ τέχνῃ φιλοσοφίας δεῖ
τοῖς ἰατροῖς, ἀποδείξεως ἡγοῦμαί τινος [359] χρήζειν, ἑωρα-
κότας γε πολλάκις, ὡς φαρμακεῖς εἰσιν, οὐκ ἰατροί· καὶ χρῶνται τῇ τέχνῃ πρὸς τοὐναντίον, ἢ πέφυκεν, οἱ φιλοχρήματοι.
πότερον οὖν ὑπὲρ ὀνομάτων ἔτι διενεχθήσῃ καὶ ληρήσεις

logicam, et quae ad rerum naturam, quam phyficam,
et quae ad mores, quam ethicam Graeci dicunt, attinet.
Nec vero timendum eft, ne, qui pecuniam contemnat,
et temperantiam fervet, is turpe quicquam aut vitiofum
committat: quidquid enim homines injufte audent, id
aut avaritia iupellente, aut voluptate perftringente committunt: fic et reliquas virtutes eundem habere neceffe
eft: quandoquidem omnes inter fe connexae funt: nec
poteft, qui unam habet, non caeteras omnes ftatim-ha-
bere, tanquam ex uno fune revinctas. Si igitur, ut et
artem primum intelligant, et eandem deinde exerceant,
philofophia medicis neceffaria eft, haud dubium relinquitur, quin, fi quis medicus eft, idem omnino fit et
philofophus; non enim illud demonftrationem defiderare
arbitror, fi quis arte medica probe ufurus fit, ei opus
philofophia effe, quum non defint, quos tam pecuniarum cupidos faepe videamus, ut venefici, non medici fint,
artemque in contrarium fcopo ejusdem abufum detor-
queant. Num igitur jam de nominibus certabis nugisoue

ἐρίζων ἐγκρατῆ μὲν, καὶ σώφρονα, καὶ χρημάτων κρείττονα,
καὶ δίκαιον ἄξιον εἶναι τὸν ἰατρὸν, οὐ μὴν φιλόσοφόν γε,
καὶ φύσιν γιγνώσκειν τῶν σωμάτων, καὶ ἐνεργείας ὀργάνων,
καὶ χρείας μορίων, καὶ διαφορὰς νοσημάτων, καὶ θεραπειῶν
ἐνδείξεις, οὐ μὴν ἠσκῆσθαί γε κατὰ τὴν λογικὴν θεωρίαν,
ἢ τὰ πράγματα συγχωρήσας, ὑπὲρ ὀνομάτων αἰδεσθήσῃ διαφέρεσθαι; καὶ μὴν ὀψὲ μέν· ἄμεινον δὲ νῦν γοῦν σωφρονή-
σαντά σε, μηδ᾽ ἢ καθάπερ κολοιὸν ἢ κόρακα περὶ φωνῶν
ζυγομαχεῖν, ἀλλ᾽ αὐτὴν τῶν πραγμάτων σπουδάζειν τὴν
ἀλήθειαν. οὐ γὰρ δὴ τοῦτό γ᾽ ἂν ἔχοις εἰπεῖν, ὡς ὑφάν-
της μέν τις, ἢ σκυτοτόμος ἀγαθὸς ἄνευ μαθήσεώς τε καὶ
(10) ἀσκήσεως οὐκ ἄν ποτε γένοιτο, δίκαιος δέ τις, ἢ σώ-
φρων, ἢ ἀποδεικτικὸς, ἢ δεινὸς περὶ φύσιν ἐξαιφνίδιον ἀνα-
φανήσεται, μήτε διδασκάλοις χρησάμενος, μήτ᾽ αὐτὸς ἐπα-
σκήσας ἑαυτόν. εἰ τοίνυν καὶ τοῦτ᾽ ἀναίσχυντον, καὶ θάτερον οὐ περὶ πραγμάτων ἐστὶν, ἀλλ᾽ ὑπὲρ ὀνομάτων ἐρί-
ζοντος, φιλοσοφητέον ἡμῖν ἐστι πρότερον, εἴπερ Ἱπποκρά-

contendes, ut temperatum, continentem, divitias infra
fe ducentem, juftum debere eſſe medicum dicas, non
tamen philofophum? eundemque corporum naturas
cognofcere, inſtrumentorum actiones, partium uſus,
morborum differentias, curationumque indicationes, non
tamen operam diſciplinae rationali dediſſe? an rebus
conceſſis te contendere de folis nominibus pudebit? at
fero quidem: fatius tamen, ut jam refipiſcas, nec ut
graculus aut corvus de vocibus contendas, fed in in-
quirenda rerum veritate operam confumas: non enim
habes, cur futorem bonum aut textorem fine diſciplina
et exercitatione quemquam effici poſſe neges, juftum
vero aliquem, aut temperantem, aut demonſtrationis
peritum, aut rerum naturam fcientem repente apparere
dicas, quanquam neque doctoris cruditione, neque fui
ipſius exercitatione fit uſus. Itaque fi hoc impuden-
tiae eſt, illud hominis non de rebus, fed de nominibus altercantis, certe nos primum ſtudium debemus
in philofophia confumere, fi veri Hippocratis aemuli

ΙΑΤΡΟΣ ΚΑΙ ΦΙΛΟΣΟΦΟΣ. 63

Ed. Chart. II. [359.]   Ed. Baf. I. (10.)

τους ἀληθῶς ἐσμεν ζηλωταί· κἂν τοῦτο ποιῶμεν, οὐδὲν
κωλύει μὴ παραπλησίους, ἀλλὰ καὶ βελτίους αὐτοῦ γενέσθαι, μανθάνοντας μὲν, ὅσα καλῶς ἐκείνῳ γέγραπται, τὰ
λείποντα δ᾽ αὐτοὺς ἐξευρίσκοντας.

effe volumus: quod fi fecerimus, nihil impediet, quo
minus eo meliores efficiamur, nedum fimiles, fi cogni-
tis iis, quae ab illo bene dicta funt, caetera, quae
arti defunt, ipfi inveniamus.

ΓΑΛΗΝΟΥ ΠΕΡΙ ΑΙΡΕΣΕΩΝ ΤΟΙΣ ΕΙΣΑΓΟΜΕΝΟΙΣ.

Ed. Chart. To. II. [p. 286.]   Ed. Baf. I. (10.)

Κεφ. α'. Τῆς ἰατρικῆς τέχνης σκοπὸς μὲν ἡ ὑγεία, τέλος δὲ ἡ κτῆσις αὐτῆς. ἐξ ὦν δ' ἄν τις ἢ μὴ παροῦσαν ὑγείαν ἐργάζοιτο, ἢ παροῦσαν διαφυλάττοι, γινώσκεσθαι μὲν ἀναγκαῖον τοῖς ἰατροῖς. καλεῖται δὲ τὰ μὲν ἐργαζόμενα μὴ οὐσαν ὑγείαν, ἰάματά τε καὶ βοηθήματα, τὰ δὲ φυλάττοντα τὴν οὐσαν ὑγείαν, ὑγιεινὰ διαιτήματα. ταῦτ' ἄρα καὶ αὐτὴν τὴν ἰατρικὴν, ὑγιεινῶν καὶ νοσερῶν ἐπιστήμην ὁ παλαιὸς λόγος φησίν· ὑγιεινὰ μὲν καλῶν, τά τε φυλάσσοντα τὴν οὐσαν ὑγείαν, καὶ τὰ τὴν διεφθαρμένην ἀνασώζοντα·

GALENI DE SECTIS AD EOS QVI INTRODVCVNTVR.

Cap. I. Medicae artis fcopus fanitas eſt; finis ipſius adeptio. At medicis neceſſarium eſt cognoſcere, ex quibus quis aut abſentem fanitatem reſtituat, aut praeſentem tueatur. Vocantur autem ea, quae abſentem revocant, remedia et auxilia; quae vero praeſentem conſervant, falubris victus ratio. Hac igitur ratione et ipſam medicinam falubrium infalubriumque fcientiam priſca definitio aſſerit: falubria quidem vocans, tum quae praeſentem fanitatem tuentur, tum quae deperditam

νοσερὰ δὲ τἀναντία τούτων. δεῖται γὰρ ἀμφοῖν ὁ ἰατρὸς
τῆς γνώσεως, ὑπὲρ τοῦ τὰ μὲν ἑλεῖν, τὰ δὲ φυγεῖν. ὅθεν
δὲ τὴν τούτων ἐπιστήμην εὐπορίσαιτο, οὐκέθ᾽ ὁμοίως παρὰ
πᾶσιν ὡμολόγηται, ἀλλ᾽ οἱ μὲν τὴν ἐμπειρίαν μόνην ἀρκεῖν
φασι τῇ τέχνῃ, τοῖς δὲ καὶ ὁ λόγος οὐ μικρὰ δοκεῖ συν-
τελεῖν. ὀνομάζονται δὲ, οἱ μὲν ἀπὸ τῆς ἐμπειρίας μόνης
ὁρμώμενοι, παρωνύμως ἐκείνῃ ἐμπειρικοί· ὁμοίως δ᾽ καὶ οἱ
ἀπὸ τοῦ λόγου, λογικοί. καὶ δύο εἰσὶν αὗται πρῶται τῆς
ἰατρικῆς αἱρέσεις, ἡ μὲν ἑτέρα, διὰ πείρας ἰοῦσα πρὸς τὴν
τῶν ἰαμάτων εὕρεσιν, ἡ δὲ ἑνέρα, δι᾽ ἐνδείξεως. καὶ ὀνό-
ματά γε ταῖς αἱρέσεσιν ἔθεντο, ἐμπειρικήν τε καὶ λογικήν.
καλεῖν δέ εἰσιν εἰθισμένοι, τὴν μὲν ἐμπειρικήν, τηρητικήν
τε καὶ μνημονευτικήν· τὴν δὲ λογικήν, δογματικήν τε καὶ
ἀναλογιστικήν. καὶ τοὺς ἄνδρας ὁμοίως ταῖς αἱρέσεσιν ἔθεντο,
ἐμπειρικούς τε καὶ τηρητικοὺς καὶ μνημονευτικοὺς τῶν φαινομένων, ὅσοι τὴν ἐμπειρίαν εἵλοντο· λογικοὺς δὲ καὶ δογματικοὺς καὶ ἀναλογιστικούς, ὅσοι τὸν λόγον προσήκαντο.

reftituunt: infalubria vero, quae his contraria funt. Amborum enim cognitione medicus indiget, ut illa eligat, haec
vitet. Unde vero horum fcientiam facile comparet, nondum peraeque ab omnibus conceffum eft. Sed alii quidem
folam experientiam fatis effe arti pronuntiant; aliis vero
et ratio non exigua videtur conferre. Nominantur autem, qui experientiam folam profitentur, Empirici nomine ab illa deducto; fimiliter, qui ratione nituntur,
Rationales. Atque hae duae principes artis medendi
fectae funt; una quidem experimentis ad remediorum
inventionem tendit; altera vero per indicationem. Et
fectis etiam nomina impofuerunt, Empiricen et Rationalem. Vocare autem confuerunt Empiricen quidem ob-
fervatricem, et memorem et mnemoneuticen, Rationalem
vero dogmaticam et analogifticam. Atque viros peraeque ac fectas conftituebant; eosque vocitabant et Empiricos, et obfervatores, et apparentium memorcs, quicunque
experientiam fectabantur; qui vero rationem profiteban-
tur, eos Rationales, et dogmaticos, et analogifticos.

Κεφ. β. Συστήσασθαι δὲ τὴν τέχνην οἱ μὲν Ἐμπειρικοὶ τόνδε τὸν τρόπον φασίν. ἐπειδὴ πολλὰ τοῖς ἀνθρώποις ἑώρων πάθη τὰ μὲν ἀπὸ ταυτομάτου γινόμενα νο-
σοῦσί τε καὶ ὑγιαίνουσιν, οἷον αἵματος ῥύσιν ἐκ ῥινῶν, ἢ
ἱδρῶτας, ἢ διαῤῥοίας, ἤ τι τοιοῦτον ἄλλο βλάβην ἢ ὠφέλειαν φέρον, οὐ μὴν τύγε ποιῆσαν αἴτιον αἰσθητὸν ἔχον·
ἕτερα δὲ, ὧν τὸ μὲν αἴτιον ἐφαίνετο, οὐ μὴν ἐκ προαιρέσεως ἡμετέρας, [287] ἀλλὰ κατά τινα συντυχίαν, οἷον συνέβη πεσόντα τινὰ ἢ πληγέντα, ἢ ἄλλως πως τρωθέντα
αἷμα ῥυῆναι, καὶ πιεῖν ἐν νόσῳ, χαρισάμενον τῇ ἐπιθυμίᾳ,
ψυχρὸν ὕδωρ, ἢ οἶνον, ἤ τι τοιοῦτον ἄλλο, ὧν ἕκαστον εἰς
ὠφέλειαν ἢ βλάβην ἐτελεύτα· τὸ μὲν οὖν πρότερον εἶδος
τῶν ὠφελούντων ἢ βλαπτόντων, ἐκάλουν φυσικὸν, τὸ δὲ
δεύτερον, τυχικόν· ἑκατέρου δ᾽ αὐτῶν τὴν πρώτην θέαν
περίπτωσιν ὠνόμαζον ἀπὸ τοῦ περιπίπτειν ἀβουλήτως τοῖς
πράγμασι τοὔνομα θέμενοι. τὸ μὲν οὖν περιπτωτικὸν εἶδος
τῆς ἐμπειρίας, τοιόνδ᾽ ἐστί. τὸ δὲ αὐτοσχέδιον, ὅταν ἑκόν-

Cap. II. Enimvero artem Empirici hunc in modum
conſtitutam eſſe pronuntiant, quoniam multos hominibus
affectus viderent oboriri, nonnullos quidem ſua ſponte
communes tum aegris, tum ſanis, ut ſanguinis fluxum
ex naribus, vel ſudores, vel alvi profluvia, vel aliud
hujusmodi quippiam, quod vel noxam, vel opem afferat, non tamen cauſam effectricem ſenſibus objectam habeat; alios vero, quorum cauſa quidem apparuit, non
tamen ex noſtro inſtituto, ſed caſu aliquo; ut ſi cui
collapſo vel icto, aut aliter vulnerato, contigerit ſanguinem fluere, et aviditati quum obſequitur, in morbo frigidam aquam bibere, aut vinum, aut id genus alia,
quorum quodque ad utilitatem noxamve ceſſit. Priorem
itaque ſpeciem juvantium vel laedentium naturalem vocabant; alteram vero fortuitam. Utriusque autem ipſarum primam inſpectionem, fortuitam occaſionem, ſeu in-
cidentiam nominabant, quod rebus inconſulto incidat,
nomen imponentes. Incidens igitur experientiae ſpecies
talis eſt. Ultranea vero eſt, quum ultro vel ſomniis ad-

τες ἐπὶ τὸ πειράζειν ἀφίκωνται, ἢ ὑπὸ ὀνειράτων προτρα-
πέντες, ἢ ἄλλοις πως δόξαντες· ἀλλὰ καὶ τρίτον τῆς ἐμπειρίας εἶδός ἐστι τὸ μιμητικόν, ὅταν τῶν ὠφελησάντων ἢ
βλαψάντων ὁτιοῦν, ἢ φύσει, ἢ τύχῃ, ἢ αὐτοσχεδίως, αὖθις
ἐπὶ τῶν αὐτῶν παθῶν, εἰς πεῖραν ἄγοιτο. καὶ τοῦτό ἐστι
τὸ μάλιστα τὴν τέχνην αὐτῶν συστησάμενον. οὐ γὰρ δὶς
μόνον, ἢ τρὶς, ἀλλὰ καὶ πολλάκις μιμησάμενοι τὸ πρόσθεν
ὠφελῆσαν, εἶτα ἐπὶ τῶν αὐτῶν παθῶν τὸ αὐτὸ ποιοῦν εὑ-
ρίσκοντες, ὡς ἐπὶ τὸ πολὺ, τὴν τοιαύτην μνήμην, θεώρημα
καλέσαντες, ἤδη πιστὸν ἡγοῦνται καὶ μέρος τῆς τέχνης. ὡς
δὲ πολλὰ θεωρήματα τοιαῦτα ἠθροίζετο αὐτοῖς, ἰατρικὴ μὲν
ἦν τὸ σύμπαν ἄθροισμα, καὶ ὁ ἀθροίσας ἰατρός. ἐκλήθη δὲ
ὑπ' αὐτῶν αὐτοψία τὸ τοιοῦτον ἄθροισμα, μνήμη τις οὖσα τῶν
πολλάκις καὶ ὡσαύτως ὀφθέντων. ὠνόμαζον δὲ αὐτὸ τοῦτο
καὶ ἐμπειρίαν· ἱστορίαν δὲ, τὴν ἐπαγγελίαν αὐτοῦ. τὸ γὰρ
αὐτὸ τοῦτο τῷ μὲν τηρήσαντι, αὐτοψία, τῷ δὲ μαθόντι τὸ
τετηρημένον, ἱστορία ἐστίν. ἐπεὶ δὲ καὶ νοσήμασί τισιν

moniti, vel alia ducti opinione ad experientiam acceſſe-
rint. Quinetiam tertia experientiae ſpecies eſt imitato-
ria, quum ex iis, quae quodcunque juverint aut lae-
ſerint, vel natura, vel caſu, vel ſuomet inſtinctu,
ſtatim in ipſis affectibus ad experientiam ducitur. Atque
haec eſt, quae artem ipſorum potiſſimum conſtituerit;
non enim bis duntaxat, aut ter, verum ſaepius id, quod
ante profuit, imitati ſunt; poſtea in iisdem affectibus
idem facere ut plurimum comperientes talem memoriam,
praeceptum vocantes, jam id probabile, artisque partem
ducunt. Quum autem multa ejusmodi praecepta ab ipſis
collecta fuiſſent, univerſa illa collectio erat equidem medicina; qui vero collegiſſet, medicus. At ejusmodi collectio
propria cujusque inſpectio ab ipſis appellata eſt, quae
memoria quaedam eſt eorum, quae multoties ſimilique
modo conſpecta ſunt. Id vero ipſum experientiam quoque nominabant: ejus autem documentum, hiſtoriam.
Nam id ipſum ei, qui obſervaverit, ipſa inſpectio eſt:
diſcenti vero, quod obſervatum eſt, hiſtoria. At quie

ἐνετύγχανον ἔστιν ὅτε πρόσθεν οὐχ ἑωραμένοις, ἤ τισιν
ἐγνωσμένοις μὲν, ἀλλ᾽ ἐν χωρίοις, ἐν οἷς οὐκ ἦν ἰαμάτων
εὐπορία τῶν διὰ τῆς πείρας τετηρημένων, ὄργανόν τι βοηθημάτων εὑρετικὸν ἐποιήσαντο, τὴν τοῦ ὁμοίου μετάβασιν ᾧ
χρώμενοι πολλάκις καὶ ἀπὸ πάθους ἐπὶ πάθος ὅμοιον τὸ
αὐτὸ βοήθημα μεταφέρουσι, καὶ ἀπὸ τόπου ἐπὶ τόπον, καὶ
ἀπὸ τοῦ πρόσθεν ἐγνωσμένου βοηθήματος ἐπί τι παραπλήσιον ἔρχονται. ἀπὸ μὲν πάθους ἐπὶ πάθος, ὡς εἰ ἀπὸ
ἐρυσιπέλατος ἐπὶ ἕρπητα μεταβαίνοιεν. ἀπὸ δὲ τόπου ἐπὶ
τόπον, ὡς ἀπὸ βραχίονος ἐπὶ μηρόν. ἀπὸ δὲ βοηθήματος
ἐπὶ βοήθημα, ὡς ἐν διαῤῥοίαις ἀπὸ μήλου κυδωνίου ἐπὶ
μέσπιλον. ἅπασα δὲ ἡ τοιαύτη μετάβασις, ὁδὸς μέν ἐστιν ἐπὶ
τὴν εὕρεσιν· εὕρεσις δὲ οὐδέπω πρὸ τῆς πείρας, ἀλλ᾽ ἡνίκα
ἂν τὸ ἐλπισθὲν εἰς πεῖραν ἀχθῇ, πιστὸν ἤδη τὸ μαρτυρηθὲν
ὑπ᾽ αὐτῆς ἐστιν, οὐδὲν ἧττον ἢ εἰ καὶ πλειστάκις ὡσαύτως
ἔχον ἐτετήρητο. τὴν δὲ πεῖραν ταύτην τὴν ἑπομένην τῇ
τοῦ ὁμοίου μεταβάσει τριβικὴν καλοῦσιν, ὅτι χρὴ τετρίφθαι

etiam in morbos quosdam incidebant interdum antea non
vifos, vel aliquos cognitos quidem, fed in iis locis, ubi
nulla effet remediorum copia, quae experientia obferva-
rint, inftrumentum aliquod auxiliis inveniendis fecerunt,
nempe ad fimilia transitum; quo plerumque ufi etiam ab
affectu ad affectum fimilem idem praefidium transferunt;
item a loco ad locum, a remedio prius cognito ad fimile
aliquod deveniunt. Ab affectu quidem ad affectum, ut
fi ab eryfipelate ad herpetem transeant. A loco vero
ad locum, ut a brachio ad femur. Ab auxilio ad auxilium, ut in alvi profluviis a cydonio malo ad mefpilum.
Atqui omnis hujusmodi transitus ad inventionem via eft.
Verum inventio nondum ante experientiam eft; fed ftatim ubi, quod fperatur, in experimentum deductum eft,
id jam fide dignum eft, cujus teftimonium experientia per-
hibuit, non minus ac fi plerumque pari modo fe habere
obfervatum fuerit. Porro experientiam hanc, quae fimilium transitum fequitur, exercitatoriam vocant, quod eum,
qui hac vatione quid inventurus fit, in arte exercitatum ac

κατὰ τὴν τέχνην τὸν μέλλοντά τι οὕτως εὑρήσειν. αἱ δὲ
ἔμπροσθεν ἅπασαι πεῖραι, αἱ πρὸ τῆς ἐμπειρίας, ων εἰς
σύστασιν ἐδεῖτο ἡ τέχνη, καὶ περὶ τὸν τυχόντα δύνανται
γενέσθαι. τοιαύτη μὲν ἡ διὰ τῆς πείρας πρὸς τὸ τέλος τῆς
τέχνης ὁδός.

Κεφ. γ΄. Ἡ δὲ διὰ τοῦ λόγου φύσιν ἐκμαθεῖν παρα-
κελεύεται, τοῦ τε σώματος, οὗ ἐπιχειρεῖ ἰᾶσθαι, καὶ τῶν
αἰτίων ἁπάντων τὰς δυνάμεις, οἷς ὁσημέραι περιπίπτοι τὸ
σῶμα ἢ ὑγιεινότερον ἢ νοσερώτερον αὐτὸ ἑαυτοῦ γίγνεται.
μετὰ δε ταῦτα ἤδη καὶ ἀέρων φύσιν, καὶ ὑδάτων, καὶ χωρίων, καὶ ἐπιτηδευμάτων, καὶ ἐδεσμάτων, καὶ πομάτων, καὶ
ἐθῶν ἐπιστήμονά φασι δεῖν εἶναι τὸν ἰατρὸν, [288] ὅπως
τῶν τε νοσημάτων ἁπάντων τὰς αἰτίας εὑρίσκῃ, καὶ τῶν
ἰαμάτων τας δυνάμεις, καὶ παραβάλλειν οἷός τε ἢ καὶ λογίζεσθαι, ὅτι τῷ τοιῷδε τῆς αἰτίας εἴδει τὸ τοιάνδε δύναμιν ἔχον προσαχθὲν φάρμακον τοῖόν τι ἐργάσασθαι πέφυκε.
πρὶν γὰρ ἐν τούτοις γυμνάσασθαι πολυειδῶς ἅπασιν, οὐχ
οἷόν τέ φασιν, ἰαμάτων εὐπο(11)ρήσειν αυτόν. οἷον, ἵνα εκ

aſtrictum eſſe oporteat. Ac priora cuncta experimenta,
quae experientiam praeceſſerunt, quibus ars ad ſui conſtitutionem indigebat, etiam in quibuslibet fieri poſſunt.
Talis equidem per experimentum ad artis finem via eſt.
Cap. III. At quae ratione procedit, corporis naturam, cui mederi conatur, jubet perdiſcere; ad haec
omnium cauſarum vires, quibus affectum quotidie corpus aut ſalubrius, aut inſalubrius evadit. Poſt haec
jam et aëris, aquarum, regionum, ſtudiorum, ciborum,
potuum et conſuetudinum naturam noſſe medicum oportere proferunt; quo morborum omnium cauſas, et remediorum facultates inveniat; praeterea conjicere poſſit,
et ratiocinari, medicamentum hujusmodi facultate praeditum, ſi tali cauſae ſpeciei adhibeatur, tale quippiam effecturum eſſe. Nam priusquam in his omnibus varie ſe
exercuerit medicus, fieri non poſſe ajunt, ut remediorum copiam conſequatur. Eſto ſcilicet, ut exiguo exem-

70   ΓΑΛΗΝΟΥ ΠΕΡΙ ΑΙΡΕΣΕΩΝ

Ed. Chart. II. [288.]   Ed. Baf. I. (11.)

μικροῦ παραδείγματος ἴδῃς τὸ πᾶν, ἔστω τι μέρος τοῦ σώματος ὀδυνώμενόν τε καὶ σκληρὸν, καὶ ἀντίτυπον, καὶ ἐν
ὄγκῳ μείζονι· ἐνταῦθα χρὴ τὸν ἰατρὸν ἐξευρεῖν τὴν αἰτίαν.
πρῶτον μὲν, ὅτι ῥυὲν ὑγρόν τι πλέον τοῦ κατὰ φύσιν εἰς τὸ
μέρος, ἐξῇρέ τε αὐτὸ, καὶ διατεῖνον, εἰς ὀδύνην ἤγαγεν.
ἐφεξῆς δὲ, εἰ μὲν ἔτι ἐπιῤῥέοι, εἴργειν τοῦ ἐπιῤῥεῖν. εἰ δὲ
μὴ, τοῦτο κενοῦν ἤδη τὸ μέρος· πῶς οὖν τὸ μὲν ἐπιῤῥέον
ἔτι κωλύσεις, τὸ δ᾽ ἤδη περιεχόμενον κενώσεις; ψύχων μὲν
καὶ στύφων σὺ τὸ μέρος, κωλύσεις τὸ ἐπιῤῥέον. ὑγραίνων
δὲ καὶ χαλῶν, κενώσεις τὸ ἠθροισμένον. οὕτω μὲν οὖν ἐπ᾽
αὐτῆς τῆς διαθέσεως ἡ ἔνδειξις αὐτοῖς τοῦ συμφέροντος
γίνεται. οὐ μὴν ἀρκεῖν ταύτην γε μόνην φασὶν, ἀλλὰ καὶ
παρὰ τῆς δυνάμεως τοῦ νοσοῦντος ἑτέραν ἔνδειξιν εἶναι, καὶ
παρὰ τῆς ἡλικίας ἄλλην, καὶ παρὰ τῆς ἰδίας αὐτοῦ τοῦ
κάμνοντος φύσεως ἄλλην· οὕτω δὲ καὶ παρὰ τῆς ὥρας τοῦ
ἔτους, καὶ τοῦ χωρίου τῆς φύσεως, καὶ τῶν ἐπιτηδευμάτων,
καὶ τῶν ἐθῶν, ἔνδειξιν ἀφ᾽ ἑκάστου τούτων γίγνεσθαι τοῦ
συμφέροντος ἰδίαν. οἷον, ἵνα καὶ τοῦτο σαφέστερον ἐπὶ
παραδείγματος ἐκμάθῃς, ἔστω τινὰ πυρέττειν ὀξέως,

plo totum id condifcas, pars corporis aliqua dolens, et
dura, et renitens, et in tumore majori. Hic caufam medicum invenire oportet, primum quidem, quod humor aliquis naturali copiofior in eam partem fluens ipfam ex-
tulit, et distendens in dolorem adduxit. Deinde vero, fi
quid adhuc influat, prohibere ab influxu; fin minus,
partem jam evacuare. Qua igitur ratione, quod influit, adhuc fiftes, et, quod continetur, vacuabis? Hoc
itaque pacto ab ipfo affectu ejus, quod confert, indicatio ipfis oboritur. Non tamen hanc folam effe fatis
ajunt, fed et ab aegrotantis viribus alteram indicationem fumi; et ab aetate aliam; et a propria ipfius
aegri natura aliam: ita vero et ab anni tempeftate,
et regionis natura, et a ftudiis, et a confuetudine
peculiari fingulis, ejus, quod confert, indicationes fieri. Verbi gratia, (ut hoc quoque exemplo fiat
dilucidius,) concedatur aliquem acute febricitare, ad

ΤΟΙΣ ΕΙΣΑΓΟΜΕΝΟΙΣ. 71

Εd. Chart. II. [288.]   Εd. Baſ. I. (11.)

ὀκνοῦντά τε κινεῖσθαι καὶ βαρέως τοῦ σώματος αἰσθανόμε
νον. ἔστω δὲ καὶ εὐογκότερος νῦν ἢ πρόσθεν, καὶ
ἔρευθος πλέον ἐχέτω, ἔστωσαν δ᾽ αὐτῷ καὶ φλέβες ἐν
ὄγκῳ μείζονι. παντί που δῆλον, ὡς τῷ τοιούτῳ πλῆθος
αἵματος θερμοτέρου πλεονάζει. τίς οὖν ἡ ἴασις; ἢ δῆλον
ὅτι ἡ κένωσις; ἐναντίον γὰρ τοῦτο τῷ πλήθει. τὰ δὲ
ἐναντία τῶν ἐναντίων ἐστὶν ἰάματα. πῶς οὖν αὐτὸ κενώ
σομεν, ἢ μέχρι πόσου; τοῦτο οὐκέτι δυνατὸν ἀπὸ τῆς αἰτίας
μόνης εἰδέναι. χρὴ γὰρ καὶ δύναμιν, καὶ ἡλικίαν, καὶ
ὥραν, καὶ χώραν, καὶ τὰ ἄλλα τὰ μικρῷ πρόσθεν εἰρημένα
προςεπισκοπεῖν. εἰ μὲν γὰρ ἰσχυρότερος εἴη τὴν δύναμιν,
καὶ ἀκμάζων τὴν ἡλικίαν, καὶ ἡ ὥρα τοῦ ἔτους ἐαρινὴ, καὶ
τὸ χωρίον εὔκρατον, οὐκ ἂν ἁμάρτοις, εἰ φλέβα τεμὼν κε
νώσεις τοῦ αἵματος, ὅσον ἡ αἰτία κελεύει. ἀῤῥώστου δὲ
τῆς δυνάμεως οὔσης, καὶ τῆς ἡλικίας, ἢ παιδὸς κομιδῇ μι
κροῦ, ἢ πρεσβύτου πάνυ, καὶ τοῦ χωρίου κατεψυγμένου,
οἷα τὰ περὶ τὴν Σκυθίαν, ἢ διακεκαυμένου, οἷα τὰ περὶ
τὴν Αἰθιοπίαν, καὶ τῆς ὥρας τοῦ ἔτους ἢ σφόδρα ψυχρᾶς,
ἢ σφόδρα θερμῆς, οὐκ ἄν τις ἔτι τολμήσειε φλεβοτομεῖν.

motum ſegnem eſſe, gravitatem corporis ſentire; ſit vero
tumidus magis nunc, quam prius, et rubicundior appareat, ad haec ſint et ipſi venae tumidiores; cuique patet,
ſanguinis calidioris plenitudinem huic redundare. Quod
igitur remedium? an conſtat, evacuationem id eſſe? hoc
namque remedium plenitudini contrarium. At contrariorum contraria ſunt remedia. Quomodo igitur ipſum
evacuabimus, aut quousque? Hoc nondum a cauſa ſola
conſtare poteſt. Nam vires, aetas, anni tempeſtas, regio,
aliaque paulo ante commemorata prius inſpicienda ſunt.
Nam ſi validis ſit viribus, et aetate florente, et tempus
anni vernum, et regio temperata, non erraveris, ſi vena
inciſa tantum vacues ſanguinis, quantum cauſa poſtulet.
Imbecillis autem viribus, aetate vel puero admodum
parvo, vel ſeni multum, in regione frigidiore, qualis eſt
Scythia, aut calidiore, ut Aethiopia, et anni tempore vel
inſigniter frigido, vel admodum calido, nemo adhuc

Ed. Chart. II. [288. 289.]   Ed. Baf. I. (11.)

οὕτω δὲ καὶ ἔθη, καὶ ἐπιτηδεύματα, καὶ φύσεις σωμάτων
ἐπισκοπεῖσθαι κελεύουσι. γίνεσθαι γὰρ αὐτοῖς ἐξ ἁπάντων
αὐτῶν ἔνδειξιν τοῦ συμφέροντος ἰδίαν.

Κεφ. δ'. Ἀφ' ὧν δὲ ἡ ἔνδειξις τοῦ συμφέροντος τοῖς
δογματικοῖς, ἀπὸ τούτων ἡ τήρησις τοῖς ἐμπειρικοῖς. τὸ γὰρ
προειρημένον ἄθροισμα τῶν συμπτωμάτων ἐπὶ τοῦ πυρέττον-
τος, ὁ συνδρομὴν καλεῖν εἰσιν εἰθισμένοι, τῷ μὲν δογμα-
τικῷ τὴν κένωσιν ὑπαγορεύει, τῷ δὲ ἐμπειρικῷ τὴν ὑπό-
μνησιν τῆς τηρήσεως. [289] ἐπὶ γὰρ τῶν οὕτως ἐχόντων
πολλάκις ἑωρακὼς τὴν κένωσιν ὠφελοῦσαν, ἐλπίζει καὶ νῦν
χρησάμενος ὀνήσειν. ἀλλὰ καὶ τοὺς ἀκμάζοντας τῇ ἡλικίᾳ
τὴν ἱκανὴν κένωσιν ἀλύπως φέροντας οἶδεν, ἐξ ὧν πολλάκις
ἑώρακεν. οὕτω δὲ καὶ ἦρος μᾶλλον ἢ θέρους, καὶ ἐν χωρίῳ
εὐκράτῳ. καὶ εἰ ἔθος δέ τι κενώσεως εἴη τῷ κάμνοντι, οἷον
δι' αἱμόρρο δος, ἢ διὰ ῥινῶν, ὁ μὲν δογματικὸς ἀφέλοι ἂν
καὶ διὰ τοῦτο πλέον τοῦ αἵματος ἀπὸ τῆς τοῦ πράγματος
φύσεως ὁρμώμενος· ὁ δ' ἐμπειρικὸς, ὅτι οὕτω τετήρηκεν. καὶ

venam incidere aufus fuerit. Ita vero et confuetudinem,
et ftudia, et naturas corporum infpicere praecipiunt,
fiquidem ejus, quod ipfis conducit, propriam ex omnibus illis indicationem fieri volunt.

Cap. IV. A quibus autem rei conferentis indicatio
Methodicis eft, ab iisdem Empiricis obfervatio. Praedicta
enim fymptomatum congeries in febricitante, quam fyndromen vel concurfum vocare confueverunt, Dogmatico
quidem vacuationem indicat, Empirico obfervationis re-
cordationem. Etenim in hujusmodi affectibus quum
evacuationem faepe profuiffe viderit, nunc quoque, fi
utatur, eandem profuturam fperat. Quin etiam florentes
aetate idoneam vacuationem haud molefte ferre confpexit,
ex quibus id crebro advertit. Sic vere magis, quam aeftate,
et in loco temperato, tum fi confuetudo quaepiam vacuandi aegro fuerit, nempe per haemorrhoidas, vel per
nares, Dogmaticus quidem eam ob rem plus fanguinis
a rei natura incitatus adimit; Empiricus autem, quod

καθόλου φάναι, τὰς αὐτὰς ἐπὶ τῶν αὐτῶν παθῶν ἰάσεις
οἵ τε δογματικοὶ καὶ οἱ ἐμπειρικοὶ παραλαμβάνουσι, περὶ
τοῦ τρόπου τῆς εὑρέσεως αὐτῶν ἀμφισβητοῦντες. ἐπὶ γὰρ
τοῖς αὐτοῖς φαινομένοις κατὰ τὸ σῶμα συμπτώμασιν ἔνδειξις
μὲν τῆς αἰτίας γίνεται τοῖς δογματικοῖς, ἐξ ἧς τὴν θεραπείαν εὑρίσκουσιν· ὑπόμνησις δὲ τοῖς ἐμπειρικοῖς τῶν
πολλάκις ὡσαύτως τετηρημένων. ἐφ᾽ ὧν δὲ μηδὲν ἔχουσιν
οἱ δογματικοὶ φαινόμενον σύμπτωμα τὸ τὴν αἰτίαν ἐνδει-
κνυμένον, ἐπὶ τούτων ἐρωτᾷν οὐκ ὀκνοῦσι τὸ προκαταρκτικὸν καλούμενον αἴτιον· οἷον, εἰ κύων λυττῶν ἦν ὁ δακνων,
ἢ ἔχιδνα, ἤ τι τοιοῦτον ἄλλο. τὸ μὲν γὰρ ἕλκος αὐτὸ οὐδὲν ἀλλοιότερον μέχρι παντὸς φαίνεται τῶν ἄλλων ἑλκῶν
ἢ πάντως γε κατ᾽ ἀρχάς. ἐπὶ μὲν γὰρ τοῦ λυττῶντος κυνὸς μέχρι παντὸς ὅμοιον φαίνεται τοῖς ὑπ᾽ ἄλλου τινὸς
δηχθεῖσιν. ἐπὶ δὲ τῶν ἐχιδνῶν, ἐν μὲν ταῖς πρώταις ἡμέραις ὅμοιον τοῖς ἄλλοις, ὕστερον δὲ, ἡνίκα ἤδη μοχθηρῶς
ἔχωσι, παθήματά τινα περὶ τὸ σῶμα ὀλέθρια προσγίνεται
αὐτοῖς. τὰ δὴ τοιαῦτα συμπτώματα πάντα, ὅσα ὑπὸ τῶν

ita obfervaverit. Ac univerfe loquendo, eadem remedia
in eisdem affectibus et Dogmatici et Empirici affumunt,
de ipforum inventionis modo diffentientes. Nam in ipfis
apparentibus in corpore fymptomatis indicatio quidem
caufae fit Dogmaticis, ex qua curationem inveniunt;
Empiricis vero recordatio eorum, quae multoties eodem
modo obfervata funt. In quibus autem nullum evidens
fymptoma, quod caufam indicet, Dogmatici habent, in
his non verentur quaerere caufam evidentem, quam proca-
tarcticam nominant, ut fi canis rabidus momorderit, aut
vipera, aut aliud quid ejusmodi. Siquidem ulcus ipfum
nihilo magis ab aliis ulceribus diverfum femper apparet,
quam omnino per initia. Nam in rabido cane perpetuo
fimile iis, qui ab alio quodam morfi funt; verum in
viperis primis diebus aliis fimile; poftea, quum jam deterius habuerint, affectiones quaedam corporis ipfis perniciofae oboriuntur. Et hujusmodi fymptomata omnia,

74 ΓΑΛΗΝΟΥ ΠΕΡΙ ΑΙΡΕΣΕΩΝ

Ed. Chart. Π. [289.]   Ed. Baſ. I. (11.)

ἰοβόλων καλουμένων ζώων γίγνεται, μὴ θεραπευόμενα καλῶς εὐθὺς ἐξ ἀρχῆς, ἐσχάτως ὀλέθρια καθίστανται· τίς
οὖν ἡ ὀρθὴ θεραπεία; ἡ δηλονότι κενῶσαι τὸν ἰὸν τὸν
ἅμα τῇ δήξει τοῦ σώματος τοῦ δηχθέντος ἐμπεσόντα; οὐκ
οὖν ἐπ᾽ οὐλὴν ἄγειν δεῖ καὶ κλείειν τὰ τοιαῦτα σπεύδειν,
ἀλλὰ τοὐναντίον ἐπιτέμνειν πολλάκις, εἰ μικρὰ παντελῶς·
ἤδη δὲ καὶ θερμοῖς καὶ δριμέσι· καὶ δυναμένοις ἕλκειν καὶ
ξηραίνειν τὸν ἰὸν φαρμάκοις χρῆσθαι, διὰ τὴν αὐτὴν αἰτίαν.
τὰ δ᾽ αὐτὰ φάρμακα καὶ οἱ ἐμπειρικοὶ προσφέρουσιν, οὐχ
ὑπὸ τῆς φύσεως αὐτοῦ τοῦ πράγματος ποδηγούμενοι πρὸς τὴν
εὕρεσιν αὐτῶν, ἀλλὰ τῶν διὰ τῆς πείρας φανέντων μεμνη-
μένοι. ὥσπερ γὰρ ἐπὶ ταῖς ἡλικίαις, καὶ ταῖς ὥραις, καὶ
ταῖς χώραις, ἑκάστου τῶν εἰρημένων ἡ θεραπεία δι᾽ ἐμπειρίας ἐγινώσκετο αὐτοῖς, οὕτω καὶ ἐπὶ τοῖς προκαταρκτικοῖς
ὀνομαζομένοις αἰτίοις. εἰ μὲν δὴ οὖν συνεχώρουν ἀλλήλοις
τὰς ὁδοὺς τῆς εὑρέσεως ἀμφοτέρας ἀληθεῖς εἶναι, οὐδὲν ἂν
αὐτοῖς ἔδει μακροτέρων λόγων.

quae ab animalibus virus jaculantibus fiunt, ſi non probe
ſtatim ab initio curentur, extreme pernicioſa evadunt.
Quae igitur recta curatio? An videlicet venenum, quod
ſimul cum morſu corpori incidit, evacuandum eſt? Non
itaque cicatrix obducenda, neque ejusmodi vulnera ſubito claudenda ſunt; ſed e contrario, ſi parva fuerint,
ſaepe omnino incidenda; imo jam et calidis, et acribus,
et iis, quae trahere ſiccareque virus poſſunt, medicamentis ob eandem cauſam uti convenit. Eadem vero
medicamenta et Empirici adhibent, non a rei ipſius natura ad ipſorum inventionem ducti, ſed recordatione
eorum, quae per experientiam comperta ſunt. Quemadmodum enim in aetatibus, et anni tempeſtatibus, et
regionibus uniuscujusque dictorum curatio per experientiam ipſis nota ac comperta erat: ſic etiam cauſis
evidentibus, quas vocant procatareticas. Itaque ſi jam
utrasque inventionis vias eſſe veras invicem concederent,
ipſis haud pluribus verbis opus eſſet.

Κεφ. ε΄. Ἐπεὶ δὲ τῆς ἐμπειρίας οἱ δογματικοὶ κατη-
γοροῦσιν, οἱ μὲν ὡς ἀσυστάτου, οἱ δὲ ὡς ἀτελοῦς, οἱ δὲ
ὡς ἀτέχνου, τοῦ λόγου δὲ πάλιν οἱ ἐμπειρικοὶ ὡς πιθανοῦ
μὲν, οὐκ ἀληθοῦς δὲ, διὰ τοῦτο διπλοῦς ἑκατέροις ὁ λόγος
καὶ μακρὸς πάνυ περαίνεται, κατηγοροῦσί τε καὶ ἀπολογου-
μένοις ἐν μέρει. τὰ μὲν γὰρ ὑπὸ Ἀσκληπιάδου κατὰ τῆς
ἐμπειρίας εἰρημένα, δεικνύντος, ὡς οἷόν τε μηδὲν πλειστάκις
ὡσαύτως ὀφθῆναι δύνασθαι, παντάπασιν αὐτὴν ἀσύστατον
εἶναι βούλεται, μηδέ τι σμικρότατον εὑρεῖν οὖσαν ἱκανήν.
τὰ δ᾽ ὑπὸ Ἐρασιστράτου, τὰ μὲν ἁπλᾶ, καὶ ἐφ᾽ ἁπλοῖς
εὑρίσκεσθαι, διὰ τῆς ἐμπειρίας ὁμολογοῦντος, [290] οἷον
ὅτι καὶ ἡ ἀνδράχνη τῆς αἱμωδίας ἴαμά ἐστιν, οὐ μὴν τάγε
σύνθετα καὶ ἐπὶ συνθέτοις ἔτι συγχωροῦντος, οὐκ ἀδύνατον
μὲν αὐτὴν τὸ παράπαν εὑρίσκειν, οὐ μὴν εἰς ἅπαντά γε
ἱκανὴν εἶναι βούλεται. τὰ δὲ, τῶν μὲν τοιαῦτα συγχωροῦν-
των εὑρίσκεσθαι διὰ τῆς ἐμπειρίας, αἰτιωμένων δὲ αὐτῆς τὸ
ἀπεριόριστόν τε καὶ μακρὸν, καὶ, ὡς αὐτοί φασιν, ἀμέθοδον,

Cap. V. Quoniam vero experientiam Dogmatici
damnant, alii tanquam inconſtantem, alii ut imper-
fectam, reliqui ut artis expertem, rationem autem
rurſus Empirici tanquam probabilem, non autem veram
reprehendunt; proinde duplex utrisque ſermo longusque
admodum protenditur, dum ſe mutuo partim accuſant,
partimque defendunt. Nam quae contra experientiam
ab Aſclepiade, demonſtrante, nihil ſaepe eodem videri
modo poſſe, dicta ſunt, inconſtantem prorſus ipſam eſſe,
neque vel minimum quicquam poſſe invenire idoneam
eſſe declarant. Quae vero ab Eraſiſtrato dicta ſunt, qui
ſimplicia quidem etiam in ſimplicibus experientia inveniri fatetur, ut portulacam quoque dentium ſtupori remedium eſſe, non tamen compoſita quoque in compoſitis
itidem concedat, haud ineptam quidem ipſam toti inveniendo, ſed non ad omnia ſufficere affirmant. Haec vero
dicta eorum, qui per experientiam quidem talia inveniri
concedunt, ſed vituperant eandem, quod incerta vagetur,
ac in nullo ſiſtat praeſcripto; tum quod longa et ametho-

εἶθ᾽ οὕτω τὸν λόγον εἰσαγόντων, οὐκ ἀσύστατον μεν, οὐδὲ
ἀνύπαρκτον, οἷον δ᾽ ἄτεχνόν τι πρᾶγμα τὴν ἐμπειρίαν
εἶναι βούλεται· πρὸς ταύτας οὖν τὰς ἐφόδους τῶν λόγων
ἀπολογούμενοι καὶ συστατικὴν καὶ αὐτάρκη καὶ τεχνικὴν ἐπιδεικνύναι πειρῶνται τὴν ἐμπειρίαν, καὶ αὐτοὶ δὲ τοῦ ἀναλο-
γισμοῦ καθάπτονται πολυειδῶς, ὥστε πάλιν ἀπολογεῖσθαι
πρὸς ἕκαστον εἶδος τῆς κατηγορίας τοῖς δογματικοῖς, ἀναγκαῖον. ἐπαγγελλομένοις γὰρ αὐτοῖς τοῦ τε σώματος τὴν
φύσιν ἐπίστασθαι, καὶ τῶν νοσημάτων ἁπάντων τὰς γενέσεις,
καὶ τῶν ἰαμάτων τὰς δυνάμεις, ὁμόσε χωροῦν(12)τες οἱ ἐμπειρικοὶ πάντα διαβάλλουσιν, ὡς ἄχρι μὲν τοῦ πιθανοῦ καὶ
εἰκότος προϊόντα, βεβαίαν δὲ γνῶσιν οὐδεμίαν ἔχοντα. ἔστι
δ᾽ ὅτε καὶ τὴν γνῶσιν αὐτῶν συγχωρήσαντες, τὸ ἄχρηστον
αὐτῶν ἐπιδεικνύναι πειρῶνται· καὶ τοῦτο ποτε δόντες, αὖθις τὸ περιττὸν ἐξελέγχουσιν. τοιαῦτα μὲν δὴ καθόλου
προς ἀλλήλους ἀμφισβητοῦσιν ἐμπειρικοί τε καὶ δογματικοί.
ἐν μέρει δὲ πολλὰ καθ᾽ ἕκαστον αὐτῶν, οἷον ἐν ταῖς περὶ

dos, ut ipfi ajunt, id eft, fine via et ratione confiftat;
deinde fic rationem inducunt, non ceu inconftantem,
neque infirmam, fed experientiam veluti rem quandam inartificiofam effe arguunt. Viciffim Empirici rationalium dicteria revellentes, experientiam confiftentem,
artificiofam, et quae fatis cuique faciat, oftendere conantur rationem multis adeo modis reprehendere, ut
rurfus ad fingulas accufationis fpecies Dogmaticos refpondere fit neceffarium. Nam hi quum et naturam
corporis, et morborum omnium generationes, et remediorum facultates cognofcere fe profiteantur, Empirici
cominus progreffi, omnia *illorum* calumniantur, tanquam
probabilia, fimiliaque vero tantum, nullam autem fir-
mam cognitionem habentia. Nonnunquam vero, quum
ipforum cognitionem concedunt, eorum nullum effe ufum
oftendere nituntur. Et fi quando id effe permiferint,
rurfus ut fupervacaneum reprehendunt. Talia fane generatim fibi mutuo objiciunt, contenduntque et Empirici
at Dogmatici. Particulatim vero multa in unoquoque

τῆς εὑρέσεως τῶν ἀφανῶν ζητήσεσιν, τῶν μὲν τὴν ἀνατομὴν, καὶ τὴν ἔνδειξιν, καὶ τὴν διαλεκτικὴν θεωρίαν ἐπαι-
νούντων· ὄργανα γὰρ αὐτοῖς ταῦτα τῶν ἀδήλων θηρευτικά·
τῶν δ᾽ ἐμπειρικῶν μήθ᾽ εὑρίσκειν τι τὴν ἀνατομὴν συγχω-
ρούντων, μήτ᾽, εἰ καὶ εὑρίσκοιτο, ἀναγκαῖον εἰς τὴν τέχνην
εἶναι τοῦτο, ἀλλὰ μήτε ἔνδειξιν ὑπάρχειν τοπαράπαν, μήθ᾽,
ἕτερον ἐξ ἑτέρου δύνασθαι γνωσθῆναι. πάντα γὰρ δεῖσθαι
τῆς ἐξ αὐτῶν γνώσεως, μηδ᾽ εἶναί τι σημεῖον ἀδήλου φύσει
πράγματος οὐδενός· ἀλλὰ μηδὲ διαλεκτικῆς δεῖσθαι μηδεμίαν τέχνην. εἶτα καὶ πρὸς τὰς ὑποθέσεις τῆς διαλεκτικῆς
λέγουσί τι, καὶ πρὸς τοὺς ὅρους, καὶ οὐδὲ τὴν ἀρχὴν εἶναι
ἀπόδειξίν φασιν ἀδήλου φύσει πράγματος οὐδενός. ἤδη
δὲ καὶ περὶ τῶν μοχθηρῶν τρόπων τῆς ἀποδείξεως, οἷς
εἰώθασιν οἱ δογματικοὶ χρῆσθαι, λέγουσί τι, καὶ περὶ παντὸς
ἀναλογισμοῦ· καὶ ὡς τοῦτο μὲν ἀδύνατος εὑρίσκειν, ὃ ἐπαγ-
γέλλεται· καὶ οὔθ᾽ ἄλλη τις τέχνη συνίσταται κατ᾽ αὐτὸν,
οὐδὲ ὁ βίος τῶν ἀνθρώπων πρόεισιν. ὁ δὲ ἐπιλογισμος, ὃν

ipforum, ut in quaeftionibus de abditarum caufarum inventione, dum hi disfectionem corporum et indicationem et dialecticam fpeculationem commendant; inftrù-
menta enim haec ipfis funt, quibus abdita indagantur,
Empirici vero neque inveniri quicquam disfectione admittunt, neque, fi etiam inveniatur, neceffarium ad artem
hoc effe; imo neque indicationem omnino exfiftere, neque
alterum ex altero cognofci poffe contendunt. Omnia
enim fui cognitionem requirere, neque effe aliquod ullius rei natura obfcurae indicium; imo ne dialecticen
quidem ullam artem defiderare. Poftea etiam adverfus
dialecticae fuppofitiones atque definitiones quippiam com-
mentantur. Ad haec neutiquam rei cujusvis natura la-
tentis demonftrationem effe pronuntiant. Jam vero et de
vitiofis demonftrationis modis, quibus Dogmatici uti
confuerunt, de omnique ratiocinatione nonnulla dicunt,
et quod non poffit invenire, quod promittat, et quod
neque alia quaedam ars ex ea conftituatur; neque vita
hominum fecundam eam transigatur. At epilogismus,

δὴ φαινόμενον εἶναί φασι, χρήσιμος μὲν εἰς εὕρεσιν τῶν
προσκαίρων ἀδήλων, οὕτω γὰρ αὐτοὶ καλοῦσιν, ὅσα τοῦ γένους μέν ἐστι τῶν αἰσθητῶν, οὐ μὴν ἤδη γέ πω πέφηνε.
χρήσιμος δὲ καὶ πρὸς ἔλεγχον τῶν κατὰ τοῦ φαινομένου τι
λέγειν τολμώντων. χρήσιμος δὲ καὶ τὸ παρορώμενον τοῖς
φαινομένοις δεῖξαι, καὶ σοφίσμασιν ὑπαντῆσαι, μηδαμοῦ τῶν
ἐναργῶν ἀφιστάμενος, ἀλλ᾽ ἐν τούτοις ἀεὶ διατρίβων, οὐ
μὴν ὅγε ἀναλογισμός, φασὶν, ἀλλὰ ἄρχεται μὲν ἀπὸ τῶν
φαινομένων, λήγει δὲ ἐπὶ τὰ διαπαντὸς ἄδηλα, καὶ διὰ
τοῦτο πολυειδής ἐστιν. ἀπὸ γὰρ τῶν αὐτῶν φαινομένων
ἄλλο ἐπ᾽ ἄλλῳ τῶν ἀδήλων παραγίνεται. καὶ τὴν διαφωνίαν ἐνταῦθα προχειρίζονται τὴν ἀνεπίκριτον, ἣν δὴ σημεῖον
εἶναι τῆς ἀκαταληψίας φασίν. οὕτω γὰρ αὐτοὶ καλοῦσιν τὴν
μὲν ἀληθῆ καὶ βεβαίαν γνῶσιν κατάληψιν, ἀκαταληψίαν δὲ
τὸ ἐναντίον ταύτῃ, καὶ τὴν μὲν ἀκαταληψίαν αἰτίαν εἶναί
φασι τῆς διαφωνίας τῆς ἀνεπικρίτου, τὴν διαφωνίαν δ᾽ αὖ
πάλιν τῆς ἀκαταληψίας σημεῖον. ἀνεπίκριτον δὲ τὴν ἐπὶ

quem evidentem rationem eſſe proferunt, latentium in-
ſignium cauſarum utilis eſt; ſic enim hi vocant, quae
quidem ex fenſilium genere ſunt, nondum tamen appa-
ruerunt. Utilis etiam eſt arguendis iis, qui adverſus
manifeſta quicquam audent pronunciare. Sed et utilis
eſt ad indicandum, quod in apparentibus praetermitti-
tur; et ad occurrendum falſis argumentationibus; ut qui
ab evidentibus nunquam recedat, verum in his perpetuo
verſetur. Non tamen hujusmodi eſt analogismus, ajunt,
ſed a manifeſtis incipit, in obſcura vero ſemper deſinit,
ob idque multiformis eſt. Nam ab evidentibus ipſis ad
abdita alia atque alia proficiſcitur. Atque hic contro-
verſiam injudicatam proponunt, quam indicium eſſe dicunt incomprehenſionis. Sic enim ipſi veram quidem
firmamque cognitionem vocant comprehenſionem, in-
comprehenſionem vero contrariam. Atque incomprehen-
ſionem discordiae injudicatae cauſam eſſe ajunt; dis-
cordiam rurſus incomprohenſionis ſignum; injudicatam

τῶν ἀδήλων ἀγωνολογίαν εἶναί φασιν, [291] οὐ τὴν περὶ
τῶν φαινομένων. ἐνταῦθα γὰρ ἕκαστόν φαμεν οἷόν ἐστι, μαρτυρεῖ μὲν τοῖς ἀληθεύουσιν, ἐξελέγχει δὲ τοὺς ψευδομένους.
τοιαῦτα μυρία πρὸς ἀλλήλους ἐρίζουσιν ἐμπειρικοί τε καὶ δογματικοὶ τὴν θεραπείαν ἐπὶ τῶν αὐτῶν παθῶν τὴν αὐτὴν
ποιούμενοι, ὅσοι γε νόμῳ καθ᾽ ἑκατέραν τὴν αἵρεσιν ἤσκηνται.
Κεφ. ς΄. Οἱ δὲ μεθοδικοὶ καλούμενοι, οὕτω γὰρ ἑαυτοὺς ὠνόμασαν, ὥσπερ οὐχὶ καὶ τῶν ἔμπροσθεν δογματικῶν
μεθόδῳ τὴν τέχνην μεταχειρίζεσθαι φασκόντων, οὐ μέχρι
λόγου μοι δοκοῦσιν ἀμφισβητεῖν ταῖς παλαιαῖς αἱρέσεσιν, ἀλλ᾽
ἤδη καὶ τῶν ἔργων τῆς τέχνης πολλὰ μετακοσμεῖν· οἵ γε οὔτε
τύπον πεπονθότα χρήσιμον οὐδὲν ἔχειν φασὶν εἰς θεραπείας
ἔνδειξιν, οὔτε αἴτιον, οὔτε ἡλικίαν, οὔτε ὥραν, οὔτε χώραν,
οὔτε τοῦ νοσοῦντος τῆς δυνάμεως τὴν ἐπίσκεψιν, ἢ τῆς
φύσεως, ἢ τῆς ἕξεως αὐτοῦ. παραιτοῦνται δὲ καὶ τὰς ὥρας,
καὶ τὰς χώρας, καὶ τὰ ἔθη, παρὰ μόνων τῶν παθῶν τὴν
ἔνδειξιν τοῦ συμφέροντος ἀρκεῖν αὐτοῖς φάσκοντες. οὐδὲ
παρὰ τούτων κατ᾽ εἶδος, ἀλλὰ κοινῇ καὶ καθόλου τιθέμενοι,

vero de latentibus quae eft disfenfionem, non quae de
perfpicuis, enunciant. Nam unumquodque hic apparens
vera loquentibus teftimonium exhibet, mentientes coar-
guit. Hoc genus fex millia Empirici et Rationales mutuo
fibi objiciunt; curationem in eisdem affectibus eandem
molientes, qui in utraque fecta legitime exercitati funt.
Cap. VI. Qui Methodici vocantur (fic enim feipfos
nominarunt, tanquam non etiam priores Dogmatici artem
methodo tractare profiteantur) ne verbotenus quidem
cum prifcis fectis contendere videntur, fed etiam multa
artis opera innovare; qui neque locum affectum ad curationis indicationem prodeffe quicquam ajunt, neque
caufam, neque aetatem, neque tempus, neque regionem,
neque virium aegrotantis infpectionem, vel naturae,
vel ipfius habitus, refpuunt autem anni tempeftates,
loca et confuetudines, a folis affectionibus remedii
indicatione petita contenti, eamque fufficere dicentes;
nihil autem ab his fpeciatim, fed communiter univer-

καὶ δὴ καὶ καλοῦσι κοινότητας, αὐτὰ δὴ ταῦτα τὰ διὰ
πάντων διήκοντα τῶν ἐν μέρει. καὶ πειρῶνται τῶν γε οἱ
μὲν κατὰ δίαιταν νοσημάτων ἁπάντων, ἔνιοι δὲ καὶ πάντων ἁπλῶς δύο κοινότητας ἐπιδεικνύναι, καί τινα τρίτην
μικτήν. ὀνόματα δὲ αὐταῖς στέγνωσιν καὶ ῥύσιν ἔθεντο,
καὶ πᾶν νόσημά φασιν ἢ στεγνὸν ἢ ῥοῶδες εἶναι, ἢ ἐξ
ἀμφοῖν ἐπιπεπλεγμένον. εἰ μὲν γὰρ αἱ φυσικαὶ κενώσεις τῶν
σωμάτων ἴσχοιντο, στέγνωσιν καλοῦσιν· εἰ δέ τι μᾶλλον
φέροιντο, ῥοῶδες· ἡνίκα δὲ καὶ ἴσχοιντο, καὶ φέροιντο, τὴν
ἐπιπλοκὴν ἐν τούτῳ συνίστασθαι, καθάπερ ἐπ᾽ ὀφθαλμοῦ
φλεγμαίνοντός τε ἅμα καὶ ῥευματιζομένου. τὴν γὰρ φλεγμονὴν στεγνὸν οὖσαν πάθος, ὅτι μὴ μόνη ἦν, ἀλλὰ σὺν
τῷ ῥεύματι, περὶ ἕνα καὶ τὸν αὐτὸν τόπον ἐγένετο τὸ σύμπαν ποιεῖν πάθος ἐπιπεπλεγμένον. ἔνδειξιν δὲ τοῦ συμφέροντος ἐπὶ μὲν τῶν στεγνῶν τὴν χάλασιν, ἐπὶ δὲ τῶν
ῥοωδῶν τὴν στάλσιν ὑπάρχειν. γόνατος μὲν γὰρ, εἰ τύχοι,
φλεγμήναντος, χαλᾶν φασι χρῆναι· ῥέουσαν δὲ τὴν κοιλίαν,

fimque flatuunt. Atque jam communitates vocant, quae
fimul ipfa particularia omnia comprehendunt. Nonnulli
quidem morborum omnium, qui ex victus ratione proveniunt, nonnulli vero omnium fermone abfoluto duas
eommunitates, et tertiam aliquam mixtam indicare nituntur. Nomina vero ipfis impofuerunt aftrictionem et fluorem, et qnemlibet morbum dicunt vel aftrictum vel fluentem effe, vel ex ambobus compofitum. Si enim naturales
corporum evacuationes retinentur, aftrictionem; fi autem
magis efferuntur, fluorem vocant; quum autem et retinentur
et efferuntur, complexus morborum in hoc conftituitur;
quemadmodum in oculo inflammatione fimul et defluxio-
ne laborante. Inflammationem enim, quae aftrictus eft
affectus, quoniam non fola nunc, fed cum fluore circa
unum eundemque locum oborta eft, totum facere affectum complexum feu compofitum. Conferentis vero
remedii indicationem in aftrictis laxationem, in fluidis
fuppreffionem effe. Genu, verbi gratia, fi inflammationem patiatur, laxandum; ventriculum vel oculum pro-

ἢ τὸν ὀφθαλμὸν, ἐπέχειν τε καὶ στέλλειν· ἐν δὲ τοῖς ἐπι-
πεπλεγμένοις πρὸς τὸ κατεπεῖγον ἵστασθαι. τῷ γὰρ μᾶλλον διοχλοῦντι, καὶ τὸν κίνδυνον ἐπιφέροντι, τοῦτο δέ ἐστιν,
ὡς τῷ ἰσχυροτέρῳ ἐναντιοῦσθαί φασι δ᾿ἵν μᾶλλον ἢ θατέρῳ.
τί οὖν δὴ οὐχὶ δογματικοὺς ἑαυτοὺς ἐκάλεσαν, ἐνδείξει τὰ
βοηθήματα ποριζόμενοι; διότι, φασὶν, οἱ δογματικοὶ τὸ
ἄδηλον ἐρευνῶσιν, ἡμεῖς δὲ ἐν τοῖς φαινομένοις διατρίβομεν.
ἀμέλει καὶ ὅλην τὴν αἵρεσιν ἑαυτῶν οὕτως ὁρίζονται γνῶσιν
φαινομένων κοινοτήτων. καὶ ἵνα μὴ κοινὸς ὁ ὅρος εἶναι
δοκῇ ταῖς ἄλλαις ἁπάσαις τέχναις, καὶ γὰρ κἀκείνας γνώσεις εἶναι νομίζουσι φαινομένων κοινοτήτων, διὰ τοῦτο
προστιθέασιν, ἀκολούθων τῷ τῆς ἰατρικῆς τέλει. τινὲς δὲ
αὐτῶν, οὐκ ἀκολούθων, ἀλλὰ συμφώνων προσέθεσαν. οἱ
πλεῖστοι δ᾿ ἄμφω συντιθέντες, γνῶσιν εἶναί φασι τὴν μέθοδον φαινομένων κοινοτήτων συμφώνων τε καὶ ἀκολούθων
τῷ τῆς ἰατρικῆς τέλει. τινὲς δὲ, ὥσπερ καὶ ὁ Θεσσαλὸς,
προσεχῶν τε καὶ ἀναγκαίων πρὸς ὑγείαν. διὰ ταῦτα δὴ καὶ

fluentem comprimendum, tenendumque effe praecipiunt.
Si mixtum implexumque vitium habet, ei, quod urget,
refiftendum, ut magis infeftanti periculumque inferenti.
Hoc autem eft, quod vehementiori occurrendum effe potius quam alteri dictitant. Cur igitur non Dogmaticos
fe nuncuparunt, quum indicationi praefidia tribuant?
Quia, inquiunt, id, quod abditum eft, fcrutantur Dogmatici; nos autem in manifeftis verfamur. Denique et
fectam fuam totam ita definiunt, communitatum, quae
omnibus apparent, cognitionem. Et ne aliis omnibus
artibus eadem conveniat definitio, (etenim et illas communitatum apparentium notitias effe judicant) ideo ap-
ponunt, medicinae finem confequentium. Quidam illorum non confequentium, fed ipfius fini confonantium
adjecerunt. Complures utrisque addicti methodum effe
ajunt manifeftarum communitatum, concordantium et
confequentiam medicinae finem notitiam. Nonnulli,
ficut Theffalus quoque, cohaerentium et neceffariarum ad
fanitatem. Atque haec jam eft ratio, cur fe Dogmaticos

Ed. Chart. II. [291. 292.]   Ed. Bal. I. (12.)

ἀξιοῦσι, μήτε δογματικοὶ καλεῖσθαι, [292] μὴ γὰρ δεῖσθαι
τοῦ ἀδήλου, καθάπερ ἐκεῖνοι, μήτε ἐμπειρικοὶ, κᾶν ὅτι μάλιστα περὶ τὸ φαινόμενον διατρίβωσιν, τῇ γὰρ ἐνδείξει κε-
χωρίσθαι αὐτῶν. οὐ μὴν ἐν αὐτῷ τῷ τρόπῳ τῆς περὶ τὸ
φαινόμενον διατριβῆς ὁμολογεῖν ἑαυτούς φασι τοῖς ἐμπειρικοῖς. ἐκείνους μὲν γὰρ ὡς ἀγνώστων ἀποχωρῆσαι τῶν ἀδήλων, ἑαυτοὺς δὲ ὡς ἀχρήστων· καὶ τους μὲν ἐμπειρικοὺς
τήρησιν ἐπὶ τοῖς φαινομένοις, αὐτοὺς δὲ ἔνδειξιν ἔχειν.
ἕν γε οὖν τούτοις διαφέρειν ἑαυτῶν ἑκατέρους φασὶ, καὶ μάλιστα ἐν οἷς ὥρας, καὶ ἡλικίας, καὶ χώρας, καὶ τοιαῦτα
σύμπαντα περικόπτουσιν, ἄχρηστα μὲν ὄντα φανερῶς, ὡς
ἐκεῖνοι νομίζουσι, δόξης δὲ χάριν τοῖς ἔμπροσθεν ἰατροῖς
τετιμημένα. καὶ τοῦτ᾿ εἶναι τὸ μέγιστον ἀγαθὸν τῆς μεθοδικῆς αἱρέσεως φασι καὶ σεμνοῦσθαί γε δι᾿ αὐτὸ καὶ θαυ-
μάζεσθαι δικαιοῦσι. καὶ τῷ γε βραχὺν εἶναι εἰπόντι τὸν
βίον, τὴν δὲ τέχνην μακρὰν, ἐπιτιμῶσι· τοὐναντίον γὰρ
ἅπαν, αὐτὴν μὲν βραχεῖαν εἶναι, τὸν δὲ βίον μακρόν.

appellari nolint; quippe latentibus ac obſcuris ſe non
indigere, ut illi profitentur; neque Empiricis annume-
rari volunt, etſi quammaxime in evidenti verſentur.
Nam indicatione ab ipſis ſeparati ſunt.   Nec tamen in
ipſo circa evidens exercendi modo ſe cum Empiricis
convenire dicunt.   Illos enim ab obſcuris tanquam in-
certis et dubiis recedere; ſe vero quaſi ab inutilibus.
Praeterea Empiricos in apparentibus obſervationem, ipſos
indicationem habere.   Atque in his utrosque a ſe ipſis dif-
ſentire dicunt, et maxime, in quibus anni tempora, aetates, loca, et hoc genus univerſa tollunt, quae nullum
plane, ut ipſi putant, medicinae uſum exhibent, ſolum
vero prioribus medicis oſtentationis gratia plurimi ſunt
aeſtimata. ' Et hoc ſummum methodicae ſectae bonum
eſſe praedicant.   Quin etiam ob hoc gloriantur, ſeque
admiratione dignos cenſent.   Inſuper eum, qui vitam
eſſe brevem, longam vero artem dicat, increpant.   E
contrario namque artem quidem eſſe brevem, vitam vero

ἀφαιρεθέντων γὰρ πάντων τῶν ψευδῶς ὑπειλημμένων τὴν
τέχνην ὠφελεῖν, καὶ πρὸς μόνας τὰς κοινότητας ἀποβλεπόντων ἡμῶν, οὔτε μακρὰν ἔτι τὴν ἰατρικὴν, οὔτε χαλεπὴν εἶναι,
ῥᾴστην δὲ καὶ σαφῆ, καὶ μησὶν ἓξ ὅλην τάχιστα γνωσθῆναι
δυναμένην. οὕτω μὲν γὰρ ἐπὶ τῶν κατὰ τὴν δίαιταν νοσημάτων, ὡς στενὸν (13) κομιδῇ συνῆχθαι τὸ πᾶν· ὡσαύτως δὲ
καὶ ἐπὶ τῶν κατὰ χειρουργίαν τε καὶ φαρμακείαν· καὶ γὰρ ἐν
ἐκείνοις καθόλου τινὰς κοινότητας ἐξευρίσκειν πειρῶνται, καὶ
σκοποὺς ὑποτίθενται τῶν ἰαμάτων ὀλίγους τὸν ἀριθμὸν, ὥστ᾽
ἐμοὶ μὲν δοκεῖ, οὐδὲ ἐν τοῖς πολυθρυλλήτοις ἓξ μησὶν, ἀλλὰ
καὶ πολὺ θᾶττον ὅλην αὐτῶν τὴν τέχνην ἐκμαθεῖν ὑπῆρξεν.
καὶ χρὴ χάριν οὕτω γινώσκειν αὐτοῖς τῆς συντόμου διδασκαλίας, εἴγε μὴ ψεύδονται· ψευδομένοις δὲ ὀλιγωρίαν ἐγκαλεῖν.
   Κεφ. ζ. Ὡς δ᾽ ἄν τις μάλιστα δοκοίη μοι κρῖναι δικαίως, ἢ τυφλώττοντας αὐτοὺς περὶ τὸ χρήσιμον, ἢ μόνους
τὸ περιττὸν ὀρθῶς φεύγοντας, ἤδη φράσω. καὶ γὰρ οὐδὲ
σμικρὸν ἔοικεν εἶναι τοῦτο τὸ σκέμμα, οὐδὲ μέχρι λόγου μοι

longam. Siquidem omnibus, quae artem juvare falſo
putata ſunt, ablatis, et ad ſolas communitates nobis re-
ſpicientibus, neque longam adhuc medicinam, neque
difficilem, ſed facillimam et perſpicuam eſſe, quae tota
ſex menſibus promptiſſime perdiſci queat. Hoc pacto
enim in morbis, qui victus ratione ſanantur, univerſum
in anguſtum adeo coactum eſſe; ſimiliter in iis, qui ex
manu et medicamentis auxilium capiunt. Quin in illis
quoque generatim quasdam communitates adinvenire ſtu-
dent, ad haec remediorum ſcopos numero paucos ſtatuunt. Unde mihi non in decantatis ſex illis menſibus,
ſed multo etiam citiús tota illorum ars diſci poſſe videtur.
Atque gratia illis habenda eſt de tam compendioſa
diſciplina, ſi modo non mentiantur. Mentientes autem
negligentiae accuſandi ſunt.
   Cap. VII. Verum ut potiſſimum aliquis juſte mihi
videatur judicare, ipſos vel in utilibus hallucinari, vel ſolos
ſupervacua recte fugere, jam aperiam. Enimvero neque
exigua conſideratio haec mihi eſſe videtur, neque ad

84   ΓΑΛΗΝΟΥ ΠΕΡΙ ΑΙΡΕΣΕΩΝ

Ed. Chart. II. [292.]   Ed. Baf. I. (13.)

προϊέναι μόνον, ὥσπερ τοῖς ἐμπειρικοῖς τε καὶ δογματικοῖς,
ὅσα περὶ τῆς πρώτης τῶν βοηθημάτων εὑρέσεως φιλονει-
κοῦσι, περὶ τῆς νῦν χρήσεως ὁμολογοῦντες ἀλλήλοις, ἀλλ᾽
ἤτοι μεγάλα βλάπτεσθαι τὰ τῆς τέχνης ἔργα πρὸς τῆς
μεθοδικῆς αἱρέσεως ἀναγκαῖον, ἢ μεγάλ᾽ ὠφελεῖσθαι. διττῆς δὲ τῆς ἐν τοῖς πράγμασι κρίσεως οὔσης, τῆς μὲν διὰ
λόγου μόνου, τῆς δὲ διὰ τῶν φαινομένων ἐναργῶς, ἡ μὲν
ἑτέρα, ἡ διὰ μόνου τοῦ λόγου, μείζων ἢ κατὰ τοὺς εἰσα-
γομένους ἐστίν· οὐκ οὖν αὐτῆς νῦν ὁ καιρός· ἡ δὲ ἑτέρα,
ἡ διὰ μόνου τοῦ φαίνεσθαι, κοινὴ πάντων ἀνθρώπων ὑπάρχει. τί οὖν κωλύει ταύτῃ πρώτῃ χρήσασθαι, σαφεῖ τε ἅμα
τοῖς εἰσαγομένοις οὔσῃ, καὶ πρὸς αὐτῶν τῶν μεθοδικῶν τε-
τιμημένῃ; διαπαντὸς γοῦν οὐδὲν ἄλλο ἢ τὸ φαινόμενον
ὑμνοῦσι, καὶ τοῦτο πρεσβεύουσιν ἐπὶ παντί, καὶ τὸ ἄδηλον
ἅπαν ἄχρηστον εἶναι λέγουσι. φέρε δὴ πρῶτον ἐπισκεψώμεθα περὶ τῶν προκαταρκτικῶν λεγομένων αἰτίων, κανόνα
τῆς κρίσεως τὸ φαινόμενον τιθέμενοι. καὶ πρῶτός γε ὁ
μεθοδικὸς παρελθὼν ὧδέ πως λεγέτω· Τί δή ποτε ψύξεις

verba tantum procedere, quemadmodum Empiricis et
Dogmaticis, quum de prima auxiliorum inventione contendunt, de praefenti ufu invicem convenientes, verum
Methodicam fectam vel artis opera multum offendere,
vel juvare multum necefle eft. Quum autem duplex in
rebus judicium fit, unum a ratione fola, alterum ab
evidenter manifeftis profectum, prius majus eft, quam
medicinae candidatis conveniat. Quare de hoc dicere
nunc opportunum non eft. Alterum, quod in fola evidentia confiftit, omnium hominum commune eft. Quid
igitur prohibet hac priore uti, quae fimul et medicinae
candidatis fit manifefta, et ab ipfis Methodicis in pretio
habita? Nihil enim aliud, quam quod apparet, femper
laudibus extollunt, atque hoc ubique profitentur, laten-
tia vero omnia in nullo ufu effe referunt. Age nunc
primum caufas procatarcticas dictas infpiciamus, pro judicii regula, id quod fenfibus apparet, conftituentes,
primusque Methodicus in medium progreffus hunc in

τε καὶ ἐγκαύσεις, καὶ μέθας, καὶ ἀπειρίας, καὶ πλησμονὰς,
καὶ ἐνδείας, καὶ κόπους, καὶ ἐνεργείας, καὶ ἐδεσμάτων
ποιότητας, καὶ ἐθῶν ὑπαλλαγας, ὦ δογματικοί τε καὶ ἐμπειρικοί, μάτην πολυπραγμονεῖτε; [293] πότερον ταῦτ'
ἰᾶσθαι μέλλετε, τὰς ἐν σώματι παρέντες διαθέσεις, ἃ τὴν
ἀρχὴν οὐδὲ πάρεστιν, οὐκέτι τῶν τοιούτων οὐδὲν, ἀλλὰ
αὐτὰ μὲν οἴχεται, τὸ δ᾽ ὑπ᾽ αὐτῶν γενόμενον ἐν τῷ σώματι μένει, καὶ τοῦτο χρὴ ἰᾶσθαι· τοῦτο γάρ ἐστι τὸ
πάθος. ἐπισκεπτέον οὖν αὐτό, οἷόν τί ἐστιν. εἰ μὲν γὰρ
στεγνὸν χαλαστέον, εἰ δὲ ῥοῶδες, σταλτέον, ὑφ᾽ ὅτου ἂν
αἰτίου γεγονὸς ἑκάτερον ᾖ. εἰς τί δὴ οὖν ἔτι τὸ αἴτιον ὠφελεῖ, μήτε τοῦ ῥοώδους ποτὲ χαλάσεως δεομένου, μήτε τοῦ
στεγνοῦ στάλσεως, ἢ πάντως εἰς οὐδὲν, ὥς γε τὸ πρᾶγμα
αὐτὸ δείκνυσιν. ὅμοιος δὲ ὁ λόγος τοῖς μεθοδικοῖς καὶ περὶ
τῶν ἀδήλων καὶ συνεκτικῶν ὀνομαζομένων αἰτίων. καὶ γὰρ
ἐκεῖνα περιττά φασιν εἶναι, τοῦ πάθους τὴν οἰκείαν θεραπείαν ἐνδεικνυμένου, καὶ χωρὶς τοῦ γνωσθῆναι τὴν αἰτίαν,
ὑφ᾽ ἧς ἐγένετο. τῷ δ᾽ αὐτῷ τρόπῳ τῶν λόγων ἐπί τε

modum loquatur: Quid tandem, o Dogmatici et Empirici, frigus, aeſtum, ebrietatem, cruditatem, plenitudinem, indigentiam, laſſitudines, operationes, ciborum
qualitates, et conſuetudinum mutationes fruſtra tam curioſe inquiritis? Utrûm haec, affectionibus corporum neglectis, medicaturi eſtis, quae nequaquam adſunt amplius,
ſed ipſa quidem abeunt? quod autem ab ipſis generatum
eſt, in corpore manet, atque huic (affectus enim eſt)
remedium exhibere oportet. Inſpiciendum igitur eſt,
qualenam exiſtat. Si enim aſtrictus morbus, ſolvendum
corpus eſt; ſi fluens, retinendum, a quacunque cauſa
generatus ſit uterque. Ad quid igitur adhuc cauſa confert, quum fluidum ſolutione nunquam indigeat, neque
aſtrictum retentione? Prorſus ad nihil, ut res ipſa declarat. Similia de obſcuris et continentibus cauſis Methodici loquuntur. Nam illas quoque ſupervacuas eſſe
affirmant, morbo videlicet propriam curationem indicante, etiam cauſa, quae ipſum fecit, incognita. Eodem

τὰς ὥρας, καὶ τὰς ἡλικίας, καὶ τὰ χωρία μεταβαίνουσι,
θαυμάζουτες κἀνταῦθα τῶν παλαιῶν ἰατρῶν, εἰ μὴ συνίασιν
οὕτως ἐναργοῦς πράγματος. ἡ γάρ τοι φλεγμονή, πάθος
οὖσα στεγνὸν, ὥς φασιν, οὐ δήπου, θέρους μὲν εἰ γένοιτο,
τῶν χαλώντων δεῖται βοηθημάτων, χειμῶνος δὲ ἄλλων τινῶν, ἀλλ᾽ ἀμφοτέραις ὥραις τῶν αὐτῶν. οὐδ᾽ ἐπὶ μὲν τῆς
τῶν παίδων ἡλικίας τῶν χαλαστικῶν, ἐπὶ δὲ τῆς τῶν πρεσβυτέρων τῶν στελλόντων. οὐδ᾽ ἐν Αἰγύπτῳ μὲν τῶν χαλώντων, Ἀθήνησι δὲ τῶν ἐπεχόντων. ἀνάπαλιν δὲ τῇ
φλεγμονῇ τὸ ῥοῶδες πάθος ὑπάρχον οὐδέποτε τῶν χαλώντων, ἀλλ᾽ ἀεὶ τῶν στελλόντων δεῖται, καὶ χειμῶνος, καὶ
θέρους, καὶ ἦρος, καὶ φθινοπώρου, καὶ παιδὸς ὄντος τοῦ
νοσοῦντος, καὶ ἀκμάζοντος, καὶ γέροντος, καὶ εἰ τύχοι περὶ
τὴν Θρᾴκην ἢ τὴν Σκυθίαν ἢ τὴν Αἰθιοπίαν εἶναι ὁ ἀῤῥωστῶν. οὐκ οὖν οὐδὲν τῶν τοιούτων εἰς οὐδὲν χρήσιμον εἶναί φασι, ἀλλὰ μάτην ταῦτα πάντα πολυπραγμονεῖσθαι.
τί δὲ καὶ τὰ μέρη τοῦ σώματος ἐπισκοπῆσαι; ἆρ᾽ οὐ καὶ
ταῦτα μάταια πρὸς ἔνδειξιν θεραπείας; ἢ τολμησάτω τις

dicendi modo ad anni tempeſtates, aetates et loca de-
ſcendunt, admirantes, et hic veteres medicos rem tam
claram ignorare. Nam inflammatio, quum morbus ſit
adſtrictus, ut inquiunt, non quidem, aeſtate ſi oboriatur,
laxantibus auxiliis opus habet, hieme vero aliis quibusdam, ſed in utroque tempore eisdem. Neque in pueritia relaxantibus, in ſenectute reprimentibus, neque in
Aegypto reſolventibus, Athenis cohibentibus. Contra
quum inflammationi fluens morbus adſit, nunquam ſol-
ventibus, verum perpetuo reprimentibus, et hieme, et
aeſtate, et vere, et autumno, et quum aegrotus puer
eſt, et quum juvenis, ſeu florens aetate, et quum ſenex, ſive in Thracia, vel Scythia, vel Aethiopia fuerint.
Quare nullum ex talibus ad quidvis conducere pronuntiant, ſcilicet omnia haec fruſtra disquiri inveſtigarique.
Quid jam corporis partium inſpectio? Nonne et haec
ad curationis indicationem ſupervacua eſt et inutilis?

ΤΟΙΣ ΕΙΣΑΓΟΜΕΝΟΙΣ. 87

Ed. Chart. II. [293.]   Ed. Baf. I. (13.)

εἰπεῖν, ὡς ἐν μὲν τῷ νευρώδει μορίῳ τὴν φλεγμονὴν χαλαστέον, ἐν δὲ τῷ ἀρτηριώδει, ἢ φλεβώδει, ἢ σαρκώδει σταλτέον. ἢ ὅλως, εἴ τι στεγνὸν ἔν τινι μέρει τοῦ
σώματος γένοιτο, τολμησάτω τις εἰπεῖν, ὡς οὐ χαλαστέον
αὐτὸ, ἢ οὐ σταλτέον τὸ ῥοῶδες. εἰ τοίνυν ἢ τοῦ μέρους φύσις οὐδὲν ὑπαλλάττει τῆς θεραπείας τὸν τρόπον,
ἀλλὰ καὶ κατὰ τὸ γένος τοῦ πάθους ἢ τῶν βοηθούντων
εὕρεσις, ἄχρηστος φανερῶς ἡ τοῦ μέρους ἐπίσκεψις. ὁ μὲν
δὴ μεθοδικὸς τοιοῦτος, ὡς τύπῳ φάναι.

Κεφ. η′. Παρίτω δ᾽ ἐπ᾽ αὐτῷ δεύτερος ὁ ἐμπειρικός,
ὡδέ πως λέγων· Ἐγὼ τῶν φαινομένων πλέον οὐδὲν οἶδα,
οὐδὲ ἐπαγγέλλομαί τι σοφώτερον, ὧν πολλάκις ἐθεασάμην.
εἰ μὲν δὴ ἀτιμάζοις τὸ φαινόμενον, ὥσπερ τινὸς ἔμπροσθεν
ἀκοῦσαί μοι δοκῶ σοφιστοῦ, καὶ ἡμῖν ὥρα πρὸς τοὺς
τιμῶντας αὐτὸ τὸ φαινόμενον ἀπαλλάττεσθαι, οὐδ᾽ ἂν ἤδη
νικῴης νίκην Καδμείαν. εἰ δ᾽, ὥσπερ καὶ κατ᾽ ἀρχὰς ἤκουσά
σου, τὸ μὲν ἄδηλον ἅπαν ἄχρηστον εἶναι φάσκοντος, ἔπε-

Quisquamne audeat dicere, inflammationem in nervofa
parte folvendam effe, in arteriofa, aut venofa, aut carnofa comprimendam? An omnino tam impudens quispiam fit, qui aftrictam corporis partem non digerendam
effe, profluvio laborantem non continendam dictitet? Si
igitur partis natura nihil curationis modum immutat,
fed auxilia ex affectus genere inveniuntur, inutilis plane
eft partis infpectio. At Methodicus quidem talis elt, ut
formula quadam loquendi utar.

Cap. VIII. Accedat autem poft hunc fecundus Empiricus, hunc in modum inquiens: Ego quidem evidentibus nihil novi praeftantius, nec fapientius quicquam
profiteor iis, quae faepenumero confpexi. Si equidem,
quod evidens eft, id parvi ducas, quemadmodum prius
aliquem fophiftam audiffe mihi videor, et nobis ad eos,
qui evidens ipfum celebrant, discedendi tempus fit,
non utique Cadmeam victoriam referas. At fi, ut ab
initio abs te audivimus, cujuslibet abditi nullum effe

88   ΓΑΛΗΝΟΥ ΠΕΡΙ ΑΙΡΕΣΕΩΝ

Ed. Chart. II. [293. 294]   Ed Baf. I. (13.)

σϑαι δ᾽ ὁμολογοῦντος τοῖς ἐναργέσι, τάχα ἄν σοι δείξαιμι
τὸ πασορώμενον, ὑπομνήσας τοῦ φαινομένου δηχϑέντες ὑπὸ
κυνὸς λυττῶντος ἄνϑρωποι δύο πρὸς τους συνήϑεις ἰατροὺς
ἐπορεύϑησαν ἰάσεως δεόμενοι. μικρὸν δ᾽ ἦν ἑκατέρων τὸ
ἕλκος, ὡς μηδὲ τὸ δέρμα πᾶν διῃρῆσϑαι. καὶ τὴν ϑερα-
πείαν ὁ μὲν ἕτερος αυτῶν ἐποιεῖτο τοῦ ἕλκους μόνον, μηδὲν
ἄλλο πολυπραγμονῶν, καὶ ὀλίγων γε ἡμερῶν ὑγιὲς ἀπέφηνε
τὸ μέρος. [294] ὁ δὲ ἕτερος, ἐπειδὴ λυττᾶν ἔγνω τὸν
κύνα, τοσοῦτον ἀπέδει τοῦ σπεύδειν εἰς οὐλὴν ἄγειν τὸ
ἕλκος, ὥστε αὐτὸ τοὐναντίον ἀεὶ καὶ μᾶλλον εἰργάζετο μεῖζον, ἰσχυροῖς τε καὶ δριμέσι χρώμενος φαρμάκοις ἕως χρόνου
συχνοῦ, καὶ πίνειν προσηνάγκαζεν αὐτὸν ἐν τῷ χρόνῳ τούτῳ
φάρμακα, καὶ λύττης ἰάματα, ὡς ἔφασκεν αὐτός. καὶ δὴ
καὶ οὕτως ἐτελεύτα τὸ συμβὰν ἀμφοτέροις. ὁ μὲν ἐσώϑη
τε καὶ ὑγιὴς ἐγένετο, ὁ πίνων τὰ φάρμακα· ὁ δὲ ἕτερος, οὐδὲν ἔχειν οἰόμενος κακὸν, ἐξαίφνης ἔδεισέ τε τὸ ὕδωρ, καὶ
σπασϑεὶς ἀπέϑανεν. ἀρά σοι δοκεῖ μάτην τὸ προκαταρκτικὸν αἴτιον ἐν τούτοις ἐρευνᾶσϑαι; ἢ δι᾽ ἄλλο τι ἀπέϑανεν

ufum dicas, evidentia fequi confeffus, forfan oftendero
in manifefti mentione, quod tu praeterifti. Homines duo
a rabiofo cane morfi ad medicos familiares fibi remedia
petituri conceflerunt. Sed exiguum adeo utriusque vulnus erat, ut ne cutis quidem tota effet divifa. Alter
itaque medicorum folius vulneris curationem moliebatur,
de nulla re alia folicitus; et quidem paucis diebus partem fanam reddidit. Alter vero, quum rabire canem
cognoviffet, contrarium a priore femper egit, vulnus
multo majus faciens, validis diu acribusque medicamentis ufus, tum medicamentum interim adverfus rabiem
confectum, ut ipfe dicebat, aegrum affumere coëgit,
tantum abeft, ut cicatricem vulneri ftatim induxerit.
Tu nunc, quem utriusque curatio eventum habuerit,
audi. Qui medicamenta bibit, fanitati priftinae reftitu-
tus eft. Alter, qui nihil fe mali habere putabat, fubito
aquam expavit, et convulfus periit. Numquid hic evidens caufa in iis fupervacuo tibi inquifita effe videtur?

TOIΣ ΕΙΣΑΓΟΜΕΝΟΙΣ. 89

Ed. Chart. II. [294.]   Ed. Baſ. I. (13. 14.)

ὁ ἄνθρωπος, πλὴν διὰ τὴν ὀλιγωρίαν τοῦ ἰατροῦ, μήτε
πυνθανομένου περὶ τῆς αἰτίας μηδὲν, μήτε τὴν τετηρημένην
ἐπ᾿ αὐτῇ θεραπείαν παραλαβόντος; ἐμοὶ μὲν γὰρ οὐ δι᾿
ἄλλο τι οὐδὲν φαίνεται, ἢ διὰ τοῦτο. ἐπεὶ δὲ τῷ φαινο-
μένῳ ἕπομαι, παρελθεῖν οὐ δύναμαι τοιοῦτον οὐδὲν αἴτιον.
οὕτω δὲ καὶ ἡλικίαν οὐ δύναμαι παραδραμεῖν, οὐδὲ ἀτιμά-
ζειν. καὶ γὰρ κἀνταῦθ᾿ ἀναγκάζει με πιστεύειν τὸ φαινόμενον, τῶν αὐτῶν κατὰ πάντα παθῶν οὐ πάντη τὴν
αὐτὴν θεραπείαν ἐχόντων, ἀλλ᾿ ἔστιν ὅτε τοσοῦτον διαφέρουσιν ἐν ταῖς διαφόροις ἡλικίαις, ὥστε μηδὲ ποσότητι
μόνον, ἢ τρόπῳ βοηθημάτων διαλλάττειν, ἀλλ᾿ ὅλῳ τῷ
γένει. πλευριτικοὺς γοῦν πολλοὺς ἀκμάζοντάς τε καὶ ἰσχυ-
ροὺς εἶδον ἐγὼ πολλάκις, καὶ ὑφ᾿ ἡμῶν αὐτῶν φλεβοτομου-
μένους, ἀλλ᾿ οὐδένα τῶν ἐν ἐσχάτῳ γήρᾳ, ἢ κομιδῇ σμικρὸν
παῖδα· οὔθ᾿ ὑμεῖς ἐτολμήσατε διὰ φλεβὸς κενοῦν, οὔτ᾿
ἄλλος οὐδεὶς οὐδεπώποτε. τί δὲ, ὅταν Ἱπποκράτης εἴπῃ,
ὑπὸ (14) κύνα, καὶ πρὸ κυνὸς ἐργώδεες αἱ φαρμακεῖαι;
καὶ ὅταν αὖ πάλιν, θέρεος φαρμακεύειν τὰς ἄνω, χειμῶνος

An ob aliam vir ille mortuus eſt, quam medici negligentiam, qui nihil de morbi cauſa ſciſcitatus ſit, neque
remedium ad eam obſervatam adminiſtrarit? Haec ſola,
non alia, meo quidem judicio, cauſa mortis illius exti-
tit. Quoniam vero manifeſta ſector, id genus cauſarum
nullam praeterire poſſum, pari modo nec aetatem omit-
tere, aut parvi facere. Nam et hic quoque mihi fidem
facit id, quod apparet, dum iidem plane affectus non
eandem ſemper curationem habeant, ſed interim in diverſis aetatibus tantum differre, ut non quantitate ſolum, vel modo auxiliorum, ſed toto genere varient.
Novi namque ſaepius multis aetate florentibus, pleuriti-
eis et validis etiam a nobis ſanguinem miſſum, verum
nulli vel ſenio plane confecto, vel adhuc puero admodum. Neque vos anſi eſtis per venam vacuare, nec
ullus alius unquam. Quid autem ſibi vult Hippocrates,
quum ait: *Sub canicula, et ante eam purgationes difficiles.* Rurſus: *Aeſtate ſuperiorés, per hyemem inf*‑

Ed. Chart. II. [294.]   Ed. Baf. I. (14.)

δὲ τὰς κάτω; πότερον ἀληθεύειν ὑμῖν, ἢ ψεύδεσθαι δοκεῖ; καθ᾽ ἑκάτερον γὰρ ἀπορήσειν ὑμᾶς ἀποκρίσεως οἴομαι.
ψεύδεσθαι μὲν γὰρ εἰ φαίητε, τὸ φαινόμενον ἀτιμάζετε, ὃ
τιμᾶν προσποιεῖσθε· φαίνεται γὰρ οὕτως ἔχειν ταληθὲς,
ὡς Ἱπποκράτης λέγει. εἰ δ᾽ ἀληθεύειν εἴποιτε, προσίεσθε
τὰς ὥρας, καὶ τὰς χώρας, ἃς ἀχρήστους ἀπεφήνασθε. νομίζω δὲ ὑμᾶς μηδὲ πόῤῥω που τῆς οἰκείας ἀποδημῆσαι πα-
τρίδος, μήτ᾽ ἐν πείρᾳ γενέσθαι χωρῶν διαφορᾶς. πάντως
γὰρ ἂν ἠπίστασθε τοὺς μὲν ὑπὸ ταῖς ἄρκτοις οὐ φέροντας
τὰς ἀθρόας τοῦ αἵματος κενώσεις, ὥσπερ οὐδὲ τοὺς κατ᾽
Αἴγυπτον, καὶ ὅλην τὴν μεσημβρίαν· τοὺς δ᾽ ἐν μέσῳ
τούτων· ἐναργῆ πολλάκις ὠφέλειαν ἐπὶ ταῖς φλεβοτομίαις
λαμβάνοντας. τὸ δὲ μηδὲ τὰ μέρη τοῦ σώματος ἐπισκοπεῖσθαι πάνυ μοι θαυμαστὸν ἐφ᾽ ὑμῶν καταφαίνεται, καὶ
δεινῶς ἄτοπον, οὐ τοῖς ἀληθέσι μόνον, ἀλλὰ καὶ τοῖς ὑφ᾽
ὑμῶν αὐτῶν πραττομένοις ἐναντίον. ὦ πρὸς τῶν θεῶν, ἔνθα
ἂν φλεγμονὴ γένηται, τῆς αὐτῆς δεῖται θεραπείας, κἂν ἐν

riores partes expurgare convenit. Verane an falſa vobis dicere videtur? Ad utrumque enim quid reſpondea-
tis, non habere vos arbitror. Nam ſi mentiri eum dixe-
ritis. evidentia minus aeſtimabitis, quae vobis in pretio
eſſe ſingitis. Apparet enim, ſic veritatem habere, ut
Hippccrates ſcribit. Sin autem vera loqui eum cenſea-
tis, tempora quoque et loca, quae ſupervacanea eſſe
contendiſtis, admittetis. At puto, vos nunquam a patria
veſtra longe peregrinatos eſſe, neque locorum diverſita-
tem nſu didiciſſe. Sciretis utique, eos, qui ſeptentrioni
ſubjacent, copioſas languinis evacuationes ferre non
poſſe, ſicut nec illos, qui Aegyptum aut meridianam
plagani totam incolunt. Qui vero medii hos interjacent,
iis venae inciſionem ſaepe magno fuiſſe praeſidio. Porro
quod nec corporis partes inſpicitis, non poſſum non de-
mirari, vehementerque abſurdum eſt, nec veris modo,
ſed etiam illis, quae vosmet agitis, contrarium.
Quaeſo per deos. ſi inflammatio contingat vel in crure,

ΤΟΙΣ ΕΙΣΑΓΟΜΕΝΟΙΣ. 91

Ed. Chart. II. [294. 295.]   Ed. Baf. I. (14.)

σκέλει, κἂν ἐν ὠτὶ, κἂν ἐν στόματι, κἂν ἐν ὀφθαλμῷ; τί δή
ποτ᾿ οὖν πολλάκις ὑμᾶς ἐθεασάμην τὰς μὲν ἐν τοῖς σκέλεσι
φλεγμονὰς καὶ ἀποσχίζοντας σμίλη, καὶ ἐπιβρέχοντας ἐλαίῳ;
τοὺς δὲ ὀφθαλμοὺς οὐδεπώποτε; τί δὲ, τοὺς μὲν ὀφθαλμοὺς τοῖς στύφουσιν ἰᾶσθε φαρμάκοις φλεγμαίνοντας, οὐχὶ
δὲ καὶ τὰ σκέλη τοῖς αὐτοῖς ἐπαλείφετε; τί δ᾿ οὐχὶ καὶ τὰ
ὦτα φλεγμαίνοντα τοῖς τῶν ὀφθαλμῶν ἰᾶσθε βοηθήμασι;
τί δ᾿ οὐχὶ καὶ τοὺς ὀφθαλμοὺς τοῖς τῶν ὤτων; ἀλλ᾿ ἕτερον μὲν ὤτων φλεγμονῆς, ἕτερον δὲ ὀφθαλμῶν ἐστι φάρμακον. ὄξος μὲν γὰρ μετὰ ῥοδίνου φλεγμονῆς ὤτων ἀγαθὸν
φάρμακον. ἀλλ᾿ οὐκ οἶμαί τινα τολμήσειν ἐγχεῖν αὐτὸ φλεγμαίνουσιν ὀφθαλμοῖς. εἰ δὲ καὶ τολμήσειεν, οὐ μετὰ μικρᾶς
εὖ οἶδ᾿ ὅτι ζημίας πειράσεται τῆς τόλμης. [295] καὶ γαργαρεῶνος φλεγμαίνοντος, ἀγαθὸν φάρμακον ἀκάνθης Αἰγυ-
πτίας ὁ καρπὸς, ἀγαθὸν δὲ καὶ ἡ σχιστὴ στυπτηρία. ἆρ᾿
οὖν ταῦτα καὶ ὀφθαλμῶν φλεγμαινόντων, καὶ ὤτων, ἢ πᾶν
τοὐναντίον ἐσχάτη βλάβη; καὶ ταῦτα πάντα λέγω, συγχω-

vel in aure, vel in ore, vel in oculo, eademne erit
curandi ratio? Curnam igitur crurum inflammationes fcalpello vos dividentes crebro confpexi, oleoque perfundentes,
oculos non item? Cur rurfus oculos inflammatione labo-
rantes adftringentibus medicamentis curatis, non tamen
eisdem crura perungitis? Cur non itidem aures inflammatione vexatas oculorum auxiliis fanatis? Cur non oculos
aurium praefidiis? Sed aliud auiium, aliud oculorum
inflammationis medicamentum eft. Acetum fiquidem cum
oleo rofaceo aurium inflammationis praefens eft remedium. Neminem tamen puto idem exhibiturum oculis
inflammatis. Quodfi quis tam fit temerarius, non mediocri offenfa certo novi temeritatem fuam experturum.
Et gurgulioni inflammatione obfeffo pulchre fuccurrit
fpinae Aegyptiae fructus: fic quoque alumen fiffile. Num
igitur haec quoque oculis inflammationi obnoxiis et auribus profuerint? An plane e contrario magnum detri-
mentum attulerint? Atque haec omnia dico, primam

92 ΓΑΛΗΝΟΥ ΠΕΡΙ ΑΙΡΕΣΕΩΝ

Ed. Chart. II. [295.]   Ed. Baſ. I. (14.)

ρήσας ὑμῖν τὴν πρώτην ὑπόθεσιν, ὡς χρὴ τὴν μὲν ἐν τοῖς
σκέλεσιν ἢ ταῖς χερσὶ φλεγμονὴν χαλᾷν, οὐ μὴν τήν γε
τῶν ὀφθαλμῶν, ἢ τοῦ γαργαρεῶνος, ἢ τῶν ὤτων. εἰ δ',
ὅτι καὶ τὴν ἐν τοῖς σκέλεσι καὶ ταῖς χερσὶν οὐκ ἐξ ἅπαντος τρόπου χαλαστέον, ὑπομνήσαιμι, τάχα ἂν γνοίητε, εἰ
σωφρονήσετε, ὅσον ἁμαρτάνετε. ἔσται δὲ καὶ νῦν ὁ λόγος
ἀνάμνησις τοῦ φαινομένου. τῶν γὰρ ἐπὶ μηδεμιᾷ πληγῇ
φλεγμηνάντων ὁτιοῦν μέρος, ἀλλ' αὐτομάτως ὑπαρξαμένων,
τῆς πληθωρικῆς διαθέσεως καλουμένης παρούσης, οὐδεὶς
χρῄζει χαλάσεως τοῦ μορίου, πρὸ τῆς τοῦ ὅλου σώματος κενώσεως. οὐ μόνον γὰρ οὐδὲν μειώσεις, ἀλλὰ καὶ προσαυξή-
σεις τὴν οὖσαν φλεγμονὴν, εἰ τοῦτο δράσειας· ὅθεν ἐν
τούτῳ μὲν τῷ καιρῷ τὰ στύφοντα καὶ ψύχοντα τῷ μέρει
προσφέρομεν, ἡνίκα δ' ἂν τὸ ὅλον σῶμα κενώσωμεν, τηνικαῦτα καὶ τὸ φλεγμαῖνον μόριον ἀνέχεται τῶν χαλώντων. εἰ
δ' ὑμᾶς μὴ πείθω ταῦτα λέγων, ὅπερ ἔφην ἀρχόμενος τοῦ
λόγου, καιρὸς ἂν εἴη μοι πρὸς τοὺς τιμῶντας τὸ φαινόμενον
αὐτὸ ἀπαλλάττεσθαι.

vobis hypotheſin concedens, crurum videlicet et manuum
inflammationes digerendas eſſe, nec tamen oculorum,
aut gurgulionis, aut aurium. Jam vero ſi crurum ma-
nuumque inflammationes non quovis modo laxandas eſſe
monuero, forſan in mentem vobis veniet, ſi ſapiatis,
quantum a ſcopo aberraveritis. Erit autem praeſens ſermo ejus, quod apparet, commemoratio. Qui enim ex
nullo ictu, ſed ultro in parte quacunque inflammationem
ſortiuntur, ubi plethorica adſit affectio, nullius partis
laxationem prius deſiderat, quam corpus totum evacua-
tum ſit. Non enim inflammationem praeſentem, ſi id
feceris, imminues, ſed potius augebis. Unde hoc tempore adſtringentia refrigerantiaque parti admovemus.
Simulatque vero totum corpus evacuaverimus, tunc
etiam pars inflammatione affecta ſuſtinebit laxantia.
Sin autem haec vobis non perſuadeo, quod in orationis
exordio dixi, ad illos, a quibus in pretio eſt id, quod
apparet, digredi nos tempus poſtulat.

ΤΟΙΣ ΕΙΣΑΓΟΜΕΝΟΙΣ. 93

Ed. Chart. II. [295.]   Ed. Baf. I. (14.)

Κεφ. θ'. *Ταῦτα εἰπόντος τοῦ ἐμπειρικοῦ παρελθὼν ὁ
δογματικὸς ὧδέ πως λεγέτω· Τάχα μὲν εὖ φρονοῦντί σοι καὶ
ταῦτα ἦν ἱκανά, περὶ τοῦ μήθ᾽ ἡλικίαν, μήθ᾽ ὥραν, μήτε
χώραν, ἀλλὰ μηδὲ προκαταρκτικὸν αἴτιον, ἢ μέρος τι τοῦ
σώματος ἄχρηστον ὑπολαμβάνειν. εἰ δέ σε μήπω πέπεικεν
ὁ ἐμπειρικὸς, ὑπομιμνήσκων τῶν φαινομένων, ἀλλά τινος
ἔτι καὶ λόγου δέοι, τοῦτόν μοι δοκῶ προσθήσειν ἐγὼ, καὶ
τὴν ὑπόθεσίν σου τῆς αἱρέσεως ἀποδείξω σαθράν. ἀκούω
μὲν γὰρ ὑμῶν λεγόντων γνῶσιν φαινομένων κοινοτήτων,
ἐρωτῶ δὲ ἑκάστοτε, περὶ τί μάλιστα ἡ κοινότης αὕτη συνίσταται, καὶ πῶς αὐτὴν γνωριοῦμεν, οὐδέπω καὶ νῦν μοι
δοκῶ γνῶναι δύνασθαι. τὸ δ᾽ αἴτιον ἄχρι "τῶν ὀνομάτων
ἀλλήλοις ὁμολογεῖτε, περὶ τῶν πραγμάτων διαφερόμενοι.
τινὲς γὰρ ὑμῶν ταῖς παρὰ φύσιν ἐκκρίσεσι παραμετροῦσι τὸ
στεγνὸν καὶ τὸ ῥοῶδες, ἰσχομένων μὲν αὐτῶν, στέγνωσιν ὀνο-
μάζοντες τὸ πάθος, ἀμέτρως δ᾽ ἐκκρινομένων, ῥύσιν ἄλλοι
δέ τινες ἐξ ὑμῶν ἐν ταῖς λοιπαῖς τῶν σωμάτων διαθέσεσε*

Cap. IX. Haec Empirico commemorante, Dogmati‐
ous accedat, et hunc in modum orationem inftituat:
Nimirum fi quid mentis haberes, haec abunde fatis te
erudirent, nec aetatem, nec loca, nec caufas proca‐
tarcticas, nec aliquam partem corporis inutilem exifti‐
mari. Caeterum fi nondum Empiricus evidentium enar‐
ratione hoc tibi perfuafit, fed alia adhuc oratione opus
eft, eam apponere nunc ego cogito, quo fectae tuae
hypothefin infirmam effe demonftrem. Audio enim, vos
dicere cognitionem apparentium communitatum. Inter‐
rogavi autem crebro, in qua re potiffimum haec commu‐
nitas confiftat, quoque modo eam cognofcamus: fiqui‐
dem cognofcere me etiamnum poffe non videor. Caufam
verbotenus eandem omnes tractatis, rebus vero non con‐
fentitis; nonnulli enim veftrum excretionibus fecundum
naturam adftrictum et fluens adnumerant. Quum qui‐
dem retinentur excrementa, adftrictionem; quum im‐
moderate excernuntur, fluorem affectionem appellant.
Alii quidam e veftro coetu inter refiquas corporum con‐

τὰ πάθη φασὶν εἶναι, καὶ μέμφονταί γε δεινῶς τοῖς εἰς τὸ
κενούμενον ἀποβλέπουσιν. ἐμοὶ δὲ ὅπη δοκοῦσιν ἑκάτεροι
σφάλλεσθαι, τάχα ἂν ἤδη δηλώσαιμι. γινέσθω δὲ ἡμῖν ὁ
λόγος πρὸς ἐκείνους πρότερον, ὅσοι ταῖς παρὰ φύσιν ἐκκρίσεσι κρίνουσι τὰ πάθη. θαυμάζω γὰρ αὐτοὺς, εἰ μήθ᾽
ἱδρῶτάς ποτε, μήτε οὖρα, μήτ᾽ ἐμέτους, μήτε διαχωρήματα
πλείω τῶν κατὰ φύσιν εἶδον ἐν ταῖς νόσοις χρηστῶς κενού-
μενα, καὶ τὸ πάντων ἀτοπώτατον, εἰ μηδ᾽ ἐκ ῥινῶν αἱμορ-
ῥαγίαν ποτὲ κρίνασθαι ἐθεάσαντο. ταύτης μέν γε οὐ τὸ ποσὸν
μόνον, ἀλλ᾽ ὅλον τὸ γένος παρὰ φύσιν ὑπάρχει. ἱδρώτων δὲ,
ἢ οὔρων, ἢ ὅσα κατὰ γαστέρα, ἢ δι᾽ ἐμέτων ὁρμᾷ, τὸ μὲν
γένος οὐ παρὰ φύσιν, οὕτως γε μὴν ἄμειρόν ἐστί ποτε τὸ
πλῆθος, ὥστε ἐγὼ μὲν οἶδά τινας εἰς τοσοῦτον ἱδρώσαντας,
ἄχρι τοῦ καὶ γνάφαλα διαβρέξαι, καὶ ἄλλους κατὰ γαστέρα
κενωθέντας ὑπὲρ τριάκοντα κοτύλας, [296] ἀλλ᾽ οὐκ ἐδόκει
τούτων οὐδὲν παύειν, ὅτι τὸ λυποῦν ἐκενοῦτο. καίτοι τῷ
γε ταῖς κατὰ φύσιν ἐκκρίσεσιν εἰς ἅπαντα κανόνι χρωμένῳ,

ſtitutiones affectus eſſe pronuntiant, querunturque de iis
vehementer, qui ad corpus, quod evacuatur, reſpi-
ciunt. At quomodo mihi utraque pars errare videatur,
fortaſſis jam oſtendero. Ad eos autem ſermo noſter prius
dirigatur, qui excretionibus praeter naturam affectus attri-
buunt. Nam demiror ipſos, ſi neque ſudores unquam, neque urinas, neque vomitus, neque dejectiones plures, quam
naturalis ſtatus exigit, in morbis probas vacuari viderunt,
et quod omnium abſurdiſſimum eſt, ſi neque ex naribus fluorem aliquando morbum judicaſſe conſpexerunt.
Hujus ſiquidem non modo quantitas, ſed totum genus
praeter naturam eſt. Sudorum, urinarum, et eorum,
quae per alvum aut vomitum proruunt, genus non praeter naturam eſt. Sic tamen immodica eſt interdum copia, ut ego viderim nonnullos tantum ſudorem profu-
diſſe, ut etiam culcitras madefecerint, alios rurſus ſupra
heminas triginta per ſedem dejeciſſe. Sed nihil horum
videbatur cellare, quia id, quod offendebat, evacuaba-
tur, etſi haec ſymptomata naturalibus excretionibus ubi-

κωλυτέα ἦν τὰ τοιαῦτα συμπτώματα. διὸ καὶ πιθανώτεροί
πως εἶναι δοκοῦσιν οἱ τὰς διαθέσεις ἐν τοῖς σώμασιν αὐτοῖς τὰς κοινότητας ἐπιτιθέμενοι. θαυμάζω δὲ καὶ τούτων,
ὅπως αὐτὰς φαινομένας ἐτόλμησαν εἰπεῖν. εἰ γὰρ μὴ τὸ ῥέον
ἐκ τῆς κοιλίας ἡ ῥύσις ἐστὶν, ἀλλ᾿ ἡ διάθεσις τῶν σωμάτων,
ἐξ ἧς τὸ ῥέον, οὐκ ἐνδέχεται δὲ ταύτην οὐδεμιᾷ τῶν αἰσθήσεων φαίνεσθαι, πῶς ἂν αἱ κοινότητες ἔτι φαινόμεναι
λέγοιντ᾿ ἄν; καὶ γὰρ ἐν κώλῳ δυνατὸν τὴν τῆς ῥύσεως
διάθεσιν εἶναι, καὶ ἐν λεπτοῖς ἐντέροις. καὶ περὶ τὴν
νῆστιν, καὶ περὶ τὴν γαστέρα, καὶ τὸ μεσάραιον, καὶ ἄλλα
πολλὰ τῶν ἐντός, ὧν οὐδὲν οὐδὲ αὐτὸ δυνατὸν αἰσθήσει
λαβεῖν, οὔτε τὸ πάθος αὐτοῦ. πῶς οὖν ἔτι φαινόμεναι
λέγοιντ᾿ ἂν αἱ κοινότητες, εἰ μήπω καὶ τὸ διὰ σημείων
γνωρίζεσθαι φαίνεσθαί τις ἐθέλοι καλεῖν; ἀλλ᾿ εἰ τοῦτο,
τίνι τῶν παλαιῶν ἰατρῶν ἔτι διαφέρουσιν, οὐκ οἶδα. πῶς
δὲ ταχέως καὶ ἐν ἓξ μησὶν ἐπαγγέλλονται τὴν τέχνην ἐκδι-
δάσκειν; οὐ γὰρ ἄν, οἶμαι, σμικρᾶς δέοιντο μεθόδου πρὸς τὸ
γνῶναί τι τῶν ἐκφευγόντων τὴν αἴσθησιν, ἀλλὰ τῷ τοῦτο

que regula utenti evitanda erant. Quamobrem probabi-
liores quodammodo effe videntur, qui affectiones corporum ipforum communitates ftatuunt. Sed hos quoque
demiror, quomodo apparentes eas appellare auſi ſint.
Nam ſi, quod ex alvo pro fluit, non eſt fluxus, verum
corporis affectio, ex quo ipfum eſt fluens, nulli autem
fenfui haec apparere poteſt, qua ratione adhuc communitates dixeris evidentes? In colo enim fluoris difpo-
ſitio effe poteſt, et tenuioribus inteſtinis, et jejuno, et
ventre, et mefaraeo, aliisque multis interaneis, quorum
nullum neque ipfum, neque ipſius affectum fenfu poſſis
percipere. Quomodo igitur adhuc apparentes dici poſſint communitates, niſi etiam per ſigna cognofci apparere
quis volet vocare? Sed ſi hoc ita eſt, quonam difcrimine a veteribus medieis adhuc differrent, ignoro.
Quomodo rurfus ſtatim et in femeſtri artem ſe perdo-
ſere promittunt? Etenim non methodus exigua ad aliquid, quod ſenfum effugit, eognofcendum deſideratur.

καλῶς ἐργαζομένῳ καὶ ἀνατομῆς χρεία τῆς ἕκαστον τῶν ἐντὸς, ὡς ἔχει φύσεως, διδασκούσης, καὶ φυσικῆς θεωρίας οὐ
σμικρᾶς, ἵνα τό τ᾽ ἔργον ἑκάστου καὶ τὴν χρείαν ἐπισκέψη-
ται. πρὶν γὰρ εὑρεθῆναι ταῦτα, τῶν ἐν βάθει τοῦ σώματος μορίων οὐδενὸς οἷόν τε διαγνῶναι τὸ πάθος. τί δεῖ λέγειν, ὅτι καὶ διαλεκτικῆς μὲν ἐνταῦθα χρεία μεγάλη, ἵν᾽,
ἐκ τίνων τί περαίνεται, σαφῶς εἰδῇς, καὶ μὴ παρακρου-
σθῇς ποτε σοφίσμασι, μήθ᾽ ὑπ᾽ ἄλλου, μήθ᾽ ὑφ᾽ αὐτοῦ;
καὶ γὰρ καὶ ἡμᾶς αὐτοὺς (15) ἄκοντάς ἐστιν ἰδεῖν, ὅτε
σοφιζόμεθα. καὶ μὴν καὶ οἷόν τί ἐστιν ἡ ῥύσις, ἡδέως ἂν
αὐτοὺς ἐροίμην, εἰ διαλέγεσθαι μεμαθήκασιν. οὐ γὰρ δὴ
τοῦτό γε μόνον ἀρκεῖν ἡγοῦμαι τό. τισιν ἐξ αὐτῶν εἰρημένον, ὅτι διάθεσίς τις ·παρὰ φύσιν ἡ ῥύσις ἐστί. τίς γὰρ ἡ
διάθεσις, εἰ μὴ μάθοιμεν, οὐδὲν ἂν οὐδέπω πλέον εἰδείημεν,
ἆρά γε χάλασίς τις, ἢ μαλακότης, ἢ ἀραιότης. οὐδὲν γάρ
ἐστιν ἀκοῦσαί τι σαφὲς οὐδὲ αὐτῶν λεγόντων, ἀλλ᾽ ὅ, τι ἂν
ἐπέλθοι, νῦν μὲν τοῦτο, αὖθις δὲ ἐκεῖνο, πολλάκις δὲ καὶ

Quin etiam anatomes uſus pulchre hoc adminiſtranti neceſſarius eſt, ut quae cujusque partis interioris naturam
ut habet, edoceat, et naturalis ſpeculationis haud parum fingularum munus et uſum inſpiciat. Priusquam
enim haec inveneris, nullius in alto ſitae partis corporis
affectum licet cognoſcere. Quid opus eſt verbis, quod
etiam hic dialecticae uſus magnus eſt, ut ex quibus
quid colligitur, palam comprehendas, nec ſophismatibus
circumveniaris aut ab aliis, aut abs te ipſo: quoniam
interdum nobismet vel invitis illudi videre licet. Atqui
profluvium quid ſibi velit, lubens ex eis quaererem, ſi
differendi facultatem didiciſſent. Non enim hoc ſolum credo
ſatis eſſe, quod a quibusdam illorum dictum eſt, profluvium videlicet affectum nominari praeter naturam. Nam
niſi, quis ſit affectus, teneamus, nihil amplius adeo
cognoverimus, an relaxatio, aut mollities, aut raritas ſit.
Nihil ſiquidem vel ipſis dicentibus manifeſti audies; ſed
quod eis in mentem venerit, nunc hoc, nunc illud,

πάντα ἅμα, ὥσπερ οὐδὲν διαφέροντα. καὶ εἴ τις ἐπιχειρή-
σειε διδάσκειν αὐτοὺς, ὅπως διαφέρει ταῦτα ἀλλήλων, καὶ
ὡς ἕκαστον αὐτῶν ἰδίας δεῖται θεωρίας, οὐχ ὑπομένουσιν
ἀκούειν, ἀλλὰ καὶ ᾽τοῖς παλαιοῖς ἐπιπλήττουσιν, ὡς μάτην
τὰ τοιαῦτα διοριζομένοις. οὕτως ἀταλαιπώρως ἔχουσι πρὸς
τὴν τῆς ἀληθείας ζήτησιν. ἀλλ᾽ οὐδ᾽ ὅτι τῷ μὲν χαλαρῷ
τὸ συντεταμένον ἐστὶν ἐναντίον, τῷ δὲ μαλακῷ τὸ σκληρὸν, τῷ δ᾽ ἀραιῷ τὸ πυκνὸν, ἀκούειν ἀνέχονται· καὶ ὡς
παρὰ ταῦτα πάντα ἕτερόν τί ἐστι τὸ ἐπέχεσθαι τὰς φυσικὰς ἐκκρίσεις καὶ τὸ ῥεῖν· καὶ ὡς ὑφ᾽ Ἱπποκράτους ταῦτα
πάντα διώρισται. προπετῶς δὲ περί τε ᾽τούτων αὐτῶν ἀποφαίνονται, καὶ τὴν φλεγμονὴν, οὕτω δὲ καλοῦσι τὸν σκληρὸν καὶ ἀντίτυπον καὶ ὀδυνηρὸν καὶ θερμὸν ὄγκον, ἑτοίμως
πάνυ καὶ ἀσκέπτως, στεγνὸν εἶναι πάθος φασίν. εἶτ᾽ αὖθις ἑτέρας φλεγμονὰς ἐπιπεπλεγμένας ὀνομάζουσι, ὥσπερ
τὰς ἐν ὀφθαλμοῖς, ὅταν μετὰ ῥεύματος ὦσι, καὶ τὰς ἐν
παρισθμίοις, καὶ γαργαρεῶνι, καὶ οὐρανίσκῳ, καὶ οὔλοις.

plerumque ſimul omnia, tanquam nihil differentia. Quod
ſi quis ipſos, quomodo haec inter ſe varient, quodque
ſingula propriam requirant inſpectionem, docere conetur,
eum nullo pacto audire ſuſtinent, ſed veteres inceſſunt
calumnianturque, tanquam fruſtra hujusmodi definientes:
tam otioſi ac ſegnes in veritatis inquiſitione reperiuntur.
Imo nec quod laxo denſum, molli durum, raro denſum
exiſtat contrarium, dicere nos patiuntur. Inſuper ad
haec omnia, aliud eſſe naturales excretiones contineri,
aliud fluere; quemadmodum ab Hippocrate etiam univerſa haec definita ſunt; verum temere, nullo judicio, et
clauſis oculis de his ſententiam proferunt, et inflammationem (ſic autem vocant durum, renitentem, dolore
plenum et calidum tumorem) prompte admodum et
inconſulto affectum eſſe aſtrictum pronunciant. Deinde
porro inflammationes alias nominant implicitas, velut
oculorum inflammationes, ubi cum fluore fuerint, item
tonſillarum, gurgulionis, palati et gingivarum. Poſtea ſup-

εἶθ᾽ ὑποτίθενται πόρους, τοὺς μὲν ἀραιοὺς γεγονέναι, τοὺς
δὲ μεμυκέναι, καὶ διὰ τοῦτο ἀμφότερα τὰ πάθη πεπονθέναι. τινὲς δὲ οὐκ ὀκνοῦσι περὶ ἕνα καὶ τὸν αὐτὸν ἅμα
πόρον συνίστασθαι λέγειν ῥύσιν τε καὶ στέγνωσιν, ὃ μηδ᾽
ἐπινοῆσαι ῥᾴδιον· οὕτως ἐπίπαν τόλμης ἥκουσιν. [297] ὀλίγοι δέ τινες ἐξ αὐτῶν, ὑπομεῖναι δυνηθέντες ἐπιπλέον ὑπὲρ
ἁπάντων τούτων ἀκοῦσαί τε καὶ διασκέψασθαι, μόλις ποτὲ
μεταγνόντες ἐπὶ τὸ ἀληθὲς τρέπονται. τούτοις μὲν οὖν,
καὶ ὅσοι μετ᾽ ἀκριβείας τινὸς βούλονται μαθεῖν τι περὶ τῶν
πρώτων καὶ γενικῶν παθῶν, ἰδίᾳ γέγραπται. τὸ δὲ νῦν
εἶναι τοῖς εἰσαγομένοις χρήσιμον, πρὸς αὐτοὺς βραχέα εἰπεῖν
δίκαιον. ηὐξάμην δ᾽ ἄν τι κἀκείνοις ἀπ᾽ αὐτῶν ὄνασθαι.
γένοιτο δ᾽ ἂν τοῦτο, εἰ τοῦ φιλονεικεῖν ἀποστάντες, αὐτὸν
τὸν λόγον ἐξετάσαιεν ἐφ᾽ ἑαυτοῖς. ἔχει δὲ ὁ λόγος, ὡς ἡ
καλουμένη καὶ πρὸς αὐτῶν ἐκείνων φλεγμονὴ παρὰ φύσιν
ὄγκος ἐστὶν ὀδυνηρὸς, καὶ ἀντίτυπος, καὶ σκληρὸς, καὶ
θερμὸς, οὐδέν τι μᾶλλον ἀραιότερον ἐργαζομένη κατὰ τὸν

ponunt meatus alios raros, alios patentes; ideoque utrosque affectus fubiiffe. Quosdam vero non pudet dicere,
in uno eodemque meatu et fluorem et aftrictionem poffe
confiftere; quod ne cogitare quidem facile eft. Tam
funt in omni re audacter temerarii. At pauci quidam
ex ipfis, ubi paulo copiofius de his omnibus tum audire,
tum disceptare pro viribus fuftinuerint, vix tandem
poenitentia ducti ad veritatem fe convertunt. His igitur, qui accuratius de primis generalibus affectibus cupiunt difcere, feorfum commentarios fcripfimus. Porro
ut praefens recentioribus medicinae candidatis frugem
aliquam adferat, pauca adverfus eos dicere aequum fuerit. Optarem fane et illos fructum aliquem inde referre: et referrent haud dubie, fi, contentione relicta,
fermonem ipfum apud fe paulisper examinarent. Sermo
ita habet. Inflammatio, ut ipfi vocant, tumor eft praeter naturam, dolorificus, renitens tactui, durus, et calidus, nullam magis partem pro fua ipfius ratione vel

ἑαυτῆς λόγον, ἢ σκληρότερον, ἢ πυκνότερον ἑαυτοῦ τὸ μέρος, ἀλλὰ μεστὸν ῥεύματος περιττοῦ, καὶ διὰ τοῦτο τετα-
μένον. οὐ μὴν, εἴ τι πάντως τέτατω, τοῦτο πυκνότερον
γέγονεν, ἢ σκληρότερον ἑαυτοῦ. μάθοις δ᾽ ἂν ἐπί τε βυρ-
σῶν αὐτὸ καὶ ἱμάντων, καὶ πλοκάμων, εἰ πάντῃ διατείνειν
ἐπιχειρήσαις. οὕτω δὲ καὶ ἡ ἴασις τῶν πεπληρωμένων
μελῶν κένωσίς ἐστιν· ἐναντίον γὰρ τοῦτο τῇ πληρώσει.
κενουμένοις δὲ αὐτοῖς εὐθὺς ἕπεται τοῖς μορίοις χαλαρω-
τέροις γίνεσθαι. τάσις μὲν δὴ τοῖς πεπληρωμένοις ἐξ ἀνάγκης, ὥσπερ τοῖς κενουμένοις ἡ χάλασις ἕπεται. πύκνωσις
δὲ, ἢ ἀραίωσις, οὐδέτερον ἐξ ἀνάγκης, ἀλλ᾽ οὐδὲ ῥύσις ἢ
ἐπίσχεσις. οὔτε γὰρ, εἰ ἀραιὸν ἤδη τι, καὶ ῥεῖν ἐξ αὐτοῦ
πάντως ἀναγκαῖον· τί γὰρ, εἰ παχὺ καὶ ὀλίγον εἴη τὸ περιεχόμενον; οὔτ᾽, εἰ πυκνὸν, ἴσχεσθαι. τὸ γὰρ πολὺ καὶ
λεπτὸν καὶ διὰ πυκνῶν ἐκρεῖ τῶν πόρων. βέλτιον οὖν ἦν
καὶ αὐτοὺς τοὺς τῶν παλαιῶν ἀναγνόντας τὰς βίβλους με-
μαθηκέναι, κατὰ πόσους τρόπους τὸ πρότερον ἐν τῷ μορίῳ
στεγόμενον αὖθις ἐκκρίνεται. καὶ γὰρ ἀραιουμένου τοῦ

rariorem, quam fuit antea, vcl duriorem, vel denfiorem
reddens, fed humore fuperfluo repletam, eoque inten-
fam. Non tamen, fi quid omnino tenfum eft, id quoque denfius aut durius, ac antea, evadit. Difcas hoc in
coriis, loris et crinibus, fi vehementer diftendere co-
neris. Pari ratione humorum, qui inflammatam partem
occuparunt, remedium eft evacuatio. Haec enim reple-
tioni contraria eft. Nam, evacuatis humoribus, partes
ftatim laxiores fiunt. Tenfio certe repletas neceffario,
ficut relaxatio evacuatas, fequitur. Denfitas autem vel
raritas neutrum ex neceffitate comitatur, quin nec fluor,
nec retentio. Neque enim, fi rarum jam quippiam, id
inde quoque fluere prorfus neceffitas poftulat. Quid
enim, fi craffum et modicum fuerit id, quod continetur? Neque, fi denfum, retineri: qui acopiofum et tenuo
etiam per denfos effluit meatus. Satius igitur effet ipfos
ex veterum libris relectis didiciffe, quot modis id, quod
prius in parte continebatur, denuo excernitur. Etenin

100 ΓΑΛΗΝΟΥ ΠΕΡΙ ΑΙΡΕΣΕΩΝ

Ed. Chart. II. [297.]   Ed. Baſ. I. (15.)

περιέχοντος αὐτὸ, καὶ αὐτοῦ τοῦ περιεχομένου τε καὶ πλείονος
γενομένου, καὶ σφοδρότερον κινουμένου, καὶ ὑπό τινος τῶν
ἐκτὸς ἐφελκομένου, ἢ πρός τινος τῶν ἐντὸς ὠθουμένου, καὶ
οἷον ἀναῤῥοιβδουμένου πρός τινων τῶν ἐντός. εἰ δέ τις
ταῦτα πάντα παρεὶς, μίαν αἰτίαν κενώσεως ἡγοῖτο εἶναι τὴν
ἀραίωσιν τῶν πόρων, δόξει μηδὲ τὰ φαινόμενα γινώσκειν.
ἔριον γοῦν, ἢ σπογγίον, ἤ τι τῶν οὕτως ἀραιῶν ἐναργῶς
ὁρῶμεν, εἰ μὲν ὀλίγον ἐντὸς ἑαυτῶν ὑγρὸν ἔχοι, στέγοντα
καὶ μὴ μεθιέντα, τὸ πλέον δ᾽ ἀποχέοντα. τί δή ποτ᾽ οὖν
οὐχὶ κἀπὶ τῶν ὀφθαλμῶν, καὶ τῶν μυκτήρων, καὶ τοῦ στόματος, καὶ τῶν ἄλλων τῶν οὕτως ἀραιῶν· τὸ αὐτὸ τοῦτο
ἐνενόησαν, ὡς ἐνδέχοιτό ποτε τῷ πλήθει τῆς περιεχομένης ἐν αὐτοῖς ὑγρότητος, οὐκ ἀραιώσει τῶν πόρων, ἐκρεῖν
τι; καὶ μὲν δὴ καὶ κεράμους εἴδομεν πολλάκις ἀραιοὺς οὕτως, ὡς διηθεῖσθαι τὸ ὕδωρ. ἀλλ᾽ εἰ μέλιτος ἐγχέοις, οὐ
διηθεῖται, παχυτέρα γὰρ ἡ τοῦ μέλιτος οὐσία τῶν τοῦ κε-
ράμου πόρων. οὔκουν οὐδὲ τοῦτο ἀπεικὸς ἦν ἐννοῆσαι, ὡς
διὰ λεπτότητα πολλάκις ἐκρεῖ τι, κἂν μηδὲ αὐτὸ τὸ πε-

rarefcente eo, quod ipſum continet, et eo, quod continetur, attenuato, majoreque reddito, et vehementius
moto, tum ab exteriorum aliquo attracto vel ab aliquo
interiorum impulſo, et velut a quibusdam internis re-
ſorpto.   Jam vero ſi quispiam, his omnibus neglectis,
unam vacuationis cauſam meatuum raritatem eſſe puta-
verit, is ne apparentia quidem cognoſcere videbitur.
Nam lanam, vel ſpongiam, vel hujusmodi rarum quippiam manifeſto videmus, ſi parum intus in ſe humoris
habeant, retinere id, nec dimittere, ſi multum, refun-
dere.   Cur igitur non de oculis quoque, et naribus, et
ore, aliisque non minus raris id ipſum conſiderarunt?
nempe fieri poſſe, et in humoris, qui ipſis ineſt, copia,
nunquam niſi ob meatuum raritatem quippiam effluere?
Quin etiam figulares ollas ſubinde videmus adeo raras,
ut aqua in eas infuſa percoletur: non perinde mel.
Craſſior etenim mellis ſubſtantia eſt ollae meatibus.   An
igitur vero diſſimile erat, ſi frequenter tenuitatis cauſa

ριέχον σῶμα τετρημένον ἐκ τῆς φύσεως ἤ· ἀλλ᾽ οὐδ᾽ ὅτι
πολλάκις, ἥπερ διοικεῖ τὸ ζῶον, ὁρμῇ σφοδροτέρᾳ χρησαμένη, τὸ περιττὸν ἅπαν ἐκένωσε δι᾽ αὐτοῦ, καθάπερ ἐκ-
θλίψασά τε καὶ ἀπωσαμένη. τί οὖν χαλεπὸν ἦν ἐννοῆσαι
τῷ γε ἀκριβῶς τοῖς τέχνης ἔργοις ὡμιληκότι τὰ πολλά; αἰ
γὰρ κρίσεις τῶν νοσημάτων ὧδέ πως γίνονται. καὶ παρίημι
τὰς λοιπὰς τῶν κενουμένων αἰτίας· ὡσαύτως δὲ καὶ τῶν
ἰσχομένων ἴσας τὸν ἀριθμὸν, ἐναντίας ταύταις οὔσας. οὐ
γάρ ἐστι τῶν ἐκείνων ἀκοῶν ὁ τοιοῦτος λόγος ἄκουσμα. ὃ
δέ μοι δοκοῦσι τάχα ἄν ποτε συνήσειν, ἐπὶ τοῦτ᾽ αὖθις
ἐπάνειμι. τὸ δύνασθαί ποτε ῥευματίζεσθαι τὸν ὀφθαλμὸν,
ἢ πολλοῦ τοῦ ῥεύματος, ἢ λεπτοῦ γεγονότος, ἡ ὑπὸ τῆς
φύσεως διὰ τοῦδε τοῦ μέρους ἀπωθουμένου, μηδὲν αὐτῶν
τῶν σωμάτων παρὰ τὸ κατὰ φύσιν ἀλλοιότερον ἐχόντων, καὶ
χρὴ δηλονότι τὸ μὲν λεπτὸν ῥεῦμα παχύνειν, τὸ δὲ πολὺ
[298] κενοῦν. τὴν δὲ ὁρμὴν τῆς φύσεως, ἂν ἐν καιρῷ γένηται, δέχεσθαι, μηδὲν περὶ τὰ σώματα τῶν ὀφθαλμῶν
αὐτὰ πραγματευόμενον, ἅτε μηδὲ τῆς φύσεως ἦν αἴτια. τὸ

quid effluere dixerim, licet corpus ipſum continens
a natura perforatum non ſit? Sed nec., quod natura faepe, quae animal gubernat, impetu vehementiore
uſa, omne ſupervacuum expurgat, quaſi exprimens pro-
pulſansque, quae igitur difficultas eſt in artis operibus
diligenter verſato diu hoc intelligere? Quippe morborum
judicia hac fere ratione fiunt. Praetereo nunc reliquas
evacuationum cauſas; ſimiliter retentionum, pares numero, his contrarias. Non enim talis fermo de illis
pertractare accommodus eſt. Quod autem profuturum
aliquando putem, eo revertor; nempe oculum interim
poſſe flere, vel humore copioſo, vel tenui reddito, vel,
a natura per hanc partem expulſo, nihil ipſis corporibus ſupra naturalem habitum magis immutatis. Oportet
ſane tenuem humorem craſſum reddere, craſſum attenuare: naturae impetum, ſi opportune contingat, excipere, nihil circa oculorum corpora ipſa molientem, ut
quae fluoris cauſam non praebuerint. Caeterum aliam

102 ΓΑΛΗΝΟΥ ΠΕΡΙ ΑΙΡΕΣΕΩΝ

Ed. Chart. II. [298.]   Ed. Baf. I. (15.)

δ᾽ οἴεσθαί τινα μὲν φλεγμονὴν στεγνὸν εἶναι πάθος, ἑτέραν δὲ ἐπιπεπλεγμένην, οὐκ οἶδ ὅπως σωφρονούντων ἐστί.
πρῶτον μὲν γὰρ ἐπελάθοντο τῶν σφετέρων λόγων, ὡς οὐ
τῇ κενώσει κριτέον τὸ ῥοῶδες, ἢ ταῖς ἐπισχέσεσι τὸ στεγνὸν,
ἀλλ᾽ εἰς αὐτὰς τῶν σωμάτων τας διαθέσεις χρὴ βλέπειν.
ὅταν οὖν καθ᾽ ἅπαν ὅμοιαι τυγχάνωσιν αὗται, καὶ μηδενὶ
φαίνηται διαφέρειν ἡ νῦν φλεγμονὴ τῶν πρόσθεν, ἄλλῳ γε,
ἢ τῷ τὸ μὲν ἀπορρεῖν τι, το δὲ οὔ· πῶς οὐ δεινὸν ἄτοπον, ἐπιπεπλεγμένην μὲν ταύτην, στεγνὴν δ᾽ ἐκείνην εἶναι
νομίζειν; ἔπειτα δὲ, πῶς οὐδὲ τοῦθ᾽, ὅπερ ἦν προχειρότα-
τον, ἐπῆλθεν αὐτοῖς λογίσασθαι, ὅτι μήτε ἐν χειρὶ, μήτ᾽
ἐν ποδὶ, μήτ᾽ ἐν πήχει, μήτ᾽ ἐν βραχίονι, μήτ᾽ ἐν κνήμῃ,
μήτ᾽ ἐν μηρῷ, μήτ᾽ ἐν ἄλλῳ τινὶ μέρει τοῦ σώματος ὤφθη
ποτὲ φλεγμονῆς εἶδος τοιοῦτον, οἷον ἐκτὸς ἀποχεῖν τι· μόναις δὲ ταῖς ἐν τῷ στόματι, καὶ τοῖς ὀφθαλμοῖς, καὶ ταῖς
ῥισὶν ὑπάρχειν τοῦτο; πότερον ὁ Ζεὺς προσέταξε ταῖς κοι-
νότησιν ἁπάσαις ταῖς ἐπιπεπλεγμέναις, ὥστε μηδὲ πώποτε

inflammationem aftrictum effe affectum arbitrari, aliam
implicitam, infignis eft dementiae; quandoquidem primum orationis fuae obliti funt, fcilioet fluens non eva-
ouatione aeftimandum effe, aut retentionibus aftrictum;
verum ad ipfas corporum affectiones refpiciendum. Quum
itaque fimiles omnino inter fe exiftant, et nullo praefens inflammatio a priore differre videatur alio nomine,
quam quod ex his quippiam defluit, ex illa non, quomodo non infigniter abfurdum eft, aliam inflammationem
implicitam, aliam aftrictam nominare? Deinde quo pacto,
nec hoc, quod erat promptiffimum, illis in mentem venit ratiocinari, nec in manu videlicet, nec in pede,
nec in cubito, nec in brachio, nec in tibia, nec in femore, nec in alia qualibet corporis parte talem aliquando inflammationis fpeciem, qua foras aliquid efflue-
ret, inventam effe; folis autem, quae os, oculos et
nares iufeftant, hoc evenire? Utrum Jupiter omnibus
implicitis communitatibus inftituit, ut earum nulla un-

μηδεμίαν αὐτῶν εἰς ἄλλο μηδὲν τῶν τοῦ σώματος ἀφικνεῖ-
σθαι μορίων, ἀλλ᾽ ἐν ὀφθαλμοῖς μόνον, καὶ ῥινὶ, καὶ στόματι πολεμεῖν; ἡ φλεγμονὴ μὲν γὰρ ἅπαντα δύναται καταλαμβάνειν, ὅσα γε τὰ τῆς γενέσεως αὐτῆς αἴτια δέχεσθαι
πέφυκεν. τῷ δὲ εἶναι τὰ μὲν ἀραιὰ τὴν φύσιν, τὰ δὲ
πυκνά· (16) τῶν μὲν ἀποχεῖταί τι τοῦ ῥεύματος, ἐν δὲ
τοῖς ἴσχεται. καὶ γὰρ εἰ πληρώσειας ἀσκὸν ἢ ἄλλο τι τῶν
οὕτως στεγανῶν ὑγρᾶς οὐσίας, οὐδὲν ἀποῤῥεῖ· σπογγίαν
δὲ καὶ τῶν οὕτως ἀραιῶν εὐθὺς ἅπαν τὸ περιττὸν ἀπο-
χεῖται. τί δὴ οὖν χαλεπὸν ἦν, ἐννοήσαντας αὐτοὺς, ὅσον γε τὸ
ἄλλο δέρμα πᾶν στεγνότερόν ἐστι τοῦ κατὰ τοὺς ὀφθαλμοὺς,
καὶ τοὺς μυκτῆρας, καὶ τὸ στόμα, τῇ τῶν μορίων φύσει
τὴν αἰτίαν ἀναθεῖναι, παρέντας ἐπιπλοκὴν καὶ λήρους μα-
κρούς; ὅτι γὰρ οὕτω τοῦτ᾽ ἔχει, δηλοῦσιν αἱ μεθ᾽ ἑλκώσεως
ἐν τοῖς ἄλλοις μορίοις γινόμεναι φλεγμοναί· καὶ γὰρ κἀκείνων ἀποῤῥεῖ τὸ λεπτομερὲς, ὥσπερ ἐν ὀφθαλμοῖς, καὶ ῥινὶ,
καὶ στόματι· ἕως δ᾽ ἂν ἀπαθὲς ᾖ, καὶ πάντως στεγνὸν τὸ
δέρμα, τοῦ μηδὲν ἀποχεῖσθαι τοῦτο αἴτιον, οὐ τὸ τῆς

quam in aliam corporis partem fe immittat, fed oculos
folum, et nafum et os infeftet? Inflammatio fiquidem
omnia poteft occupare, quae ejus generationis caufae re-
cipiendae funt idonea. Quoniam vero quaedam natura
funt rara, quaedam denfa, ex his quidem aliquid fluoris manat, in illis retinetur. Nam fi utrem vel aliud
quid ita obftructum humida fubftantia repleas, nihil ef-
fluet. Si vero fpongiam, aliud id genus rarum, quicquid eft fuperflui, effundetur. Quid negotii ergo eft, fi
cognofcas, quanto omnis alia pellis fit aftrictior ea,
quae oculos, nares et os contegit, particularum naturae
caufam attribuere, multis verborum ambagibus et nugis
omiffis? Quod enim hoc fic habet, innuunt cum exul-
ceratione in aliis partibus factae inflammationes; quia
illarum quod tenuius eft et fubtilius, emanat, quemadmodum in oculis, nafo et ore. Donec autem cutis inoffenfa et aftricta prorfus fuerit, ejus, quod nihil re-

φλεγμονῆς εἶδος. ὥσπερ αὖ πάλιν, εἰ μέλιτι δεύσειας ἢ
ὑγρᾷ πίττῃ πάνυ τὸ πλῆθος ἀμέτρῳ σπογγίαν ἢ ἔριον,
οὐδὲν ἀποῤῥεῖ διὰ τὸ τῆς ὑγρότητος πάχος, ἢ ὕδατι μὲν,
ἤ τινι τῶν οὕτω λεπτῶν, ἀλλ᾽ ἐλαχίστῳ τούτῳ· κατὰ τὸν
αὐτὸν, οἶμαι, λόγον οὐ διὰ παντὸς ἐκχεῖταί τινι τῶν
ὀφθαλμῶν, ἢ διὰ τὸ πάχος τῆς ὑγρότητος, ἢ τῷ μὴ περιτ-
τεύειν, ὥσπερ καὶ ἐπὶ τῶν κατὰ φύσιν ἐχόντων. ὥστ᾽ ἐνδέχεται ταὐτὸν εἶδος τῆς φλεγμονῆς, μηδενὶ διαφέρον ἄλλῳ
γε, πλὴν τῷ πάχει τῆς ἐπιῤῥεούσης οὐσίας, ὀφθαλμίαν
ἐργάσασθαι χωρὶς ῥεύματος, ἣν οἱ σοφώτατοι Μεθοδικοὶ
στεγνὴν ὀνομάζουσι, καὶ διαφέρειν οἴονται τῆς ἐπιπεπλεγμέ-
νης, ἐπιλανθανόμενοι τῶν ἰδίων λόγων, οὓς ἄνω καὶ κάτω
μεταφέρουσι, σωματικὰς ἀξιοῦντες εἶναι τὰς κατασκευὰς τῶν
παθῶν, οὐκ ἐν τοῖς ὑγροῖς συνίστασθαι. πῶς οὖν, ὅταν εἰ
μὲν ἐν τοῖς σώμασιν ἡ αὐτὴ διάθεσις ᾖ, οὐδενὶ ἄλλῳ γε
διαφέρουσα, μόνῃ δὲ τῇ τῶν ὑγρῶν φύσει λεπτῶν ἢ παχέων
ὄντων, ἕπηται, ποτὲ μὲν ἀποῤῥεῖν τι, ποτὲ δὲ ἴσχεσθαι,

fundit, haec caufa, non inflammationis fpecies eft;
quemadmodum rurfus, fi melle, aut pice liquida, non
ita, fi copiam fpectes, immodica fpongiam aut lanam
imbuas, nihil propter liquidi craffitiem effluit, vel fi
aqua, vel aliquo tam tenui, fed hoc pauciffimo, eadem,
arbitror, rationc ex oculis non usquequaque aliquid pro-
funditur, aut propter humorum craffitiem, aut quod
non redundent, quemadmodum in iis, qui fecundum
naturam habent. Quare eadem inflammationis fpecies
non alia re discrepans, quam fubftantiae influentis craffitie, lippitudinem fine fluxu generare poteft, quam fa-
pientiffimi Methodici aftrictam nominant, creduntque
cum implicita huic effe discrimen verborum fuorum obliti, quae furfum et deorfum transferunt, corporeas affectuum praeparationes effe non in humoribus confiftere
autumantes. Quonam igitur pacto, fi in corporibus eadem fit affectio, nulla re alia differens, folam vero humorum tenuium vel crafforum naturam fequatur, ut interdum aliquid effluat, interdum retineatur, diverfas

διαφερούσας ὑπολαμβάνετε εἶναι τὰς κοινότητας; οὕτω μὲν
δὴ καὶ τὸ ἐπιπεπλεγμένον ὑμῶν ἀδιανόητόν ἐστι. τὰ δὲ ἄλλα
κατὰ μέρος, οὐκ ἐν τοῖς κατὰ δίαιταν μόνον, ἀλλὰ καὶ ἐν
τοῖς κατὰ χειρουργίαν τε καὶ φαρμακείαν, ὅσα σφάλλεσθε,
τάχα ἂν αὖθις μαθήσετε, εἰ μηδέπω διὰ τούτων ἐπείσθητε.
νυνὶ δὲ, ἐπεὶ καὶ τοῖς εἰσαγομένοις ἱκανὰ ταῦτα, καταπαύσω τῇδε τὸν παρόντα λόγον.

effe communitates exiftimatis? Haud fecus implicitum
mixtumque veftrum non eft intelligibile. Quantum vero
jam particulatim non folum in ea medicinae parte, quae
victum curat, fed etiam in ea, quae manu, et quae
medicamentis medetur, aberretis, iterum forfan disce-
tis, fi iis nondum fidem adhibeatis. In praefentia vero,
quoniam haec medicinae recens initiatis fufficiunt, libro
huic praefenti finem imponam.

ΓΑΛΗΝΟΥ ΠΡΟΣ ΘΡΑΣΥΒΟΥΛΟΝ ΠΕΡΙ ΑΡΙΣΤΗΣ ΑΙΡΕΣΕΩΣ.

Ed. Chart. II. [299.]   Ed. Baf. I. (16.)

Κεφ. α'. Ἕκαστον τῶν ἰατρικῶν θεωρημάτων, καὶ καθόλου πᾶν θεώρημα, πρῶτον μὲν ἀληθὲς εἶναι δεῖ, εἶτα χρήσιμον, εἶτ᾽ ἀκόλουθον ταῖς ὑποτεθείσαις ἀρχαῖς. ἐκ γὰρ τῶν τριῶν τούτων τὸ ὑγιὲς θεώρημα κρίνεται, ὡς, ἐάν τι τῶν εἰρημένων τῷ θεωρήματι μὴ προσῇ, οὐδὲ θεώρημα τοῦτο τὴν ἀρχὴν ἂν εἴη ῥητέον. ἐπειδὴ γὰρ αἱ τέχναι ἐκ θεωρημάτων εἰσὶ, καὶ τούτων οὐχ οἵων ἔτυχεν, ἀλλὰ πρῶτον μὲν σύστημά τι δεῖ ἔχειν τὰς καταλήψεις, εἶτα καὶ πρὸς χρήσιμόν τι φέρειν, διὰ τοῦτ᾽ ἀναγκαῖόν ἐστι, πᾶν

GALENI DE OPTIMA SECTA AD THRASYBVLVM LIBER.

Cap. I. Unumquodque medicorum praeceptorum, ac univerfe omne praeceptum, primum fane verum effe debet, deinde utile, poftremo propofitis principiis confentaneum. Nam ex his tribus fanum judicatur praeceptum, ut, fi quod ex praedictis praecepto defit, ne praeceptum quidem hoc prorfus fit dicendum. Siquidem artes ex praeceptis conftant, iisque non quibuslibet, fed primum fane convenit, ut conftitutio aliqua perceptiones animi habeat: deinde etiam ad utile aliquid deducat. Idcirco necefſarium

θεώρημα καὶ ἀληθὲς εἶναι, καὶ χρήσιμον, καὶ ἀκολουθίαν
τινὰ ἔχειν, οὐ μόνον περὶ τὰς ὑποτεθείσας ἀρχὰς, ἀλλά
καὶ πρὸς τὰ λοιπὰ θεωρήματα. καθ᾽ ὅσον μὲν γὰρ ὑπὸ
κατάληψιν πίπτει πᾶν θεώρημα, ἀληθὲς αὐτὸ ὑπάρχειν δεῖ·
ψευδῶν γὰρ οὐκ εἰσὶ καταλήψεις. κάθ᾽ ὅσον δὲ πρός τι
τέλος συντείνει εἰς τὸν βίον φέρον, δεῖ ἕκαστον τῶν θεωρημάτων χρήσιμον εἶναι καὶ ἀναγκαῖον. τὸ δὲ σύστημα τῶν
καταλήψεων πρὸς τὴν ἄλληλα συμφωνίαν τῶν θεωρημάτων,
καὶ πρὸς τὴν ὑποτεθεῖσαν ἀρχὴν ἐπιζητεῖν δεῖ. ἐπεὶ δὲ
ὥσπερ ὑπὸ ἕνα ἄρχοντα τὸ σύστημα νοεῖται τῶν ἀρχομένων,
οὕτω καὶ πρὸς τὴν ὑποτεθεῖσαν ἀρχὴν τὸ θεώρημα ἀναφέρεται. διὰ τοῦτο πᾶν θεώρημα ἀληθὲς καὶ χρήσιμον καὶ
ἀκόλουθον εἶναι δεῖ. εἰ δὲ τοῖς τρισὶ τούτοις πᾶν θεώρημα
τεχνικὸν κρίνεται, δῆλον ὅτι καὶ τὰ ἰατρικὰ θεωρήματα τοῖς
αὐτοῖς τούτοις κρίνοιντο ἄν. δεῖ τοίνυν, ἐπειδήπερ ἀεὶ μήτε
τὸ ἀληθὲς ὁποῖόν τί ἐστι, καὶ ὅπως ἂν κρίνοιτο, πρόδηλον
ὑπάρχει, μήτε τὸ χρήσιμον, μήτε τὸ ἀκόλουθον, εὐκατά-

eſt, omne praeceptum et verum exiſtere, et utile, et conſequentiam quandam non modo circa propoſita principia,
ſed etiam ad reliqua praecepta obtinere. Quatenus enim
ſub animi perceptionem omne cadit praeceptum, verum
ipſum eſſe oportet: falſorum namque perceptiones non
ſunt: quatenus autem ad finem aliquem tendit vitae
commodum, unumquodque illorum utile et neceſſarium
eſſe debet. Collectio autem comprehenſionum ſeu per-
ceptionum tum ad mutuam praeceptorum concordiam,
tum ad propoſitum principium examinanda eſt. Quoniam vero ut ſub uno principe ſubditorum congeries intelligitur, ita quoque ad propoſitum principium praeceptum refertur: idcirco omne praeceptum verum, utile
et conſentaneum eſſe convenit. At ſi tribus his quodlibet praeceptum artificiale judicatur, conſtat et medica
praecepta his ipſis eſſe judicanda. Fuerit igitur operae
pretium, quoniam ſemper neque verum, quale ſit et
quomodo judicari debeat, manifeſtum exiſtit, neque utile,

Ed. Chart. II. [299. 300.]   Ed. Baf. I. (16.)

ληπτά ἐστι, γνωρίσματα τούτων τινὰ καὶ κριτήρια πρὸ
τῶν ἄλλων παραδοῦναι.

Κεφ. β'. Τὸ μὲν οὖν ἀληθὲς κρίνεται τῇ τοῦ λόγου
συμφωνίᾳ πρὸς τὰ ὑποκείμενα. ἀλλ᾽ ἐπεὶ τῶν ὑποκειμένων ἃ
μὲν φαίνεται, ἃ δὲ κρύπτεται, καὶ τῶν φαινομένων ἃ μὲν
εἰσὶν ἐξ [300] αὐτῶν καταληπτὰ, ὡς τὸ λευκὸν καὶ τὸ μέλαν, ἃ δ᾽ οὐκ ἐξ αὐτῶν, ἀλλ᾽ ἐξ ἑτέρων ἐστὶ καταληπτά,
ὡς τὰ διὰ σημείων καταλαμβανόμενα· πάλιν δ᾽ αὖ τῶν
κεκρυμμένων ἃ μὲν ἐναργῆ ἐστι καὶ λέγεται, ὡς τὰ δὶς
δύο τέτταρα, ἃ δὲ διὰ ἀποδείξεως καταλαμβάνεται, ὡς
τὸ, ᾧ ἐστιν εὖ καὶ κακῶς χρήσασθαι, καὶ τὰ ἑξῆς· δεῖ
ἐπαναφέρειν ἀεὶ τὸν λόγον καὶ τὸ θεώρημα ἐπὶ τὸ εἶδος
τοῦ ὑποκειμένου πράγματος, περὶ οὗ ἐστι καὶ ὁ λόγος, ἢ
ἐφ᾽ ᾧ γέγονε τὸ θεώρημα. καὶ ἐὰν μὲν περί τινος τῶν
φαινομένων ᾖ, πρὸς ἐκεῖνο ἁρμόζειν· ἐὰν δὲ περί τινος τῶν
κεκρυμμένων, σκοπεῖν χρὴ, εἰ σύμφωνόν ἐστί τινι τῶν κεκρυμμένων. κρίσεις δὲ τῶν φαινομένων καὶ τῶν κεκρυμμένων διάφοροι. ὅσα μὲν γὰρ τῶν φαινομένων ἐξ ἑαυτῶν

neque confentaneum, facilia funt cognitu, notas quasdam horum et judicandi inftrumenta ante alia tradere.

Cap. II. Itaque verum fermonis cum fubjectis confenfu judicatur; fed quia fubjectorum alia apparent, alia
latent, ac eorum, quae apparent, quaedam ex feipfis
percipiuntur, ut album, et nigrum: quaedam non ex
feipfis, fed ex aliis, ut quae fignis comprehenduntur:
rurfus occultorum nonnulla evidentia funt et dicuntur,
ut bis duo quatuor: nonnulla ex demonftratione percipiuntur, ut hoc fuo licet bene et male uti, et reliqua:
convenit femper fermonem ac praeceptum ad rei fub-
jectae, de qua etiam agitur, aut propter quam factum
eft praeceptum, fpeciem referre. Ac fi quidem de aliquo apparenti fit, ad illud accommodare: fin autem de
aliquo latenti, confiderandum eft, an alicui latenti confonum fit: judicium vero apparentium et latentium diverfum eft. Quae enim inter apparentia ex feipfis com-

ἔστι καταληπτά, αἰσθήσει κρίνεται, ὡς τὸ λευκὸν καὶ τὸ
μέλαν. ὅθεν καταγελᾷν δεῖ τῶν ἰατρῶν, ὅσοι τὴν τῶν φαινομένων κρίσιν οὐχὶ τοῖς αἰσθητηρίοις, ἀλλ᾽ ἀποδείξει τινὶ
πειρῶνται ποιεῖσθαι· ὥσπερ ἀμέλει καὶ Ἀσκληπιάδης περὶ
τῶν ἐπιπεφυκότων τῇ καρδίᾳ ὑμένων διαλεγόμενος Ἐρασίστρατον πεπλανᾶσθαί φησιν· Ἡρόφιλον γὰρ πολλὰ ἀνα-
τετμηκότα μὴ ἑωρακέναι, παρὸν αὐτὸν ἐπὶ τὴν τῶν φαινομένων ἐξέτασιν κατὰ τὸ προσῆκον ἐλθόντα ἀποφήνασθαι
περὶ τοῦ πράγματος, καὶ μὴ δόξαις ἠλιθίαις ἀποπιστεῦσαι.
τῶν τοίνυν φαινομένων, ὅσα οὐκ ἐξ ἑαυτῶν καταλαμβάνεται,
κριτήρια, ὡς ἔφην, ἐστὶ τὰ αἰσθητήρια. τῶν δὲ φαινομένων
μὲν, μὴ ἐξ ἑαυτῶν δὲ, ἀλλ᾽ ἐξ ἑτέρων καταλαμβανομένων,
κριτήριόν ἐστιν ἡ συμπαρατήρησις. λέγω δὴ τῶν διὰ σημείων καταλαμβανομένων. πάλιν αὖ τῶν κεκρυμμένων, ὥσπερ
πλείους αἱ διαφοραὶ, οὕτω καὶ τὰ κριτήρια διάφορα. ἐπὶ
δὲ τῶν κεκρυμμένων ἃ μὲν ἐναργῆ ἐστιν, ὡς τὸ ἀδύνατόν
ἐστι τὸν αὐτὸν ἄνθρωπον ἅμα ἐν Ἀθήναις τε εἶναι καὶ ἐν
Αἰγύπτῳ, ἃ δὲ δι᾽ ἀποδείξεως καταλαμβάνεται. τῶν μὲν

prehenduntur, fenfu judicantur, ut album et nigrum.
Unde ridendi funt medici, qui apparentium judicium
non fenforiis, fed demonftratione quadam moliri conantur. Quemadmodum profecto Afclepiades de adnatis
cordi membranis disputans Erafiftratum erraffe dicit.
Herophilum enim, quum multa differuiffet, non vidiffe,
ubi liceret ipfi, ad apparentium disquifitionem, ut par
eft, profectum, de re pronunciare, et opinionibus veris
fidem non derogare. Apparentium igitur, quae non ex
feipfis comprehenduntur, judicatoria, ut dixi, funt fen-
foria: quae vero non ex fe, fed ex aliis cognofcuntur,
judicatorium eft obfervatio: dico autem eorum, quae
fignis percipiuntur. Rurfus occultorum ut plures funt
differentiae, ita etiam judicatoria diverfa. In occultis
alia evidentia funt, exempli caufa, fieri non poteft, ut
idem homo fimul Athenis fit et in Aegypto; alia demonftratione intelliguntur. Jam evidentium fane judicium

ἐναργῶν ἐπίκρισις ἡ κοινὴ πάντων ἀνθρώπων ἔννοια· τῶν
δὲ δι᾿ ἀποδείξεως καταλαμβανομένων ἐπίκρισις ἡ πρὸς τὰ
ὁμολογούμενα συμφωνία. σχίζεται δ᾿ αὖ πάλιν ἡ τοῦ ὁμο-
λογουμένου ἐπίκρισις εἰς πλείονα. ἤτοι γὰρ τῇ πρὸς τὰ
φαινόμενα τὸ ὁμολογούμενον κρίνεται, ἢ τῇ πρὸς τὰ ἐναργῆ,
ἢ τῇ πρὸς τὰ ἀποδεδειγμένα. πῶς μὲν οὖν δεῖ κρίνειν τὸ
ἀληθές τε καὶ τὰ φέροντα πρὸς τὴν τοῦ ἀληθοῦς (17) κρίσιν, εἴρηται.

    Κεφ. γ´. Ἑξῆς δὲ περὶ τοῦ χρησίμου θεωρήματος ῥη-
τέον. κρίνεται τοίνυν τὸ χρήσιμον θεώρημα τῇ πρὸς τὸ
τέλος τῆς τέχνης ἀναφορᾷ. δεῖ δὲ αὐτὸ πρῶτον μὲν καταληπτὸν εἶναι. ἐὰν γὰρ ἀδύνατον ᾖ, ὡς τὸ, τοῦ ἱπποκεν-
ταύρου χολὴ λύει τὴν ἀποπληξίαν, διότι ἀκατάληπτόν ἐστι,
διὰ τοῦτο γίνεται ἄχρηστον. εἶτα δεῖ τὴν κατάληψιν αὐτοῦ
μὴ κοινὴν πρὸς τοὺς ἰδιώτας ὑπάρχειν, ἀλλ᾿ ἰδίαν τῶν
τεχνιτῶν. διὰ τοῦτο γάρ τοι φαμὲν ἡμεῖς πεπλανῆσθαι
τοὺς οἰομένους ἀρχὴν τῆς τέχνης τὰ φαινόμενα εἶναι. οὔτε
γὰρ συνέστηκεν ἐκ τῶν φαινομένων ἡ τέχνη, οὔθ᾿ ἡ παρά-

eſt communis omnium hominum notitia. Eorum, quae
demonſtratione comprehenduntur, judicatio conſenſus
eſt cum iis, quae in confeſſo habentur. Scinditur autem
rurſus confeſſi judicium multifariam: vel enim conſenſu,
quem cum apparentibus obtinet, confeſſum judicatur:
vel eo, quem cum evidentibus, vel illo, quem cum
demonſtratis. Quomodo igitur judicare conveniat verum,
et quae ad veri judicium ducunt, expoſuimus.

    Cap. III. Deinceps autem de utili praecepto dicen-
dum. Judicatur itaque utile artis praeceptum relatione
ad finem: oportet autem ipſum primum ſane eſſe, quod
percipi poſſit: ſi enim fieri nequit, ut hippocentauri
bilis apoplexiam ſolvát, eo, quod percipi nequit, id-
eirco eddiltur inutile: deinde convenit praeceptionem
ſeu comprehenſionem ipſius non communem cum idiotis
exíſtere, ſed artificum propriam; ideo enim nos dicimus
erraſſe, qui artis principium apparentia eſſe arbitrantur:
neque enim ars ex apparentibus conſtat, neque traditio

ΠΕΡΙ ΑΡΙΣΤΗΣ ΑΙΡΕΣΕΩΣ. 111

δόσις τῆς τέχνης ἀπὸ φαινομένων γίγνεται. οὐδεὶς γὰρ τὰ
φαινόμενα παραδίδωσιν, ἀλλὰ τὰ ἐπὶ τοῖς φαινομένοις θεωρήματα, ἅπερ οὐ φαίνεται. ταῦτ᾽ οὖν καὶ ἀρχὴ τῆς τέχνης,
εὐλόγως ἄν τις εἴποι. τὰ ἐπὶ τοῖς φαινομένοις λέγω θεωρήματα, δηλονότι ἀρχὴ τῆς παραδόσεως τῆς τέχνης ἀπὸ φαινομένων γίνεται. εἰ γάρ τοι φαίη τις τὰ φαινόμενα τῆς
τέχνης ἀρχὴν εἶναι, λήσεται ἑαυτὸν [3o1] οὐδὲν διαφέρειν
οἰόμενος τέχνην ἀτεχνίας. ἐπειδὴ γὰρ ἡ τῶν φαινομένων
κατάληψις ὁμοία ἐστὶ τεχνίτῃ τε καὶ ἰδιώτῃ, δῆλον ὡς
κατὰ τοῦτο οὐδὲν πλέον ὁ τεχνίτης ἔχων τοῦ ἰδιώτου ἔσται,
ἀλλ᾽ οὐδὲ τέχνην ἔχων, εἴπερ τῶν αὐτῶν καὶ ἡ αὐτὴ κα-
τάληψίς ἐστι τεχνίτῃ τε καὶ ἰδιώτῃ. ἀρχὴ μὲν οὖν εὑρέσεως
τῶν θεωρημάτων τὰ φαινόμενα λέγοιτ᾽ ἄν δικαίως· τῆς
δὲ τέχνης ἀρχὴ τὰ φαινόμενα οὐκ ἔστιν. ὡς γὰρ τὰ
ἴχνη τοῦ λαγωοῦ εὑρέσεως ἄν τις ἀρχὴν εἴποι εὐλόγως, ἀρχὴν δὲ τοῦ λαγωοῦ οὐκ ἄν τις εἴποι νοῦν ἔχων οὐδὲ γὰρ
συνέστηκεν ἐκ τῶν ἰχνῶν ὁ λαγωός· οὕτω καὶ τὰ φαινόμενα
ἀρχὴν τῆς εὑρέσεως τῶν θεωρημάτων καλῶς ἄν τις εἴποι,

artis ex illis fit: quippe nemo apparentia tradit, fed de
apparentibus praecepta, quae non apparent. Haec igitur etiam initium artis jure quis dixerit, quae de apparentibus dico praecepta, quoniam traditionis artis initium ex evidentibus efficitur. Si quis enim dixerit, apparentia artis effe initium, fui ipfius oblivifcetur, nihil
putans differre artem a non arte. Quandoquidem enim
apparentium perceptio fimilis eft artifici et imperito,
eonftat hac ratione artificem nihilo plus idiota futurum,
imo ne artem quidem habiturum: fiquidem eorundem etiam
eadem comprehenfio eft artifici et idiotae. Quare praeceptorum inventionis principium merito dicetur: artis
autem initium apparentia non funt. Ut enim veftigia
leporis inventionis initium merito aliquis dixerit, initium autem leporis nemo compos mentis dixerit (neque
enim lepus ex veftigiis conftat), ita et ea, quae apparent, praeceptionum inventionis initium recte dixeris,

Ed. Chart. II. [301.]   Ed. Baf. I. (17.)

ὅτι ἀπὸ τούτων ὁρμηθέντες οἱ συστησάμενοι αὐτὴν συνεστή-
σαντο, τῆς δὲ τέχνης οὐκ ἔτι. δεῖ γὰρ ἀναφέρειν τὰς ἀρχὰς ἐπὶ τὴν ποιότητα ἐκείνου, οὗπερ εἰσὶν αἱ ἀρχαί. καὶ
τῆς τέχνης οὖν τὰς ἀρχὰς μὴ φανερὰς εἶναι τοῖς ἰδιώταις
προσήκει, οὐδὲ γὰρ αἱ τέχναι πᾶσαι πρόδηλοί εἰσιν αὐτοῖς,
εἶτα δὲ καὶ ἀρχαὶ τῶν τεχνῶν παραδίδονται, τὰ δὲ φαινόμενα οὐ παραδίδονται. διόπερ οὐκ ἄν τις εὐλόγως τὰ φαινόμενα τῆς τέχνης ἀρχὴν εἴποι.

Κεφ. δ'. Συνίσταται γὰρ τὰ θεωρήματα ἤτοι ἐπὶ
τοῖς φαινομένοις, ἢ ἐπὶ τοῖς ἐξ ἑτέρων καταλαμβανομένοις, ἢ ἐπὶ τοῖς προαποδεδειγμένοις, ἢ ἐπὶ τοῖς ἐναργέσιν, κατὰ τοιοῦτόν τινα τρόπον. ἐπὶ μὲν τοῖς φαινομένοις οὕτως. ἐντυχών τις πλείοσι καρδιοτρώτοις ἀποθνήσκουσιν, ἐζήτησε τοῦ θανάτου τὴν αἰτίαν. λογιζόμενος οὖν
εὕρισκε μήτε δι' ἔνδειαν δυνάμεως, μήτε δι' ἀπορίαν
ὕλης βοηθημάτων ἀποθνήσκοντας, ἀλλὰ διὰ τὴν ἐπίκαι-
ρον χρείαν τοῦ μέρους. ἐπιγνοὺς οὖν, ὅτι ἄνευ τῆς τοῦ
μέρους τούτου ἐνεργείας καὶ τῆς περιγινομένης ἀπ' αὐτοῦ

quoniam auctores ipfius ab his exorfi eam conftituerunt:
artis vero non item. Convenit enim principia ad qualitatem illius, cujus funt principia, referre. Artis igitur initia non idiotis manifefta effe oportet, neque enim
artes omnes ipfis confpicuae funt, deinde et initia artium traduntur: at quae apparent, non traduntur. Quocirca nulla ratio eft, cur apparentia artis initium effe
dixerit aliquis.

Cap. IV. Confiftunt enim praecepta vel in apparentibus, vel in iis, quae ab aliis fumuntur, vel prius
demonftratis, vel in evidentibus, hujusmodi quodam
modo. In apparentibus quidem ita. Occurrens aliquis
pluribus in corde vulneratis commorientibus, mortis
caufam quaefivit. Confiderans igitur reperit neque ob facultatis defectum, neque propter inopiam materiae praefidiorum intereuntes, fed propter infignem membri ufum.
Intelligens igitur, citra partis hujus actionem et ufum
corpori ab eo obvenientem animal fervari non poffe,

τῷ σώματι χρείας σώζεσθαι τὸ ζῶον οὐ δύναται, συνθείς
τε τῷ λογισμῷ τὰ ἐπὶ τῶν φαινομένων εὑρημένα, πεποίηκε
τοῦτο τὸ θεώρημα· εἴ τίς ἐστι καρδιότρωτος, ἐκεῖνος ἀπο-
θανεῖται. τὸ οὖν κατ᾽ ἀκολουθίαν τῶν φαινομένων τῷ λογισμῷ εὑρεθὲν καὶ καθολικῶς ἐξενεχθέν ἐστι θεώρημα.
μᾶλλον δ᾽ ἐπὶ τοῖς φαινομένοις συνίσταται τὸ θεώρημα, ὡς
ἀπὸ τῶν φαινομένων ἐν τῇ φλεγμονῇ· εἴ τις φλεγμονὴν ἔχει,
ἐκεῖνος ὄγκον ἔχει ἀντίτυπον, σφυγματῶδες ἄλγημα ἐπιφέ-
ροντα. γίνεται οὖν τὰ φαινόμενα ἀρχὴ εὑρέσεως τῶν θεωρημάτων. τὰ δὲ θεωρήματα ἐπὶ τοῖς φαινομένοις κατ᾽ ἀκολουθίαν εὑρεθέντα ἀρχὴ συστάσεως τέχνης. καὶ ἐπὶ μὲν
τοῖς φαινομένοις κατὰ τοιοῦτόν τινα τρόπον συνίσταται τὸ
θεώρημα. ἐπὶ δὲ τοῖς ἐξ ἑτέρων καταλαμβανομένοις τὸ
θεώρημα οὕτω συνίσταται· εἴ τινι τάδε τὰ συμπτώματά
ἐστιν, ἐκεῖνος ἐν πλήθει αἵματός ἐστιν. ᾧ τάδε παρέπεται,
ἐκείνῳ ἧπαρ, ἢ νεφρὸς, ἤ τι τοιοῦτον ἔπαθεν. ἐπὶ δὲ
τοῖς προαποδεδειγμένοις οὕτω συνίσταται τὸ θεώρημα. ἀπο-

componensque cum ratione, quae in apparentibus inventa funt, praeceptum hoc condidit: Si quis in corde vulnus acceperit, ille moritur. Hoc igitur fecundum eorum, quae apparent, confequentiam ratione inventum
et univerfe pronunciatum praeceptum: imo ex apparentibus praeceptum conftituitur, ut ex apparentibus in
phlegmone. Si quis phlegmonem habet, ille tumorem
habet renitentem, qui dolorem pulfatilem inferat. Apparentia igitur inventionis praeceptorum fiunt initium:
praecepta autem ex apparentibus per confequentiam inventa artis conftitutionis principium; et ex apparentibus
quidem hujusmodi quodam modo praeceptum conftituitur: ex iis vero, quae ex aliis comprehenduntur, praeceptum hoc pacto conftituitur. Si alicui haec obveniunt
fymptomata, ille fanguinis redundantia laborat, quam
haec comitantur, illi jecur aut renes, aut hujusmodi
quippiam affectum eft. At ex prius demonftratis in liunc
modum praeceptum conftituitur. Ubi demonftratum eft,

δειχθέντος γὰρ τοῦ ὅτι πέψις ἐστὶ, καὶ τὰ πεπτόμενα χεῖ-
ταί τε καὶ ὑγραίνεται, ἔπειτα οὕτως ἀναδίδοται, καὶ ὅτι οἱ
νοσοῦντες δέονται τῶν μὴ πολλῆς κατεργασίας δεομένων τροφῶν, ἐπὶ τούτοις γίγνεται τὸ θεώρημα τοῦτο· αἱ ὑγραὶ
δίαιται πᾶσαι τοῖσι πυρεταίνουσι συμφέρουσιν. ἐπὶ δὲ τοῖς
ἐναργέσιν οὕτω, καὶ πᾶν τὸ πολὺ τῇ φύσει πολέμιον, καὶ
οὐ πλησμονὴ, οὐ λιμὸς, [3o2] οὐδ᾽ ἄλλο ἀγαθον οὐδὲν,
ὅ τι ἂν μᾶλλον τῆς φύσεώς ἐστι. καὶ ὅκου πλησμονὴ τίκτει
νοσήματα, κένωσις ἰῆται. ἐναργοῦς γὰρ ὄντος, ἐφ᾽ ὧν μὲν,
ὅτι τῶν ὑπὲρ τὴν δύναμιν, ἐφ᾽ ὅτι τοῦ ποιοῦντος περιαι-
ρεθέντος, οὐκ ἂν γένοιτο τὸ γιγνόμενον, συνετέθη τὰ εἰρημένα θεωρήματα. ἔστι δὲ πᾶν θεώρημα καθολικόν τε καὶ
βέβαιον. πεπλάνηνται οὖν οἱ τὴν τέχνην στοχαστικὴν εἶναι
λέγοντες, διότι στοχαστικὰ ἔχει τὰ θεωρήματα. οὐ γὰρ ἀπὸ
τοῦ θεωρήματος στοχαστικὴ λέγεται, ἔστηκε γὰρ ταῦτα, ἀλλ᾽
ἀπὸ τῆς πράξεως, καὶ τῆς τῶν ἰατρευόντων ἐνεργείας. αὐτὴ
γὰρ ἄστατον ἔχουσα τὴν ἐπιτυχίαν, στοχαστικὴν τὴν τέχνην
ποιεῖ, ἐπεὶ τὰ θεωρήματα ἁπασῶν τῶν τεχνῶν ὁμοίως βέβαιά

coctionem exiftere, et ea, quae coquuntur, fundi et hu-
mectari, deinde ita diftribui: item aegrotantes alimentis,
quae non magnam elaborationem requirant, indigere, ex
his iftud fit praeceptum: *Humidi victus omnes febrici-
tantibus conducunt.* Ex evidentibus ita: Quicquid multum, naturae inmicum, ac non fatietas, non fames, neque aliud quodvis bonum, quod naturae nimium eft.
Item, ubi repletio morbos parit, inanitio medetur.
Quum enim evidens fit, in illis fane, quod iis, quae fupra vires funt, in hoc autem, quod, efficiente adempto,
non utique fieret id quod fit, dicta praecepta funt compofita. Eft autem omne praeceptum et generale et fir-
mum; quocirca errant, qui artem conjecturalem effe dicunt, eo quod praecepta habet conjecturalia. Non enim
ex praeceptis conjecturalis dicitur (firma enim haec funt),
fed a praxi et medicantium opera. Nam ipfa quum in-
ftabilem habeat eventum, artem reddit conjecturalem,
quoniam praecepta omnium artium fimiliter et firma

τέ ἐστι καὶ ἑστηκότα. παρὰ δὲ τὸ μὴ βεβαίους εἶναι τῶν
τεχνῶν ἁπασῶν τὰς ἐπιτυχίας, στοχαστικαί τινες τῶν τεχνῶν
εἶναι λέγονται, ὅσαι ἄστατον ἔχουσιν, ὡς ἔφην, τὴν ἐπιτυχίαν. ἐπειδὴ δὲ τὸ χρήσιμον τῇ πρὸς τὸ τέλος ἀναφορᾷ
ἔφαμεν δεῖν κρίνεσθαι, ἀναγκαῖον ἄν εἴη ὑποδ ̃ξαι τὸ τῆς
τέχνης τέλος, ἵνα, προδήλου τούτου γεγονότος, πρόδηλον ᾖ,
ἐφ᾽ ὅπερ χρὴ ἀναφέροιτα κρίνειν τὸ χρήσιμον.

Κεφ. ε΄. Τῶν τεχνῶν τοίνυν αἱ μὲν ποιητικαὶ τῶν οὐκ
ὄντων εἰσὶν, ὡς ἡ ναυπηγικη, αἱ δὲ συντηρητικαὶ τῶν γεγονότων, ὡς ἡ κιβερνητικὴ, αἱ δὲ ἀμφότεραι, ὡς η οἰκοδομική. ἐπὶ
μὲν οὖν τῶν ποιουσῶν ἢ συντηρουσῶν τεχνῶν εἰς τρόπος ἐστὶ
τῆς ἐπιτυχίας. διὰ τοῦτο ἁπλῆ ἐστιν ἡ τοῦ χρησίμου κρίσις·
ἐπὶ δὲ τῶν ποιουσῶν τε καὶ συντηρουσῶν οὐκ εὐχερές. οὐ γὰρ
δεῖ ἄχρηστον νομίζειν τὸ μὴ φέρον ἐπὶ συντήρησιν, ἀλλὰ πολυ-
πραγμονεῖν, εἰ συντελεῖ τι πρὸς τὸ ποιῆσαι το μη ον. ἰατρικὴ τοίνυν τῶν ποιουσῶν καὶ συντηρουσῶν ἐστιν· οὐ μέντοι χρὴ ὑπολαβεῖν
διπλοῦν εἶναι τῆς τέχνης τὸ τέλος, τό τε μὴ ὂν ποιῆσαι, οἷον

funt et ſtabilia. Inde autem, quod omnium artium eventus ſtabiles non funt, quaedam artium conjecturales eſſe
dicuntur, quae inſtabilem, ut dixi, habent ſucceſſum.
Porro, quia utile ad finem relatione judicandum eſſe diximus, neceſſarium fuerit artis finem indicare, ut, manifeſto hoc reddito, conſtet, ad quid referendo utile judicare oporteat. Cap. V. Artium igitur aliae factrices ſane
exiſtunt eorum, quae non funt, ut navium compactoria:
aliae factorum conſervatrices, ut gubernatoria: aliae
utraeque, ut aedificatoria. In factivis igitur aut conſer-
vantibus artibus una eventus ratio eſt ac modus: ideo
ſimplex eſt utilis judicium: at in ambabus et factivis
et conſervatricibus non facile, quippe non utile exiſti-
mandum eſt, quod non ducit ad obſervationem. Verum
curioſe ſcrutari convenit, an aliquid ad id quod non
eſt faciendum conducat. Medicina igitur ex factiva-
rum et conſervatricum numero eſt: non tamen duplicem
artis finem eſſe cenſere convenit, ſed id, quod non eſt,

Ed. Chart. II. [302.]   Ed. Baf. I. (17.)

τὴν ὑγείαν καὶ τὸ ὑπάρχον αὐτῆς διαφυλάξαι. διὰ γὰρ·τῶν
αὐτῶν· φασὶ, ῥημάτων ποιοῦσα τὴν ὑγείαν, καὶ συντηροῦσα,
διπλοῦν ἂν ἔχοι τὸ τέλος. εἰ μὲν οὖν φανερῶς μὴ ἦν τὰ
αὐτὰ θεωρήματα, ἐπ' ἄμφω τὰ τέλη ἄγοντα, διαφερόντων
καὶ τῶν τελῶν, διάφοροι ἂν ἦσαν καὶ αἱ τέχναι, καὶ δύο
ἰατρικαί· ἐπεὶ δὲ τὰ μὲν αὐτὰ θεωρήματα, οἱ δὲ σκοποὶ
διαφέρουσι, μία οὖσα τέχνη διαφέροιτας ἂν ἔχοι τοὺς σκοπούς. ἀγνοοῦσι δ', ὅτι ὁ μὲν σκοπὸς τῆς τέχνης εἰς ἐστιν
ἡ ὑγεία, καὶ τὸ τέλος ἓν τὸ τυχεῖν ὑγείας,' οἱ δὲ τρόποι
τῆς ἐπιτυχίας διαφέροντες. οὐκ ἐξαλλάττεται οὖν ὁ σκοπὸς,
οὐδὲ τὸ τέλος παρὰ τὸν τρόπον τῆς ὑγείας. ἐπιστήμονες
γὰρ ἡμεῖς ὄντες τῶν βλάπτειν πεφυκότων, ὅπου μὲν τὰ
βλάπτοντα περιαιροῦντες, περιποιοῦμεν τὴν ὑγείαν, ὅπου
δ' ἐκκλίνοντες, συντηροῦμεν αὐτήν. τὸ χρήσιμον τοίνυν ἐν
ἰατρικῇ δεῖ κρίνειν, σκοποῦντας, ὁτὲ μὲν, εἰ πρὸς τὸ ποιῆσαι
τὴν ὑγείαν φέρει, ὁτὲ δὲ, τὸ συντηρῆσαι.

Κεφ. ς'. Τὸ δ' ἀκόλουθόν τινες μὲν τῇ συνυπάρξει
κρίνεσθαι οἴονται, ἀγνοοῦντες, ὅτι πολλὰ μὲν συνυπάρχει

efficere, utpote fanitatem et ejus fubjectum tueri.
Nam eisdem, inquiunt, verbis fanitatem efficiens et con-
fervans, duplicem habere poffit finem.   Si igitur manifefto praecepta eadem non effent, ad utrumque ducentia
finem, differentium etiam finium diverfae effent artes et
duae medicinae: quoniam vero eadem funt praecepta,
fcopi autem differunt, una ars quum fit, diverfos habebit
fcopos.   Verum ignorant, unum artis fcopum effe fanitatem, unumque finem hanc confequi, at modos confequu-
tionis differentes.   Itaque fcopus aut finis a fanitatis modo non evariat.   Nos enim quum ea, quae nocere poffunt, fciamus, nunc fane noxia auferentes, fanitatem
molimur: nunc autem declinantes, ipfam confervamus.
Utile igitur in medicina judicare nos oportet, quando
fane ad fanitatem faciendam ducit, quando ad confervandam.

Cap. VI. Confequentiam vero nonnulli ex eo, quod
fimul exiftant, judicari arbitrantur, ignorantes, multa

ἀλλήλοις, οὐ μὴν ἀκολουθία τις ὁρᾶται ἐν (18) αὐτοῖς·
ὥσπερ φαμὲν καὶ τὸ ἡμέραν εἶναι συνυπάρχειν, καὶ τὸ ἀνα-
πνεῖν, οὐ μὴν [3o3] ἀκολουθία ἐστὶν αὐτῷ. οὐ τῇ συνυπάρξει
τοίνυν κριτέον τὴν ακολουθίαν, ἀλλ᾿ οὐ ἀνασκευαζομένου, ἐξ
ἀνάγκης τι συνανασκευάζεται, καὶ τιθεμένου τίθεται, ἐκείνῳ
ἐκεῖνο ἀκόλουθον ἡγητέον εἶναι. καὶ καθόλου δὲ κατὰ συνάρ-
τησιν συνημμένα κρίνοντι ἐπικρίσει κριτέον, ἐφ᾿ ὧν ἂν δέοι
ἐπίκρισιν ἀκόλουθον ποιήσασθαι. πρὸς μὲν οὖν ἐνίοιν λόγων
ἐπίκρισιν ἀναγκαία ἐστὶν ἡ ἀκολουθία ἐπιζητουμένη. εἰ δὲ
καὶ πρὸς τὴν τῶν ἰατρικῶν θεωρημάτων κρίσιν συμβάλοιτο,
ἴσως ἂν τις ἐπιζητοῖ. οὐ γὰρ ἐπαρκεῖ ἐπιγνῶναι, εἰ ἰατρι-
κόν ἐστι θεώρημα τὸ χρήσιμόν τε καὶ ἀληθὲς ὑπάρχον,
ἀλλ᾿ οὐδὲν ἧττον ἔχεσθαι ἀεὶ τοῦ ἀκολούθου δεῖ.

Κεφ. ζʹ. Ἐπεὶ οὖν πᾶς λόγος καὶ πᾶν θεώρημα τοῖς·
τρισὶ τούτοις κρίνεται· τρεῖς δ᾿ εἰσὶν ἐν ἰατρικῇ αἱρέσεις, ἥ τε
τῶν Λογικῶν καὶ τῶν Ἐμπειρικῶν καὶ τῶν Μεθοδικῶν, φέρε,
τοῖς κριτηρίοις τούτοις χρώμενοι ἐπισκεψώμεθα καὶ τὰς

quidem fimul exiſtere, non tamen conſequentiam quandam
in iis confpici: quemadmodum dicimus, et diem eſſe et
refpirare fimul eſſe, non tamen confequentia ei ineſt:
quare ea ex eo, quod fimul exiſtunt, judicari non debent,
fed quo aſſerto neceſſario aliquid fimul afferitur, et quo
poſito aliquid neceſſario ponitur, illi illud confequens eſſe
cenfebitur. Atque in univerſum ea, qnae per confequentiam connexa funt, judicanti praejudicio aeſtimandum
eſt, in quibus confequens praejudicium moliri conveniat.
Proinde ad fermonum quorundam dijudicationem neceffaria eſt confequentia inquifita. Num autem ad medicorum etiam praeceptorum judicium feratur, forfan aliquis rogabit: neque enim fatis eſt cognofcere, num
praeceptnm fit medicum id, quod utile et verum eſt, fed
nihilominus confequens femper habere oportet.
Cap. VII. Quoniam igitur omnis ratio omneque
praeceptum tribus his judicatur, tres autem funt in medicina fectae, nempe Rationalium, Empiricorum et Methodicorum, age, his judicandi inſtrumentis utentes in-

Ed. Chart. II. [303.]   Ed. Baf. I. (18.)

αἱρέσεις, ἵνα τῇ ὑγιεῖ προσθώμεθα. ἀναγκαῖον δὲ τὰ κοινὰ
τῶν αἱρέσεων πρῶτον ἐκθέσθαι, καὶ τὰ ἴδια ἐκείνων
ἑκάστης, εἶθ᾽ οὕτως ἑξῆς τὴν ἐπίκρισιν αὐτῶν ποιήσασθαι. ἔστι τοίνυν κοινὰ τῶν τριῶν αἱρέσεων ταῦτα. ὅτι
χρήσιμα τὰ φαινόμενα θεωρήματα, ἀναλογισμός, τήρησις,
ἱστορία, ὁμοίου μετάβασις. ὅτι ἄκριτος ἱστορία, οὐ παρα-
δεκτέα τὰ ὄργανα, ὁ τρόπος τῆς προσαγωγῆς τῶν βοηθημάτων, ὅτι ἐξ ἄλλων ἄλλα καταλαμβάνεται. ὅτι, τῶν αὐτῶν
περιστάντων, τὰ αὐτὰ ποιητέον. τὸ, διὰ προσθέσεων καὶ
ἀφαιρέσεων τὴν ὑγείαν τηρεῖσθαι, καὶ τὰς νόσους θερα-
πεύεσθαι. τὸ, δεῖν ἐκκλίνειν τὴν τῶν βλαπτόντων χρῆσιν
πρός τε ὑγείας τήρησιν καὶ νόσων ἀπαλλαγήν. τὸ, τὴν πεῖραν δυνατὴν καὶ χρήσιμον εἶναι πρὸς τὴν κατάληψιν τῆς
προσαγουμένης ὕλης. τρόφιμα γὰρ καὶ ἄτροφα καὶ καθαρ-
τικὰ καὶ φθαρτικὰ πείρᾳ κατείληπται.

Κεφ. ή. Ἐπὶ τούτῳ τῷ κοινῷ οἱ μὲν Ἐμπειρικοὶ με-
μενήκασιν, οὐ μόνον τὰς δυνάμεις, ἀλλὰ καὶ τὰ συμφέροντα

fpiciamus etiam fectas, nt faniori adhaereamus. Verum
neceffarium eft communia fectarum et nniuscujusque
propria primum exponere, deinde ordine judicium de
iis pronunciare. Sunt igitur communia trium fectarum
haec, quod utilia quae apparent praecepta, analogismus,
obfervatio, hiftoria, ad fimilia transitus, quod hiftoria fine delectu, non recipienda inftrumenta, modus
praefidii adhibendi: quod ex aliis alia comprehenduntur: quod, eisdem remanentibus, eadem fieri debent: quod fanitas fervatur ex appofitione et ablatione, et morbi curantur: quod oportet noxiorum ufum
declinare, tum ad fanitatis tuitionem, tum ad morborum folutionem: item quod experientia potens utilisque fit ad materiae, quae adhibetur, comprehenfionem:
nutritoria enim funt et non nutritoria: purgantia et
corrumpentia experientia percepta funt.

Cap. VIII. In hoc communi Empirici fane confiftunt, qui non modo vires, fed etiam quae conducunt,

ΠΕΡΙ ΑΡΙΣΤΗΣ ΑΙΡΕΣΕΩΣ. 119

Ed. Chart. II. [303. 304.]　　　　　Ed. Baf. I. (18.)

σπείρῳ εὑρῆσϑαι λέγοντες. οἱ δὲ Μεϑοδικοὶ ἐπὶ κοινῷ τῷ
προειρημένῳ λέγουσί τι διαφέρον παρὰ τοὺς Ἐμπειρικούς.
φασὶ γὰρ, πλὴν τοῦ τὰς δυνάμεις τῶν προσφερομένων ἐκμα-
ϑεῖν, ἕτερον οὐδὲν χρήσιμον ἐκ τῆς πείρας περιγίνεσϑαι.
οὐδὲν γὰρ, τῶν συμφερόντων αὐτῶν ἐκ τηρήσεως δύναται
λαμβάνεσϑαι ἁπλῶς, τῶν συμφερόντων ἀπό τινων φαινομένων τετηρημένων. οἱ δὲ Λογικοὶ μέσοι τούτων κεχωρήκασιν.
οὕτω γὰρ πάντα τὰ συμφέροντα ἐκ τηρήσεώς φασι λαμβάνεσϑαι, ὡς λέγουσιν οἱ Ἐμπειρικοὶ, οὐ μὴν οὐδ᾽ ἐκ τῆς
ἐνδείξεως εὑρίσκεσϑαι, ὡς οἴονται οἱ Μεϑοδικοὶ, ἀλλ᾽ ἃ
μὲν ἐκ τηρήσεως εὑρίσκεσϑαι, ὡς τὰ ϑανάσιμα καὶ ἰοβόλα,
ἃ δ᾽ ἐξ ἐνδείξεως, ἐφ᾽ ὧν τὰ αἴτια εὑρίσκεται. ὁμογνωμονοῦσι τοίνυν οἱ Μεϑοδικοὶ τοῖς Λογικοῖς, καϑ᾽ ὅσον οἴονται
ἐξ ἐνδείξεως τὸ συμφέρον λαμβάνεσϑαι· ἡ δὲ ἀπὸ διαφερόντων,
διαφωνοῦσιν. [304] οἱ μὲν γὰρ Μεϑοδικοὶ ἀπὸ φαινομένων
τινῶν ἐνδεικνύμενα οἴονται τὰ συμφέροντα λαμβάνεσϑαι· οἱ
δὲ Λογικοὶ, ἀπὸ φαινομένων μὲν οὐδαμῶς, ἀπὸ δὲ κεκριμ-

experientia inveniri dicant. Methodici autem ad commune praedictum diverfum quid ab Empiricis afferunt:
quippe dicunt, praeterquam quod vires eorum, quae adhibentur, ediscas, aliud nihil utile ab experientia pro-
venire. Nihil enim ex remediorum ipforum obfervatione fumi poteft abfolute, quum remedia ex quibusdam
apparentibus fint obfervata. Rationales inter hos medii
incedunt: ita enim omnia, quae conducunt, ex obfervatione accipi dicunt, quemadmodum Empirici affirmant,
non tamen ex indicatione inveniri, ut Methodici putant,
fed alia ex obfervatione reperiri, ut lethalia et virus
jaculantia, alia ex indicatione, in quibus caufae inveniuntur. Confentiunt igitur Methodici Rationalibus, quatenus ex indicatione id, quod conducit, fumi arbitrantur:
quatenus autem a diverfis, diffentiunt. Etenim Methodici ea, quae conferunt, ab apparentibus quibusdam indi-
cata defumi arbitrantur: Rationales vero ab apparentibus quidem nequaquam, verum ab occultis. Quia enim a

μένων. ἐπεὶ γὰρ ἀπὸ αἰτίων τὰς ἐνδείξεις ἀξιοῦσι γίνεσθαι,
τὰ δ᾽ αἴτια, ἢ αἰτιά ἐστιν, οὐ φαίνεται, δῆλον ὡς οὐκ
ἀπὸ φαινομένων αὐτοῖς αἱ ἐνδείξεις γένοιντ᾽ ἂν, ὁδηγεῖν
τέ φασι τὰ φαινόμενα πρὸς τὴν τῶν ἐπιδείκνυσθαι δυναμένων κατάληψιν. κατ᾽ αὐτὸ οὖν πάλιν συμφωνοῦσιν οἱ
Ἐμπειρικοὶ τοῖς Λογικοῖς, ἀπὸ μηδενὸς φαινομένου τοῦ
συμφέροντος ἔνδειξιν γίγνεσθαι λέγοντες. ἕτερον δὲ κοινὸν
τοῦτο καὶ ὁμολογούμενον ἅπασιν ἰατροῖς, τὸ τὰ φαινόμενα
εὔχρηστα εἶναι. οἱ μὲν Ἐμπειρικοὶ ἐπὶ τὸ τηρῆσαι τὰ ἐπὶ τοῖς
φαινομένοις φασὶν εὔχρηστα ὑπάρχειν τὰ φαινόμενα, διὰ τὸ
εἶναι τήρησιν ἐπί τισιν αὐτῶν, καὶ ὅτι ἐστὶν ἐξ αὐτῶν τὰ
ἐνδείκνυσθαι δυνάμενα καταλαβεῖν. οἱ δὲ Μεθοδικοὶ ὡς
ὄντα συμφέροντα τὰ φαινόμενα εὔχρηστα εἶναί φασιν. πάλιν
ἐνταῦθα κοινὸν μὲν Ἐμπειρικοῖς καὶ Μεθοδικοῖς, τὸ μὴ κεκρυμμένον ἐκ τῶν φαινομένων καταλαμβάνεσθαι, ἀφ᾽ οὗ
τὴν ἔνδειξιν τῶν συμφερόντων γίγνεσθαι. τῶν δ᾽ Ἐμπειρικῶν πρὸς τοὺς Λογικοὺς κοινόν ἐστι τὸ ἐπὶ τοῖς
φαινομένοις τὰ συμφέροντα τηρεῖν. τοῖς δὲ Λογικοῖς καὶ

caufis indicationes fieri cenfent, caufae autem, quatenus
canfae funt, non apparent, conflat indicationes non ex
apparentibus ipfis fieri poffe: deducereque ajunt apparentia ad eorum, quae judicari poffunt, comprehenfionem. Hac igitur ratione rurfus Empirici cum Rationalibus confentiunt, a nullo apparente ejus, quod conducit,
indicationem fieri affirmantes. Aliud autem commune
hoc etiam omnibus medicis in confeffo, nempe, quae apparent, effe utilia. Empirici autem ad obfervandum ea,
quae in apparentibus funt, commoda effe pronunciant,
eo quod obfervatio ipforum in quibusdam exiftit: item
quod licet ex ipfis ea, quae auxilium indicare poffunt,
comprehendere. Methodici tanquam conferentia ea, quae
apparent, utilia effe tradunt. Rurfus hic commune fane
Empiricis et Methodicis, occultum non ex apparentibus
comprehendi, a quo conducentium auxiliorum fiat indicatio. At Empiricis cum Rationalibus commune eft, quod
in apparentibus auxilia obfervant: Rationalibus autem et

Ed. Chart. II. [304.]   Ed. Baf. I. (18.)

Μεθοδικοῖς κοινὸν τὸ ἐπὶ τοῖς φαινομένοις χρήσιμα καταλαμβάνεσθαι. οἱ μὲν οὖν Μεθοδικοὶ αὐτό φασι τὸ συμφέρον ἐκ τῶν φαινομένων καταλαμβάνεσθαι, οἱ δὲ Λογικοὶ
τὰ ἐιδε.κνυσθαι τὸ συμφέρον δυνάμενα ἐκ τῶν φαινομένων
φασὶν εὑρίσκεσθαι, συμφέρον δὲ μηδέν. πρὸς δὲ τοὺς οἰομένους ἐκ τῶν προδήλων αἰτιῶν συμφέρον εὑρίσκεσθαί τι,
ὡς ἐπὶ τοῦ σκόλοπος, ῥητέον, ὅτι οὐχ ὡς ἀπὸ τῶν φαινομένων,
ἀλλ᾽ ὡς ἀπὸ αἰτιῶν εὑρίσκεσθαι τὸ συμφέρον ἐπὶ τούτων.
τὸ δ᾽ αἴτιον, ἢ αἴτιόν ἐστιν, οὐ φαίνεται, ἀλλ᾽ ἐκ τῶν
συμπτωμάτων καταλαμβάνεται. ἐὰν γοῦν τῇ ἐπιφανείᾳ
προσκείμενον ψαμμίον ἢ σκολόπιον μὴ λυπῇ, μηδ᾽ εἰς
αἴσθησιν ἡμᾶς ἄγῃ, οὐ καταλαμβάνομεν. οὐ γάρ ἐστιν
αἴτιόν τινος ὅ τι δὴ ποιοῦν. ὅ τι μέν ἐστιν αἴτιον, φαίνεται ὡς αἴτιον. τὰ γὰρ πρός τί πως ἔχοντα, καθ᾽ ὃ πρός
τί πως ἔχει, οὐ φαίνονται· αὐτὰ δὲ τὰ πρός τι φαίνεται,
οἷον πατὴρ, δοῦλος, ἀδελφὸς, καὶ τὰ τοιαῦτα, αὐτὰ μὲν
ἕκαστα φαίνεται, αἱ δὲ πρὸς ἕτερα σχέσεις αὐτῶν οὐ φαίνονται.

Methodicis commune in apparentibus utilia comprehendi.
Itaque Methodici id dicunt, auxilium ex apparentibus
comprehendi. Rationales vero ea, quae auxilium indicare poſſunt, ex apparentibus inveniri affirmant, praeſidium autem nullum. Ad eos porro, qui ex manifeſtis-
cauſis praeſidium quoddam inveniri opinantur, ut in
aculeo, dicendum eſt auxilium, non tanquam ab apparentibus, ſed tanquam ex cauſis in his inveniri; at cauſa.
qua cauſa eſt, non apparet, ſed ex ſymptomatis comprehenditur. Si igitur cuti adhaerens arena aut aculeus
non infeſtet, neque in ſenſum nos perducat, non percipimus. Cauſa enim alicujus non eſt quodlibet efficiens,
ſed quod, cauſa quum ſit, apparet ut cauſa. Nam quae
ad aliquid quodammodo ſpectant, quatenus ad aliquid
quodam pacto ſpectant, non apparent: ipſa autem,
quae ad aliquid referuntur, apparent, ut pater, ſervus,
frater, atque hujusmodi: ſingulaque ea apparent, habitus autem ipſorum ad alia non apparet.

Κεφ. θ'. Ἐπεὶ τοίνυν τά τε κριτήρια παραδεδώκαμεν
τῶν λόγων, καὶ τὰ κοινὰ καὶ ἴδια τῶν αἱρέσεων ἐπεληλύ-
θαμεν, ἑξῆς ἀναγκαῖον ἂν εἴη τὴν ἐπίκρισιν ἑκάστης τῶν
αἱρέσεων ποιήσασθαι, ἔπειθ᾽ οὕτως τῇ ὑγιεῖ δόξῃ προσθέ-
σθαι. οἱ μὲν οὖν Ἐμπειρικοὶ καὶ Μεθοδικοὶ ἀντιλέγοντες
τοῖς Λογικοῖς ἄχρηστόν φασιν εἶναι τὴν τῶν κεκρυμμένων
κατάληψιν· μηδὲν γὰρ ἀπὸ κεκρυμμένων χρήσιμον εὑρίσκεσθαι. πρὸς τοῦτο δὲ ἀπαντῶσιν οἱ Λογικοὶ ἰδίως πρὸς ἑκατέραν αἵρεσιν· καὶ πρῶτόν γε πρὸς τους Ἐμπειρικοὺς φασιν,
ὅτι οὐκ ἐπαρκεῖ τὰ φαινόμενα πρὸς τὸ τηρῆσαι ἐπ᾽ αὐτοῖς
τὰ συμφέροντα· χρεία γὰρ καὶ τῶν κεκρυμμένων· ἀπὸ γὰρ
τούτων αἱ τῶν συμφερόντων ἐνδείξεις γίνονται. τεκμήριον
δέ, (αὐτοὶ γὰρ ὑμεῖς οὐκ ἐπὶ πᾶσι τοῖς φαινομένοις τηρεῖτε,
ἀλλ᾽ ἐπί τισιν) ὡς ἂν πλέον τι ἐχόντων τῶν φαινομένων,
ἐφ᾽ οἷς τηρεῖν χρὴ, ὃ οὐ φαίνεται.   [305] εἰ δὲ τοῦτο,
εὔχρηστα ἂν εἴη τὰ κεκρυμμένα. τὰ οὖν φαινόμενα, ἤτοι
ὡς φαινόμενα πρὸς εὕρεσιν τῶν συμφερόντων λαμβάνεται
καὶ πάντα ἔσται χρήσιμα, ἢ οὔ. τὸ μὲν οὖν πάντα λέγειν

Cap. IX. Quum igitur judicatoria ſermonum inſtrumenta tradiderimus, et communia et propria ſecta-
rum perſecuti, neceſſarium deinceps fqerit uniuscujusque ſectae dijudicationem moliri, deinde ita ſanae opinioni adhaerere. Empirici ſane et Methodici Rationalibus
contradicentes inutilem eſſe abditorum comprehenſionem
aſſerunt: nihil enim ex occultis utile inveniri. Ad hoc
Rationales utrique privatim ſectae reſpondent: ac primum ad Empiricos inquiunt, apparentia auxiliis ipſis
inquirendis non ſufficiunt, quippe et occultorum uſus
eſt. Nam ab his auxiliorum indicationes ſiunt, indicium
vero (vos enim ipſi non in omnibus apparentibus, ſed
in quibusdam obſervatis) tanquam amplius quiddam
quam apparentia habeant, ob quae obſervare convenit,
quod non apparet: ſin autem hoc, certe abdita erunt
utilia: quae igitur apparent, vel tanquam apparentia ad
auxiliorum inventionem capiuntur, etiam omnia erunt
utilia, vel non. Dicere igitur, omnia eſſe utilia, perſua-

χρήσιμα εἶναι, ἀπίθανον. εἰ δὲ μὴ πάντα ἐστὶ χρήσιμα,
ἀνάγκη τοῦ φαίνεσθαι πλέον τι τὰ χρήσιμα ἔχειν, ὅπερ οὐκ
αἰσθήσεώς ἐστι καταλαμβάνειν, ἀλλὰ λόγου. τῷ δὲ λόγῳ τὰ
κεκρυμμένα καταλαμβάνεται, χρήσιμος ἄρα λόγος, καὶ τὰ κεκρυμμένα. εἰ γὰρ τὰ φαινόμενα, ᾗ φαινόμενά ἐστι, μὴ διαφέρει ἀλλήλοιν δηλονότι, ἢ ὁμοίως ἅπαντα προς τήρησιν, ὃ καὶ
ἐφ᾽ ἑαυτοῖς, χρησιμεύει, ὥστε καὶ ἐπὶ τοῖς ἐλαχίστοις, τοῖς τε
παρεληλυθόσι καὶ τοῖς ἐνεστῶσιν εἴη ἄν, εἰ τοῦτο ἀδύνατον.
πῶς γὰρ ἂν ἐπὶ τῇ στρωμνῇ, καὶ τῇ κλίνῃ, ἐφ᾽ ᾗ κα-
τεκλίθη ὁ νοσῶν, καὶ τοῖς ὁμοίοις, τήρησίς τις; φανερὸν
οὖν, ὡς οὐκ ἐπὶ τοῖς φαινομένοις, ὡς φαινόμενά ἐστιν, ἡ
τήρησις γίγνεται. ὁμοίως γὰρ ἂν ἐπὶ πᾶσιν (19) ἐγίνετο,
ἀλλ᾽ ἐφ᾽ ἑτέρῳ τινὶ, ὃ οὐ φαίνεται. εἰ δὲ τοῦτο, χρήσιμα
ἂν εἴη τὰ κεκρυμμένα. ἀλλὰ καὶ πόθεν, φασὶ, καταλαμβάνεται, ὅτι ἐπὶ μὲν τοῖσδέ τισι τοῖς φαινομένοις δυνατόν
ἐστι τηρεῖν, ἐπὶ δὲ τοῖσδ᾽ οὐκ ἔτι; οὐ ῥᾴδιον γὰρ τοῦτο ἀπ᾽
αὐτῶν τῶν φαινομένων, καθ᾽ ὅσον φαίνεται, ἐστὶν εἰδέναι.
πάντες γὰρ ἂν ἐγίνωσκον καὶ οἱ ἰδιῶται, ἐφ᾽ οἷς φαινομένοις

deri non poteft: fi autem omnia non funt utilia, necefIe eft
utilia amplius quid obtinere, quam quod apparent, quod
non fenfus eft comprehendere, fed rationis: ratione vero
abdita comprehenduntur; utilis igitur ratio eft fimul et abdita. Si enim apparentia, quatenus apparentia funt, invicem non differunt, nimirum vel fimiliter omnia ad obfervationem conducunt, quantum in ipfis eft, quare
et in minimis tum praeteritis tum praefentibus erunt,
fi hoc eft impoffibile. Quomodo enim de ftrato lectoque,
in quo decumbit aeger, et fimilibus aliquis obferva-
ret? Conftat igitur, non in apparentibus, ut apparentia
funt, obfervationem fieri (fimiliter enim in omnibus fieret), fed in alio quodam, quod non apparet; quod fi
hoc eft, utilia erunt abdita. Sed unde, inquiunt, comprehenduntur? quoniam in aliis quibusdam apparentibus
obfervare licet, in aliis non item: quippe haud facile
hoc eft fcire in ipfis apparentibus, quatenus apparent.
Nam omnes cognofcerent etiam id idiotae, in quibus appa-

χρὴ τὴν τήρησιν ποιεῖσθαι, καὶ οὐδὲν διέφερεν ὑμῶν ἡ ἐμ-
πειρία τῆς τῶν ἰδιωτῶν ἀπειρίας. εἰ δὲ μὴ προσπίπτει πᾶσιν, ἐφ᾽ οἷς φαινομένοις δεῖ τας τηρήσεις ποιῆσαι, μονοις
δὲ τοῖς τεχνίταις καταληπτόν ἐστι τοῦτο, τὰ συμφέροντα
ἐπὶ τοῖς φαινομένοις, οὐχ ὡς φαινόμενά ἐστι, τηρεῖται. ὅτι
γὰρ τόδε μὲν τὸ φαινόμενον, ἐφ᾽ οὗ τηρεῖν ἐστι, τόδε οὐκ
ἔτι φαίνεται, ἀλλὰ κέκρυπται. χρήσιμον δὲ πάνυ ἐστὶ τοῦτο
εἰδέναι, διόπερ χρήσιμά ἐστι τὰ κεκρυμμένα. πρὸς δὲ τοῖς
εἰρημένοις, ἐπειδήπερ οἱ Ἐμπειρικοὶ λέγουσιν ἐπὶ τοῖσδε
τοῖς προγεγενημένοις καὶ τοῖσδε τοῖς ἐνεστῶσι δεῖν τὰς
τηρήσεις ποιεῖσθαι. διὰ τοῦτο γάρ τοι καὶ πολυπραγμονοῦσι
τὰ παρεληλυθότα. ἄπειρα δέ ἐστι καὶ τὰ παρόντα, ἐπ᾽
ἀπείροις δὲ τηρεῖν οὐ δυνατόν, δηλονότι ἀδύνατον ἂν εἴη ἡ
τοιαύτη τήρησις. πρὸς δὲ τους Μεθοδικους τὰ φαινόμενα
ἐνδεικτικὰ τῶν συμφερόντων εἶναι οἰομένους ταῦτα λέγουσιν
οἱ Λογικοί. τὰ φαινόμενα ἐξ ἑαυτῶν ἐστι καταληπτά, καὶ
τοῖς ἰδιώταις οὖν φανεῖται. ἐπειδὴ δὲ καὶ ἐνδείκνυνται αἱ
κοινότητες, συμπροσπίπτει δὲ τοῖς ἐνδεικνυμένοις τὰ ἐξ

rentibus obſervationem liceat moliri, ac nihil veſtra experientia ab idiotarum imperitia differret. Si autem non
obvium eſt omnibus, in quibus apparentibus obſervationes moliri oportet, ſolis autem artificibus id percipitur,
auxilia in apparentibus non ut apparentia ſunt obſervan-
tur; quoniam enim aliud apparet, de quo obſervare licet,
aliud non amplius apparet, ſed abditum eſt. Verum hoc
admodum utile ſcire eſt, cur utilia ſint abdita. Praeter
commemorata autem qnum Empirici dicant in his praeteritis et illis praeſentibus obſervationes fieri oportere
(idcirco enim et praeterita ſtudioſe perſcrutantur, infinita
porro ſunt etiam praeſentia, de infinitis autem obſervare
non licet), conſtat hujusmodi obſervationem fieri non
poſſe. At contra Methodicos, qui apparentia auxiliorum
indicatoria eſſe opinantur, Rationales haec adferunt.
Apparentia ex ſeipsis comprehendi poſſunt, ac idiotis
igitur apparebunt: quoniam vero communitates etiam
indicant, coincidunt autem cum iis, quae indicant illa,

Ed. Chart. II. [3o5.]   Ed. Baf. I. (19.)

αὐτῶν λαμβανομενα, δηλονότι τοῖς ἰδιώταις ἐνδείξονται αἱ κοινότητες, καὶ οὐδὲν τῶν ἰδιωτῶν διοίσετε. ὅτι δ᾽ ἀπὸ τῶν παθῶν ἡ ἔνδειξις τῶν συμφερόντων οὐ γίγνεται, δια τούτων ἐστὶν
ἐπιδεῖξαι. τοῦ αὐτοῦ πάθους, οἷον φλεγμονῆς περὶ διαφέ-
ροντας τόπους ὑπαρχούσης, οἷον περὶ ὀφθαλμοὺς, ἢ ἧπαρ,
ἢ στόμαχον, οὐ τῆς αὐτῆς θεραπείας, ἀλλὰ διαφόρων δέονται. ὀφθαλμῷ μὲν γὰρ φλεγμαίνοντι ὅπιόν ἐστι κατ᾽ ἄλληλα, στομάχῳ δὲ καὶ ἥπατι ἄλλο τι. τὸ δ᾽ ἔλαιον τῷ
ὀφθαλμῷ κακωτικὸν, τὰ δ᾽ ἄλλα μέρη φλεγμαίνοντα παρη-
γορεῖ. δῆλον οὖν, ὅτι οὐκ ἀπὸ τῶν παθῶν συμφέροντα
λαμβάνεται. τὸ γὰρ αὐτὸ ἐπὶ πάντων παρελαμβάνετο ἂν
βοήθημα, τοῦ αὐτοῦ πάθους ὄντος, εἴπερ τὸ πάθος ἐνδεικτικὸν ἐγίνετο τῶν συμφερόντων. ἔστι δὲ καὶ οὕτως
ἀνασκευάσαι τὸ ἀρέσκον τῷ Μεθοδικῷ· τοῦ αὐτοῦ πάθους
περὶ τὸν αὐτὸν ὄντος τόπον, περὶ τὴν διαφορὰν τῆς αἰτίας
διαφόρου θεραπείας οἱ ἄνθρωποι δέονται, οἷον ἐπὶ ἰσχου-
ρίας. ἐὰν μὲν γὰρ ᾖ λίθος, λιθοτόμῳ χρώμεθα· ἐὰν δὲ
πλῆθος οὔρου, καθετῆρι· ἐὰν δὲ φλεγμονη, καταπλάσματι

quae ex ipfis capiuntur, nimirum idiotis communitates
indicabunt, ac nihil ab idiotis differetis. Quod autem
ab affectibus indicatio auxiliorum non fit, hinc eft oftendere. Eodem affectu, nempe inflammatione, in diverfis
locis fubfiftente, ut circa oculum, aut jecur, aut ftoma-
chum, non eadem curatione, fed diverfis indigent.
Oculo enim inflammationem experienti opium eft con-
gruens, ftomacho autem et hepati aliud quippiam.
Oleum oculo noxium, alias partes inflammatas mitigat.
Manifeftum igitur eft, non ab affectibus auxilia fumi: nam
idem in omnibus affumeretur praefidium, quum idem effet affectus, fi is conferentium effet indicativus. Licet
igitur ita aftruere, quod Methodico placet. In affectu
circa eundem exiftente locum, ob caufae diverfitatem,
curatione diverfa homines indigent: ut in urinae retentione: fi etenim calculus fit, fcalpello inciforio utimur;
fi urinae fcopia, injecto clyftere, qui catheter dicitur;
fin inflammatio, cataplasmate. At fi ab affectibus indi-

Ed. Chart. II. [306.]   Ed. Baf. I. (19.)

[306] εἰ δ᾽ ἀπὸ τῶν παθῶν αἱ ἐνδείξεις τῶν συμφερόντων
ἐγίνοντο, ἑνὸς ὑποκειμένου πάθους, μία ἂν καὶ ἡ αὐτὴ
θεραπεία παρελαμβάνετο. οὐ παραλαμβάνεται δὲ μία θεραπεία τοῦ αὐτοῦ πάθους ὑποκειμένου, οὐκ ἄρα ἀπὸ τῶν
παθῶν αἱ ἐνδείξεις τῶν συμφερόντων γίνονται.

Κεφ. ί. Τούτων δὲ κεφαλαιῶδες τῶν νῦν ἐκτεθέν-
των, χρήσιμον ἂν εἴη ὑπογράψαι, τί ἐστιν ἔνδειξις, καὶ πῶς
ἀπὸ ἐνδείξεως τὸ χρήσιμον καταλαμβάνεται· καὶ τί τήρησις,
καὶ ὅπως ἀπὸ τηρήσεως τὰ χρήσιμα τηρεῖται· καὶ τί ἀναλογισμός, καὶ ὅπως ἀπὸ αὐτοῦ τὸ χρήσιμον καταλαμβάνεται. ὥσπερ τοίνυν τῶν φαινομένων τὰ μὲν ἐξ ἑαυτῶν εἰσι
καταληπτὰ, οἷον τὸ λευκὸν καὶ τὸ μέλαν· τὰ δὲ τῇ συμπαρατηρήσει καταλαμβάνεται, ὡς τὰ διὰ σημείων γιγνωσκό-
μενα· οὕτω καὶ τὰ συμφέροντα μὲν ἐνδείξει καταλαμβάνεται.
συμπροσπίπτει γὰρ τοῖς ἐνδεικνυμένοις τὰ συμφέροντα, καὶ
οὐδενὸς λογισμοῦ χρείαν᾽ ἔχει. διὰ τοῦτο γάρ τοι καὶ τὰ
ἄλογα τῶν ζώων ἀπὸ ἐγκαύσεως καὶ κρύους καὶ ἁπλῶς ἀπὸ
πάντων βλάπτειν πεφυκότων ἀναχωρεῖ, συμπροσπίπτοντος

cationes remediorum fierent, uno affligente affectu, una
et eadem curatio affumeretur: non affumitur autem una
enratio, eodem fubfiftente affectu; non igitur ab affectibus
remediorum indicationes fiunt.

    Cap. X. Porro, his nunc fummatim expofitis,
non abs re fuerit, quid fit indicatio, et quomodo ab
indicatione utilitas desumitur: item quid obfervatio,
et quomodo ab obfervatione utilitas petitur: item quid
analogismus, et quomodo ab eo utile comprehenditur, explicare. Quemadmodum igitur apparentium
quaedam ex feipfis comprehenduntur, ut album et
nigrum: alia obfervatione percipiuntur, ut quae per
figna cognofcuntur: ita fane et praefidia indicatione comprehenduntur, quippe auxilia cum iis, quae indicant,
coincidunt, ac nullius ratiocinationis ufum babent. Idcirco et animalia irrationalia ab aeftu, frigore, et fummatim omnibus nocere natis recedunt, ad id, quod condu-

ΠΕΡΙ ΑΡΙΣΤΗΣ ΑΙΡΕΣΕΩΣ. 127

Ed. Chart. II. [306.]　　　　　　　　　　Ed. Baf. I. (19.)

δηλονότι τοῦ συμφέροντος. καὶ ἐπὶ σκόλοπος ἐμπεπηγότος,
ἢ ἄλλου τινός, οὐδεὶς κατὰ λογισμὸν τὴν αἵρεσιν ποιεῖται.
ὅπερ οὖν ἐπὶ τῶν ἐναργῶς συγκατατεθέντων, πᾶσιν γὰρ
ὑπερβαίνουσιν ἔνδειξιν ἡ διάνοια ἡμῶν συγκατατίθεται τῷ
ἐναργεῖ, τοῦτο καὶ ἐπὶ τῶν ἐξ ἐνδείξεως καταλαμβανομένων
γίγνεται. σώζεται οὖν ἀναλογία τις τῇ ἐνδείξει πρὸς τὰ
φαινόμενα καὶ τὰ ἐναργῆ. ὅταν γὰρ τοῖς βλάπτουσι συμ-
πίπτῃ τὸ συμφέρον, τότε οὔτε παρατηρήσει, οὔτε λογισμῷ
χρώμεθα· αὐτὰ γὰρ τὰ βλάπτοντα ἐνδείκνυται τὸ συμφέρον. ἡ δὲ τήρησις ἀναλογίαν τινὰ ἔχει πρὸς τὰ διὰ σημείων
καταλαμβανόμενα. ὡς γὰρ ἐκεῖ τῇ συμπαρατηρήσει καταλαμβάνεσθαι λέγομεν, οὕτω κἀνταῦθα τοῦ συμφέροντος ἡ
τήρησις γίγνεται. ἐπὶ γάρ τισι πλειστάκις κατὰ τὸ αὐτὸ
ἀπηντηκόσιν, ἄνευ τῆς καταλήψεως τῶν ποιούντων αἰτίαν,
ἡ τοῦ συμφέροντος τήρησις γίγνεται, ὡς ἐπὶ αἱμωδίας ἡ ἀνδράχνη. οὔτε γὰρ τὸ συνεκτικὸν αἴτιον ἐνταῦθά γε δηλοῖ,
οὔτε λογισμῷ τινι τὸ συμφέρον εὕρηται ἐπὶ τῶν ὑοσκύαμον
εἰληφότων, ἤ τι τοιοῦτον δηλητήριον προσενεγκαμένων, κα-

cit, nimirum inclinantia, ac in aculeo infixo, aut alio
quodam, nullus ex ratiocinatione molitur extractionem.
Quod itaque in iis, quae evidenter approbata funt (omnibus enim demonftrationem excedentibus intellectus nofter
ipfa evidentia affentit), hoc etiam in iis, quae ex indicatione
capiuntur, confit. Itaque fervatur proportio quaedam indicationi ad apparentia evidentiaque. Quum enim noxiis
utile coincidit, tunc neque obfervatione neque ratiocinatione utimur: ipfa enim noxia id, quod conducit, indicant. At
obfervatio proportionem quandam obtinet cum iis, quae
per figna comprehenduntur. Nam in quibusdam faepe
circa idem occurrentibus fine efficientium comprehenfu.
caufarum ejus, quod conducit, obfervatio efficitur, ut
in dentium ftupore portulaca. Neque enim caufa conjuncta hic indicat, neque enim ratiocinatione quadam remedium inventum eft in iis, qui quum hyoscyamum af-
fumpferunt, aut hujusmodi aliquid deleterium: per initia

Ed. Chart. II. [306.]   Ed. Bas. I. (19.)

ταρχὰς μὲν ἡ θεραπεία ἔκ τε τοῦ αἰτίου καὶ τοῦ τόπου
παραλαμβάνεται, ἀπορίᾳ δὲ τοῦ αἰτίου ὕστερον ἤδη τοῖς
τετηρημένοις χρώμεθα. τὸν μὲν γὰρ ἔμετον ἐν ἀρχῇ παραλαμβάνομεν, τοῦ αἰτίου ἐνδεικνυμένου τὴν προαίρεσιν αὐτοῦ,
καὶ τοῦ τόπου τὸν τρόπον τῆς προαιρέσεως ἐπιλαμβάνοντος.
ὕστερον δὲ δὴ ἀγνοοῦντες τὴν αἰτίαν, τοῖς τετηρημένοις,
οἴνῳ καὶ γάλακτι χρώμεθα. ἀναλογισμῷ δὲ τὸ χρήσιμον καταλαμβάνεται, ὅταν ἀγνοῆται μὲν ἡ αἰτία. τήρησίς τε μη-
δεμία ὑπάρχῃ, ὁμοιότατον δ᾽ ἐκ τῶν συμπτωμάτων ᾖ. ἐπὶ
γὰρ τῶν τοιούτων ἀπὸ μὲν ἐνδείξεως τὸ χρήσιμον ληφθῆναι
οὐ δύναται, ἀγνοεῖται γὰρ τὸ αἴτιον· τηρήσεως δὲ οὐδεμιᾶς
γεγενημένης, ἀναγκαζόμεθα τῇ ὁμοιότητι τῶν συμπτωμάτων
προσέχοντες μεταβαίνειν ἐπὶ τὸ ὅμοιον. ὑπὸ γὰρ αἱμόρρου
τινὸς δηχθέντος, ἔπειτα αἱμορραγοῦντος, τὴν αἰτίαν, καθ᾽ ἣν
τοῦτο πάσχει, μὴ εἰδότες, μηδὲ τετηρηκότες, τοῖς πρὸς τὰς ἐκ
διαιρέσεως αἱμορραγίας ποιοῦσι χρώμεθα. κατὰ τοιοῦτον δή
τινα λόγον οἱ Κνιδιακοὶ ἰατροὶ τοὺς ἐν πνεύμονι πύον ἔχοντας θεραπεύειν ἐπειρῶντο, τῇ τοῦ ὁμοίου μεταβάσει χρώμενοι.

fane curatio ex cauſa et loco aſſumitur, inopia vero cauſae poſtea jam obſervatis utimur.   Etenim vomitum per
initia adhibemus, cauſa voluntatem ipſius indicante et
loco voluntatis modum aſſumente; poſtea vero jam ignorantes cauſam, obſervatis vino et lacte utimur.   Ex collectione autem rationum, quem analogiſmum dicunt, utile deprehenditur, cum cauſa quidem ignoratur, obſervatio ne una quidem eſt, ſimillimum autem ex ſymptomatis eſt: nam in hujusmodi ab indicatione utile capi non
poteſt, quippe cauſa ignoratur: obſervationeque nulla
facta, ſymptomatum ſimilitudini attendentes, ad ſimile digredi cogimur.   Nam ab haemorrho ſi quis ſit morſus,
deinde ſanguis fundatur, cauſam, ex qua ita afficitur, ubi
ignoremus, neque obſervaverimus, iis, quae ad ſanguinis
profuſionem ex vulnere faciunt, utimur.   Hac ſane ratione etiam Cnidiaci medici eos, qui in pulmone pus
habebant, curare conabantur, ad ſimile tranſitu utentes.

[307] ἐπεὶ γὰρ πᾶν τὸ ἐν πνεύμονι ὑπάρχον διὰ βηχὸς ἀναφέρεται, ἐξέλκοντες τὴν γλῶτταν, ἐνίεσάν τι εἰς τὴν ἀρτηρίαν ὑγρὸν τὸ σφοδρὰν βῆχα κινῆσαι δυνάμενον, ἵνα διὰ τῆς ὁμοιότητος τοῦ συμπτώματος ἀνενεχϑῇ τὸ πύον. ὁ γοῦν ἀναλογισμὸς γίνεται ἐπὶ τῇ τοῦ ὁμοίου μεταβάσει. ἀναλογιζόμενοὶ γὰρ μεταβαίνομεν απο τῶν ὁμοίων εἰς τὰ ὅμοια. οἱ δ᾽ Ἐμπειρικοὶ ἑτέρως, καὶ οὐχ ὡς ἡμεῖς τῇ τοῦ ὁμοίου μεταβάσει κέχρηται. φασὶ γὰρ γίγνεσϑαι την τοῦ ὁμοίου μετάβασιν ἀπὸ βοηϑημάτων εἰς βοηϑηματα, ἢ ἀπο παϑῶν ἐπὶ πάϑη. απο μεν βοηϑημάτων ἐπὶ βοηϑήματα, οὕτως. ὅταν γὰρ τὰ αὐτὰ συμπτώματα τοῖς παραλαμβανομένοις προσῇ, τότε την τοῦ ὁμοίου μετάβασιν ποιούμεϑα, ὡς ἀπὸ μηλου ἐπὶ μέσπιλον ἀλλὰ ῥητέον πρὸς αὐτούς, ὅτι ἀδύνατός ἐστιν η τοιαύτη τοῦ ὁμοιου ὑμῖν μετάβασις. πότερον γὰρ λογισμῷ χρώμενοι μεταβαίνετε ἀπὸ τοῦ ὁμοίου ἐπὶ τὸ ὅμοιον, ἢ τηρήσει; εἰ μὲν γαρ τηρήσει, τήρησίς ἐστι το γινόμενον, καὶ γινωσκόμενον, καὶ ουχ ὁμοίου μετάβασις. εἰ δε λογισμῷ, ἐρωτητεον αὐτους, πότερον τῇ πάντων τῶν (20) συμπτω-

Quoniam enim, quicquid in pulmone eft, per tuſſim egeritur, linguam exferentes, liquorem quendam in arteriam indiderunt, qui vehementem movere tuſſim poteſt, ut per ſymptomatis ſimilitudinem pus educatur. Fit itaque analogismus in transitu ad ſimile. Nam rationem ineuntes a ſimilibus ad ſimilia defcendimus. Empirici autem alio modo, quam nos, transitu ad ſimile utuntur. Dicunt enim a ſimili digreſſum. ab auxiliis ad auxilia fieri, aut ab affectibus ad affectus Ab auxiliis fane ad auxilia in hunc modum. Quum. enimea len. ſymptomata iis, quae aſſumuntur, adfuerint, tunc ſimilis transitum molimur, ut a malo ad mespilum. Verum contr eos dicendum eſt, fieri non poſſe ut hujusmodi ſimilis transitum faciatis. Utrum enim ratiocinatione utentes a ſimili ad ſimile transitis? an obfervatione? Si enim obfervatione, obfervatio eſt, quod fit et nofcitur, non ſimilis transitus: fin autem ratiocinatione, rogandi funt, num omnium

Ed. Chart. II. [307.]   Ed. Baf. I. (20.)

μύτων ὁμοιότητι προσέχοντες μεταβαίνουσιν ἀπὸ τοῦ ὁμοίου
ἐπὶ τὸ ὅμοιον, ἤ τινων. εἰ μὲν οὖν τῇ πάντων φήσουσιν,
οὐδὲν εὑρεθήσεται κατὰ πάντων τινὶ ὅμοιον. τὰ γὰρ κατὰ
μηδ᾽ ὁτιοῦν διαφέροντα ἀλλήλων ταῦτά ἐστι, καὶ οἰχ ὅμοια.
εἰ δὲ τῇ τινων συμπτωμάτων ὁμοιότητι φήσουσιν ἀρκεῖσθαι,
πότερον τ.ῖς κατὰ τὸ σχῆμα ἢ χρῶμα ὁμοιότησι, φήσομεν,
προσέχετε, ἢ ταῖς κατὰ σκληρότητα, ἢ μαλακότητα, ἢ μᾶλλον
ταῖς κατὰ γεῦσιν, ἤ κατά τι τοιοῦτον τὴν ὁμοιότητα κρίνετε;
ἂν δ᾽ ἦ τῇ κατὰ γεῦσιν λέγωσιν, ἢ κατ᾽ ἄλλ᾽ ὁτιοῦν,
προδήλως ὁμολογήσουσι τὰ ὠφελοῦντα, καθ᾽ ὅ τι ὠφελεῖ,
κἀταλαμβάνειν. ἐξ οὗ δῆλον, ὡς καὶ τὰ βλάπτοντα, καθ᾽
ὅ τι βλάπτει, ἀναγκασθήσονται ὁμολογεῖν εἰδέναι. τῇ γὰρ
ἐναντιότητι τῇ πρὸς τὰ βλάπτοντα τὰ ὠφελοῦντα ὠφελεῖ.
εἰ τοίνυν τὸ μέσπιλον κατὰ τὸ ἐμφερῆ τῷ μήλῳ τὴν γευ-
στην ἔχειν ποιότητα ἐπὶ τῶν δυσεντερικῶν αἱρεῖται, ἰστέον
ὅτι τῇ κατὰ τὴν γεῦσιν ὠφελεῖ ποιότητι. καὶ ἐπεὶ αὕτη
πρ δῆλός ἐστι στύφουσα, συμπροσπίπτει τῇ καταλήψει
ταύτῃ τὸ ἐναντίας εἶναι ποιότητος ἢ δυνάμεως τὰ βλά-

fymptomat m fimilitudini attendentes, a fimili ad fimile
digrediuntur, an quorundam? Si igitur omnium dicent,
nihil omnibus alicubi fimile invenietur. Quae enim in
nullo invicem differunt, eadem funt, et non fimilia. At fi
aliquorum fymptomatum fimilitudinem abunde effe dicent,
utrum figurae, an coloris fimilitudini, dicemus, attenditis. an duritiei, aut mollitiei, aut potius guftatni odora-
tuique, aut hujusmodi alicujus fimilitudini advertentes
judicabitis? At fi vel guftus fimilitudini dicant, vel alterius
cujusdam, manifefto fatebuntur ea, quae juvant, quatenus
juvant, percipere. Unde conftat, quod etiam noxia, quatenus nocent, fcire fe fateri cogentur. Etenim quae profunt,
contrarietate, quam cum noxiis habent, auxiliantur. Si
igitur mefpilum eo, quod fimilem malo cotoneo in guftu qualitatem obtinet, in dyfentericis affumitur, fcien-
dum eft, qualitate in guftu opitulari: et quia haec palam aftringıt, fimul coincidit comprehenfioni huic, ea,
quae offendunt, contraria effe qualitate, aut facultate.

πτοντα εἰ δὲ καταληπτῇ αἰτίᾳ ὑπεναντιοῦται τὰ βοηθήματα, δῆλον ὅτι καταληπτά ἐστι τὰ κεκρυμμένα, καὶ χρήσιμα γιγνώσκεσθαι.

Κεφ. ιαʹ. Πῶς μὲν οὖν ἀπὸ ἐνδείξεως τὸ χρήσιμον καταλαμβάνεται, εἴρηται. νῦν δε τὰς ὑπογραφὰς ἑκάστου αὐτῶν ἐκθησόμεθα. ἔστι τοίνυν ἔνδειξις ἡ συμπροσπίπτουσα κατάληψις τοῦ ὠφελοῦντος ἅμα τῇ τοῦ βλάπτοντος καταληψει, ἄνευ τηρήσεως ἢ λογισμοῦ. πεῖρα δʹ ἐστὶ τοῦ πλειστάκις ἢ κατὰ τὸ αὐτὸ ἑωραμένου κατάληψις καὶ μνήμη. ἢ οὕτως. ἔνδειξίς ἐστιν, ὅταν καταλαμβανομένοις πράγμασι συμπροςπίπτῃ τὸ συμφέρον ἄνευ ἀποδείξεως καὶ παρατηρήσεως. πεῖρα δʹ ἐστὶν ἡ τοῦ πλειστάκις καὶ κατὰ τὸ αὐτὸ ἑωραμένου τήρησίς τε καὶ μνήμη. ἔστι δὲ τὸ αὐτὸ τήρησις ὅ τι καὶ πεῖρα. ἀναλογισμὸς δʹ ἐστὶ σύγκρισις καὶ κατάληψις αἰτίων ὠφελούντων ὁμοιότησιν. ἑξῆς τοίνυν τὰ ἴδια ἑκάστης αἱρέσεως ἐκθέμενοι, τὴν ἀντίρρησιν πρὸς ἑκάστην αὐτῶν, λέγω δὴ τῶν Ἐμπειρικῶν καὶ Μεθοδικῶν, ποιησόμεθα. [308] ἔστι δὲ ἴδια τῶν Ἐμπειρικῶν ταῦτα· ἡ ἐπὶ ταῖς

Sin autem comprehenfae caufae praefidia adverfantur, clarum eft, abdita comprehendi poffe, et utilia cognofci.

Cap. XI. Quomodo igitur utile ab indicatione comprehenditur, expofitum eft. Nunc autem defcriptiones fingulorum explicabimus. Eft igitur indicatio auxilii comprehenfio una cum noxii perceptione, fine obfervatione vel ratiocinatíone incidens. Experientia porro eft ejus, quod faepe et in eodem vifum eft, comprehenfio et memoria. Vel in eum modum. Indicatio eft, cum id, quod conducit, rebus perceptis coincidit, fine demonftratione et obfervatione. Experientia eft ejus, quod fubinde et in eodem vifum eft, obfervatio et memoria. Eft autem idem obfervatio, quod et experientia. Analogismus autem, *collectio rationum*, eft dijudicatio comprehenfioque caufarum fimilitudine juvantium. Deinceps igitur propria cujusque fectae interpretati, unicuique ipforum, Empiricorum dico et Methodicorum, contradicemus. Sunt autem propria Empiricorum haec: concurrentium fymptomatum, quae

132   ΓΑΛΗΝΟΥ ΠΡΟΣ ΘΡΑΣΥΒΟΥΛΟΝ

Ed. Chart. II. [3o8.]   Ed. Baf. I. (2o.)

συνδρομαῖς τήρησις τῶν ὠφελούντων, ἡ ἱστορία, ἡ τοῦ,
ὁμοίου μετάβασις, ὡς ἐκεῖνοι γίνεσθαι ἀξιοῦσιν. ἄλλῳ γὰρ
τινι τρόπῳ οἱ Λογικοὶ τῇ τοῦ ὁμοίου μεταβάσει κέχρηνται,
ὡς προϊόντες δείξομεν τὴν διαφοράν.

Κεφ. ιβ'. Δεῖ δὲ τὸν ἀντιλέγοντα τοῖς Ἐμπειρικοῖς
κατὰ δύο τρόπους τὴν ἐπὶ ταῖς συνδρομαῖς τήρησιν ἀποκτᾶ-
σθαι. ἡ μὲν γὰρ τῶν δυναμένων τήρησις κοινή· ἡ δὲ ἐπὶ τοῖς
συμπτώμασιν ἰδία ἐκείνων. ἤτοι γὰρ χρὴ ὡς ἀδύνατον αὐτὴν παντάπασιν ἀναιρεῖν, ἢ συγχωρεῖν μὲν εἶναι δυνατὸν,
ἄνευ δὲ λόγου ἀποφαίνειν αὐτὴν ἀδύνατον. πρῶτον τοίνυν,
ὅτι καὶ ἄνευ λόγου ἀποφαίνειν αὐτὴν ἀδύνατος ἡ τήρησις,
διὰ τούτων ἄν τις ἐπιδείξειεν. ὁμολογοῦσιν οἱ Ἐμπειρικοὶ,
ὅτι οὐκ ἐπὶ πᾶσι τοῖς φαινομένοις συμπτώμασι τὴν τήρησιν
ποιοῦνται. οὔτε γὰρ ἐπὶ ξανθότητος, φέρε, ἢ λευκότητος,
ἢ σιμότητος, ἢ γρυπότητος τηρεῖν φασι. καίτοι καὶ ἐπὶ χρωμάτων διαφορὰν τηροῦσί τινα, ὡς ἐπὶ τῶν ἰκτερικῶν, καὶ ἐπὶ
σχήματος, ὡς ἐπὶ τῶν καταγμάτων καὶ τῶν ἐξαρθρήσεων.
ἀλλ' οὗτοί γε καὶ ἐπὶ τοῖς προειρημένοις· ὥσπερ γὰρ, φασὶν,

fyndrome appellatur, obfervatio, auxiliorum hiftoria,
fimilis transitus, ut illi fieri volunt. Alio namque modo quodam Rationales fimilis transitu utuntur, ut procedente fermone differentiam indicabimus.

Cap. XII. Convenit porro eum, qui Empiricis con-
tradicet, duplici modo concarfuum obfervationem moliri   Etenim poffibilium obfervatio communis eft, in
fymptomatis autem illorum propria. Vel enim tanquam
impoffibilem ipfam prorfus tollere oportet, aut fateri
quidem, poffibilem effe, verum fine ratione ipfam proferri non poffe. Primum igitur obfervationem absque
ratione proferri non poffe his aliquis oftenderit. Fatentur Empirici, fe in omnibus apparentibus fymptomatis
obfervationem moliri. Neque enim in flavo, fi libet,
aut albo, aut fimo, aut adunco obfervare fe pronunciant,
etfi etiam in coloribus differentiam quandam obfervent,
ut in ictericis, et in figura, ut in fracturis et luxatis,
fed neque etiam in praedictis. Quemadmodum enim, in-

ΠΕΡΙ ΑΡΙΣΤΗΣ ΑΙΡΕΣΕΩΣ. 133

οἱ ἀπὸ ἐνδείξεως τὰ συμφέροντα λαμβάνειν λέγοντες οὐ
πάντα ἐνδείκνυσθαι λέγουσιν· οἵ τε γὰρ Μεθοδικοί τινα τῶν
φαινομένων ἐνδείκνυσθαί φασι, καὶ οὐ πάντα· οὔ τε Λογικοὶ
τῶν κεκρυμμένων, καὶ οὐ πάντα· οὕτω καὶ οἱ Ἐμπειρικοὶ
οὐκ ἐπὶ πᾶσι τοῖς συμπτώμασι τὴν τήρησιν, ἀλλ᾽ ἐπί τισι
ποιεῖσθαί φασιν. οὔτε γὰρ τὰ γεγονότα πάντα, οὔτε τὰ
παρόντα χρήσιμα οἴονται πρὸς τήρησιν εἶναι. οἷον, δέδηκταί
τις ὑπὸ κυνὸς λυττῶντος· πολυπραγμονεῖ παρελθὼν ὁ Ἐμπειρικὸς μόνον, εἰ ὑπὸ λυττῶντος, τῶν δ᾽ ἄλλων τῶν προγεγονότων ἐξετάζει οὐδὲ ἕν· ὁμοίως δὲ καὶ ἐπὶ τοῖς πα-
ροῦσιν· οὐδὲ γὰρ ἐπὶ ἁπλότητι τριχῶν, ὡς ἔφην, ἡ οὐλό-
τητι. ἐπιζητεῖν οὖν ἄξιον παρ᾽ αὐτῶν τὴν αἰτίαν, δι᾽ ἣν
οὐκ ἐπὶ πάντων τῶν συμπτωμάτων, ἀλλ᾽ ἐπί τινων τὰ συμφέροντα τηροῦσιν, μηδὲν διαφερόντων τῶν συμπτωμάτων,
καθὰ φαινόμενά ἐστι, τῶν τε ἐφ᾽ οἷς ἡ τήρησις γίγνεται,
καὶ τῶν ἄλλων ἀχρήστων. τί οὖν ἐστι τὸ ἐνδεικνύμενον τὰ
χρήσιμα τῶν συμπτωμάτων, εἰπάτωσαν, πότερον φαινόμενον,
ἢ κεκρυμμένον; εἰ μὲν οὖν φαινόμενον φήσουσιν εἶναι, ᾧ

quiunt, qui ab indicatione auxilia capi affirmant, non
omnia indicari docent; fi quidem Methodici quaedam
apparentia indicare afferunt, et non omnia; Rationales
abdita, et non omnia: ita et Empirii pop in omnibus
fymptomatis obfervationem, fed in quibusdam fieri dictitant. Neque enim praeterita omnia, neque praefentia
utilia ad obfervationem arbitrantur. Utpote morfus
aliquis eft a cane rabiofo. Empiricus aggreffus tantum
curiose fcrutatur, an a rabiofo: aliorum vero praeteritorum ne unum quidem petit; fimiliter etiam in praefentibus: neque enim in pilis fimplicibus, ut dixi, aut
crispis. Qua de caufa ab ipfis quaerendum eft, cur non
in omnibus fymptomatis, fed in quibusdam auxilia obfervent, quum fymptomata nihil differant, quatenus apparentia funt, tum ea, in quibus fit obfervatio, tum alia
inutilia. Quid igitur eft. quod utilia fymptomata indicat? dicant, num apparens an occultum? Si igitur appa-

διακρίνεται τὰ χρήσιμα τῶν συμπτωμάτων, καὶ ἐφ' οἷς δεῖ
τὴν τήρησιν γίγνεσθαι, φήσομεν πάλιν τοῦτο, φαινόμενον
μηδενὶ διαφέρειν τῶν συμπτωμάτων, καθ' ὃ φαίνεται, τῶν
ἀχρήστων συμπτωμάτων. εἰ δ' αὖ κεκρυμμένον φήσειεν εἶναι
τὸ ἐνδεικνύμενον τὰ χρήσιμα τῶν συμπτωμάτων, ὁμολογήσουσι τὰ κεκρυμμένα πρὸς τὴν τήρησιν τῶν συμπτωμάτων
χρήσιμα εἶναι. ἀλλὰ μὴν τὰ κεκριμμένα οὐδενὶ ἄλλῳ ἢ
λόγῳ καταληπτά εἰσιν. ὥστε, εἰ χρήσιμον μὲν ἡ ἐπὶ ταῖς
συνδρομαῖς τήρησίς ἐστι τῶν κεκρυμμένων, καὶ οὐδενὶ ἢ
λόγῳ ταῦτα καταλαμβάνεται, δῆλον ὡς ἀδύνατος ἄνευ λόγου ἡ τήρησις γίνεται. διὰ τούτου μὲν οὖν τοῦ λόγου
προσαναγκάζειν αὐτοὺς ὁμολογεῖν, χρήσιμον εἶναι πρὸς τη-
ρησιν τὸν λόγον. οἱ δὲ, ἀπαντῶντες πρὸς ἡμᾶς, λέγουσι
καὶ τῶν συμπτωμάτων τὰ χρήσιμα εἶναι πείρᾳ κατειληφέναι·
καὶ ὅτι ἐπὶ μὲν τοῖσδε τοῖς συμπτώμασι χρὴ τηρεῖν, ἐπὶ δὲ
τοῖσδ' οὐκ ἔτι, καὶ τοῦτο τετηρηκέναι. προς τοῦτο βραχύς
ἐστιν ὁ λόγος. ἀπείρων γὰρ ὄντων συμπτωμάτων . [309] ἐφ'
οἷς οὐ χρὴ τηρεῖν, ἀδύνατον ἦν τετηρηκέναι ἐφ' ἅπασι

rens effe dicunt, quo utilia ab accidentibus discernuntur,
et in quibus obfervationem fieri conveniat, inferemus
rurfus hoc. Apparens nullo differre fymptomate, quatenus apparet, ab inutilibus fymptomatis. Si rurfus abditum effe dixerint id, quod indicat utilia fymptomata,
fatebuntur abdita ad fymptomatum obfervationem utilia. Attamen abdita nullo alio quam ratione comprehendi poffunt. Quare fi utilis quidem fuerit in concurfibus obfervatio abditorum, et nulla alia re quam ratione haec comprehenduntur, conftat, obfervationem
fine ratione fieri non poffe. His igitur verbis coguntur
ipfi fateri, rationem ad obfervationem effe accommoda-
tam: refragantes autem nobis dicunt, etiam fymptomata
utilia effe, experientiaque comprehendiffe. Item, quod
in aliis fymptomatis obfervare convenit, in aliis non item,
id quoque obfervaffe. Ad hoc brevis eft refponfio. Quum
enim infinita fint fymptomata, in quibus obfervandum non
eft, fieri nequivit, ut hoc idem in omnibus obfervaverit,

τοῦτο αὐτό, ὅτι οὐ χρὴ ἐπ᾽ αὐτοῖς τηρεῖν, ἐπ᾽ ἀπε ροις
γὰρ τηρεῖν ἀδύνατον. τελευταῖον οὖν αὐτοῖς πάντοθεν σ ν-
ελαυνομένοις λείπεται λέγειν, κατὰ ἀποκλήρωσιν ἐληλυθέναι,
ἐπὶ μὲν τοῖςδέ τισι συμπτώμασι τηρεῖν, ἐπὶ δὲ το ςδε μηκ-
έτι· οὐ τί ἄν εἴη γελοιότερον; οὗτος μὲν οὖν ὁ λόγος ταύτη
τελευτᾷ.

Κ ε φ. ιγ΄. Ὅτι δ᾽ ἀδύνατός ἐστιν ἡ ἐπὶ ταῖς συνδρομαῖς τήρησις, διὰ τούτων ἐπιδείξομαι. φασὶ τοίνυν οἱ Ἐμπειρικοὶ, ὅτι ἡ τήρησις οὐκ ἐφ᾽ ἑνὶ, οὔτ᾽ ἐπὶ δύο, ἀλλ᾽ ἐπὶ
πλείστοις καὶ πλειστάκις τεθεωρημένοις καὶ ὡσαύτως ἔχουσι
γίνεται. πυνθανομένων οὖν αὐτῶν, εἰ ἐπὶ τοῖς αὐτοῖς γένεσι τῶν συμπτωμάτων τὰ συμφέροντα τηροῦσιν, ἐξ ἀνάγκης ἐπὶ τοῖς αὐτοῖς γένεσι τηρεῖν φήσουσιν. ἐὰν γὰρ ἐπὶ
μὲν τοῦδε πυρετὸς, φέρε, ἢ καὶ φλεγμονὴ, ἐπὶ δὲ τοῦδε
ἀπόκρισις χολῆς δι᾽ ἐμέτου ἢ δι᾽ ἕδρας γένηται, οὐχ οἷον
τὴν αὐτὴν ποιήσασθαι τήρησιν· ὅτι οὖν ἐξαρκεῖ κατὰ τὸ
γένος τὰ αὐτὰ εἶναι συμπτώματα, οὐδαμῶς φήσουσιν, ἀλλὰ

quod iu ipfis obfervare non oportet: quippe in infinitis
obfervare impoffibile eft. Poftremo ipfis undequaque agi-
tatis, ut dicant, fupereft, cafu ac fortuito fe procedere,
in aliis quibusdam fymptomatis ut obfervent, in aliis
non item: quo quid erit magis ridiculum? Haec igitur
disputatio ita finiat.

Cap. XIII. Quod autem in concurfibus obfervatio
effe nequit, his demonftrabo. Ajunt igitur Empirici,
obfervationem non in uno, neque in duobus, fed in
plurimis et fubinde vifis ac eodem modo habentibus
fieri. Quum itaque ipfi interrogentur, num in ipfis generibus fymptomatum auxilia obfervent, necellario in
ipfis generibus obfervare dicent. Si enim in hoc febris,
verbi gratia, fit et inflammatio, in alio bilis per vomitum aut fedem excretio fiat, eadem obfervatio fieri non
poteft. Quod igitur fufficit genere eadem effe fymptomata, nequaquam dicunt, verum numero paria effe opor-

κατὰ τὸν ἀριϑμὸν ἴσα εἶναι δεῖ. ἐὰν γὰρ τὰ αὐτά μέρη
συμπτώματα, μὴ πάντα δὲ, ἢ πλείω, ἐξαλλάσσεται ἡ σύν-
δρομὴ, καὶ ἑτέρας χρεία τηρήσεως. δεῖ γὰρ ἐπὶ τοῖς αὐτοῖς
γένεσι καὶ τοῖς ἴσοις ἀριϑμοῖς τὴν τήρησιν γίγνεσϑαι. ὅπως
δ᾽ ἐξαλλάσσεται ἡ πᾶσα ϑεραπεία περὶ τοῦ πλεονασροῦ
καὶ ἐνδείας συμπτωμάτων, ἐντ ὗϑεν σκεπτέον. ἔστιν οὖν τις
ἐπὶ τῆς φλγμονῆς τετηρημένη ϑεραπεία. ἂν οὖν ἕν τι
σύμπτωμα περιέλῃ τῆς φλεγμονῆς, οἷον τὴν αἴσϑησιν, ἐξαλλάσσεται καὶ ἡ ϑεραπεία. ἀντὶ γὰρ φλεγμονῆς σκίῤῥος γίνεται, καὶ οὐχ ἡ αὐτὴ ϑεραπεία ἁρμόζει. οὕτω (21) μὲν
οὖν παρὰ ἔνδειαν συμπτώματος ἐξαλλάσσεται ἡ ϑεραπεία.
παρα δὲ πλεονασμὸν οὕτως. ἂν τῇ φλγμονῇ πυρετός ἢ
συγκοπὴ προσγένηται, ἅμα τῷ πλεονασμῷ τῶν συμπτωμάτων διαφέρουσα μὲν γίνεται ἡ συνδρομὴ, διαφέρουσα δὲ
καὶ ἡ ϑεραπεία παραλαμβάνεται. καὶ οὐ μόνον κατα γένος
ταὐτὰ εἶναι δεῖ συμπτώματα, καὶ κατα τον ἀριϑμον ἴσα,
ἀλλὰ καὶ κατὰ τὸ μέγεϑος δεῖ μήϑ᾽ ὑπερβάλλειν, μήτ᾽
ἐλλείπειν. καὶ γὰρ παρὰ τα μεγέϑη τῶν συμπτωμάτων

tet. Si enim eadem manent fymptomata, non omnia vero aut plura, turbabitur concurfus, et alterius ufus eſt
obfervationis.   Convenit enim in eisdem generibus et
paribus numeris obfervationem fieri: quomodo autem
evariat tota curatio ob copiam indigentiamque fymptomatum, hinc confiderandum eſt.   Eſt igitur curatio quaedam
in inflammatione obfervata.   Si unum aliquod fymptoma
ab inflammatione fuſtuleris, utpote fenfum, evariat etiam
curatio. Nam in vicem inflammationis fcirrhus nafcitur,
et non eadem curatio convenit.   Ita igitur propter fymptomatis defectum curatio mutatur : ob copiam vero in
huncm dum.   Si inflammationi febris aut fyncope acceſſerit, una cum fymptomatum copia diverfus fane
concurfus oritur, diverfa quoque curatio adhibetur. Ac
non modo genere eadem effe convenit fymptomata, et
numero paria, fed etiam magnitudine oportet neque ex-
cedere, neque deficere.   Si quidem ob fymptomatum

ΠΕΡΙ ΑΡΙΣΤΗΣ ΑΙΡΕΣΕΩΣ. 137

Ed. Chart. II. [309]   Ed. Baf. I. (21.)

ἐξαλλάσσεται ἡ θεραπεία. τὰς μὲν γὰρ ἐπιπολῆς διαιρέσεις
οὐ ῥάπτομεν, ἀλλ᾽ οὐδ᾽ ἀσιτίᾳ ἄν τις χρήσαιτο. διαιρέσεως δὲ μεγάλης γεγενημένης, καὶ ἀσιτίαν παραλαμβάνομεν,
καὶ φλεβοτομίαν, καὶ ἀγκτῆρας, καὶ τὰ ὅμοια. καὶ οὐκ
ἐπαρκεῖ τῷ γένει τὰ αὐτὰ εἶναι συμπτώματα, καὶ τῷ ἀριθμῷ
ἴσα, καὶ τῷ μεγέθει ὅμοια, ἀλλὰ καὶ χρόνον δεῖ τηρήσει
παραλαμβάνεσθαι. ἄλλα γὰρ ἀρχομένων τῶν νοσημάτων
βοηθήματα παραλαμβάνεται, ἄλλα δ᾽ ἀκμαζόντων. ἀρχομένων γὰρ τῶν νούσων, ἤν τι δοκέη κινέειν, κινέειν· ἀκμαζουσῶν δὲ, ἡσυχίην ἔχειν, ἔφη Ἱπποκράτης. καὶ φλεγμονῆς
δὲ ἀρχομένης μὲν, τοῖς ἀποκρουστικοῖς χρώμεθα, μετὰ δὲ
τοῦτο καταπλάσμασι καὶ τοῖς διαφορεῖν τὸ ἐπενεχθὲν δυναμένοις. δεῖ δὲ καὶ τὴν τάξιν τοῖς εἰρημένοις συμπαρατηρεῖν,
καὶ γὰρ παρὰ τὴν τάξιν ἐξαλλάσσεται ἡ συνδρομὴ διὰ
τοῦτο δὲ καὶ τὴν θεραπείαν ἐξαλλάσσεσθαι ἀναγκαῖον. ἄλλως γὰρ τους μανέντας, εἶτα πυρέξαντας θεραπεύομεν, καὶ
ἄλλως τοὺς πυρέξαντας, εἶτα μανέντας. καὶ γὰρ ὀλέθρια
καὶ οὐκ ὀλέθρια παρὰ τὴν τάξιν τῶν συμπτωμάτων, ὡς

magnitudinem curatio variat. Etenim fuperficiarias divi-
fioues non fuimus, imo neque inedia quis uteretur. At
ubi magna eft facta divifio, inediam, fanguinis detractionem, fibulas et fimilia adhibemus. Ac non fufficit genere eadem effe fymptomata, ac numero paria, et magnitudine fimilia, fed etiam tempus obfervationi adjungere
oportet. Alia enim incipientibus morbis remedia adhibentur, alia vigentibus. *Etenim incipientibus, fiquid movendum eft, moveto; quum vigent, quiefcendum eft,*
inquit Hippocrates; ac in inflammatioue, quum incipit
quidem, repellentibus utimur: poft hoc cataplasmatis et
iis, quae, quod impactum eft, poffunt discutere. Jam ordinem praedictis apponere oportet. Etenim ob ordinem
concurfus immutatur: idcirco etiam curationem evariari
eft neceffum. Aliter enim infanientes, deinde febricitantes curamus; ac aliter febricitantes, deinde infanieu-
tes. Etenim lethales et non lethales ex ordine fympto-

ἐκ τῶν ἀποτελεσμάτων ἐστὶ δῆλον, τὰ πάθη γίνεται. πυρετὸς μὲν ἐπὶ σπασμοῦ οὐ μόνον ἀκίνδυνος, [510] ἀλλὰ καὶ
λύει τὸ νόσημα· ἐπὶ πυρετοῦ δὲ σπασμὸς ὀλέθριος. ἐξαλ-
λασσομένης δὲ τῆς συνδρομῆς, παρὰ τὴν τάξιν τῶν συμπτωμάτων, ὡς ἐκ τῶν ἀποτελεσμάτων ἐστὶ δῆλον, ἀναγκαῖον
ὁμολογεῖν, καὶ τὴν θεραπείαν διαφέρειν. ἐπεὶ τοίνυν οὐ μόνον ταὐτὰ τῷ γένει τὰ συμπτώματα, καὶ τῷ ἀριθμῷ ἴσα τε
καὶ τῷ μεγέθει ὅμοια εἶναι δεῖ, ἀλλὰ καὶ τὸν αὐτὸν χρόνον καὶ τὴν τάξιν τὴν αὐτὴν φυλάττεσθαι ἀναγκαῖον, εἰ
μέλλοι ὑγιὴς ἡ τήρησις ἔσεσθαι, ἀδύνατον δ' ἐν ἅπαντι τῷ
βίῳ, μὴ ὅτι πλείοσιν, ἀλλὰ καὶ δύο ἀῤῥώστοις τὰ εἰρημένα
πάντα ὁμοίως συμβῆναι, δῆλον ὡς ἀδύνατος ἔσται ἐπὶ τῇ
συνδρομῇ τήρησις. ὅτι δ' ἀδύνατον τὰ εἰρημένα πάντα
ἐπὶ πᾶσιν ἢ πλείοσι συγχωρῆσαι, διὰ τούτων ἄν τις ἐπιδείξειε. παρὰ τὴν αἰτίαν, καὶ τοὺς πάσχοντας τύπους, καὶ
τὰς ἡλικίας, καὶ παρὰ τὰ ἔθη, καὶ παρὰ τὰ μεγέθη τῶν
συμπτωμάτων, καὶ παρὰ τὰς φύσεις, καὶ παρὰ τὰς ὥρας,
καὶ τὰς χώρας διαφέροντα τὰ πάθη γίγνονται   ἀδύνατον

matum, ut ex eventis conſtat, affectus oriuntur: febris
ſane in convulſione non modo periculi expers eſt, ſed
etiam morbum ſolvit; in febri autem convulſio lethalis
eſt. Variato jam concurſu propter ordinem ſymptomatum,
ut ex eventis conſpicuum eſt, neceſſario fateri oportet,
etiam curationem differre: quoniam non ſolum eadem
genere ſymptomata, et numero paria, ac magnitudine
ſimilia eſſe oportet, ſed etiam idem tempus eundemque
ordinem ſervare neceſſarium eſt, ſi ſana obſervatio futura eſt. At non poſſunt in omni vita duobus aegrotis,
nedum pluribus, praedicta ſimiliter omnia accidere. Unde conſtat, in concurſu obſervationem fore impoſſibilem.
Quod autem omnia commemorata in omnibus aut pluribus ſimul evenire nequeunt, his aliquis demonſtraverit.
Ob cauſas, locos affectos, aetates, conſuetudines, ſymptomatum magnitudinem, naturas, anni tempora et regiones
diverſi affectus oriuntur: ac impoſſibile prorſus eſt, duo-

πάντως δυσὶ συγχωρῆσαι ἀνθρώποις, ὡς ὁμοίως κατὰ πάντα
ἔχουσι. διόπερ ἀδύνατός ἐστιν ἡ ἐπὶ ταῖς συνδρομαῖς τήρησις. κἂν δύο δ' ἀπαράλλακτοι εὑρεθῶσιν, οὐδ' οὕτως ἡ
τήρησις δυνατὴ, διότι ἐπὶ πλειόνων αὐτὴν γενέσθαι δεῖ·
ἀλλὰ πῶς, φασὶ, τὸ ἑαυτῶν ὑμεῖς κατασκευάζετε δόγμα;
δοκοῦμεν γὰρ αὐτοῖς ἀδυνατοῦντες τηρεῖν, καὶ ἐπὶ τοῖς
συμπτώμασι, καὶ ἐπὶ ταῖς δυνάμεσι. ὅτι γὰρ ὁ ἑλλέβορος
καθαίρει καὶ τὰ ἐπὶ τῶν ἰοβόλων, τηρήσει κατείληπται.
καὶ ἐπὶ τῇ αἱμωδίᾳ ἡ αἰτία οὐ μὴν κατείληπται, ὅτι
δ' ἀνδράχνη λύει αὐτὴν, τετήρηται. ῥητέον οὖν προς αὐτοὺς, ὅτι ἡμεῖς μὲν τὰ χρήσιμα τῶν συμπτωμάτων περιορί-
ζοντες τῇ πρὸς τοὺς σκοποὺς ἀναφορᾷ, καὶ τῇ χρείᾳ τὸ
χρήσιμον κρίνομεν. κατειληφότες οὖν καὶ τὰ ἀπὸ τῶν αἰτιῶν ἐπιφερόμενα ἅπαντα συμπτώματα, ὡς τὸ βάρος, καὶ
τὰ ἀπὸ τῶν τόπων, ὡς τὸ δυσπνοεῖν, καὶ τὰ ἀπὸ τῆς δυνάμεως, ὡς τὸ λειποθυμεῖν, εὑρίσκομεν, ὅτι ταῦτα μὲν χρήσιμα, τὰ λοιπὰ δ' ἄχρηστα. ἐπεὶ οὖν περιεγράψαμεν τὰ
χρήσιμα τῶν συμπτωμάτων τῇ πρὸς τοὺς σκοποὺς ἀναφορᾷ,

bus hominibus evenire, ut fimiliter in omnibus habeant;
quapropter impoffibilis eft in concurfibus obfervatio. Et
fi duo impermutabiles inveniantur, neque fic obfervatio
poffibilis eft, eo quod in pluribus ipfam fieri oporteat.
Sed quomodo, inquiunt, veftrum vos dogma aftruitis?
videmur enim ipfi non poffe obfervare et in fymptomatis et in facultatibus. Quod enim veratrum venenum in
virulentis animalibus purgat, obfervatione comprehenfum
eft; ac in dentium ftupore caufa non fane percepta eft;
quod autem portulaca eum folvat, obfervatum eft. Refpondere itaque ipfis oportet, nos fane utilia fymptomata relatione ad fcopos circumfcribentes etiam ufu utilitatem judicare. Quum igitur perceperimus omnia fymptomata, quae a caufis inferuntur, ut gravitatem: et a locis, ut fpirandi difficultatem: et quae a virtute, ut animae
defectum: invenimus fane haec utilia, reliqua inutilia.
Quoniam igitur utilia fymptomata circumfcripfimus rela-

ὅσα μὲν αἰτίας, ἢ τόπου, ἢ δυνάμεώς ἐστι συμπτώματα,
ταῦτα χρήσιμα νομίζομεν, ὅσα δὲ μὴ, ἄχρηστα. κἂν μὴ κα-
ταλαμβάνωμεν οὖν μήτε τὰς νοσαζούσας· αἰτίας, μήτε τοὺς
πεπονθότας τόπους, τῷ δύναμιν ἔχειν διακριτικὴν, ὡς ἔφην,
συμπτωμάτων χρησίμων τε καὶ ἀχρήστων, κἂν μὴ δυνάμεθα
τὰς τηρήσεις ποιεῖσθαι ἐπὶ τοῖς ποιήσασιν, ὡς ἐπ᾽ αἰτίοις,
ἢ πεπονθόσι τόποις, οἷον αἵματος ἐνοχλοῦντος, μὴ κατειληφότες, ὅτι αἷμά ἐστι τὸ νοσάζον, ἀπὸ δὲ τοῦ βάρους τοῦ
ἐπιφερομένου συμπτώματος, ὅτι αἰτία ἐστὶ τὸ βάρος, ὁρμώμενοι τηρεῖν ἐπ᾽ αὐτοῖς δυνάμεθα. οὕτω καὶ ἐπὶ τῇ δυς-
πνοίᾳ, οὐκ εἰδότες, ὅτι κοιλίας, ἡ πνεύμονος, ἢ ἥπατος,
ἢ διαφράγματος, ἤ τινος ἑτέρου τόπου πάσχοντός ἐστι σύμπτωμα, μόνον δ᾽, ὅτι τόπος ἐστὶ, εἰδότες, τηρῆσαι ἐπ᾽ αὐτοῖς δυνάμεθα, ὡσεὶ καὶ ἐπὶ τῷ τόπῳ αὐτῷ. ὅσα δὲ μήτε
τόπου ἐστὶ συμπτώματα, μήτε αἰτίας, μήτε δυνάμεως, ὡς
παρέλκοντα παραιτούμεθα. τὴν εὐχρηστίαν οὖν καὶ τὴν
ἀχρηστίαν, ἐφ᾽ οἷς τηροῦμεν σκοποῖς, πρὸς τοὺς Ἐμπειρικοὺς ῥητέον· ὅτι ἡμεῖς ἐπὶ μόνοις τοῖς γένεσι τῶν συμπτω-

tione ad fcopos, quae fane caufae, aut loci, aut facultatis
funt fymptomata, haec utilia cenfemus: quae vero non funt,
inutilia. Si igitur neque caufas morbiferas, neque locos affectos comprehendimus, eo quod facultatem habeamus dis-
cretricem, ut dixi, fymptomatum utilium et inutilium: etfi
non poffimus obfervationes moliri in efficientibus, vel caufis, vel locis affectis, utpote fanguine moleftante, non perci-
pientes fanguinem effe, qui morbum inferat: a gravitate autem illato fymptomate, quod gravitas caufa fit, commoti
quaerere in ipfis poffumus: ita et in difficultate fpirandi,
ignari ventris, aut pulmonis, aut hepatis, aut diaphragmatis,
aut alterius cujusdam loci affecti fymptoma effe, folum vero,
quid locus fit, fcientes, in ipfis obfervare poffumus, veluti
et in ipfo loco. Quae vero neque loci funt fymptomata,
neque caufae, neque virtutis, tanquam adjectitia averfa-
mur. Itaque commoditas incommoditasque, ufus eorum,
in quibus obfervamus fcopis, adverfus Empiricos produ-
cenda: quoniam nos in folis fymptomatum generibus ob-

μάτων τηροῦμεν, ἐφ᾽ ὧν μήτε δυνάμεως, μήτε καιροῦ, μήτε
μεγέθους, μήτε τάξεως, μήτ᾽ ἄλλου τινὸς χρεία, ὡς ἐπὶ
αἱμωδίᾳ τὴν ἀνδράχνην. τί οὖν κωλύει, φήσουσιν ἴσως, καὶ
ἡμᾶς οὕτω τηρεῖν; [311] ἂν ἐπὶ τούτων, φήσομεν, ἐφ᾽ ὧν
γένος συμπτωμάτων τηρεῖται, ὥσπερ καὶ ἡμεῖς ἔμπροσθεν,
τῶν λοιπῶν, ἐφ᾽ ὧν χρεία καιροῦ καὶ μεγέθους καὶ δυνάμεως, μηκέτι συμφωνεῖτε ἡμῖν. ἐὰν δὲ λέγωσιν, ὅτι ἐπὶ αἱμόῤῥου δήγματος πλείονα παρακολουθεῖ συμπτώματα, καὶ
οὐδὲν ἐπὶ τούτων τετηρήκατε, τίν᾽ ἂν φήσομεν, ὅτι οὐκ
ἐπὶ τοῖς συμπτώμασιν, ἀλλ᾽ ἐπὶ τῷ προκαταρκτικῷ αἰτίῳ
τηροῦμεν; ἐπιζητοῦμεν δὲ τὰ συμπτώματα εἰς κατάληψιν
τῶν προκαταρκτικῶν αἰτίων, ἐφ᾽ οἷς τετηρήκαμεν. ἀγνοοῦντες γὰρ τὴν αἰτίαν, καὶ ἀποροῦντες κατ᾽ ἔνδειξιν θεραπείας,
τὴν ἐπὶ ταῖς προκαταρκτικαῖς αἰτίαις τήρησιν παραλαμβάνομεν. τηροῦμεν δὲ οὐ μόνον ἐπὶ αἰτίοις, ἀλλὰ καὶ ἐπὶ τόπῳ
ἑνί. ἐπὶ οὖν τῇ τοῦ ἥπατος πείθει καὶ ἐπὶ σπληνὸς πείσεε
τετηρήκαμέν τινα. ἂν δὲ λέγωσιν, ἓν ἑκάστῳ τούτων σύμπτωμα παρακολουθεῖ, φήσομεν, ἔστιν ὅτε οὐχ ἕν, ἀλλὰ

fervamus, in quibus neque virtutis, neque temporis, neque
magnitudinis, neque ordinis, neque alterius cujusdam ufus,
ut in dentium ftupore portulacam. Quid igitur prohibet,
inquiunt, forte et nos ita obfervare? Si in his dixerimus,
in quibus fymptomatum genus obfervatur, ficut et nos
antea reliquorum, in quibus ufus temporis, magnitudinis,
virtutis, non amplius nobis fuffragatur. Si autem dixerint,
in haemorrhi morfu plura fubfequi fymptomata, et nihil in
his obfervatis, quaenam dicemus? quoniam non in fymptomatis, fed in primitiva caufa obfervamus. Inquirimus
autem fymptomata ad primitivarum caufarum, in quibus
obfervamus, comprehenfionem. Ignorantes enim causam,
et curatione fecundum indicationem deftituti, obfervationem in caufis primariis factam adhibemus. Obfervamus
autem non folum in caufam, fed etiam in loco uno.
Itaque in jecinoris affectu et lienis nonnulla obfervavi-
mus. At fi dixerint, unum fingulos hos fymptoma comitatur, adferemus interim non unum, fed multa. Seru-

πολλά. πολυπραγμονοῦμεν δὲ τὰ πολλὰ, καὶ οὐχ ἵνα ἐπ᾽
αὐτοῖς τηρήσωμεν, ἀλλ᾽ ἵν᾽, ἐφ᾽ ᾧ τηροῦμεν, καταλάβωμεν·
ἐπὶ τῶν ἡπατικῶν πεποιϑέναι τὸ ἧπαρ, ἐφ᾽ ᾧ τήρησις
γίγνεται, καὶ ἐπὶ τῶν ἄλλων ὁμοίως. ὡς ἐπὶ τὸ πολυ δὲ
ἐπὶ τῇ προκαταρκτικῇ αἰτίᾳ τήρησις γίγνεται. οὐ γὰρ ἐπὶ
τῇ αἰμωδίᾳ ἡ ἀνδράχνη τετήρηται, ἀλλ᾽ ἐπὶ τῇ ἀπὸ τῶν
ὀξέων ἢ στρυφνῶν γεγενημένῃ διαϑέσει. τοὺς γοῦν ἀπὸ ῥεύματος αἱμωδιῶντας, ἢ δι᾽ ἔμετον, ἢ πρώτων τινῶν, οὐδὲν
ὠφελεῖ ἡ ἀνδράχνη. ἐπιζητήσαντες οὖν πρότερον τὴν αἰτίαν,
ἀφ᾽ ἧς γέγονεν ἡ αἰμωδία, ἔπειϑ᾽ οὕτως αὐτῇ χρώμεϑα.
τὰ δὲ παραλαμβανόμενα ἐπὶ τῶν τοιούτων οὐκ ἐναντιοῦται
ταῖς προκαταρκτικαῖς αἰτίαις. οὐ γάρ ἐστιν ἄλλα ταῖς συν-
εκτικαῖς. ταῦτα μὲν οὖν πρὸς τὸ ταῖς ἐπιδρομαῖς τήρησιν
ἔχ-ιν εὐλόγως ἂν λέγοιτο. προσπυϑέσϑαι δε δεῖ (22) τὸν
Ἐμπειρικὸν, πῶς οἱ καιροὶ τῆς προσαγωγῆς τῶν βοηϑημάτων τηροῦνται, ἢ τὰ μέτρα τῶν βοηϑημάτων, ἢ οἱ καιροὶ
τῶν προσφόρων, ἢ τὸ ποσὸν αὐτῶν.

Κεφ. ιδ᾽. Ὅτι δὲ καὶ ἡ ἱστορία ἡ κατ᾽ αὐτοὺς ἄχρη-
στός τε καὶ ἀδύνατός ἐστι, νῦν ἐπιδείξομαι. προσχρῶνται

tamur autem multa, non ut in ipfis obfervemus, fed ut,
in quo obfervamus, comprehendamus. In jecorariis jecur
affici, in quo fit obfervatio; ac in aliis fimiliter. Nam
magna parte in caufa primitiva fit obfervatio; non enim
in dentium ftupore portulaca obfervata eft, fed in dispofitione ab acidis aut acerbis facta. Etenim ex fluore ftupentes, aut vomitu, aut ferrantibus quibusdam,
nihil portulaca juvat Ubi igitur prius disquifierimus
caufam, a qua ftupor factus eft, deinde fic ipfa utimur.
Qnae vero affumuntur in ejusmodi, non adverfantur caufis primariis non enim funt aliae a continentibus. Haec
igitur praeter concurfum obfervationem merito habere
dicentur. Interrogare autem oportet Empiricum, quomodo tempora adhibendi remedii obferventur, vel modus praefidiorum, vel tempus, vel ipforum qualitas.

Cap. XIV Porro quod hiftoria ab illis afferta fit
inutilis et impoffibilis, nunc demonftrabo. Utuntur Empi-

Ed. Chart. II. [311.]   Ed. Baf. I. (22.)

δὲ τῇ ἱστορίᾳ οἱ Ἐμπειρικοὶ διὰ τοιαύτην τινὰ αἰτίαν. πολλάκις γίνεταί τινα νοσήματα, ἐφ᾽ οἷς οὐδὲν βοήθημα αὐτοῖς
τετήρηται. ἵν᾽ οὖν ἔχοιεν καὶ ἐν τούτῳ εὐπορεῖν τινων. καὶ
μὴ τὸ αὐτόματον παραμένειν, τῇ ἱστορίᾳ προσχρῶνται, καὶ οὐ
διὰ τοῦτο μόνον, ἀλλὰ συντόμου ἕνεκα παραδόσεως. ἀδύνατον γάρ ἐστι τὸν μανθάνοντα πᾶσι τοῖς συμπτώμασιν ἐν-
τυχεῖν, καὶ αὐτὴν τὴν τήρησιν ἐπὶ τουτων ποιήσασθαι. ἵν᾽
οὖν μὴ τῷ αἰῶνι μανθάνῃ τις, ἀλλα χρήσαιτό ποτε καὶ τῇ
τέχνῃ, διὰ τοῦτο χρήσιμον πρὸς τὸ ἰατρεύειν τὴν ἱστορίαν φασὶν εἶναι. γίνεται δὲ ἡ ἱστορία, ἤτοι τῶν παρόντων,
ὡς τὸ

Ἄνδρας μὲν κτείνουσι, πολὺ δέ τε πῦρ ἀμαθύνει.

ἢ τῶν προγεγενημένων, ὡς τὸ

Κουρῆτές τ᾽ ἐμάχοντο, καὶ Αἰτωλοὶ μενεχάρμαι.

οὐδέποτε δὲ τῶν μελλόντων. τὸ γὰρ

Ἔσσεται ἦμαρ, ὅταν ποτ᾽ ὀλώλῃ Ἴλιος ἱρή.

οὐχ ἱστορία, ἀλλὰ πρόγνωσις μᾶλλόν ἐστι. κέχρηνται οἱ
Ἐμπειρικοὶ ὡς τὸ πολὺ τῇ προγεγενημένῃ ἱστορίᾳ. λέγουσι

rici hiftoria ob hujusmodi quandam caufam. Subinde
morbi quidam oboriuntur, in quibus nullum praefidium
ipfis obfervatum eft. Ut igitur et in hoc quorundam ipfis facultas suppetat, et quod non fua fponte permaneant, hiftoria utuntur: idque non ob hoc folum, fed
compendiofae traditionis gratia; impoffibile enim eft, ut
difcens in omnia fymptomata incidat, ac eandem obfervationem in omnibus moliatur. Ne igitur perpetuo quis
difcat, fed aliquando etiam arte utatur, idcirco ad meden-
dum utilem effe hiftoriam pronunciant. Fit autem hiftoria vel praefentium, ut

Occidunt homines, ignis quoque plurimus ardet.

vel praeteritorum, ut

Proelia Curetes atque Aetoli fubierunt.

nunquam vero futurorum, nam

Illa dies aderit, qua concidet Ilion olim.

non hiftoria, fed praefagium potius eft.   Ufi autem funt
Empirici magna ex parte hiftoria praeteriti.   Dicunt

γὰρ ἱστορίαν εἶναι τὴν τῶν πεπειραμένων πολλάκις κατὰ
ταὐτὰ διήγησιν. ῥητέον δὲ πρὸς αὐτοὺς, ὅτι, εἰ μὲν πάντα τὰ ἱστορούμενα λέγουσιν ἀληθῆ, τινὰ κριτὴν εἶχεν καλῶς
ἂν περιδέχεσθαι [312] τὴν ἱστορίαν. ἐπεὶ δ᾽ οὐχ οὕτως
ἔχει, δεῖ κριτήριόν τι εὑρῆσθαι τῆς ἱστορίας, ᾧ διακρινοῦ-
μεν τὴν ἀλήθειαν ἀπὸ τῶν ψευδῶν. καὶ γὰρ δὴ οὐ μόνον
οὐχ ὁμογνωμονοῦσι περὶ τοῦ αὐτοῦ οἱ ἰατροὶ, ἀλλὰ καὶ τἀναντία δοξάζουσι. τοὺς γὰρ πυρέττοντας οἱ μὲν διὰ λιμοῦ
ἦγον, καὶ οὐδὲ ὕδωρ προσέφερον, οἱ δ᾽ ἐξ ἀρχῆς πτισάνην
ἐδίδοσαν· ἄλλοι δ᾽ ἐφυλάσσοντο, μή ποτε κριθὴν καταπίῃ
ὁ ἀῤῥωστῶν. Πετρωνᾶς δὲ καὶ κρέα ὕεια ὀπτὰ διδοῖ, καὶ
οἶνον μέλανα ἀκρατέστερον, ἐμεῖν ἠνάγκαζε, καὶ ὕδωρ ψυχρὸν
ἐδίδου πίνειν, ὅσον ἤθελον. Ἀπολλώνιος δὲ καὶ Δέξιππος,
οἱ Ἱπποκράτους ἀκροαταὶ, οὐχ ὅπως οἶνον, ἀλλ᾽ οὐδὲ ὕδωρ
ἐδίδοσαν· κατασκευασάμενοι δὲ κηρίνους κυάθους, οἳ ἦσαν
δώδεκα εἰς τον ἐκτημορίτην τῆς κοτύλης, κυάθων τούτων
δύο ἢ τρεῖς παρεμέτρουν τοῖς ἀῤῥωστοῦσι. τοσαύτης οὖν

enim, hiftoriam effe eorum, quae fubinde in iisdem comperta funt, enarrationem. Verum contra eos agendum eft:
quod fi omnia, quae per hiftoriam commemorantur,
vera dicunt, judicem aliquem recte poffent recipere
hiftoriam: quia vero hoc non ita habet, convenit judicandi hiftoriam aliquod inftrumentum invenire, quo veritatem a fallis discernamus. Etenim medici in hoc non
modo non confentiunt, fed etiam contraria opinantur.
Siquidem febricitantes inedia traducunt, et ne aquam
quidem propinant. Alii per initia ptifanam exhibent.
Reliqui cavent, ne unquam hordeum devoret aeger.
Petronas porro etiam carnes fuillas toftas et vinum
nigrum meracius praebet, vomere cogit, frigidamque
potui exhibet, quantam volunt. Apollonius autem et
Dexippus, Hippocratis auditores, non modo non vinum,
fed ne aquam quidem dederunt. Quum vero cerini
cyathos duodecim liquoris praeparaffent, in fextam he-
minae partem duos cyathos aut tres aegrotantibus quotidie propinarunt. Cum itaque tanta fit contrarietas,

Ed. Chart. II. [312.]   Ed. Baf. I. (22.)

οὔσης ἐναντιότητος, πῶς οὐχὶ δεῖ κριτήριον τῆς ἱστορίας
πεπορίσθαι; προσαναγκάσαντες οὖν αὐτοὺς ὁμολογῆσαι, ὅτι
οὐδὲ ἄχρηστον παραδέχεσθαι τὴν ἱστορίαν, ἄχρηστον γὰρ
οὕτως ἐπιδείξομεν τὴν ἱστορίαν, ἐρωτήσομεν, πότερον λόγῳ
ἢ πείρᾳ κρίνουσι τὴν ἱστορίαν. ἀλλὰ τῷ μὲν λόγῳ οὐ δύνανται. ἐκβάλλουσί τε γὰρ αὐτὸν, καὶ ἄλλως, ᾧ καταλαμβάνεται ἕκαστον, τούτῳ καὶ κρίνεται. πείρᾳ δὲ τὰ ὠφελοῦντα κατειλῆφθαι λέγουσι· πείρᾳ γ᾽ οὖν καὶ κριθῆναι
δεῖ. ὡς γὰρ ἐπὶ τῶν ἄλλων ἔχει, οὕτω καὶ ἐνταῦθα ἱστό-
ρησέ τις, ὅτι ἡ χιὼν ψύχει. εἰ μέλλει κριθήσεσθαι ἡ ἱστορία,
δεῖ τῷ αὐτῷ κριτηρίῳ χρήσασθαι, ὥσπερ ὁ ἱστορῶν κατέλα-
βεν. ὁ μὲν οὖν λογικὸς ἀπὸ τῆς αἰτίας ἱστορίαν κρῖναι δυνήσεται. ἱστορήσαντος γάρ τινος, ὅτι ἀνθρώπῳ διατεταμένα
τὰ ἀγγεῖα ἔχοντι καὶ βαρυνόμενα αἱμορραγία ἐγγενομένῃ
περιέγραψε τὸ δυσαρέστημα, καὶ τὸ βάρος ἐπικρίνει τοῦτο,
εἰ ἔοιεν ἀληθὲς, εἰς τὴν αἰτίαν ἀφορῶν τὴν ἐπιφέρουσαν
τὰ συμπτώματα, καὶ σκοπῶν, εἰ οἷά τε εἴη ἡ αἱμορραγία
ὑπεναντιοῦσθαι τῇ αἰτίᾳ. εὑρίσκων δ᾽, ὅτι τὸ μὲν βάρος

quomodo igitur non hiftoriae judicatorium inftrumentum
praebere convenit? Hos igitur fateri coactos, quod neque inutilis recipienda fit hiftoria, inutilem enim fic
hiftoriam oftendemus, rogabimus, num ratione aut ex-
perieutia hiftoriam judicent. Sed rationc haud poffunt,
quam ipfam tollunt, qua haec fingula judicantur com-
prehendunturque; experientia autem remedia comprehenfa dicunt. Itaque experientia etiam judicari convenit. Ut enim in aliis habet, ita et hic aliquis in
hiftoriam colligat, nivem refrigerare. Si hiftoriam judicanda eft, oportet eodem judicandi inftrumento uti, ut
hiftoriae auctor comprehendit: Rationalis igitur a caufa
hiftoriam judicare poterit. Quum enim fcripto mandave-
rit aliquis homini, qui vafa distenta gravataque habeat
fanguinis profluvium obortum, id quod offendebat, cir-
cumfcripfit: gravitatem hanc dijudicat, num vera fit ad
caufam, quae fymptomata infert, refpiciens confiderans-
que, an fanguinis eruptio caufae adverfari poterit. Ubi

καὶ ἡ διάτασις ἐκ πλήθους συμβαίνει, ἡ δ᾽ αἱμοῤῥαγία
μειωτικὴ τοῦ πλήθους ἐστὶ, κατείληφεν, ὅτι ἡ ἱστορία
ἀληθής ἐστι, καὶ οὐδενὸς ἑτέρου πρὸς τὴν ἐπίκρισιν προς-
δεῖται. ἐφ᾽ ὧν δὲ τὴν αἰτίαν οὐ καταλαμβάνομεν, τὴν
ἱστορίαν αὕτη ἡ πεῖρα κρίνει. ἂν γὰρ ἱστορεῖν τις αὐτῷ
φαίνηται, ὅτι αἱμωδίαν ἀνδράχνη ἔλυσε, τῇ πείρᾳ πρὸς τὴν,
κρίσιν χρήσεται. οὕτως οὖν ἀναγκαῖόν ἐστι καὶ τὸν Ἐμπειρικὸν τῇ πείρᾳ τὴν κρίσιν τῆς ἱστορίας ποιήσασθαι. εἰ δὲ
πεῖρα τὴν ἱστορίαν κρίνει, περιττὴ γίγνεται ἡ ἱστορία καὶ
ἄχρηστος. ἀλλὰ λέγουσί τινες τῶν Ἐμπειρικῶν, ὅτι τῇ
ἀξιοπιστίᾳ τῶν ἱστορούντων προσέχοντες κρίνομεν τὴν ἱστορίαν. πυνθανομένων δὲ ἡμῶν, πῶς τὴν ὑξιοπιστίαν κρίνετε, ἄλλων ἐν ἄλλοις διαμαρτανομένων καὶ κατορθούντων,
ὅτι μὴ διὰ φιλοδοξίαν τινὰ, φασὶν, ὁ ἱστορῶν ἱστορῇ, μήτε
διὰ δόγματα προσπαθῶς, μήτε διὰ φιλονεικίαν τινὰ, τότε
ἀληθὲς εἶναί φαμεν ἡμεῖς τὸ ἱστορούμενον. πρὸς τοῦτο δὲ
ῥητέον, πρῶτον μὲν διὰ μηδὲν τῶν εἰρημένων, ἐξαπατη-

autem invenit gravitatem et distentionem ex copia evenire, fanguinis autem eruptionem copiam imminuere,
deprehendit hiſtoriam eſſe veram, ac nullo alio ad dijudicationem indigere. At in quibus cauſam non comprehendimus, hiſtoriam ipſa experientia judicat; fi enim
colligere eam quis videtur, nempe dentium ſtuporem
portulacam folvere, experientia ad judicium utetur.
Quare neceſſarium fic eſt, ut etiam Empiricus hiſtoriae
judicium experientia moliatur: fin autem experientia
hiſtoriam judicat, ſuperflua eſt hiſtoria et inutilis. Sed
dicunt nonnulli Empiricorum, nos fide dignis ſcriptoribus attendente. hiſtoriam judicare. Quum autem quaerimus, quomodo fidei dignitatem judicatis, quum alii in
aliis aberrent, et recte fe gerant, quoniam, dicunt, non
ob quoddam opinionis ſtatuendae ſtudium hiſtoriae auctor haec ſcriptis mandat, neque ob decreta ad affectum,
neque ob contentionem quandam, tunc verum nos eſſe
dicimus, quod commemoratur: ad hoc dicendum eſt,
primum fane propter nullum dictorum, fed qui hiſte-

θεὶς δ᾽ ὁ ἱστορῶν ἱστορεῖ. ἆρά γε, διότι, μήτε διὰ δόξαν,
μήτε διὰ δόγματα προσπαθῶς, μήτε διὰ φιλονεικίαν τινὰ
ἱστορεῖται, ἀληθές ἐστι τὸ ἱστορηθέν; δεύτερον δ᾽, ὅταν
ἰατρὸν σοφὸν ἀξιῶσι τὸν ἱστοροῦντα εἶναι. ἐκβάντες μὲν
τὸ κρίνειν τὴν ἱστορίαν, κρίνουσιν ἄνδρα σοφόν· ἡ δὲ τοιαύτη κρίσις φιλοσόφοις καὶ ἰατροῖς ἐπιβάλλει. πόθεν δὲ
καὶ δυνατόν ἐστι κρῖναι, ὅτι μήτε διὰ δόξαν, μήτε διὰ
δόγματα πρὸς τὸ πάθος, [313] μήτε διὰ φιλονεικίαν ἱστορεῖται τὸ ἱστορούμενον; πρὸς δὲ τοῖς εἰρημένοις, καὶ εἰς τὴν
κρίσιν τῆς ἀξιοπιστίας κέχρηνται κριτηρίῳ ἀποδροκιμαζομένῳ
ἐπ᾽ αὐτῶν· λέγοντες γὰρ, ὅτι, ἐπειδὰν μήτε διὰ δόξαν, μήτε
διὰ φιλονεικίαν ἱστορῆται, αἰτίας ἐκτίθενται, δι᾽ ἃς χρὴ πιστεύειν τῷ ἱστοροῦντι. ὥστε, εἰ καὶ διὰ μηδὲν ἕτερον, ἀλλὰ
διὰ τοῦτο χρήσιμοί εἰσιν αἱ ἐπιζητούμεναι αἰτίαι. καὶ ἡμεῖς
οὐδὲν πλέον ποιοῦμεν, ἀλλά φαμεν δεῖν τὸ διότι πολυ-
πραγμονεῖν, ὅπερ καὶ αὐτοὶ ἐν τῇ τῆς ἱστορίας κρίσει φαίνονται ποιοῦντες· ἀλλ᾽ ἡμεῖς μὲν τῷ διότι χρώμεθα, καὶ

riam condit, deceptus commentatur. Num ideo, quod
neque propter opinionem, neque dogmata ad affectum,
neque ob contentionem commemoratur, verum eſt, quod
in hiſtoria conſcriptum eſt? Deinde quod ſapientem medicum eſſe cenſent, qui illius auctor eſt? Aggreſſi ſane
qui hiſtoriae judicium virum ſapientem judicant; tale autem judicium philoſophis et non medicis incumbit. Unde abunde licet colligere, neque ob opinionem,
neque ob dogmata ad affectus, neque ob contentionem commemoratur id, quod in hiſtoriam colligitur. At commemorato judicatorio fidei dignitatis
inſtrumento ab ipſo probato uſus eſt: dicentes enim,
quod cum neque propter opinionem, neque ob contentionem hiſtoriae mandatur, cauſas exponunt, ob quas
narranti credere oportet. Quare ſi propter nihil aliud,
certe propter hoc utiles ſunt cauſae inquiſitae: at nos
nihil amplius molimur, ſed dicimus, oportere (propter
quid) inveſtigare, quod etiam in ipſo facile hiſtoriae judicio videntur, verum nos quidem (propter quid) et (in

148 ΓΑΛΗΝΟΥ ΠΡΟΣ ΘΡΑΣΥΒΟΥΛΟΝ

Ed. Chart. II. [3ı3.]   Ed. Baf. I. (22.)

τὸ σύνολον τῇ αἰτίᾳ εἰς τὴν τοῦ λεγομένου πράγματος κρίσιν, οἱ δ᾽ Ἐμπειρικοὶ εἰς τὸ ἐπικρῖναι τὸν τοῦ ἱστοροῦντος
τρόπον. τὸ δὲ κρίνειν τὰ ἤθη, οὐ τῶν ἰατρῶν, ἀλλὰ τῶν
φιλοσόφων ἐστὶν ἴδιον. ἔτι καὶ τοῦτο λέγουσιν οἱ Ἐμπειρικοὶ, προς τὸ μὴ δεῖν τῇ πείρᾳ κρίνειν τὴν ἱστορίαν. φασὶ
γὰρ, ὅτι, ὥσπερ ὑμεῖς, διότι Κρήτη νῆσός ἐστιν, ἱστορούντων τινῶν, κατειλήφατε, ὅτι ἐστί τις Κρήτη νῆσος, καίτοι
αὐτόπται τῆς Κρήτης οὐ γεγόνατε, οὕτω καὶ ἡμεῖς, πολλῶν περὶ τῶν αὐτῶν συμφωνούντων, οὐ δεόμεθα πείρᾳ
κρίνειν τὴν ἱστορίαν, ἀλλὰ πεπιστεύκαμεν τῇ τῶν πολλῶν
δόξῃ. ἀλλ᾽ ἡμεῖς μὲν, φήσομεν, πεπιστεύκαμεν περὶ τῆς Κρήτης, ὅτι ἔστι, ἀπὸ τούτων τῶν εὐλόγων γοῦν ὁρμώμενοι, ὅτι
πλεῖ τις ἐκεῖθεν δεῦρο, καὶ πάλιν ἔνθεν ἐκεῖ, καὶ ὅτι φί-
λοι τινὲς Κρῆτές εἰσιν ἐνταῦθα, ἢ καὶ πάλιν οἷς ἐπιστέλ-
λομεν, καὶ παρ᾽ ὧν γράμματα ἡμῖν διακομίζεται. ἔτι τε ὅτι
καὶ πάντες ἄνθρωποι περὶ τῆς αὐτῆς ὁμολογοῦσι, καὶ οἱ
ἔχθιστοι. περὶ δὲ τῶν κατὰ τὴν ἰατρικὴν σχεδὸν περὶ

totum) caufa, ad rei, quae dicitur, judiciam utimur:
Empirici ad ejus, qui hiftoriam condit, modum dijudi-
candi. At mores judicare non medicorum, fed philofophorum eft proprium. Praeterea hoc dicunt Empirici,
non oportere experientia hiftoriam judicare; ajunt enim,
quoniam, ficut nos, eo, quod Creta infula eft, quibusdam
commemorantibus, percepiftis, quod infula quaedam Creta exiftat, etſi Cretam veſtris ipſi oculis non videritis;
ita et nos, quum multi de iisdem confentiunt, non
opus eft experientia hiftoriam judicare, fed multorum
opinioni credimus. Verum nos fane dicemus, qui
credidimus de Creta, his rationalibus certe moti, quod
aliquis illinc huc naviget, et rurſus hinc illuc: item
quoniam amici quidam Cretenfes hic fint, vel etiam
contra quibus ſcribimus, vel etiam a quibus literae
nobis deferuntur: praeterea quod etiam omnes homines de ea confentiunt, etiam inimiciſſimi. At in
medicina fere in nullo conveniunt, idque pauoi quuıa

ρὐδὲν συμφωνοῦσι, καὶ ταῦτα ὀλίγοι πρὸς τοὺς ἅπαντας
ἀνθρώπους ὄντες οἱ ἰατροὶ, καὶ οὐ μόνον οὐ συμφωνοῦσιν,
ἀλλὰ καὶ τὰ ἐναντιώτατα δοξάζουσιν, ὡς μικρῷ πρόσθεν
ὑπεδείξαμεν· διὰ ταῦτα οὖν κριτηρίου (23) τινός ἐστι χρεία,
πρὸς τὸ ἐπικρίνειν τὴν ἐν τῇ ἰατρικῇ ἱστορίαν. ἐπεὶ δὲ
καὶ λέγουσιν οἱ Ἐμπειρικοὶ, ὅτι τὰ καταλαμβανόμενα, ἃ
μὲν αἰσθήσει καταλαμβάνεται, ὡς τὸ ἔρευθος, ἃ δὲ ὑπο-
μνηστικῶς, ὡς τὰ διὰ σημείων τινῶν καταλαμβανόμενα·
ἐνδεικτικῶς δὲ οὐδὲν καταλαμβάνεται, οὐθ' ἑτέρῳ τῶν ἐκκρινομένων ὑπ' αὐτῶν τρόπῳ· ὅτι δὲ Κρήτη νῆσός ἐστι,
καταλαμβάνουσι, δῆλον ὡς ἤτοι οὐ κατειλήφασιν, ὅτι Κρήτη
νῆσος ἐγένετο. εἰ δὲ κατειλήφασιν, ἐστί τις ὁ τρίτος καταλήψεως τρόπος. ταῦτα μὲν οὖν εἰς παράστασιν τοῦ περιττὴν εἶναι τὴν ὑπ' αὐτῶν θρυλλουμένην ἱστορίαν, εἴρηται.

Κεφ. ιέ. Ὅτι δὲ καὶ ἀδύνατόν ἐστιν ἀπὸ ἱστορίας
ὠφελοῦντός τινος ἔχειν κατάληψιν, διὰ βραχέων ἄν τις πα-
ραστήσειεν. ἐπεὶ γὰρ δεῖ τὴν τήρησιν, ὡς ἐν τοῖς πρόσθεν
ἐδείκνυμεν, οὐ μόνον ἐπὶ γένει συμπτωμάτων καὶ ἀριθμῶν

fint medici ad univerfos homines; ac non folum non con-
cordant, fed etiam maxime contraria opinantur, ut paulo ante oftenfum eft. Quapropter judicatorio quodam inftrumento opus eft ad hiftoriam in medicina dijudicandam.
Quoniam vero et Empirici dicunt, ea, quae comprehenduntur, partim fenfu deprehendi, ut ruborem: partim
memoria, ut quae fignis quibusdam percipiuntur; indi-
catorie autem nullum deprehenditur, neque alio modo ab
ipfis tradito. At quod Creta infula fit, comprehendunt;
nimirum tanquam non comprehenderint, Cretam infulam
fuiffe: fin autem comprehenderunt, tertius quidam modus
comprehenfionis exiftit. Haec igitur dicta funt ad judicandum, hiftoriam ab ipfis celebratam effe fupervacaneam.
Cap. XV. Porro quod etiam impoffibile fit remedii cujusdam comprehenfionem ab hiftoria habere, paucis
aliquis aftruxerit. Quoniam enim obfervationem, ut
prius oftendebamus, non modo in fymptomatum et nu-

150 ΓΑΛΗΝΟΥ ΠΡΟΣ ΘΡΑΣΥΒΟΥΛΟΝ

Ed. Chart. II. [3ı3. 3ı4.]   Ed. Baf. I. (23.)

γίνεσθαι, ἀλλὰ καὶ μεγέθει καὶ καιρῷ· ταῦτα δ' ἀναγράφεσθαι ἀδύνατον ἄνευ τῶν σκοπῶν, δῆλον ὡς καὶ ἡ ἱστορία
ἀδύνατος ἂν εἴη. ὅτι δὲ καὶ παρὰ τὰ μεγέθη καὶ τοὺς
καιροὺς καὶ τὴν τάξιν διαφέρουσαι θεραπεῖαι γίγνονται,
δέδεικται, ἀλλὰ καὶ ἐξ ὧν κατεσκευάσαμεν, ὅτι ἀδύνατον
ἐπὶ συνδρομῇ τήρησιν ποιήσασθαι, δυνατόν ἐστιν ἐκ τῶν
αὐτῶν κατασκευάσαι, ὅτι οὐδὲ ἱστορίαν ποιήσασθαι δυνατόν ἐστιν. οὐ γὰρ δή που τήρησιν μὲν ποιήσασθαι δυνατόν
ἐστιν, ἀναγράψαι δὲ τὰ μὴ τετηρημένα δυνατόν ἐστιν.

Κεφ. ις'. [3ı4] Ἑξῆς δὲ περὶ τῆς τοῦ ὁμοίου μεταβάσεως ῥητέον. ἐδεήθησαν δὲ τῆς τοῦ ὁμοίου μεταβάσεως
οἱ Ἐμπειρικοὶ διὰ τάδε· ἐπεὶ γὰρ πλεῖστα καὶ σχεδὸν
ἄπειρα ἦν, ἐφ' οἷς ἔδει τὰς τηρήσεις γίγνεσθαι, ἄπειρα
δὲ καὶ τὰ ὠφελοῦντα, ἀδύνατον δ' ἦν ἐφ' ἅπασιν ἢ τοῖς
πλείστοις αὐτόν τινα τηρεῖν, διὰ τοῦτ' ἐδεήθησαν καὶ τῆς
ἱστορίας, καὶ τῆς τοῦ ὁμοίου μεταβάσεως. ἔτι τε ἐπειδὴ οἱ
Λογικοὶ ἀντιλέγοντες αὐτοῖς φασιν, ὅτι εἰ καί τινος ἄλλου
οἱ τεχνῖταί εἰσιν ἐστοχασμένοι καὶ τοῦ εὐπόρου· ὑμεῖς δ' ἐν

merorum genere fieri, fed etiam magnitudine et tempore
oportet, haec autem in commentarium referri impoſſibile
eſt fine fcopis, conſtat, hiſtoriam quoque non poſſe ad-
mitti. Porro quod curationes penes magnitudines et
tempora et ordinem fiunt diverfae, demonſtratum eſt.
Quin etiam ex quibus obfervationem in fyndrome fieri
non poſſe aſtruximus, inde quoque licet affirmare, quod ne
hiſtoriam quidem facere fit poſſibile; quippe non licet obfervationem moliri: perfcribere autem non obfervata licet.

Cap. XVI. Deinceps de tranſitu ad fimile agendum
eſt. Indiguerunt autem tranſitu ad fimile Empirici propter has caufas; quoniam enim plurima et prope infinita erunt, in quibus obfervationes fieri conveniat, infinita
erunt et remedia: impoſſibile autem in omnibus
aut plurimis eundem quaedam obfervare, idcirco opus
habuerunt et hiſtoria, et tranſitu ad fimile. Praeterea
quoniam Rationales eis refragantes inquiunt, fi quid
aliud artiſices, maxime quod facile eſt fibi proponunt:

ΠΕΡΙ ΑΡΙΣΤΗΣ ΑΙΡΕΣΕΩΣ. 151

Ed. Chart. II. [314.]   Ed. Baf. I. (23.)

ἐφ' ἑνὶ τετηρηκότες ἄπειροι πρὸς τὰς θεραπείας ἔσεσθε,
ἢ πλείονα ἀναγκαζόμενοι ἐπὶ τοῦ αὐτοῦ τηρεῖν, οὐδέποτε
χρήσεσθε τῇ τέχνῃ, ἀλλ' ἐτηρήσατε, φασὶν, ὅτι τῇ τοῦ
ὁμοίου μεταβάσει χρώμεθα, ἐξ ἧς ἡ εὐπορία ὑμῖν παραγίνεται. σκοτωματικοῦ γὰρ, φέρε, ἀπὸ καταπτώσεως αἱμορ-
ῥαγήσαντος, εἶτ' ἀπαλλαγέντος τοῦ πάθους, τηρήσαντες
τοῦτον, ἐφ' ἑτέρου φλεβοτομίᾳ χρώμεθα. πρῶτον μὲν οὖν
πύθοιτο ἄν τις αὐτοὺς, πόθεν κατειλήφασιν, ὅτι διὰ τῆς
αἱμοῤῥαγίας ἀπήλλακται ὁ σκοτωματικὸς, καὶ οὐ διὰ τὴν
κατάπτωσιν ταύτην, ἀλλ' οὐδέπω λέγειν πρὸς αὐτοὺς χρή,
πρὶν ἢ ἀποδεῖξαι, κατὰ πόσους τρόπους κέχρηνται τῇ τοῦ
ὁμοίου μεταβάσει. κεχρῆσθαι τοίνυν φασὶ τῇ τοῦ ὁμοίου
μεταβάσει, ὁτὲ μὲν ἀπὸ βοηθημάτων εἰς βοηθήματα, ὁτὲ
δ' ἀπὸ τόπων εἰς τόπους, ὁτὲ δ' ἀπὸ παθῶν ἐπὶ πάθη.
ἀπὸ μὲν οὖν βοηθημάτων ἐπὶ βοηθήματα, ὡς ὅταν μέσπιλον ἀντὶ μήλου ἐπὶ τῶν δυσεντερικῶν παραλαμβάνωσιν,
ἀπὸ δὲ τόπων ἐπὶ τόπους, ὡς ὅταν τι ἐπὶ τῶν μυωδῶν ἢ
νευρωδῶν τετηρημένον, οἷον, φέρε, ἀπὸ τοῦ μηροῦ μετα-
φέρωμεν ἐπὶ τὸν βραχίονα· ἀπὸ παθῶν δὲ ἐπὶ πάθη.

vos unum in uno obfervantes infinitas curationes editis,
aut plura coacti in eodem obfervare nunquam arte utimini, fed obfervaftis, inquiunt, quod transitu ad fimile
utamur, unde facultas vobis fuppeditatur. Age enim,
vertiginofus ex cafu fanguinem profundat, deinde affectu
liberetur; hoc obfervato, in alio fanguinis miffione utimur. Deinde aliquis roget ipfos, unde comprehenderint
vertiginofum fanguinis profufione liberatum, et non ex
ipfo cafu? Sed nondum dicere adverfus ipfos oportet, priusquam demonftravero, quot modis transitu ad
fimile utantur. Ufos igitur fe effe transitu ad fimile
dicunt, nonnunquam ab auxiliis ad auxilia, aliquando
a locis ad locos, nonnunquam ab affectibus ad affectus.
Itaque ab auxiliis ad auxilia, ut quum mespilum loco
mali cotonei in dysentericis affumunt: a locis autem ad locos, ut quum quid in mufculofis aut nervofis obfervatum,
verbi caufa, a femore ad brachium transferimus: ab af-

Ed. Chart. II. [314.]   Ed. Baf. I. (25.)

ὡς ὅταν τοῖς ἐπὶ τῶν αἱμοῤῥαγιῶν τετηρημένοις χρήσωνται
ἐπὶ αἱμόῤῥου δήγματος. κατὰ τοσοῦτον μὲν οὖν τρόπον τῇ
τοῦ ὁμοίου μεταβάσει χρῶνται.

Κεφ. ιζ'. Ἐρωτᾷν οὖν ἄξιόν ἐστιν αὐτοὺς, πρῶτον
μὲν ἐπὶ τῶν βοηθημάτων, πῶς κέχρηνται, πότερον τῇ
ὁμοιότητι τῆς δυνάμεως προσέχοντες, ἢ τῇ τῶν προσόντων
συμπτωμάτων ὁμοιότητι, οἷον ὅταν τὸ μέσπιλον ἀντὶ τοῦ
μήλου παραλαμβάνωσιν, πότερον κατὰ τὴν σκέψιν ὁμοίως
ταῦτα εἶναι νομίζοντες παραλαμβάνουσιν, ἢ ὁρῶντες, ὅτι
στρογγύλα ἐστὶν ἄμφω, καὶ τῇ χροιᾷ καὶ τῇ ἁφῇ ὅμοια;
εἰ μὲν γὰρ τῇ δυνάμει, λέγω δὴ τῇ στύψει προσέχοντες,
μεταβαίνειν φήσουσιν, ὁμολογοῦσιν ἐπιζητεῖν στύψεως τὰς
αἰτίας, καθ' ἃς ὠφελεῖ τὰ ὠφελοῦντα. συγκαταλαμβάνεται
δὴ τῇ τῶν ὠφελούντων δυνάμει καὶ ἡ τῶν βλαπτόντων δύναμις.
ἀλλὰ καὶ πλέον τι ἐπιζητῆσαι αὐτοὺς δεῖ, οὐ μόνον ὅτι
στύφει, πολλὰ γὰρ στύφει μὲν, οὐ τὸ αὐτὸ δὲ ποιεῖ, ὡς ἡ
λεπὶς στύφουσα καθαίρει καὶ τὰ μόρια. ἐὰν γὰρ γνωσθῇ,
ὅτι πέπερι κατὰ τὸ θερμαίνειν ὠφελεῖ, κατείληπται, ὅτι τὸ

fectibus antem ad affectus, ut quum in fanguinis profu-
fionibus obfervatis utuntur in haemorrhoi morfu. Tot
itaque modis transitu ad fimile utuntur.

Cap. XVII.   Quare ipfos interrogare convenit, primum fane in praefidiis, quomodo utuntur, num facultatis
fimilitudini attendentes, aut fymptomatum praefentium
fimilitudini, ut quum mespilum loco cotonei affumunt,
utrum fecundum aftrictionem eadem effe putantes fimiliter exhibeant, an quod ambo rotunda, colore et tactu fimilia effe confpiciunt.   Si enim facultati, dico autem aftrictioni, attendentes digredi fe dicant, fatentur
aftrictionis caufas fe inquirere, fecundum quas juvant
praefidia; ac cum auxiliorum facultate comprehenditur
et noxiorum virtus.   Imo etiam amplius quid inquirere
ipfos convenit, non modo quod aftringunt, multa fiquidem aftringunt quidem, non idem vero efficiunt: ut
fquama aftringens purgat etiam partes.   Si enim cognitum eft, quod piper calfaciendo juvat, nunc comprehen-

βλάπτον νῦν κατὰ τὸ ψύχον βλάπτει. εἰ δὲ τῇ ὁμοιότητι
τῶν συμπτωμάτων φήσουσι προσέχοντες αἱρεῖσθαι τὰ ὅμοια,
πότερον, φήσομεν, ἂν πάντα τὰ συμπτώματα ὅμοια ᾖ, οὕτω
τὴν ὁμοιότητα λογίζεσθε; ἀλλ' ἀδύνατόν ἐστι πάντα τὰ
συμπτώματα ὅμοιά τινων εἶναι. [315] οὕτω γὰρ ἂν τὰ
αὐτὰ εἴη, καὶ οὐχ ὅμοια. ἀλλὰ δηλονότι τῇ τινων συμπτωμάτων ὁμοιότητι προσέχοντες, φήσουσι. ἤτοι οὖν τοῖς πλείοσιν, ἢ τοῖς ἴσοις, ἢ τοῖς ἐλάττοσι προσέχοντες, φήσομεν,
μεταβαίνετε. εἰ μὲν τοῖς ἐλάττοσι, πάντα σχεδὸν ὅμοια ἂν
εἴη· κατά τι γάρ ἐστιν ἐμφερῆ πάντα· εἰ δὲ τοῖς ἴσοις,
καὶ τοῖς πλείοσι, διὰ τί ἐπὶ τῶν αἱμοῤῥαγούντων, φήσομεν,
ὥσπερ κόμη πράσου κέχρησθε, οὕτως οὐχὶ καὶ σκορόδου καὶ
κρομμύου κέχρησθε κόμῃ; ὅμοια γὰρ ταῦτα κατὰ τὰ πλεῖστα.
καὶ ἐπὶ τῶν χειμέθλων, διὰ τί, ὥσπερ γογγύλῃ, οὐχὶ καὶ
ῥαφανίσι; καὶ ἐπὶ τῶν στομαχικῶν, διὰ τί, ἀψινθίου μὴ
παρόντος, μᾶντ' αὖθα χυλῷ οὐ κέχρηνται πρασίου; σχεδὸν γὰρ ἀπαράλλακτα ταῦτα· καὶ ἐπὶ τῶν ὑδρωπικῶν, διὰ
τί ἀντὶ ῥαφανίδος πολλάκις γογγυλίδι οὐ κέχρηνται; καὶ

fum eſt, quod nocet, qua frigidum eſt, nocere. Sin autem fymptomatum fimilitudini attendentes fimilia proferri dicant: rogabimus, an omnia fymptomata fimilia
fint, ac ita de fimilitudine ratiocinentur. Sed fieri non
poteſt, ut omnia fymptomata quorundam fimilia exiſtant;
ita enim eadem fuerint et non fimilia. At quorundam
fymptomatum fimilitudini attendentes, inquiunt. Vel
igitur pluribus, vel paribus, vel paucioribus attendentes, dicemus, digredimini. Si quidem paucioribus, omnia fere fimilia erunt; in aliquo enim fimilia funt omnia. Si autem paribus, et pluribus, cur in iis, qui
fanguinem fundunt, dicemus, ficut coma porri ufi eſlis,
ita non allii et cepae coma utimini? fimilia enim haec
magna ex parte; et in pernionibus, cur, ut rapa, non
etiam raphani radiculis? et in ſtomachicis, cur abſinthii
penuria hic quoque fucco porri non utuntur? haec enim
fere discerni nequeunt; et in hydropicis, cur raphanidis
loco faepe rapo non utuntur? In univerſam conſide-

ἁπλῶς σκοπεῖσθαι χρὴ τοῖς τετηρημένοις ὁμοιόν τι ἐναντίον
δυνάμενον, καὶ πυνθάνεσθαι παρ᾽ αὐτῶν, εἰ διὰ τὴν
ὁμοιότητα ἐπὶ τῶν αὐτῶν χρηστέον τούτοις· κρῖναι δὲ τὴν
ὁμοιότητα ταῖς αἰσθήσεσιν, ὡς ἐκεῖνοι ἀξιοῦσιν. τῷ δ᾽
αὐτῷ ἄν τις ἐπιχειρήματι χρήσαιτο ἐπὶ τῶν λοιπῶν. αὐτίκα γὰρ παραδεικτέον αὐτοῖς, ὅτι οὐδ᾽ ἀπὸ συμπτωμάτων
ἐπὶ συμπτώματα, οὔτ᾽ ἀπὸ παθῶν ἐπὶ πάθη μεταβῆναι
δύνανται. πότερον γὰρ, φήσομεν, τῇ κατὰ τὴν δύναμιν
ὁμοιότητι τῶν συμπτωμάτων προσέχετε; ἀλλ᾽ οὐ φήσουσιν.
οὐ γὰρ ἐξετάζουσι τὴν δύναμιν, ἀλλὰ τὴν κατὰ τὴν αἴσθησιν τῶν συμπτωμάτων ὁμοιότητα. πότερον οὖν, ἐὰν κατὰ
πλείω, ἢ κατὰ τὰ ἴσα τῶν συμπτωμάτων ὁμοια ᾖ; ἀλλὰ
κατὰ τὰ πλεῖστα ὁμοιά ἐστι φλεγμονὴ καὶ σκίῤῥος. ἐναντίας
δὲ σχεδὸν, καὶ κατ᾽ οὐδένα ὁμοίας δεῖται ἀγωγῆς. καὶ οἴδημα, καὶ κήλη, καὶ χοιρὰς, καὶ μελικηρὶς, πολλὴν μὲν
ὁμοιότητα σώζει πρὸς ἀλληλα, ὅμως δ᾽ ἡ θεραπεία πάμπολλα διαλλάττει. ἔτι τε οἱ διὰ ῥῆξιν αἱμα ἀνάγοντες τοῖς
κατὰ ἀνάβρωσιν ἢ ἀναστόμωσιν ὁμοιότατα πάντα σχεδὸν

rare oportet, in obſervatis ſimile quiddam contrarias vires habere: et quaerere ab ipſis, num propter ſimilitudinem in iisdem his utendum ſit: judicare autem ſimilitudinem ſenſibus, ut illi cenſent. Eodem aliquis argumento uti poſſit in reliquis, verbi cauſa, exemplo oſten-
dentum eſt ipſis, quod neque a ſymptomatis ad ſymptomata, neque ab affectibus ad affectus transire poſſunt. Num
enim, dicemus, accidentium ſimilitudini poteſtate attenditis? ſed non dicent: nequaquam enim disquirunt facultatem, ſed accidentium ſimilitudinem ſecundum ſenſum. Utrum
igitur, ſi in pluribus, aut in paribus ſymptomatis ſimilia ſunt: ſed in plurimis ſimilia ſunt inflammatio et
ſcirrhus, verum contrariam fere et in nullo ſimilem curationem requirunt: jam oedema, et hernia, et ſtruma,
et meliceris, multam ſane invicem ſimilitudinem ſervant,
attamen curatio permultum diſtat. Praeterea, qui ob
disruptionem ſanguinem rejiciunt, ſimillima fere cum iis
habent accidentia, qui propter eroſionem aut apertionem,

Ed. Chart. II. [315.]　　　　　　　Ed. Baf. I. 23.24.)
ἔχουσι τὰ συμπτώματα, οὐ μὴν ἡ αὐτὴ θεραπεία ἁρμόζει
πᾶσιν. οὕτω μὲν οὖν ἐστιν ἐπιδεῖξαι, ὅτι ἀδύνατος κατὰ
τοὺς Ἐμπειρικοὺς ἡ τοῦ ὁμοίου μετάβασις.

Κεφ. ιη΄. Ἑξῆς δ᾽ ἀκόλουθόν ἐστιν ἐπιδεῖξαι, πῶς
οἱ Λογικοὶ τῇ τοῦ ὁμοίου μεταβάσει κεχρῆσθαι δύνανται,
ὅπερ τινὲς οὐχ ὁμοίου μετάβασιν, ἀλλ᾽ ἀναλογισμὸν καλοῦσιν. τὴν μὲν γὰρ τοῦ ὁμοίου μετάβασίν φασι τοῖς Ἐμπειρικοῖς προσήκειν. τὸν δὲ παρακείμενον τῇ τοῦ ὁμοίου μεταβάσει τρόπον ἀναλογισμὸν καλοῦσιν, ᾧ τοὺς Λογικοὺς
φασι κεχρῆσθαι. ἡμεῖς δὲ οὐδὲν διαφερόμεθα πρὸς τους τὰ
ὀνόματα ἐξαλλάττοντας· τὸ δὲ πρᾶγμα αὐτὸ ὑποδείξομεν,
ὅπερ ἔξεστι τῷ (24) βουλομένῳ ὡς ἂν ἐθέλοι καλεῖν. φαμὲν
τοίνυν, ἄλλα μὲν συμπτώματα παρακολουθεῖν τοῖς αἰτίοις,
ἄλλα δὲ τοῖς πάσχουσι τόποις, ἄλλα δὲ ταῖς δυνάμεσιν,
ἄλλα δὲ τοῖς πάσχουσιν αὐτοῖς. ταῦτα ὁ Λογικὸς διακρίνει
πάντα, καὶ οἶδεν, ἐφ᾽ οἷς τι δεῖ τοῦ τημεῖν, καὶ ἐφ᾽ οἷς
μή. παρόντων μὲν οὖν τῶν ἄλλων, καὶ μὴ παρόντων, οὐ
πεφρόντικεν τῶν μηδὲν χρήσιμον εἰς θεραπείαν ἐχόντων.

non tamen eadem curatio convenit omnibus. Hoc itaque
modo licet oftendere, impoffibilem effe fecundum Empiricos transitum ad fimile.

Cap. XVIII. Deinceps autem confequens eft demonftrare, quo modo Rationales transitu ad fimile uti
poffunt, quod nonnulli non transitum ad fimile, fed analogismum vocant. Etenim transitus ad fimile Empiricis
convenire pronunciant, vicinum vero transitui ad fimile
modum analogismum appellant, quo Rationales uti dicunt: nos nihil contendimus cum iis, qui nomina immutant, rem ipfam vero indicabimus, quam licet unicui-
qne pro arbitrio appellare. Dicimus igitur, alia quidem
fymptomata caufas fubfequi, alia locos affectos, alia facultates, alia affectus ipfos. Haec Rationalis omnia discernit, ac
novit, in quibus obfervatione, in quibus non opus eft. Aliorum igitur praefentium et non praefentium, quae nihil ad
curationem conferunt, nullam habet rationem: ac cum

156 ΓΑΛΗΝΟΥ ΠΡΟΣ ΘΡΑΣΥΒΟΥΛΟΝ

Ed. Chart. II. [315. 316.]   Ed. Baf. I. (24.)

καὶ παραλλάττειν δοκούσης τῆς συνδρομῆς παρά τι τῶν οὐ
χρησίμων συμπτωμάτων, τοῖς αὐτοῖς κέχρηται, ὡς ὁμοίας
οὔσης τῆς συνδρομῆς. ὁ δ᾽ Ἐμπειρικὸς, ἐπειδὴ ἐπὶ ἀθρόᾳ
τῇ συνδρομῇ τηρεῖ, ʽκαὶ οὐκ ἔχει δύναμιν διακριτικὴν συμπτωμάτων, παντὸς οὑτινοσοῦν ἐλλείποντος ἢ πλεονάζοντος
συμπτώματος, [316] ὡς ἀλλασσομένης τῆς συνδρομῆς, διαφόρῳ θεραπείᾳ χρήσασθαι ὀφείλει, ἀγνοῶν, ὅτι ἐπὶ μέν
τινων συμπτωμάτων πλεονασμῷ ἢ ἐλλείψει τῷ ὄντι ἀλλάσ-
σεται ἡ συνδρομη, ὡς ἐπὶ φλεγμονῆς, καὶ σκίῤῥου, καὶ οἰ-
δήματος, καὶ κήλης, ἐπὶ δέ τινων οὐκέτι. ἐπὶ γὰρ ὀπισθο-
τονικῶν καὶ ἐμπροσθοτονικῶν διαφέρειν μὲν δοκεῖ ἡ φλεγμονὴ, ἀλλ᾽ ἐπεὶ τοῦ πάσχοντός ἐστι τὸ σύμπτωμα, οὔτ᾽
αἰτίας, οὔτε τόπου, οὔτε δυνάμεως, οὐκ ἐξαλλάσσεται ἡ
θεραπεία. ἀγνοεῖ δ᾽ ὁ Ἐμπειρικὸς καὶ τοῦτο, ὅτι ἐνίοτε ἡ
μὲν συνδρομὴ ὁμοία ἐστὶν, οὐ τῇ αὐτῇ δὲ θεραπείᾳ χρήσασθαι
δεῖ. ἰδου γὰρ ἴσα καὶ ὅμοια τὰ συμπτώματα ἐπὶ τῶν διὰ
ῥῆξιν καὶ ἀναστόμωσιν καὶ ἀνάβρωσιν ἀναγόντων αἷμα.
ἔστω δὲ καὶ βῆχα εἶναι ἐπὶ παντὸς τὴν αὐτην καὶ τὸ τοῦ

ſyndrome variare videtur in aliquo ſymptomatum non
utilium, eisdem utitur, tanquam concurſus ſimilis exiſtat.
Empiricus autem quoniam in cumulata ſyndrome obſer-
vat, nec habet vim discernendi ſymptomata, quum quodlibet vel deficit vel redundat: quod, variante ſyndrome, diverſa curatione uti debet, ignorans, quoniam
in quibusdam ſane ſymptomatis exceſſu aut defectu ſyndrome diſſidet, ut in inflammatione, ſcirrho, oedemate
et hernia, in quibusdam autem non ita. Etenim in
opiſthotonicis et emprosthotonicis differre quidem videtur inflammatio, ſed quoniam affecti eſt ſymptoma, neque cauſae, neque loci, neque facultatis curatio mutatur. At Empiricus hoc quoque ignorat, quod nonnunquam ſyndrome quidem ſimilis ſit, non eadem vero curatione uti licet. Ecce enim paria et ſimilia ſymptomata in iis ſunt, qui ſanguinem educunt per vaſorum disruptionem, apertionem et eroſionem. Finge etiam tuſſim perpetuo eandem eſſe, et ejus, quod educitur, co-

ἀναγομένου πλῆθος. ταῦτὰ καὶ τἄλλα ὅμοια, ἀλλὰ καὶ ἡ
θεραπεία διάφορος παραλαμβάνεται. ὁ οὖν Λογικὸς τὴν τ᾽
εὐχρηστίαν καὶ τὴν ἀχρηστίαν τῶν συμπτωμάτων εἰδὼς,
πολλάκις ἀνομοίου δοκούσης εἶναι τοῖς πολλοῖς τῆς συνδρομῆς, τοῖς αὐτοῖς χρήσεται, οἷον ὀπισθοτονικοί τινες λέγονται, καὶ ἐμπροσθοτονικοὶ, καὶ τετανικοί· οὗτοι διαφέρουσαν
τὴν συνδρομὴν ἔχειν δοκοῦσιν. ἀλλ᾽ εἰδὼς ὁ Λογικὸς, φέρε,
ὅτι πλῆθος αἵματος τὸ αἴτιον, καὶ μυῶν τὸ πάθος, καὶ τὸ
αὐτὸ ἀποτέλεσμα. φλεμονῇ γὰρ τῇ αὐτῇ θεραπείᾳ χρήσεται. τοῖς γὰρ εἰρημένοις μόνοις προσέχει συμπτώμασιν. τὸ
δὲ τοῦ πάσχοντος σύμπτωμα ὡς ἄχρηστον παραιτεῖται. τὸ
γὰρ ἔμπροσθεν ἢ ὄπισθεν ἢ ἐξ ἴσου συντείνεσθαι, τοῦ πάσχοντός ἐστι σύμπτωμα. πρὸς δὲ τὴν θεραπείαν οὐδὲν
χρήσιμον ἔχει παραφυλαττόμενον, ὡς οὐδὲ τὸ δακρύειν. καὶ
ὁμοίας δὲ τῆς συνδρομῆς εἶναι δοκούσης, οὐδὲ παρὰ τὴν
διάνοιαν τῆς αἰτίας, διαφόρῳ χρῆται θεραπείᾳ, ὡς ἐπὶ τῶν
δι᾽ ἀνάβρωσιν ἢ διὰ ῥῆξιν αἷμα ἀναγόντων. διαιρῶν γὰρ τὰ
συμπτώματα ὁ Λογικος, κατα την πρὸς τὰ ἐνδεικνύμενα τὰ

piam, eademque etiam alia et fimilia, attamen curatio diverfa affumitur. Rationalis igitur utilitatem inutilita-
temque fymptomatum nofcens, fubinde, quum diffimilis
vulgo fyndrome videbitur, iisdem utetur: utpote opi-
fthotonici quidam dicuntur, emprofthotonici et teta-
nici: hi diverfam fyndromen habere videntur: verum Rationalis fciens, copiam fanguinis effe caufam, et mufculorum affectum, ipfumque effectum inflammationem; eadem cum illa utetur curatione. Etenim praedicta fola notat fymptomata, affecti autem accidens tanquam inutile averfatur; nam in anteriorem partem, vel in utramque ex aequo intendi, patientis eft
accidens: ad curationem vero nihil habet utile refervaa-
tum, ut nec lacrymas emittere. At quum fimilis effe
videtur fyndrome, ne ex caufae quidem notione diverfa
utuntur curatione, ut in iis, qui ex erofione aut disru-
ptione fanguinem rejiciunt. Etenim fymptomata divi-
dens Rationalis, juxta relationem ad ea factam, quae

158   ΓΑΛΗΝΟΤ ΠΡΟΣ ΘΡΑΣΤΒΟΤΛΟΝ

Ed. Chart. II. [3i6.]   Ed. Baf. I. (24.)

συμφέρον ἀναφορὰν, καὶ τὰ χρήσιμα τῶν συμπτωμάτων
ἐκλαμβάνων, καὶ τοῖς πρὸς ταῦτα τὰ συμπτώματα ἐναντιοῦσθαι δυναμένοις βοηθήμασι χρώμενος, πολλάκις διαφόρου
εἶναι δοκούσης συνδρομῆς, ὁ δὲ τῇ αὐτῇ θεραπείᾳ χρήσεται.
καὶ πάλιν ὁμοίας εἶναι δοκούσης, διαφέρουσαν θεραπείαν
παραλήψεται. ἡ γὰρ θεραπεία σύμπτωμά ἐστι τοῖς ἐναντιοῦσθαι δυναμένοις τοῖς ἐπιφέρουσιν τὰ συμπτώματα αἰτίοις. ὁ μὲν οὖν Λογικὸς καταλαμβάνει ἕκαστον τῶν ἐναν-
τιουμένων τοῖς νοσοποιοῖς αἰτίοις βοηθημάτων, καὶ πρὸς ὅ
τι σύμπτωμα ἐναντιοῦσθαι πέφυκεν, οὐκ ἀγνοεῖ, διὰ τὸ
καταδιαιρεῖν, ὡς ἔφημεν, τὴν συνδρομήν. ὁ δὲ Ἐμπειρικὸς
ἐπὶ ἀθρόᾳ συνδρομῇ τὰ ὠφελοῦντα τηρῶν, τί τίνι ἐναντιοῦσθαι πέφυκεν, οὐ δύναται εἰδέναι. τοῦτο δὲ ἀγνοῶν,
οὐδὲ τῇ τοῦ ὁμοίου μεταβάσει χρήσασθαι οἷός τέ ἐστιν.
κατὰ τί γὰρ τὸ ὠφελοῦν ὠφέλησε, καὶ αὐτὸς ἀγνοεῖν ὁμολογεῖ.

    Κεφ. ιθ'. Πόθεν οὖν, φαίη τις ἄν, τὰ χρήσιμα καὶ τὰ
ἄχρηστα τῶν συμπτωμάτων διαγιγνώσκει ὁ Λογικός; ῥητέον,
ὅτι τῇ πρὸς τοὺς ἐνδεικνυμένους σκοποὺς ἀναφορᾷ. εἰδὼς

utile indicant, et ex ſymptomatis commoda deligens,
utensque remediis, quae his adverſari accidentibus poſſunt, quum ſyndrome diverſa eſſe videtur, hic eadem
curatione utetur: ac contra, ubi ſimilis eſſe cenſetur,
diverſam curationem aſſumet; etenim curatio ſymptoma
eſt, quae adverſari poſſit cauſis ſymptomata inferentibus.
Itaque Rationalis ſingula comprehendit remedia, quae
cauſis morbificis adverſantur: et cui ſymptomati adverſari nata ſint, non ignorat, eo quod ſyndromen, ut diximus, diviſerit. Empiricus autem in cumulata ſyndrome
remedia obſervans, quid cui adverſari natum ſit, ſcire
non poteſt: id autem ignorans, ne quidem tranſitu ad
ſimile uti poteſt; ſecundum quid enim remedium juverit,
etiam ipſe neſcire ſe fatetur.

    Cap. XIX. Unde igitur, dixerit aliquis, utilia et
inutilia ſymptomata Rationalis internoſcit? Dicendum,
relatione, quae fit ad ſcopos indicantes: quum enim

γὰρ, ὅτι τάδε μὲν τὰ συμπτώματα δηλωτικά ἐστι τῶν τὸ
συμφέρον ἐνδεικνυμένων σκοπῶν, τὰ δὲ οὐκ ἔστι τοιαῦτα,
τὰ μὲν χρήσιμα παραφυλάττει, τὰ δ᾽ ἄλλα παραιτεῖται.
[317] ἐκ δὲ τῆς τῶν χρησίμων συμπτωμάτων καταλήψεως
καὶ τὸ δύνασθαι τῇ τοῦ ὁμοίου μεταβάσει κεχρῆσθαι παραγίνεται. ἔστι δ᾽ ὅτε οὐχ ὅλην τὴν θεραπείαν μεταφέρει,
ἀλλὰ μέρος τι αὐτῆς. ὡς γὰρ τὰς συνδρομὰς καταδιαιρεῖ,
οὕτω καὶ τὰς θεραπείας. καὶ οἶδε, τίνα μὲν τῶν ἐν τῇ
θεραπείᾳ βοηθημάτων ὑπεναντιοῦται τοῖς ἀπὸ τῶν αἰτίων
ἐπιφερομένοις συμπτώμασι, τίνα δὲ τοῖς ἀπὸ τῶν τόπων ἢ
τῶν δυνάμεων. εἰδὼς γὰρ, ὅτι τόδε μὲν ἀπὸ τῶν αἰτιῶν
ἐστι τὸ σύμπτωμα, τόδε δὲ ἀπὸ τῶν τόπων, τόδε δὲ ἀπὸ
τῆς δυνάμεως, καὶ ὅτι ἀπὸ μὲν τοῦ αἰτίου τὸ γένος τῶν
βοηθημάτων ὑπαγορεύεται, ἀπὸ δὲ τοῦ τόπου ὁ τρόπος
τῆς χρήσεως, ἀπὸ δὲ τῆς δυνάμεως, ἐπὶ τοῦ παρόντος εἰπεῖν, τὸ μέτρον, τοῦ μὲν αὐτοῦ αἰτίου ὄντος, καὶ τῶν
δηλωτικῶν τοῦ αἰτίου συμπτωμάτων φαινομένων, τοῦ δὲ
αὐτοῦ τόπου μὴ ὄντος, μηδὲ τῆς αὐτῆς δυνάμεως, τὸ μὲν
αὐτὸ γένος παραλήψεται τοῦ βοηθήματος, τὸν δὲ τόπον
καὶ τὸν τρόπον οὐκ ἔτι. εἰ δ᾽ αἴτιον μὲν μὴ εἴη τὸ αὐτό,

fciat, alia fymptomata oftendere fcopos utiles indicautes,
alia non effe hujusmodi, utilia fane obfervat, reliqua autem averfatur. Ex utilium vero fymptomatum compre-
henfione accidit etiam, ut transitu ad fimile uti poffit:
interdum non totam curationem transfert, fed aliquam
ojus partem. Ut enim fyndromas fubdividit, ita curationes: ac novit, quaenam in curatioue remedia renitun-
tur fymptomatis, quae a caufis inferuntur, quae vero
iis, quae a locis aut facultatibus proveniunt. Expertus
enim, aliud accidens a caufis oriri, aliud a locis, aliud
a facultatibus: item quod a caufa quidem auxilii genus
fubindicatur: a loco utendi modus: a facultate, in praefenti ut ita dicam, menfura. Siquidem quum eadem fit
caufa et fymptomata caufam indicantia appareant, locus
autem non fit idem, neque eadem virtus, idem fane auxilii genus affumet, locum et modum non item. At fi

160 ΓΑΛΗΝΟΥ ΠΡΟΣ ΘΡΑΣΥΒΟΥΛΟΝ

Ed. Chart. II. [317.]   Ed. Baf. I. (24.)

ὃ δὲ τόπος ὁ αὐτὸς, καὶ ἡ δύναμις ἡ αὐτὴ, τὸ μὲν γένος
οὐ τὸ αὐτὸ παραλήψεται τοῦ βοηθήματος, τὸν δὲ τρόπον
καὶ τὸ μέτρον τὸ αὐτό. ἐπεὶ οὖν ἱκανός ἐστι μερίζειν ὁ
Λογικὸς τάς τε συνδρομὰς καὶ τὰς θεραπείας, δύναται
κατὰ τὰς ὁμοιότητας τῶν συνδρομῶν κινούμενος μέρη τινὰ
τῆς θεραπείας κατὰ τὸ ἐοικὸς μεταφέρειν. ὁ δ᾽ Ἐμπειρικὸς
μήτ᾽ αἰτίαν, μήτε δηλωτικὰ αἰτιῶν συμπτώματα, ἢ τόπου, ἢ
δυνάμεως πολυπραγμονῶν, τοῦτο ποιεῖν οὐχ οἷός τε ἔσται.
διὰ τοῦτο δὲ οὐδὲ τῇ τοῦ ὁμοίου μεταβάσει κεχρῆσθαι δύναται. κατὰ τί γὰρ αἱ συνδρομαὶ ἀλλήλων προσεοίκασιν,
ἀγνοεῖ. καὶ διὰ τοῦτο οὐδὲ τὴν θεραπείαν καταδιαιρεῖν
δύναται, καὶ προσαγαγεῖν τὸ δυνάμενον ὑπεναντιωθῆναι τῷ
παρόντι συμπτώματι βοήθημα. ἐὰν γὰρ τοῦτο φῇ δυνατὸς εἶναι, λέγω δὴ μερίζειν τά τε τῶν συνδρομῶν συμπτώματα, καὶ τὴν θεραπείαν ἐπιστάμενος, καθ᾽ ὅ τι ἕκαστον ὠφελεῖ καὶ βλάπτει, αἰτιῶν κεκρυμμένων καταληπτικὸς
εἶναι ὁμολογήσει. εἰ δὲ τοῦτο, καὶ ἀπ᾽ ἐνδείξεως τὰ βοηθήματα δυνατὸς εἶναι λαμβάνειν ὁμολογήσει.

cauſa non fuerit eadem, locus autem idem et facultas
eadem, non idem remedii genus utique uſurpabit, modum vero et menſuram eandem. Quoniam igitur Rationalis et ſyndromas et curationes metiri poteſt, nimirum
etiam ex concurſuum ſimilitudinibus motus partes quaſ-
dam curationis, ut par eſt, transferre poteſt. Empiricus
neque cauſam, neque ſymptomata cauſas indicantia, aut
locum, aut facultatem, connitens magno ſtudio id efficere,
non poterit: idcirco neque transitu ad ſimile uti poterit.
Quatenus enim ſyndromae inter ſe conveniunt, ignorat:
quo fit, ut neque curationem diſtinguere poſſit, et remedium, quod praeſenti ſymptomati adverſatur, adhibere. Si enim hoc, inquit, poſſet, dico ſane concurſuum
ſymptomata partiri, et curationem noſcens, quatenus
unumquodque juvat aut offendit, cauſarum occultarum
notitiam habere fatebitur: ſi autem hoc, etiam ab indicatione praeſidia capere poſſe concedet.

Ed. Chart. II. [317.]   Ed. Baf. I. (24. 25.)

Κεφ. κ'. Ἀδυνάτων οὖν ὄντων τῶν εἰδοποιούντων τὴν
τῶν Ἐμπειρικῶν αἵρεσιν, τηρήσεως, καὶ ἱστορίας, καὶ τῆς
ὁμοίου μεταβάσεως, τὴν μὲν τήρησιν ἄχρηστον ἄνευ λόγου
καὶ ἀδύνατον καθ' αὑτὸ ἐπιδείξαμεν. ἄχρηστον μὲν, ἐπειδήπερ λόγου χρεία τοῦ διακρίνοντος, ἐφ' οἷς δεῖ συμπτώμασι
τὰς θεραπείας ποιεῖν. οὐδὲ γὰρ ἐφ' ἅπασι τοῖς προγεγενημένοις τε καὶ παροῦσι τῷ τοσούτῳ οἴονται δεῖν τηρεῖν.
ἀδύνατον δ', ὅτι πλειόνων ὄντων ταῦτα πάντα οὐκ ἐνίοτως
τυχεῖν δυνατόν ἐστιν, ἵν' ἡ αὐτὴ γένηται συνδρομή. λέγω
δὲ γένος συμπτωμάτων καὶ ἀριθμοὶ τὸν αὐτὸν, καὶ μέγεθος, καὶ τάξιν, καὶ καιρὸν, καὶ τὰ ὅμοια. τὴν δὲ ἱστορίαν
περιττὴν μὲν, διότι τῇ πείρᾳ ἐπικρίνει τὰ ἱστορούμενα, ἀδύνατον δὲ, διότι μήτε μεγέθη συμπτωμάτων, μήτε καιροὺς
δύναται προσιστορεῖν, ὧν ἄνευ τοῦ ὠφελοῦντος κατάληψις
γενήσεσθαι οὐ δύναται. τὴν δὲ τοῦ ὁμοίου μετάβασιν δια-
βεβλήκαμεν, δι' ὧν ἐπεδείξαμεν, ὅτι ἐξ ἀνάγκης δεῖ αὐτὴν
κατιοτῆσαι, ἐπὶ (25) τὴν τῶν δυνάμεων βλαπτιουσῶν ἢ
ὠφελουσῶν ἐξέτασιν.

Cap. XX. Quum itaque impoffibilia fint, quae
Empiricorum fectam conformant, obfervatio, hiftoria,
transitus ad fimile: obfervationem fane inutilem fine ratione et impoffibilem per fe oftend.mus: inutilem fane,
quoniam rationis ufus eft dijudicantis, in quibus fymptomatis curationem moliri conducat, neque enim in omnibus prae'eritis et iis, quae aegrotanti adfunt, obfervandum
effe aibitrantur: impoffibilem vero quoniam. quum plura
fint, haec omnia non piorfus affequi l.cet, ut idem fiat concurfus. Dico autem genus fymptomatum et numerum, magnitudinem, ordinem, tempus, fimiliaque: hiftoriam vero
fupervacuam ideo, quod ea, quae commemorantur, experientia indicat: impoffibilem vero, eo qued neque magnitudinem fymptomatum, neque tempora poteft praeterea commemorare, fine quibus auxilii comprehenfio fieri nequit. At
transitum ad fimile pertractavimus in iis fcilicet, quibus
oftendimus, quod uecellario ipfum conftituere oportet
ad facultatem noxiarum aut juvantium disquifitionem.

Κεφ. κα'. [318] Ἐπεὶ οὖν ὡς ἐν κεφαλαίῳ ἀντειρήκαμεν
τοῖς Ἐμπειρικοῖς, ἑξῆς πρὸς τοὺς Μεθοδικοὺς ῥητέον. χρὴ δὲ
τὸν ἀντιλέγοντα αὐτοῖς τα μὲν κοινὰ τῶν αἱρέσεων συγχωρεῖν, τὸ
δὲ διαλλάττον ἐκείνων ἀναιρεῖν. οἱ μὲν οὖν Ἐμπειρικοὶ τὸ ἀπὸ
ἐνδείξεως τὰ συμφέροντα λαμβάνεσθαι πειράσονται ἀδύνατον
ἀποφαίνειν, ἀντιλέγοντες τοῖς Μεθοδικοῖς· ἡμεῖς δὲ τὸ ἀπὸ ἐνδείξεως τὰ συμφέροντα λαμβάνειν δυνατὸν εἶναι συγχωρήσομεν.
τὸ μέντοι ἀπὸ φαινομένων τὴν ἔνδειξιν γίγνεσθαι οὐκ ἔτι
συγχωρήσομεν αὐτοῖς. ἔτι κἀκεῖνο συγχωρήσομεν τοῖς Μεθοδικοῖς, τὸ ἀπὸ συμπτωμάτων, μηθ' ἑνὸς, μήτε πλειόνων
ἔνδειξιν γίγνεσθαι. ἐκεῖνο δὲ οὐκ ἔτι συγχωρήσομεν, τὸ
παντάπασιν ἄχρηστ' εἶναι τὰ συμπτώματα. δοκεῖ γὰρ ἡμῖν
πολλάκις δηλωτικὰ γίγνεσθαι τὰ συμπτώματα τῶν τὸ συμφέρον ἐνδείξασθαι δυναμένων, εἰς δὲ ἔνδειξιν παντάπασιν
ἄχρηστ' εἶναι τὰ συμπτώματα. τοιούτους τινὰς οἱ Μεθοδικοὶ προφέρονται λόγους. φασὶ γὰρ, ὅτι, τῶν αὐτῶν συμπτωμάτων ὄντων, διαφερόντων δὲ τῶν παθῶν, ἐφ' οἷς τὰ
συμπτώματα, οὐ τῇ αὐτῇ θεραπείᾳ χρώμεθα, οἷον ἐπὶ

Cap. XXI. Quoniam igitur ceu in ſumma Empiri-
eis contradiximus, reliquum fuerit, ut ad Methodicos
digrediamur. Convenit porro, eum, qui illis refragatur,
quae ſectis communia ſunt, admittere, quod autem in
illis diverſum eſt, convellere. Itaque Empirici, ut ab
indicatione ſumantur remedia, fieri non poſſe contra
Methodicos pronunciare conabuntur: nos autem ab indicatione auxilia peti concedemus, verum ab apparentibus
indicationem fieri, non item concedemus. Praetera et illud
donabimus Methodicis, a ſymptomatum neque uno neque
pluribus indicationem fieri: illud autem non ita donabimus, ſymptomata prorſus eſſe inutilia. Videntur enim nobis ſubinde ſymptomata fieri indices eorum, quae, quod
confert, poſſunt indicare: ad indicationem vero prorſus eſſe inutilia ſymptomata. Hujusmodi quosdam ſer-
mones proferunt Methodici. Dicunt enim, quod, quum
eadem ſunt ſymptomata, differunt autem affectus, in
quibus ſunt ſymptomata, non eadem curatione utimur, ut

φρενίτιδος, τῆς τε κατὰ στέγνωσιν, τῆς τε κατὰ ῥοῶδες.
καὶ πάλιν τῶν αὐτῶν ὄντοιν παθῶν, διαφερόντων δὲ τῶν
συμπτωμάτων, τῇ αὐτῇ θεραπείᾳ, φασὶ, χρώμεθα, ὡς ἐπὶ
πλευρίτιδος καὶ φρενίτιδος, ἐὰν ἀμφότερα κατὰ στέγνωσιν τὰ
πάθη ὑπάρχῃ. ἐπεὶ οὖν καὶ τῶν αὐτῶν συμπτωμάτων ὄντων
διαφερούσῃ ἀγωγῇ χρώμεθα, καὶ διαφερόντων, ἔστιν ὅτε τῇ
αὐτῇ, διὰ τοῦτο ἄχρηστα παντάπασιν εἶναι πρὸς θεραπείαν
τὰ συμπτώματα. ἀναιρουμένων γὰρ τῶν παθῶν, συναι-
ρεῖται καὶ τὰ συμπτώματα, καὶ συνισταμένων, συνίσταται·
καὶ διὰ τοῦτο τὰ μὲν πάθη χρήσιμα εἶναί φασιν, ἐφ᾽ οἷς
συνισταμένοις ταῦτα γίνεται, καὶ λυομένοις λύεται· τὰ δὲ
συμπτώματα ἄχρηστα, οὐδεμίαν ἰσχὺν ἐπὶ αὐτῶν ἔχονται. εἰ
δὲ καὶ ἐνδεικνύαι φασὶ τὰ συμπτώματα, οὐδὲν συμφέρον, ἀλλὰ
βλαβερόν τι μᾶλλον ἐνδείκνυται, ὡς ὁ πυρετος τὸ ψύχειν,
ἢ νὴ Δία γε προσφέρειν ποτὸν, ἢ ἐπιθυμία οἴνου καὶ βα-
λανείου, τὸ διδόναι οἶνον, καὶ ᾽ἰς βαλανεῖον ἀπάγειν. ἐπεὶ
οὖν τὰ μὲν συμπτώματα ἤτοι οὐδὲν ἐνδείκνυται, ἢ οὐδὲν
τὸ χρήσιμον, ἀλλὰ καὶ μᾶλλον ἐπιβλαβὲς, διὰ τοῦτο τὰ μὲν

in phrenitide, tum ea, quae ex aftricto eft, tum ea, quae
ex fluxo. Ac contra quum iidem funt affectus, differunt
autem fymptomata, eadem, inquiunt, curatione utimur, ut
in pleuritide et phrenitide, fi utraeque ex aftiictione affectus funt. Quoniam igitur, et quum eadem funt fymptomata, diveifa ratione medemur, et quum funt differentia, interim eadem, idcirco fymptomata ad curationem
inutilia proifus effe. Nam quum affectus tolluntur, fymptomata etiam tolluntur: et quum confiftunt illi, haec
quoque confiftunt, ideoque affectus quidem utiles effe
pronunciant, ob quos conftitutos haec generantur, folu-
tos folvuntur. Symptomata vero inutilia nullam vim in
iis habent. At fi indicare fymptomata dicant nihil
utile, fed noxium quid potius indicant, ut febris, refrigerare, aut per Jovem potum afferre: cupiditas vini
et balnei, vinum dare et in balneum deducere. Quoniam igitur fymptomata vel nihil indicant, vel nihil
utile, imo potius incommodum noxiumque, idcirco fym-

Ed. Chart. II. [318. 319.]   Ed. Baf. I. (25.)

συμπτώματα, φασὶ, διωθούμεθα, τὰ δὲ πάθη, ὡς τὸ συμφέρον ἐνδείξασθαι δυναμενα, προσιέμεθα. ἐρωτῶσι δὲ καὶ
τοιούτους τινὰς λόγους πρὸς ἔνδειξιν τοῦ μὴ εἶναι τὰ συμπτώματα τῶν συμφερόντων. εἰ τὸ αὐτὸ ἐναντίον οὐκ ἐνδείκνυται, οἱ δὲ δυσφοροῦντες ἐπὶ στεγνώσει καὶ ῥύσει τῶν
ἐναντίων δέονται· ἀπὸ δυσφορίας ἔνδειξις τῶν συμφερόντων
οὐ γίνεται. ἀναστρέψαι δὲ πρὸς αὐτούς ἐστι τοῦτον τὸν
λόγον, καὶ δεῖξαι, ὅτι οὐδὲ πάθος ἐνδείκνυται οὕτως. εἰ
οἱ στεγνούμενοι τὸ σῶμα ὑπὸ κρύους καὶ διαφθορᾶς διαφόρων δέονται, τὸ δ᾽ αὐτὸ διαφόρων ἐνδεικτικὸν οὐ γίνεται,
οὐχ ὑποδείκνυσιν ἡ στέγνωσις τὸ συμφέρον. ἄλλως ἐρωτῶ-
σιν οὕτως οἱ Μεθοδικοί. εἰ τὰ διάφορα τὸ αὐτὸ οὐκ ἐνδείκνυται, οἱ δὲ πυρέσσοντες καὶ βήσσοντες τὸ αὐτὸ ἔστιν ὅτε
ἐνδείκνυνται, ἀπὸ πυρετοῦ καὶ βηχὸς ἔνδειξις οὐ γίνεται.
ἡμεῖς δὲ οὕτως ἀναστρέψωμεν. εἰ καὶ οἱ στρεβλούμενοι καὶ
χαλώμενοι ὑπὸ χολῆς τῶν αὐτῶν δέονται, [319] τὰ δὲ διάφορα τὸ αὐτὸ οὐκ ἐνδείκνυται, ὑπὸ στεγνώσεως καὶ ῥύσεως τὸ συμφέρον οὐχ ὑποδείκνυται. τοιαῦτα μὲν οὖν τινα

ptomata quidem, inquiunt, aftruimus: affectus antem, ut
qui, quod conducit, indicare poffint, recipimus. Caeterum proponunt ejusmodi quasdam rationes ad indicandum, fymptomata non effe utilia. Si idem contrarium
non indicat: et qui aegre ferunt aftrictionem et fluorem,
contraria requirunt: a tolerandi difficultate remediorum
non fit indicatio. Verum retorquere in ipfos hunc fermonem licet, ac oftendere, ne affectum quidem indicare,
hoc pacto. Si, qui aftrictum corpus habent a frigore et
corruptione, diverfis indigent: idem vero diverfa non
indicat; haud igitur oftendit conftrictio id, quod faciendum eft. Aliter disputant Methodici in hunc modum.
Si diverfa idem non indicat, febricitantes autem et tuf-
fientes idem interim indicant: a febre et tuffi indicatio
non fit. Nos autem ita retorquebimus. Quod fi agitati la-
xatique a bile eadem defiderant, diverfa autem idem non
indicat: ab aftrictione et fluore id, quod conducit, non

πρὸς τὸ ἄχρηστα ἐπιδεῖξαι τὰ συμπτώματα προφέρονται
οἱ Μεθοδικοί.

Κεφ. κβ'. Ἡμεῖς δὲ πρῶτον μὲν ἐπιδείξομεν, ὅτι δι'
ὧν πράττουσιν αὐτοὶ, ὁμολογοῦσιν μὴ εἶναι ἄχρηστα παντάπασι τὰ συμπτώματα. τὴν δὲ χρείαν, ἣν παρέχεται τὰ
συμπτώματα, προηγουμένως ἐν τῇ ἐκθέσει τῆς Λογικῆς αἱρέσεως ὑποδείξομεν. ὅτι τοίνυν χρήσιμα πρὸς θεραπείαν τὰ
συμπτώματα νομίζουσιν εἶναι οἱ Μεθοδικοὶ, ἐκ τῶνδ' ἂν
γένοιτο δῆλον. ἀξιοῦσιν αὐτοὶ τοὺς ὁπωσοῦν παραπαίοντας
ἐν σκότῳ κατακλίνειν, ἐάν τε διὰ ῥύσιν, ἐάν τε διὰ στέγνωσιν παραπαίωσιν. τὸ γὰρ φῶς οἴονται παραύξειν τὴν
παρακοπήν. τοὺς δὲ ληθαργικοὺς οὐκ ἐν αὐτῷ κατακλίνειν
φασὶ δεῖν, ἐάν τε διὰ στέγνωσιν, ἐάν τε διὰ ῥύσιν κατα-
φέρωνται. τὸ γὰρ σκότος οἴονται συλλαμβάνειν τῇ κατα-
φορᾷ. πῶς ποτ' οὖν, φαμὲν, εἰ μηδὲν ἐνδείκνυται τὰ
συμπτώματα, τοὺς διὰ στέγνωσιν παραπαίοντας ἐν σκότει
κατακλίνετε, τοῦ σκότους ἐπιτείνοντος τὴν στέγνωσιν; καὶ

oftenditur: hujusmodi igitur nonnulla, ut indicent, fymptomata elfe inutilia, Methodici proferunt.

Cap. XXII. Nos primum fane oftendemus, quod
per ea, quae ipfi faciunt, fatentur, fymptomata non elfe
prorfus inutilia: ufus vero, quem exhibent, confequenter,
ubi rationalem fectam exponemus, indicabitur. Quod
igitur utilia ad curationem fymptomata elfe putent Methodici, hinc conftabit. Volunt ipfi quomodocunque
mente captos in tenebris decumbere, five ob fluorem,
five ob aftrictionem delirent; etenim lumen turbationem
mentis augere arbitrantur: lethargicos non in eodem decumbere oportere dictitant, five propter aftrictionem,
five propter fluorem tam profundo fomno corripiantur;
tenebras enim putant una cum profunda animi in fomnum delatione comprehendere. Quomodo igitur, dicimus, fi nihil fymptomata indicant, eos, qui ob aftrictionem delirant, in tenebris collocant, quum hae aftrictionem intendant, ac contra eos, qui ob fluorem

πάλιν τοὺς διὰ ῥύσιν ληθαργικοὺς ἐν αὐγῇ, ὑπὸ ταύτης
ἐπιτεινομένης τῆς ῥύσεως. ἐπὶ γὰρ τῶν τοιούτων ἀμελεῖν
μὲν ἐοίκασι παντάπασι τῶν παθῶν, προσέχειν δὲ ψιλοῖς
τοῖς συμπτώμασι. πῶς οὖν εἴη ἂν ἄχρηστα, ἅγε τοσαύτην
φαίνεται ἰσχὺν ἔχοντα, ὥστε καὶ ἀμελεῖν ἀναγκάζει τῶν ὑποκειμένων σκοπῶν, καὶ οὐ μόνον ἀμελεῖν, ἀλλὰ καὶ τοὐναντίον πράττειν τῶν ἀπὸ τῶν σκοπῶν ἐνδεικνυμένων; ἡ μὲν
γὰρ στέγνωσις χαλᾶν ἐνδείκνυται οἱ δ᾽ εἰς τὸ σκότος παραπαίοντας συγκλείοντες οὐ χαλῶσι, στεγνοῦσι δὲ τὸ ἐναντίον, καὶ τῆς ῥύσεως στέλλειν ἐνδεικνυμένης. οἱ δὲ τοὺς
διὰ ῥύσιν ληθαργικοὺς εἰς αὐγὴν ἄγοντες τοῖς αὐτοῖς ἐπι-
τείνουσι τὴν ῥύσιν. πρὸς ταῦτα λέγουσιν· οὐκ, ἐπειδὴ τὸ
σύμπτωμα ἐνδείκνυται, ταῦτα παραλαμβάνομεν, ἀλλ᾽ ἐπειδὴ
ἀντεδείκνυτο ἡμῖν τὸ σύμπτωμα, καὶ οὐ κωλύει παραλαμβάνειν, ὕπερ ὁ σκοπὸς ἐπιδείκνυσι. τὸ γὰρ ἀντιδεικνύμενον
λέγουσιν, ἐνδείκνυσθαι μὲν τὸ συμφέρον, μὴ ἐπιτρέπειν δὲ
πράττειν, ὅπερ ὑπαγορεύει τὸ πάθος. πρὸς τοῦτό φαμεν
ἡμεῖς, ὅτι, εἰ τὰ ἀντιδεικνύμενα ἄχρηστά ἐστι, καὶ ἡ δύ-

lethargici funt, in luce, quum ab hac fluor augefcat?
In hujasmodi enim negligere quidem prorfus affectus
videntur, attendere autem nudis fymptomatis. Quomodo igitur inutilia fuerint, quae tantam vim habere videntur, ut etiam negligere fubjectos fcopos cogant, et
non folum negligere, fed etiam contrarium efficere iis,
quae a fcopis indicantur? Etenim aftrictio laxare indicat: qui vero in tenebras delirantes concludunt, non
laxant, fed aftringunt e contrario, quum fluor deprime-
re indicet. At qui lethargicos ex fluore in lucem de-
ducunt, iisdem fluorem augent. Ad haec refpondent,
non, quia fymptoma hoc indicat, haec affumimus, fed
quoniam e contrario fymptoma nobis indicabatur, ac
nihil prohibet affumere, quod fcopus oftendit. Etenim,
quod contraindicatur, dicunt oftendere quidem id, quod
confert, non antem permittere fieri, quod affectus fuggerit. Ad hoc nos dicimus, fi, quae e contrario indi-

ναμις ή μή ἐῶσα πολλάκις, ὃ ἐνδείκνυται ὁ σκοπὸς, παραλαμβάνειν, ἄχρηστὸς ἂν εἴη. ἀλλὰ τὴν δύναμιν ἐπισκοπεῖν
δεῖ, χρησίμου τινὸς ἡμῖν ἐξ αὐτῆς εἰς θεραπείας παραγενο-
μένου, καίτοι ἀντενδείκνυται καὶ ἡ δύναμις. ὥσπερ οὖν τὴν
δύναμιν ἀντενδεικνυμένην εὔχρηστον εἶναι νομίζετε, ἀναγκαῖόν
ἐστιν ὑμῖν καὶ τὰ συμπτώματα ὁμολογεῖν χρήσιμα εἶναι.
πρὸς τούτῳ δὲ καὶ γελοίως τὸ σκότος ἐπὶ τῶν φρενιτικῶν
παραλαμβάνουσιν. εἰ γὰρ τὸ σκότος ἐπιτείνει τὴν στέγνωσιν, ἐπιτεινομένη δὲ ἡ στέγνωσις ἐπιτείνει τὴν παρακοπήν·
ἐπιτείνεται γὰρ καὶ ἀνίεται τὰ συμπτώματα τοῖς πάθεσιν·
δηλονότι τὸ ἐναντίον πράττουσιν, ἢ δεῖ. παραύξοντα γὰρ
τὸ πάθος παραύξουσι καὶ τὴν παρακοπήν. ὃ μὲν οὖν περὶ
τῶν συμπτωμάτων τοιοῦτός ἐστι λόγος.

Κεφ. κγ΄. [320] Ὅτι δὲ οὐκ ἐνδείκνυται τὰ πάθη τὸ
συμφέρον, ὡς οἴονται οἱ Μεθοδικοὶ, δι᾽ ὧν αὐτοὶ ἐπειρῶντο
ἀποφαίνειν ἄχρηστα τὰ συμπτώματα, διὰ τῶν αὐτῶν ἡμεῖς,
ὅτι μηδ᾽ ἐνδείκνυται τὰ πάθη τὸ συμφέρον, ὑποδείξομεν.
φαμὲν γὰρ, ὅτι τῶν αὐτῶν ὄντων παθῶν, διαφερουσῶν δὲ

cant, inutilia funt, etiam virtus, quae non finit frequenter, quod fcopus indicat, affumere, erit inutilis:
fed virtutem infpicere convenit, quum utile quippiam
vobis inde ad curationem proficifcatur, etfi contra
etiam indicet virtus: ficut igitur vim contraindicantem
utilem effe cenfetis, neceffarium eft vobis etiam fymptomata fateri effe utilia. Ad hoc etiam ridicule tenebras
in phreneticis affumunt; fi enim tenebrae aftrictionem
adaugent, intenfa item aftrictio mentis turbationem auget; fiquidem intenduntur augenturque fymptomata, affectibus nimirum contrarium facientibus, quam convenit;
aucta enim affectum adaugent, et mentis turbationem.
Itaque de fymptomatis talis eft disputatio.

Cap. XXIII. Quod autem affectus id, quod conducit,
non indicant, ut arbitrantur Methodici, quibus ipfi rationibus fymptomata inutilia declarare conabantur, iisdem nos, quod neque affectus id, quod confert, indi-
eant, oftendemus. Dicimus enim, quum iidem affectus

Ed. Chart. II. [320.]   Ed. Baf. I. (25. 26.)

τῶν αἰτιῶν, οὐ τῇ αἰτῇ θεραπείᾳ χρώμεθα. ἰσχουρία γὰρ
ἕν τι πάθος ἐστίν, ἀλλ᾽ ἂν μὲν διὰ λίθον γένηται, λιθο-
τομοῦμεν, ἂν δὲ διὰ φλεγμονὴν, καταπλάσσομεν, ἂν δὲ δι᾽
ὑπερδιάτασιν κύστεως, καθετῆρι χρώμεθα, ἢ, ὥσπερ ὁ Ἐρασίστρατος, ἀναστήσαντες ἐπὶ γόνατα τὸν ἀῤῥωστοῦντα, ἀφρο-
νίτρῳ ἄκρον τοῦ οὐρητῆρος προσαψάμενοι, καὶ τὰ ἑξῆς. εἰ
δέ γε ἀπὸ τῶν παθῶν αἱ ἐνδείξεις τῶν (26) συμφερόντων
ἐγγίγνονται, τοῦ αὐτοῦ ὄντος πάθους, καὶ συμφέροντος τοῦ
αὐτοῦ, αἱ αὐταὶ ἐνδείξεις ἐγγίγνονται. οὐ γίνονται δὲ, οὐκ
ἂν τὰ διαφέροντα πάθη τὸ αὐτὸ ἐνεδείκνυντο. νυνὶ δὲ, τῆς
μὲν αὐτῆς οὔσης αἰτίας, τῶν δὲ παθῶν διαφερόντων,
τὴν αὐτὴν θεραπείαν παραλαμβάνομεν. χολέρα γὰρ καὶ
ἴκτερος, διαφέροντα πάθη, σχεδὸν ὁμολογοῦσι καὶ αὐτοὶ,
ὅτι τὸ μὲν στεγνὸν, τὸ δὲ ῥοῶδες, ἀλλ᾽ ἐπ᾽ ἀμφοτέρων
κένωσιν παραλαμβάνομεν. ἐπεὶ οὖν, ἀναιρουμένων τῶν αἰτιῶν, συναναιρεῖται καὶ τὰ παθήματα, καὶ συνισταμένων,
συνίσταται. καὶ ἔτι διαφόρων μὲν ὄντων τῶν αἰτίων, κἂν
τὰ αὐτὰ πάθη ᾖ, διαφόρῳ χρώμεθα τῇ θεραπείᾳ. τῶν

funt, diverſae autem cauſae, non eadem nos uti curatione.
Urinae retentio unus affectus eſt, verum, ſiquidem ex
calculo orta eſt, exciſionem ipſius molimur: ſin autem
ex inflammatione, cataplasmate obducimus: quodſi ex
immoderata veſicae tenſione, cathetere utimur, vel, quemadmodum Eraſiſtratus, aegrotante in genua erecto, aphro-
nitro extremum ureteris attingimus: et quae ſequuntur.
At ſi ab affectibus indicationes auxiliorum ſiunt, quum
idem eſt affectus, etiam remedii ejusdem eaedem ſunt
indicationes: non ſiunt autem, ſi diverſi affectus idem
indicarent. Nunc quum eadem eſt cauſa, affectus autem
diverſi, eandem curationem aſſumunt. Cholera enim et
icterus diverſos affectus eſſe, etiam ipſi fere concedunt,
quoniam hic aſtrictus, ille fluxilis eſt: attamen in utrisque
vacuationem aſſumimus. Quoniam igitur, cauſis ſublatis,
tolluntur etiam ſimul affectus, et, conſiſtentibus illis, hi conſiſtunt, etſi iidem ſint affectus, diverſa tamen utimur curatione.

δ' αὐτῶν ὄντων αἰτίων, κἂν τὰ πάθη διάφορα ᾖ, τῇ αὐτῇ
θεραπείᾳ χρώμεθα. διὰ τοῦτο τά τε πάθη καὶ τὰ αἴτια,
καὶ τοὺς πεπονθότας τόπους ἐξετάζομεν. ἔστι δὲ καὶ ἐκ
τῶνδε ὑποδεῖξαι τὸ ὅμοιον ὑπὸ διαφερουσῶν αἰτιῶν τὸ
ταὐτὸ πάθος γιγνόμενον, οἷον στεγνόν. πῦρ τε γὰρ προσπεσὸν
ὑποπυκνοῖ τὴν ἐπιφάνειαν, καὶ κρύος ὁμοίως. ἀλλὰ, καίτοι
τοῦ αὐτοῦ πάθους ὄντος, διαφόρῳ θεραπείᾳ χρώμεθα διὰ
τὴν διαφορὰν τῶν αἰτιῶν. τὸ μὲν γὰρ ἀπὸ πυρὸς καταντλήσεσι
καὶ καταπλάσμασι τοῖς τὰς ἐσχάρας ἀποστῆσαι δυναμένοις
ἰώμεθα· τὸ δ' ἀπὸ κρύους πυριώμασι, γογγύλης ἀποξέσμασι,
καὶ ὁμοίοις τισίν. εἰ δὲ χαλαστικὴν φήσουσιν ἀπ' ἀμφοτέρων
καὶ τὴν αὐτὴν ἀγωγὴν παραλαμβάνεσθαι, φήσομεν, ὅτι, εἰ
μηδὲν διαφέρουσα ἡ ἀγωγὴ, καὶ εναλλάττοντες οὐδὲν ἁμαρ-
τήσομεν· ἀλλὰ καὶ τον ἀπὸ πυρὸς πυριάσομεν τοῖς αὐτοῖς,
καὶ τὸν ἀπὸ κρύους καταπλάσομεν, καὶ τοῖς πρὸς τὰς ἐσχάρας ποιοῦσι φαρμάκοις χρησόμεθα ἐπ αὐτοῦ. ἀλλ' οὐ ποιοῦμεν τοῦτο· βλάπτονται γάρ· διόπερ οὐ τὴν αὐτὴν θεραπείαν εἶναι ῥητέον. ἔτι καὶ τὸ αὐτὸ αἴτιον διάφορα ἀπο-

Caulis porro iisdem fubfiſtentibus, etſi affectus ſunt diverſi, eadem curatione utimur. Idcirco affectus, cauſas,
et locos affectos examinamus. Jam ex his licet oſtendere ſimile, a diverſis caulis eundem gigni affectum, nempe aſtrictum. Ignis enim eſaplus ſuperficiem denſat,
item frigus fimiliter: attamen licet idem ſit affectus, diverſa tamen utimur curatione propter cauſarum differentias. Etenim ex igne orto affectui perfuſionibus et cataplasmatis, quae cruſtas feparare poſſunt, medemur: ex
frigore autem contracto, fotibus, linimentis, abraſioni-
bus, fimilibusque. At ſi laxatoriam in utrisque profe-
rant eandemque curationem, dicemus, quod, ſi nihil evariat curandi ratio, etiamſi immutemus, nihil peccabi-
mus. Imo etiam ab igne laeſum iisdem fovemus, et a
frigore affectum oblinimus, ac iis, quae cruſtas faciunt,
medicamentis utemur in ipſo. Verum non hoc facimus,
quippe offenduntur; quapropter non eadem eſſe curatio
dicetur. Praeterea eadem cauſa diverſos efficit affectus,

τελεῖ πάθη. διὰ γὰρ πλῆθος οἱ μὲν φλεγμαίνουσιν, ἡ δὲ
φλεγμονὴ στέγνωσίς ἐστιν· ἄλλοι δ᾽ αἱμορῥαγοῦσιν, αἱ δ᾽
αἱμοῤῥαγίαι ῥύσεις εἰσί· ἀλλὰ παρὰ τὴν διαφορὰν τῶν παθῶν οὐκ ἐξαλλάσσεται ἡ θεραπεία. κένωσις γὰρ ἐπ᾽ ἀμφοτέρων λύσις, ἐναντία τῷ πάθει. οὐ γὰρ ἀπὸ τῶν ἀποτε-
λούντων, ἀλλ᾽ ἀπὸ τῶν ἀποτελουμένων, ὡς καὶ αὐτοὶ ὁμολογοῦσι, χρὴ τὰς ἐνδείξεις γίγνεσθαι. τὰ δὲ παραδέχονται
μὲν ὡς αἴτια οἱ Μεθοδικοὶ, ἐπειδὴ τῶν συμπτωμάτων ἐστὶ
ποιητικὰ, ἀλλ᾽ οὐχὶ ὡς αἴτια εἶναι, φασὶν, ἐνδείκνυται,
ἀλλ᾽ ὡς κοινότητες. οὐδὲν δὲ κωλύει τὸ αὐτὸ, φασὶ, καὶ
ὡς αἴτιον εἶναι, καὶ ὡς κοινότητα, καὶ ὡς ἕτερα. ὡς γὰρ
τὸ μῆλον γευστὸν καὶ ὁρατὸν καὶ ἁπτόν ἐστιν, ὅταν δὲ
λέγωμεν γλυκὺ εἶναι, οὐ, καθ᾽ ὅσον τῇ ἁφῇ ὑποπίπτει,
γλυκὺ λέγομεν, οὕτω καὶ τὰ πάθη οὐδὲν κωλύει εἶναι
μὲν ἑτέρων ἀποτελέσματα, εἶναι δὲ καὶ ποιητικά τινων.
[321] ἀλλ᾽ ὅταν, φασὶ, λέγωμεν ἐνδείκνυσθαι αὐτὰ, οὔτε
ᾗ ἀποτελέσματά ἐστιν, οὔτε ᾗ ποιητικά τινων, ἐνδείκνυσθαι
λέγομεν, ἀλλ᾽ ὡς κοινότητας. ὡς οὖν τὰ συμπτώματα οἱ

nam ex plenitudine alii inflammationem experiuntur, inflammatio autem adftrictio eft: alii fanguinem profundunt,
fanguinis autem profluvium fluor eft: fed propter affectuum
differentiam curatio non mutatur. Nam vacuatio, in
utrisque folutio, affectui contraria. Non enim ab efficientibus, fed ab his, quae fiunt, ut etiam ipfi fatentur,
indicationes fieri oportet. At affectus quidem recipiunt
ut caufas Methodici, quoniam fymptomatum fiunt effectrices. Verum non ut caufae fint, inquiunt, indicant,
fed ut communitates. Nihil autem vetat idem, inquiunt,
et ut caufam effe, et ut communitatem, et ut alia. Sicut enim malum guftabile, vifibile et tangibile eft; at
quum dicimus dulce effe, non quatenus tactui occurrit,
dulce appellabimus: ita et affectus, nihil prohibet, aliorum fane effe opera, quorundam etiam effe opifices. Quum
vero, inquiunt, indicare ipfos dixerimus, neque qua
opera funt, neque qua opifices quorundam, indicare pronunciamus, fed ut communitates. Quemadmodum itaque

Μεθοδικοὶ, διὰ τὸ ἀπὸ διαφερόντων γίνεσθαι τα αὐτά,
καὶ ἀπὸ τῶν αὐτῶν διαφέροντα, οὐδὲν ἐνδείκνυσθαι συμφέρον
λέγουσιν, οὕτω καὶ ἡμεῖς, ἐπειδήπερ ὁρῶμεν ὑπὸ διαφερόντων αἰτίων τὰ αὐτὰ πάθη γινόμενα, καὶ ἀπὸ τῶν αὐτῶν
διαφέροντα, ἄχρηστά φαμεν αὐτὰ πρὸς ἔνδειξιν τῶν συμφερόντων εἶναι. ου γὰρ ἓν ἐνδείκνυται ἀεὶ τὸ αὐτό. ἰσχου-
ρίας οὖν οὔσης δηλονότι, ἀεὶ ἂν τῇ αὐτῇ θεραπείᾳ χρώμεθα. ὡς οὖν αὐτοὶ τὸ ἔρευθος μὴ ἐνδείκνυσθαι λέγουσι,
τὸ εἶδος ἀποτελέσματος εἶναι νομίζοντες, οὕτω καὶ ἡμεῖς τὰ
πάθη ἄχρηστα εἶναι πρὸς ἔνδειξιν ἐροῦμεν, ὁτὲ μὲν αἰτιῶν,
ὁτὲ δὲ ἀποτελεσμάτων. καίτοι φαίη ἄν τις πρὸς αὐτούς,
πῶς οὐκ ἐνδείκνυται τὸ ἔρευθος τὴν ἀλλοίωσιν αὐτοῦ; καὶ
γὰρ καὶ κοινότητα θεωρεῖσθαι ὑπ᾽ αὐτοῦ, ἐπὶ πλειόνων
γὰρ διαφερόντων ὁρᾶσθαι. ἔστι δ᾽ ἡ κοινότης ταυτότης ἐν
πλείοσιν. εἰ τοίνυν καὶ ἐνδείκνυται, καὶ κοινόν ἐστι πλειόνων, διὰ τί οὐκ ἀπὸ τούτου καὶ τῶν τοιούτων συμπτωμάτων σαφῶς φαινομένων ποιεῖσθε τὰς ἐνδείξεις, ἀλλ᾽
ἀπὸ τῶν παθῶν, στεγνότητος καὶ ῥύσεως οὐδαμῶς φαι-

ſymptomata Methodici eo, quod eadem a diverſis fiunt,
et ab iisdem diverſa, nullum indicare praeſidium dictitant: ita et nos, quum videamus, a diverſis cauſis eosdem
oriri affectus, et ab iisdem diverſos, inutiles ipſos ad auxiliorum indicationem eſſe pronuntiamus. Non enim
unus indicat ſemper idem: alioqui, difficultate urinae orta, eadem ſemper uteremur curatione. Ut igitur ipſi
ruborem non indicare dicunt, ſpeciem eſſe operis arbi-
trantes: ſic nos quoque affectus inutiles eſſe ad indicationem affirmamus, nunc ſane cauſarum, nunc operum:
etſi aliquis adverſus ipſos dicere poſſit, quomodo rubor
alterationem non indicat; etenim et communitatem ab
ea ſpectari, ut quae in pluribus diverſis cernatur. Eſt
autem communitas idem in pluribus. Si igitur et indicat, et commune eſt plurium, cur non ab hoc et hujusmodi ſymptomatis manifeſto apparentibus indicationes
facitis, ſed ab affectibus, aſtrictione et fluore nequaquam

νομένων; καὶ ἀνεπιδείκνυται, ὅπερ πάθος ἐστὶ, γελοιότατον, πάθος ἀναίσθητον εἶναι λέγειν. εἰ μὲν οὖν ἡ ῥύσις καὶ ἡ στέγνωσις μόναι ἦσαν κοινότητες, εἶχεν ἄν τινα πιθανότητα τὸ ταύτας λέγειν ἐνδείκνυσθαι μόνας. ἐπειδὴ καὶ τα συμπτώματά ἐστι κοινὰ πλειόνων, διὰ τί μὴ καὶ ἀπὸ τῶν συμπτωμάτων ἔνδειξις γίνεται συμφερόντων; οἱ δέ φασιν, ἀλλ᾽ ὅτι μή εἰσι προσεχῆ καὶ ἀναγκαῖα τοῖς ἰατρεύουσι κοινότητες, διὰ τοῦτο παραιτούμεθα τὰ συμπτώματα. τῶν γὰρ αὐτῶν ὄντων παθῶν, διαφερόντων δὲ τῶν συμπτωμάτων, τῇ αὐτῇ θεραπείᾳ χρώμεθα. καὶ διαφερόντων τῶν παθῶν, διαφερούσῃ ἀγωγῇ χρώμεθα, ὡς που δέδεικται. διὰ ταῦτα δὴ καὶ ἡμεῖς ὁρῶντες, φήσομεν, καὶ ἐπὶ τῶν παθῶν τὸ ὅμοιον τυγχάνειν, ὅπερ ὑμεῖς ἐπὶ τῶν συμπτωμάτων παρεφυλάξετε, ὡς ἄχρηστα νῦν αὐτὰ παραιτούμεθα. ἐκ περιουσίας γάρ ἐστι καὶ τοῦτο κατασκευάσαι, ὅτι ἄχρηστος ἡ κατάληψις τῶν παθῶν. ἐπαρκεῖ γὰρ πρὸς θεραπείαν αἰτίας κατάληψις, τόπου ἐπίγνωσις τοῦ ἐνοχλουμένου, καὶ δυνάμεως μέτρον. εἰ δὲ στέγνωσις, ἢ ῥύσις, περιττόν

apparentibus? Ac quia non oſtenditur, qui affectus ſit, maxime ridiculum eſt dicere, affectum eſſe inſenſibilem. Si igitur fluor et adſtrictio ſolae eſſent. communitates, aliquid probabile haberent dicere, has ſolas indicare, qnoniam et ſymptomata plurium ſunt communia, quidni etiam a ſymptomatis auxiliorum fit indicatio? Illi autem, inquiunt, eo, quod commmunitates non ſunt proximae et neceſſariae medicis, idcirco ſymptomata averſamur. Quum enim iidem ſunt affectus, differentia autem ſymptomata, eadem curatione utimur: et quum differunt affectus, diverſa utimur medendi ratione, ut alibi comprehenſum eſt. Hae de cauſa etiam nos, quum videamus, dicemus, in affectibus quoque ſimile accidere, quod vos in ſymptomatis obſervaſtis, ut inutilia nunc ipſa averſamur. Ex ſuperfluo enim eſt et hoc aſtruere, quod affectuum comprehenſio ſit inutilis; ſufficit enim ad curationem cauſae comprehenſio, loci, qui moleſtatur, agnitio, virtutis menſura: ſin autem aſtrictio, aut fluor, ſuperfluum

φημι καταλαμβάνειν. ἀλλ᾽ οὗτος μὲν ὁ λόγος ὕστερον εἰρήσεται, ὅταν διεξίωμεν, ἥντινα χρείαν ἡ κατάληψις τῶν παθῶν παρέχεται.

Κεφ. κδ᾽. Ἐκεῖνο δὲ χρὴ λέγειν πρὸς τοὺς Μεθοδικοὺς, ὅτι τὰ πάθη τὸ ποιητέον οὐκ ἐνδείκνυται. ἀλλὰ τὴν
ἄρσιν ἢ περιαίρεσιν ἑαυτῶν, ὅπερ ἄν τις καὶ εὔξαιτο. τοῦτο
δὲ καὶ τοῖς ἰδιώταις ἐστὶ πρόδηλον, καὶ τοῖς ἀλόγοις ζώοις,
ὅτι τὰ μὲν πάθη τὴν περιαίρεσιν ἐνδείκνυται, ἡ δὲ ὑγεία
τὴν τήρησιν. οἱ δὲ τεχνῖται οὐ ταύτης τῆς ἐνδείξεως δέονται, ἀλλὰ βούλονται εἰδέναι ταῦτα, δι᾽ ὧν ἡ περιαίρεσις
τῶν παθῶν ἔσται, καὶ ἡ τῆς ὑγείας τήρησις. χρείαν οὖν
ἔχουσι τῶν ἐνδεικνυμένων τὰ κατὰ μέρος συμφέροντα, καθ
δι᾽ ὧν ἄν τις ὑγείας τύχοι, καὶ συντηρήσειεν αὐτήν. τούτῳ
γάρ τοι καὶ οἱ τεχνῖται τῶν ἰδιωτῶν διαφέρουσιν, εἰ ταῦτα
καταλαμβάνουσιν, ἅπερ ἐνδείκνυται τὰ κατὰ μέρος συμφέροντα. εἰ δέ γε ἀπὸ τῶν παθῶν ἡ ἔνδειξις τῶν συμφερόντων ἐγίνετο, αὐτοὶ ἄν οἱ ἔχοντες αὐτά, δι᾽ ὧν ἔδει τὴν

(dico) eſt comprehendere, Sed haec quidem ratio facile
poſtea explicabitur, ubi oſtenderimus, quem uſum affectuum comprehenſio exhibeat.

Cap. XXIV. Illud autem dicendum eſt contra Methodicos, quod affectus id, quod faciendum eſt, non indicant, ſed ablationem aut circumciſionem ſui, quod
ſane et quis etiam optaverit. Id autem conſtat idiotis et
imperitis, animalibusque ratione carentibus, quod affectus quidem ablationem ſui indicant, ſanitas autem con-
ſervationem. Artifices non hac indigent indicatione, ſed
ſcire volunt, per quae ablatio affectuum et ſanitatis
conſervatio praeſtabitur. Uſum itaque habent indicantium ea, quae particulatim conferunt. Et per quae quis
ſanitatem adipiſcitur, iisdem etiam eandem conſervaverit.
Hac etenim re etiam artifices ab idiotis discrepant, ſi haec
comprehendunt, quae particularia praeſidia indicant. Sin
autem ab affectibus auxiliorum indicatio facta eſt, ipſi
utique, qui ea habent, qaibus ſanitatem moliri oportet,

ὑγείαν περιποιήσασθαι, ἠπίσταντο. [322] ἀλλὰ τοῦτο μὲν
ἀγνοοῦσιν· ὃ δ᾽ ἐνδείκνυται τὸ πάθος, ἴσασιν. ἐπειδὴ γὰρ
τὴν ἄρσιν ἐνδείκνυται, οἵδε πέμπουσιν ἐπὶ τοὺς ἰατροὺς
τοὺς δυναμένους ἀνελεῖν τὰ πάθη.

Κεφ. κέ. Ἔστι δὲ καὶ ἐκ τῶν προσαγομένων βοηθημάτων ἐπιγνῶναι, ὅτι οὐ τὰ πάθη, ἀλλὰ τὰ αἴτια τὴν
θεραπείαν ἐνδείκνυται. τὰ γὰρ βοηθήματα ὑπεναντιοῦται
οὐ τοῖς γιγνομένοις, ἀλλὰ τοῖς ποιοῦσιν· ὡς ἡ κένωσις τῷ
πλήθει ἐναντία ἐστί, πάθει δὲ οὐδενί, οἷον φλεγμονῇ, ἢ
πυρετῷ. ἀναιρουμένου δὲ τοῦ πλήθους ὑπὸ τῆς κενώσεως,
συναναιρεῖται καὶ τὸ γενόμενον ὑπὸ τοῦ πλήθους πάθος.
οὐκ ἐπειδὴ δὲ συναναιρεῖται τῷ ποιοῦντι τὸ πάθος, τὸ
βοήθημα τῷ πάθει ὑπεναντίον ἦν. ἔστι δὲ καὶ ἐκ τῆς
συγκρίσεως τῶν ἐπιφερομένων συμπτωμάτων, ἀπό τε τοῦ
πλήθους καὶ τῆς κενώσεως γνῶναι, ὅτινι τὸ βοήθημα ὑπεναντίον ἐστί· τὸ μὲν γὰρ πλῆθος τῇ περιουσίᾳ βαρεῖ, ἡ δὲ
κένωσις, μειοῦσα τὴν περιουσίαν, ἀναιρεῖ τὸ βάρος, ἔπειτα
τὸ πλῆθος, ὃ (27) διατείνει τὰ ἀγγεῖα, ἡ δὲ κένωσις εἰς
σύμπτωσιν ἄγει. καὶ τὰ ἄλλα βοηθήματα πρὸς τὰ αἴτια

noverunt. Verum hoc quidem ignorant: quod autem affectus indicat, intelligunt. Quoniam enim fublationem indicat, illi ad medicos mittunt, qui affectus poffunt tollere.
    Cap. XXV. Porro licet etiam ex adhibitis praefi-
diis cognofcere non affectus, fed caufam curationem indicare.
Non enim praefidia adverfantur his, quae fiunt, fed efficientibus: ut evacuatio copiae contraria eft, nulli autem affectui,
utpote inflammationi, aut febri. Sublata autem ab evacuatione copia, tollitur etiam fimul affectus a copia fubor-
tus. Non autem, quoniam affectus una cum efficiente fub-
movebatur, auxilium affectui contrarium erat. Poffumus
enim ex fymptomatum, quae a multitudine et evacuatione
contingunt, collatione, cui opponatur auxilium, dignofcere; etenim copia exfuperantia gravat: vacuatio autem,
exfuperantiam imminuens, gravitatem tollit, deinde copiam, quae vafa distendit; vacuatio autem in confidentiam deducit. Ac alia praefidia caufis adverfari inve-

εὔροις ἂν ὑπεναντιούμενα, πρὸς δὲ τὸ πάθος οὐδέν. ἔτι δὲ καὶ
ἐκ τούτου ἄν τις μάθοι, ὅτι, εἰ μὲν ἡ στέγνωσις βοήθημα
οὐδὲν, οὐδ᾽ ἡ ῥύσις, ἀλλὰ μᾶλλον πάθος τι ἐνδείκνυται, τῇ
δὲ στεγνώσει ἐναντία ἐστὶν ἡ ῥύσις, οὐ κένωσιν, ἀλλὰ ῥύσιν ἐνδείκνυται ἡ στέγνωσις. ὁμοίως δὲ καὶ ἡ ῥύσις στέγνωσιν ἐνδείξεται. ὅπερ οὖν παραλαμβάνομεν, ταὐτὸν ἐνδείκνυται πάθος. τὰ δὲ αἴτια τὰ βλάπτοντα τὸ ἐναντίον
αὐτῶν ἐνδείκνυται· καὶ ὅπερ ἐνδείκνυται ταῦτα, παραλαμβάνομεν. διόπερ οὐ τὰ πάθη, ἀλλὰ τὰ αἴτια τὸ συμφέρον
ἐνδείκνυται. ὅτι μὲν οὖν τὰ συμπτώματα οὐκ ἔστιν ἄχρηστα
παντάπασι, καὶ τὰ πάθη οὐχ οἷά τέ ἐστιν ἐνδείκνυσθαι
τὸ συμφέρον, τὰ δ᾽ αἴτια ἐνδείκνυται, αὐτάρκως ὑποδέ-
δεικται.

Κεφ. κϛ'. Ἑξῆς ἐπισκεπτέον, εἴτε φαίνονται αἱ κοινότητες, ἃς ὑποτίθενται οἱ Μεθοδικοὶ, εἴτε καὶ μή καὶ
εἰ αἱ ἐνδείξεις ἀπὸ τῶν κοινοτήτων δύνανται γίνεσθαι, ἢ
οὔ. ὁριζόμενοι τοίνυν τὴν ἰατρικὴν κατὰ τὴν αὐτῶν δόξαν
γνῶσιν εἶναι τῶν φαινομένων κοινοτήτων, τὸ δὲ φαινόμενον

nias, affectui autem nulli. Praeterea etiam hinc aliquis
didicerit, quod, ſi quidem aſtrictio nullum auxilium, neque fluor, ſed potius affectum aliquem indicat, altrictio-
ni autem contrarius eſt fluor, non vacuationem, ſed fluorem aſtrictio indicat; ſimiliter autem et fluor aſtrictionem indicabit. Quod igitur affumimus, idem indicat affectus, cauſae autem offendentes contrarium ipſorum indicant, et, quod hae indicant, affumimus; quapropter
non affectus, ſed cauſae remedium indicant.   Quod itaque ſymptomata non ſunt prorſus inutilia, et affectus non
poffunt remedium indicare, cauſae autem indicant, abunde ſatis demonſlratum eſt.
    Cap. XXVI.   Deinceps inſpiciendum erit, num
communitates, quas Methodici ſtatuunt, appareant, an
minus: ac utrum indicationes a communitatibus fieri
poffint, an ſecus.   Itaque definientes Medicinam ſecundum illorum ſententiam, cognitionem effe communitatum

οὐχ ὡς δι᾽ αἰσθήσεως καταληπτὸν εἶναι λέγουσι. οὐδεμία
γὰρ διάθεσις δι᾽ αἰσθήσεως κάταλαμβάνεται, ἀλλὰ φαινόμενον ἐκεῖνοι λέγουσι τὸ ἐξ αὑτοῦ καταληπτὸν, κἂν μὴ
ὑποπίπτῃ ταῖς αἰσθήσεσι. σχεδὸν γὰρ τὸ ἐναργὲς ἐκεῖνο
φαινόμενον λέγουσι. δεῖ μὲν οὖν τὸν ἀντιλέγοντα καὶ τοῦτο
παραδεικνύειν, ὅτι οὐκ ἴσασι τοῖς Ἑλληνικοῖς ὀνόμασι χρήσασθαι. ἵνα δὲ μὴ δοκῶμεν λέξει προσπλέκεσθαι, συγχωρήσαντες αὐτοῖς τὸ φαινόμενον, ὡς ἐκεῖνοι λέγουσιν, ἐπιδείξομεν, ὅτι οὐκ ἐξ ἑαυτῶν εἰσιν αἱ κοινότητες καταληπταί.
καὶ πρῶτόν γε τὸν τῆς αἱρέσεως αὐτῶν ἄρξαντα Θεσσαλὸν
ἐπιδείξομεν, σημεῖα ἐκθέμενοι τῶν κοινοτήτων, ὡς οὐκ ἐξ
ἑαυτῶν δηλονότι καταλαμβάνεσθαι πεφυκυιῶν. ἐν γὰρ τῷ
κάμνοντι τὴν στέγνωσιν, φησὶ, καταλαμβάνειν ἐστὶν ἐκ τοῦ
δυσδιαφόρητα εἶναι τὰ σώματα. ὁμοίως δὲ καὶ τῆς ῥύσεώς
τινα γνωρίσματα ἐκτίθεται. ἀλλ᾽ ἴσως φήσουσιν, ὅτι πρὸς
ἄνδρα, καὶ οὐχὶ πρὸς τὴν αἵρεσιν αὐτῶν ἀντιλέγετε. ἐάσαν-
τες οὖν τὸν Θεσσαλὸν, ἐπιδείξομεν τὸ προκείμενον. πρῶτον
[323] οὖν κοινῷ τινι ἐπιχειρήματι ἐπὶ τῶν δύο διαθέσεων

apparentium, apparens antem non ut fenfu perceptibile
effe pronunciant.   Nulla enim dispofitio fenfu percipitur, verum illi apparens dicunt, quod ex fe percipitur, etfi non fenfibus exponatur; fi quidem illi apparens propemodum evidens appellant.   Convenit igitur
eum, qui contra illos agit, hoc quoque oftendere, quod
nefciant Graecis uti nominibus.   Ne autem videamur
dictioni adhaerere, concedentes ipfis apparens, ut libet,
appellare, oftendemus, non ex fe comprehendi communitates: ac primum fectae ipforum auctorem Thellalum
demonftrabimus figna exponere communitatum, quod ex
fe videlicet percipi non foleant. *Etenim in aegrotante
aftrictionem*, inquit, *percipere licet inde, quod corpora aegre difflentur.* Similiter et fluoris quasdam notas
exponit. Sed forfan dicent, quod viro, non fectae ipforum contradicitis. Dimiffo igitur Thellalo, rem propofitam profequamur.   Primum igitur communi quodam

χρησόμεθα, ὑποδεικνύντες, ὅτι οὐ φαίνονται, οὐδ᾽ ἐξ ἑαυτῶν εἰσι καταληπταί· ἔπειτα καὶ ἰδίᾳ ἑκατέραν τῶν διαθέσεων δείξομεν μὴ ἐξ ἑαυτῶν καταλαμβανομένην· ὁμολογοῦσι
τοίνυν καὶ αὐτοὶ, ὅτι οὐ πᾶσα πύκνωσις σώματος, οὐδ᾽
ἐποχὴ ἀποκρίσεως, στέγνωσίς ἐστιν. οἱ γὰρ ἀγροῖκοι ἐν ταῖς
συγκρίσεσίν εἰσιν, οὐ μὴν ἐν στεγνότητί εἰσιν. καὶ ἡ ἐποχὴ
δὲ τῶν οἰκείων οὐκ ἔστι στέγνωσις, ἐπειδὰν καὶ κάθαρσις
γυναικὸς διὰ τὴν κύησιν ἐπέχηται, ἐποχὴ μέν ἐστι συνήθους
ἀποκρίσεως, στέγνωσις δ᾽ οὐκ ἔστι· ἔτι δ᾽ οὐ πᾶσα ἀραίωσις
σωμάτων καὶ ἀπόκρισις ῥύσις ἐστίν. οἱ γὰρ παῖδες, καὶ τὰ
γύναια, καὶ οἵτινες ἀβροδίαιτοι ἄνδρες, κατὰ φύσιν εἰσὶν
ἀραιοὶ, καὶ ἀπόκρισίς τις, οὐ ῥύσις ἐστὶν ἡ τῶν περιττωμάτων.
ἀλλ᾽ οὐδὲ τοὺς διὰ κοιλίας, ἢ οὔρων, ἢ ἰδρώτων, ἢ αἱμοῤῥαγιῶν κρινομένους, ἐν ῥύσει εἶναι ἐροῦσιν· ἐνίστασθαι
γὰρ αὐτοὺς τῇ ἐκκρίσει ἔδει. ἐπεὶ οὖν οὐ πᾶσα πύκνωσις,
καὶ ἐποχὴ στέγνωσίς ἐστιν, οὐδὲ πᾶσα ἀραίωσις, ἢ ἔκκρισις,
ῥύσις, δῆλον, ὅτι αὐτοῖς μὲν τοῖς συμπτώμασι προσέχοντι

argumento in duabus dispositionibus utemur, oftendentes
ipfas non apparere, neque ex ipfis percipi: deinde etiam
peculiarem utramque dispofitionem non ex fe comprе-
hendi. Fatentur itaque et ipfi, non omnem corporis
denfationem, neque excrementi retentionem aftrictionem
elfe; etenim agricolae in concretionibus funt, non tamen
in aftrictionn: et retentio familiarium non eft aftrictio.
Ubi vero purgatio mulieris propter conceptum cohibe-
tur, retentio quidem confuetae excretionis eft, non autem aftrictio. Infuper non omnis corporis raritas vel
effluxio fluor eft; etenim pueri, mulieres et delicati viri
natura funt rari, et excretio quaedam, non fluor eft excrementorum. Sed neque eos, qui per alvum, aut urinas,
aut fudores, aut fanguinis eruptiones excernunt, in
fluore elfe dicent; adverfari enim ipfos excretioni oporteret. Quoniam igitur non omnis denfatio, et retentio,
adftrictio eft; neque omnis raritas aut effluxio, fluor;
conftat fieri non polfe, ut nudis ipfis fymptomatis atten-

ψιλοῖς, ἀδύνατόν ἐστιν ῥύσιν ἢ στέγνωσιν καταλαβεῖν, ἐξ
ἑτέρων δ᾽ ἐπικρίνειν αὐτὰ δεῖ. ὡς γὰρ καὶ τὰ ἄλλα συμπτώματα, εἴτε κατὰ φύσιν ἐστὶν, εἴτε παρὰ φύσιν, οὐκ
ἐξ ἑαυτῶν, αλλ᾽ ἐξ ἑτέρων καταλαμβάνεται, οὕτως οὐδὲ
στέγνωσις καὶ ῥύσις. τὸ δὲ λεγόμενον διὰ τούτων ἂν γένοιτο δῆλον. τὰ κατὰ φύσιν συμπτώματα προς τὰ παρὰ
φύσιν πολλὴν ἔχει τὴν ὁμοιότητα. τὰ γὰρ αὐτὰ, οἷς μὲν
κατὰ φύσιν, οἷς δὲ παρὰ φύσιν. οἷον τὸ μέλαν χρῶμα τὸ
παρὰ φύσιν ὅμοιόν ἐστι τῷ κατὰ φύσιν. ἡμῖν μὲν γὰρ παρὰ
φύσιν, τοῖς Ἰνδοῖς δὲ κατὰ φύσιν. καὶ τὰ σχήματα δὲ τα παρὰ
φύσιν ἔοικε τοῖς κατὰ φύσιν. ἄλλοι γαρ ἄλλων ἔξαρθροι
πεφύκασι μᾶλλον. καὶ ῥὶς ὀξεῖα, καὶ ὀφθαλμοὶ κοῖλοι, οἷς
μὲν θανατικὰ συμπτώματα, ἄλλοις δὲ τὰ αὐτὰ ταῦτα κατὰ
φύσιν. καὶ κίνησις καὶ ἀκινησία, ἂν μὲν ὑπὸ προαιρέσεως
γένηται, κατὰ φύσιν, ἂν δ᾽ ἀπροαιρέτως, παρὰ φύσιν. ἐκ δὲ
τούτων εὔδηλον, ὅτι αὐτοῖς μὲν τοῖς συμπτώμασι μόνοις οὐχ
οἷόν τ᾽ ἐστὶ προσέχοντας γνωρίζειν τὸ κατὰ φύσιν, καὶ τὸ

dens, fluorem aut aſtrictionem percipias: ex aliis autem
decernere ipſa oportet. Ut enim alia ſymptomata, ſive
ſecundum naturam ſunt, ſive praeter naturam, non ex
ſe ipſis, ſed ex aliis percipiuntur: ita neque aſtrictio et
fluor. Quod autem dicitur, ex his manifeſtum evadet.
Symptomata, quae ſecundum naturam ſunt, cum his,
quae praeter naturam, multam habent ſimilitudinem.
Nam eadem aliis ſecundum naturam, aliis praeter naturam ſunt, ut niger color praeter naturam ſimilis eſt ei,
qui ſecundum naturam exiſtit: nobis etenim praeter naturam, Indis autem ſecundum naturam. Item figurae
praeter naturam reſpondent naturalibus. Alii enim
magis, quam alii, laxis articulis nati ſunt, item nares
acutae et oculi concavi aliis ſane lethalia ſymptomata,
aliis autem eadem haec ſecundum naturam. Jam motus
et immobilitas, ſiquidem a voluntate fiat, ſecundum naturam; ſi contra voluntatem, praeter naturam. Ex his
conſtat, non poſſe eos, qui ſymptomatis ipſis attendunt,
naturalem modum et ei contrarium cognoſcere. Verum

παρὰ φύσιν, ἀλλὰ δεῖ ἐπ᾽ ἐνίων μὲν τὴν ἐπιφέρουσαν αἰτίαν ἐξετάσαι, ὡς ἐπὶ τῆς κινήσεως, πότερον ὑπὸ προαιρέσεως, ἢ ἀπροαιρέτοις· καὶ ἐπὶ τοῦ χρώματος. ἐπεὶ γὰρ τὸ
χρῶμα ἀπὸ τῶν χυμῶν, ἐπιφαίνεται δὲ ἀπὸ τοῦ χρώματος
τὸ αἷμα, δεῖ σκοπεῖν, εἰ κατὰ φύσιν ἔχει τὸ αἷμα. ὄψει δὲ
ἐκ τῆς χρείας. ἂν γὰρ τὴν λοιπὴν ἅπασαν χρείαν τὸ αἷμα
ἀνεμπόδιστον παρέχηται καὶ μήτε διατείνῃ, μήτε βαρῇ, φήσεις κατὰ φύσιν εἶναι τὸ χρῶμα. τὸ σχῆμα εἰ κατὰ φύσιν
ἐστὶν, ἀπὸ τῆς τοῦ μέλους χρείας καταλήψῃ, ὡς ἐπὶ τοῖς
ἐξαρθρηθεῖσιν. ἔνια δὲ ἐκ τοῦ τόπου, ἐν ᾧ γίνεται, εἰ κατὰ
φύσιν ἐστὶ, καταλαμβάνεται. οὕτω καὶ ἡ πύκνωσις καὶ ἡ ἀραίωσις οἷς μὲν κατὰ φύσιν ἐστὶν, οἷς δὲ παρὰ φύσιν. ἡ μὲν γὰρ
τῶν γερόντων πύκνωσις, αὐτοῖς μὲν κατὰ φύσιν, παιδίοις
δὲ παρὰ φύσιν. ἡ δ᾽ αὖ τῶν παιδίων ἀραίωσις, αὐτοῖς μὲν
κατὰ φύσιν, γέρουσι δὲ παρὰ φύσιν. καὶ διαγωγῇ βίων πε-
πύκνωνταί τινες, ὡς οἱ ἀγροῖκοι, καὶ κατὰ περιστάσεις ἄλλοι, καὶ ὅμως κατὰ φύσιν διάκεινται. διὰ τοῦτο οὐχ οἷόν

convenit in nonnullis fane caufam inferentem examinare, ut in motu, num a voluntate, an fine illa fiat:
item in colore. Quoniam enim humorum color eſt, apparet autem ex colore ſanguis, confiderandum eſt, an
fecundum naturam fanguis habeatur. Videbis autem ex
uſu; fi enim reliquum omnem ufum fanguis liberum
praebeat, neque distendat, neque gravet, dices fecundum
naturam effe colorem. At figuram, num fecundum naturam fit, ex membri ufu percipies, ut in luxationibus.
Nonnulla vero ex loco, in quo fiunt, an fecundum naturam fint, deprehenduntur. Sic etiam denfitas raritas-
que aliis fecundum naturam eſt, aliis contra. Etenim
fenum denfitas ipfis quidem fecundum naturam, pueris
autem praeter naturam. Jam ipforum puerorum raritas
ipfis quidem fecundum naturam eſt, fenibus autem
praeter naturam. Item ratione vitae alii denſati
funt, ut agricolae: nec non ex negotiis alii, attamen fecundum naturam affecti funt. Idcirco non licet

τε εἰς τὴν πύκνωσιν τῶν σωμάτων ψιλὴν, καὶ τὴν ῥύσιν
ἀποβλέποντας, καταλαμβάνειν τὰς διαθέσεις. δεῖ δὲ καὶ
πρὸς ἕτερόν τι καὶ ταῦτα ἀναφέροντας ἐπικρίνειν, εἴτε κατὰ
φύσιν, εἴτε πάθη ἐστίν. [324] λέγουσι γὰρ, ὅτι τῇ συμμετρίᾳ καὶ ἀμετρίᾳ διακρίνομεν τὰ κατὰ φύσιν συμπτώματα
ἀπὸ τῶν παρὰ φύσιν. ὅταν μὲν γὰρ συμμέτρως τὸ σῶμα
πυκνώσεώς τε καὶ ἀραιώσεως ἔχῃ, ὑγιαίνει τὸ ζῶον· ὁπόταν
δέ τι αὐτῶν ἐπιταθὲν ἐκβῇ τὴν συμμετρίαν, νοσεῖν ἀνάγκη.
ῥητέον οὖν πρὸς αὐτοὺς, ὅτι τὸ σύμμετρον καὶ ἄμετρον,
ἕτερον παρὰ τὰς διαθέσεις. εἰ δὲ τῇ ἀμετρίᾳ κρίνοιτο τὰ
πάθη, οὐκ ἐξ ἑαυτῶν καταληπτὰ εἶναι ὁμολογεῖται. εἶτα
οὕτως· εἰ τὸ σύμμετρον καὶ τὸ ἄμετρον οὐ φαίνεται, ἀλλ᾽.
ἐκ τῶν ἀποτελεσμάτων καταλαμβάνεται. ἂν μὲν γὰρ ὠφελῇ,
σύμμετρόν ἐστι· ἂν δὲ βλάπτῃ, ἄμετρον. πῶς οὖν τοῦτο
σύμμετρον καὶ ἄμετρον μὴ φαινόμενον, τὰ ἐκ τούτου καταλαμβανόμενα φαίνοιτ᾽ ἄν; εἰ δὲ δὴ καὶ πρὸς τὴν δύναμιν
τὸ σύμμετρον καὶ ἄμετρον κρίνοιτο, οὐδ᾽ οὕτω πρόδηλον ἂν

ad nudam corporum denfationem et fluorem refpicientes,
affectus percipere. Convenit autem et ad aliud quippiam haec referentes dijudicare, fecundum naturamne
fint, an affectus. Dicunt enim, quod commoderatione et
immoderatione naturalia fymptomata ab his, quae praeter naturam funt, nos discernimus. Quum enim mediocriter corpus denfum rarumque fuerit, animal fanum eft:
quum autem vel denfitas vel raritas intenfa mediocritatem excefferit, aegrotare cogitur. Refpondebimus itaque
ipfis, mediocre et immoderatum diverfum a dispofitioni-
bus effe. Sin autem immoderatione affectus judicentur,
non ex fe ipfis percipi in confeffo eft: deinde ita: fi mo-
deratum et immoderatum non apparet, fed ex effectis deprehenditur. Si enim juvat, moderatum eft; fin offendit, immoderatum, Quomodo igitur, quum hoc modera-
tum et immoderatum non appareat, quae ex eo percipiuntur, apparebunt? Quodfi etiam ad vim modera-
tum et immoderatum judicetur, nec fic quidem immode-

εἴη τὸ ἄμετρον· ἡ γὰρ δύναμις οὐ φαίνεται· τοῦ δ᾽ ἀμέτρου μὴ φαινομένου, δηλονότι οὐδὲ αἱ κοινότητες φαίνονται.
καὶ γὰρ αὗται ἀμετρίαι τινές εἰσιν. ἔτι τε ῥητέον πρὸς αὐτούς,
ὅτι οὐδὲν τῶν κατὰ φύσιν παρὰ φύσιν φαίνεται, ἀλλ᾽ ὡς μὲν
κατὰ φύσιν, ἢ παρὰ φύσιν φαίνεται. τὸ γὰρ ἄλγημα καὶ
ἄλλα τοιουτότροπα παρὰ φύσιν φαίνεται. οἱ δ᾽ ἰατροὶ βούλονται καταλαβεῖν, οὐχ οἷά ἐστι παρὰ φύσιν, ἀλλ᾽ ὡς ἔστι.
ῥὶς γὰρ ὀξεῖα καὶ ὀφθαλμοὶ κοῖλοι πᾶσιν ἀνθρώποις φαίνε-
ται· εἰ δὲ κατὰ φύσιν, ἢ παρὰ φύσιν, τοῖς ἰατροῖς μόνον.
ταύτῃ γὰρ διαφέρουσιν οἱ ἰατροὶ τῶν ἰδιωτῶν (28), ὅτι ἐπὶ
τοῖς φαινομένοις κεκρυμμένον τι καταλαμβάνειν δύνανται, ὃ
οὐκ ἔτι δύνανται οἱ ἰδιῶται καταλαβεῖν. ἔπειτα παρὰ φύσιν οὐ φαίνεται, καὶ αἱ κοινότητες παρὰ φύσιν εἰσίν, δηλονότι οὐ φαίνονται. ἄξιον δὲ κἀκεῖνο ἐννοῆσαι, εἴ τις πώποτε τῶν ἀνθρώπων μετεπέμψατό τινα τῶν ἰατρῶν, ὡς
ὑπὸ πυκνότητος ἢ ἀραιότητος ἀμέτρου ἀνιώμενος. εἰ δὲ
μηδεὶς εἰς αἴσθησιν ἥλθε τῶν κοινοτήτων, πῶς εὔλογόν

ratum conftabit; nam vis non apparet. Quum autem
immoderatum non apparet, nimirum nec communitates
apparent, fiquidem hae immoderationes quaedam funt.
Praetereaque dicendum ipfis eft, nullum ex his, quae fecundum naturam funt, praeter naturam apparere, fed tanquam fecundum naturam aut praeter naturam apparet. Nam
dolor aliaque ejusmodi praeter naturam apparent. Medici
autem percipere cupiunt, non qualia funt praeter naturam, fed quod funt. Nares enim acutae, et oculi concavi
omnibus hominibus apparent; num autem fecundum naturam, an praeter naturam, folis medicis. Hac enim re
medici ab idiotis differunt, quod in apparentibus abditum quid poffunt percipere, quod non item poffunt
idiotae deprehendere. Deinde praeter naturam non apparet, et communitates praeter naturam funt: conftat
igitur, eas non apparere. Dignum vero eft et illud con-
fideratione, fi quis unquam hominum medicum aliquem
adiit, tanquam a denfitate aut raritate immodica molefta-
retur: fin autem nullus communitates fenfit, quae ratio

ἔστι λέγειν φαίνεσθαι αὐτάς; μὴ φαινομένων δὲ τῶν κοινοτήτων, πῶς οἴονται τὴν τέχνην τὴν γνῶσιν εἶναι φαινομένων κοινοτήτων;

Κεφ. κζ'. Νῦν δὲ ἰδίως πρὸς ἑκατέραν τῶν διαθέσεων
ἐροῦμεν, καὶ πρῶτον περὶ τῆς στεγνώσεως ῥητέον· τὴν τοίνυν στέγνωσιν πύκνωσίν φασιν εἶναι καὶ ἐποχὴν τῶν ἐκκρίσεως δεομένων· ἀνάγκη τοίνυν τὰ ἐπεχόμενα ἢ ὠφέ-
λιμα εἶναι ἢ βλαβερὰ ἢ μηδέτερα. ἐὰν μὲν οὖν ὠφέ-
λιμα ᾖ, ἄλογόν ἐστιν ἐκκρίνειν αὐτά. ἐὰν δὲ μηδέτερα,
δηλονότι οὐδὲ πάθος ἐστίν. λείπεται οὖν λέγειν, ὅτι, ἐπειδὰν βλάπτῃ τὰ ἐπεχόμενα, στέγνωσίς ἐστιν· ἃ δὲ βλάπτει,
αἴτιά ἐστιν. ἐκ προκαταλήψεως οὖν τῶν αἰτιῶν τὸ στεγνὸν
καταλαμβάνεται. ἵνα γὰρ εἰδῶμεν, ὅτι στεγνὸν, δεῖ προεγνωκέναι, ὅτι τὰ ἐπεχόμενα βλάπτει. τῇ δὲ τῶν βλαπτόντων καταλήψει καὶ ἡ τῶν αἰτιῶν συμπροσπίπτει ἐπίγνωσις.
μᾶλλον δ' ἡ τῶν βλαπτόντων ἐπίγνωσις αἰτιῶν ἐστι κατάληψις. πάλιν δὲ αὐτὰ τὰ βλάπτοντα, ἅπερ ἐστὶν αἴτια,
οὐκ ἐξ ἑαυτῶν καταλαμβάνεται. οὐ μόνον οὖν ἡ στέγνωσις

eſt dicere, ipſas apparere? Quum autem communitates
non apparent, quomodo arbitrantur, artem cognitionem
eſſe communitatum apparentium?

Cap. XXVII. Nunc autem privatim de utraque
dispoſitione agemus, ac primum de aſtrictione. Hanc
igitur denſitatem elle dictitant, et excretionum neceſſa-
riarum ſuppreſſionem. Itaque neceſſe eſt ea, quae continentur, aut utilia eſſe, aut noxia, aut neutra. Quare ſi
utilia ſunt, rationi pugnat ea excernere: ſin neutra,
conſtat ne affectum quidem eſſe; reliquum igitur eſt dicere, quod, quum, quae retinentur, offendunt, aſtrictio
eſt: quae autem offendunt, cauſae ſunt; ex perceptione
igitur cauſarum praecedenti aſtrictum deprehenditur. Ut
enim videamus aſtrictum, praenoviſſe oportet, retenta
nocere; laedentium autem perceptione etiam cauſarum
dignotio ſimul coincidit; magis autem laedentium cognitio cauſarum eſt perceptio; e contrario ipſa laedentia,
quae cauſae ſunt, non ex ſeipſis percipiuntur: non ſolum

φαίνεται, ἀλλ᾿ οὐδ᾿ ἐκεῖνα, ἐξ ὧν ἡ στέγνωσις καταλαμβάνεται.

Κεφ. κη΄. [325] Τὴν δὲ ῥύσιν ὁριζόμενοί φασιν εἶναι ἄμετρον ἀραίωσιν τῶν σωμάτων, καὶ ἀπόκρισιν τῶν ὑπομονῆς δεομένων. ὅτι μὲν οὖν ἄμετρος ἀραίωσις ἐξ αὐτῆς οὐ καταλαμβάνεται, δέδεικται. τὰ δὲ ἀποκρινόμενα, εἴτε δεῖ ὑπομένειν, εἴτε καὶ μὴ, πόθεν καταλαμβάνουσιν; ἐξ ἑαυτῶν γὰρ οὐ πέφυκε καταλαμβάνεσθαι· δῆλον ὅτι οὐδὲ ἡ ῥύσις αὐτόθεν ἂν καταλαμβάνοιτο. ἵνα μὲν γὰρ τὴν ῥύσιν ἐπιγνῶμεν, δεῖ προκαταλαβεῖν τὸ οἰκεῖον· τὸ δ᾿ οἰκεῖον ἐκ τῆς χρείας κριθῆναι δεῖ· τὴν δὲ χρείαν ἐκ τῶν ἀποτελεσμάτων πολλῶν, καὶ τούτων ἐξ ἑαυτῶν, μὴ καταλαμβανομένης τῆς ῥύσεως γιγνωσκομένης. πῶς οὖν εὔλογον φαίνεσθαι αὐτὴν λέγειν; καὶ σχεδὸν ὅπερ οἱ Λογικοὶ δυσκολώτατόν φασιν εἶναι καταλαμβάνειν, τοῦτο οἱ Μεθοδικοὶ φαίνεσθαι λέγουσιν. οὐδενὶ γὰρ, ἢ ὀνόματι διαφέρει ἡ ὑπὸ τούτων καλουμένη ῥύσις τῆς ὑπὸ τῶν ἀρχαίων συντήξεως ὀνομαζομένης.

igitur aftrictio apparet, fed neque illa, ex quibus aftrictio percipitur.

Cap. XXVIII. Porro fluorem definientes, immodicam corporum raritatem effe dicunt, et excretionem eorum, quae manere debuerant. Quod igitur immoderata raritas non ex fe percipitur, oftenfum eft. Quae autem excernuntur, five permanere oporteat, five minus, unde percipient? ex feipfis euim non folent percipi: unde neque fluor ex fe percipietur. Ut enim fluorem agnoscamus, prius familiare percipiendum eft. Familiare autem ex ufu judicari debet: ufum vero ex effectis multis, iisque ex feipfis, non percepto fluore cognito. Quomodo igitur rationi confentaneum dicere, ipfum apparere? Ac quod Rationales fere difficillimum perceptu effe dicunt, id Methodici apparere affirmant. Nulla enim re, quam nomine, diftat fluor ab his vocatus a dicta colliquatione antiquorum, Ita vero difereta

Ed. Chart. II. [325.] Ed. Baf. I. (28.)

οὕτω δὲ δυσδιάκριτα οἱ ἀρχαῖοι ἐνόμιζον εἶναι σύντηξίν τε
καὶ ἔκκρισιν., ὡς ὁ μὲν Ἐρασίστρατος καὶ ἄντικρυς τὴν χα-
λεπωτάτην τῆς κρίσεως ὁμολογεῖ. λέγει δὲ οὕτως· χαλεπὸν
δὲ πάνυ ἐστὶ διακρίνειν ἔκκρισίν τε καὶ σύντηξιν. ὁ δ'
Ἱπποκράτης περὶ τὴν εὐφορίαν καὶ δυσφορίαν ἀναπέμπει
τὴν κρίσιν, λέγων· ἢν μὲν, οἷα δεῖ καθαίρεσθαι, καθαί-
ρωνται, · ξυμφέρει τε καὶ εὐφόρως φέρουσι. δύο οὖν παλαιῶν ἀνδρῶν, περὶ τῶν πρωτείων ἁμιλλωμένων, καὶ ἀμφοτέρων ὁμογνωμονούντων περὶ τοῦ δυσδιάκριτον εἶναι ἔκκρισιν ἀπὸ συντήξεως, καὶ τοῦ μὲν οὐδὲ σημεῖον τῆς ἐκκρίσεως ἐκθεμένου, ἀλλὰ μόνην τὴν χαλεπότητα τοῦ πράγματος
ὑποδείξαντος, τοῦ δ' ἐπὶ κανόνα δυσκατάληπτον ἀνενεγκόν-
τος τὴν κρίσιν, οἱ Μεθοδικοὶ τοῦτο φαίνεσθαι νομίζουσιν. ἔτι δ' ἐπὶ τῶν κατὰ τὸ ἄδηλον διαφορουμένων, πόθεν καταλαμβάνειν φήσουσι τὴν ῥύσιν; ἀπὸ γὰρ τῆς
συμπτώσεως οὐ δύνανται, ὅτι σύμπτωσις οὐ μόνον ἐπὶ
ῥύσει κενουμένων τῶν σωμάτων γίνεται, ἀλλὰ καὶ ἐπὶ
στεγνώσει ἐμμήνων ἐπεχομένων. καὶ γὰρ διόγκωσις οὐκ ἐπὶ

difficilia veteres cenfebant colliquationem et excretionem, ut Erafiftratus quidem etiam palam difficilliniam ju-
dicatu fateatur.   Dicit autem in hunc modum: *Difficilo
admodum eft excretionem et colliquationem discernere.*
Hippocrates autem ad ferendi facilitatem et difficultatem
judicium remittit inquiens: *Si, qualia convenit purgare,
purgentur, conducit, et facile ferunt.* Quum itaque duo
viri veteres de principatu certent, et ambo confentiant
in hoc, quod difficulter discerni poffit excretio a colliquatione; et quum hic ne fignum quidem excretionis
expofuerit, fed folam rei difficultatem oftenderit, ille
vero ad regulam perceptu difficilem judicium retulerit:
Methodici hoc apparere arbitrantur.   Eft autem in iis,
quae per latentem perfpiratum digeruntur.   Unde fluorem
fe percipere dicent? nam a corporis confidentia non
poffunt; quoniam non folum confidentia ex fluore va-
cuatis corporibus accidit, fed etiam ob aftrictionem
menfibus retentis.   Etenim tumida moles non ob aftri-

Ed. Chart. II. [325.]   Ed. Baf. I. (28.)

στεγνώσει μόνον ἐπεχομένων τῶν ἀποκρίσεως δεομένων γίγνεται, ἀλλὰ καὶ ἐπὶ ῥύσει χεομένων τῶν ὑγρῶν καὶ δια-
τεινόντων τὰ σώματα. ὅτι δ᾽ οὐ ταὐτόν ἐστι σύμπτωσις
αἰσθητὴ καὶ ῥύσις, δῆλον ἄν ἐκ τοῦδε γένοιτο. εἰ ἡ σύμπτωσις
αἰσθητὴ, τῇ δὲ συμπτώσει ἐναντία ἐστὶν ἡ διόγκωσις, καὶ
ἓν ἑνί ἐστιν ἐναντίον· τῇ ῥύσει οὐχ ἡ διόγκωσις, ἀλλ᾽ ἡ
στέγνωσις ἐναντίον ἔσται. ἐὰν δὲ λέγωσιν, ὅτι ταὐτόν ἐστι
τῇ στεγνώσει ἡ διόγκωσις, ἐπιδεῖξαι δεῖ αὐτοῖς τὴν τῶν
ὅρων ἐναντιότητα. λέγουσι γὰρ, τὴν στέγνωσιν πίλησιν καὶ
σφίγξιν τῶν σωμάτων εἶναι. ἔστι τοίνυν σφίγξις καὶ πίλη-
σις τῶν σωμάτων ἡ στέγνωσις. ἡ δὲ διόγκωσις χύσις καὶ
διάτασίς ἐστι τῶν σωμάτων. διατείνεται δὲ τὰ σώματα ἢ
διὰ πλῆθος, ἢ διὰ χύσιν. φαίνεται οὖν, ὅτι οὐ ταὐτόν
ἐστι στέγνωσις καὶ διόγκωσις. ἐὰν δ᾽ ὁμολογῶσιν, ἕτερόν τι
τὴν σύμπτωσιν τῆς ῥύσεως εἶναι, καὶ τὴν διόγκωσιν τῆς
στεγνώσεως εἶναι, λέγουσιν, ὅτι οὐκ ἐκ τούτων καταλαμβάνονται αἱ κοινότητες, καὶ ὁμολογοῦσιν, ὅτι ἐξ ἑτέρων καὶ οὐκ
ἐξ ἑαυτῶν αἱ διαθέσεις καταλαμβάνονται, εἴπερ ἐκ συμπτώ-

ctionem tantum, retentis his, quae excretionem defiderant, efficitur, fed etiam ob fluorem fufis humoribus
ac corpora distendentibus. Quod autem non idem fit
fenfibilis confidentia corporis et fluor, hinc evadit manifeftum. Si confidentia fenfibilis eft, confidentiae autem
contrarius eft tumor, et unum uni repugnat, fluori non
tumor, fed aftrictio erit contraria. Sin autem dicant,
tumorem idem effe cum altrictione, docere ipfos oportet
definitionum contrarietatem; dicunt enim, aftrictionem,
coarctationem et denfationem corporum exiftere. Eft igitur
coarctatio et condenfatio corporum aftrictio; tumor autem fufio et corporum distentio: distenduntur autem aut ob
copiam, aut ob fufionem : itaque apparet, non idem effe aftrictionem et tumorem. Quod fi fateantur, confidentiam corporis aliud quid ac fluorem effe, et tumorem quam aftrictionem, dicent, non ex his percipi communitates, affentien-
turque, ex aliis, et non ex feipfis dispofitiones percipi,

σεως καὶ διογκώσεως καταλαμβάνουσιν, ἅπερ ἕτερά ἐστι
τῶν διαθέσεων.

Κεφ. κθ΄. [326] Λέγουσι δέ τινες ἐπὶ τῶν κατὰ τὸ
ἄδηλον· διαφορουμένων καταλαμβάνειν τὴν ῥύσιν ἐκ τοῦ μαλακὰ καὶ εὔθρυπτα καὶ ἐκτεθηλυσμένα εἶναι τα σώματα.
πρὸς οὓς ῥητέον, ὅτι οὐκοῦν. ἐὰν σκληρὰ ᾖ τὰ σώματα
καὶ περιτεταμένα, οὐκ ἐροῦσι μὲν ῥύσιν, ἀνάγκη δὲ αὐτὴν
ὁμολογῆσαι. ἐὰν οὖν τοιοῦτοί τινες ὦσιν ἄῤῥωστοι, οἵους ἐκτίθεται ὁ Ἱπποκράτης, ὑπὸ τῆς ἐσχάτης ἐνδείας εἰς τοῦτο
περιηγμένοι, ὥστε το δέρμα ἔχειν σκληρὸν καὶ περιτεταμένον, καὶ τὰ ἄλλα, οἷα ἐπὶ τῶν διαφορουμένων ὑπάρχει,
ἆρά γε τῇ ἐπὶ τῶν διαφορουμένων ἀγωγῇ χρησόμεθα, ὁμολογῆσαι ἀνάγκη. πῶς οὖν ἐκ τῆς μανότητος ῥύσις καταλαμβάνεται; καὶ γὰρ περιτάσεως καὶ σκληρότητος ὑπαρχούσης, οὐδὲν ἧττον ῥύσις ἐστίν.

Κεφ. λ΄. Ἑξῆς δ᾽, ὅτι, κἂν φαίνωνται αἱ κοινότητες,
οὐδὲν συμφέρον ἐνδείκνυνται, διὰ τούτου ἄν τις ἐπιδείξειε,

fiquidem ex confidentia et tumore deprehendunt, quae
ab affectibus funt diverfa.

Cap. XXIX. Nonnulli dicunt in his, quae per la-
tentes meatus diffipantur, fluorem percipere, inde, quod
corpora fint mollia, delicata et effeminata.   Quibus ob-
jicietur, quod, fi dura fint corpora et intenta, non dicent
quidem fluorem effe, fed ipfum fateri coguntur. Si igitur tales quidem fint aegroti, quales Hippocrates exponit, ab extrema inedia huc perducti, ut cutis dura fit,
et intenta, ac alia, quae in diffipatis digeftisque exiftunt,
an ea, quae jam commemoratis adhibetur, medendi ratione utemur, fateri neceffe eft. Quomodo itaque ex raritate fluor percipitur? etenim, intentione et duritie fubfiftente, nihilominus fluor eft.

Cap. XXX. Deinde, quod, etfi communitates appareant, nihil tamen utile indicent, ex eo demonftraverit

διαφέρειν λέγων τὸ αὐτὰ τὰ κοινὰ ἐνδείκνυσθαι ἢ ἀπὸ τῶν
κοινῶν καταλαμβάνεσθαι τὰ ἐνδείξασθαι δυνάμενα. οἱ μὲν
οὖν Μεθοδικοὶ λέγουσιν, αὐτὰ τὰ κοινὰ ἐνδείκνυσθαι· ἡμεῖς
δέ φαμεν, τὴν τῶν κοινῶν κατάληψιν χρησιμεύειν πρὸς τὴν
τῶν ἐπὶ μέρους ἐνδείξασθαι δυναμένων ἐπίγνωσιν. καὶ τὰ
θεωρήματα τρόπον τινὰ κοινὰ ὄντα τὴν τῶν ἐπὶ μέρους
κατάληψιν ὑποδείκνυσιν. ἐν γὰρ τῷ, κόποι αὐτόματοι φράζουσι νούσους, καταλαμβάνομεν τὴν σχέσιν τοῦ ἐπὶ μέρους
αὐτομάτου κόπου πρὸς τὸ πλῆθος. μεταλαμβάνειν γὰρ δεῖ
τὸ νόσους κατὰ τὸ παρὸν εἰς τὸ πλῆθος. ἡ οὖν τοῦ
καθόλου ἐπίγνωσις τὴν τοῦ ἐπὶ μέρους κατάληψιν παρέχεται τοῦ ἐνδείξασθαι τὸ συμφέρον δυναμένου.

Κεφ. λα΄. Οὐ δεῖ δὲ οἴεσθαι, ὅτι ἡμεῖς ὑπολαμβάνο-
μεν διὰ τῶν θεωρημάτων ἀντικρὺ τὰ ἐνδεικτικὰ τῶν συμφερόντων καταλαμβάνεσθαι. οὐ γὰρ τὰ θεωρήματα τῶν
κεκρυμμένων ἐστὶ δηλωτικά, ὧν χρείαν πρὸς τὴν θεραπείαν
ὡς ἐνδεικνυμένων ἔχομεν, ἀλλὰ τὴν σχέσιν μηνύει τῶν κεκρυμμένων πρὸς τὰ φαινόμενα. οὕτω δ᾽ ἂν ἐπιμελέστερον

aliquis, differre dicens ipfa communia indicare, vel a
communibus percipi ea, quae indicari poffunt. Methodici igitur ipfi communia indicare affirmant: nos autem,
communium perceptionem conferre ad dignotionem eorum, quae particulatim indicari poffunt. Ac praecepta
quodammodo communia cum fint, particularium perceptionem fubindicant. Nam in hoc, *laffitudines fponta-*
neae morbos denunciant, percipimus laffitudinis in particula fpontaneae dispofitionem ad copiam; referre enim
oportet morbos in praefentia ad plenitudinem. Itaque
univerfalis cognitio particularis perceptionem praebet
ejus, quod remedium indicare poteft.

Cap. XXXI. Non autem putandum eft, nos exiftimare, ex praeceptis manifefto auxiliorum indicatoria percipi. Non enim praecepta abditorum funt indicia, quorum ufum ad curationem ut indicantium habemus: verum dispofitionem abditorum ad apparentia fignant. Ita

τὴν τῶν θεωρημάτων χρείαν καταμάθοιμεν, ἐπ᾽ αὐτοῦ τοῦ,
κόποι αὐτόματοὶ φραζουσι νούσους, στήσαντες τον λόγον.
ὅτι τοίνυν κόπος αὐτόματός ἐστιν ἐναργής, καὶ οἱ ἰδιῶται
ἴσασιν. ὅτι δὲ διὰ τοῦ αὐτομάτου κοπου πλῆθος δηλοῦται, οἱ μὲν ἰδιῶται ἀγνοοῦσι, κέκρυπται γὰρ, οἱ δὲ
τεχνῖται ἴσασιν, ἐκ τοῦ θεωρήματος κατειληφοτες τὴν τοῦ
αὐτομάτου προς το πλῆθος σχέσιν. απο γαρ τῆς (29) σχέσεως αὐτοῦ τοῦ αὐτομάτου κόπου κινηθείς, πρὸς τὸ πλῆθος συνιστῶν τὸ θεώρημα καὶ καταλαμβάνων, ὅτι ἀπο-
τέλεσμά ἐστι τοῦ πλήθους ὁ αὐτόματος κόπος, συνέστησεν αὐτό. ἐπεὶ γαρ τῶν αἰτιῶν διττήν τινα γενικωτάτην
διαφορὰν ἠπίστατο. καὶ ὅτι τῶν αἰτίων ἃ μὲν ἐκτός ἐστιν
ἡμῖν, ἃ δ᾽ ἐν αὐτοῖς τοῖς σωμασιν, ἀναγκαῖον ἐνόμισεν εἶναι, ὁπόταν τι τῶν ἐκτος παραλυπῇ, μη αν ἄλλως ἡμᾶς
ἐνοχλεῖσθαι, εἰ μὴ ἐν τοῖς σωμασιν ὑπάρχει τὸ αἴτιον.
ἐπεὶ δὲ τῶν ἐν τῷ σώματι τὰ βαροῦντα κατά πλεονασμὸν
οὐσίας βαρεῖ, ὥστε, εἰ σύμμετρον, οὔτε βαρεῖ, οὔτε λυπεῖ,

vero diligentius praeceptorum ufum didicerimus, de ipfo
hoc, *laffitudines fpontaneae morbos denunciant*, fermonem inftituentes. Quod igitur laffitudo fpontanea fit
evidens, etiam idiotae norunt; quod autem ex laffitudi-
ne fpontanea copia indicatur, idiotae quidem ignorant,
ut quae abdita fit, artifices autem norunt, qui ex praecepto laffitudinis fpontaneae ad copiam difpofitionem
perceperunt; nam ipfius fpontaneae laffitudinis au plenitudinem difpofitione motus conftituit praeceptum, com-
prehendensque, plenitudinis effectum effe fpontaneam laffitudinem, ipfum condidit. Quoniam igitur caufarum duplicem quandam univerfalem maxime cognovit differentiam, item quod caufarum aliae extra nos funt, aliae in ipfis
corporibus, neceffarium effe cenfuit, quum aliquid extrinfecus infeftaverit, non alioquin nos infeftari, nifi in
corporibus noftris fubfiftat caufa. Quia vero inter ea,
quae infunt gravantia, ex fubftantiae fuperfluo gravant:
nt, fi mediocris, neque gravet, neque moleftet: collectis

συνθεὶς εἰς ἕνα λογισμὸν ταῦτα, [327] ἐποίησε τὸ θεώρημα
τοῦτο, κόποι αὐτόματοι φράζουσι πλῆθος. ἀφ᾽ ὧν γὰρ λογισμῶν κινηθεὶς ὁ συστήσας τὸ θεώρημα συνέστησεν, ἀπὸ τῶν
αὐτῶν χρὴ καὶ τὴν χρείαν τοῦ θεωρήματος ὑποδείκνυσθαι.
τοῦτο τοίνυν τὸ καθολικὸν δηλοῖ, ὅτι, ὅπου ἂν ᾖ κόπος
αὐτόματος, ἐκεῖ παντὸς πλῆθος. οὐ μέντοι ἀπὸ τοῦ θεωρήματος κατέλαβε τὸ πλῆθος, ἀλλὰ τὴν σχέσιν τοῦ κόπου
πρὸς τὸ πλῆθος· ἐκ δὲ τῆς σχέσεως τὸ πλῆθος. τρόπον
οὖν τινα διὰ τοῦ κόπου κατέλαβε τὸ πλῆθος· ἵνα δὲ δι᾽
αὐτοῦ καταλάβῃ, τὸ θεώρημα γέγονεν αἴτιον. καὶ τῶν ἄλλων δὲ θεωρημάτων τὴν αὐτὴν χρείαν σκοποῦντες εὑρήσομεν. ἡμεῖς μὲν οὖν, οὕτω καθόλου καὶ οἱονεὶ κοινὴν κατάληψιν ἡγούμεθα χρησιμεύειν.

Κεφ. λβ΄. Οἱ δὲ Μεθοδικοὶ τὰς κοινότητας αὐτὰς
οἴονται ἐνδείκνυσθαι τὰ συμφέροντα. τὸ μὲν γὰρ στεγνὸν
πάθος ἐνδείκνυσθαί φασι τὸ δεῖν χαλᾶν, τὸ δὲ ῥοῶδες
τὴν σταλτικὴν ἀγωγὴν ἐπιζητεῖν, καὶ τὰς λοιπὰς δὲ
κοινότητας ὑποτίθενται διαφέροντα φανερὰ ἐνδείκνυσθαι,

his in unam ratiocinationem, praeceptum hoc confecit,
laſſitudines fpontaneae plenitudinem teſtantur: quibus
enim ratiocinationibus motus auctor praeceptum conſti-
tuit, ab iisdem etiam praecepti uſum ſubindicari oportet. Hoc igitur generale indicat: ubicumque laſſitudo
fit fpontanea, illic totius eſſe plenitudinem: non tamen
a praecepto plenitudinem comprehendit, fed dispoſitio-
nem laſſitudinis ad copiam: ex dispoſitione vero plenitudinem. Itaque ex laſſitudine quodammodo copiam
percepit: ut autem ex ipfa comprehenderit praeceptum,
caufa fuit. Jam aliorum praeceptorum eundem uſum,
fi inſpiciamus, inveniemus. Nos itaque ita univerſalem
et veluti communem perceptionem conferre arbitramur.
Cap. XXXII. Methodici vero communitates ipfas
praeſidia indicare arbitrantur. Etenim aſtrictum affectum
indicare dicunt, laxandum eſſe, fluidum vero continendi
rationem requirere, ac reliquas communitates ſtatuunt

περὶ ὧν εἰρήσεται· ὅτι δ᾽ οὐκ ἐνδείκνυνται αἱ κοινότητες,
διὰ τούτων παραστήσομεν. ὧν ἀναιρεθέντων οἱ νοσοῦντες
ὑγιεῖς γίγνονται, τούτων ἐστὶν ἀναιρετικὰ βοηθήματα. ὧν
δ᾽ ἐστὶν ἀναιρετικὰ προηγουμένως βοηθήματα, ἀπὸ τούτων
ἔνδειξις τῶν συμφερόντων γίνεται· ἀναιρετικὰ δ᾽ ἐστὶ προηγουμένως τὰ βοηθήματα τῶν ἐπὶ μέρους αἰτίων, καὶ εἰ ἄρα
νοσημάτων, τὰ ἐπὶ μέρους ἄρ᾽ αἴτια, καὶ εἰ ἄρα νοσήματα
ἐνεδείκνυντο ἂν τὸ συμφέρον, καὶ οὐχ αἱ κοινότητες τῷ
εἶναι κοινότητές τὸ συμφέρον ἐνδείκνυνται. καὶ εἰ τὰ παραλαμβανόμενα βοηθήματα ἀναιρετικὰ τῶν ἐνδειξαμένων,
ἀπὸ τῶν ἐπὶ μέρους βοηθημάτων ἀναιροῦνται αἱ κοινότητες.
τῆς δὲ κοινότητος ἀναιρουμένης οἱ κατ᾽ ἐκεῖνον τὸν καιρὸν
ὑπὸ τῆς αὐτῆς κοινότητος νοσήσαντες ὑγιεῖς ἂν ἐγένοντο,
οὐδενός τινος ὑπ᾽ αὐτῆς ἀναιρεθέντος. εἰ δὲ, ὅπερ ἐνδείκνυται, τοῦτο ἀναιρεῖται, αἱ δὲ κοινότητες ἐνδείκνυνται,
δῆλον, ὅτι αἱ κοινότητες ἀναιρεθήσονται. πρὸς τοῦτο λέγουσιν οἱ Μεθοδικοί, ὅτι τὴν κοινότητα ἡμεῖς τὴν αὐτὴν
καὶ μίαν λέγομεν εἶναι, οὐχ ὅτι ἕν τί ἐστι σῶμα συναφὲς

diverfa manifefta indicare, de quibus dicetur. Quod
autem communitates non indicant, his confirmabimus.
Quibus fublatis aegrotantes fiunt fani, horum funt auferentia praefidia: quorum autem funt auferentia deinceps remedia, ab his indicationes remediorum fumuntur. Auferentia
autem funt confequenter particularium caufarum praefidia,
ergo utique morborum particulares erunt caufae: et
morbi utique indicabunt, quod conducit, et non communitates eo, quod communitates fint, remedium indicant:
et fi, quae affumuntur praefidia, tollunt ea, quae indicantur, a particularibus remediis communitates tolluntur. At communitate fublata, qui illo tempore ab ipfa
communitate aegrotarunt, fani evaderent, nullo quopiam
ab ipfa fublato. At fi, quod indicat, hoc tollitur, communitates autem indicant, nimirum ipfae tollentur. Ad
hoc Methodici refpondent: communitatem nos eandem et
unam effe dicimus, non quod unum eft corpus fibi con-

αὐτὸ ἑαυτῷ, εἴ τις ἐπὶ 'πλειόνων θεωροῖτο, ἀλλ' ἡ τὸ αὐτὸ
εἶδός ἐστιν. ὡς γὰρ καὶ η ἀνθρωπότης κοινότης τις λέγεται
εἶναι, οὐκ ἔτι δὲ σῶμα ἕν ἡγμένον, εἶτα ἐπὶ πάντων τῶν
ἀνθρώπων θεωρεῖται, ἀλλ' ὁμοιότης τις ἐν πλείοσιν, οὕτω
καὶ περὶ τῆς κοινότητός φασι δεῖν ὑπολαμβάνειν. ὥσπερ
οὖν, φασὶν, ἑνὸς ἀνθρώπου ἀναιρουμένου, οὐ συναναιρεῖται
ἡ ἀνθρωπότης, ἣν ἐπὶ πάντων ὁρῶμεν, ἀλλ' ἄρα ἡ ἑνός
τινος ἀνθρωπότης· οὕτως καὶ ἐπὶ μέρους κοινότητος ἀναιρουμένης. οὐχ ἡ ἐπὶ πάντων κοινότης ἀναιρεῖται, ἀλλ ἡ ἐπὶ
μέρους μόνον. ῥητέον οὖν πρὸς αὐτοὺς, ὅτι, εἴπερ αἱ κοινότητες, καθ' ὃ κοινότητές εἶαν, ἐνδείκνυνται τὸ συμφέρον,
καὶ ἡ ἀνθρωπότης, κοινότης οὖσα, ἐνεδείκνυτο ἂν τὸ συμφέρον. οὐδὲν δὲ ἡ ἀνθρωπότης ἐνδείκνυται, οὐδ' οὖν ἄλλη
τις κοινότης ἐνδεικτικὴ ἂν εἴη συμφέροντος. ἔτι δὲ, εἴπερ ἡ
κοινότης ταυτότης ἐστὶν ἐν πλείοσι, καὶ αἱ κοινότητες, καθ'
ὃ κοινότητές εἰσιν, ἐνεδείκνυντο· καὶ ἡ δυσφορία καὶ ἡ ἐρυθρότης ἐπὶ πλειόνων παθῶν θεωρουμένη, ἐνεδείκνυντο ἂν

tinuum, ſi quis in pluribus ſpeculetur, ſed quatenus eadem ſpecies eſt. Ut enim et humanitas communio quaedam eſſe dicitur, non adhuc corpus unum unitum, deinde in omnibus hominibus ſpectatur, ſed ſimilitudo
quaedam in pluribus, id etiam de communitate exiſti-
mandum eſſe dicunt. Quemadmodum igitur, ajunt, uno
homine ſublato, non aufertur ſimul humanitas, quam
in omnibus conſpicimus, ſed unius cujusdam humanitas:
ita et particulari communitate ſublata, non in omnibus
communitas tollitur, ſed particularis duntaxat. Dicendum itaque ipſis eſt', quod, ſi communitates, qua communitates ſunt, remedium indicant, etiam humanitas,
quum ſit communitas, id, quod conducit, indicaret; nihil autem humanitas indicat; neque alia igitur quaedam
communitas remedii index erit. Praeterea ſi communitas identitas eſt, in pluribus etiam communitates, qua
communitates ſunt, indicarent, ac difficultas tolerandi
et rubor cum in pluribus ſpectetur affectibus, conduci-

τι συμφέρον, οὐδὲν δὲ ἐνδείκνυται· οὐδ᾽ αἱ λοιπαὶ ἄρα
κοινότητες φύσιν ἔχουσιν ἐνδεικτικήν. ἐπιζητῆσαι δὲ χρὴ
καὶ τοῦτο παρ᾽ αὐτῶν, πότερον αἱ κοινότητες πάθη εἰσίν,
ἢ οὔ. εἰ μὲν πάθη, πῶς οὐδεὶς πώποτε ἤσθετο αὐτῶν.
[328] ἀλλὰ πυρετοῦ μὲν, καὶ φλεγμονῆς, καὶ βάρους, καὶ
διατάσεως ἀντιλαμβάνονται ἄνθρωποι, καὶ τοὺς ἰατροὺς διὰ
ταῦτα μεταπέμπονται, στεγνότητος δὲ καὶ ῥοωδίας οὐδεὶς
πώποτε ἤσθετο. οὐδὲ μὰ Δία ἔπεμψέ τις καὶ πρὸς ἰατρὸν,
ὡς ὑπὸ ἀμέτρου στεγνώσεως ἢ ἀραιώσεως ἐνοχλούμενος. εἰ
δὲ μή ἐστι πάθη, πῶς ἀπὸ τῶν παθῶν τὰς ἐνδείξεις
γίγνεσθαι λέγουσι, τῆς στεγνώσεως καὶ ῥοωδίας οὐκ ὄντων
παθῶν; ἔτι τε κἀκεῖνο ῥητέον. ὅτι, εἴπερ αἱ κοινότητες
φύσιν εἶχον ἐνδεικτικήν, πάντων ἂν μάλιστα ἡ τῶν κοινοτήτων κοινότης ἐνεδείκνυτο ἄν. καὶ γὰρ τῆς στεγνώσεως καὶ
ῥύσεως ὁμοιότης τις, καθ᾽ ὃ κοινότητές εἰσιν ἀμφότεραι.
οὐδὲν δ᾽ ἐνδείκνυται αὕτη· οὐδ᾽ ἄρα αἱ λοιπαί. οὐ μόνον
δὲ δύο κοινότητάς φασιν εἶναι, ἀλλὰ καὶ πλείους, καὶ ἄλ-

bile aliquid indicarent, nihil autem indicant, quare nec
reliquae communitates naturam habent indicandi. Quaerendum autem hoc ab iis eſt, num communitates affectus ſint, an non; ſiquidem affectus quodammodo nullus unquam ipſorum ſenſit. Sed febrium quidem inflammationem, gravitatem, distentionem homines percipiunt,
ac medicos propterea accerſunt: aſtrictionem vero et
fluorem nemo unquam ſenſit, neque per Jovem aliquis
ad medicum miſit, tanquam ab immodica aſtrictione aut
raritate vexatus. At ſi non ſunt affectus, quomodo ab
affectibus indicationes fieri dicunt, ubi aſtrictio et fluor non
ſint affectus? Praeterea illud quoque dicendum, quod,
ſi communitates naturam haberent indicatoriam, omnium
maxime communitatum communitas indicaret ; etenim
aſtrictionis et fluoris similitudo quaedam, quatenus communitates ſuut ambae: nihil autem haec indicat, quare
nec reliquae. Caeterum non modo duas communitates
eſſe praedicant, ſed etiam plures, et alias ſane in victus

ΠΕΡΙ ΑΡΙΣΤΗΣ ΑΙΡΕΣΕΩΣ. 193

Ed. Chart. II. [328.]   Ed. Baf. I. (29.)

λας μὲν ἐν διαίτῃ, ἄλλας δὲ ἐν χειρουργίᾳ· καὶ ἐν μὲν διαίτῃ,
τὸ στεγνὸν καὶ τὸ ῥοῶδες, καὶ τὸ ἐπιπεπλεγμένον μέγεθος. καὶ
καιροὺς τῶν νοσημάτων εἶναι τέσσαρας, ἀρχήν, ἐπίδοσιν,
ἀκμὴν, καὶ παρακμήν. καὶ τὸ ὀξὺ, καὶ τὸ χρόνιον, καὶ τὴν
ἐπίτασιν, καὶ τὸ διάλειμμα. ἐν δὲ χειρουργίᾳ, τὸ φύσει ἀλλό-
τριον, τόπῳ, καιρῷ, καὶ ἄλλα πλείονα. ἀλλ᾽ οὐ νῦν ἀκριβολο-
γεῖσθαι περὶ τῶν ἐν χειρουργίᾳ σκοπῶν χρή· ἀποχρήσει γὰρ
πρὸς τὸ προκείμενον οἱ ἐν διαίτῃ αὐτῶν ἐκτεθέντες σκοποί.

Κεφ. λγ´. Παρεισήγαγον δὲ τὰς εἰρημένας κοινότητας,
οὐκ ἔχοντες ἐν τοῖς πράγμασι διεξαγωγήν. ἐπεὶ γὰρ ἠκο-
λούθει αὐτῷ ᾧτινιοῦν χρῆσθαι σταλτικῷ ἐπὶ πάσης ῥύσεως,
καὶ ᾧτινιοῦν χαλαστικῷ, ἐπὶ πάσης στεγνώσεως, οὐχ εὑρί-
σκοντες δὲ ἐνδεικτικὸν τῆς διαφορᾶς τῶν βοηθημάτων, παρεισήγαγον καὶ τὰς εἰρημένας κοινότητας, ἵνα παρὰ τὴν
τούτων διαφορὰν διαφέρουσα θεραπεία εὑρίσκηται. λέγουσιν οὖν, ὅτι τὴν διαφορὰν τῶν βοηθημάτων αὐται αἱ κοινότητες ἐνδείκνυνται. περὶ γὰρ τὴν τινων τούτων σύνοδον
διαλλάττουσα ἡ θεραπεία εὑρίσκεται.

ratione alias in chirurgia. Ac in victus ratione aftrictum
et fluidum et adjunctam magnitudinem: item tempora morborum effe quatuor, initium, augmentum, ftatum, et declinationem: jam acutum et diuturnum, acceffionem et in-
termiffionem: in chirurgia autem natura aliena, loco, tempore, aliaque plura. Verum de fcopis in chirurgia exactius
disputare in praefentia non convenit; fufficiunt enim
rei propofitae fcopi in victus ratione ipforum expofiti.

Cap. XXXIII. Invexerunt autem enumeratas communitates, cum non haberent in rebus pertractationem.
Quoniam enim confentaneum erat adftringente quolibet
uti in omni fluore, et quocumque laxante in
omni aftrictione: quum autem non invenirent, quod
auxiliorum differentiam indicaret, invexerunt etiam
dictas communitates, ut ex harum differentia diverfa inveniretur curatio. Dicunt igitur, praefidiorum differentiam communitates has indicare. Nam ex harum quarundam congreffu varians curatio reperitur.

Κεφ. λδ'. Δείξομεν δὲ, ὅτι οὐδὲν τῶν εἰρημένων ἐνδεικτικὸν εἶναι δύναται βοηθημάτων. καὶ πρῶτόν γε, ὅτι
τὸ μέγεθος τῶν κοινοτήτων οὐκ ἐνδείκνυται μέγεθος βοηθημάτων, ἐκ τῶνδε ἄν τις μάθοι. ἐν ταῖς θεραπείαις
δεόμεθα οὐχ ἁπλῶς μεγέθους βοηθημάτων (πάντα γὰρ τὰ
βοηθήματα σὺν ποσῷ μεγέθει εἰσὶν), ἀλλὰ τοῦδε τοῦ μεγέθους. τὸ δὲ μέγεθος τῶν κοινοτήτων οὐκ ἐνδείξεται τὸ
τοῦδε τοῦ βοηθήματος μέγεθος, ἀλλὰ ἁπλῶς μέγεθος. δεῖ
δὲ, ὡς ἔφην, οὐχ ἁπλῶς μέγεθος τῶν βοηθημάτων παραλαμβάνειν, ἀλλὰ πηλίκον τόδε τι μέγεθος. ἂν γὰρ ἁπλῶς μέγεθος παραλαμβάνωμεν, ἐπειδὴ πάντα βοηθήματα σὺν ποσῷ
μεγέθει νοεῖται, πάντα τὰ βοηθήματα παραληψόμεθα καὶ
ἀδιαφορήσομεν, ὅπερ ἐστὶν ἀλογώτατον. εἰ δὲ, τοῦ μεγέθους τῶν
κοινοτήτων ἁπλῶς μέγεθος βοηθήματος ἐνδεικνυμένου, αὐτοὶ
τόδε τι τὸ μέγεθος παραλαμβάνουσι, οὐχ, ὅπερ ὁ σκοπὸς ἐνδείκνυται, τοῦτο παραλήψονται. ὁ γὰρ σκοπὸς κοινῶς μέγεθος
ἐνδείκνυται· αὐτοὶ δὲ τόδε τι τὸ μέγεθος παραλαμβάνουσιν.

Cap. XXXIV. Oftendemus autem, nullum ex praedictis praefidiorum effe indicatorium poffe. Ac primum magnitudinem ex communitatibus non indicare auxiliorum
magnitudinem, hinc aliquis didicerit. In curationibus
non abfolute auxiliorum magnitudines requirimus (omnia
enim remedia cum certa funt magnitudine), fed hanc
magnitudinem. Indicabit enim magnitudo ex communitatibus non hujus auxilii magnitudinem, fed fimpliciter
magnitudinem. Convenit autem, ut dixi, non abfolute
magnitudinem auxiliorum affumere, fed certam aliquam
magnitudinem. Si enim abfoluto fermone magnitudinem
affumimus, quandoquidem omnia praefidia cum certa
magnitudine confiderantur, omnia praefidia adhiberemus,
idque citra difcrimen, quod eft abfurdiffimum. Quod
fi, magnitudine inter communitates abfoluta magnitudinem praefidii indicante, ipfi aliquam magnitudinem as-
fumunt, non, quam fcopus indicat, hanc affument; fiquidem fcopus communiter magnitudinem indicat, ipfi

[329] ἐροῦσι δ᾽ ἴσως, ὅτι οὐκ, ἐπειδὴ κατὰ μέρος ἐστὶ τὸ
μέγεθος, προσάγομεν, ἀλλ᾽ εἰ κοινότης ἐστί. τὸ δ᾽ αὐτὸ
συμβέβηκε καὶ (3o) κοινὸν εἶναι καὶ ἐπὶ μέρους. πρὸς τοῦτο
δὲ καὶ ἐροῦμεν, ὅτι, εἰ ἡ κοινότης ἐπιδείκνυσι, καὶ ὃ ἐνδείκνυται, οὐκ ἐπὶ μέρους ἀδιαφορεῖν δεῖ, ἐπειδὴ μέγεθος
παρέπεται παντὶ βοηθήματι. τὸν αὐτὸν δὲ τοῦτον λόγον
ἐστὶ καὶ ἐπὶ τὰς κοινότητας μεταφέρειν.
Κεφ. λε΄. Ἑξῆς δ᾽, ὅτι οὐδὲ οἱ τῶν νοσημάτων καιροὶ ἐνδείκνυνται τὸ συμφέρον, ὑποδείξομεν. πρὸς δὲ τοῦ
λόγου τούτου περὶ τῆς τῶν καιρῶν διαφορᾶς ὀλίγα χρὴ
διεξελθεῖν. δύο τοίνυν καιρῶν διαφοραὶ παρὰ τοῖς ἰατροῖς
λέγονται, οἱ μὲν νοσημάτων, οἱ δὲ βοηθημάτων. ἐντεῦθεν
ἂν εὔδηλος καὶ ἡ θεραπεία γένοιτο· τὰς κινήσεις τῶν αἰτιῶν καιροὺς εἶναι λέγουσιν. εἰσὶ δὲ κινήσεως διαφοραὶ
τέσσαρες, ἀρχή, ἐπίδοσις, ἀκμή, καὶ παρακμή. ταῦτα δ᾽
ἐστὶ καὶ τῶν καιρῶν ὀνόματα. τοὺς δὲ τῶν βοηθημάτων
καιροὺς τοὺς ἐπιτηδείους χρόνους εἰς παράληψιν αὐτῶν εἶναι

vero talem aliquam affumunt. Dicent autem forfan,
non, quia particularis eft magnitudo, adducimus, fed,
fi communitas eft, hanc ipfam et communem effe et
particularem contingit. Ad hoc autem refpondemus. Ad
id, quod communitas oftendit, etiam quod indicatur non
particulare indifferens effe convenit, quoniam magnitudo comitatur quodvis praefidium. Hanc autem ipfam
rationem etiam ad communitates transferre licet.
Cap. XXXV. Deinceps autem ne morborum quidem tempora id, quod conducit, indicare demonftrabimus, fed ante orationem hanc de temporum differentia
pauca tractare oportet. Duae igitur temporum differentiae apud medicos referuntur, haec morborum, illa
praefidiorum: unde manifeftum evadit, quod et motus
caufarum tempora effe dicunt. Sunt autem motus differentiae quatuor, initium, incrementum, vigor, et
declinatio; haec funt et temporum nomina. Auxiliorum vero occafiones tempora eis affumendis idonea effe pronun-

Ed. Chart. II. [329.]   Ed. Baf. I. (3ο.)

λέγουσιν. εἰσὶ δὲ ἐπιτήδειοι χρόνοι, ἐν οἷς τὰ μὲν ἀπαιτοῦντα τὴν παράληψιν τοῦ βοηθήματος πάρεστι, τῶν δὲ κωλυόντων οὐδέν ἐστι.

Κεφ. λς΄. Οἴονται δὲ οἱ πολλοὶ, τοὺς τῶν βοηθημάτων καιροὺς καὶ νοσημάτων ὑποστάσεσι μὲν μὴ διαφέρειν, ἐπινοίᾳ δὲ μόνον. φασὶ γὰρ, ὅτι περὶ τὸν αὐτὸν χρόνον καὶ ὁ τοῦ βοηθήματος καιρὸς καὶ ὁ τοῦ νοσήματος συνίσταται. ἔν τινι γὰρ καιρῷ ὄντος τοῦ νοσήματος ὁ τοῦ βοηθήματος καιρὸς εὑρίσκεται. ἐνδέχεται δὲ, φασὶ, τὸ αὐτὸ πρὸς τὸ ἄλλο καὶ ἄλλο ἀναφερόμενον διαφόρως λέγεσθαι. ὡς γὰρ ἀνάβασις καὶ κατάβασις μία οὖσα καὶ ἡ αὐτὴ ὁδὸς παρὰ τὴν σχέσιν τῶν ἀναβαινόντων καὶ καταβαινόντων ὁτὲ μὲν ἀνάβασις καλεῖται, ὁτὲ δὲ κατάβασις, οὕτω καὶ ἐπὶ τῶν καιρῶν ἔχει. εἷς μὲν γὰρ καὶ ὁ αὐτός ἐστιν ὅ τε τοῦ νοσήματος καιρὸς καὶ ὁ τοῦ βοηθήματος· ἄλλως μὲν γὰρ πρὸς τὴν κίνησιν τοῦ αἰτίου ἐστὶν ἀναφέροντα λέγειν καιρὸν νοσήματος· ἄλλως δὲ πρὸς τὴν εὐκαιρίαν τῆς προσαγωγῆς τῶν βοηθημάτων καιρὸν τοῦ βοηθήματος. συμβαίνειν δέ φασιν ἀμφοτέρους τοὺς

ciant; funt autem tempora idonea, in quibus, quae quidem auxilii affumptionem poftulant, adfunt; ex his autem, quae prohibent, nullum. Cap. XXXVI. Plerique autem praefidiorum et morborum tempora non re ipfa, fed cogitatione folum differre arbitrantur; quippe dicunt, eodem tempore et auxilii opportunitatem et morbi confiftere. Nam cum morbus in aliqua eft opportunitate, praefidii occafio invenitur. At, inquiunt, fieri poteft, ut idem ad aliud et aliud relatum multifariam dicatur. Ut enim defcenfus et afcenfus unus cum fit eadem via, ex dispofitione afcendentium vel defcendentium alias afcenfus, alias defcenfus appellatur: ita etiam in temporum occafionibus habet; una fiquidem et eadem eft et morbi opportunitas, et remedii; aliter enim ad caufae motum referendo dicere licet morbi tempus; aliter ad praefidiorum adhibitionis opportunitatem tempus praefidii. Jam vero contingere dicunt, ut ambo tempora fimul

Ed. Chart. II. [329. 330.]　　　　　　　　Ed. Baf. I. (30.)
καιροὺς ἅμα συνίστασθαι, καὶ ἀδύνατόν ἐστιν ἄνευ καιροῦ
νοσήματος ἐκλαμβάνειν καιρὸν βοηθήματος.

Κεφ. λζ'. ʿΡητέον οὖν πρὸς αὐτοὺς, ὅτι, εἰ οἱ αὐτοί
εἰσι καιροὶ τῶν βοηθημάτων καὶ τῶν νοσημάτων, καὶ ὑποστάσει μὴ διαφέρουσιν, ἐχρῆν ἐν ἅπαντι καιρῷ νοσήματος εἶναι
καὶ καιρὸν βοηθήματος· οὐκ ἐν ἅπαντι δὲ καιρῷ νοσήματος
προσάγομεν τὰ βοηθήματα· ἀρχομένων γὰρ, φησὶ, τῶν νούσων, ἤν τι δοκέῃ κινέειν, κίνει· ἀκμαζουσῶν δ᾽, ἡσυχίην
ἔχειν βέλτιον. οὐκ ἄρα οἱ αὐτοὶ καιροί εἰσι νοσημάτων καὶ
βοηθημάτων. πολλάκις δὲ παραλαμβάνομεν βοηθήματα,
οἷον κάθαρσιν, ἢ φλεβοτομίαν, οὐκ ὄντος μὲν νοσήματός
τινος, ὑποπτευομένου δὲ ἔσεσθαι. ὥσπερ ἀμέλει οἱ χει-
ρουργοὶ ἐπὶ τῶν κηλοτομουμένων, ὅταν ὁρῶσιν αὐτοὺς πε-
ριπληθεῖς ὄντας, παραλαμβάνουσι φλεβοτομίας. [330] καὶ
ὁ Ἱπποκράτης δὲ παραινεῖ λύειν τὴν ἄκραν εὐεξίαν μὴ
βραδέως, ἡ δὲ λύσις διὰ βοηθημάτων γίγνεται. εἰ δ᾽,
ἀκμῆς παρούσης τῶν νοσημάτων, οὐκ εἰσὶ καιροὶ τῶν

coëant: ac fieri nequit, ut citra morbi tempus praefidii tempus excipias.

Cap. XXXVII. Refpondendum igitur ipfis eft,
quod, fi eadem praefidiorum et morborum tempora
exiftunt, nec re ipfa differunt, conveniebat in quolibet
morbi tempore etiam praefidii effe tempus: non autem
in quolibet morbi tempore praefidia admovemus. Etenim, *Incipientibus*, ait, *morbis, fi quid movendum
videtur, move: dum vigent autem, quiefcere fatius
eft.* Non igitur eadem tempora funt morborum et praefidiorum. Frequenter autem auxilia adhibemus, utpote
purgationem, aat fanguinis detractionem, cum morbus
quidem non eft, fed futurum fufpicamur. Quemadmodum fane chirurgi in fecandis herniis, cum aegros fanguine repletos confpiciunt, fectionem venae moliuntur.
Ac Hippocrates adhortatur, *fumme bonam habitudinem
folvere non lente.* Solutio vero ex praefidiis accidit.
At fi in morborum ftatu auxiliorum tempora non funt,

βοηθημάτων, καὶ μὴ ὄντων νοσημάτων, εἰσὶ καιροὶ βοηθημάτων, φανερὸν, ὅτι οὐκ ἐπινοίᾳ μόνον, ἀλλὰ καὶ ὑποστάσει
διαφέρουσιν. ἔτι δὲ ἐν ἑνὶ καιρῷ νοσήματος πλείονας παρα-
λαμβάνει τις βοηθημάτων καιρούς. ἐν γὰρ παρακμῇ, φέρε,
νοσήματος κλυστὴρ παραλαμβάνεται, καὶ ἄλειμμα, καὶ κατά-
πλασμα καὶ τροφή. τούτων δ᾽ ἑκάστου ἴδιός ἐστι καιρος. καὶ
ἐν πλείοσι δὲ νοσημάτων καιροῖς τὸ αὐτὸ ἔστιν ὅτε βοήθημα
ἐκκρίνομεν. ἐν ἀρχῇ γὰρ τῶν νοσημάτων φλεβοτομία παραλαμβάνεται καὶ ἐν ἐπιδόσει. ἐκ τούτων οὖν φαίνεται, ὅτι κατὰ τὴν
ὑπόστασίν ἐστί τις τῶν καιρῶν διαφορά. πρὸς δὲ τοῖς εἰρημένοις κἀκεῖνο γιγνώσκειν δεῖ, ὅτι τῶν μὲν νοσημάτων τέσσαρές
εἰσι καιροὶ, ἀρχὴ, ἐπίδοσις, ἀκμὴ, καὶ παρακμή. τῶν δὲ βοηθημάτων οὐκ εἰσὶν οὗτοι καιροί. οὔτε γὰρ ἀρχὴ, οὔτ᾽ ἐπίδοσις, οὔτ᾽ ἀκμὴ, οὔτε παρακμὴ καιροί εἰσιν βοηθήματος.
ἔτι τε οἱ μὲν καιροὶ τῶν νοσημάτων γράφονται, οἱ καθόλου
καὶ οἱ ἐπὶ μέρους. οἱ δὲ τῶν βοηθημάτων, οἱ μὲν καθόλου
ἀναγράφεσθαι δύνανται, οἱ δ᾽ ἐπὶ μέρους οὐκ ἔτι διὰ τοι-

et ubi morbi non funt, tempora praefidiorum existunt:
conftat, non intellectu modo, fed etiam re ipfa differre:
praeterea in uno morbi tempore plures praefidiorum
occafiones affumi. Nam in declinatione, verbi caufa,
morbi clyfter adhibetur, inunctio, cataplasma, et alimentum. Horum vero fingulorum peculiare tempus eft:
ac in plurimis morborum temporibus idem eft quam
auxilium decernimus; per initia fiquidem morborum
fanguinis miffio adhibetur, et in incremento. Hinc igitur apparet, quandam temporum differentiam re ipfa
exiftere. Jam illud praeterea noffe convenit, quatuor
morborum effe tempora, initium, incrementum, vigorem et declinationem. At auxiliorum haec tempora
non funt; neque enim principium, neque augmentum,
neque ftatus, neque inclinatio auxiliorum funt tempo-
pora. Infuper morborum fane tempora fcribuntur univerfalia et particularia: auxiliorum vero univerfalia fane fcribi poffunt, particularia non item, propter hu-

αὐτὴν τινὰ αἰτίαν. οἱ μὲν τῶν νοσημάτων καιροὶ τῶν τε
καθόλου καὶ τῶν ἐπὶ μέρους ἑνὶ καὶ τῷ αὐτῷ ἐπικρίνονται
κριτηρίῳ, καὶ τὸ κριτήριον ἀναγράφεσθαι δύναται. οἱ δὲ
τῶν βοηθημάτων καιροὶ οὔτε τὸ αὐτὸ κριτήριον ἔχουσιν,
οὔτε τῶν ἐπὶ μέρους καιρῶν δυνατόν ἐστιν ἀναγράψαι τὰ
κριτήρια. ὅπως δὲ, νῦν ὑποδείξομεν. οἱ καιροὶ τῶν νοσημάτων κρίνονται τῇ ποιᾷ κινήσει τοῦ αἰτίου, καὶ ἔστιν ἀρχὴ,
ἀνάβασις, ἀκμὴ καὶ παρακμὴ, ἅπερ τῶν νοσημάτων καιροὺς
καλοῦμεν, ὀνόματα τῆς ποιᾶς κινήσεως τοῦ αἰτίου. ἐὰν δὲ
ἡ μὴ οὖσα πρότερον κίνησις ἐν ἡμῖν ἄρχηται συνίστασθαι,
καὶ ἀνιᾷ συνισταμένη, τὴν τοιαύτην κίνησιν ἀρχὴν νοσήματος λέγομεν· ἐὰν δ᾽ ἐπὶ τὸ μεῖζον ἡ κίνησις προκόπτῃ, ἐπί-
δοσιν· ἐὰν δὲ στάσιν λάβῃ ἡ ἐπίδοσις, ἀκμὴν ὀνομάζομεν·
ἐὰν δὲ μειῶνται αἱ κινήσεις, παρακμὴν προσαγορεύομεν.
ἐπεὶ οὖν τῶν καιρῶν τὰ αὐτά ἐστιν ὀνόματα, τῶν τε καθόλου νοσημάτων, καὶ τῶν ἐπὶ μέρους παροξυσμῶν, καὶ τὰ
αὐτά ἐστι κριτήρια, ἐκ γὰρ τῆς ποιᾶς κινήσεως τοῦ αἰτίου

jusmodi quandam cauſam. Morborum tempora tum univerſalium tum particularium uno et eodem judicandi
inſtrumento decernuntur: ac inſtrumentum ſcribi poteſt.
At remediorum tempora neque idem judicandi inſtrumentum habent, neque particularium temporum inſtrumenta judicatoria ſcribere licet. Porro in praeſentia
oſtendemus, quomodo morborum tempora judicantur
certo cauſae motu: ac ſunt initium, incrementum, ſtatus, et declinatio, quae morborum tempora vocamus,
certi cauſae motus vocabula. At ſi motus, qui prius
non eſt in nobis, conſtitui incipit, et conſtitutus di-
vexat, hujusmodi motum morbi principium dicimus:
ſin autem motus magis procedat, incrementum: ſi ſtatum incrementum acceperit, vigorem nominamus: quod
ſi motus imminuuntur, declinationem. Quia igitur temporum eadem ſunt nomina et univerſalium morborum
et particularium acceſſionum, etiam eadem ſunt judicandi inſtrumenta; nam ex certo cauſae motu naſcuntur. Unde

γίνονται, δῆλον ὡς οἷόν τ᾽ ἐστὶν ἀμφοτέρους τοὺς καιροὺς
ἀναγράφειν· οὕτω γὰρ λέγομεν ἀναγράφεσθαι ἕκαστα, οἷον
τὰ αἴτια, τοὺς πεπονθότας τόπους, καὶ τὰ ὅμοια, ὅταν οἱ
σκοποὶ, ἐξ ὧν καταλαμβάνεται τὰ ἐπὶ μέρους, ἀναγράφεσθαι
δύνωνται. ὅτι δὲ τὰ διαστήματα τῶν νοσημάτων οὐκ εἰσὶν
οἱ καιροὶ. οὐδ᾽ ἐκ διαστημάτων οἱ καιροὶ λαμβάνονται. οὔτε
γὰρ τῶν καθόλου νοσημάτων, οὔτε τῶν ἐπὶ μέρους, ἐκ τοῦ
μὴ ἐπὶ πάντων καιρῶν ταὐτὰ διαστήματα εἶναι, τὸ δ᾽ αὐτὸ
καιροὺς λέγεσθαι, δῆλόν ἐστιν. ὅτι δὲ διαφέρουσιν οἱ καιροὶ τῶν τε ὅλων νοσημάτων καὶ τῶν ἐπὶ μέρους παροξυσμῶν,
δῆλον ἐκ τοῦ ἐν ἑνὶ καιρῷ τοῦ καθόλου νοσήματος πλείονας συνίστασθαι καιροὺς τῶν ἐπὶ μέρους παροξυσμῶν. ἐν
ἀρχῇ γὰρ εἰςβολῆς νοσήματος ἐπὶ μέρους τις παροξυσμὸς
καὶ ἄρχεται, καὶ ἐπιδίδωσι, καὶ ἀκμάζει, καὶ παρακμάζει.
καὶ ἀκμάζοντος δὲ ἤδη τοῦ ὅλου νοσήματος, ἐπὶ μέρους πα-
ροξυσμοῦ τις ἀρχὴν λαμβάνει. πῶς μὲν οὖν οἱ τῶν νοσημάτων καιροὶ ἀμφότεροι ἀταγράφεσθαι δύνανται, εἴρηται. τοὺς
δὲ τῶν βοηθημάτων καιροὺς πῶς οὐκ ἔστιν ἀμφοτέρους ἀναγράψαι, νῦν ὑποδείξομεν.

conflat, utraque tempora fcribi poffe. Sic enim dicimus
fcribi fingula, ut caufas, locos affectos, et fimilia, quando fcopi, ex quibus concipiuntur particularia, defcribi
poffunt. Quod autem morborum intervalla tempora non
funt, neque ex intervallis tempora capiuntur vel uni-
verfalium morborum vel particularium, inde quod non
ad omnia temporum haec intervalla funt, idem vero
tempora dici manifeftum eft. At quod tempora univer-
falium morborum et particularium acceffionum inter fe
differunt, liquet inde, quod non in uno tempore univerfalis morbi plura particularium acceffionum tempora
conftituuntur. Nam initio infultus morbi particularis
quaedam acceffio incipit, augefcit, viget et declinat:
ac ubi totus jam morbus viget, particularis acceffionis
principium aliquis accipit. Quomodo igitur morborum
tempora utraque, fcribi poffint, comprehenfum eft. At
auxiliorum tempora quomodo non liceat utraque fcripto mandare, nunc oftendemus.

Κεφ. λη'. [331] Οἱ τῶν βοηθημάτων καιροὶ λαμβάνονται οὐκ ἐκ τῆς τοῦ αἰτίου κινήσεως καὶ οὐσίας· τὸ αὐτὸ
γὰρ ἂν ἀεὶ παρελαμβάνετο, οἷον ἐν πάσῃ ἀρχῇ νοσήματος
φλεβοτομία. καὶ ὁ εἰπὼν δὲ, ἀρχομένοιν τῶν νούσων, ἤν
τι δοκέῃ κινεῖν, κίνει, ἀκμαζουσῶν δε, ἡσυχίην ἔχειν, οὐκ
ἀπὸ τοῦ καιροῦ ὁρμώμενος ἐκκρίνει τὰ βοηθήματα. ᾔδει
γὰρ, ὅτι κατὰ τὰς ἀρχὰς τῶν νοσημάτων ἡ δύναμις οὐ κα-
θῄρηται, καὶ διὰ τοῦτο οὐκ ἐμποδίζει τῇ παραλήψει τῶν
βοηθημάτων, ἐν δὲ τῇ τοῦ νοσήματος ἀκμῇ κεκμηκυῖα ἤδη
τὴν ἀπὸ τῶν βοηθημάτων κίνησιν οὐ φέρει. οὐκ ἀπὸ τοῦ
καιροῦ τοίνυν ὁρμώμενος ὁ Ἱπποκράτης, ἀλλὰ παρὰ τῆς δυνάμεως τὴν τῶν βοηθημάτων ἐκκρίνει παράληψιν. οὐδὲ
μὴν ἐκ τοῦ διαστήματος τῶν κατὰ νοσήματα καιρῶν, ὥς τινες οἴονται, ὁ τοῦ βοηθήματος καιρὸς εὑρίσκεται. κατὰ πολὺ
γὰρ διαφερόντων τῶν διαστημάτων, ποίων ἄν τις ὑπαγό-
ρευσιν διάστημα (31) φαίη, οὐκ ἔστιν εἰπεῖν. λαμβάνονται
τοίνυν οἱ καιροὶ τῶν μὲν καθόλου βοηθημάτων ἔκ τε τῆς
παρουσίας τῶν ἀπαιτούντων τὰ βοηθήματα· ταῦτα δ' ἐστὶ

Cap. XXXVIII. Auxiliorum tempora capiuntur
non ex caufae motu et fubftantiae, idem enim femper
auxilium affumeretur, ut in omni morbi principio fanguinis miffio: ac cum Hippocrates dixerit, *Morbis incipientibus*, *fi quid movendum videtur*, *move: ubi vigent*, *quiefcere praeftat*: non ex tempore inductus
praefidia decernit: quippe noverat, per morborum
initia vires non effe fublatas: idcirco non impedit remedia affumere: in ftatu autem morbi vires jam defa-
tigatae motum ab auxiliis venientem non tolerant. Quare Hippocrates non a tempore, fed viribus remediorum
affumptionem deligit: neque tamen ex temporum in
morbis intervallo, ut nonnulli arbitrantur, praefidii
occafio invenitur. Multum enim quum intervalla differant, qualium quis appellationem intervallum dixerit,
explicatu non eft facile. Capiuntur igitur tempora uni-
verfalium fane remediorum tum ex eorum, quae remedia poftulant, praefentia (hae autem funt caufae),

Ed. Chart II. [331.]   Ed. Baſ. I. (31.)

τὰ αἴτια· καὶ ἐκ τῆς ἀπουσίας τοῦ κωλῦσαι δυναμένου· τοῦτο
δ᾽ ἐστὶν ασθένεια δυνάμεων. οἱ δ᾽ ἐπὶ τῶν ἐπὶ μέρους
βοηθημάτων καιροὶ οὐκ ἐκ τούτων μόνων, ἀλλὰ καὶ ἐξ ἑτέρων, ἅπερ γράφεσθαι ἀδύνατόν ἐστι. ἐπεὶ γὰρ μάλιστα μὲν
ἐν ταῖς ἀνέσεσι παραλαμβάνεται τὰ βοηθήματα, τότε γὰρ
τὸ ἀπαιτοῦν πάρεστιν, καὶ ἡ δύναμις ἀνέχεται, οὐ τὸ αὐτὸ
δὲ τῆς ἀνέσεώς ἐστι διάστημα ἐπὶ πάντων. ἀλλ᾽ ἔστω γε
ἐξ ὡρῶν τὸ διάστημα τῆς ἀνέσεως. ποῖον οὖν τινα τούτων
ὡρῶν τάξομεν καιρὸν τοῦ ἐπὶ μέρους βοηθήματος, οὐχ
ὁμοίως ἁπάντων διακειμένων; ἔστω γὰρ ἀπαιτεῖν τὴν πε-
ρίστασιν φλεβοτομίαν, καὶ ἡ δύναμις μὴ ἐναντιούσθω, ὅσον
ἐπὶ τούτῳ χρὴ παραλαβεῖν τὴν φλεβοτομίαν; ἅμα δέ τινα
μετὰ τὴν φλεβοτομίαν καὶ τροφὴν παραθεῖναι, διὰ τὸ μὴ
φέρειν ἀσιτίαν τὸν κάμνοντα, ἑτέρῳ δ᾽ ἀσιτῆσαι συμφέρει,
ἄλλοι δ᾽ ὕπνου πρὸ τῆς φλεβοτομίας δέονται, ἄλλοι δ᾽ ἄλλως,
ἅπερ ἅπαντα ἀναγράφειν ἐστὶν ἀδύνατον. ἐν οὖν τοσαύτῃ ποι-
κιλίᾳ, ποῖόν τις μέρος ὥρας καιρὸν ἁρμόζοντα παντὶ ἐπιτάξει

tum ex abſentia ejus, quod prohibere poteſt; hoc autem eſt virium imbecillitas. At in particularibus praeſidiorum tempora non ex his ſolum, ſed etiam ex aliis,
quae ſcribi non poſſunt, exiſtunt. Quoniam enim,
praeſertim in remiſſionibus, remedia aſſumuntur, (nam
et id, quod poſtulat, adeſt, et vires ſuſtinent), non
idem remiſſionis eſt intervallum in omnibus. Sed eſto
ſex horarum intervallum remiſſionis, quale igitur harum horarum tempus ſtatuemus, cum particulare praeſidium non ſimiliter omnibus ſit dispoſitum? Fingamus
enim, caſum venae ſectionem requirere, ac vires non
adverſari: quantum in hoc ſanguinis detractionem aſſumere convenit? Simul autem quaedam poſt ſanguinis
miſſionem et alimentum adjicienda, eo, quod aeger
inediam ferre non poſſit: alteri autem cibo abſtinere
convenit, alii ſomuo ante miſſionem ſanguinis indigent,
alii alio ſeſe habent modo, quae omnia ſcribere non
eſt. Itaque in hujusmodi varietate qualisnam pars ho-
rae tempus omnibus congruum conſtituet praeſidio,

βοηθήματι, ἢ ποῖόν τις σκοπὸν ἀναγράφοι, ἐξ οὗ ληφθείη
ἄν ὁ ἐπὶ μέρους καιρὸς, οὐκ ἔστιν εἰπεῖν, ἄλλα γὰρ ἐπ'
ἄλλων τὰ συμπίπτοντά ἐστιν. ἐπεὶ τοίνυν καὶ τὰ διαστήματα τῶν ἀνέσεων, ἐν οἷς παραλαμβάνομεν τὰ βοηθήματα,
οὐκ ἴσα ἐπὶ πασῶν ἀνέσεων, καὶ αἱ περιστάσεις ἀνόμοιαι, καὶ
τὰ συμπτώματα διαφέροντα, καθ' ἕκαστον δὲ τούτων ἐξαλλάσσεται καὶ ὁ ἐπὶ μέρους καιρὸς τοῦ βοηθήματος, δῆλον
ὡς ἀναγράφειν μὲν σκοπόν τινα, ἐξ οὗ ληφθείη ἄν, ἀδύνατόν ἐστιν. ὁ δ' ἐφεστηκὼς ἐκ τῶν παρόντων τε καὶ ἀπαιτούντων τὰ βοηθήματα ὁρμώμενος, καὶ ἐκ τῆς ἀπουσίας
τῶν ἐμποδίζειν δυναμένων, καὶ ἐκ συλλογισμῶν τῶν μετὰ
τοῦτο ὀφειλόντων παραλαμβάνεσθαι βοηθημάτων, ἐκλήψε-
ται στοχασμὸν τῶν ἐπὶ μέρους καιρῶν τοῦ βοηθήματος, μή-
ποτε οὖν σκοποὶ ὑποστάσει οὐ διαφέρουσι. ἐπεὶ οὖν οἱ σκοποὶ, ἐξ ὧν μὲν οἱ καθόλου καιροὶ τῶν βοηθημάτων λαμβάνονται, ἀναγράφονται, ἐξ ὧν δ' οἱ ἐπὶ μέρους καταλαμβάνονται, ἀναγράφεσθαι οὐ δύνανται, διὰ τοῦτ' εὐλόγως
λέγουσι, τῶν μὲν καθόλου βοηθημάτων τοὺς καιροὺς ἀνα-

aut qualem quis ſcopum ſcribet, unde particulare tempus ſumi queat, dicere non licet: alia enim in aliis
ſymptomata exiſtunt. Quoniam igitur et intervalla re-
miſſionum, in quibus aſſumimus praeſidia, non paria
in omnibus remiſſionibus, ac circumſtantiae diſſimiles,
ac ſymptomata diverſa, in ſingulis autem his immutatur
etiam particulare tempus praeſidii, clarum eſt, ſcopum
ſane quendam, ex quo capi queant, ſcribi non licere.
Praeſens autem mediens tum ex praeſentibus, tum
poſtulantibus praeſidia incitatus, et ex iis, quae impedire poſſunt, abſentibus, et ex ratiocinationibus praeſidiorum, quae poſt hoc aſſumi debent, conjecturam
particularium temporum remedii accipiet, ne quandoque ſcopi reipſa differant. Quoniam igitur ſcopi, ex
quibus ſane univerſalia auxiliorum tempora capiuntur, ſcribi poſſunt; illi autem, ex quibus particularia capiuntur, ſcribi non poſſunt: iccirco cum ratione dicunt, univerſalium ſane auxiliorum tempora ſcri-

γράφεσθαι, τῶν δ᾽ ἐπὶ μέρους μηκέτι. τούτου δὲ φανεροῦ
γεγονότος, εὔδηλος ἂν εἴη καὶ κατὰ τοῦτο ἡ διαφορὰ τῶν
κατὰ τὰ νοσήματα καιρῶν καὶ τῶν κατὰ τὰ βοηθήματα.
[332] εἰ γὰρ καὶ μηδ᾽ ὑποστάσει διέφερον, ὁμοίως ἂν τοῖς τῶν
νοσημάτων καιροῖς καὶ οἱ τῶν βοηθημάτων ἀμφότεροι ἀναγράφεσθαι ἐδύναντο. διαφερόντων δὲ τῶν σκοπῶν, ἐξ ὧν οἱ
καιροὶ λαμβάνονται, κατὰ πολὺ καὶ τοὺς καιροὺς διαφέρειν
ἀλλήλων εὔλογον. ὡς γὰρ οἱ σκοποὶ τῶν κατὰ τὰ νοσήματα
καιρῶν ὑποστάσει διαφέρουσι τῶν κατὰ τὰ βοηθήματα σκοπῶν, οὕτω καὶ αὐτοὺς τοὺς καιροὺς ὑποστάσει διαφέρειν
πιθανόν ἐστι. ταῦτα μὲν οὖν περὶ τῶν καιρῶν ἐχρῆν
προεγνωκέναι.

Κεφ. λθ΄. Ἐνδείκνυσθαι δὲ τοὺς καιροὺς οἱ Μεθοδικοὶ ᾠήθησαν ἀπὸ τοιαύτης τινὸς αἰτίας. ἑώρων τοὺς καιροὺς μὴ πάντας ἐπιτηδείους ὄντας πρὸς παράληψιν τροφῆς
ἢ βοηθήματος, ἀλλὰ κατὰ μὲν καιρούς τινας ὠφελίμως ταῦτα
παραλαμβανόμενα, κατ᾽ ἄλλους δέ τινας ἐπιβλαβῶς ᾠήθησαν κατὰ τὴν διαφορὰν τῶν καιρῶν τοῦτο ἀπαντᾶν. αὐτόθεν οὖν καὶ σκοπους τροφῆς, καὶ βοηθημάτων καιροὺς ὑπέλα-

bi, particularium autem non item. Quo manifeſto redde-
dito, conſtat etiam in hoc differentia temporum et in
morbis et in auxiliis. Si enim ne reipſa quidem differrent, ſimiliter ut morborum tempora etiam auxiliorum tempora amborum ſcribi poſſent. At cum ſcopi
discrepent, ex quibus tempora ſumuntur, multum etiam
tempora inter ſe differre conſentaneum eſt. Ut enim
ſcopi temporum in morbis reipſa differunt a ſcopis auxiliorum, ita et ipſa tempora reipſa differre credibile eſt.
Haec igitur de temporibus praenoviſſe oportebat.

Cap. XXXIX. At tempora indicari Methodici pu-
tarunt ab hujusmodi quadam cauſa. Videbant, tempora
non omnia eſſe idonea, in quibus cibus aut auxilium
aſſumeretur: verum in temporibus quibusdam ſane uti-
liter haec aſſumi, aliis autem noxie, ex temporum differentia hoc venire ſunt arbitrati. Illinc igitur et ſcopos
alimenti et praeſidii tempora eſſe cenſuerunt. Verum

βον εἶναι. ἐξηπάτησε δὲ καὶ τὸν Θεσσαλὸν Ἱπποκράτης
εἰπών· ὁκόταν ἀκμάζῃ τὸ νόσημα, τότε καὶ τῇ λεπτοτάτῃ
διαίτῃ ἀναγκαῖον χρῆσθαι. ὑπέλαβε γὰρ αὐτὸν ἐκ τοῦ καιροῦ ὁρμώμενον τὴν ποιότητα τῆς τροφῆς εἰληφέναι, μὴ
συνειδὼς τὸν τρόπον τῆς τοῦ ἀνδρὸς ἐπιβολῆς. οὐ γὰρ τον
καιρὸν σκοπὸν ποιησάμενος, τὴν τοιαύτην ἐξήταζε προσφορὰν, ἀλλ᾽ ἀπὸ μὲν καιροῦ τὰ μέτρα τῆς δυνάμεως, ἀπὸ δὲ
τῆς δυνάμεως τὴν ποιότητα τῆς τροφῆς εἰληφέναι. τοῦτο δὲ
δῆλον, ἐξ ὧν ἐπιφέρει, πεποίηκε. συντεκμαίρεσθαι γὰρ
ἔφη τὸν νοσέοντα, εἰ ἐξαρκέσει. κωλύουσι μὲν γαρ οἱ καιροὶ πολλάκις παραλαμβάνειν τὸ ἀπαιτούμενον ὑπὸ δυνάμεως, οὐδέποτε δὲ καιρὸς ὑποδείκνυσι τὸ ποιητέον.

Κεφ. μ'. Ἐπεὶ οὖν τὸ μὲν ἀπαιτητικόν τινος σκοπός
ἐστι τοῦ ἀπαιτουμένου, τὸ δὲ κωλῦον ἡμᾶς παραλαβεῖν τὸ
ἀπαιτούμενον οὐκ ἂν εἴη σκοπός· διὰ τοῦτο καὶ ὁ καιρὸς
κωλύων ἡμᾶς ἔστιν ὅτε παραλαμβάνειν τὸ ἀπαιτούμενον
οὐκ ἂν εἴη σκοπός. εἰ γάρ τις τὰ κωλυτικὰ πάντα σκο-

Hippocrates Theffalum fefellit his verbis: *Quum mor-*
bus viget, tunc etiam tenuiffimo victu uti neceffe eft.
Putabat enim, ipfum ex tempore fumptam qualitatem
cibi accepiffe, non confcius modi, quo vir ille dolum
ftruit; non enim tempus fcopum faciens hujusmodi
oblationem examinavit, fed a tempore quidem virium
menfuram, a viribus cibi qualitatem cepit. Id quod
conftat ex his, quae inducit: *Si quidem conjectare,*
inquit, *decet, num aeger fuffecturus eft.* Etenim tempora impediunt fubinde id, quod virtus poftulat, affumere, nunquam autem tempus oftendit, quid faciendum
fit.

Cap. XL. Quoniam igitur id, quod poftulat aliquid, fcopus eft ejus, quod poftulatur: quod autem nos
prohibet affumere id, quod poftulatur, non utique erit
fcopus: propterea etiam tempus, quod nos interdum prohibet affumere poftulatum, minime fit fcopus.
Si enim aliquis ea, quae prohibent, omnia fcopos po-

πους θήσεται, καὶ τὴν δύναμιν σκοπὸν κενώσεως ἀναγκασθήσεται λέγειν εἶναι, καὶ διὰ δειλίαν τοῦ κάμνοντος, καὶ
πατέρα, καὶ δεσπότην. καὶ γὰρ ταῦτα πολλάκις πλήθους
ὄντος κωλύει παραλαμβάνειν κένωσιν, καὶ δύναμις μὴ φέ-
ρουσα τὴν ἀφαίρεσιν, καὶ διὰ δειλίαν ὁ νοσῶν μὴ ἐπιτρέπων,
καὶ πατὴρ κωλύων καὶ ἀδελφὸς ἢ δεσπότης. ὥσπερ οὖν ταῦτα
σκοποὺς οὐκ ἄν τις εἴποι νοῦν ἔχων, οὕτω οὐδὲ τοὺς καιροὺς, διότι βοηθήμασιν ἢ προσφοραῖς χρῆσθαι κωλύσουσιν
ἡμᾶς πολλάκις, σκοποὺς φήσομεν εἶναι. κακῶς οὖν, ἐρεῖ
τις, φησὶν ὁ Ἱπποκράτης, ἐν ἀρχῇ τῶν νούσων, ἤν τι δοκέῃ
κινέειν, κίνει, ἀκμαζουσῶν δ᾽, ἡσυχίην ἄγειν βέλτιόν ἐστιν.
οὐ κακῶς, φήσομεν. οὐ γὰρ τὴν ἀρχὴν σκοπὸν ποιησάμενος, ἀξιοῖ κατὰ τὴν ἀρχὴν τῶν νοσημάτων τὰ βοηθήματα
προσφέρειν· ἀλλ᾽ ἀπὸ τῆς ἀρχῆς, ὅτι μηδέπω μεμείωται τὰ
μέτρα τῆς δυνάμεως, σημειοῦται, καὶ ὅτι φέρειν δύναται
τὴν ἀφαίρεσιν, τεκμαίρεται. ἡ δὲ ἀκμὴ ἀσθένειαν ὑπαγορεύει τῆς δυνάμεως. κατὰ γὰρ τὰς ἀκμὰς ἰσχυρὰ μὲν τὰ
αἴτια, ἀσθενὴς δὲ ἡ δύναμις· διὰ τοῦτο ἡσυχίαν ἄγειν ἀξιοῖ

fuerit, etiam vires fcopum evacuationis effe dicere cogetur, ac ob aegrotantis metum, patrem, et dominum.
Etenim haec fubinde, quum copia fubeft, prohibent vacuationem affumere, ac virtus non ferens fanguinis ablationem, etiam propter timiditatem aeger non permittens, pater prohibens, item frater aut dominus.
Quemadmodum igitur haec nemo fanae mentis fcopos
dixerit, ita neque tempora eo, quod praefidiis aut oblationibus uti prohibent nos fubinde, fcopos effe dicemus. Male igitur (dicet quis) ait Hippocrates: in principio morborum, fi quid movendum videtur, moveto;
cum vigent, quiefcere fatius eft: non male, dicemus;
quippe haud principium fcopum efficien, cenfet per
morborum initia remedia offerenda: fed ab initio, quod
nondum imminutus fit modus virium, indicat,
item quod ablationem ferre poffit: at vigor virtutis
imbecillitatem infinuat: nam per vigorem validae quidem caufae, imbecilla autem virtus eft: iccirco con-

δόξει μὲν γὰρ εὔλογον εἶναι κατὰ τὰς ἀκμὰς τῶν νοσημάτων, ὁπότε μάλιστα ἐνισχύει τὰ αἴτια, τὴν περιαίρεσιν αὐτῶν ποιεῖσθαι. [333] ἀλλ᾽ εἰ μὲν ἦν πάντη ἀβλαβὲς τὸ
βοήθημα προσφέρειν, τοῦτο ἂν ἐγένετο. ἔχει δὲ οὐχ οὕτως·
τὰ γὰρ βοηθήματα πρῶτον μὲν, διότι πάντα παρὰ φύσιν
ἐστὶν, ἀναγκαίως καὶ τὴν δύναμιν παραλυπεῖ προσαγόμενα.
δεύτερον δὲ, ἐπειδὴ λυπεῖ τὰ οἰκεῖα, συμπέπλεκται τοῖς
νοσοποιοῖς αἰτίοις, κατὰ τὰς περιαιρέσεις τῶν αἰτίων, οὐδὲν
ἧττον τῶν ἀλλοτρίων, ἢ τῶν οἰκείων μείωσις γίνεται.
Κεφ. μα'. Πρῶτον δὲ δεῖ τὴν φύσιν τῶν βοηθημάτων, καὶ τὴν χρείαν, ἣν παρέχεται, μὴ ἀγνοεῖν. τὰ γὰρ
βοηθήματα καθ᾽ αὑτὰ οὐχ οἷά ἐστι ποιεῖσθαι τὴν τῶν
αἰτιῶν ἀναίρεσιν, δεῖται δὲ συνεργαζούσης τῆς φύσεως· καὶ
σχεδὸν μόνην τὴν ἀφορμὴν καὶ τὴν ἀρχὴν τῇ φύσει ἐνδί-
δωσι· τὰ δὲ λοιπὰ ἡ φύσις δι᾽ ἑαυτῆς ἐκτελεῖ. ἰσχυρὰ μὲν
οὖν ὑπάρχουσα, καὶ τῆς τῶν βοηθημάτων κακίας ἀνέχεται,
καὶ τὴν τῶν οἰκείων περιαίρεσιν εὐφόρως φέρει, καὶ τὰ λυ-

quiefcendum cenfet. Videbitur enim rationi effe confentaneum, per morborum flatus, cum maxime caufae
invalefcunt, fublationem ipfarum moliri. Verum fiquidem omnino effet innoxium auxilium, offerre id
oporteret; habet autem fecus: nam praefidia primum
fane, quoniam omnia praeter naturam exiftunt, neceffario etiam vires moleftant adhibita: deinde quoniam
familiaria afficiunt, commiscenturque caufis morbificis
in ipfarum ablatione, nihilo minus alienorum, quam
familiarium, fit imminutio.

Cap. XLI. Primum autem naturam auxiliorum,
ac ufum, quem exhibent, non ignorare oportet. Etenim praefidia per fe caufarum fublationem moliri non
poffunt, indigent autem adjuvante natura: ac fere folam occafionem ac principium naturae concedunt, reliqua vero natura per fe efficit. Valida igitur quum eft,
et auxiliorum malignitatem fuftinet, et familiarium imminutionem facile tolerat, ac quae ipfam offendunt,

ποῦντα αὐτὴν ἐξωθεῖν δύναται· θλιβομένη δὲ, ὑπὲρ συμβαίνει κατὰ τὰς ἀκμὰς μάλιστα, ὑπὸ τῶν προσαγομένων
βοηθημάτων μᾶλλον κακοῦται, καὶ ἀπὸ τῆς τῶν οἰκείων
περιαιρέσεως ἀσθενεστέρα γίνεται, καὶ ὑποπίπτει μᾶλλον
τοῖς αἰτίοις, καὶ ἐξωθεῖν τὰ νοσάζοντα κατ᾽ οὐδένα δύναται τρόπον. ὅταν δ᾽ ἡ φύσις ἐνταθεῖσα τὰ λυποῦντα ἐξῶ-
σαι μὴ δυνηθῇ, μεγάλως ὑπ᾽ αὐτῆς τῆς ἐντάσεως ἐκλύε-
ται. διὰ ταῦτα τοίνυν κατὰ τὰς ἀρχὰς τῶν νοσημάτων ὁ
(32) Ἱπποκράτης, ἤν τι δέῃ κινεῖν, κινεῖν ἀξιοῖ, κατὰ δὲ
τὰς ἀκμὰς ἡσυχίην ἄγειν.
    Κεφ. μβ´. Τάχα οὖν ἐκ τούτου τις οἰηθήσεται τὴν
δύναμιν ὑπαγορεύειν τὸ συμφέρον. μάθοι δ᾽ ἄν τις, ὅτι
μηδὲν ἡ δύναμις δείκνυται βοήθημα, διὰ τούτων. εἴπερ ἡ
δύναμις αὐτάρκης ὑπάρχουσα βοήθημά τι ἐνδείκνυται ἐπὶ
τῶν ὑγιαινόντων, διότι αὐτάρκης ἐστὶν, ἐνδείξεται τὸ βοήθημα. ἀλλὰ μὴν οὐδὲ ἐπὶ τῶν ὑγιαινόντων βοήθημα ἐνδείκνυται. οὐδ᾽ ἄρα ἐπὶ τῶν νοσούντων καὶ ἡ σύμμετρος
συμφέρον ἐνδείξεται. ἐπεὶ τοίνυν, ἐφ᾽ ὧν ἐνδείξεται δύναμις,

poteſt propellere. At ubi premitur, quod in ſtatu potiſſimum accidit, a praeſidiis adhibitis magis laeditur,
ac familiarium detractione fit imbecillior, necnon cauſis magis ſuccumbit, adhaec morbifica nullo modo poteſt propellere: at ubi natura incumbens noxia pro-
trudere nequit, plurimum ab ipſo conatu diſſolvitur.
Iccirco per morborum initia Hippocrates, ſi quid movendum eſt, movere praecipit, in ſtatu autem con-
quieſcere.
    Cap. XLII. Forſan igitur hinc aliquis opinabitur,
virtutem id, quod conducit, ſuggerere. Diſcas autem,
nullum virtutem auxilium indicare, hinc nimirum: ſi
virtus ſufficiens auxilium aliquod indicat in ſanis, eo,
quod ſufficiens elt, praeſidium indicabit. Attamen neque in ſanis auxilium indicat, neque igitur in aegrotantibus etiam moderata id, quod convenit, indicabit.
Quia igitur, ubi virtus indicabit, non adeſt id, quod

οὐ πάρεστι τὸ ἀπαιτοῦν, οὐ παραλαμβάνομεν βοήθημα, δῆλον δὲ, ὅτι οὐδὲν ἐνδείκνυται συμφέρον ἡ δύναμις. δεῖ γὰρ
τὸν σκοπὸν τὰ παρόντα ἐνδείκνυσθαι. ὅτι δὲ κωλῦσαι μὲν,
ὡς ἔφην, τὸ ἀπαιτούμενον παραλαβεῖν, ἡ δύναμις δύναται,
σκοπος δὲ βοηθήματος οὐκ ἔστιν.

Κεφ. μγ'. Ὃν δὲ λόγον ἡ δύναμις ἔχει ἐπὶ τῶν βοηθημάτων, τοῦτον ἐπὶ τῶν προσφορῶν οἱ καιροί· ὃν δὲ ἐπὶ
τῶν βοηθημάτων ἔχει τὰ ἀπαιτοῦντα αἴτια, τοῦτον ἐπὶ τῶν
προσφορῶν ἡ δύναμις. ὅτι δ᾽ ἡ δύναμις τὴν ὀλίγην προσφορὰν ἀπαιτεῖ καὶ οὐχ ὁ καιρὸς, ἡ ἐπίτασις δηλοῖ· ἐξ ὧν τοῖς
ἐξ ἀῤῥωστίας ἀναλαμβάνουσιν ὀλίγην τροφὴν προσφέρομεν,
ἥνπερ ἀπαιτεῖ ἡ δύναμις. εἰ δέ γε ἡ ἐπίτασις τὴν ὀλίγην
ἐνδείκνυται τροφὴν, ἔδει τούτους ἐᾶν ἐμφορεῖσθαι. μὴ γὰρ
παρόντος τοῦ ὑποδεικνύντος τὴν ὀλίγην τροφὴν σκοποῦ, γελοῖος ὁ παραλαμβάνων τὸ μὴ ἀπαιτούμενον, ἀλλὰ τὴν ἀρχὴν ἐνδείκνυσθαί φασι τὸ δεῖν συστέλλειν. ἐπὶ πάντων οὖν
δῆλον, ὅτι τὴν συστολὴν παραληψόμεθα κατ᾽ ἀρχάς, καὶ

poſtulatur, non aſſumimus auxilium, conſtat, neque ullum remedium virtutem indicare: nam ſcopum praeſentia indicare convenit. At vero prohibere, id, quod
poſtulatur, aſſumere virtus poteſt, ſcopus autem auxilii non eſt.

Cap. XLIII. Porro quam virtus rationem habet in
praeſidiis, hanc in oblationibus tempora: quam vero in
praeſidiis cauſae poſtulantes obtinent, hanc in oblationibus vires. Quod vero paucam oblationem virtus
poſtulat, et non tempus, intenſio declarat. Ex quibus
ab imbecillitate ſe recipientibus paucum cibum offerimus, ſi vires poſtulant: quodſi intenſio paucum indicat cibum, hos ſinere impleri oportebat. Nam ubi
ſcopus, qui paucum alimentum ſubindicat, non adeſt,
ridiculus foret, qui aſſumeret, quod non expeteretur.
At initium indicare, inquiunt, adſtringendum eſſe. In
omnibus igitur conſtat aſtrictionem nos per initia as-

Ed. Chart. II. [333. 334.]   Ed. Baf. I. (32.)

ἐπὶ τῶν τοὺς ἀλφοὺς καὶ τὰς λεύκας ἐχόντων μέχρι τῆς ἐπι-
τάσεως.   [334] παρατεινούσης δ᾽ ἐπὶ χρόνον τῆς ἀρχῆς,
δηλονότι κατατακήσεται ὁ τῇ τοιαύτῃ ἀγωγῇ χρώμενος. ἀλλ᾽
ἴσως φήσουσι πρὸς ἡμᾶς, διὰ ποίαν αἰτίαν ὑμεῖς ἐν ἀρχῇ,
φέρε, τοῖς περιπνευμονικοῖς, καὶ τοῖς ὁμοίως τούτοις νοσοῦσιν ὀξέως κατ᾽ ἀρχὰς οὐ προσφέρετε, καίτοι κατ᾽ ἀρχὰς ἡ
δύναμίς ἐστιν ἱκανή· ὅτι, φήσομεν, κωλύει ἡμᾶς προσφέρειν ὁ καιρὸς ἀπαιτούσης τῆς δυνάμεως.   οὐχὶ συστέλλειν
οὖν ἐνδείκνυται, ἀλλ᾽ ὅπερ ἀπαιτεῖ ἡ δύναμις, οὐκ ἐῶσα
ἡμᾶς παραλαμβάνειν, ἐνδεικτικὸν τοῦ ἐναντίου, οὐκ ἄν τις
ἀλόγως θεῖτο. ὁμοίως δὲ καὶ οἱ ἄλλοι καιροὶ κωλύουσιν ἢ
ἐπιτρέπουσι χρῆσθαι τοῖς ἀπαιτουμένοις, ἐπειδὴ μᾶλλον ἢ
ἧττον ἐν αὐτοῖς ἡ δύναμις ἤμειπται. οὐ μέντοι αὕτη ἐνδεί-
κνυταί τι συμφέρον. ὅταν δὲ λέγωσι τὴν μὲν ἀκμὴν ὀλίγην
ἀπαιτεῖν τροφήν, τὴν δὲ παρακμὴν ποικιλωτέραν, πυνθάνεσθαι δεῖ αὐτούς, πῶς χρήσονται τοῖς σκοποῖς, ἂν δύο τινὲς ὦσιν οἱ νοσοῦντες, ὁ μὲν ὑπὸ περιπνευμονίας καὶ ἐν

fumpturos, etiam in iis, qui vitiligines experiuntur,
quas alphos et leucas vocant, usque dum increfcat.
Ubi vero principium longius protenditur, nimirum con-
tabefcet, qui hujusmodi ratione utitur. Sed forfan dicent ad nos, quam ob caufam vos per initia peripneu-
monicis et fimiliter his aegrotantibus acute inter initia
non adhibetis, etfi tunc vires fint fufficientes? Quoniam,
dicemus, tempus virtute poftulante, offerre nos prohibet. Non igitur comprimere ac contrahere indicat,
fed quod vires poftulant non finentes nos adhibere,
quod contrarium indicat, non citra rationem aliquis
ftatuerit. Similiter et alia tempora prohibent aut per-
mittunt iis, quae expetuntur, uti, quandoquidem magis aut minus in ipfis virtus refpondet, non tamen ea
quippiam, quod conducit, indicat. Quando autem dicunt, ftatum quidem pauxillum alimenti poftulare, declinationem vero magis varium: rogandi veniunt, quomodo fcopis utentur, fi duo quidem aegrotantes fuerint,
alius peripneumonicus et in declinatione, alius lippi-

παρακμῇ, ὁ δ᾽ ὑπ᾽ ὀφθαλμίας, ἔτι δ᾽ ἀκμάζει τὸ νόσημα,
πότερον τῷ περιπνευμονικῷ πλείονα θαρσήσουσι δοῦναι καὶ
ποικιλώτερα μᾶλλον τοῦ ὑπ᾽ ὀφθαλμίας ἐνοχλουμένου; ἀλλ᾽
οὐκ ἂν θαρρήσειαν προσενεγκεῖν τὴν ποικιλωτέραν τροφήν.
εἰ δὲ τοῦτο δῆλον, ὡς οὐκ ἐκ τῶν καιρῶν ἡ ποικιλία καὶ ἡ
ὀλίγη τροφῇ λαμβάνεται, ἀλλ᾽ ἐκ τῶν μέτρων τῆς δυνάμεως.

Κεφ. μδ᾽. Ἀπορήσειε δ᾽ ἄν τις κἀκεῖνο, πῶς οἴονται
τὸν καιρὸν τοῦ νοσήματος, ποτὲ μὲν τὴν ποσήν, ποτὲ δὲ
τὴν ποιὰν τροφὴν ἐνδείκνυσθαι, καθὼς ἀξιοῦσιν οἱ Μεθοδικοί, ποτὲ μὲν τὴν διαφορὰν ἐνδείκνυσθαι τῶν βοηθημάτων,
ποτὲ δὲ τὴν διαφορὰν ἀπαιτεῖν τῶν βοηθημάτων. ὅταν
γὰρ φῶσι, τὴν μὲν ἐπίδοσιν ὀλίγην ἀπαιτεῖν τροφήν, τὴν
δ᾽ ἀρχὴν φιλανθρωποτέραν, τὴν δὲ παρακμὴν ποικιλωτέραν,
τήν τε ποιότητα καὶ ποσότητα τῆς τροφῆς ἐνδείκνυσθαι
τοὺς καιροὺς τῶν νοσημάτων φασίν. ὅταν δὲ φῶσιν, ἡ μὲν
ἀρχὴ κωλύειν αὔξεσθαι ἐνδείκνυται, ἡ δ᾽ ἐπίδοσις τὸ ἀπε-
ριέργως στέλλειν καὶ χαλᾷν, ἡ δ᾽ ἀκμὴ ἐπὶ τὸ παρηγορικώ-

tudine et morbo vigente: utrum peripneumonico pleniorem et magis varium cibum dare audebunt, quam ei,
qui lippitudine moleftatur? Sed non audebunt cibum varium magis offerre. Quod fi eft, conftat non ex temporibus varietatem et paucitatem cibi fumi, fed ex virium meufura.

Cap. XLIV. At dubitare aliquis etiam de illo pos-
fit, quomodo arbitrantur morbi tempus interim quantum, interim quale alimentum indicare: quemadmodum
Methodici autumant, nunc differentiam auxiliorum
indicare, nunc differentiam praelidiorum expofcere.
Quum enim dicunt, augmentum fane paucum expofcere
alimenti, principium vero pleniorem, declinationem
magis varium, et qualitatem et quantitatem alimenti
morborum tempora indicare pronunciant. At ubi dicunt, principium, ut prohibeamus augefcere, indicat,
incrementum vero non fegniter reprimere, et laxare,

τερον ἄγειν, ἡ δὲ παρακμὴ τὸ συνεργεῖν τῇ λύσει, διαφορὰν
τῶν βοηθημάτων τοὺς καιροὺς ἀπαιτεῖν ὁμολογήσουσι. πῶς
οὖν οὐκ ἄτοπόν ἐστι λέγειν, τὸ αὐτὸ καὶ διαφέρον μηδεμίαν
διαφορὰν προσειληφὸς ἐνδείκνυσθαι; πρὸς τοῦτο δ᾽ ἐροῦσιν
ἴσως, ὅτι καὶ κατὰ τοὺς λογικοὺς τὸ αὐτὸ τὰ διαφέροντα
ἐνδείκνυται. ἡ γὰρ χολὴ παρακειμένη τὴν περιαίρεσιν ἑαυτῆς βλάπτουσα ἐνδείκνυται. ῥητέον δὲ πρὸς αὐτούς, ὅτι
τὴν ἀναίρεσιν ἑαυτῆς ἡ χολὴ μόνον ἐνδείκνυται, πλείονες δὲ
τρόποι ἀναιρέσεως. ἢ γὰρ περιαιροῦμεν ἢ κατακίραμεν αὐτήν. ἔπειτα δὲ ἡ μὲν χολή, φήσομεν, κατ᾽ ἄλλο διαφόρων
φαίνεται εἶναι ἐνδεικτική, καθὰ μὲν γὰρ βαρεῖ, τὴν περιαίρεσιν, καθὰ δὲ δάκνει, τὴν κατάκρασιν. οἱ δὲ καιροὶ οὐδεμίαν τοιαύτην διαφορὰν ἔχοντες πῶς ἂν ἀπαιτοῖεν τὰ
διαφέροντα, οὐκ ἔστιν εἰπεῖν.

Κεφ. με΄. [335] Ὅτι δὲ καιρὸς οὐκ ἐνδείκνυται ποιότητα τροφῆς ἢ ποσότητα, μαθεῖν ἐντεῦθέν ἐστιν, ὅπερ ἐνδείκνυται τὸ γένος, τοῦτο καὶ τὴν ποσότητα ἀναγκαῖόν ἐστιν
ἐνδείκνυσθαι. ἄνευ μὲν γὰρ διαφορᾶς ἕκαστον τῶν ἐνδει-

ftatus admiſſius deducere, declinatio folutionem adju-
vare, auxiliorum differentiam tempora poſtulare confi-
tebuntur. Quo modo igitur abfurdum non eſt dicere, idem
et diverfum nulla differentia aſſumpta indicare? Ad
hoc forfan dicent, quod etiam Rationalibus auctoribus
idem diverfa indicat, nam bilis infeſtans ablationem
fui indicat. Refpondendum vero eis eſt, bilem fublationem fui tantum indicare, modos autem fublationis
eſſe plures; etenim vel detrahimus, vel contempera-
mus ipfam. Deinde bilis fane, dicemus, in alio diver-
forum videtur eſſe indicatrix: quatenus enim gravat, detractionem; quatenus autem mordet, contemperationem.
Tempora vero quum ne unam quidem hujusmodi habeant
differentiam, quo modo diverfa pofcent, non eſt dicere.

Cap. XLV. Porro quod tempus qualitatem aut
quantitatem alimenti non indicat, hinc licet difcere.
Quod genus indicat, hoc etiam quantitatem indicare
neceſſe eſt: quippe fine differentia unumquodque eorum,

κνυμένων τοῦ ἀπαιτουμένου γένος ἐνδείκνυται. διαφορὰν δὲ
προσειληφὸς τὸ αὐτῷ γένει διαφέρον ἐνδείξεται. ἐπεὶ οὖν
τὸ γένος τῆς προσφορᾶς ἐνδείκνυται, κατ᾽ ἐκείνην ἡ δύναμις καὶ τὴν ποσότητα καὶ τὴν ποιότητα ἐνδείξεται. χωρὶς
μὲν γὰρ διαφορᾶς τὸ γένος τῆς προσφορᾶς ἐνδείκνυται. διαφορὰν δὲ προσειληφυῖα, καὶ τὸ ἐν τῷ γένει διάφορον ἐνδείξεται. φαίνεται δὲ καὶ Ἱπποκράτης σκοπὸν τῆς ποσῆς
τροφῆς τὴν δύναμιν ποιῶν, δι᾽ ὧν τὰ αὐξανόμενα πλεῖστον
ἔχει, φησὶ, τὸ ἔμφυτον θερμὸν, πλείστης οὖν δεῖται τροφῆς. εἰ δὲ μὴ, τὸ σῶμα ἀναλίσκεται, καὶ τὴν ποιότητα ἐκ
τῆς κατὰ δύναμιν διαφορᾶς λαμβάνειν δῆλόν ἐστιν. φησὶ
γάρ που, σῖτος νέοισι μὲν ἄκρως ἀκμάζουσιν ἀμετάβλητος,
γέρουσι δ᾽ ἐς τέλος μεταβεβλημένος. ἐκ τούτων μὲν οὖν
φανερόν ἐστιν, ὡς ἡ δύναμις ἄνευ μὲν διαφορᾶς τὸ γένος
τῆς προσφορᾶς ἀπαιτεῖ · μετὰ διαφορᾶς δὲ τὴν ποιότητα.
καιρὸς δ᾽ οὔτε ποιότητα τροφῆς ἐνδείκνυται, οὔτε ποσότητα.
ἔτι τοίνυν, εἴπερ οἱ καιροὶ τῶν νοσημάτων ἐνδείκνυνται τὴν

quae, quod requiritur, indicant, genus oftendit. Ubi
vero differentiam aſſumpſerit, ab ipſo genere diverſum
indicabit. Quoniam igitur oblationis genus indicat, ſecundum illam virtus et quantitatem et qualitatem indicabit. Etenim citra differentiam oblationis genus indicatur: differentia autem aſſumpta etiam, quod in genere differens eſt, indicabit. Porro Hippocrates quanti
alimenti ſcopum virtutem facere videtur, ubi eos, qui
creſcunt, plurimum habere caloris innati ſcribit, plurimum igitur indigent alimento. At ſi corpus non con-
ſumitur, etiam qualitatem ex virium differentia ſumere
apparet. In hac ſcilicet ſententia cibus juvenibus quidem in ſummo vigore conſiſtentibus non permutandus
eſt, extreme vero ſenibus mutatus convenit. Hinc igitur
liquet, virtutem ſine differentia genus oblationis poſtulare, cum differentia vero qualitatem. At tempus neque alimenti qualitatem, neque quantitatem indicat.
Quoniam igitur ſi morborum tempora qualitatem et

ποιότητα καὶ τὴν ποσότητα τῆς τροφῆς, ἤτοι ἐπὶ τῇ αὐτῶν ὑπομονῇ, ἤτοι ἐπὶ τῇ ἀναιρέσει τοῦτο ἐνδείξονται. τὸ
γὰρ ἐνδεικνύμενον ἢ τὴν τήρησιν ἑαυτοῦ, ἢ τὴν ἀναίρεσιν
ἐπιδείκνυται. εἰ μὲν τοίνυν τὴν ἔνδειξιν οἱ καιροὶ τῆς ποσῆς καὶ ποιᾶς ποιοῦνται τροφῆς, κατὰ τὸ διαμένον, πῶς οὐ
γελοῖόν ἐστι λέγειν, τὴν ποσὴν καὶ ποιὰν τροφὴν προσφέρειν, ἵνα συντηρήσωμεν τοὺς καιροὺς τῶν νοσημάτων; εἰ δ᾽
ἐπὶ τῇ ἀναιρέσει τῇ αὐτῶν τὴν ἔνδειξιν οἱ καιροὶ ποιοῦνται,
δεῖ τὴν ποσὴν καὶ ποιαν τροφὴν ἐναντιότητά τινα φαίνεσθαι πρὸς τοὺς καιροὺς ἔχουσαν. μόνα γὰρ τὰ ἐναντία τῶν
ἐναντίων εἰσὶν ἀναιρετικά. τοῖς δὲ καιροῖς οὐκ ἔστιν οὔθ᾽ ἡ
ποσὴ οὔθ᾽ ἡ ποιὰ τροφὴ ἐναντία, οὔτε ἀρχή, οὔτε ἐπίδοσις,
οὔτε ἀκμὴ, οὔτε παρακμή. πλείοσι γὰρ τὸ αὐτὸ αἴτιον οὐκ
ἐναντιοῦται· ἓν γὰρ ἑνὶ πέφυκεν ἐναντιοῦσθαι μόνον. κατὰ
δὲ τὸν αὐτὸν λόγον δείξομεν, μηδὲ τὴν τῶν βοηθημάτων
διαφορὰν ἐνδείκνυσθαι τοὺς καιροὺς τῶν νοσημάτων. εἰ
γὰρ μήτε ἐπὶ τῇ ὑπομονῇ αὐτῶν τὴν ἔνδειξιν οἱ καιροὶ

quantitatem alimenti indicant, vel ad fui confervationem vel ad ablationem hoc indicabunt. Nam quod indicat, aut fui confervationem, aut ablationem indicat.
Si igitur tempora quanti qualisque cibi indicationem
moliuntur, ut ipfa permaneant, quomodo non ridiculum eft dicere, quantum et quale alimentum offerre,
ut morborum tempora obfervemus? Si autem ex ablatione ipforum indicationem tempora faciunt, convenit
quantum et quale nutrimentum contrarietatem quampiam cum temporibus, ut habet, apparere. Sola enim
contrariorum contraria fant fublatoria. Temporibus
autem non ineft neque quantum, neque quale alimentum contrarium, neque initium, neque incrementum,
nec flatus, neque inclinatio. Pluribus enim eadem
caufa non adverfatur, unum nempe uni adverfari folet duntaxat. Eadem ratione oftendemus, neque praefidiorum differentiam morborum tempora indicare. Si
enim neque ob ipforum permanentiam indicationem

ΠΕΡΙ ΑΡΙΣΤΗΣ ΑΙΡΕΣΕΩΣ. 215

Ed. Chart. II. [335.336.] Ed. Baf. I. (52. 33.)

ποιοῦνται, μήτε ἐπὶ τῇ ἀναιρέσει, διότι πλείοσιν οὐκ ἂν
γένοιτο ἓν ἐναντίον, καὶ ἄλλος τρόπος οὐκ ἔστιν ἐνδείξεως,
δῆλον, ὡς οὐδὲν οἱ καιροὶ συμφέρον ἐνδείκνυνται. (33) ἀλλὰ
καὶ εἰς τὴν φύσιν τῶν ἐναντίων ἀποβλέψας τις εἴσεται,
ὅτι μηδ᾽ ἐναντίον. τὰ γὰρ ἐκ τοῦ αὐτοῦ γένους πλεῖστον
ἀλλήλων ἀφεστῶτα ἐναντία ἐστί. καιρὸς δὲ τροφῆς ἢ
ποσότητος οὐχ ὑπὸ τὸ αὐτὸ τάσσεται γένος. ὅτι μὲν οὖν
οὔτε τὴν ποιότητα, οὔτε τὴν ποσότητα, οὔτε τὰς διαφορὰς
τῶν βοηθημάτων ἀπὸ τῶν καιρῶν ἐστι λαβεῖν, αὐτάρκως
ἡμῖν ἀποδέδεικται.

Κεφ. μς'. [336] Νῦν δὲ ἐνδείξομεν τὴν ἀρχὴν τὴν τὸ
κωλῦον αὔξεσθαι μὴ ἐνδεικνυμένην, ὅπερ ἐνδείκνυσθαι νομίζουσιν οἱ Μεθοδικοί. πολλῶν γὰρ νοσημάτων ἅμα τῇ ἀρχῇ
τὴν ἀκμὴν ἀπολαμβανόντων, ὡς ἀποπληξίας καὶ τῶν ὀξέων
νοσημάτων, τί ἄν τις φαίη τὴν ἀρχὴν ἐν τοῖς τοιούτοις νοσήμασιν ἐνδείκνυσθαι; τὸ μὲν γὰρ κωλύσειν αὔξεσθαι οὐκ
ἐνδείξεται, ἅμα γὰρ τῇ ἀρχῇ τὴν ἀκμὴν ἀπειληφέναι τὸ

tempora efficiunt, nec ob fublationem, eo quod pluribus unum non erit contrarium, ac alius indicationis
modus non eft, manifeftum tempora nihil utile indicare. Sed in naturam contrariorum aliquis refpiciens
fciet, ne contrarium quidem indicare, nam ex eodem
genere plurimum invicem remota contraria exiftunt:
tempus autem alimenti aut quantitatis non fub eodem
genere collocabitur. Quod igitur neque qualitatem,
neque quantitatem, neque auxiliorum differentias a
temporibus capere licet, abunde a nobis demonftratum eft.

Cap. XLVI. Nunc autem demonftrabimus, principium non indicare id, quod prohibet, ne augeatur, quod
indicare arbitrantur Methodici. Cum enim multi morbi
una cum initio flatum recipiant, ut apoplexia acuti-
que morbi, quis utique dixerit, aliquid principium in
hujusmodi morbis indicare? Etenim quod prohibiturum
eft, ne augeatur, non indicabit, nam una cum prin-

νόσημα λέξει, η μηδὲν ἐνδείκνυσθαι τὴν ἀρχὴν ἐπὶ τοῖς τοιούτοις νοσήμασιν, ἢ ἄλλο τι, καὶ οὐχὶ τὸ κωλύειν αὔξεσθαι·
μηδὲν οὖν ἐνδείκνυσθαι λέγειν γνόντα τὸν σκοπὸν, γελοιοτα-
τον. εἰ δὲ ἄλλο τι ἐνδείξεται, καὶ οὐχ ὅπερ αὐτοὶ νομίζουσιν,
ἀτόπως ἔφασαν αὐτοὶ, τὴν ἀρχὴν τὸ κωλύειν αὔξεσθαι ἀπαιτεῖν·

Κεφ. μζ'. Αὕτη δὲ ἡ ἀπάτη γέγονεν αὐτοῖς ἀφ' ἑτέρας ψευδοῦς ὑπολήψεως· νομίζοντες γὰρ, πᾶν νόσημα διὰ
τῶν τεσσάρων ἀπιέναι, καὶ τοῦτο ὡς ἀληθὲς ἑαυτοῖς θέμενοι, τοῦτο ἀκόλουθον ᾠήθησαν δεῖν εἶναι τὸ τὴν ἀρχὴν τῶν
νοσημάτων ἀπαιτεῖν τὴν κώλυσιν τῆς ἐπιδόσεως. καὶ τοῦτο
οὖν λέληθεν αὐτοὺς, ὅτι οὐ πᾶν νόσημα καὶ ἄρχει τε καὶ
ἐπιδίδωσι καὶ ἀκμάζει καὶ παρακμάζει. τὰ μὲν γὰρ ὀξέα
τῶν νοσημάτων, ὡς ἡ ἀποπληξία, ἅμα τῇ προσβολῇ τὴν
ἀκμὴν ἀπολαμβάνει. καὶ τὰ κρινόμενα δὲ τῶν νοσημάτων
ἕνα καιρὸν τὴν παρακμὴν ἀποτέμνεται. ὦ γὰρ κρίσεις περὶ
τὴν ἀκμὴν λύουσι τὰ νοσήματα, ἔτι ἐπὶ τὸ μεῖζον ἐπιδι-
δόντα· καὶ διὰ βοηθημάτων ἐστὶν ἐν ἀρχῇ λῦσαι τὸ νόσημα,

cipio vigorem accepiſſe morbum dicet, aut nihil indicare principium in hujusmodi morbis, aut aliud quidpiam, et non id, quod prohibet, ne augeatur; nihil
igitur indicare dicere eum, qui ſcopum norit, maxime ridiculum. At ſi aliud quidpiam indicabit et non,
quod ipſi arbitrantur, abſurde ipſi dixerunt, initium
poſtulare id, quod prohibeat, ne augeatur.

Cap. XLVII. Hic autem error ipſis obortus eſt ab
alia falſa opinione: quippe putantes, omnem moibum
per quatuor procedere, atque hoc ceu verum ſibi pro-
ponentes, horum conſequens eſſe oportere autumarunt,
ut morbi principium incrementi aut augmenti inhibi-
tionem poſtulet. Atque hoc igitur ipſos latuit, nempe
non omnem morbum incipere, augeſcere, vigere et
declinare. Siquidem acuti morbi, ut apoplexia, una
cum invaſione vigorem recipiunt, ac morborum, qui
judicantur, unum tempus, nempe declinatio, reſcindi-
tur: quippe judicia circa vigorem morbos adhuc magis
augeſcentes ſolvunt. Item auxiliis per initia morbum

καὶ ὑποτέμνεσϑαι τοὺς λοιποὺς καιροὺς τῶν νοσημάτων.
εἰ τοίνυν ἐστὶν ἐν ἀρχῇ κενῶσαί τε τὸ νόσημα, καὶ λῦσαι
διὰ βοηϑημάτων, διὰ τί ποτε τὴν ἀρχὴν τὸ κωλύειν αὔξεσϑαι οἴδασιν ἐνδείκνυσϑαι, καὶ οὐχὶ τὴν μείωσιν μᾶλλον ἢ
τὴν ἀναίρεσιν; ἐὰν δὲ λέγωσιν, τὴν μείωσιν καὶ τὴν ἀναίρεσιν τῶν νοσημάτων ἐνδείκνυσϑαι μὴ τὴν ἀρχὴν, ἀλλὰ τὴν
διάϑεσιν, διὰ τί οὖν, φήσομεν πρὸς αὐτοὺς, οὐχ ὅπερ ἡ
διάϑεσις, ἀλλ᾽ ὅπερ ἡ ἀρχὴ ἐνδείκνυται, παραλαμβάνετε;
διὰ γὰρ τὸ ὑπὸ τῆς διαϑέσεως ἀπαιτούμενον καὶ τὸ ὑπὸ
τῆς ἀρχῆς ἐνδεικνύμενον γίνεται. ὁ γὰρ μειῶν ἢ ἀναιρῶν
τὴν νόσον, καὶ τὴν ἐπίδοσιν κωλύει γίνεσϑαι. ἀλλ᾽ ἴσως
φήσουσιν, ὅτι προσεχεστέρα ἡ τῆς ἀρχῆς οὖσα κοινότης ἀναγκάζει ἡμᾶς, ὅπερ αὐτὴ ἐνδείκνυται, παραλαμβάνειν, προσεχῶς
τὸ ποιητέον ὑπαγορεύουσα· ἡ δὲ διάϑεσις τὸ δεῖν ἀναιρεῖν
τὰς νόσους ἀπαιτοῦσα, δι᾽ ὧν χρὴ τοῦτο ποιεῖν, οὐκ ἐνδείκνυ-
ται· δι᾽ ὧν δὲ χρὴ κωλύειν τὴν ἐπὶ μέρους, ὧν τὸ κωλύειν
αὔξεσϑαι ἐνδείκνυται, ἢ τὸ δι᾽ ὧν, ἐξ ἑτέρων λαμβάνεται,

ſolvere licet, et reliqua morborum tempora ſuccidi.
Si igitur licet initio vacuare morbum et ſolvere praeſidiis, cur tandem initium indicare prohibitionem
augmenti, et non potius imminutionem aut ſublationem
norant? At ſi imminutionem dicant et morborum ablationem indicare non principium, ſed affectum, cur
igitur, quaeremus ab ipſis, non quod affectus, ſed
quod initium indicat, aſſumitis? Nam propter id,
quod affectus poſtulat, etiam illud, quod principium
indicat, efficitur; etenim qui minuit aut tollit morbum, etiam incrementum fieri prohibet. Sed forſan
dicent, communitatem principii propinquiorem nos cogere, quod ipſa indicat, aſſumere, proxime, quod
faciendum eit, innuens: affectus autem, quod morbos
tollere oporteat, expoſcens, quibus id efficiendum ſit,
non indicat; quibus vero prohibere oportet particularem, quorum prohibere, ne augeſcant, indicat, aut
per quae, ex aliis ſumuntur, hac ratione etiam affe-

218 ΓΑΛΗΝΟΥ ΠΡΟΣ ΘΡΑΣΥΒΟΥΛΟΝ

Ed. Chart. II. [336. 337.]   Ed. Baf. I. (35.)

κατὰ ταῦτα δὲ καὶ η διάθεσις τὴν ἀναίρεσιν μόνον ἐνδείκνυται τῶν νοσημάτων· τὸ δὲ δι᾽ ὧν χρὴ τοῦτο ποιεῖν ἐξ
ἑτέρου, ὡς ἔοικε, δεῖ λαβεῖν. διὸ κρεῖττόν ἐστι μὴ τῇ
ἀρχῇ, ἀλλὰ καὶ τῇ διαθέσει χρῆσθαι σκοπῷ. ἔπειτα κᾀ-
κεῖνο πρὸς αὐτοὺς ῥητέον, ὅτι φαίνεται καθ᾽ ἡμᾶς πᾶσα
ἀρχὴ ἐπιπλοκή τις εἶναι. δύο γὰρ κοινότητες εἰς ταὐτὸν
συνέρχονται, ἥ τε ἀρχὴ καὶ ἡ διάθεσις, καὶ ἑκατέρα τῶν
κοινοτήτων διάφορόν τι ἐνδείκνυται, προσεχεστέρα δὲ καὶ
ἀναγκαιοτέρα κοινότης ὑμῖν εἶναι δοκεῖ μᾶλλον ἡ ἀρχὴ,
διότι ταύτῃ προσέχετε. [337] δῆλον οὖν ἐκ τούτων, ὅτι
τὰ πάθη πάντα κοινοτήτων εἰσὶν ἐπιπλοκαί. πᾶσα γὰρ
διάθεσις ἔν τινι καιρῷ γίνεται. κοινότης οὖν οὐχ ὁ καιρὸς μόνον, ἀλλὰ καὶ ἡ διάθεσις. κακῶς οὖν ποιεῖτε, μίαν
ἐπιπλοκὴν νομίζοντες εἶναι τὴν τῶν παθῶν, καὶ μὴ πάντα
τὰ πάθη ἐπιπλοκὰς εἶναι λέγοντες.

Κεφ. μη´. Ἔτι καὶ τοῦτο τὸ δόγμα τῶν Μεθοδικῶν
εὔηθές ἐστιν, τὸ δεῖν ἀεὶ κατ᾽ ἀρχὰς τῶν νοσημάτων τοῖς
στέλλουσι κεχρῆσθαι· τὴν δὲ αἰτίαν ἐντεῦθεν εἴληφε τὸ

ctus morborum ablationem folum indicat: at ex quibus hoc faciendum fit, ex alio, ut par eft, capere
oportet. Quare fatius eft, non principio, fed affectu
uti fcopo. Deinde et illud ad eos dicendum eft, omne
principium implexus quidam effe fecundum nos apparet
(duae enim communitates in unum coëunt et principium et affectus, ac utraque communitas diverfum
quiddam indicat): at propior ac magis neceffaria communitas vobis effe videtur affectus, quam principium,
quia huic animum attenditis. Ex his igitur conftat,
affectus omnes communitatum effe implexus: quippe
omnis affectus in tempore quodam oritur; communitas
igitur non tempus folum, fed etiam affectus eft: quare
perperam facitis unum implexum affectuum effe putantes,
et non omnes affectus implexus effe dicentes.

Cap. XLVIII. Praeterea et hoc dogma Methodicorum ftolidum eft, oportere femper per initia morborum aftringentibus uti: caufam vero inde dogma ac-

Ed. Chart. II. [337.]   Ed. Baf. I. (33.)

δόγμα. πολλαὶ φλεγμοναὶ διὰ τῶν στελλόντων κατ᾽ ἀρχὰς
καὶ ἀποκρουομένων καθίστανται. πᾶσα δὲ φλεγμονὴ κατ᾽
αὐτοὺς στέγνωσίς ἐστι. ἄτοπον οὖν ἐφαίνετο εἶναι τὸ τὰ
ἐστεγνωμένα διὰ τῶν πυκνούντων καθίστασθαι. καὶ ἡμῶν
λεγόντων διὰ τῆς τῶν λυπούντων ἀποκρούσεως τὴν ἀποκα-
τάστασιν γίνεσθαι τῶν φαινομένων, ἀποβλέψαι μὴ δυνάμενοι πάμπαν φασὶ δεῖν τὴν ἀρχὴν διὰ τῶν στελλόντων
ἄγειν. οὐκ ἀποκρουόμεθα γὰρ τὰ αἴτια, ἀλλ᾽ ἵνα δυσπαθῆ κατασκευάσωμεν τὰ σώματα. ἡ γὰρ συστολή, φασί,
καὶ ἡ σφίγξις τῶν σωμάτων, δυσπαθέστερα τὰ σώματα
κατασκευάζουσα, κωλύει ἅψασθαι τὰ νοσήματα. οὐ γὰρ
διὰ μειώσεως τῶν νοσημάτων μόνον κωλύεται, φασίν, ἡ
ἐπίδοσις, ἀλλὰ καὶ διὰ δυσπάθειαν τῶν σωμάτων. ῥητέον
οὖν πρὸς αὐτούς, ὅτι ἀδύνατον διὰ συναυξήσεως τῶν βλαπτόντων δυσπαθῆ κατασκευάσαι τὰ σώματα, ἄλλως τε πρὸ τοῦ
νοσεῖν χρὴ δυσπάθειαν τοῖς σώμασι περιποιεῖν. εἰς γὰρ τὸ
μὴ γίνεσθαι νόσον, τῆς δυσπαθείας δεόμεθα. πεπονθότων

cepit. Multae iuflammationes aftringentibus per initia
et repellentibus fubfidunt: at omnis inflammatio, illis
auctoribus, aftrictio eft: quare abfurdum apparet
aftricta denfantibus fubfidere, quum et nos dicamus iis,
quae moleftant, excretis fubfidentiam fieri. At in iis,
quae apparentia videri non poffunt, pronunciant initio
prorfus repellentibus utendum effe; non repellimus
enim caufas, fed ut corpora minus affectui obnoxia
reddamus. Etenim compreffio, inquiunt, et corporum
aftrictio validiores ad injurias ferendas partes efficiens,
morbis corripi prohibet. Non enim incrementum,
ajunt, fola morborum imminutione prohibetur, fed
etiam pertinaci corporum contra injurias robore. Dicendum igitur ad eos eft, fieri non poffe, ut incremento noxiorum partes minus reddas patibiles: quum
alioqui, antequam aegrotent, robur ad patiendum con-
tumax partibus moliri convenit. Etenim ne morbus
oriatur, robore hoc contumaci indigemus: corporibus

220 ΓΑΛΗΝΟΥ ΠΡΟΣ ΘΡΑΣΥΒΟΥΛΟΝ

Ed. Chart. II. [337.]   Ed. Baf. I. (33.)

δὲ τῶν σωμάτων, ἀναίρεσιν δεῖ ποιεῖσθαι τῶν διατιθέντων.
ἐπειδὴ δὲ ἡ στεγνὴ διάθεσις πύκνωσις ἐστι καὶ δυσδιαφο-
ρησία τῶν σωμάτων, τὰ δὲ στέλλοντα πυκνοῖ τὴν ἐπιφάνειαν, καὶ δυσδιαφόρητον ἀπεργάζεται, δῆλον ὡς συνεργήσει
μᾶλλον τῇ ἐπιδόσει τῶν στεγνουμένων τὰ στέλλοντα, ἤπερ
ἐναντιωθήσεται. καὶ ὅπερ το πάθος ἐν τοῖς οἰκείοις καιροῖς μέγεθος ἂν ἀπειλήφει, τοῦτο ἐν ἀρχῇ διὰ τῶν βοηθημάτων παραγίνεται. φαίνονται δὲ καὶ τὸ ἐναντίον τῷ
ὑπὸ τῆς ἀρχῆς ἀπαιτουμένῳ παραλαμβάνοντες. ἡ μὲν
γὰρ ἀρχὴ τὸ κωλῦον αὐξεσθαι ἐνδείκνυται, ἡ δὲ ποιότης
τῶν προσαγομένων τῇ ἐπιδόσει συνεργεῖν ἔοικε. δυοῖν θάτερον, ἢ τῇ ἀρχῇ ὡς κακῶς ἐνδεικνυμένῃ προσεκτέον, ἢ ἡ
ποιότης τῶν προσαγομένων οὐκ ἐπ᾽ ἀγαθῷ προσάγεται.

Κεφ. μθ'. Τὸ μὲν τοίνυν ἐπ᾽ ὠφελείᾳ κατὰ τὰς ἀρχὰς τῶν φλεγμονῶν τὰ στέλλοντα προσάγεσθαι, πᾶς ἄν τις
ὁμολογήσειεν· ἄξιον δε ζητῆσαι παρ᾽ αὐτῶν τοῦ γεγομένου
τὴν αἰτίαν. τὸ μὲν γὰρ δυσπάθειαν λέγειν ἐκ τῶν στελ-

autem affectis, fublationem offendentium tentare convenit Quoniam vero aftricta difpofitio denfitas eft et
difficilis corporum diflatio, aftringentia autem cutem
denfant, et minus difflabilem reddunt, conftat ea incrementum aftrictorum potius promovere quam adverfari; et quam affectus in propriis temporibus magnitudinem reciperet, haec per initia ex praefidiis obvenit.
Sunt autem, qui etiam contrarium, quod principium
poftulat, affumant: fiquidem principium id, quod augeri prohibet, indicat, qualitas autem eorum, quae admoventur, augmento opitulari videtur. Quare alterutrum faciendum eft, aut principio ut male indicanti
attendendum, aut eorum, quae admoventur, qualitas
non falubiiter admovetur.

Cap. XLIX. Itaque aftringentia initio inflamma-
tionum adhiberi commode quilibet concefferit, verum
caufa ab eis facti quaerenda eft: etenim dicere con-
tumax injuriis ferendis robur ex aftringentibus accedere

λόντων παραγίνεσθαι, γελοῖόν ἐστιν, ὡς ὑπεδείξαμεν. μαθέ-
τωσαν δὲ παρ᾽ ἡμῶν, ὅτι τῇ ἀποκρούσει τῶν λυπούντων
καὶ μεταγωγῇ εἰς ἑτέρους ἀπαθεῖς τόπους μειοῖ καὶ λύει
τὰς νόσους τὰ στέλλοντα τῶν βοηθημάτων. ἔτι καὶ τοῦτο
ῥητέον πρὸς τὸ τὴν ἀρχὴν μὴ ἐνδείκνυσθαι τὰ κωλυτικὰ
τῆς αὐτῶν αὐξήσεως βοηθήματα. ταῦτα δὲ κατ᾽ αὐτούς·
ἢν τὰ στέλλοντα [338] αἱ ἀρχαὶ τῶν νοσημάτων, ἤτοι
ποιότητά τινα κέκτηνται, ἢ οὔ. τὸ μὲν οὖν λέγειν, ἀποίους
εἶναι τὰς ἀρχὰς τῶν νοσημάτων, γελοῖον· οὐ γὰρ ἂν εἰς
αἴσθησιν παραγένοιντο, εἰ μὴ εἶχον ποιότητα. ἤτοι οὖν ἡ
τῶν ἀρχῶν ποιότης ἑτέρα ἐστὶ παρ᾽ ἑκάστην τῶν διαθέσεων,
ἢ ἑκάστης ἀρχῆς ποιότης ἀδιάφορος τῆς κατ᾽ αὐτὴν διαθέσεως. εἰ μὲν οὖν ἑτέρα ἐστὶ τῶν ἀρχῶν ποιότης, ἀναφαί-
νεταί τις αὕτη τοῦ πάθους ἑτέρα κοινότης, ἣν ἐκεῖνοι πα-
ρῆκαν· εἰ δ᾽ ἡ αὐτή ἐστιν ἑκατέρας τῆς ἀρχῆς ποιότης,
ἥπερ καὶ τῆς κατ᾽ αὐτὴν διαθέσεως, διὰ τί μὴ ἐν ἀρχῇ
τῶν (34) νοσημάτων πρὸς μὲν τὴν στέγνωσιν τῇ χαλώσῃ
ἀγωγῇ, πρὸς δὲ τὴν ῥύσιν τῇ στελλούσῃ χρησόμεθα; ἄλο-

ridiculum eft, ut oftendimus. Difcant autem a nobis,
noxiorum repulfu et in alia loca ab affectu immunia
translatione aftringentia auxilia morbos imminuere et
folvere. Praeterea et hoc dicendum eft, initium non
indicare praefidia, quae augmentum· ipforum prohibe-
ant: haec autem contra ipfos funt, fi aftringentia principia morborum, aut qualitatem quandam obtinent,
aut non. Dicere itaque, morborum principia qualitatis
effe expertia, ridiculum eft; non enim in fenfum ca-
derent, nifi qualitatem haberent. Vel igitur principiorum qualitas diverfa eft a fingulis affectibus, vel uniuscujusque principii qualitas indifferens ejusdem affectus
existit. Si igitur diverfa eft a principiis qualitas, apparet quaedam haec ab affectu alia communitas, quam
illi omiferunt. At fi eadem eft utriusque principii
qualitas, quae et ejusdem affectus, cur non in morborum initio ad aftrictionem quidem laxante ratione,
ad fluorem aftringente utemur? Abfurdum enim nos

Ed. Chart. II. [338.]   Ed. Baf. I. (34.)

γον γὰρ πρὸς τὴν ἀρχὴν ἑτέρως ἡμᾶς ἵστασθαι, ὡς οὐ
τὴν αὐτὴν ποιότητα κεκτημένην τῇ διαθέσει, ἧσπερ ἀρχή
ἐστιν.

Κεφ. ν΄. Ὅτι δὲ γελοῖόν ἐστιν οἴεσθαι ἐκ τῆς σταλ-
τικῆς ἀγωγῆς δυσπάθειαν τοῖς σώμασι παραγίνεσθαι, δι'
ἧς πυκνοῦται καὶ στέλλεται τὰ σώματα, ἐντεῦθεν ἄν τις
μάθοι. εἰ ἡ πύκνωσις καὶ ἡ συστολὴ καὶ ἡ σκληρότης τῶν
σωμάτων δυσπαθείας ἦν αἰτία, οἱ φλεγμαίνοντες καὶ
ἐσκιῤῥωμένοι καὶ τὸ δέρμα σκληρὸν καὶ περιτεταμένον ὑπὸ
τῆς ἐσχάτης ἐνδείας ἔχοντες δυσπαθέστεροι ἂν ἦσαν τῶν
ὑγιαινόντων. οἱ γὰρ ὑγιαίνοντες μαλακώτερα καὶ ἀραιότερα
τὰ σώματα ἔχουσι, καὶ μᾶλλόν γε, ὅσον ἂν ὑγιαίνωσιν. ἔτι
εἰ τῇ σκληρότητι ἡ δυσπάθεια ἐκρίνετο, τοὺς γέροντας
σκληρότερα τὰ σώματα τῶν παίδων ἔχοντας δυσπαθεστέρους ἔδει νομίζεσθαι. εἰ γὰρ, ἥνπερ οἱ Μεθοδικοὶ ἐκ
τέχνης δυσπάθειάν φασι περιποιεῖν, ταύτην ἐκ φύσεως
ἔχουσι, πῶς οὐκ εὔλογον ἦν δυσπαθεστέρους εἶναι τῶν
νέων;

adverfus principium diverfo modo pugnare, quafi non
eamdem cum affectu, cujus principium eft, qualitatem
obtineat.

    Cap. L.   Porro quod ridiculum fit putare, ex
aftringente curandi ratione patiendi difficultatem corporibus obnafci, qua corpora denfantur comprimunturque,
hinc difceret aliquis. Si denfatio, contractio et corporum durities patiendi difficultatis funt caufae, in-
flammati, fcirrho indurati et cutem duram denfamque
prae extrema inedia habentes difficilius, quam fani,
afficerentur. Etenim fani molliora rarioraque corpora
obtinent, ac quanto magis fani funt. Infuper fi duritie
patiendi difficultas judicaretur, fenes, qui durius,
quam pueri, corpus obtinent, firmiores cenferi oportebat. Si enim, quam Methodici ex arte difficultatem
patiendi dicunt moliri, hanc ex natura obtinent,
quomodo non erat confentaneum, fenes minus juvenibus effe affectibus obnoxios?

Κεφ. να'. Ἀγνοοῦσι δ᾽ οἱ Μεθοδικοὶ, πῶς δεῖ διακρίνειν ἀνθρώπου δυσπάθειαν, διόπερ οὐδὲ περιποιεῖν αὐτὴν δυνήσονται. οὐ γὰρ ὥσπερ λίθου καὶ σιδήρου καὶ
ξύλου καὶ τῶν ὁμοίων τῇ σκληρότητι καὶ ἀπαλότητι κρίνειν
τὴν τῶν ἀνθρώπων δυσπάθειαν χρὴ, ἀλλὰ τῷ ἱκανὰ εἶναι
τὰ σώματα τὰς ἑαυτῶν χρείας παρέχεσθαι ἀνεμποδίστως.
τῷ γοῦν βουλομένῳ περιποιεῖν δυσπάθειαν οὐχὶ δεῖ σκοπεῖν, ὅθεν σκληρὸν τὸ σῶμα ἔσται, ἀλλ᾽ ὅθεν αἱ δυνάμεις
τῶν μερῶν παραυξηθήσονται, καὶ τὰ μέρη ἀνεμποδίστως
τὰς ἰδίας χρείας παρέξεται.

Cap. LI. At ignorant Methodici, quomodo hominis ad patiendum difficultatem discernere conveniat,
ideoque neque moliri ipsam poterunt. Non enim ut
lapidis, ferri, ligni et similium duritie et mollitie
patiendi difficultatem hominum judicare convenit: fed
eo, quod corpora fuos ipforum ufus citra impedimen-
tum praeftare abunde queant. Qui igitur firmitatem
moliri volet, ei non venit confiderandum, unde corpus durum erit, fed unde partium facultates ad-
augefcent, ac partes libere proprios ufus exhibe-
bunt.

ΓΑΛΗΝΟΥ ΠΡΟΣ ΠΑΤΡΟΦΙΛΟΝ ΠΕΡΙ ΣΥΣΤΑΣΕΩΣ ΙΑΤΡΙΚΗΣ.

Ed. Chart. II. [170.]   Ed. Baf. l. (34.)

Ἐπεί μοι δοκεῖς, ὦ Πατρόφιλε, θεῖόν τι πεπονθέναι
πάθος, ὀρεγόμενος ἅπαντα σὺν ἀποδείξει τε καὶ μεθόδῳ
μανθάνειν, ὑπηρετῆσαί σου διέγνωκα τῇ προθυμίᾳ, καὶ
γράψαι τῶν λόγων ὧν ἤκουσας, ἢ περὶ ὧν ἠπόρεις, ὑπο-
μνήματά σοι. πῶς δ᾽ οὐκ ἂν ὑπέστην τὸν ἆθλον τοῦτον,
ὁρῶν σε καθευρηκότα μὲν ἀρχήν τινα τῆς ἐπ᾽ ἀλήθειαν
ἀγούσης ὁδοῦ, μόνον δ᾽ οὐ δυνάμενον αὐτῆς ἐφικέσθαι
δι᾽ ὕψος τε καὶ μῆκος καὶ τραχιτῆτα. τοὺς μὲν γὰρ

GALENI DE CONSTITVTIONE AR-
TIS MEDICAE AD PATROPHILVM
LIBER.

Quum mihi videaris, Patrophile, divino quodam affectu affici, qui omnia cum demonſtratione et methodo
cupis addiſcere; tuo obſequi deſiderio decrevi, tibique
eorum, quos audiſti, aut de quibus dubiaſti, ſermonum
commentarios perſcribere. Quomodo vero id certamen
non ſubirem, quum te videam principium quoddam
viae ad veritatem ducentis inveniſſe, ſolum autem ipſam propter ſublimitatem et longitudinem et aſperi-
tatem conſequi non poſſe? Multos enim conſpicio haud

πολλοὺς ὁρῶ, μηδὲ μετὰ παρακλήσεως ἐπ᾽ αὐτήν ἰόντας,
ἀλλ᾽ ὀκνοῦντάς τε, καὶ ἀποτρεπομένους, σὲ δ᾽ ἐκείνων ἔμπαλιν ἔχοντα· ἀποτρεπομένων γὰρ ἁπάντων, ἄχρι γε τοῦ
δεῦρο, καὶ πρὸς ἄλλας ὁδοὺς ἐκτρεπόντων, αὐτήν γε κατι-
δόντα τὴν ἀλήθειαν, ὡς ἐφ᾽ ὑψηλοῦ τινος ᾤκισται, καὶ τοῦ
κάλλους αὐτῆς ἐραστὴν δριμύτατον γενόμενον, οὔτ᾽ ὀκνεῖν
τὴν ὁδὸν, οὔτ᾽ ἐπιτρέπειν ἑαυτῷ μόνῳ τὴν πορείαν. ἐν
μὲν δὴ τῷ παρόντι, σύστασιν ἰατρικῆς τέχνης ἐπιθυμῶν
ἐξευρεῖν ἀληθῆ, μεστὸς ὠδίνων ἦσθα τὴν ψυχήν. ὡς δ᾽
ἐγὼ ὑποτοπάζω, μικρὸν ὕστερον ἐμπλησθήσῃ μείζονος ὀρέ-
ξεως, εἰ θεάσαιο τὸ τῆς ἀληθείας φῶς καταλαμπόμενον,
ἑτέραν οὐχ εὑρὼν ὁδὸν καλλίονα τῆς νῦν σοι ζητουμένης.
ὁρῶ γάρ σε περὶ τὴν τἀληθοῦς εὕρεσιν ἐνθέως διακείμενον,
ἐφ᾽ ἧς ἂν ὕλης φαντάζοιο. λέγοντος οὖν σου, μυρίοις μὲν
ὑποβεβληκέναι τὰ ὦτα μαθήσεως ἕνεκα τέχνης ἰατρικῆς,
οὔτε δ᾽, ὅθεν ἄρχεσθαι χρὴ, σὺν ἀποδείξει τε καὶ μ θοδῳ
παρ᾽ [171] οὐδενὸς ἀκηκοέναι, καὶ πολὺ δὴ μᾶλλον οὐδὲ

quidem cum adhortatione eam adire, fed et negligere,
et averſari; te vero illis oppoſitum habere, averſanti-
bus enim eam ad hunc usque diem omnibus, et ad
alias ſeſe vias abducentibus, te autem ipſam veritatem
tanquam in edito loco domicilium habere ſpeculantem,
pulchritudinis ipſius amatorem acerrimum eſſe, neque
hanc viam abhorrere, neque ſoli tibi viae aditum committere. At in praeſenti veram artis medicae conſtitutionem invenire affectans parturiendi doloribus animo
divexaris. Ut autem ego conjicio, paulo poſt majori
deſiderio impleberis, ſi praefulgentem veritatis lucem
fueris intuitus, quum alteram viam ea, quam nunc tibi
inveſtigas, praeſtantiorem nullam inveneris. Te namque
animadverto ad veritatis inventionem divinitus diſpoſi-
tum, quacunque in materia mentem adhibere volueris. Itaque quum aſſeris, te, ſcientiae medicae addiſcen-
dae gratia, quam plurimis aures tuas adhibuiſſe, neque, unde cum demonſtratione ac methodo auſpicari
oporteat, ab aliquo audiviſſe, atque ſane multo magis

τὴν ἀπὸ τῆς ἀρχῆς ἐπὶ τὸ τέλος ὁδὸν οὐδενὶ ἐπιδεικνύντι
σοι συγγεγονέναι, δείξειν ὑπεσχόμην ὃ ποθεῖς, εἰ πρότερον
ὑπομείναις καὶ ἐπ᾽ ἄλλων γυμνάσασθαι τεχνῶν τὸν λόγον.
σοῦ δὲ, οὐχ ὅπως ἀποστάντος, οὐδ᾽ ὀκνήσαντος τὴν πρός-
κλησιν, ἀλλ᾽ ἥδιον ἂν οὕτω φάντος ἢ ἐκείνως ἐπὶ τὸ προκείμενον ἐλθεῖν, εἰ μόνον ἐπαγγείλαιμί σοι τὴν αὐτὴν μέθοδον ἐν ἁπάσαις ἐπιδείξειν ταῖς τέχναις· εἶτ᾽ ἐμοῦ καὶ
τοῦτ᾽ ἐπαγγειλαμένου, καὶ δεικνύντος ἐπὶ τῆς πρώτης προ-
βληθείσης θεωρίας, ἑώρων σε γανυμενον ἐπὶ τῇ τῆς θεωρίας ἀληθείᾳ. καὶ τοίνυν ἐφεξῆς πολλὰς ὁμοίως διασκεψά-
μενος, καὶ μάλιστα αὐτῶν τὰς ποιητικάς, ἐπειδὴ τοῦ γένους ἐστὶ τούτου καὶ ἡ περὶ τὴν ὑγίειαν ἔχουσα, τηνικαῦτα
μετέβης ἐπ᾽ αὐτὴν, ἣν ἐξ ἀρχῆς ὥρμησο, καὶ θεασάμενος,
ὡς ἐστὶ κἀνταῦθα μία τε καὶ ἡ αὐτὴ μέθοδος, ἠξίωσας,
ὑπὲρ τοῦ μηδέποτ᾽ ἐκρυῆναι τῆς μνήμης τὰ λεχθέντα,
γραφῆναί τινα αὐτῶν ὑπομνήματα. κἀγὼ χαίρων σου τῇ

nullum convenifſe, qui viam a principio ad finem usque perducentem monſtraverit, ego, quod defiderares,
id me demonſtraturum pollicitus ſum, ſi prius et hanc
rationem aliis in artibus exerceri ſuſtinueris. Quum
autem neque pollicitationem ullo modo abhorreas, neque negligas, imo te libentius hoc quam illo modo
ad propofitum venire proferas, ſi modo me tibi eandem methodum in omnibus artibus demonſtraturum pro-
fiterer. Quod quum ego etiamnum pollicerer, atque
in prima propofita ſpeculatione demonſtrarem, te in
ſpeculationis veritate oblectari intuebar. Ac proinde
quum multas fimili ratione perpenderem, praefertimque ex iis effectivas (quandoquidem et hujus generis
eſt ea, quae circa fanitatem tuendam verfatur) tum te
ad hanc, quam ab initio impetu aggreſſus fueras, trans-
tuliſti. Ac ubi hic quoque animadvertiſti unam et eandem methodum eſſe, ne, quae hac de re pronunciata
funt, e memoria laberentur, quosdam de ipfis commentarios confcribere efflagitaſti. Ego vero tuo huic veri-

περὶ τὴν ἀλήθειαν σπουδῇ, δύο ταῦτα ξυνέθηκα γράμματα·
τὸ μὲν ἕτερον, ἐν ᾧ χρὴ πρότερον γυμνάσασθαι τὸν τεχνω-
θῆναι βουλόμενον, ὅπερ οἱ παλαιοὶ φιλόσοφοι
λέγουσι, τὸ πάσῃ τέχνῃ τὴν σύστασιν ἀπὸ τῆς κατα τὸ
τέλος ἐννοίας γίγνεσθαι· διῃρέθη δὲ διὰ το μέγεθος εἰς
δύο βιβλία· τὸ δ᾽ ἕτερον καὶ δεύτερον, οὐ νῦν ἀρχομεθα,
δεικνύον, ὅπως ἡ αὐτὴ καὶ μία μέθοδος, ὥσπερ τας αλλας
ἁπάσας τέχνας, οὕτω καὶ τὴν ἰατρικὴν συνεστήσατο. καὶ
δὴ ἀρκτέον ἤδη μοι τοῦ λόγου.

Κεφ. α'. Ἐπειδὴ τῶν τεχνῶν ἔνιαι μὲν ἐν μόνῳ τῷ θεω-
ρῆσαι τὴν φύσιν, ὧν ἐπισκοποῦνται πραγμάτων, ἔχουσι τὸ τέλος,
ὡς ἀριθμητικὴ, καὶ ἀστρονομία, καὶ φυσιολογία· τινὲς δὲ
πράττουσι μέν τινας πράξεις, ὡς ὀρχηστική τε καὶ κηρυκτι-
κὴ, δεῖξαι δ᾽ οὐδὲν ἔργον ἑαυτῶν ἔχουσι τοῦ πράττειν
παυσάμεναι· τινὲς δ᾽ ἔμπαλιν τούτων ἐπιδείκνυνται δημι-
ουργήματα, καθάπερ οἰκοδομική τε καὶ τεκτονική· τινὲς
δ᾽ οὐδὲν αὑταὶ δημιουργοῦσι, ἔργον δ᾽ αὐταῖς ἐστι καὶ σπού-

tatis ſtudio cum oblectatione cedens opera duo compo-
ſui, alterum quidem, in quo operae pretium eſſe de-
monſtro feſe prius eum exercuiſſe, qui artem aſſequi
deſiderat, quod priſci philoſophi aſſerunt, cujuscunque
artis conſtitutionem a finis notione oboriri; hoc autem
ob magnitudinem in duos libros diviſum eſt: alterum
autem ac ſecundum eſt, quod nunc incipimus, demonſtrat eandem ac unam methodum, quemadmodum et
caeteras omnes artes, ita et Medicinam conſtituiſſe. Atque jam oratio exordienda eſt.

Cap. I. Quum artium nonnullae quidem in ſola rerum quas conſiderant contemplatione finem habeant, ut
arithmetica, aſtrologia, ac naturalis ſcientia; quaedam vero nonnullas edant actiones, ut ſaltatoria et
praeconum ars, ſed ſuum quod prodant opus nullum
habeant, ubi agere deſierint; quaedam vero e contrario ſua opificia prodant, ut aedificatoria, et ars fabrilis; quaedam autem nihil ipſae conficiant, opus tamen

δασμα, θηράσαι τε καὶ κτήσασθαι τῶν ὄντων τι, καθάπερ
ἥ τε ἁλιευτικὴ καὶ κυνηγετική, καὶ συλλήβδην εἰπεῖν, ἡ θη-
ρευτικὴ πᾶσα· πρόκειται δέ σοι συστήσασθαι μεθόδῳ τέχνην ἰατρικὴν, ἐπίσκεψαι πρῶτον, ἐκ ποίου γένους ἐστὶ τῶν
τεχνῶν· ἆρά γε τῶν θεωρητικῶν ἐστι μία τις, ἢ τῶν πρακτικῶν, ἢ ποιητική τις, ἢ κτητική. τοῦτο δὲ οὐ χαλεπὴν οὔτε
τὴν ζήτησιν οὔτε τὴν εὕρεσιν ἔχει. διὸ γὰρ ὅλως ἐπεθύμησας
κτήσασθαι τέχνην τοιαύτην, ἀναμνησθῆναί σε χρή. πρῶτον
οὖν σε πάντων αὐτὸ τοῦτο ἠρόμην, ἡνίκα ἡμῖν ἡ ἀρχὴ τοῦ
τοιούτου ἐγίγνετο γυμνάσματος. ἀπεκρίνω δέ μοι, βούλεσθαι
τοὺς παρὰ φύσιν ἔχοντας ἀνθρώπους τὸ σῶμα, μάλιστα
μὲν, εἰ οἷόν τε, πάνυ εἰς τὴν φύσιν ἐπαναγαγεῖν, [172] εἰ
δ᾽ ἄρα τοῦτ᾽ ἀδύνατον, ἀλλὰ τοῦ γε διαγινώσκειν ἑκάτερον, ὅσοι τε ἰάσιμοι, καὶ ὅσοι μή, κτήσασθαί τινα γνῶσιν.
ἐπεὶ δὲ ταύτην ἀρχὴν ἔδωκας τῷ λόγῳ, τῶν ποιητικῶν
ἔφην σε τεχνῶν ἀποφαίνειν, ἣν συστήσασθαι ποθεῖς, εἴ γε

ipſis ſit ac ſtudium et venandi et capiendi aliquid,
quemadmodum piſcatoria, et quae canibus ſit venatoria,
ac, ut ſummatim dicam, omnis venatoria. Atque quum
propoſitum tibi ſit artem medicam methodo conſtituere,
id primum, ex quo genere ipſa ſit artium, conſiderandum, num theoreticarum una quaedam ſit, an practi-
carum, aut effectiva aliqua, vel acquiſitiva. Id autem
haud arduam inquiſitionem aut inventionem habet.
Opus quippe eſt revocare in memoriam, quamobrem
hujuscemodi artem aſſequi univerſe concupieris; atque id
omnium primum ex te ſciſcitabar, quum nobis initium
hujuſce exercitationis fieret, mihique reſpondiſti, velle
te homines, qui contra naturam corpore ſeſe habent (ſi
tamen fieri etiam poſſit) ad naturalem ſtatum reſtituere,
ſi vero fieri nequeat, ſaltem ad utrumque discernendum,
et qui ſanabiles, et qui non, cognitionem aliquam
comparare. Quoniam autem principium dediſti ſermoni, aſſerui tibi me enunciare ex effectivis artibus eam
eſſe, quam conſtituere deſideras, ſiquidem jam artis opus

ΠΕΡΙ ΣΥΣΤΑΣΕΩΣ ΙΑΤΡΙΚΗΣ. 229

Ed. Chart. II. [172.] Ed. Baf. I. (34. 35.)
δὴ δεικνύειν ἔχεις τῆς τέχνης τοὔργον, ἤδη τοῦ πράττειν
πεπαυμένος. εἰσὶ δὲ δήπου καὶ ἄλλαι πολλαὶ τέχναι ποιητικαὶ, (35) χαλκευτικὴ, σκυτοτομικὴ, ναυπηγικη, τεκτονικὴ, πλαστικὴ, γραφικὴ, καὶ σχεδὸν ὅσος οὐκ ἄλλος
ἀριθμὸς ἑτέρου γένους, αἱ ποιητικαὶ τέχναι παρὰ τοῖς ἀνθρώποις εἰσίν. ἢν οὖν ἐπὶ τῶν τοιούτων τεχνῶν ἔμαθες ἐν
τῷ πρὸ τούτου γράμματι, ταύτην ἤδη σοι μεταφέρειν καιρὸς, ἐφ᾽ ἣν συστήσασθαι σπεύδεις, ἀρχὴν κἀνταῦθα τῷ
λόγῳ τὴν αὐτὴν τιθέμενος, ἣν ἐπ᾽ ἐκείνων ἁπασῶν ἐτίθεσο,
τὴν ἔννοιαν τοῦ τέλους, ἣν ὁπόθεν ἐκτησάμεθα, λέγειν ἤδη
καιρός. πρώτη μὲν ἡμῖν ἐγένετο γνῶσις ἡμῶν τε αὐτῶν
ὑγιαινόντων, καὶ τῶν ἄλλων ἀνθρώπων. δευτέρα δ᾽ ἐπὶ
ταύτῃ νοσησάντων, ὅθεν περ καὶ ἡ ἐπιθυμία τοῦ θ᾽ ὑγιαίνειν εἰσῆλθεν ἡμῖν, καὶ τοῦ συστήσασθαί τινα τέχνην
ὑγιαστικήν. ἀλλ᾽ ἐπεί περ ὑγείαν ἐργάζεσθαι βουλόμεθα τοῦ γένους, ἄν τις εἴη μία τῶν ποιητικῶν τεχνῶν, ἣν συστήσασθαι ποθοῦμεν. οὐσῶν δὲ διφυῶν, ὡς
ἐδείχθη, τῶν ποιητικῶν, ἐκ τῶν ἐπανορθουμένων ἂν εἴη τὸ

habes demonftrandum, ubi operari ceffaveris. Sunt autem profecto et aliae multae artes effectivae, aeraria, futoria, ars fabricandi naves, fabrilis, figulina, pictoria,
ac tot prope, quantus non alius numerus alterius generis,
effectivae artes apud homines funt. Quam itaque in hujusmodi artibus eo, qui ante hunc eft, libro methodum
didicifti, ad eam jam te transferre tempus eft, quam
conftituere ftudes, quum principium hic huic fermoni
pofueris, quod illis in omnibus ftatutum eft, finis notionem, quam unde comparaverimus, dicere jam tempe-
ftivum eft. Prima quidem nobis oboritur cognitio tum
noftrum ipforum, tum caeterorum hominum fanitate
fruentium, fecunda vero aegrotantium, unde nobis tum
bene valendi, tum artem fanitatis procuratricem confti-
tuendi defiderium inceffit. At quum fanitatem efficere
volumus, ex effectivarum artium genere aliqua fuerit
una, quam conftituere defideramus. Quum autem duplices fint, ut demonftratum eft, effectivae artes, ea, quam

Ed. Chart. II. [172.]   Ed. Baf. I. (35.)

ἤδη γεγονὸς ἦν ζητοῦμεν, οὐκ ἐκ τῶν δημιουργουσῶν ὃ
μήπω πρόσθεν ην. ἔνιαι μὲν γὰρ τῶν τεχνῶν αυτα τὰ
πράγματα δημιουργοῦσιν, ὥσπερ αἱ κατὰ τὴν ὑφαντικὴν καὶ
σκυτοτομίαν· ἔνιαι δὲ ἐπανορθοῦνται τὰ πονήσαιτα, καθάπερ αἵ τε τὰ διεῤῥογότα τῶν ἱματίων, καὶ τὰ διεσπασμένα
τῶν ὑποδημάτων συῤῥάπτουσαι.

Κεφ. β'. Ἐδείχθη δὲ κἀπὶ τῆς οἰκοδομικῆς οὕτως ἔχειν.
ἔστι γὰρ οὖν δὴ καὶ ταύτῃ ἔργα διττα, γένεσίς τε τῆς οὐκ
οὔσης οἰκίας, ἐπανόρθωσίς τε τῆς πεπονθυίας. ἐδείχθη
μὲν γὰρ πρὸς ἀμφοτέρας τὰς ἐνεργείας ἀναγκαῖον ὂν
τῷ δημιουργικῷ γιγνώσκειν ἅπαντα τῆς οἰκίας τὰ μόρια,
τίνα τε κατὰ τὴν οὐσίαν ἐστὶ, καὶ ὁποῖα κατὰ τὴν διάπλασιν, καὶ πηλίκα τε κατὰ τὸ μέγεθος, ὁπόσα τε τὸν
ἀριθμὸν, καὶ ὅπως ἀλλήλοις συγκείμενα. καὶ τοίνυν τῷ
συνισταμένῳ τὴν περὶ τὸ σῶμα τέχνην, ἣν ἐν τῷ παρόντι
συγχωρείτωσαν ἡμῖν οἱ περὶ ὀνόματα ἐρίζοντες ὀνομάζειν
ἰατρικὴν, ἀναγκαῖον ἔσται γιγνώσκειν ἕκαστον τῶν ἁπλῶν
μορίων, ὁποῖόν τι κατὰ τὴν οὐσίαν ἐστὶ καὶ τὴν διά-

quaerimus, ex rei factae emendatricibus ortum jam duxe-
rit, non ex rei haud ante exiftentis effectricibus. Enimvero
nonnullae artes ipfas res efficiunt, quemadmodum textoria et futoria; nonnullae vitiatas emendant ac corrigunt, ut quae corrofas veftes ac dilaceratos calceos
confuunt. Cap. II. Monftratum autem eft et in architectura ita
fe habere. Sunt enim et ea ratione opera duplicia, tum
domus non exiftentis generatio, tum labefactatae domus
emendatio. Etenim ad utrasque operationes neceffarium
effe opifici univerfas domus partes cognofcere proditum
eft, quae fubftantiâ, quales conformatione, quantae
magnitudine, quot numero, et quomodo inter fe conjunctae fint. Quocirca et conftituenti artem circa corpus
humanum verfantem (quam in praefenti nobis concedant
de vocabulis concertantes Medicinam nominare) neceffarium fuerit unamquamque ejus fimplicium partium cognofcere, quam fubftantia, qualem conformatione, quan-

πλάσιν, πηλίκον τε τὸ μέγεθος, ἔτι τε τὸν ἀριθμὸν αυτῶν
ἅπαντα, καὶ τὴν πρὸς ἄλληλα σύνθεσιν. ὥσπερ οὖν ὁ τὴν
ἤδη γεγενημένην οἰκίαν, ὁποία τίς ἐστιν, ἀκριβῶς γνῶναι
βουλόμενος ἐξ ἀναλύσεως καὶ διαλύσεως ἐπὶ τὴν διάγνωσιν
αὐτῆς ἐπεγένετο, κατὰ τὸν αὐτὸν τρόπον ἡμεῖς ἐξ ἀνατομῆς
ἀνθρώπου σῶμα γνωσόμεθα. θεὸς μὲν γὰρ καὶ φύσις, ὡς
ὁ πρῶτον οἰκίαν ἐργασάμενος, οὕτω προγιγνώσκουσι τὰ μέρη,
τῆς χρείας αὐτοῖς τὸ παράδειγμα γεννώσης· ἡμεῖς δὲ, ὡς ὁ
τὴν ἤδη γεγενημένην οἰκίαν ἱστορῶν. καίτοι καὶ ἡμεῖς εἰ μὴ,
καθὼς οἷόν τε, παραπλησίαν θεῷ ποιησαίμεθα τὴν γνῶσιν,
ἀδύνατον ἡμῖν ἔσται διαγνῶναι, πότερον [173] ἅπαντα διὰ
χρείαν τινὰ γέγονεν, ἢ μάτην ἔνια. καὶ γὰρ ταῦτα ἄμφω
δυνατόν ἐστιν ἐπινοεῖν, καὶ πρὸς τούτοις ἔτι πρὸς κακοῦ
τινα γεγονέναι. καὶ μέντοι καὶ ἡ γνῶσις ἡ τῶν ἄριστα
κατεσκευασμένων σωμάτων ἐντεῦθεν παραγίνεται. ἀλλὰ περὶ
μὲν τούτων αὖθις. ἐξ ἀνατομῆς δὲ τὰ ὁμοιομερῆ προσαγο-
ρευόμενα σώματα μαθόντες, ὁποῖόν τε τὴν διάπλασιν ἕκαστον αὐτῶν ἐστιν, πηλίκον τε τὸ μέγεθος, ὅσα τε τὰ σύμ-

tam magnitudine, quem praeterea ipfarum omnium numerum ac mutuam compofitionem. Quemadmodum igitur, qui jam conftructam domum, qualis ea fit, accurate noffe vult, ex refolutione ac diffolutione ad ipfius
dignotionem accedit, eodem modo nos ex anatome hominis corpus cognofcimus. Nam deus quidem et natura, ut qui primo domum fabricatus eft, fic partes ex
ufu ipfis exemplar generante praenorunt: nos vero,
ut qui jam aedificatam domum fcrutatur. Licet et nos
nifi (quoad fieri queat) fimilem Deo cognitionem contra-
xerimus, facultas tamen haud nobis erit dignofcendi,
utrum omnia ob aliquem ufum, an fruftra quaedam facta fint. Etenim haec ambo in opinionem cadere poffunt, an praeterea ob malum nonnulla procreata fint.
Atque etiam hinc cognitio optime conftitutorum corporum procedit. Sed de his quidem alias. Verum ex diffectione ubi quae fimilaria corpora nominantur, quale
fit conformatione ipforum quodque, et quantum magni-

232   ΓΑΛΗΝΟΥ ΠΡΟΣ ΠΑΤΡΟΦΙΛΟΝ

Ed. Chart. II. [173.]   Ed. Baf. I. (35.)

παντα, καὶ ὅπως συγκείμενα, τῶν συνθέτων μορίων ἐπιστήμην ἔχομεν, ἃ δὴ καὶ προσαγορεύομεν ὀργανικά· τοιοῦτό
ἐστι σκέλος, τοιοῦτον χ ἰρ, τοιοῦτον δάκτυλος, ὀφθαλμὸς,
γλῶιτα, πνεύμων ηπαρ, ὅσα τ᾽ ἄλλα τοιαῦτα. καὶ τοίνυν
καὶ τὰς ἐνεργείας διττας εὑρεῖν ἐστι τῶν μορίων, ἑτέρας
μὲν τῶρ ἁπλῶν τε καὶ ὁμοιομερῶν, ἑτέρας δὲ τῶν συνθέτων τε καὶ ὀργανικῶν. ἔνεστι γοῦν καὶ τὸ σκέλος ὅλον ἰδεῖν
κινούμενον· ἔνεστι δὲ καὶ τῶν ἐν αὐτῷ μυῶν ἕκαστον. καὶ
καθ᾽ ἕκαστόν τε τῶν μυῶν ἐγκάρσιον ὅλως διακοπέντος, κί-
νησίν τινα διαφθειρομένην τοῦ σκέλους. ἔνεστι δ᾽ ἱστοροῦντα τὰ κατὰ τὸ σῶμα, καὶ ὅτι τὸ καθῆκον εἰς τὸν μῦν
νεῦρον ἐπειδὰν τρωθῇ, πρῶτος μὲν αὐτὸς ὁ μῦς ἀναίσθητός τε καὶ ἀκίνητος γίνεται, σὺν αὐτῷ δὲ καὶ τὸ κινούμενον ἄρθρον. ὅθεν, οἶμαι, καὶ ἀναγκαῖόν ἐστι συνισταμένοις
ἡμῖν τὴν τέχνην, οὐ μόνον γνῶναι τὰ μόρια καὶ τὴν σύνθεσιν, ἀλλὰ καὶ τὰς ἐνεργείας αὐτῶν, καὶ ταύτῃ διοίσομεν
οἰκοδομησάντων. ἐκεῖνοι μὲν γὰρ τὰ μόρια μόνα καὶ τὴν

tudine, et quot univerfa et quomodo componantur,
didicerimus, fi compofitarum fcientiam habuerimus partium, quas organicas appellamus: ejusmodi crus eft,
ejusmodi manus, ejusmodi digitus, oculus, lingua, pulmo, hepar, et quae fuut hujusce generis caeterae.
Quin et actiones duplices invenire licet partium: alias
quidem et fimplicium et fimilarium; alias vero et compofitarum et organicarum.   Licet itaque et pedem univerfum, dum movetur, confpicere, licet etiam et ipfius
mufculos; ac in fingulis mufculis per transverfum pedis
prorfus incifi motum aliquem deperdi; licet denique
fcrutari, quae corpori occurfant: eo qui in mufculum
inferitur nervo vulnerato, primum quidem ipfum mufculum tum fenfus tum motus expertem reddi, atque
cum ipfo eum, qui movebatur, articulum. Unde et arbitror neceffarium quoque effe nobis artem conftituenti-
bus non folum partes et cempofitionem, fed et ipfarum
functiones cognofcere.   Atque ea re ab aedificatoribus
differimus.   Nam illi quidem partes folas et conftructio-

σύνθεσιν ἴσασιν, οὐδὲν γὰρ αὐτῶν ἐνεργεῖ, διότι μηδὲ ζῶόν
ἐστιν ἡ οἰκία· ἡμῖν δὲ καὶ τὰς ἐνεργείας ζητητέον ἐστί.
ἀρχὴ δὲ κἀνταῦθα διττὴ ζητήσεως, ἤτοι τῆς ἐνεργείας γνῶσις, καὶ τοῦ μορίου. τῆς ἐνεργείας μὲν, οἷον τοῦ λογίζεσθαι
τοῦ μεμνῆσθαι, τοῦ προαιρεῖσθαι. τοῦ μορίου δὲ, οἷον
ἐγκεφάλου, καὶ νωτιαίου, καὶ καρδίας. πασῶν οὖν ὧν ἴσμεν
ἐνεργειῶν ζητήσωμεν τὰ μόρια, τῶν τε μορίων ἁπάντων τὰς
ἐνεργείας. ἡ ζήτησις δὲ πάντως ἡμῖν κἀνταῦθα διά τινος
ἔσται μεθόδου, περὶ ἧς αὖθις σκεψόμεθα.

Κεφ. γ'. Νυνὶ δ', ὅτι διττὴ μὲν ἡ τῶν μορίων ἐστὶ.φύσις,
διττὴ δὲ καὶ ἡ τῶν ἐνεργειῶν, ἤδη λέλεκται, καὶ αὖθις ἀκρι-
βέστερον λεγέσθω. τοῦ σύμπαντος σκέλους ἐνέργεια βάδισίς
ἐστι. γίνεται δὲ, τῶν ἐν αὐτῇ διαρθρώσεων ἐναλλὰξ ἀλλήλων
ἐκτεινομένων τε καὶ συγκαμπτομένων, οἷον αὐτίκα κατὰ γόνυ
τῶν μὲν ἔμπροσθεν μυῶν ὑπερβαιτόντων τὴν ἐπιγονατίδα,
καὶ διὰ τενόντων εἰς τὸ τῆς κνήμης ὀστοῦν ἐμφυομένων,
ἐπειδὰν ἐκεῖ ἐπισπάσωνται τὴν κνήμην, ἡ ἔκτασις γίνεται

nem fciunt, nulla tamen ipfarum actionem edit, neque
propterea animal eſt domus. Verum et actiones nobis
inveſtigandae funt. At hic quoque duplex eſt inquiſitio-
nis principium, fcilicet actionis et partis cognitio:
actionis quidem, veluti ratiocinari, inveniſſe et eligere;
partis vero, ut cerebri, medullae, dorſi et cordis. Omnium itaque quas fcimus actionum partes, et partium
omnium actiones inveſtigabimus. Haec vero inveſtigatio
nobis hic quoque prorfus pro quadam erit methodo, de
qua poſterius tractabimus.

Cap. III. At nunc quod duplex quidem fit partium natura, duplex vero et actionum jam dicta fit, rurfus quoque
accuratius explicetur. Totius cruris actio inceſſus eſt.
Fit autem, quum articuli alternatim mutuoque exten-
duntur et inflectuntur, quod ſtatim in genu deprehenditur: anterioribus quidem mufculis rotulam transcenden-
tibus, et fuis tendinibus in tibiae os infertis, ibique
tibiam contrahentibus, cruris fit extenfio; interioribus

τοῦ σκέλους· τῶν δ' ἐντὸς ὁμοίως ἐνεργησάντων ἡ κάμψις.
οὕτω καὶ κατ' ἰσχίον καὶ πόδα καμπτομένης ἢ ἐκτει-
νομένης τῆς διαρθρώσεως, αἱ κινήσεις γίνονται. φαίνεται μὲν οὖν ὁ μῦς ἐναργῶς, ὅταν τοῦ περικειμένου δέρματος γυμνωθῇ, συναγόμενός τε καὶ ἀνασπώμενος, ὡς ἐπὶ
τὴν ἑαυτοῦ κεφαλήν. οὐ μὴν τὸ καθῆκον εἰς αὐτὸν νεῦρον
αἰσθητήν τινα κίνησιν κινούμενον φαίνεται, ἀλλ' ἔοικεν ὁδὸς
εἶναι τοῦτο τῆς ἐξ ἐγκεφάλου κατιούσης δυνάμεως. αὐτὸς
δ' ὁ ἐγκέφαλος ὅτι μὲν ἀρχὴ τοῖς νεύροις ἅπασι τῆς τοιαυ-
της δυνάμεώς ἐστιν, ἐναργῶς ἐμάθομεν ἐκ τοῦ διαιρεθέντος
ὁτουοῦν νεύρου, [174] ἐν μὲν τοῖς ἄνω μέρεσιν, ὃ συνεχές
ἐστιν ἐγκεφάλῳ, διασώζειν τὰς ἐνεργείας, ἀπολλύται δ' ἐν
τοῖς κάτω. πότερον δ', ὥσπερ αὐτὸς τοῖς νεύροις, οὕτω
ἐκείνῳ πάλιν ἕτερόν τι μόριον ἐπιπέμπει τὰς δυνάμεις, ἢ
πηγή τις αὐτῶν ἐστιν, ἔτ' ἄδηλον· ἡ γὰρ τοιαύτη σκέψις
ὑπὲρ ἡγεμονικῆς ψυχῆς ἐστιν. ἀλλ' ἐπανίωμεν, ὅθεν ὁ λόγος
ἀπετράπετο. βάδισις μὲν ἡ ἐνέργεια τοῦ σκέλους παντός.
ἐξηγεῖται δ' αὐτῆς τῶν ἐν τοῖς σκέλεσι μορίων τὸ μυῶδες

vero fimiliter agentibus, flexio. Sic in ifchio ac pede,
quum articulus flectitur aut extenditur, motus perficiuntur. Imo vero mufculus manifefte confpicitur,
quum circumjacente cute denudatus ceu ad fuum caput
contrahi adducique, non tamen, qui in ipfum nervus
inferitur, fenfibili quodam motu moveri confpicitur; fed
videtur via is efle prodeuntis a cerebro facultatis. Ipfum
autem cerebrum principium quidem efle nervis omnibus
ejusmodi facultatis, clare et perfpicue ex nervo quocunque divifo didicimus, qui in fuperioribus quidem partibus, quibus cerebro continuus eft, actiones fervat, quae
in inferioribus depereunt. At utrum, quemadmodum
ipfum cerebrum nervis, ita illi rurfus altera pars quaedam facultates immittat, aut fons quidam ipfarum fit,
etiam abditum eft. Haec enim fpeculatio ad principem animam fpectat. Sed redeamus, unde digrefla eft oratio. In-
ceflus equidem cruris totius actio eft. Huic autem praeeft
in cruribus mufculofum partium genus; offa vero, car-

γένος. ὀστᾶ δὲ, καὶ χόνδροι, καὶ πιμελὴ, καὶ ἀδὴν, καὶ
ἀρτηρία, καὶ δέρμα, καὶ φλέβες, ὑμένες τε καὶ σύνδεσμοι,
τὴν ἀρχὴν τῆς κινήσεως ἔχουσιν ἐκ τῶν μυῶν. πρῶτα μὲν
γὰρ ὑπ᾿ αὐτῶν κινεῖται τά ὀστᾶ, τά δ᾿ ἄλλα πάντα τῷ
παρακεῖσθαι τοῖς ὀστοῖς ἐν κύκλῳ, σὺν ἐκείνοις κινεῖται.
ἡ μὲν οὖν τοῦ ποδὸς κίνησις ἐνέργεια τοῦ μυὸς ἐστίν· ἡ δὲ
ὅλου τοῦ σκέλους οὐκ ἔστιν ἁπάντων ἐνέργεια τῶν μορίων
αὐτοῦ. καὶ διὰ τοῦτο διττὸν ἔφαμεν εἶναι τῶν ἐνεργειῶν
τὸ γένος· ἐν μὲν τὸ πρῶτον καὶ κυριώτατον, ἑκάστου τῶν
ἁπλῶν μορίων ἐνεργοῦντος, ἕτερον δὲ κατὰ συμβ βηκὸς, ἢ
δευτέρως, ἢ οὐ πρώτως, ἢ ὅπως ἄν τις τῶν ὅλων ὀργάνων
ὀνομάζειν ἐθέλῃ.

Κεφ. δ'. Ἐπεὶ δὲ τοῦτο ἡμῖν διώρισται, (36) μετὰ τοῦτο
ζητητέον ἐστὶν, ἐκ τίνων μὲν ἡ τῶν ὀργανικῶν μορίων, ἐκ τίνων
δὲ ἡ τῶν ἁπλῶν ἐνέργεια συμπληροῦται. καὶ πρῶτόν γε ἀπὸ τῶν
ὀργανικῶν ἀρκτέον, ἐπειδὴ σκέλους ἐμνημονεύσαμεν. οἱ μὴ
τοίνυν ἢ τά ὀστᾶ τηλικαῦτά τε καὶ τοσαῦτα, καὶ ὡδί πως
διαπεπλασμένα, καὶ ὡδί πως συντατ τόμενα, τῶν μυῶν ἡ κί-

tilagines, adeps, glandula, arteria, cutis, venae,
membranae, et ligamenta initium motus habent a mufculis. Primum enim ab ipfis offa moventur, caetera
vero omnia, quod offibus in ambitu affita fint, cum
illis moventur. Quare pedis motus mufculi actio eft;
verum univerfi cruris, non omnium ejus partium actio
eft. Ac propterea diximus, duplex effe actionum genus:
unum quidem primum ac maxime proprium cuique partium fimplicium agenti; alterum vero ex accidenti, aut
fecundario, vel non primario, aut, quomodocunque aliquis nominare voluerit, univerforum organorum.

Cap. IV. Quum autem hoc a nobis definitum fit, poftea quaerendum eft, tum quibus partium organicarum, tum
quibus fimplicium actio compleatur; ac primum ab organicis exordiendum, quandoquidem cruris meminimus.
Itaque nifi offa tot tantaque fint, et eo modo conformata, eoque ordine connexa, mufculorum motus ni-

νησις οὐδὲν ἀνύσει. χρὴ γὰρ ἐν ταῖς διαρθρώσεσι τὸ
μὲν ὑποδέχεσθαι τῶν ὀστῶν, τὸ δὲ ἐμβαίνειν, τοὺς συνδέσμους δ' ἔξωθεν ἐν κύκλῳ περιβεβλῆσθαι, σφίγγοντας αὐτῶν τὴν σύνταξιν, ὅπως μὴ παραλλάττῃ· οὐ μὴν οὕτως
συντόνους τε καὶ σκληροὺς, ὡς ἀντιπράττειν ταῖς κινήσεσι,
οὐ μὴν οὐδ' οὕτω χαλαροὺς, ὡς παραλλάττειν ἐπιτρέπειν τὰ
διαρθρούμενά. φαίνονται τοίνυν καὶ οἱ σύνδεσμοι δεόμενοι
μεγέθους τέ τινος, καὶ διαπλάσεως, καὶ ἀριθμοῦ, καὶ συνθέσεως. ἐάν τε γὰρ ἐλάττους ἢ μείζους γίνωνται, ἐάν τε
πλείους ἢ ὀλιγώτεραι τοῦ δέοντος, ἄν τ' ἐν ἑτέρῳ σχήματι,
καὶ καθ' ἕτερον ἐμφυόμενοι χωρίον, οὐκ ἔτ' ἄμεμπτος ἡ
τῆς διαρθρώσεως γίνεται κίνησις. ὥσπερ οὖν ἐπὶ συνδέσμων
τε καὶ ὀστῶν καὶ μυῶν εἴρηται νῦν, οὕτως ἐπὶ πάντων
προσήκει διασκέψασθαι, τῆς ἐνεργείας τε πέρι καὶ τῆς
χρείας. εἰ μὲν γὰρ εὑρίσκοντο μόριον μηδὲν ἀργὸν ἐνεργείας
ἢ χρείας, ἀλλὰ κατὰ τὴν οὐσίαν τὴν ἑαυτοῦ καὶ τὸ μέγεθος, ἔτι τε τὴν διάπλασίν τε καὶ τὴν σύνταξιν ἄριστα κα-

hil proficiet. Oportet enim in articulationibus alterum
quidem os excipere, alterum vero ingredi ac excipi;
ligamenta vero ab externo ambitu circumducta effe,
quae eorum conftructionem coerceant, ut fedem non
permutent; non tamen ita rigida ac dura, ut motibus
obnitantur; neque etiam adeo laxa, ut articulos vacil-
lare finant. Proindeque ligamenta videntur magnitudine
quadam, et conformatione, et numero, et compofitione
indigere; fi namque majora aut minora fuerint, fique
plura vel pauciora, quam deceat, five in alia figura,
vel in alium locum inferantur, non amplius illaefus erit
articulationis motus. Quemadmodum igitur et in ligamentis et offibus et mufculis nunc dictum eft: fic in
omnibus tum de actione, tum de ufu differere confentaneum eft. Si namque nulla inveniatur pars, quae
actione aut ufu otiofa vacet, imo fi fecundum fubftantiam propriam, et magnitudinem, ac praeterea conformationem et idoneam ftructuram conftituta fit, ipfa,

τεσκευασμένον, οἷόν περ ἐστὶ, φυλακτέον αὐτό· διημαρτημένον δὲ κατά τι, πρὸς τὸ βέλτιον ἀκτέον. ὅπερ οὐχ οἷόν
τε ποιῆσαι, πρὶν τὴν ἐνέργειαν καὶ τὴν χρείαν καὶ τὴν
κατασκευὴν ἑκάστου γνῶναι τῶν μορίων. ζητητέον οὖν αὐτὰ,
καὶ οὐκ ἀποκνητέον, εἰ· μέλλοιμεν ἕξειν ἐπιστήμην ὑγιεινοῦ
καὶ νοσεροῦ σάματος.

Κεφ. ε'. [175] Ἐπειδὴ δὲ κατὰ τοῦτο γέγονεν ὁ λόγος,
ἀναμνησθῆναι χρὴ τῆς μεθόδου τὴν δύναμιν. οὔτε γὰρ οἰκίας,
οὔτε νεὼς, οὔτε σκίμποδος, οὔτε ἄλλου τῶν ἁπάντων οὐδενὸς, ἑτέρως ἄν τις ἐξετάσειε τὴν κατασκευὴν, εἴτ ἄμεμπτός
ἐστιν, εἴτε μεμπτὴ, χωρὶς τοῦ τὰ συνθετικὰ διασκέψασθαι
μόρια, πόσα τε τὸν ἀριθμόν ἐστι, καὶ πηλίκον ἕκαστον,
ὅπως τε διαπέπλεκται, καὶ ὅπως κεῖται· ἀλλ' ἐν τούτοις
ἔστιν ἥ τ' ἀρετὴ καὶ ἡ κακία τῶν συνθέτων ἁπάντων σωμάτων. ἐν αὐτοῖς δὲ τούτοις ἐδείκνυτο καὶ τὰ πάθη τῆς
οἰκίας εἶναι, καὶ τῆς νεὼς, ἤτοι μεγέθει, καὶ διαπλάσει,
καὶ ἀριθμῷ, καὶ θέσει τῶν μορίων, εἴπερ γε καὶ ἡ ἀρετὴ
καὶ ἡ κακία. σκίμποδος δὲ οὐκ ἐν τούτοις· ἱματίων δὲ ἄρα

prout eft, confervanda.   At in re aliqua vitiata, in
flatum meliorem ducenda.   Quod efficere non potes,
priusquam fingularum partium actionem, et ufum, et
conftitutionem noveris.   Haec itaque quaerenda, haud-
que negligenda, fi fani et morbofi corporis fcientiam
fimus adepturi.

Cap. V.   Quum autem huc deducta fit oratio, opus eft
facultatem methodi memoria repetere.   Neque enim domus,
neque navis, neque lecti, neque cujusque rei alterius
ftructuram aliquis aliter exploraverit, an vitio careat,
an vero vitiofa fit, quam fi eas quae componunt partes
fcrutatus fuerit, quot fint numero, quam magna quaeque, quomodo conformata, et quomodo fita fit.   In his
autem omnium coagmentatorum corporum tum integritas
tum vitium exiftit.   In his vero ipfis demonftrabitur et
domus et navis affectiones confiftere, fcilicet in partium magnitudine, conformatione, numero et fitu:
liquidem et vitium et integritas.   At vero lecti non in

ἐν ἄλλοις τισίν· ὑποδήματος δὲ οὐκ ἐν τοῖς αὐτοῖς. ἐν
ἅπασιν οὖν τοῖς ὀργανικοῖς σώμασιν, οἷς οὐσία κατὰ σύνθεσιν, ἐν τέτταρσι γένεσι ἡ ἀρετὴ, καὶ ἡ κακία, καὶ τὸ
πάθος ἐστίν. εἰ δὲ καὶ κατὰ φύσιν ἕνωσιν λαμβάνοι τὰ
μόρια, πέμπτον τι γένος τοῦθ᾽ ὑπάρξει τοῖς τοιούτοις σώμασιν, ὥστε τὸν μὲν ἄριστον ἀρίστας ἔχειν τὰς ἐνεργείας,
τὸν δὲ μοχθηρότατον χειρίστας. εἰ δὲ καὶ λυθείη τις σύμφυσις, οὐ μεμπτὴ μόνον ἡ τοιαύτη διάθεσις, ἀλλ᾽ ἤδη καὶ
νόσημά ἐστι. καλείσθω δ᾽ ἕνεκα σαφοῦς διδασκαλίας τὸ
τοιοῦτον γένος ἑνώσεως λύσις, οὐδὲν διαφέρον, εἰ καὶ συνεχείας τις εἴποι λύσιν. ἀλλ᾽ ὅτι γε καὶ τοῖς ὁμοιομερέσιν
ἐγγίγνεται τὸ πάθος τοῦτο, γιγνώσκεσθαι χρή. καὶ γὰρ
ὀστοῦ, καὶ νεύρου, καὶ φλεβὸς, καὶ ἀρτηρίας, καὶ σαρκὸς
ἐν τῷ νύττεσθαί τε καὶ διαβιβρώσκεσθαι, καὶ τέμνεσθαι,
καὶ διασπᾶσθαι, καὶ ῥήγνυσθαι, διαφθείρεται τὸ συνεχές.
ἀλλ᾽ ἐν μὲν ὀστῷ κάταγμα καλεῖται τὸ πάθος· ῥῆγμα δὲ
ἐν τοῖς σαρκώδεσι μορίοις τῶν μυῶν ἐκ διατάσεως γιγνόμενον.

iftis; veftimentorum vero in aliis quibusdam; calcea-
mentorum vero non in iisdem. In omnibus igitur organicis corporibus, quibus fubftantia ex compofitione eft,
in quatuor generibus integritas, et vitium, et affectio
continetur. Si vero et naturalem unionem confequantur
partes, quintum quoddam oborietur id genus ejusmodi
corporibus, adeo ut optimum quidem corpus optimas
fortiatur actiones, quod vero peffimum, peffimas. Si
vero aliqua quoque folvatur unitas, non vitiofa folum
ejusmodi affectio, fed jam et morbus eft. Vocetur autem dilucidioris doctrinae gratia genus iftud unitatis
folutio: fi quis et continui folutionem appellet, haud
erit diffidium. Sed quod et fimilaribus partibus is ex-
citetur affectus, fcire oportet. Etenim offis, et nervi, et
venae, et arteriae, et carnis, quotiescunque punguntur,
roduntur, fecantur, divelluntur et rumpuntur, vitiatur
continuum. Verum in offe quidem fractura affectus vocatur; ruptura vero in carnofis mufculorum partibus,

αἱ δ᾽ ἶνες ὅταν ὁμοίως ταϑεῖσαι ῥαγῶσι, σπάσμα καλεῖται τὸ πάϑος. ὡσαύτως δὲ τῷ ῥήγματι τὸ τραῦμα συνεχείας ἐστὶν ἐν σαρκὶ λύσις, οὐκ ἐκ διατάσεως, ἀλλ᾽ ἐντομῆς. εἰ δ᾽ ὀξὺ καὶ λεπτὸν εἴη τὸ τιτρῶσκον, ὀνομάζεται νύγμα καὶ νύξις· εἰ δὲ βαρὺ, ϑλάσμα καὶ ϑλάσις. τῶν δ᾽ ἐξ ἀναβρώσεως, ὅσα μὲν ἐν ὀστῷ γίγνεται, τερηδών· ὅσα δὲ ἐν τοῖς ἄλλοις, ἕλκος. ἀλλ᾽ ὀνομάζειν μὲν ἐξέστω καὶ ἄλλως. αἱ διαφοραὶ δὲ αἱ σύμπασαι τοιαῦταί εἰσι καὶ τοσαῦται τοῦ πέμπτου γένους τῶν νοσημάτων, ὅταν ἐν τοῖς πρώτοις συνίστηται μέρεσιν. ἐν ὀργανικοῖς δὲ, ὡς εἴρηται, κατὰ τὰς τῶν ἑτερογενῶν γίγνεται συμφύσεις, καὶ καλεῖται πάντα ἀποσπάσματα. διαιρεϑέντος μέντοι τινὸς ὅλου τῶν ὁμοιομερῶν, εἴη μὲν ἂν καὶ αὐτοῦ τοῦ διῃρημένου τὸ πάϑος, εἴη δ᾽ ἂν καὶ τοῦ σύμπαντος ὀργάνου, ποτὲ μὲν κατὰ συμβεβηκὸς, ὡς ἐπειδὰν ἤτοι μῦς, ἤ τι τοιοῦτον ἕτερον πάϑῃ, ποτὲ δὲ καὶ πρῶτον, ἐπειδὰν σύνδεσμος. ὥσπερ οὖν ἐφ᾽ ἑνὸς γένους νοσήματος, ἐν ᾧ τὸ συνεχὲς τῶν μορίων βλάπτεται, τὰς διαφο-

quae extenfione concitatur; quum autem fibrae peraeque tenfae rumpuntur, vulfura vocatur affectus: eodem vero modo quae ruptione continui fit in carne folutio, vulnus, quod non extenfione, fed incifione prodit; verum fi, quod vulnerat, acutum ac tenue fit, punctura et punctio nominatur; fi vero grave, contufio vel collifio; ex corrofione vero qui in offe quidem oboritur, caries; qui vero in caeteris, ulcus. Sed nominare quidem alio modo concedatur. At hae differentiae omnes tot talesque funt quinti generis morborum, quum primas partes obfident. In organicis vero (ut dictum eft) fecundum eas, quae diverfi funt generis, coagmentationes oboriuntur, vocanturque omnes avulfiones. Sed divifa quadam tota parte fimilari, affectio quidem illa tum ejus partis erit, quae fecta eft, tum etiam totius erit organi. Interdum tamen ex accidenti, ut quum vel mufculus, vel pars hujusmodi aliqua affecta eft; interdum vero etiam primario, ut quum ligamentum. Ut igitur unius generis morbi, in quo par-

ράς εγω νῦν ἐπῆλθον, οὕτω καὶ σὺ πειράθητι τῶν ἄλλων
τεττάρων γενῶν, ὡσαύτως διελθεῖν. ἀναμιμνήσκειν γὰρ αὐτῶν ἐν τῷδε τῷ λόγῳ περιττὸν ἐδόκει μοι, γεγραμμένων γε
ἁπάντων ἀκριβῶς ἐν τῷ περὶ τῆς τῶν νοσημάτων διαφορᾶς.
Κεφ. ς'. [176] Πάλιν οὖν ἀναμνήσομαι ἡμᾶς αὐτοὺς,
ὡς κἂν τοῖς ἄλλοις ἅπασιν, ὧν ἐν συνθέσει τὸ τῆς οὐσίας εἶδός
ἐστιν, ἐδείχθη τὰ σύμπαντα γένη τέτταρα, τῆς ὕλης οὐσίας
αὐτῶν αἴτια, καὶ προσέτι τοῦ κατωρθωμένου τε καὶ διη-
μαρτημένου σχήματος ἐν αὐτοῖς· ἔπειτα δ', ὅτι καὶ αὐτῶν
τῶν ἁπλῶν ἑκάστου μορίων ἀναγκαῖόν ἐστιν ἐπίστασθαι τὴν
φύσιν, εἰ καὶ τὴν τούτων τις ἀρετήν τε καὶ κακίαν ἱκανός ἐστι
γνωρίζειν, ἐπανορθοῦσθαί τε τὰ παθήματα. πεπονθυίας
γοῦν ἐν οἰκίᾳ κεραμίδος ἢ πλίνθου τινὸς, ὠμῆς ἢ ὀπτῆς, ἐπίστασθαι χρὴ τὸν τεχνίτην, ὅπως τε δημιουργήσει τοιαύτην ἑτέραν, ὅπως τε τὴν μὲν πεπονθυίαν ἐξαιρήσῃ, καταθήσεται δ'
εἰς τὸν ἐκείνης τόπον ἑτέραν ἀπαθῆ. τῷ μέντοι γε τὴν περὶ
τὸ σῶμα τἀνθρώπου τέχνην συνισταμένῳ πρὸς τοῖς ἄλλοις

tium continuum laeditur, differentias ego nunc edifferui,
ita et tu fimili experiare ratione caetera quatuor genera
paucis percurrere. Memoria namque ipfa hoc in libro
repetere fuperfluum mihi videtur, quum in libro de
morborum differentiis accurate confcripta lint omnia.

Cap. VI. Rurfus igitur nobis iplis in memoriam revo-
cabimus, quod et in caeteris partibus omnibus, in quarum
compolitione fubltantivae fpecies elt, demonftratum fit,
univerfa genera quatuor totius fubftantiae ipfarum effe
caufas; ac praeterea tum probe conflitutae, tum vitiatae ipfarum figurae; deinde vero quod et cujusque ipfarum fimplicium partium naturam fcire neceffe fit, fi
quis tum et earum integritatem et vitium cognofcere,
tum affectus emendare commode valeat. Oblaefo igitur
domus imbrice, aut latere aliquo, vel crudo, vel cocto,
fcire oportet opificem, et quomodo ejusmodi alternm
ftructurus fit, et quomodo oblaefum exempturus, ac in
illius locum alterum integrum politurus. At fane et
qui artem circa hominis corpus verfautem conflituit, ei

καὶ ἀναγκαῖον τοῦτο ἔσται, γιγνώσκειν, εἴτε δυνατόν ἐστιν
ἀντιτιθέναι τι μόριον, εἴτε ἀδύνατον ἀντ᾽ ἄλλου τίθεσθαι.
σάρκα μὲν ἐκκόψας πεπονθυῖαν, ἑτέραν ἐργάσασθαι δύ-
νασαι. νεῦρον δὲ ἡ σύνδεσμον κόψας, ἕτερον ἀποτελέσαι
τοιοῦτο οὐ δυνήσῃ. τῇ μὲν γὰρ ἐξ αἵματος ἡ γένεσις, τοῖς
δὲ ἐκ σπέρματος. ἔστι δὲ καὶ ὀστοῦν ἕν τι τῶν ἐν τῇ
πρώτῃ διαπλάσει συνισταμένων. ἀλλ᾽ εἰς τὴν χώραν αὐτοῦ
καταθεῖναί τι δυνάμεθα παραπλήσιον ὀστῷ. καὶ ταῦτα ἐγὼ
μὲν νῦν ἀπεφηνάμην ἐκ προχείρου λαβὼν ἕνεκα παραδείγματος. ὁ δὲ λόγος αὐτόν γε κελεύει ζητῆσαι τὸν συνιστάμενον τὴν τέχνην, καὶ ἤδη γε τὰς ἀρχὰς τῆς εὑρέσεως ὑπε-
γραψάμην, ἐπὶ τὴν πρώτην τοῦ ζώου γένεσιν ἀναπέμψας,
καὶ συμβουλεύσας ζητῆσαι, τίνα μὲν ἐκ σπέρματος ἐγένετο,
τίνα δ᾽ ἐκ τροφῆς ἀεὶ γίγνεται. ἔτι δὲ δὴ μᾶλλον ἡ μέθοδος ἀναγκάζει τε καὶ κελεύει ζητεῖν ἡμᾶς, εἴθ᾽ ἕν ἐστιν
ἕκαστον τῶν ὁμοιομερῶν τε καὶ ἁπλῶν φαινομένων μορίων,
εἴτ᾽ ἐκ πλειόνων σύγκειται, καὶ τίς ὁ τρόπος αὐτοῖς ἐστι

praeter caetera necefIarium quoque eft id nofIe, num
aliqua pars loco alterius poni qneat, an vero alterius
vice locari nequeat. Carnem quidem prave affectam fi
refecueris, aliam procreare poteris; nervum vero aut
ligamentum fi fecueris, alterum ejusmodi efficere non
poteris. Illi etenim ex fanguine, his vero ex femine
ortus eft. Sed os quoque una quaedam eft partium,
quae in prima conformatione conftructae funt. Verum
in locum ipfius reftituere poffumus aliquid offi affimile.
Et haec nos equidem nunc obiter funipta exempli gratia
prodidimus, imo et ratio ipfum hortatur inquirere, qui
artem conftituit, jamque inventionis principia defcripfi-
mus, quae ad primam animantis generationem revilimus,
confuluimusque inquirere, quaenam ex femine procreata
fint, et quae ab alimentis perpetuo procreentur. Ad
haec autem magis methodus et cogit et exhortatur nos
inquirere, utrum fingulae partes fimilares, quae et fimplices confpiciuntur, unum fint, an vero ex pluribus

GALENUS TOM. I. Q

τῇ συνθέσει. εὔδηλον γὰρ, ὡς καὶ ταῦτα τοῖς ὀργανικοῖς
ὀνομαζομένοις ἀνάλογα, ἔν τε τῇ ποσότητι καὶ διαπλάσει καὶ
μεγέθει καὶ θέσει (37) τῶν συνιστάντων αὐτὰ, τήν τ᾽ ἀρετήν
ἕξει καὶ τὴν κακίαν, εἴπερ ἀνάλογος ὁ τρόπος αὐτῶν ἐστι τῆς
γενέσεως. εἰ δ᾽ οὐχ οὕτως, ἀλλ᾽, ὡς ἡ τετραφάρμακος ὀνο μα-
ζομένη, δι᾽ ὅλων κερασθέντων ἁπάντων ἐγένετο, καθ᾽ ἕτερον τρόπον ἐξευρήσεις αὐτῶν τὴν ἀρετήν τε καὶ κακίαν, καὶ
τὴν νόσον. ὥσπερ, οἶμαι, εἰ μὴ κερασθέντων, ἀλλ᾽ ἐκ
παραθέσεως ἀκριβοῦς ἡ ἕνωσις αὐτῶν ἐστιν, ὁμοίως τῷ κε-
φαλικῷ τῷ καλουμένῳ φαρμάκῳ ξηρῷ, καὶ οὕτως ἐξεύροις
τὴν ἀρετήν τε καὶ κακίαν, καὶ νόσους οἰκείας τῇ γενέσει
τοῦ πράγματος. εἰ δὲ μήτε ἐκ πολλῶν διαφερόντων κατ᾽
εἶδος, ἀλλ᾽ ὁμοειδῶν ἁπάντων σύγκειται, καθάπερ εἰ οὕτως
ἔτυχεν οἰκία τις ἐξ ὀπτῆς πλίνθου μόνης, ἢ λίθων, ἐν τῇ
συνθέσει μόνῃ δηλονότι ἐξευρήσεις τῶν ὁμοιομερῶν τὴν ἀρετήν τε καὶ κακίαν, καὶ νόσους οἰκείας τῇ γενέσει τοῦ
πράγματος. ὅτι μὲν δὴ τῶν εἰρημένων ἕν τι τοῖς ὁμοιομε-

conftent et quis fit earum compofitionis modus. Has
namque planum eft organicis nuncupatis proportione refpondentes et in quantitate, et conformatione, et magnitudine, et litu ipfas conftituentium, tum integritatem, tum
vitium fortituras, fi modus ipfarum generationis fit ana-
logus; fi vero non ita, fed ut medicamentum, quod tetrapharmacum nominatur, totis per tota mixtis factae fint,
alia ratione ipfarum integritatem et vitium et morbum
comperies. Quemadmodum (arbitror) fi non ex mixtis,
fed ex appofitione accurata fit ipfarum unitas peraeque
cephalico, quod vocatur, medicamento arido; fic et
integritatem, et vitium et morbos operis generationi
proprios inveneris: fi vero non ex multis fpecie differentibus, fed ex iisdem fpecie omnibus compofitae fint,
ut (fi ita fors tulerit) domus quaedam ex coctis lateri-
bus folis, aut lapidibus, in compofitione fola videlicet
fimilarium partium et integritatem et vitium et morbos
operis generationi proprios reperies. Verum fane ali-

ρέσιν ὑπάρχει σώμασιν, ὁ λόγος ἡμῖν ὑφηγεῖται. τί δ᾽ ἐξ
αὐτῶν ἐστιν ἀληθὲς, ἀκριβοῦς δεῖται σκέψεως. ὁρῶμέν
γέ τοι καὶ τοὺς φιλοσόφους, ἐπὶ την τοιαύτην μὲν ἀφικο-
μένους ζήτησιν, ὥσπερ καὶ [177] τῶν ἰατρῶν ἐνίους, ἐπιπλέον ἀλλήλων διενεχθέντας. διό μοι καὶ δοκοῦσιν οἱ πλεῖστοι τῶν ἰατρῶν ἀποστῆναι τῆς τοιαύτης ζητήσεως, ἀπο-
γνόντες εὑρήσειν τὸ ζητούμενον. ἔνιοι δ᾽ οὐ μόνον ὡς
ἀδυνάτου τῆς εὑρέσεως ἀπέστησαν, ἀλλὰ καὶ ὡς ἀχρήστου.
ὅτι μὲν οὐκ ἄχρηστος, εἰ μέλλοι τις οὐ διὰ πείρας τινος,
ἀλλὰ μεθόδῳ συστήσασθαι την τέχνην, ἤδη μοι δοκεῖ πρόδηλον ὑπάρχειν· ὅτι δὲ οὐδ᾽ ἀδύνατος, ἐφεξῆς σκοπῶμεν,
ὀλίγον τι πρότερον ἡμῖν διαλεχθέντες. εἰ γάρ τί μοι πιστεύεις, ὥσπερ οὖν πιστεύεις, ὁρῶν με οὐδὲν προς δόξαν
ἀνθρώπων, ἀλλὰ καὶ προς ἀλήθειαν ἅπαντα πράττοντα,
μὴ καταπληττέτω σε τὸ πλῆθος τῶν διαφωνησάντων ἰατρῶν
τε καὶ φιλοσόφων. εἰ μὲν γὰρ ἐξ ὧν χρη γνῶναι ταληθὲς, ἅπασιν ὑπῆρξεν, εἴτ᾽ οὐχ εὗρον, εὔλογον ἦν ἀπογνῶναι

quod praedictorum fimilaribus adeffe partibus, ratio nobis
fuadet; quodnam autem ex ipfis verum fit, exacta con-
fideratione indiget. Videmus enim, philofophos in hujusmodi quaeftionem defcendere, quemadmodum et medicorum nonnullos plurimum inter fe discrepaffe. Quare
mihi etiam quamplurimi medici videntur ab hac quae-
ftione feceffiffe, quum fe id, quod quaereretur, inventuros
nequaquam fperarent; nonnulli vero non modo ut impoffibilem, fed ut inutilem disquifitionem omiferunt.
Quod quidem inutilis minime fit, fi quis non experientia, fed methodo artem conftituerit, jam mihi dilu-
cidum effe videtur: quod vero non impoffibilis, poftea
confiderabimus, quum quid paucum prius inter nos dif-
feruerimus. Si quam enim mihi fidem adhibens,
ut certe adhibes, quum me rem nullam humanae gloriae, fed veritatis ftudio omnia efficere confpicias; ne
te multitudo medicorum philofophorumque discrepantium
deterreat. Si namque, ex quibus veritatem noffe oportet, ea omnibus adeffent, nec ipfam poftea invenirent,

244 ΓΑΛΗΝΟΥ ΠΡΟΣ ΠΑΤΡΟΦΙΛΟΝ

Ed. Chart. II. [177.]   Ed. Baf. I. (37.)

τῆς εὑρέσεως. εἰ δὲ τινὰ μὲν οὐδ' ὅλως ἔσχον, ὥσπερ οὖν
ὁμολογοῦσι καὶ αὐτοί, τινὰ δ' ἄδηλον εἰ ἔσχον, ἡμεῖς δὲ
σύνισμεν αὐτοῖς ἔχουσιν ἅπαντα, θαῤῥούντως χρὴ προσιέναι
τῇ ζητήσει. τίνα τοίνυν ἐστὶν, ἃ χρὴ συνελθεῖν, ἵνα ζητῶν
ὁτιοῦν τις ἥτοι γνῷ τἀληθὲς, ἢ μὴ γνοὺς οὐκ ἀπογνῷ
τῆς εὑρέσεως; ἑπτὰ δηλονότι. πρῶτον μὲν ὀξεῖα φύσις,
ὥστε ὅπερ ἂν ἐκδιδάσκηται μάθημα λογικὸν ἑτοίμως ἔπεσθαι.
δεύτερον δὲ ἡ ἐκ τῆς παιδικῆς ἡλικίας ἀγωγή τε καὶ ἄσκησις, ὡς ἐν τοῖς πρώτοις γενέσθαι μαθήμασι. μάλιστα δ'
αὐτὸν ἐν ἀριθμητικῇ τε καὶ γεωμετρίᾳ γυμνάσασθαι δεῖ,
καθάπερ καὶ Πλάτων συμβουλεύει. τρίτον ἐπὶ τούτοις
ἅπασιν ὑποσχεῖν τὰ ὦτα τοῖς κατὰ τὸν ἑαυτοῦ χρόνον ἀρίστοις εἶναι δοκοῦσιν. εἶτα τέταρτον αὐτὸν εἶναι φιλοπονώ-
τατον, ὡς μηδὲν μήθ' ἡμέρας, μήτε νυκτὸς ἐκμελετᾷν
ἄλλο πλὴν τῶν μαθημάτων. εἶτα πέμπτον, ὅπερ ὀλιγίστοις
ὑπῆρξεν, ἀληθείας ὀρεχθῆναι, καὶ τοῦτο σπουδάσαι μόνον ἐν
ἅπαντι τῷ βίῳ, καταφρονήσαντα τῶν ἄλλων ἁπάντων, ἃ τοῖς

ſpem inventionis abjici confentaneum effet. Sed fi quaedam omnino ifti non habuerint, quemadmodum etiam
conceduut, quaedam vero utrum habuerint nou con-
ftet, nos vero fimus confcii, nos ipfos omnia tenere,
veritatis inquifitionem audacter admittere necelfe eft.
Quotnam igitur exiftunt, quae concurrere opus eft, ut, fi
quis quaerens aliquid, five verum noverit, five non,
ab inventione non defperet? Septem nimirum. Primum quidem acuta natura, ut, quaecunque difciplina rationalis edoceatur, eam facile aſſequatur. Secundum a
puerili aetate et inftitutio, et exercitatio, ut in primis
verfetur difciplinis; maxime vero et in arithmetica et
in geometria fefe exercuiffe oportet, quemadmodum et
Plato confuluit. Tertium, ad haec omnia optimis fua
tempeftate habitis praeceptoribus aures adbibuiffe.
Quartum poft ea, ipfum effe laboris patientiffimum, ut
nihil quicquam interdiu, nihilque noctu praeter difciplinas meditetur. Quintum praeterea, quod pauciffimis
contingit, veritatem expetere, eique foli in tota vita
ftudio jucumbere, fpretisque caeteris omnibus, quae a

πολλοῖς διεσπούδασται. πρὸς τούτοις ἕκτον, ἐκμαθεῖν τινα
μέθοδον, ᾗ διακρίνεται τὸ ἀληθές τε καὶ τὸ ψεῦδος. οὐ
γὰρ δὴ ἀποχρήσει γε μόνον εἰς τὴν εὕρεσιν ὧν ζητοῦμεν
ἐπιθυμῆσαι τῆς ἀληθείας, ἀλλὰ χρὴ καὶ δύναμίν τινα τῆς
εὑρέσεως πορίσασθαι. ἕβδομον ἐπὶ τούτοις ἅπασιν, ἀσκῆσαι
τὴν μέθοδον, ὡς μὴ γιγνώσκειν μόνον, ἀλλὰ κεχρῆσθαι δύνασθαι. εἰ γὰρ δὴ τοῖς μὲν ῥήτορσιν ἐλάττονα τέχνην με-
τερχομένοις οὐχ ἱκανὸν εἶναι δοκεῖ τὸ γνῶναι τὴν μέθοδον,
ἀλλ᾽ ἐν ἅπαντι τῷ βίῳ τὴν ἄσκησιν αὐτῆς μεταχειρίζονται,
πολὺ μᾶλλον τοῖς οὕτω μεγάλα ζητοῦσιν οὐκ ἀποχρήσει
μόνως ἐκμαθεῖν τὴν μέθοδον. εἰ μὲν οὖν ἕν τι τῶν εἰρημένων ἐνδέοι τῷ καθηγουμένῳ τῆς ἐπὶ τὴν ἀλήθειαν ὁδοῦ,
δίκαιόν ἐστι μὴ πάνυ τι τυχεῖν ἐλπίζειν, ὧν ἐφίεται. εἰ δὲ
ἅπαντα ὑπάρχει, τί κωλύει ζητεῖν τὸ ἀληθὲς ἐπ᾽ ἐλπίσιν
ἀγαθαῖς;

Κ ε.φ. ζ. Ἔστι μὲν δὴ τὸ προκείμενον, ὥσπερ τοῦ σύμπαντος σώματος ἐξ ἀνατομῆς ἐμάθομεν ἅπαντα τὰ μόρια μέχρι τῶν

plerisque expetuntur. Sextum ferie, methodum quandam didicifle, qua tum verum, tum falfum dijudicetur.
Non enim certe fatis fuerit ad inventionem duntaxat
eorum, quae defideramus, veritatem concupifcere, fed
etiam facultatem quandam inventionis paratam habere
oportet. Ad haec omnia feptimum, methodum exercuiffe decet, ut non folum cognofcere, fed uti queat.
Si namque rhetoribus quidem inferiorem artem fectanti-
bus haud fatis effe videatur noffe methodum, fed totam
vitam in ipfius exercitatione conterant, multo magis
magna adeo quaerentibus folum edidiciffe methodum nequaquam fufficiet. Itaque fi quod unum horum, quae
dicta funt, ad veritatem viam inftituenti defit, aequum eft ipfum haud admodum fperare eorum quae ex-
petit quicquam effe confequuturum. Si vero omnia
fuppetant, quid prohibet veritatem bona fpe fultum ex-
quirere?

C a p. VII. Inftitutum porro eft nobis, quemadmodum
omnes totius corporis vel etiam fimpliciffimas ex diffectione

246 ΓΑΛΗΝΟΤ ΠΡΟΣ ΠΑΤΡΟΦΙΛΟΝ

Ed. Chart. II. [177. 178.]   Ed. Baſ. I. (37.)

ἁπλουστάτων, ὡς πρὸς τὴν αἴσθησιν, οὕτω καὶ αὐτὸ τοῦτο
ἐξευρεῖν, ὁποῖα τὰ πρὸς τὴν φύσιν ἐστὶ τὰ πρῶτά τε καὶ
ἱπλούστατα μόρια. μὴ τοίνυν ἐπὶ πάντων, ἀλλ᾽ ἐφ᾽ ἑνὸς,
ὡς ἐπὶ παραδείγματος, ὁ λόγος ἡμῖν γιγνέσθω. τῆς σαρκὸς
ἐπισκεπτομένης, πρῶτον μὲν, εἰ ἕν τι την ἰδέαν ἐστὶ τὸ
γεννῆσαν [178] αὐτὴν στοιχεῖον. οὐδεν γὰρ χεῖρον οὕτως
ὀνομάσαι τὸ πρῶτόν τε καὶ ἁπλούστατον ἐν αὐτῇ μόριον.
εἶθ᾽ ἑξῆς, εἴπερ μὴ φαίνοιτο τοιοῦτον, εἰ πολλά. κἄπειτα,
πόσα γε, καὶ τίνα, καὶ ὅστις ὁ τρόπος αὐτοῖς ἐστι τῆς συνθέσεως. ἐπεὶ τοίνυν ἡ σὰρξ ὀδυνᾶται τεμνομένη τε καὶ θερμαινομένη σφοδρῶς, ἀδύνατον ἕν εἶναι τῷ εἴδει τὸ στοιχεῖον,
οἷον Ἐπίκουρος ὑπέθετο την ἄτομον. ὅτι γὰρ οὐχ ἕν τῷ εἴδει τὸ
στοιχεῖόν ἐστι τοιοῦτον, ἐντεῦθε δῆλον. οὐδεμία τῶν ἀτόμων
αὐτη καθ᾽ ἑαυτὴν οὔτε θερμὴ τὴν φύσιν ἐστὶν, οὔτε ψυχρά,
οὐ μὴν οὐδὲ λευκή τίς ἐστιν ἐξ αὐτῶν η μέλαινα. καὶ τί δια-
τρίβω, καὶ καταμηκύνω κατακερματίζων τον λόγον; ὅλως γὰρ
οὐδεμία ποιότης ἐστὶν αὐτῇ τῇ ἀτόμῳ, ὡς οἱ πατέρες αὐτῶν
βούλονται. τῶν γὰρ δὴ τοιούτων ποιοτήτων πᾶσαι δι᾽ ὅλων

didicimus, ita hoc ipſum invenîre, nempe quales natura
exiſtant primariae et ſimpliciſſimae partes. Verum non
de omnibus, ſed de una ceu exempli loco ſermonem
inſtituemus. Caro inſpiciatur primum, an unum ſpecie
fit elementum, quod ipſam procreaverit. Nihil enim mali eſt primam et ſimpliciſſimam in ea partem ſic appel-
laſſe. Deinde ſi talis non appareat, an multae; poſtea,
çuot hae, et quae ſint; tum, quinam compoſitionis earum
modus exiſtat. Quum igitur caro, dum ſecatur calefcit-
que vehementer, dolore afficitur; unum ſpecie elementum eſſe non poteſt, cujusmodi Epicurus atomon ſtatuit.
Quod enim unum ſpecie elementum tale non ſit, inde
conſtat; nulla ſiquidem ex atomis ipſa per ſe aut calida
natura eſt aut frigida, neque etiam candida quaedam
ex ipſis eſt, vel nigra. Sed quid commoror, et com-
minuens orationem protraho? In ſumma namque, nulla
qualitas eſt ipſi atomo, ut auctores ipſarum decernunt.
Nam hujusmodi qualitates univerſae per tota corpora

Ed. Chart. II. [178.]　　　　　　　Ed. Baſ. I. (37.)

φαίνονται διεληλυθέναι τῶν σωμάτων· ὡς ἥ γε κατὰ τὸ
σχῆμα ποιότης ὑπάρχει πάσαις αὐταῖς, ὑπάρχει δὲ καὶ ἀν-
τιτυπία, καὶ βάρος. ἀλλ᾽ εἴτε ποιότητα χρὴ καλεῖν, εἴτε
ἄλλο τι τὰ τοιαῦτα, πρός γε τὸ προκείμενον οὐδὲν διαφέρει. πάσαις γὰρ αὐταῖς ὑπάρχει τὰ εἰρημένα, καὶ οὐ
διαφέρουσιν ἀλλήλων εἴδει, καθάπερ αἱ ὁμοιομέρειαι τοῖς
ἐκείνας ὑποτιθεμένοις, ἢ τὰ τέτταρα στοιχεῖα τοῖς τιθεμένοις ταῦτα. φησὶν οὖν ὁ Ἱπποκράτης, ἐγὼ δέ φημι, εἰ ἓν
ἦν ἄνθρωπος, οὐδέποτ᾽ ἂν ἤλγεεν, ὀρθότατα λέγων. τὸ
γὰρ ἓν ἀμετάβλητον εἰς ἕτερον, οὐκ ἔχον γε εἰς ὃ μεταβάλοι.
τὸ δὲ ἀμετάβλητον ἀναλλοίωτον καὶ ἀπαθὲς, τὸ δὲ ἀπαθὲς
ἀνώδυνον. γίγνεται τοίνυν ἐκ τῶν εἰρημένων προτάσεων
συμπέρασμα, τὸ ἓν ἀπαθὲς ὑπάρχειν· ἐφ᾽ ᾧ πάλιν ἕτερος
ἐρωτηθήσεται λόγος τοιόσδε. εἰ ἓν ἦν τῷ εἴδει τὸ στοιχεῖον,
οὐδὲν ἐν τοῖς πᾶσιν οὐδέποτε ὀδυνήσεται· ἀλλὰ μὴν ὀδυ-
νᾶται· οὐκ ἄρα ἕν ἐστι τὸ στοιχεῖον. ἐπεὶ δ᾽ ὑπέκοιτο περὶ
σαρκὸς ποιεῖσθαι τὸν λόγον, ἐπ᾽ ἐκείνης ἐξεταζέσθω. εἰ
ἓν ἦν τῷ εἴδει τὸ τῆς σαρκὸς στοιχεῖον, οὐδέποτε ἡ σὰρξ

permeaſſe videntur, ut ipſa figurae qualitas ipſis omnibus inſit: ineſt autem et renixus et gravitas: ſed haec
an qualitatem, an aliud quicquam vocare oporteat, ad
propoſitum nihil attinet. Omnibus enim ipſis praedicta
inſunt, nec inter ſe ſpecie differunt, ſicut homoeome-
riae, ſimilaritates iis qui illas ſuppoſuere, aut elementa quatuor haec ſtatuerunt. Hippocrates igitur inquit: ego vero dico, ſi homo unum eſſet, haudquaquam
doleret. Rectiſſime pronunciat. Nam unum in aliud
mutari non poteſt, quum non habeat in quod mutetur;
quum immutabile nec alterari, nec mutari poſſit; impatibile vero dolore vacet: at manat ex dictis pronunciatis
haec concluſio, unum elſe impatibile, ob quam rurſus aliud
proponetur argumentum tale. Si elementum unum eſſet
ſpecie, nihil in omnibus unquam doleret. Atqui dolet:
non igitur unum eſt elementum. Quoniam vero de carne
nobis conſtitutum erat diſſertationem moliri, de illa diſ-
ſeratur. Si unum eſſet ſpecie carnis elementum, nun-

Ed. Chart. II. [178.]   Ed. Baf. I. (37.38.)

ὀδυνήσεται· ἀλλὰ μὴν ὀδυνᾶται· οὐκ ἄρα ἔν ἐστι τῷ εἴδει
τὸ τῆς σαρκὸς στοιχεῖον. ὁ δ᾽ αὐτὸς λόγος καὶ καθ᾽ ἕτερον ἐρωτηθήσεται τρόπον. εἰ ἀπαθές ἐστι τὸ τῆς σαρκὸς
στοιχεῖον, οὐκ ὀδυνηθήσεται· ἀλλα μην ὀδυνᾶται· οὐκ ἄρα
ἐστίν απαθ ς. εἰ δὲ καὶ πλείω λέγοι τις εἶναι τὰ στοιχεῖα,
μη μέντοι γε ἀλλοιούμενα, καὶ ἐπ᾽ ἐκείνων ὁ αὐτὸς λόγος
ἐρωτηθήσεται κατὰ τὸν αὐτὸν τρόπον. εἰ ἀπαθῆ τῆς σαοκός
ἐστι τὰ στοιχεῖα, οὐκ αλγήσει· ἀλλὰ μὴν ἀλγεῖ· οὐκ ἄρα
ἐστὶν ἀπαθῆ τὰ τῆς σαρκὸς στοιχεῖα. ὁ μὲν οὖν πρότερος
λόγος ἀνατρέπει τήν τε τῶν ἀτόμων, καὶ τὴν (38) τῶν
ἀνάρμων, καὶ την τῶν ἐλαχίστων ὑπόθεσιν. κατὰ δὲ τὸν
δεύτερον ἥ τε τῶν ὁμοιομερειῶν ἀναιρεῖται δόξα, καὶ ἡ
Ἐμπεδοκλέους. καὶ γὰρ οὗτος ἐκ τῶν τεσσάρων στοιχείων
βούλεται συνίστασθαι τὰ σώματα, μὴ μεταβαλλόντων εἰς
ἄλληλα. πρόσεχε νοῦν ἤδη τῷ λόγῳ, ὡς θᾶττον ἐλπίδος
ἐξεῦρε τὸ μέγιστον μέρος ὧν ἐζήτεις. οὐκ ἀπαθῆ γὰρ ἀπέδειξεν εἶναι δεῖν τὰ στοιχεῖα τῆς σαρκός. οὔκουν ἔτι κα-

quam caro doleret; fed dolet; non igitur unum fpecie
carnis elementum eſt. Eadem vero ratiocinatio alio
quoque modo proponetur. Si impatibile ſit carnis elementum, non dolebit: atqui dolet: non igitur eſt impatibile. At ſi quis et plura eſſe elementa dieat, non tamen quae alterentur: de illís in hunc modum eadem
ratiocinatio proferetur. Si impatibilia ſunt carnis elementa, non dolebit; fed dolet; non igitur impatibilia
ſunt carnis elementa. Quare prior quidem ratiocinatio,
et atomorum, et incompactilium, et minimorom corpus-
culurum hypotheſim fubvertit. Altera vero et ſimilari-
tatum et Empedoclis opinionem tollit. Etenim hic ex
quatuor elementis corpora vult conſtitui, fed quae invicem non transmutentur. Adhibe jam disputationi animum, qua citius ac fperaverim maximam eorum partem
quae quaerebas invenit; quippe carnis elementa non
impatibilia eſſe oportere demonſtravit. Non igitur

θέξουσι τὸ προκείμενον κατὰ τὸν λόγον ἐν τῇ συνθέσει
τῶν ἀπαθῶν ἐκείνων σωμάτων, ἃ δὴ στοιχεῖα τῆς τῶν ὄντων ἀπάντων φύσεως ὑποτίθενται, τὰς ὀδύνας γεννᾶσθαι
φάσκοντες. ἀπαθὲς γὰρ ὀδυνώμενον οὔθ᾽ ἡ διάνοια πα-
ραδέχεται, καὶ πολὺ δὴ μᾶλλον οὐδὲν τῶν αἰσθητῶν μαρτυρεῖ. τοὺς γοῦν δακτύλους εἰ συμπλέξῃς ἀλλήλοις, εἶτ᾽
αὖθις ἀποχωρίζοις, οὔθ᾽ ἡ σύνοδος, οὔθ᾽ ὁ διαχωρισμὸς
ὀδύνην ἐργάσεται. τὸ μὲν γὰρ ὀδυνᾶσθαι σὺν τῷ πάσχειν
ἐστίν. πάσχει δὲ οὐδὲν τὸ ψαῦον, ἐπειδήπερ ἐν δυοῖν τούτοιν ἐστὶ τὸ πάσχειν, ἀλλοιώσει τε τῇ δι᾽ ὅλων καὶ λύσει
τῆς συνεχείας. ὁπότ᾽ οὖν οὐδ᾽ ἐν τοῖς παθητικοῖς ἐναργῶς
σωμασιν οὔθ᾽ ἡ σύνοδος, οὔθ᾽ ἡ ἄφοδος ὀδύνην [179] ἐργάζεται, σχολῇ γε ἂν ἐν τοῖς ἀπαθέσιν ἐργάσαιτο. οὐ μὴν
οὐδὲ τὸ ἄναρμον τὸ Ἀσκληπιάδου θραυστὸν ὂν ὀδυνήσεται
θραυόμενον, ἀναίσθητον γάρ ἐστιν. ὥστε οὐδὲ τούτῳ
πλέον ὀδύνης ἔσται ἐξ ὧν πάσχει, τῆς αἰσθήσεως ἀπούσης,
ὥσπερ ὀστῷ καὶ χόνδρῳ, καὶ πιμελῇ, καὶ συνδέσμῳ, καὶ

etiamnum, qui dolores tempori statuunt in corporum illorum impatibilium compositione, quae certe elementa
omnium rerum naturae supponunt, propositum in oratione obtinebunt. Etenim nec intellectus capit, imo
nec ullum eorum, quae sub sensum cadunt, attestator, impatibile dolore affici. Nam digitos si invicem committas,
ruisusque separes, nulli dolorem nec coitus, nec separatio
concitabit, siquidem dolor passioni conjunctus est. At
nihil contiguum afficitur, quoniam in his duobus passio
consistit, alteratione per tota et continuitatis divortio.
Quum igitur in patibilibus manifesto corporibus neque
coitus, neque sejunctio dolorem efficiat, multo minus
in impatibilibus efficiet. Quare nec Asclepiadis corpus-
culum illud incompactile fragile existens dolebit, dum
frangitur; non enim ipsi sensus est. Quare neque huic
plus erit doloris ex iis, quibus afficitur, quum sensus sit
expers, quam ossi, cartilagini, adipi, ligamento et pilis.

θριξί. καὶ γὰρ ταῦτα πάντα πάσχει μὲν, οὐκ ὀδυνᾶται δὲ,
διότι μηδὲ αἰσθάνεται. χρὴ τοίνυν τὸ μέλλον ὀδυνήσεσθαι
παθητὸν εἶναι καὶ αἰσθητόν. οὐ μὴν ἐξ αἰσθητικῶν γε
τῶν πρώτων ἀναγκαῖον εἶναι τὸ αἰσθητικὸν, ἀλλ᾽ ἀρκεῖ τὸ
παθητικὸν μόνον. αἰσθητικὸν γὰρ δύναται γενέσθαι ποτὲ,
μεταβάλλον τε καὶ ἀλλοιούμενον. ἐπεὶ δ᾽ ἀπείρους ἐγχωρεῖ
τὸ πλῆθος γενέσθαι τὰς ἐκ τῶν στοιχείων ἀλλοιώσεις τε καὶ
κράσεις, ἄπειροι τῶν κατὰ μέρος σωμάτων αἱ ἰδιότητες
συστήσονται, καθ᾽ ἃς οὐδὲν ἄτοπον ἀναίσθητα γενέσθαι
πολλὰ, καὶ τῶν αἰσθανομένων τὸ μὲν μᾶλλον αἰσθάνεσθαι,
τὸ δ᾽ ἧττον. ὅτι μὲν οὖν ἀναγκαῖόν ἐστι καὶ πλείω τοῦ
ἑνὸς εἶναι τὰ στοιχεῖα, καὶ ἀλλοιοῦσθαι φύσιν ἔχοντα, δεδήλωται σαφῶς, τοῖς γε, ὡς ὀλίγον ἔμπροσθεν εἴρηται, τὴν
παρασκευὴν ἔχουσιν ἅπασαν, ἐξ ὧν ἄν τις ἐπιστημονικὸς γένοιτο. τοὺς δ᾽ εἰς τοσοῦτον ἥκοντας ἀναισθησίας, ὡς μηδ᾽,
εἴ τίς ἐστιν ἀποδεικτικὴ μέθοδος, ζητῆσαι πρότερον ἐθέλειν,
ἢ παρ᾽ ἄλλου μαθεῖν, ἢ ἀσκηθῆναι, τούτους οὐδε κοινω-

Etenim haec omnia patiuntur quidem, fed non dolent,
quia nec fentiunt. Quicquid igitur dolebit, patibile ac
fenfibile effe oportet; non tamen ex fenfilibus primis
neceffarium eft effe fenfibile, fed patibile folum fufficit.
Nam aliquando fenfibile fieri poterit, fi immutetur al-
tereturque. At quia multitudine innumerae alterationes
ac temperaturae elementorum fieri poffunt, infinitae
quoque erunt particularium corporum proprietates, fecundum quas nihil abfurdum fuerit multa infenfilia
fieri, atque ex iis, quae fentiunt, aliud magis, aliud
minus fentire. At vero et elementa uno plura
neceffario effe, quae alterari natura poffunt, clare
demonftratum eft iis, qui, ut paulo ante dictum eft,
apparatum omnem habent illorum, ex quibus poffit
aliquis fieri fcientificus. Qui vero eo ftupiditatis veniunt, ut ne vel an methodus quaedam demonftrandi
fit, prius dignentur inquirere, vel ab alio difcere, vel
fefe in ea exercere, iis fane hic fermo non eft communi-

Ed. Chart. II. [179.]   Ed. Baf. I. (38.)

νοῦς τοῦ λόγου ποιητέον. οὐ γὰρ ἐρίζοντες ἄλλοις, ἢ νικᾷν
ἐθέλοντες, ἀλλὰ τὴν ἀλήθειαν αὐτὴν εὑρεῖν σπουδάζοντες,
ἐπὶ τόνδε τὸν λόγον ἀφικόμεθα. τῷ γὰρ βουλομένῳ καὶ
τὰς ἀπαιδεύτους ὑπολήψεις αὐτῶν ἐξελέγχειν ἴδιον γέγραπται βιβλίον, ἐν ᾧ περὶ τῶν καθ᾽ Ἱπποκράτην στοιχείων
ἐπισκεπτόμεθα.

Κεφ. η΄. Πάλιν οὖν ἐπανελθόντες ἐπὶ τὸ προκείμενον,
ἐπιθῶμεν αὐτῷ τέλος. ἐπειδὴ τὸ στοιχεῖον ἀλλοιωτόν ἐστι δι᾽
ὅλου, πόσα τὰ πάντ᾽ ἐστὶ στοιχεῖα, διέλθωμεν ἑξῆς, ἀρχὴν
κᾀνταῦθα τῶν λόγων τῶν ἐναργῶς τι φαινομένων ποιησά-
μενοι. τοῖς ἀλλοιοῦσιν ὁτιοῦν ἀναγκαῖον καὶ ἁψαμένοις ὧν
πρῶτον ἀλλοιῶσι, ποιήσασθαι τὴν μεταβολὴν, ὥσπερ ἡ
αἴσθησις διδάσκει, καὶ αὐτὴ τῶν πραγμάτων ἡ φύσις ἐνδείκνυται. παρὰ γὰρ τὴν ἔννοιάν ἐστιν ὑπὸ τῆς ἐνταῦθα
φλογὸς ἀλλοιοῦσθαί τι τῶν ἐν Αἰγύπτῳ. καὶ μὴν εἰ ἁψάμενον ἀλλοιοῖ τὸ μεταβάλλον, ἀναγκαῖον αὐτῷ κατά τινας
τῶν ἁπτῶν ποιότητας ἐνεργῆσαι. τί οὖν τὸ κωλῦον ἐστὶν
ἐπισκέψασθαι πάσας αὐτάς; ὀξὺ μὲν οὖν τέμνει τὸ πλη-

candus. Neque enim contendendi cum aliis, aut vin-
cendi, fed veritatis ipfius inveniendae defiderio ad hanc
disputationem defcendimus. Nam qui indoctas illorum
opiniones volet redarguere, is librum, quem de elementis
ex Hippocratis fententia infcriplimus, feorfum fibi legendum proponat.

Cap. VIII. Rurfus igitur ad inftitutum reverfi, finem ei
imponamus. Quoniam elementum per totum alterabile eft,
quot univerfa fint elementa, deinceps referamus, ducto
et hic ab iis, quae evidenter apparent, orationis exordio. Quae rem quamcunque alterant, eam tetigiffe antea, quam immutaffe, neceffe eft, ut fenfus docet, et ipfa rerum natura indicat. Nam abfurdiffimum eft, aliquid in Aegypto a flamma, quae hic eft, alterari. Atqui
fi ex contactu id alteret, quod transmutat, quarundam
tactilium qualitatum ratione operari ipfi neceffe eft.
Quid igitur vetat has omnes infpici? Acutum fane,

252 ΓΑΛΗΝΟΤ ΠΡΟΣ ΠΑΤΡΟΦΙΛΟΝ

Ed. Chart. II. [179. 180.]   Ed. Baf. I. (38.)

σιάζον, ἀλλ᾽ οὐκ ἀλλοιοῖ τὴν οὐσίαν αὐτοῦ, καθάπερ οὐδὲ
τὸ βάρος, ἀλλὰ θλᾷ μὲν καὶ τοῦτο, δι᾽ ὅλου δ᾽ οὐκ ἐργάζεται ἴης πασχούσης οὐσίας τὴν μεταβολήν. οὐ μὴν οὐδὲ
σκληρότης οὕτω ἀλλοιῶσαι δύναται τὸ πλησιάζον, ὡς εἰς
ἕτερον εἶδος μεταστῆσαι. θερμότης μέντοι καὶ ψυχρότης
ὅλην ἀλλοιῶσαι δύναται τὴν πλησιάζουσαν οὐσίαν. ὡσαύτως δὲ ὑγρότης καὶ ξηρότης, εἰ καὶ μὴ διὰ τάχους ὁμοίως
ταῖς εἰρημέναις, ἀλλ᾽ ἐν χρόνῳ γε καὶ αὗται μεταλλάττουσι
τὰ ὑποκείμενα. ἆρ᾽ οὖν καὶ ἑτέραν τινὰ ἔχομεν ἀλλοιοῦν
δυναμένην; ἢ τὸ σύμπαν πλῆθος ἐν ταύταις ἐστί; καὶ μόνας ὀνομάζεσθαί τε καὶ νομίζεσθαι προσήκει τὰς εἰρημένας
ποιότητας δραστικὰς, καὶ μάλιστ᾽ ἐν αὐταῖς τὴν πρώτην ἀντίθεσιν, καὶ κατ᾽ αὐτὴν μᾶλλον τὴν θερμότητα, δραστικω-
τάτη [180] γὰρ αὕτη τῶν ποιοτήτων ἐστίν. ἑξῆς δ᾽ αὐτῆς ψυχρότης, εἶθ᾽ ὑγρότης, καὶ ξηρότης. ἄλλη δὲ οὐδὲ
μία ποιότης ἀλλοιοῖ τὰ πλησιάζοντα δι᾽ ὅλων αὐτῶν. εἰ
γάρ τι διασπᾷ, καὶ θλᾷ, καὶ τέμνει, καὶ νύττει, δρᾷ
μέντοι καὶ τοῦτο, δι᾽ ὅλου δὲ οὐκ ἐκτείνει τοῦ πάσχοντος

quod proxime accedit, fecat, verum fubstantiam ejus
non alterat, quemadmodum nec gravitas; fed contundit
quidem et haec, verum per totum patientis fubstantiae
mutationem non efficit; quin nec durities ita fibi proximum alterare potest, ut in aliam fpeciem traducat.
Calor tamen et frigus totam adjacentem fubstantiam
alterare potest. Ita vero humor et ficcitas, etfi non
fubito, quemadmodum praedictae, certe tempore et
ipfae fubjecta transmutant. An igitur aliam adhuc al-
terandi facultatem habemus? An univerfa multitudo in
his est? Certe folas praedictas qualitates efficientes tum
dici, tum cenferi convenit, ac praefertim primam inter
eas oppofitionem: atque in hac magis calorem, ipfa
fiquidem qualitatum efficacissima est; post hunc frigus
est, mox humor, et ficcitas; nulla vero alia qualitas
fibi adjacentia per tota alterat. Si namque divellit aliquid, contundit, fecat et pungit, id quidem facit, verum per totam fubstantiam patientis alterationem non

τὴν ἀλλοίωσιν, ὅθεν οὐδ᾽ εἰς ἕτερον εἶδος οὐσίας αὐτὸ με
θίστησιν, ἀλλ᾽ εἰς πλείστας διαιρεῖ. τὴν γοῦν χιόνα διαι
ρῶν μὲν εἰς ἐλάχιστα μόρια, φυλάξεις χιόνα, θερμήνας δὲ
παύσεις τοῦ εἶναι χιόνα. καὶ γὰρ καὶ ἡ γενεσις ἐξ ὑδατος
αὐτοῦ ψυχθέντος, οὐκ εἰς ἕν ἀθροισθέντος. αὔξησις μὲν
γὰρ οὐσίας τοῦτο, γένεσις δὲ ἐκεῖνο. καὶ δη καὶ τῶν ἐναν
τίων, ἡ μὲν εἰς σμικρὰ διαίρεσις, μείωσις τῆς οὐσίας ἐστὶν,
ἡ δὲ θέρμανσις, ἑτέρας οὐσίας ἐστὶ γένεσις, ὅταν ἀλλοιώσῃ
τὸ προϋπάρχον εἶδος. ὅσα τοίνυν σώματα πρῶτον τὰς τοι
αύτας ἔχει ποιότητας, ἐκεῖνα στοιχεῖα τῶν ἄλλων ἁπάντων
ἐστὶ, καὶ τῆς σαρκός. ἔστι δὲ ταῦτα γῆ, καὶ ὕδωρ, καὶ
ἀὴρ, καὶ πῦρ, ἅπερ ἅπαντες οἱ μὴ φεύγοντες ἀπόδειξιν
φιλόσοφοι στοιχεῖα τῶν γεννωμένων τε καὶ φθειρομένων
ἔφασαν εἶναι. καὶ μεταβάλλειν εἰς ἄλληλά φασιν αὐτά, καὶ
εἶναί τι κοινὸν ἅπασιν ὑποκείμενον. ἀλλ᾽ οὐ περὶ τούτων
ὁ λόγος, οὔτε δὲ οὐ χρὴ δυσωπεῖσθαι τὸ πλῆθος τῶν ἁμαρ
τανόντων τῆς ἀληθείας, ἀλλ᾽ εἰ μὲν ἔχει τις ἀπόδειξιν,

extendit; unde nec in alteram effentiae fpeciem ipfum
transfert, fed in plurima feparat. Itaque nivem fi dividas in minimas partes, ipfam quidem nivem fervabis
Sin calefeceris, non effe nivem efficies; etenim ex
aqua ipfa refrigerata, non in unum collecta, ejus ortus
eft; hoc fiquidem fubftantiae incrementum, illud generatio eft. Jam vero contrariorum in parva quidem divifio,
fubftantiae diminutio eft; calefactio autem, alterius fubftantiae generatio, quum praecedentem alteraverit fpeciem.
Igitur quaecunque corpora primum hujusmodi qualitates
obtinent, illa reliquorum omnium et carnis elementa
funt; funt autem haec terra, aqua, aër et ignis, quae
philofophi omnes, qui demonftrationem non refugiunt, elementa effe eorum, quae generantur et corrumpuntur,
afleverarunt, ac ipfa in fe mutuo transmutari ajunt,
communeque aliquod omnibus effe fubjectum. Verum de
his haud verba funt: fed quod deterreri non oporteat
multitudine a veritate aberrantium, verum demonftra-

ἐκείνῃ πιστεύειν. εἰ δὲ οὐκ οἶδεν ὅλως οὐσίαν ἀποδείξεως,
ὥσπερ ἔνιοι τῶν φιλοσοφεῖν φασκόντων ὁμολογοῦσι, μὴ τολμᾷν ἀποφαίνεσθαι πάντως. παραπλήσιον γὰρ τοῦτό γε
τῷ βούλεσθαι μαθεῖν, ὅπως χρὴ προγιγνώσκειν ἔκλειψιν
ἡλίου, πρὶν ἐπ᾽ ἀριθμῶν καὶ γραμμῶν γυμνάσασθαι. φευ-
κτέον οὖν σοι τοιούτους ἀνθρώπους, ὥσπερ τὰ βάραθρα
συγκατασπῶσι γὰρ αὐτοῖς ἐνίοτε τοὺς πλησιάζοντας, ἢ πάντως γε ῥυπαίνουσι, εἰ μή τις ἱκανῶς εἴη γεγυμνασμένος ἐν
θεωρίᾳ λογικῇ. ταύτῃ τοι καὶ ἀσκητέον ἡμῖν οὕτως, ὡς
οὐδὲν ἕτερον, ἐκείνην τὴν θεωρίαν. ἀλλὰ τοῦτο μὲν οἶδ᾽
ὅτι πάρεργον.

Κεφ. θ'. Ἐπὶ δὲ τὸ προκείμενον ἐπανίωμεν. ἐκ τῶν
τεσσάρων στοιχείων ἀλλήλοις κεραννυμένων ἓν ὁμοιομερὲς γίγνεται σῶμα, κατὰ τὸ τῆς κράσεως ποιὸν, ἤτοι γε αἰσθητικὸν, ἢ ἀναίσθητον. ὡσαύτως δὲ καὶ κατὰ μέρος ἐν
ἑκατέρῳ τῷ γένει διαφοραὶ πᾶσαι τῇ τῆς κράσεως ἕπονται διαφορᾷ. κατὰ γοῦν τὴν ταύτης ἰδιότητα τὸ μὲν γίγνε-

tioni, ſi cui ejus copia ſit, fidem adhibere.   Porro ſi
omnino demonſtrationis ſubſtantiam ignorant, ut nonnulli, qui ſe philoſophos dicunt, vereri ſe ſententiam
ferre omnino fatentur.   Nam perinde eſt, ac ſi quis
diſcere vellet, quonam modo defectum ſolis praeſagiri
oporteat, priusquam in numeris ſe et lineis exercuerit.
Fugiendi itaque ejusmodi homines ſunt, tanquam ba-
rathra; quippe ſecnm aliquando eos, quibuscum verſan-
tur, attrahunt, vel omnino inficiunt, niſi in logica ſpeculatione abunde quis exercitatus fuerit.   Hac itaque
via non ita in re altera, quam in illa theoria nobis
exercendum eſt.   Sed hoc equidem ſcio praeter inſtitutum.

Cap. IX. Ad rem propoſitam redeamus.   Ex qnatuor
elementis invicem contemperatis corpus unum ſimilare gignitur, pro temperamenti qualitate vel ſenſibile vel inſen-
ſibile.   Simili vero ratione et particulares in utroque genere differentiae omnes temperamenti differentiam ſequuntur.   Pro hujus enim proprietate alind os, aliud caro,

ται ὀστοῦν, τὸ δὲ σάρξ, τὸ δὲ ἀρτηρία, τὸ δὲ νεῦρον.
ἀλλὰ καὶ ἡ καθέκαστον αὐτῶν ἰδιότης εν τῇ τῆς κράσ ὡς
ἐστιν ἰδιότητι. ξηροτέρα μὲν γὰρ καὶ θ ρμοτέρα σαρξ ἡ
τοῦ λέοντος· ὑγροτέρα δε καὶ ψυχροτέρα τοῦ προβάτου·
(39) μέση δ᾽ ἀμφοῖν ἡ τοῦ ἀνθρώπου. καὶ αυτῶν δε τῶν
ἀνθρώπων ἡ μὲν τοῦ Δίωνος, εἰ οὕτως ἔτυχε, θερμοτέρα,
ψυχροτέρα δ᾽ ἡ τοῦ Φίλωνος. ὥστε γίγνεσθαι τὰς διαφορὰς τῶν ὁμοιομερῶν σωμάτων ἁπλᾶς μὲν, ὅσα πέρ ἐστι τὰ
στοιχεῖα, θερμοτέρας, καὶ ψυχροτέρας, καὶ ὑγροτέρας, καὶ
ξηροτέρας· συνθέτους δ᾽ ἄλλας τέτταρας, ὑγροτέρας τε
ἅμα καὶ ψυχροτέρας, θερμοτέρας τε καὶ ὑγροτέρας· ἄλλην
τέ τινα τρίτην ξηροτέραν τε ἅμα καὶ θερμοτέραν· ἐφ᾽ ᾗ
τετάρτην ψυχροτέραν τε ἅμα καὶ ξηροτέραν· ἐφ᾽ αἷς πρώτην ἁπασῶν εἶναι τὴν εὐκρατοτάτην. ἀλλὰ περὶ μὲν τούτων ὁ λόγος ἱκανὸς ἐξείργασται συμπας ἐν [181] τοῖς περὶ
κράσεων. ὁ δὲ νῦν ἐνεστὼς, ἐπειδὴ τῶν ὁμοιομερῶν τὴν
ἀρετήν τε καὶ τὴν κακίαν ἐξεῦρεν ἐν τῇ συμμετρίᾳ τε καὶ
ἀμετρίᾳ τῶν στοιχείων, ἑξῆς ζητήσει διορίσαι τῆς κακίας
αὐτῶν την νόσον. ὁ διορισμὸς δὲ ἀπὸ τῆς ἐννοίας ἑκατέρων

aliud arteria, aliud nervus efficitur. Sed et cujusque
ipforum proprietas in temperamenti proprietate confiftit: ficcior namque et calidior leonis caro eft; humidior
frigidiorque ovis; media inter utramque hominis, atque
inter ipfos homines Dionis caro, exempli gratia, calidior eft, frigidior autem Philonis. Quapropter tot fimilarium partium differentiae funt, fimplices quidem, quot
elementa, calidiores, frigidiores, humidiores et ficciores; compofitae vero aliae quatuor, humidiores fimul
et frigidiores, calidiores et humidiores: alia quoque
tertia quaedam ficcior una et calidior; deinde quarta
frigidior fimul et ficcior; his accedit princeps omnium
temperatiffima. Sed de his quidem fermo idoneus totus
in libris de temperamentis habitus eft. Verum praefens
fermo, quia fimilarium integritatem ac vitium in elementorum commoderatione et incommoderatione invenit,
deinceps ab ipforum vitio morbum diftinguet. Haec vero

τῶν πραγμάτων, ὡς ἐν τῷ περὶ ἀποδείξεως ἐδείκνυτο, τὴν
πρώτην ἀρχὴν ἕξει. τίς οὖν ὑγιαινούσης κατασκευῆς τοῦ
σώματος ἔννοια, καὶ τίς ἤδη νοσούσης; ἡ μὲν οὖν ὑγιαί-
νουσα κατασκευὴ τοῦ σώματος ἀβλαβεῖς ἔχει τὰς κατὰ
φύσιν ἐνεργείας· ἡ δὲ νοσοῦσα βεβλαμμένας. ὥστ᾽, ἐπει-
δάν τις ὑγιαίνων ἀσθενεστέρας μὲν ὑγιαίνοντος ἑτέρου τὰς
ἐνεργείας ἔχῃ, μηδέπω δ᾽ ἤδη βεβλαμμένας, δυσκρατότερος
μέν ἐστι, νοσεῖ δ᾽ οὐδέπω. μία μὲν οὖν ἡ εὐκρατοτάτη
τῶν ἕξεών ἐστι τῶν ὑγιεινῶν, ὀκτὼ δὲ δύσκρατοι. νόσος δὲ
εὔκρατος μὲν οὐδεμία, δύσκρατοι δὲ σύμπασαι, τοσαῦται
τὸν ἀριθμὸν, ὅσαι περ αἱ ὑγιειναὶ δυσκρασίαι. εἰ δ᾽ οὐκ
ἀρέσκει τινὶ τῶν ὑγιαινόντων τοὺς μὲν εὐκράτους τίθεσθαι,
τοὺς δὲ δυσκράτους, οὗτος ἀναγκασθήσεται δυοῖν δογμάτων ἑλέσθαι θάτερον, ἢ διαπαντὸς ἅπαντας νοσεῖν, ἢ μίαν
ἁπάντων εἶναι κρᾶσιν ἀνδρῶν καὶ γυναικῶν, ἀκμαζόντων,
γερόντων, παίδων, ἀθλητῶν, ἰδιωτῶν, ἐργατῶν, ἀργῶν,
ἰσχυρῶν, ἀσθενῶν, ἀλλ᾽ ἑκάτερον ἄτοπον. ἀναγκαῖον οὖν

diſtinctio ab utrarumque rerum notione, ut in opere de
demonſtratione oſtenſum eſt, primum exordium habi-
tura eſt. Quae igitur ſalubris conſtitutionis corporis no-
tio eſt, quae jam et inſalubris? Sana quidem corporis
ſtructura illaeſas ſecundum naturam actiones habet,
aegra vero laeſas. Proinde quum quis ſanus imbecilliores quidem, quam alius ſanitate fruens, functiones habet, nondum vero jam laeſas, intemperatior ſane eſt,
ſed nondum aegrotat. Igitur inter ſalubres corporis habitus unus quidem eſt temperatiſſimus, octo vero intemperati. At morbus temperatus nullus eſt; intemperati
vero omnes; tot numero, quot ſalubres intemperaturae. Quod ſi ex ſanis alios temperatos, alios intemperatos llatuere cuipiam non placeat, is alterum duorum
dogmatum ſequi cogetur, vel omnes ſemper aegrotare,
vel unam eſſe omnium temperiem, virorum, mulierum,
juvenum, ſenum, puerorum, athletarum, privatorum,
operariorom, in otio degentium, robuſtorum, imbecil-
lium; ſed utrumque abſurdum eſt; ergo tertiam quan-

Ed. Chart. II. [181.]   Ed. Baf. I. (39.)

τρίτον εἶναί τι πλάτος ὑγείας, ὡς παμπόλλας ἐν αὐτῷ πε-
ριέχεσθαι διαφορὰς τῶν ὑγιαινόντων σωμάτων, ἐν τῇ μᾶλλόν
τε καὶ ἥττον. οὕτω δὲ κἂν τοῖς ἄλλοις ἅπασιν ἔχει. καὶ γὰρ
οἰκία, καὶ ναῦς, καὶ σκίμπους, καὶ κιβωτὸς, ἱμάτιόν τε, καὶ
ὑπόδημα, καὶ δίφρος, ἤτοι βέλτιόν ἐστιν, ἢ χεῖρον τῇ κατασκευῇ, πρὶν νοσεῖν. καὶ τρεῖς ταύτας ὑποθετέον ἡμῖν ἐστι
κατασκευὰς σώματος ἅπασι τοῖς οὖσι, τὴν ἀρίστην, τὴν
φαύλην, τὴν νοσοῦσαν. ἀλλ᾽ ἡ μὲν ἀρίστη μία, τὸ χεῖρον
γὰρ οὐκ ἐγγίγνεται τῷ τελεωτάτῳ· τῶν δὲ ἄλλων ἀμφοῖν
οὐκ εὐαρίθμητον μὲν τὸ πλῆθος, αἱ διαφοραὶ δ᾽ ἐν τῷ
μᾶλλόν τε καὶ ἥττον.

Κεφ. ί. Ὁπότ᾽ οὖν ἐν τῷδε τῷ λόγῳ γεγόναμεν,
ἐπιστήσαντες αὐτὸν ἀναλάβωμεν ἐν κεφαλαίοις τὰ εἰρημένα.
γνωσόμεθα γὰρ οὕτως, ὁπόσον τε τοῦ ζητουμένου το εὑρη-
μένον ἤδη, καὶ ὁπόσον ἔτι τὸ ὑπολειπόμενόν ἐστι. προὔκειτο μὲν ἡμῖν συσ τήσασθαι τέχνην ὑγείας ποιητικήν, ἀλλ᾽
οὐχ οὕτως, ὡς ἡ οἰκοδομικὴ τῆς οἰκίας δημιουργική ἐστιν,
ἀλλ᾽ ὡς τοῦ διαφθειρομένου μέρους αὐτῆς ἐπανορθωτική.

dam fanitatis latitudinem effe oportet, ut plurimae in
ea fanorum corporum differentiae in majoris et minoris ratione comprehendantur, ficut et in aliis omnibus
habet. Etenim domus, et navis, et lectus, et arca,
et veftimentum, et calceus, et currus, vel melius vel
pejus ftructura eft, priusquam aegrotet. Atque hae tres
corporis difpofitiones in omnibus nobis ftatuendae funt,
optima, depravata et morbofa; fed optima quidem una
eft, in perfectiffimum enim deterius non cadit, reliquorum duorum innumerabilis certe copia eft, habent autem differentias ratione pluris et minoris.

C a p. X. Quum igitur hucusque hac oratione perveni-
mus, ipfam coërcentes, quae dicta funt, ea per capita repetamus. Agnofcemus enim ita, et quid rei quaefitae jam
inventum fit, et quid praeterea fuperfit. Nobis quidem
propofitum eft, artem fanitatis effectricem conftituere,
fed non ita eft, ut architectura, quae domum exftruit,
fed ut partis ejus labefactatae emendatrix; quanquam

καὶ οὐδ᾽ ἐνταῦθα πάντη τὸν αὐτὸν τρόπον, ἀλλ᾽ αὐτὸ δὴ
τοῦτο τὸ ζητούμενον ἦν ἐξευρεῖν, ἄχρι πόσου παραπλησίως
οἰκοδόμῳ τὰ σφάλματα τοῦ σώματος ἐπανορθοῦσθαι δυνα-
τός ἐστιν ὁ τὴν ὑγιαστικὴν τέχνην μεταχειριζόμενος. ἐπεὶ
δ᾽ ἀναγκαῖον εἰς ἅπαντα τὰ τοιαῦτα προεγνῶσθαι τὴν φύσιν τοῦ σώματος, ου τὰ σφάλματα μέλλει θεραπεύειν ἡ
τέχνη, διὰ τοῦτ᾽ αὐτὸ ἐζητήσαμεν. εὑρόντες δ᾽, ὡς ἐνέρ-
γειαί τε καὶ κατασκευαὶ μορίων εἰσὶ κατὰ φύσιν, ὧν ἀντι-
ποιεῖσθαι χρὴ παντὶ τρόπῳ τῆς φυλακῆς τε καὶ τῆς ἐπανορθώσεως, ἐπειδὰν πάσχοιεν, ἐκ πόσων συμπληροῦται τὸ
κατὰ φύσιν, ἐζητήσαμεν. εὑρόντες δ᾽, ὡς τοῖς ὑγιαιικοῖς μορίοις ἐκ συνθέσεώς ἐστι τῶν ἐν αὐτοῖς ἁπλῶν η οὐσία,
τοῖς δ᾽ ἁπλοῖς ἐκ τῶν τεσσάρων στοιχείων, ἐφεξῆς καὶ περὶ
τῶν καθ᾽ ἑκάτερα νοσημάτων σκεψόμεθα. καὶ σχεδὸν ἡμῖν
ὁ λόγος ἤδη τὴν γνῶσιν τῶν ὑγιεινῶν τε καὶ νοσωδῶν σωμάτων ἐξεύρηκεν, [182] οὐδὲ ταύτην ἅπασαν, ἀλλ᾽ εἰδός
τι μόνον αὐτῆς, καὶ οἷον παράδειγμα. τὴν δὲ σύμπασαν

hic non eodem prorſus modo, verum id ipſum, quod
quaeritur, erat invenire, quatenus ſimiliter aedificatori
corporis vitia emendare poteſt, qui ſanitatis tuendae artem profitetur. At quia ad haec omnia corporis naturam praenoſſe neceſſe eſt, cujus vitia ars curatura ſit;
ideo hoc ipſum disquiſivimus. Quum antem inveneri-
mus, ut functiones et ſtructurae partium ſecundum naturam ſunt, pro quarum conſervatione, et quum vitiatae
fuerint emendationis omnibus modis propugnandum eſt;
ex quot compleatur quod ſecundum naturam eſt, quaeſi-
vimus. Quum autem compertum habuerimus, organicis
partibus ex earum quae ipſis inſunt ſimplicium compoſitione ſubſtantiam eſſe, atque ſimplicibus ex quatuor
elementis, deinceps utrarumque partium morbos conſi-
derabimus. Ac jam fere corporum tum ſanorum tum
aegrotorum cognitionem ratio nobis invenit, neque hanc
univerſam, ſed ſpeciem quandam duntaxat ipſius et
velut exemplum. Atqui univerſam tum ſanorum tum

οὐσίαν τῆς τῶν ὑγιεινῶν τε καὶ νοσωδῶν σωμάτων ἐπιστήμης ἕξομεν, ἐπειδὰν ταῖς ὕλαις ἐμβιβάσωμεν τὰ εἴδη. χρὴ
γὰρ οὐ μόνον, ὅτι θερμοῦ, καὶ ψυχροῦ, καὶ ξηροῦ, καὶ
ὑγροῦ κερασθέντων ἕκαστόν τι γίγνεται μόριον, ἐγνωκέναι
τὸν ἰατρὸν, ἀλλὰ καὶ κατ᾽ εἶδος ἐπελθόντα, τ ς μὲν ἡ τῶν
ὀστῶν ἐστι κρᾶσις, ὁποία δ᾽ ἡ τῶν σαρκῶν τε, καὶ νεύρων,
καὶ φλεβῶν, ἑκάστου τε τῶν ἄλλων τῶν ἁπλῶν. ὡσαύτως
δὲ καὶ τῶν ὀργανικῶν, ἥτις ἑκάστου μορίου σύνθεσις, οἷον
χειρὸς, σκέλους, ἥπατος, θώρακος, πνεύμονος, καρδίας,
ἐγκεφάλου. κατὰ δὲ τὸν αὐτὸν τρόπον οὐχ ἁπλῶς τὰ γένη
τε καὶ τὰς διαφορὰς τῶν νοσημάτων αὐταρκές ἐστι γιγνώσκειν, ἀλλὰ καὶ καθ᾽ ἕκαστον μόριον, ὅπως γίγνεται ταῦτα.
τοῦτο γὰρ ποιήσαντες ἐπιστήμην ἂν ἔχοιμεν ὑγιεινοῦ τε καὶ
νοσεροῦ σώματος, οὐ κατὰ τὸ εἶδος μόνον, ἀλλὰ καὶ καθ᾽
ὅλην τὴν οὐσίαν, ἥτις ἐκ συναμφοτέρων ἐδείχθη συνίστασθαι, τοῦ τε εἴδους καὶ τῆς ὑποδεχομένης ὕλης αὐτό.
κατάλοιπον δ᾽ ἐστὶ διελθεῖν, ὅπως ἄν τις ἐξιάσαιτο τά τε
νοσήματα καὶ φυλάττοιτο τὴν ὑγείαν, ἅπερ ἐπιπλεῖστον

aegrotantium corporum fcientiae fubftantiam habebimus,
quum ipfi materiae fpecies induxerimus. Oportet enim
non folum medicum noffe, fingulas quasque partes ex humido, frigido, ficco, calidoque mixtis procreari, verum
etiam fpeciatim ipfas infpicere, quod offium fit temperamentum, quale carnium, nervorum, venarum, et cujusque aliarum fimplicium, fimiliter vero et organicarum, quae cujusque partis fit compofitio, veluti manus,
cruris, jecoris, thoracis, pulmonis, cordis, cerebri.
Eadem ratione neque fatis eft fimpliciter genera et differentias morborum cognofcere, fed etiam quomodo hi
fingulis partibus accidant. Id enim fi fecerimus, fcientiam fortiemur et fani et aegroti corporis non folum
fpeciatim, fed et tota fubftantia; quae utrisque tum
fpecie, tum materiam eam fufcipiente conftituitur. Reliquum vero eft percenfere, quomodo quis morbos curet,
et fanitatem tueatur, quae in duobus operibus pleniffime

Ed. Chart. II. [182.]   Ed. Baſ. I. (39.)

μὲν ἐν δύο πραγματείαις διερχύμεθα, τῇ τε τῆς θεραπευτικῆς μεθόδου, καὶ τῇ τῶν ὑγιεινῶν. ἐνταῦθα δ᾽, ὅσον ὑποδεῖξαι τὴν μέθοδον, αὐτῶν ἀρκεῖ μνημονεῦσαι.

Κεφ. ιαʹ. Ἡ μὲν οὖν θεραπευτικὴ μέθοδος ἐκ τῆς
τῶν ὑγιαινόντων τε καὶ νοσούντων σωμάτων ἄρχεται διαθέσεως. ἐπειδὴ γὰρ τὸ μὲν ὑγιαῖνον καθ᾽ ὑπερβολήν, ἄν θ᾽
ὁμοιομερὲς, ἄν τ᾽ ὀργανικὸν ᾖ, σύμμετρον πάντα ἐστὶν,
ἄμετρον δὲ τὸ νοσοῦν, ἐπισκεπτέον αὐτοῦ τὴν ἀμετρίαν,
ἥτις ποτ᾽ ἐστίν. ἀνάγκη γὰρ εἶναι τὴν ἑτέραν ἐναντίαν
αὐτῇ ἀμετρίαν. κατὰ μὲν τὰς τῶν ὁμοιομερῶν καὶ ἁπλῶν
σωμάτων διαθέσεις ποιότητα, κατὰ δὲ τὰς τῶν ὀργανικῶν,
εἰ μὲν εἴη κατὰ μέγεθος ἡ ἀμετρία τοῦ νοσήματος, ἕτερον
ἐναντίον μέγεθος· εἰ δὲ κατὰ διάπλασιν, ἑτέραν ἐναντίαν
διάπλασιν· οὕτω καὶ εἰ κατὰ θέσιν ἢ ἀριθμόν. ἐπὶ πάντων οὖν ἡ εἰς τὸ σύμμετρον ἐπάνοδος ἐκ τῆς ἀμετρίας ὑπὸ
τῆς ἐναντίας ἀμετρίας ἔσται. χρὴ γὰρ οἷον ὁδόν τινα βα-
δίσαι τὸ παρὰ φύσιν ἔχον ἐν τῷ πρὸς τὴν φύσιν ἐπανέρ-

tractamus, nempe medendi methodo, et de ſanitate
tuenda. At hic eorum meminiſſe ſufficit, quatenus methodum praemonſtrare poſſint.

Cap. XI. Itaque medendi methodus ex ſanorum aegro-
torumque corporum affectu incipit. Quum enim ſumme
ſanum, ſive ſimilare, ſive organicum fuerit, commoderatum omnino ſit, incommoderatum vero, quod aegrotat;
inſpicienda eſt ipſius incommoderatio, quaenam haec
ſit; neceſſarium enim eſt dari alteram huic contrariam
incommoderationem: in ſimilarium quidem et ſimplicium
partium affectibus qualitatem; in organicis vero, ſi in
magnitudine fuerit incommoderatio morbi, aliam contrariam magnitudinem, ſi in conformatione, alteram
contrariam conformationem; ita ſi in ſitu, vel numero.
Proinde in omnibus ex intemperie ad commoderationem
reditus a contraria incommoderatione futurus eſt. Nam
quod praeter naturam affectum eſt, id dum ad naturam
redit, veluti per viam quandam, eaudemque, ſed e con-

Ed. Chart. II. [182.]　　　　　　Ed. Baf. I. (39. 40.)

χεσθαι, τὴν αὐτὴν μὲν, ἀλλ᾽ ἔμπαλιν ὁδοιπορῆσαν. εἰ δ᾽ ἔμπαλιν ἔρχεσθαι μέλλοι, διὰ τῶν ἐναντίων ἀφίξεται τῇ παρούσῃ διαθέσει. καὶ οὗτος ἂν εἴη κοινότατός τε καὶ γενικώτατος σκοπος ἁπάσης τῆς ἰάσεως τῶν νοσημάτων, τὸ ἐναντίον, ὥς που καὶ πρὸς Ἱπποκράτους εἴρηται, τὰ ἐναντία τῶν ἐναντίων ἰάματα. κατὰ μέρος δὲ τὰ κατὰ μέρος ἐναντία, τῷ μὲν θερμῷ νοσήματι τὸ ψυχρὸν, τῷ δὲ ψυχρῷ τὸ θερμόν. ὡσαύτως δὲ καὶ τῷ μεν ξηρῷ τὸ ὑγραῖνον, τῷ δὲ ὑγρῷ το ξηραῖνον. οὗτοι μὲν ἐπὶ τῶν ὁμοιομερῶν. ἐπὶ δὲ τῶν ὀργανικῶν, καθ᾽ ἕκαστον τῶν εἰρημένων αὐτοῖς γενῶν τεττάρων, τῆς νοσώδους ἀμετρίας τὴν ἐναντίαν χρὴ ἀντεισάγειν, ἄχρις ἂν ἐπὶ τὸ σύμμετρον καὶ κατὰ φύσιν ἔλθωμεν. οἷον εἰ ἐπετράφη τινὶ ἕλκει σὰρξ πλείων τοῦ κατὰ φύσιν, οὐ τὸ σαρκοῦν, οὐδὲ το ἀνατρέφον, ἀλλὰ (40) τὸ καθαιροῦν τε, καὶ ἀφαιροῦν, καὶ διαβιβρῶσκον, καὶ διαφθεῖρον ἁρμόττει προσφέρειν· ὥσπερ, εἰ καὶ κοῖλον ἕλκος ἔν τινι γένοιτο μέρει, σαρκωτικὸν προσφέρειν ἐκείνῳ.

trario tendentem, incedere oportet. Si vero ex diverſo inceſſurum fit, per contraria praeſenti affectui divertetur. Atque is ſcopus communiſſimus generaliſſimusque univerſae curationis morborum fuerit, id contrarium, ut quibusdem in locis ab Hippocrate traditum eſt: Contraria contrariorum ſunt remedia. Particularibus autem particularia ſunt contraria, calidum quidem frigido morbo, calido vero frigidum; ſimiliter autem ſicco quidem humidum, humido denique ſiccum. Sic quidem in ſimilaribus res ſe habet. In organicis autem uniuscujusque praedictorum quatuor generum morboſao incommoderationi contrarium inducere oportet, donec ad commoderationem et naturalem ſtatum pervenerimus; velut ſi caro major, quam natura exigat, ulceri cuipiam excreverit, non id offerre congruit, quod carnem procreet, neque quod nutriat, ſed quod eam exedat, auferat, erodat atque corrumpat; quemadmodum, ſi in parte aliqua cavum ulcus acciderit, huic ſarcoticum adhiben-

Ed. Chart. II. [182. 183.]   Ed. Baf. I. (40.)

ἑκατέρου δ᾽ εἰς τοσοῦτον ἡ χρῆσις, ὡς παύσασθαι τό τε
πρῶτον, ὅταν εἰς τὸ σύμμετρον ἀφίκηται, πρὶν ὑπερβῆναι
πρὸς τὸ ἐναντίον. [183] καὶ γὰρ τὸ ὑπερσαρκοῦν καθαι-
ρῶν, εἰ μὴ σταίης ἐν τῷ συμμέτρῳ, κοῖλον ἀποδείξεις τὸ
μέρος· ἀνατρέφων τε τὸ κοῖλον εἰ μὴ σταίης, κἀνταῦθα
παύσαιο κατὰ τὸ σύμμετρον, ὑπερσαρκοῦν ἐργάσῃ. κατὰ
μὲν δὴ τὸ γένος τοῦτο τῶν νοσημάτων, ἐν ᾧ τὰ μόρια πρὸς
τὸ μεῖζόν τε καὶ τοὔλαττον ἐκτρέπεται, τὴν ἐπανόρθωσιν,
ὡς εἴρηται, διὰ τῶν ἐναντίων ἐστὶ ποιητέον. καθ᾽ ἕτερον
δὲ γένος, ἐν ᾧ τῆς διαπλάσεως ἐξίσταται τῆς κατὰ φύσιν,
ἐπειδὴ πλείους. εἰσὶν αἱ κατὰ μέρος διαφοραὶ, καθ᾽ ἑκάστην
αὐτῶν ἐξευρίσκειν τὸ ἐναντίον. οἷον εἴ τι μόριον ἑαυτοῦ κυρ-
τότερον ἐγένετο, πρὸς τοὐναντίον ἀπάγειν αὐτὸ θλίβοντα καὶ
ὠθοῦντα. τὰ δ᾽ εἴσω θλιβέντα καὶ οἱονεὶ σιμωθέντα πρὸς
τὸ ἐκτὸς ἐπανάγειν, ὥσπερ τὴν ῥῖνα. τὰ δ᾽ ἀντὶ τραχέων λεῖα
γενόμενα τραχύνειν, ὥσπερ γε καὶ ὅσα τραχέα λειαίνειν. οὕτω
δὲ καὶ ὅσα τὰς κοιλότητας, ἢ τοὺς πόρους, ἢ ὅλως τὰς διατρή-

dum eſt; utriusque vero eatenus uſus erit, ut tunc primum ceſſes, quum ad commoderationem prius venerit,
quam ad contrarium excedat.   Etenim niſi excreſcentem
carnem exedendo in commoderato ſtatu conſtitueris, cavam partem efficies.   Item, niſi cavum reficiendo com-
moderate conſtitueris ac ſedaveris, excreſcentem efficies.
In hoc ſane morbosum genere, quo partes ad majorem
minoremque magnitudinem decedunt, per contraria, ut
dictum eſt, emendatio molienda eſt.   At in altero genere, quo partes a naturali conformatione deturbantur,
quoniam complures ſunt particulares differentiae, ſuum
cujusque contrarium invenire decet.   Exempli gratia, ſi
pars aliqua ſe ipsa gibboſior evadit, in contrarium ſtatum
reducenda eſt, premendo et impellendo: quae vero intro compreſſa eſt ac veluti resima, in exteriorem partem reducere, ut naſum, expedit.   Quod ſi pro aſperis
laevia facta ſunt, exaſperare, quemadmodum et quae
aſpera laevigare convenit.   Ita vero et quae cavitates,
vel meatus, vel omnino foramina aut majora, aut mi-

σεις ήτοι μείζους, ή ελάττους έσχεν, ή κενωτέρας του δέοντος,
ή μεστοτέρας, ή συμπεφραγμένας υπό παχέων τε και γλίσχρων
υγρών, και ταύτα προς τούναντίον απάγειν, μέχρις αν επί το
σύμμετρον αφίκηται. και μεν δη και όσα κατά την θέσιν
εξέστη του κατά φύσιν, επανάγειν αυτά προς την εξ αρχής
φύσιν, έμπαλιν απάγοντα· το μεν εις το πρόσω χωρήσαν
οπίσω, το δ' εις την οπίσω χώραν μεταστάν ανθέλκοντα
πρόσω. και κατά τας άλλας αντιθέσεις δύο, τήν τε άνω
και την κάτω, και την ένθα και ένθα, κατά τον αυτόν
τρόπον. εί δε, του κατά φύσιν αριθμού των μορίων δια-
φθαρέντος, εις νόσον εμπίπτει το σύμπαν όργανον, είδέ-
ναι μεν δήπου κάνταύθα χρή, το μεν υπερβολήν είναι
του ποσού, το δε έλλειψιν, ως κάν τη κατά μέγεθος
εξαλλαγή πρόσθεν είρηται, την δ' ίασιν, ώσπερ επ' εκεί-
νης, εν αφαιρέσει τε και προσθέσει γίνεσθαι. διαφέρει δε
τουουτον, ότι μόρια μεν ολόκληρα κατά τούτο το γένος,
εν εκείνω δε μέρη μορίων αφαιρείν τε και προστιθέναι
προσήκει.

nora, aut magis vacua quam oporteat, aut pleniora, aut
a craſſis lentisque humoribus obſtructa habent, et haec
ad contrarium, quousque ad commoderationem veniant,
ducere oportet; quinetiam quae in ſitu a naturali ſtatu
digreſſae ſunt, eas ad priſtinam naturam in contrarium
impellendo reducere. Quae quidem pars in anteriorem regionem progreſſa eſt, retrorſum, quae vero in
poſteriorem deflexit, ea ad anteriora retrahetur; ac in
reliquis duabus oppoſitionibus ſimili modo, quae ſurſum,
deorſum, quae hinc, illuc. Quod ſi, naturali numero partium vitiato, totum organum in morbum incidat, ſcire
ſane et hic oportet, aliud numeri exceſſum quantitatis,
aliud eſſe defectum, ut in magnitudinis mutatione prius dictum eſt; curationem vero, ut illic, in ablatione adjectio-
neque conſiſtere. Sed eo differunt, quod in hoc morbi
genere partes quidem integras, in illo vero partium
portiones auferre vel adjicere conveniat.

Κεφ. ιβ'. Σκεπτέον δ' οὐκ ἐπὶ τούτου τοῦ γένους μόνον, ἀλλὰ κᾀπὶ τῶν ἄλλων ἁπάντων ὧν δύναμις ἡμῖν ἐστιν
ἐξεργάσασθαι τὴν ἔνδειξιν. ἡ γὰρ τοῦ νοσήματος ἰδέα τὸν
τρόπον ἐνδείκνυται μόνον τῆς ἐπανορθώσεως, εἰ δὲ ἀδύνατός ἐστιν ἢ δυνατὸς, οὐκ ἔτι συνενδείκνυται. λαμβάνεται
γὰρ ἐν ἁπάσαις ταῖς ποιητικαῖς τέχναις τὸ τοιοῦτον, οὐκ ἐκ
τῆς ἐννοίας τῶν γενησομένων πραγμάτων, ἀλλ᾽ ἐκ τῆς δυνάμεώς τε καὶ ἀδυναμίας τοῦ δημιουργοῦντος αἰτίου, καὶ
προσέτι τῆς κατὰ τὴν ὕλην εὐπορίας τε καὶ ἀπορίας. τὰ
γοῦν αὐτὰ πράγματα τοῖς μὲν ἀδύνατα, τοῖς δὲ δυνατὰ
καθίσταται, καὶ καθ᾽ ἕτερον μὲν καιρὸν ἀδύνατα, καθ᾽
ἕτερον δὲ δυνατά. αἴτιον γοῦν ἐστι τῶν περὶ τὸ σῶμα γινομένων ἐπ᾽ ἀγαθῷ φύσις τε καὶ ἰατρός. ἀλλὰ τινὰ μὲν
τῇ φύσει, τινὰ δὲ τοῖς ἰατροῖς ἐστιν ἀδύνατα. τῇ φύσει
μὲν ὀστοῦν κατεαγὸς, ὡς παραλλάττειν αυτοῦ τὰ μόρια καὶ
διεστρέφθαι τὸ κῶλον, ἀδύνατον ὀρθῶσαι καὶ διαπλάσαι, τῷ
δὲ ἰατρῷ δυνατόν. οὕτω δὲ καὶ τὸ παραρθρῆσαν ἰατρῷ
μὲν ἐμβαλεῖν δυνατὸν, ἀδύνατον δὲ τῇ φύσει. τὸ κοῖλον

Cap. XII. At confiderandum venit non in hoc genere folum, fed in aliis quoque univerfis, quorum facultas nobis adeft, ut indicationem exequamur. Nam morbi idea modum folum curationis indicat: an vero impoffibilis fit, aut poffibilis, non etiamnum fimul indicat. Nam id
in univerfis effectivis artibus, non ex rerum faciendarum
notione, fed efficientis caufae potentia ac impotentia
defumitur, ac praeterea ex materiae copia inopiaque.
Itaque res eaedem in his fieri, in illis minime poffunt;
et alio tempore fieri non poffunt, alio poffunt. Quae
igitur circa corpus boni gratia fiunt, eorum caufa tum
natura, tum medicus exiftit. Sed quaedam naturae,
quaedam vero medicis funt impoffibilia. Naturae quidem impoffibile eft os ita confractum, ut partes ejus
aberrent membrumque distortum fit, erigere ac confor-
mare; medico vero poffibile: fic etiam luxatum medicus
reponere poteft, natura non poteft. Cavum ulcus car-

Ed. Chart. II. [183. 184.]   Ed. Baſ. I. (4o.)

δ' ἕλκος σαρκῶσαι, τῇ φύσει μέν ἐστι δυνατὸν, ἀδύνατον
δ' ἰατρῷ, καθάπερ γε καὶ τὸ πέψαι τι τῶν ἡμιπέπτων τε
καὶ ἀπέπτων. ἀλλὰ καὶ εἰς ταῦθ' ὑπηρετεῖ τε καὶ συμ-
πράττει τῇ φύσει ὁ ἰατρὸς, [184] καθαρὸν μὲν ἐργαζόμε-
νος τὸ ἕλκος ἐπιθέσει φαρμάκου καθαίροντος, ἐπιφέρων δὲ
τὰ συμμέτρως θάλποντα τοῖς πεφθῆναι δεομένοις. πολλὰ
δὲ καὶ αὐτῇ τῇ φύσει τῶν ἔμπροσθεν ὑπ' αὐτῆς ἀπεργασθέν-
των ἀδύνατον αὖθις ποιῆσαι, καθάπερ φλέβα, καὶ ἀρτηρίαν,
καὶ σύνδεσμον, καὶ νεῦρον, ὅσα τ' ἄλλα τοιαῦτα. τῆς οὖν θεραπευτικῆς μεθόδου πρῶτον μὲν ἐξευρεῖν, ὥσπερ εἴρηται, τὸν
κοινὸν ἁπάντων σκοπὸν, ὅτι τὰ ἐναντία τῶν ἐναντίων ἐστὶν
ἰάματα· δεύτερον δὲ, καθ' ἕκαστον γένος ὑποτάξαι τἀναντία·
τρίτον ἐπὶ τούτοις, σκέψασθαι, πότε μέν ἐστι δυνατὸν ἡμῖν ἢ
τῇ φύσει τῷ κατὰ τὴν ἔνδειξιν ὑπηρετῆσαι σκοπῷ, πότε δὲ
ἤτοι παντάπασιν ἀδύνατον, ἢ κατὰ χρόνον ἀδύνατον, ἢ ἐκ
μέρους ἀδύνατον. καὶ εἴη ἂν οὐκ ἐλαχίστη μοῖρα τῆς φυσικῆς θεωρίας, ἐν ᾗ γε χρὴ γεγυμνάσθαι τὸν ἐξευρήσοντα

ne replere natura poteſt, medicus non poteſt; ſicut ex
ſemicoctis aut crudis aliquid concoquere. Sed et in his
medicus naturae famulatur opitulaturque, mundum quidem ulcus efficiens medicamento purgaute impoſito, illis autem, quae egent concoctione, afferens ea, quae com-
moderate calefaciant. Multa vero ipfa natura, quae
prius effecerit, denuo generare non poteſt, ut venam,
arteriam, ligamentum, nervum et id genus alia. Itaque
primum ad medendi methodum pertinet, ut dictum eſt,
communem omnium fcopum invenire, qui eſt, contraria
contrariorum effe remedia. Secundum vero, in unoquoque genere contraria ordine collocare. Tertium
poftea, confiderare, quando quidem natura vel nos
fcopo poffimus infervire, quem indicatio fuggerit;
quando rurfus utrisque eſt vel omnino impoffibile, vel
certo tempore impoffibile, vel partim impoffibile. Atque
non minima haec naturalis fpeculationis portio fuerit,
in qua exercilatum effe oportet eum, qui invenerit in

το δυνατόν τε καὶ ἀδύνατον ἐν ἑκάστῳ τῶν ἐσομένων.
αἱ πραγματεῖαι δέ εἰσιν αἱ τοῦτο διδάσκουσαι δύο, ἥ τε
περὶ ζωογονίας ὀνομαζομένη, καθ᾽ ἣν, ὅπως ἐκ σπέρματός
τε καὶ καταμηνίου τὴν γένεσιν ἔχει τὸ κυούμενον, ἐπισκεπτόμεθα, καὶ ἡ λοιπὴ περὶ τῶν φυσικῶν δυνάμεων. ἐν μὲν
γὰρ τῷ περὶ τῆς φύσεως τοῦ σπέρματος ἐπισκέψαι φανεῖταί
σοι πάντως, ὑποβαλόντι τὴν σκέψιν ἀποδεικτικῇ μεθόδῳ,
ταῦθ᾽, ἅπερ ἡμῖν ἀπεδείχθη, τὸ γεννᾶσθαι τὰ πλεῖστα τῶν
ἐν τῷ κυουμένῳ μόρια, τῆς διαπλαττούσης αὐτὰ δυνάμεως
ὕλῃ χρωμένης αὐτῇ τῇ τοῦ σπέρματος οὐσίᾳ. καὶ εἴπερ
τοῦτ᾽ ἐξεύροις, οὐκ ἂν ἔτι θαυμάσαις, εἰ μηδὲν τῶν τοιούτων ἡ φύσις ὕστερόν ποτε δύναται δημιουργεῖν. ἐν δὲ τῷ
περὶ φυσικῶν δυνάμεων ἐπισκοπεῖσθαι τὴν περὶ τῶν γεγενημένων διοίκησιν, ὡς κἀντεῦθεν εὐπορῆσαί σε τῆς εὑρέσεως, ὧν δυνατόν ἐστι τῇ φύσει ποιεῖν, αὐτῇ τε κατὰ μόνας, ὑπηρετουμένη τε πρὸς τῶν ἰατρῶν, ὧν τ᾽ ἀδύνατον.
ἐν ἐκείνῳ τῷ τόπῳ, καθ᾽ ὃν ἐπισκεπτύμεθα περὶ τῆς τῶν
δημιουργικῶν αἰτιῶν δυνάμεως καὶ τῆς τῶν ἀποτελουμένων

unoquoque quid praeftari, quid fecus poffit. Porro commentarii duo id perdocent; alter, qui de animantis generatione
infcribitur, quo disceptamus, qua ratione foetus ex femine et menftruali fanguine ortum habet; ac reliquus de naturalibus facultatibus. In libro enim de feminis natura
confideranda effe videbuntur tibi omnino, fpeculationem
demonftrativae methodo fubjicienti, haec, quae nobis demonftrata funt, complures in foetu concepto partes, facultate ipfas conformante materia ipfa feminis fubftantia utente, procreari. Et fi hoc inveneris, non miraberis amplius, fi nullam ipfarum natura poftea aliquando
poffit creare. At in libro de naturalibus facultatibus
generatarum difpenfationem intueberis, ut inde copiam
tibi compares inventionis rerum, quas natura tum per fe
ac feorfim, tum medicorum minifterio poffit efficere,
quasque non poffit; in illo loco, in quo de caufarum
efficientium facultate difceptamus et perfectarum par-

οὐσίας, ἐξευρήσεις ἅπαντα τὰ δυνατὰ καὶ ἀδύνατα. οἷον εἰ
δυνατὸν, ἀπολλυμένου χόνδρου, γεννᾶσθαι πάλιν ἕτερον χόνδρον, ἢ ἀντ᾽ αὐτοῦ τι παραπλήσιον. οὕτω δὲ καὶ ὀστοῦν
εἰ δυνατὸν ἕτερον ποιῆσαι ;τοῦ μετὰ τὴν ἀποκύησιν ἀπολλυμένου, ἢ τι παραπλήσιον αὐτῷ· καὶ εἰ συμφῦναι τὸ νευρῶδες τοῦ διαφράγματος, ἢ τὴν καρδίαν, ἢ τὸ ἧπαρ, ἢ
ὅλως ὁτιοῦν τῶν ἄλλων μορίων. ἐμοὶ δὲ οὐ καιρὸς ἐνταῦθα
διέρχεσθαι πάντα. οὐ γὰρ εἰς ἓν τοῦτο τὸ βιβλίον ἐγχωρεῖ
τὴν ὅλην ἰατρικὴν καταθέσθαι, οὐδὲ τοῦτ᾽ ἐξ ἀρχῆς ὁ λόγος ἔσπευδεν, ἀλλὰ τὰς μεθόδους εἰπεῖν, ἐνδείξασθαί τε
περὶ τῆς συστάσεως τῆς τέχνης, ἐκ τίνων τε καὶ πόσων ἀρχῶν, καὶ κατὰ τίνας ὁδοὺς γίγνεται. καταπαύσας οὖν ἐνταῦθα τὸν ἐνεστῶτα λόγον, εἰς ἕν τε κεφάλαιον ἀναβα-
λὼν, προσθήσω τῷ πρόσθεν ἤδη συνεστῶτι μέρει τῆς τέχνης. ὡς γὰρ ἐν ἐκείνῳ τῶν ὑγιεινῶν τε καὶ νοσωδῶν
σωμάτων εἴδους ἐξευρόντες ἠξιοῦμεν ἐν ταῖς κατὰ μέρος
ὕλαις αὐτὸ θεάσασθαι πάσαις, οὕτω καὶ νῦν, ὑπὸ τῆς
θεραπευτικῆς μεθόδου τῶν σκοπῶν εὑρημένων, εἰς τὰς

tium fubflantia, reperies, quaecunque fieri poffint, et
quae non poffint. Ut, fi, cartilagine deperdita, aliam
regenerari cartilaginem fit poffibile, an pro ea aliquid
confimile. Sic autem et os utrum poft conceptionem
perditum alterum, an ei quippiam fimile conftrui queat.
Item an nervofa fepti transverfi fubflantia coalefcere,
an cor, an jecur, vel univerfe quaecunque caeterarum
partium. Omnes fane percenfere, tempus mihi non eft.
Neque enim tota medicina hoc uno libello comprehendi
poteft, neque id ab initio ftuduit oratio, fed methodos
quasdam recenfere, demonftrareque de conftitutione artis,
ex quibus et quot principiis quibusque viis ipfa fiat.
Abfoluto igitur hic praefenti fermone ac in fummam
redacto, prius jam confitutae artis parti nonnulla adji-
ciam. Quemadmodum enim ſin illo fanorum aegroto-
rumque corporum fpecie inventa, in particulabus materiis univerfis fpectare ipfam voluimus; ita inventis
a medendi methodo fcopis, in particulares materias

κατὰ μέρος ὕλας ἐμβιβάζειν αὐτοὺς ἀξιώσομεν, ἵνα γνῶσιν,
ὅσα τε δυνατὸν γίγνεσθαι κατ᾽ αὐτήν εἰσιν, ἢ ἐκ μέρους,
ἢ κατά τινα χρόνον, ὅσα τ᾽ ἀδύνατον παντάπασιν· ἐπισκοπεῖσθαι δὲ κἀνταῦθα την πρὸς τὰς ἄλλας τέχνας ἀναλογίαν. (41) ὡς γὰρ εἴ τις, ἐξ ὀπτῶν πλίνθων γεγενημένης οἰκίας, εἶτα πεπονθυίας κατά τι μέρος, ἐπανορθοῦσθαι τοῦτο κελεύσειεν, ἐξαιροῦντας μὲν, ὅσαι πεπόνθασι
τῶν πλίνθων εἰς δὲ τὸν ἐκείνων τόπον ἐντιθέντας ἑτέρας
ἀπαθεῖς, ἀναγκαῖον ἔσται τῷ δημιουργῷ κατασκευάζειν
προτερον ἑτέρας ὁμοίας ταῖς πεπονθυίαις, ἔτι τε πρὸς
τουτῳ την ἐπιτηδείαν ὕλην οὐκ ἔχοντος παρασχεῖν τοῦ δε-
σπότου τῆς οἰκίας, ἀδύνατον εἶναι λέγειν την [185] ἐπα-
νόρθωσιν· οὕτως ἔχει κἀπὶ τοῦ νῦν προκειμένου σκέμμα-
τος. ἀπορίᾳ γὰρ τῆς ὕλης οὐδὲν ἐξ ὑστέρου ποιεῖν η φύσις οἵα τ᾽ ἐστίν, ων ἐκ σπέρματος ἐν τῷ διαπλάττειν τὸ
ζῶον ἐποίησεν.

Κεφ. ιγ´. Ἐπεὶ δὲ καὶ περὶ τούτων αὐτάρκως εἴρηται,
προσθῶμεν τῷ λόγῳ το λεῖπον, ὑπερ ὧν ὀλίγον ἔμπροσθεν
εἴπομεν, ἐξευρίσκοντες τὰ βοηθήματα. τὰς μὲν γὰρ οἷον

ipſos inducere dignabimur, ut notæ ſint, quae per eam
aut ex parte, aut aliquo tempore fieri poſſunt, quaeque omnino non poſſunt. At hic ad alias artes analogia conſideranda eſt. Ut enim, ſi quis ex coctis lateri-
bus domum exſtructam, dein aliqua parte affectam
emendari juſſerit, auferendo quidem, quicunque laeſi ſunt
lateres, in illorum vero locum illaeſos reponendo, neceſſarium prius eſt opifici alios affectis ſimiles extruere,
ac etiamnum praeterea, ſi materiam idoneam aedium
dominus praeſtare non poſſit, reparationem eſſe impoſſibilem aſſeverare: ita in hac propoſita ſpeculatione res
ſeſe habet. Nam materiae penuria nullum eorum, quae
ex ſemine natura in animali formando conſtruxit, rurſus
conſtruere non poteſt.

Cap. XIII. Quum autem de his abunde dictum ſit,
quod ſermoni deeſt, id adjiciamus, ea, de quibus paulo ante diſſeruimus, inveniendo remedia.   Etènim veluti ge-

γενικὰς αὐτῶν ἰδέας διήλθομεν, ὡς χρὴ τὰ μὲν ψύχειν, τὰ
δὲ θερμαίνειν, τὰ δὲ ὑγραίνειν, τὰ δὲ ξηραίνειν. οὗτοι
γὰρ ἐν τοῖς ὁμοιομερέσιν οἱ σκοποὶ, καθάπερ ἐν τοῖς κατὰ
τὸ πηλίκον, ἤτοι καθαίρειν ἢ ἀνατρέφειν, οὕτω δὲ κἀν τοῖς
κατ᾽ ἀριθμὸν, ἢ ἐξαιρεῖν ὅλον, ἢ γεννᾷν. ἐν δὲ τοῖς κατὰ
διάπλασιν εἰς τὴ κατὰ φύσιν ἐπαναγαγεῖν σχήματα, καὶ
κενοῦν τὰ πεπληρωμένα, καὶ πληροῦν τὰ κεκενωμένα, καὶ
τὰς ἐμφράξεις ἐκφράττειν, καὶ τὰς ἀναστομώσεις συνάγειν,
καὶ τὰ μεμυκότα, καὶ πεπυκνωμένα πρὸς τοὐναντίον ἐπι-
στρέφειν, τὰ μὲν ἀναστομοῦντα, τὰ δὲ ἀραιοῦντα. οὕτω
δὲ κἀν τῷ κατὰ τὴν σύνθεσιν νοσήματι πρὸς τὸ κατὰ
φύσιν ἐπανάγειν ὁ σκοπός, κἂν τῷ τὴν ἕνωσιν λελύσθαι
κόλλησιν ἐργάζεσθαι τῶν κεχωρισμένων. ἀλλ᾽ ἐν ἅπασι
τούτοις ἐξευρίσκειν ὕλας βοηθημάτων οὐ μικρόν ἐστι μόριον
τῆς τέχνης. οἷον εὐθέως ἐπὶ τῶν παραλλαττόντων ἄρθρων,
ἐπειδὴ συμβαίνει μὴ μόνον ὀπίσω καὶ πρόσω, καὶ ἔνθα καὶ
ἔνθα μεταχωρεῖν τὸ ἐξιστάμενον, ἀλλὰ καὶ πρὸς τὸν ἄνω
τόπον ὑπὸ τῆς τῶν μυῶν συντονίας ἀνέλκεσθαι, διττῆς

nerales ipforum ideas recenfuimus, oporlere alia refrigerare, alia calefacere, alia humectare, alia exiccare.
Hi namquc in fimilaribus fcopi funt, veluti in his vitiata quantitate eam vel auferre, vel reficere. lta vero
et in his numero vitiatis vel totum detrahere, vel generare. ln his denique conformatione vitiata, eam ad naturales figuras reducere, repleta vacuare, vacua replere,
obftructiones aperire, aperta contrahere, conniventia et
denfata in contrarium convertere, illa aperiendo, haec
rarefaciendo. Sic autem in compofitionis morbo fcopus
eft ad naturalem flatum reducere, in foluta unitate
diductarum partium conglutinationem moliri. Verum
in omnibus his auxiliorum materiam invenire, non
parva eft artis portio; velut ftatim in luxatis articulis, quum contingit non modo in pofteriora et
anteriora, et in dextra ac finiflra prolabi luxatum, fed
etiam in fuperiorem locum a mufculorum contentione

270 ΓΑΛΗΝΟΥ ΠΡΟΣ ΠΑΤΡΟΦΙΛΟΝ

Ed. Chart. II. [185.]　　　　　　　　　　　　Ed. Baf. I. (41.)

κινήσεώς ἐστι τοῖς ἐμβάλλουσιν ἡ χρεία, πρώτης μὲν τῆς
κάτω, δευτέρας δὲ τῆς εἰς τὴν οἰκείαν χώραν ἀποθέσεως.
καὶ διὰ τοῦτο χωρὶς ἀντιτάσεως ἀδύνατον γενέσθαι τὴν
ἐμβολήν. εἰς δὲ τὴν ἀντίτασιν ὅτι μὲν ἰσχυροτέρων ἀντι-
λήψεών τε καὶ τάσεών ἐστι χρεία, πρόδηλον ἅπαντι. ποιεῖν
δ᾽ αὐτὰ ἐνίοτε διὰ τῶν ἡμετέρων χειρῶν ἀδυνατοῦντες, ὄργανα πρὸς τοῦτ᾽ ἐξευρήκαμεν ἐπιτήδεια. τὰ πολλὰ δ᾽ αὐτῶν καὶ εἰς αὐτὴν τὴν ὑπόθεσιν τῶν ἐξηρθρηκότων συμ-
πράττει. καὶ ταῦτα πάντα τὰ ὄργανα τῶν βοηθημάτων
ὕλαι τινές εἰσιν, ὥσπερ καὶ τὰ ἁρμοζόμενα πάντα, καὶ τὰ
φάρμακα, καὶ τὰ ἐδέσματα, καὶ τὰ πόματα, καὶ ἁπλῶς
ὅσα προσαγόμενα τῷ σώματι τὰς εἰρημένας διαθέσεις εἰς
τὸ κατὰ φύσιν ἐπανάγει. χρὴ τοίνυν πεπραγματεῦσθαι καὶ
περὶ τῆς τούτων ὕλης τὸν ἰατρὸν, συμβιβάζοντα τοὺς εἰρημένους ἔμπροσθεν σκοποὺς τῇ χρήσει τῶν ὑλῶν, ἵνα μή
ποτε πλανηθῇ ὅμοιόν τι πάθος τοῖς οἰομένοις, ὅσα μὲν
δεῖται ψύχεσθαι, πᾶσιν αὐτοῖς ἁρμόττειν ὕδωρ ψυχρὸν, ὅσα
δὲ θερμαίνεσθαι, θερμὸν, οὐκ εἰδόσιν, ὅτι κατὰ συμβεβηκὸς

revelli, duplici motione opus eſt iis, qui in locum articulos reponunt, prima quidem deorſum, altera vero in
ſedem propriam repoſitione, atque idcirco ſine tenſione
oppoſita reductio fieri non poteſt. Ad oppoſitam vero
tenſionem validarum apprehenſionum tenſionumque
uſum eſſe cuique manifeſtum elt. At quum interdum
noſtris manibus ea nequeamus efficere, inſtrumenta ad
hoc idonea invenimus, ſed ipſorum pleraque ad luxato-
rum repoſitionem inſerviunt. Atque haec omnia inſtrumenta remediorum materiae quaedam ſunt, quemadmodum et quae conveniunt omnia, medicamenta, edulia,
potiones, ac univerſe quaecunque corpori admoventur,
commemoratas affectiones in naturalem ſtatum revocant.
Oportet itaque medicum in horum materia verſatum
fuiſſe, qui praedictos ſcopos materiarum uſui accommo-
det, ne interdum quodam habitu deceptus ſit iis ſimili,
qui frigidam conferre cenſent omnibus refrigerandis, et
calidam calefaciendis, ignorantes, frigidam aliquando ex

ΠΕΡΙ ΣΥΣΤΑΣΕΩΣ ΙΑΤΡΙΚΗΣ. 271

Ed. Chart. II. [185. 186.]   Ed. Baf. I. (41.)

ἐνίοτε καὶ τὸ ψυχρὸν θερμαίνει, καὶ τὸ θερμὸν ψύχει.
πλεῖστα δὲ περὶ τῆς ἐν τούτοις ἅπασι μεθόδου κατὰ τὴν
περὶ φαρμάκων πραγματείαν λέγονται. ἐν δὲ τῷ παρόντι
λόγῳ τοῦτο προσθῶμεν, ὡς ἅπαν τὸ τοιοῦτον γένος τῆς
ὕλης τῶν βοηθημάτων ἐν προσφερομένοις, καὶ ποιου-
μένοις, καὶ κενουμένοις, καὶ τοῖς ἔξωθεν προσπίπτουσι
κεῖται, δι᾽ ὧν ἁπάντων ὁ συνιστάμενος τὴν τέχνην
διεξελθὼν καὶ τῆς κατὰ μέρος ὕλης ἁπάσης ἐπιστήμην ἔχων
οὐ μόνον τῆς δυνάμεως, ἀλλὰ καὶ τῆς χρήσεως οὕτως ἂν
εἴη συμπεπληρωκὼς ἅπαντα τὰ ὑγιεινὰ τῶν αἰτίων, ὡς
μηδὲν λείπειν αὐτῷ πρὸς τὴν τῆς θεραπευτικῆς τέχνης
σύστασιν, εἰς δύο κεφάλαια τούτων ᾽ἁπάντων ἀναγομένων,
εἴς τε τὴν γνῶσιν τῶν σωμάτων, οἷς προσάγεται τὰ βοηθήματα, καὶ αὐτὴν τὴν τῶν βοηθημάτων φύσιν.

Κεφ. ιδ᾽. [186] Ὑπόλοιπον δ᾽ ἂν εἴη πράττειν αὐτῷ
μέλλοντι τὰ κατὰ τὴν τέχνην, ἐξευρῆσθαί τινα διαγνωστικὴν
θεωρίαν ἁπασῶν τῶν διαθέσεων, καὶ μάλισθ᾽ ὅσαι περὶ
τὰ κατὰ βάθος μόρια συνίστανται. οὐδὲ γὰρ ἐνταῦθα τοῦ
τυχόντος ἐστὶν ἐξευρεῖν ἑκάστου τῶν μορίων, ἢ τῶν ἁπλῶν,

accidente calefacere et calidam refrigerare. Plurima fane de horum omnium methodo in opere de medicamentis tractantur. Id autem praefenti fermoni apponemus,
univerſum hoc materiae praefidiorum genus in offerendis, faciendis, evacuandis atque extrinfecus incidentibus
confiftere; quae fi omnia artem conftituens difculferit,
et particularem univerfae materiae fcientiam habuerit,
non folum facultatis, fed et ufus, ita univerfas caufas
fanitatis, ut nihil ipfi ad medentis artis conftitutionem
defit, abfolverit, omnibus his in capita duo redactis,
corporum, quibus auxilia adhibentur, cognitionem et
ipfam auxiliorum naturam.

Cap. XIV. Enimvero qni, quae funt artis, facturus
eft, ipfi reliquum erit, ut quandam omnium fibi affectuum dignofcendorum facultatem inveniat, eorumque
maxime, qui altis partibus infident. Neque enim hic obvii cujusque eft fingularum partinm, vel fimplicium, vel

ἢ τῶν ὀργανικῶν, τὴν νοσώδη διάθεσιν, ὅταν ἐν τῷ βάθει
τύχη κείμενον. ἀλλὰ κἀνταῦθα μεθόδῳ τινὶ χρὴ πειρᾶσθαι
τὸ πεπονθὸς ἐξευρίσκειν ἅμα τῇ περὶ αὐτὸ διαθέσει, περὶ
ἧς εἴρηται καὶ ἡμῖν ἑτέρωθι διὰ πλειόνων. ἀλλ᾿ ὥσπερ
τῶν ἄλλων ἁπασῶν μεθόδων ἐνταῦθα τὰ κεφάλαια διήλθομεν, οὕτω καὶ περὶ τούτων εἰπεῖν ἀναγκαῖόν ἐστι, καὶ
πρῶτόν γε, διὰ τίνος γένους τῶν παρὰ φύσιν ἐλπίζειν χρὴ
τὴν διάγνωσιν αὐτῶν ποιήσασθαι. τρία γάρ ἐστι τὰ σύμπαντα γένη τῶν παρὰ φύσιν, ἓν μὲν, αἱ διαθέσεις αἱ
βλάπτουσαι τὴν ἐνέργειαν· ἕτερον δὲ, τὰ τούτων αἴτια·
καὶ τρίτον, τὰ συμπτώματα. τὰ μὲν οὖν αἴτια κυριώτατα
μὲν, ὅταν ἐνεργῶσι, ταύτης τῆς προσηγορίας ἀξιοῦται.
λέγεται μέντοι γε πολλάκις, εἰ καὶ μηδέπω μηδὲν ἐνεργεῖ, κατ᾿
αὐτὸ τὸ δύνασθαι μόνον, οἷον καὶ ἡ ἀπεψία νόσων αἰτία
λέγεται, κἂν μηδέπω νοσάζη. καλῶ δὲ ἀπειρίαν οὐ μόνον
τῆς ἐν γαστρὶ πέψεως τὴν ἀποτυχίαν, ἀλλὰ καὶ ἐν τοῖς
ἀγγείοις τε καὶ ἥπατι, καὶ κατὰ τὸν ὄγκον σύμπαντα.

organicarum, quum in alto fitae fuerint, morbofum affectum invenire. Attamen et hic methodo quadam partem affectam fimul cum ejus affectu comminifci conan-
dum eſt, de qua pluribus et a nobis alibi dictum eſt;
verum ficut aliarum omnium methodorum capita hic
perluſtravimus, ita de his quoque differere neceſſe eſt;
ac primum, quo eorum quae praeter naturam funt affectuum genere ipforum cognitio fperanda fit, inſtruere
Tria namque univerfa funt eorum, quae praeter naturam
dicuntur, genera. Unum, affectus actionem laedentes;
alterum, illorum caufae; tertium, fymptomata. Itaque principaliffimae quidem caufae, quum agant, hanc
appellationem merentur; dicuntur tamen multoties caufae, etiamfi nondum quicquam agant, eo dumlaxat quod
agendi facultate polleant; ut cruditas morborum caufa
dicitur, licet morbum nondum intuterit. Voco autem
cruditatem non folum fruſtratam in ventriculo concoctionem, fed in vafis quoque, jecinore, corporisque

τῶν δὲ συμπτωμάτων τὸ γένος εἰς τρεῖς τέμνεται διαφορὰς,
τὴν βλάβην τῶν ἐνεργειῶν, τὰ συμβεβηκότα τοῖς σώμασι,
τὰς τῶν ἐκκρινομένων ἀμετρίας. ἁπάντων δὲ τούτων αἰτία
τοῦ σώματός ἐστιν ἡ διάθεσις, ἣν εἴτε νόσον, εἴτε πάθος
ὀνομάζοι τις, οὐ διοίσει. γνωρίζεται δ᾽ εἰκότως ὑπὸ τῶν
συμπτωμάτων, αἰτίας γε λόγον ἔχουσα πρὸς αὐτά. ἔνια
μὲν·οὖν αὐτῶν ἐξ ἀνάγκης ἔπεται ταῖς διαθέσεσιν, ἔνια
δ᾽ οὐκ ἐξ ἀνάγκης, ἀλλ᾽ ἤτοι πλειστάκις, ἢ σπανιάκις, ἢ
ἀμφιδόξως. ὥσπερ αὖ πάλιν ἕτερα συμπτώματα, τὰ μὲν
ἐξ ἀνάγκης ἔπεται τῇ διαφορᾷ τῆς διαθέσεως, τὰ δ᾽ ὡς
ἐπὶ τὸ πολύ, τὰ δ᾽ ἀμφιδόξως, τὰ δὲ σπανίως. ὅσα μὲν
οὖν ἐξ ἀνάγκης ἔπεται τῷ νοσήματι συμπτώματα, παθογνω-
μονικὰ προσαγορεύεται, καὶ ταῦθ᾽ ἡγεῖσθαι χρὴ γνωρίσματα
βέβαια τῶν νοσημάτων ὑπάρχειν. ὅσα δ᾽ οὐκ ἐξ ἀνάγκης,
ἤτοι τῆς διαφορᾶς ἐστι τοῦ νοσήματος, ἢ τοῦ ἤθους, ἢ τοῦ
μεγέθους ἐνδεικτικά. δείξω δ᾽ ἐπὶ παραδείγματος ἑνὸς
ἑκάστου τῶν εἰρημένων τὴν δύναμιν, ἵν᾽ ἐντεῦθεν ὁρμώμενος ἔχῃς γυμνάζειν σεαυτὸν ὁμοίως ἐν ἅπασι κατὰ τὴν

mole univerfa. Symptomatum genus in tres fecatur differentias, actionum laefionem, fimplices quae corporibus
accidunt qualitates, eorum quae excernuntur incommoderationem. Omnium vero horum caufa corporis eft
affectus, quem five quis morbum appellet, five affectionem, nihil intereft. Cognofcitur autem merito ex fymptomatis caufae rationem ipforum refpectu obtinere.
Quaedam enim ex ipfis neceffario affectus fequuntur,
quaedam non neceffario, fed vel faepe, vel raro, vel ambi-
gue: quemadmodum rurfus alia fymptomata affectus differentiam ex neceffitate fequuntur, quaedam ut plurimum,
quaedam incerto, quaedam raro. Quae jam ex neceffitate morbum fequuntur fymptomata, pathognomonica,
hoc eft affectuum indicatoria, nuncupant. Atque hae
certae morborum notae cenfendae funt. Quae vero non
neceffario, vel morbi differentiam, vel morem, vel magnitudinem indicant. Sed exemplo quodam cujusque
praedictorum vim oftendam, ut eo adjutus fimiliter in

Ed. Chart. II. [186. 187.]   Ed. Baf. I. (41. 42.)
αὐτὴν μέθοδον· ὑποκείσθω φλεγμαίνειν ὁ τὰς πλευρὰς
ὑπεζωκὼς ὑμήν. ἐστὶ δὲ δήπου τοῦτο τὸ πάθος ἡ φλεγμονὴ,
συμπτώματα μὲν ἐξ ἀνάγκης ἔχουσα τὸν παρὰ φύσιν ὄγκον,
ἔρευθος, ὀδύνην, ὧν οὐχ ὑποπίπτει νῦν τὰ δύο, λείπεται
δὲ τὸ ἄλγημα μόνον, ὃ κατὰ τὰς πλευρὰς ἐρείδει νυγμα-
τῶδες γιγνόμενον. ἀλγεῖ μὲν οὖν ὁ ἄνθρωπος, ὅτι φλεγμονὴ τὸ πάθος. ἡ δὲ ἰδέα τῆς ὀδύνης νυγματώδης, ὅτι
καὶ ἡ οὐσία τοῦ πεπονθότος ἐστὶν ὑμενώδης. κατὰ δὲ τὴν
πλευρὰν ἐρείδει, διότι ἐν ταύτῃ κεῖται τὸ πεπονθός. καὶ
μὲν δὴ καὶ μέχρι πλείστου διήκει, διότι καὶ αὐτὸς ὁ ὑπεζωκὼς ἐπὶ πλεῖστον ἐκτέταται. πυρετὸς δ᾽ ἐξ ἀνάγκης ἔπεται (42) διὰ τό τε πάθος καὶ τὴν θέσιν τοῦ πεπονθότος·
ὧν ἐὰν ἀπῇ θάτερον, οὐκ ἐξ ἀνάγκης ἀκολουθήσει πυρετός.
οὐδὲ γὰρ [187] ἐὰν ὁ δάκτυλος φλεγμαίνῃ, πάντως πυρέτ-
τουσιν, ὅτι πόῤῥω τῆς καρδίας. οὐδ᾽ ὅταν οὖν ὁ ὑπεζωκὼς μὲν πάθῃ, τὸ πάθος δ᾽ ἤτοι σκίῤῥος, ἢ οἴδημα τύχῃ.
καὶ μὴν καὶ ἡ δύσπνοια τῶν ἐξ ἀνάγκης ἀκολουθησάντων

omnibus eadem methodo te ipfum exerceas. Supponatur
igitur membrana coftas fuccingens inflammatione laborare. Affectus hic inflammatio eft, fymptomata quidem
neceffario habens tumorem praeter naturam, ruborem,
dolorem; quorum duo jam non fubincidunt, folus autem dolor relinquitur, qui coftis incumbens punctorius
concitatur. Dolet igitur homo, quod inflammatio affectus fit, doloris autem fpecies pungens eft, quod affectae partis fubftantia membranofa fit. Pleurae vero incumbit, quia illa afficitur: quin etiam dolor latiffime fpargi-
tur, quod membrana coftas fuccingens plurimum extenfa fit.
Febris autem ex neceffitate fequitur, tum propter affectum,
tum propter partis affectae fitum, quorum alterum fi abfit,
febris neceffario non fequetur. Neque enim fi digitus
inflammatione laboret, continuo febris invadit, quoniam
procul a corde fitus eft. Neque quum membrana fuccingens affecta fuerit, mox affectus vel fcirrhus, vel oedema contingit; quanquam difficultas fpirandi ex iis fit,

Ed. Chart. II. [187.]   Ed. Baf. I. (42.)

ἔσται τῷ πεπονθότι τόπῳ, διότι μέρος ἐστὶν ἀναπνευστικοῦ
τινος ὀργάνου. τὸ μέντοι τῆς δυσπνοίας εἶδος οὐ διὰ τὸ
μέρος, ἀλλὰ διὰ τὸ πάθος ἔσται. κωλύει γὰρ ἡ ὀδύνη
διεστάλθαι μέχρι πλείστου τὰ τῆς ἀναπνοῆς ὄργανα. προ-
καταλύει τοιγαροῦν τῆς ἀναπνοῆς τὴν ἐνέργειαν, οὐδέπω
τῆς χρείας πεπληρωμένης, ὅθεν ἀναγκάζεται διὰ τάχους ἐπὶ
τὴν δευτέραν ἐνέργειαν ἰέναι, μηκέτ ἠρεμοῦντα τοσοῦτον,
ὅσον ὅτ᾽ ἐν τῷ κατὰ φύσιν ἦν, καὶ οὕτω γίγνεται τὸ
πνεῦμα μικρὸν καὶ πυκνόν. ἀλλὰ καὶ ἡ τῶν σφυγμῶν
ἀλλοίωσις ἐξ ἀνάγκης ἀκολουθεῖ τῇ φλεγμονῇ τοῦ ὑπεζωκότος, ἥ τ᾽ ἀχώριστος τῶν πυρετῶν, καὶ ἡ κατὰ τὴν
τοῦ πεπονθότος ἰδέαν. σφύζουσι γὰρ αὐτοῖς αἱ ἀρτηρίαι, διότι μὲν πυρέττουσι μεῖζον, καὶ θᾶττον, καὶ
πυκνότερον, ὅτι δὲ νευρῶδες τὸ φλεγμαῖνον, ἅμα τάσει τε
καὶ σκληρότητι. ταῦτα μὲν οὖν ἐξ ἀνάγκης ἀκολουθεῖ τὰ
συμπτώματα τῇ φλεγμονῇ τοῦ ὑπεζωκότος. ἐξ ἀνάγκης δὲ
κἀκ τῶν ἑπομένων ἕν τι, ἤτοι γε ἐπὶ τὴν πεπονθυῖαν

quae neceſſario partem affectam ſequuntur, quia ſpira-
bilis cujusdam inſtrumenti portio eſt. Atqui ſpirandi
difficultatis ſpecies non propter partem, ſed ob affectum
erit; dolor enim refpirationis inſtrumenta plurimum di-
duci prohibet; ideoque actionem refpirationis, uſu nondum expleto, prius diſſolvit. Unde ad ſecundam actionem celeriter accedere neceſſitas eſt, non amplius tantum quietis intermittendo, quantum in naturali ſtatu;
atque ſic ſpiritus parvus et frequens redditur. At et
pulſuum alteratio ex neceſſitate membranae coſtas ſuccingentis inflammationem comitatur, tum quae a febribus, tum quae ab affectae partis ſpecie non ſeparatur.
Arteriae namque ipſis, quod quidem febricitent, majorem, celeriorem et frequentiorem pulſum edunt, quia
vero nervoſa pars eſt, quae inflammatione infeſtatur,
cum tenſione ſimul ac duritie. Haec igitur neceſſario
ſuccingentis membranae inflammationem ſymptomata ſequuntur. Unum autem eſt ex his, quae neceſſario ſequun-

πλευρὰν ἡ κατάκλισις ἧττον ἐπώδυνός ἐστιν, ἢ ἐπὶ τὴν
ἀντικειμένην, ἢ ἐπ᾽ ἀμφοτέρας παραπλησίως. διπλοῦ γὰρ
ὄντος τοῦ ὑπεζωκότος, εἰ μὲν οὖν τὸ περὶ τοῖς ὀστοῖς ἔξωθεν αὐτοῦ μέρος ἰσχυρότερον φλεγμαίνοι, ῥᾷον ἐπὶ τὸ ἀντικείμενον κατακλίνονται, θλίβονται γὰρ ἐπὶ τοῦ πεπονθότος·
εἰ δὲ τὸ ἕτερον τὸ ἔνδον, ὅπερ ὡς τὰ πολλὰ συμβαίνειν
εἴωθεν, ἐπὶ τὸ ἀντικείμενον ὀδυνῶνται μᾶλλον κλινόμενοι·
κρέμαται γὰρ αὐτοῖς τὸ φλεγμαῖνον· εἰ δ᾽ ἐπὶ τὸ πεπονθὸς, ἧττον, οὔτε γὰρ θλίβεται πρὸς τοῖς ὀστοῖς, οὔτε κρέμαται, ἀλλ᾽ ἀμφοῖν γε τούτοις ἠλευθέρωται, καὶ κατὰ
θατέρου τοῦ ἀπαθοῦς ἐστήρικται. παθόντων δὲ ἀμφοτέρων
τῶν μερῶν τοῦ ὑπεζωκότος, ὁμοίως ἐπ᾽ ἀμφοτέραις ταῖς
πλευραῖς κλίνονται. καὶ μὲν δὴ καὶ τῷ διήκειν τὸ ἄλγημα
τοῖς μὲν εἰς ὑποχόνδριον, ἐνίοις δ᾽ εἰς κλεῖν, διά τε τὴν
φύσιν τοῦ πεπονθότος γίνεται μορίου, καὶ τὸ τῆς φλεγμονῆς σύμπτωμα τὸ ἐκτείρεσθαι τὴν ὀδύνην. ἐπεὶ γὰρ ἄχρι
τε τῶν κλειδῶν ὁ ὑπεζωκὼς ἀνήκει, καὶ κατὰ τοῦ διαφρά-

tur, decubitus vel in latus affectum, qui minus eft dolorificus, vel in oppofitum, vel in utrumque fimiliter.
Nam quum duplex fuccingens membrana fit, fi quidem ex-
terior ejus pars offibus incumbens validiore inflammatione
laboret, facilius in oppofitum latus reclinant. Etenim in
affecta parte premuntur. Si vero altera interior aegrotet, quod ut plurimum accidere confuevit, in oppofitum recumbentes vehementius dolent, quod pars inflammata ipfis pendeat; quod fi in affectam partem, minus;
non enim haec ab offibus premitur, neque fuspenfa eft,
fed ab utroque libera eft, et fuper alterum illaefum af-
firmata. Utrisque vero fuccingentis membranae partibus
affectis in utrumque latus aequaliter decumbunt. At
vero quod dolor quibusdam ad hypochondrium perveniat, aliis ad claviculam, id tum propter partis affectae
naturam fit, tum quia inflammationis fymptoma dolorem intendat. Quoniam enim ad claviculas usque membrana fuccingens afcendit, et totum feptum transverfum,

ΠΕΡΙ ΣΥΣΤΑΣΕΩΣ ΙΑΤΡΙΚΗΣ 277

γματος ἅπαντος, τῶν μὲν ἄνω μερῶν αὐτοῦ φλεγμαινόντων,
ἢ κλεὶς κατασπᾶσθαι δοκεῖ, τῶν κάτω δ', εἰς ὑποχόνδριον
ἐξήκει τὸ ἄλγημα. μικρὰν οὖν χρὴ πάνυ κατὰ τὰ μέσα
τῶν πλευρῶν γενέσθαι την φλεγμονήν, ἵν' εἰς μηδέτερον
ἐξίκηται, ὡς ἥ γε μεγάλη πρὸς ἄμφω διϊκνεῖται. καὶ μὴν
καὶ τὸ διϊδροῦσθαί τινα καὶ ἀπογεῖσθαι τοῦ φλεγμαίνοντος
μορίου λεπτὸν ἰχῶρα διά τε τὸ νόσημα γενήσεται καὶ τὸ
μόριον, ὥσπερ καὶ τοῖς ἐν τῷ στόματι φλεγμαίνουσιν ἅπασι
συμπίπτει καὶ τοῖς ὀφθαλμοῖς. ἐξ ἐπιῤῥοῆς τε γὰρ τῶν
ὑγρῶν ἡ φλεγμονὴ, καὶ τὸ μέρος ἀραιὸν, οὐχ ὥσπερ τὸ δέρμα
πεπιλημένον τε καὶ πυκνόν. ὅταν μὲν οὖν πολλή τε ἅμα
καὶ λεπτη κατὰ τὸ φλεγμαῖνον ἡ ὑγρότης ὑπάρχῃ, καὶ τὸ
μόρίον ἀραιὸν, πλεῖστον ἀπογεῖται πρὸς τὸ ἐκτός ὅταν δ'
ἔμπαλιν ὀλίγον τε ᾖ καὶ παχὺ τὸ ῥεῦμα, καὶ τὸ σῶμα πυκνὸν ἐλάχιστον. τουτὶ δ' ἐλάχιστον ἐρεθίζει μὲν εἰς βῆχα,
πτύουσι δὲ οὐδέν· ὥσπερ γε κἀπειδὰν πλεῖστον γίνηται,
βήχουσί τε πλεῖστα καὶ ἀναπτύουσιν οὐκ ὀλίγα. καὶ εἴη ἂν
τὸ μὲν βήττειν ἀχώριστον τοῦ πάθους, τὸ δὲ πτύειν ἐπὶ

ubi fuperiores ejus partes inflammantur, jugulum deorfum revelli videtur, ubi inferiores, dolor ad hypochondrium pervenit. Igitur exiguam plane inflammationem in coſtarum medio excitari oportet, ne in alterutram partem perlingat, ut magna in ambas pervenit.
Quinetiam quod nonnulla refudent, ac tenuis ex inflammata parte fanies effluat, tum propter morbum, tum
propter partem eveniet, quemadmodum in omnibus oris
partibus inflammatis et oculis accidit. Siquidem et ex
humorum influxu inflammatio fuboritur, et pars rara eſt,
non, ut cutis, conſtricta denſaque. Quum igitur copiofus fimul ac tenuis in inflammata parte humor fubfiſtit, et pars
rara eſt, plurimum foras effunditur; quum vero e contrario pauca fit et craſſa fluxio, corpusque denfum, pauciſſimum; quod autem eſt pauciſſimum, ad tuſſim quidem irritat,
nihil autem expuitur; quemadmodum, fi fluxio fiat copio-
fiſſima, et plurimum tuſſiunt aegri, et non pauca expuunt. Ac tuſſis ab hoc affectu infeparabilis eſt; excre-

τῷ βηττειν οὐκ ἀχώριστον μὲν, ὡς ἐπὶ τὸ πολὺ δὲ γιγνόμενον. εἰ μέντοι γε ἀναπτύοιεν, ἐξ ἀνάγκης μὲν χρωσθήσε-
ται τὸ σίελον, οὐ μὴν ἀεί γε ταυτῷ χρώματι, διότι μηδ᾽ ἐν
τῷ φλεγμαίνοντι μέρει τῆς αὐτῆς ἀεὶ φύσεώς ἐστι τὸ περιττόν.
[188] ὅταν μὲν οὖν αἱματῶδες ἢ χολῶδες ὑπάρχῃ, τοιοῦτον δ᾽ ἐν πλευρίτισι τοὐπίπαν ἐστὶ τὸ τὴν φλεγμονὴν ἐργαζόμενον ῥεῦμα, κέχρωσται τὸ σίελον αὐτοῦ ὀρρῷ ὑπὸ τοῦ
περιεχομένου χυμοῦ κατὰ τὸ φλεγμαῖνον· ἐρυθρὸν μὲν, ὅταν
αἱματικὸν ὑπάρχῃ τὸ ῥυὲν εἰς τὸν ὑπεζωκότα· ξανθὸν δ᾽,
ὅτε πικρόχολόν ἐστιν. εἰ μέντοι φλεγματώδης χυμος πρῶτον
σφηνωθείς τε καὶ διασαπεὶς αἴτιος καθίσταται τοῦ τὴν
φλεγμονὴν ἐργασαμένου ῥεύματος, τηνικαῦτα ἀποπτύουσιν
ἀφρώδη. πτύουσι δὲ καὶ μέλανά ποτε, κατοπτηθέντος τοῦ
ῥεύματος, ἄν θ᾽ αἱματικὸν, ἄν τε πικρόχολον ᾖ. συνεν-
δείξεται οὖν τὰ τοιαῦτα πάντα τῇ τε τοῦ πεπονθότος μορίου διαγνώσει καὶ τῇ τοῦ πάθους τὴν διαφορὰν τοῦ ῥεύματος. ὥστ᾽ ἐκ τῶν εἰρημένων εὐδηλον, ὡς καὶ τὴν οὐσίαν

atio vero poſt tuſſim non inſeparabilis, verum ſaepe
contingit. Si igitur expuant, ſputum neceſſario colora-
bitur, non tamen eodem perpetuo colore, quia nec in
parte inflammata ejusdem ſemper naturae eſt excrementum.   Quum igitur cruentum vel bilioſum extiterit,
(talis autem in pleuritide plerumque fluxio eſt, quae inflammationem efficit) coloratum eſt ſputum ipſius cruore
refuſo ab humore, qui in parte inflammata continetur: rubrum ſane, quum, quod in ſuccingentem membranam defluit, id cruentum eſt: flavum, quum bilioſum eſt.   Si vero pituitoſus humor primum et
impactus et putrefactus fluxionis inflammationem ge-
nerantis auctor fuerit, tunc ſpumoſa expuunt; expuunt autem et nigra nonnunquam fluxione exalſata,
ſive cruenta, ſive bilioſa fuerit.   Haec igitur omnia
una cum affectae partis ipſiusque affectus dignotione
fluxionis differentiam indicabunt. Quare ex his, quae
dicta ſunt, conſtat, tum cujusque partis aegrotae ſubſtan-

ΠΕΡΙ ΣΥΣΤΑΣΕΩΣ ΙΑΤΡΙΚΗΣ. 279

ἑκάστου τῶν πεπονθότων μορίων ἀναγκαῖόν ἐστιν ἐπίστασθαι καὶ τὴν πρὸς τὰ παρακείμενα κοινωνίαν εἰς τὴν τῶν
νοσημάτων τε καὶ νοσούντων τόπων εὕρεσιν. ὅτι δ᾽ οὐδὲν
διαφέρει λέγειν, ἢ θέσιν, ἢ σύνθεσιν, ἢ πρὸς τὰ παρακείμενα κοινωνίαν, εὔδηλον εἶναι νομίζω, κἂν ἐγὼ μὴ λέγω.
Κεφ. ιε΄. Εὔδηλον δ᾽ ἐκ τῶν εἰρημένων ἐστὶν, ὡς
καὶ τὴν ἐνέργειάν τε καὶ τὴν χρείαν ἑκάστου τῶν μορίων
ἀναγκαῖόν ἐστιν ἐπίστασθαι· καὶ πρὸς τούτοις ἔτι τὰς τῶν
νοσημάτων τε καὶ συμπτωμάτων γενέσεις· εἰς δὲ τοῦτο
καὶ τὰς ποιούσας αἰτίας τὰ νοσήματα. πρός τε γὰρ τὴν
διάγνωσιν ἑκάστου τῶν πεπονθότων μορίων ἅμα ταῖς διαθέσεσι καὶ πρὸς τὰς τοῦ νοσήματος αὐτοῦ διαφορὰς
ἀναγκαῖα φαίνεται ταῦτα. καὶ τὸ μέγεθος δὲ καὶ τὸ ἦθος
ἑκάστου τῶν νοσημάτων ἐκ τῶν αὐτῶν τούτων λαμβάνεται.
τὸ μέγεθος μὲν, ἔκ τε τοῦ κατὰ τὴν διάθεσιν αὐτῶν μεγέθους καὶ τῶν ἑπομένων αὐτῇ συμπτωμάτων. τὸ δὲ ἦθος,
ἔκ τε τῆς διαφορᾶς τοῦ νοσήματος καὶ τῶν ἑπομένων αὐτῇ
συμπτωμάτων. εὐθέως γοῦν ἐπὶ τοῦ προκειμένου παραδεί-

tiam, tum communionem cum vicinis neceffario effe cognofcendam ad morbi ejusque laborantis loci inventionem. Quod autem nihil referat, fitum, vel compofitionem, vel cum aliis focietatem communionemque dicere, quis ignorat?

Cap. XV. Ex praedictis autem liquet, quod tum
actionem tum ufum fingularum partium fcire fit neceffarium; ad haec etiamnum morborum et fymptomatum
generationes; poftea caufas etiam morbos efficientes. Etenim haec ad cujusque partis affectae ac una ipfius affectus dignotionem et ad morbi ipfius differentias neceffaria videntur; fed et magnitudo et uniuscujusque
morbi mores ex his ipfis deprehenduntur; magnitudo quidem et ex ipforum affectus magnitudine, et
ex fymptomatis illum confequentibus; mores autem ex
morbi differentia et fymptomatis eum comitantibus.
Statim enim in propofito exemplo melancholicus

γματος ὀλεθριώτατος μέν ἐστιν ὁ μελαγχολικὸς ἐπικρατῶν
χυμος, ὅτι τε κακοηθέστατος αὐτός ἐστι, καὶ διαβρωτικώτα-
τος καὶ δύσπεπτος καὶ δυσεκκάθαρτος, ὅτι τε πλείστης
ἐστὶ θερμασίας ἐνδεικτικὸς, ὑφ᾽ ἧς κατοπτηθεὶς ἐγένετο.
πάντων δ᾽ ἐπιεικέστατος ὁ αἱματικὸς, ὡς ἂν γλυκύτατός τε
καὶ εὐπεπτότατος ὤν. οἱ δ᾽ ἄλλοι δύο χυμοὶ μεταξὺ τῶν
εἰρημένων εἰσὶν, ἁπλότητός τε καὶ κακοηθείας. τῶν συμπτωμάτων δὲ, τὸ μὲν μηδὲν ἀναπτύειν ὀλέθριον, ὅτι τε
δεδέσθαι δηλοῦν πρὸς τῆς φλεγμονῆς τὸ ῥεῦμα, καὶ ὅτι διὰ
τὸ μένειν ἔνδον ὅλον διαφθαρήσεται. τὸ δ᾽ ἀναπτύειν ἀπόνως τε καὶ ῥᾳδίως ἐπιεικέστατον. εἰ δὲ δὴ καὶ τὸ πινόμε-
νον εἴη πεπεμμένον, ἔτι καὶ μᾶλλον ἐπιεικέστατον. ἀλλὰ
καὶ τὰ κατὰ τοὺς σφυγμοὺς συμπτώματα τὸ ἦθος δηλοῖ
τοῦ νοσήματος. ἤδη δὲ καὶ τἄλλα, ὅσα κατὰ συμπάθειαν
ἐπιγίνεται, παραφροσύναι τε, καὶ κώματα, καὶ ἀνορεξίαι,
καὶ οὖρα, καὶ διαχωρήματα τοῖα καὶ τοῖα γιγνόμενα· γυμναστέον οὖν ἡμῖν ἐστιν ἐν ἅπασι τοῖς εἰρημένοις, εἰ δια-
γνωστικοὶ βουλόμεθα γενέσθαι νοσήματός τε καὶ μορίου

humor, quum exuperat, perniciofiffimus eft, quod is
maxime malignus plurimum erodat, aegre concoquatur et vix expurgetur, quodque copiofiffimi caloris fit
index, a quo affatus dicitur. Omnium vero mitiffimus
fanguineus humor eft, quod dulciffimus et concoctu fa-
cillimus exiftat. Reliqui duo humores inter hos dictos
confiftunt medii, in fimplicitate et malignitate. Ex fymptomatis, nihil prorfus expuere perniciofum; tum quod de-
tineri ab inflammatione ipfum fluorem indicet; tum quod
intus manendo totus corrumpatur. At citra laborem
et ex facili exereare faluberrimum eft. Si vero jam
fputum coctum fuerit, hoc etiamnum quam faluberrimum
eft. Caeterum pulfuum fymptomata morbi morem repraefentant, atque jam alia omnia, quae ex confenfu
contingunt, deliria, fopores, faftidium, urinae, dejectiones hoc aut illo modo factae. Proinde exercere nos
oportet in his omnibus praedictis, fi morbum, partem

πεπονθότος, ἤθους τε καὶ μεγέθους, καὶ διαφορᾶς τῆς κατ᾽
αὐτά. ἐκ τῶν αὐτῶν δὲ τούτων ἡμῖν ὑπάρξει καὶ τὸ προγιγνώσκειν, εἰς ὅ τι τελευτήσει τὸ νόσημα καὶ ἡ τῶν βοηθημάτων ἐπιδέξιος χρῆσις. ἡ μὲν γὰρ πρόγνωσις ἀναίτιόν
τε τον ἰατρὸν ἀποφαίνει τῶν (43) θανάτων, εὐπειθεῖς
[189] τε παρέχει τοὺς κάμνοντας, ἐκ πολλῶν τε προδιδάσκει
τὸν καιρὸν τῶν βοηθημάτων. ἡ δὲ τῶν βοηθημάτων χρῆσις
ἐπιδέξιος ὅτι μὲν αὐτὸ τὸ κυριώτατόν ἐστι τῆς τέχνης, ἐφ
ᾧ σύμπας ὁ λόγος ὥρμηται, πρόδηλον παντί. πῶς δὲ ἐκ
τῶν προειρημένων περιγίγνεται, μετ᾽ ὀλίγον εἰρήσεται. νυνὶ
μὲν γὰρ ἐπιθεῖναι βούλομαι πρότερον οἷς διεξήειν τὸ τέλος. ἡ γὰρ τῶν νοσημάτων ἅμα τοῖς δεδεγμένοις αὐτὰ μορίοις διάγνωσις ἐφ᾽ ἑνὸς μὲν ἤδη μοι παραδείγματος εἴρη-
ται· προσθεῖναι δὲ ἕτερόν τι παραπλήσιον οὐδὲν χεῖρον.
ἡ γάρ τοι τῶν ἐκκρινομένων ἰδέα διδάσκει πολλά, συνῆπται
δ᾽ αὐτῇ τὸ σῶμα, ἐξ οὗ τὴν ἔκκρισιν ὁρῶμεν γιγνομένην,
ὡς ἐξ ἀμφοῖν συνιόντων ἔνδειξιν μίαν γίγνεσθαι βεβαίαν.
ὑμενώδους γὰρ, εἰ οὕτως ἔτυχεν, ἐκκριθέντος σώματος, ἡ μὲν

affectam, morem, magnitudinem et eorum differentiam
velimus dignofcere; ex his vero ipfis praefagire licebit,
quo morbus definet, et dexter auxiliorum ufus. Etenim
praefagia medicum mortis non auctorem declarant, ae-
grosque reddunt obtemperantes et ex multis remediorum
occafionem praedocent. Quod autem dexter remediorum
ufus id artis quidem fit praecipuum, a quo univerfus
fermo manaverit, omnibus manifeftum eft. At qua ratione ex praedictis praefagia comparentur, paulo poft
dicetur. Nunc etenim his, quae expofui, finem prius
imponere volo. Nam morborum et eos fuscipientium
partium dignotio in uno nobis exemplo declarata eft;
adjicere vero aliud quoddam fimile nihil mali fuerit.
Nam eorum, quae excernuntur, idea permulta docet. Cum
ipfa autem concurrit, unde excretionem fieri cernimus; ut
ex ambobus coëuntibus flabilis una indicatio proveniat
Membranofo etenim verbi gratia corpore excreto, indicatio

ἐξ αὐτοῦ τοῦ φανέντος ἔνδειξις ἡλκῶσθαί τι τοιοῦτον ἐνδείκνυται μέρος, ἃς ἐπιπολῆς ὑμενώδη φύσιν ἔχειν, ἀφωρισμένον
δὲ αὐτὸ δηλοῦν ἀδυνατεῖ. τὸ μέντοι τῆς ἐκκρίσεως χωρίον
ἐπ᾽ αὐτὸ τὸ πεπονθὸς ποδηγεῖ. κάτω μὲν γὰρ διαχωρῆσαν
ἐντέρου δηλοῖ τὴν ἕλκωσιν, ἄνω δὲ ἐμεθὲν γαστρὸς, ἀνα-
βηχθὲν δὲ τῶν ὑπαλειφόντων τὰς τραχείας ἀρτηρίας ὑμένων, οὐρηθὲν δὲ ἤτοι κύστεως, ἢ τοῦ κατὰ τὸ αἰδοῖον
πόρου. αὐτά τε οὖν ταῦτα καὶ πρὸς τούτοις ἔτι τὰ κατὰ
συμπάθειάν τε καὶ πρωτοπάθειαν κάμνοντα σώματα διακρίνειν ἀλλήλων προσήκει τῇ τε ἡγεμονίᾳ καὶ ἀκολουθίᾳ,
καὶ τῷ μεγέθει τε καὶ τῇ σμικρότητι καὶ προσέτι τῇ τῶν κα-
κούντων ἑκάτερον αἰτίων προσόδῳ. πολλοὶ γοῦν ἐπὶ στομαχι-
καῖς διαθέσεσιν ἤτοι τοῦ ἐγκεφάλου εἰς συμπάθειαν ἀχθέντος
ἐν μελαγχολικοῖς ἐγένοντο συμπτώμασιν, ἢ τῶν ὀφθαλμῶν
ἐν τοῖς τῶν ὑποχεομένων. ἀλλ᾽ ἐπὶ τῶν τοιούτων ἐάν τις
ἀκριβῶς προσέχῃ τὸν νοῦν, εὑρήσει ταῖς ἀπεψίαις τε καὶ
ταῖς τῶν περιττωμάτων ἀθροίσεσιν ἐν στόματι κοιλίας ἑπό-
μενα τὰ εἰρημένα παθήματα, καὶ συμπαροξυνόμενά τε τοῖς

quidem ex eo, quod apparet, talem partem exulceratam
effe indicat, quae in fummo membranae naturam obtineat; id autem feparatum fignificare nequit, attamen excretionis ad affectam partem nos deducet. Quod etenim
deorfum dejectum eſt, inteftini ulcerationem innuit, furfum
vero vomitu rejectum ventriculi, tuffiendo redditum mem-
branarum, quae asperas arterias integunt, at mictum vel
veficae vel qui in pudendo eft meatus. Has igitur ipfas
partes, ac praeterea quae per confenfum et primario affectu laborant, ab invicem discernere convenit principatu, confequentia, magnitudine et parvitate, infuper-
que acceffione caufarum utrumque depravantium. Multi
fiquidem ob ftomachi affectum, vel cerebro confentiente,
vel oculis fuffufione laborantibus, melancholiae fymptomatis infeftantur. At fi quis animum diligenter adhibeat, commemoratos affectus cruditates et excrementa in
ventriculi orificio collecta fequi deprehendet; atque eosdem fimul intendi cum illis, quae os ventriculi laedunt,

βλάπτουσι τὸ τῆς γαστρὸς στόμα, καὶ συγκαθιστάμενα
τοῖς ὠφελοῦσι. ἀλλ᾽ οὐ πρόκειταί μοι τὰ νῦν ἅπαντα τὸν
ὑπὲρ τῶν πεπονθότων μερῶν λόγον διέρχεσθαι, ὥσπερ οὐδ᾽
ἄλλο τι τῶν κατὰ τὴν τέχνην ὁλόκληρον, ἀλλ᾽ ἐνδείξασθαι
μόνον τὴν μέθοδον αὐτῆς τῆς εὑρέσεως, καὶ ὅπως τῷ τέλει
τῆς τέχνης συνῆπται. καὶ ἀναγκαῖόν ἐστιν αὐτὸν καθ᾽ ἕκαστον γυμνάσασθαι πολυειδῶς ἐν ἁπάσαις, τὰς ὑπὲρ αὐτῶν
γεγραμμένας ἡμῖν ἐννοίας ταῖς πραγματείαις ἀναλεγόμενον.
ὅπερ οὖν ἀναγκαῖόν ἐστιν εἰς τὰ παρόντα προσθέντες, ἀπαλ-
λάξομεν ἐπὶ τὰς εἰρημένας μεθόδους· κἀνταῦθα τὸ εἶδος
νόμιζε τοῦ πράγματος ὑπάρχειν· ἐπειδὰν δὲ ταῖς ὕλαις ἐμ-
βιβασθῇ, ὅλην τὴν οὐσίαν, ὅταν ἅπαντα διέλθω τὰ κατὰ
μέρος, ὥσπερ νῦν ἐπὶ παραδειγμάτων ὀλίγων ἐποίησα,
καὶ τοῦτ᾽ ἄν σοι τὸ μέρος εἴη τῆς τέχνης ὁλοκλήρως
συνεστηκός.

Κεφ. ιϛ'. Ὑπόλοιπον δ᾽ ἐστὶν ὑποδεικνύειν, ὡς καὶ
εἰς τὴν ἐπιδέξιον χρῆσιν τῶν βοηθημάτων ἀναγκαῖον ἐπίστασθαι τὴν οὐσίαν ἀκριβῶς τοῦ θεραπευομένου μορίου,
καὶ τὴν διάπλασιν, καὶ τὴν θέσιν. ἡ μὲν οὖν οὐσία διδάσκει

et remittere cum his, quae hoc juvare dicuntur. At univerfam de affectis partibus tractationem transigere in
praefentia mihi propofitum non eft, quemadmodum nec
aliud quicquam eorum, quae in arte medica abfoluta
funt; verum folam inveniendi ipfa methodum oftendere
ac quomodo ea fini artis conjuncta fit. Atqui neceffarium eft, ut variis fe modis quisque exerceat in omnibus noftris commentariis. Quod igitur in rem praefentem requiritur, apponentes, ad methodos commemoratas
discedemus; atque hic rei formam effe cenfeto; ubi
vero materiis inducta fuerit, totam fubftantiam, quum
omnia particulatim recenfuero, ficut modo in paucis
exemplis factitavi, et haec tibi artis integra pars erit.
Cap. XVI. At fupereft, ut demonftremus, ad commodum remediorum ufum accuratam partis, quam curamus, fubftantiae, conformationis ac fitus cognitionem
effe neceffariam. Subftantia namque docet primos mor-

τὰ πρῶτα νοσήματα τὰ κατὰ δυσκρασίαν, εἰς ὅσον ἐξέστηκε
τοῦ κατὰ φύσιν, ἄχρι πόσου τε θερμαντέον ἐστὶν ἕκαστον
αὐτῶν, καὶ ψυκτέον, καὶ ξηραντέον, καὶ ὑγραντέον. ἡ δὲ
διάπλασις αὐτά τε τὰ καθ᾽ ἑαυτὴν διδάσκει νοσήματα,
περὶ ὧν ἔμπροσθεν εἴρηται, καὶ συνενδείκνυται τὸ [190] μέγεθος αὐτῶν. εἰς ὅσον γὰρ ἕκαστον ἐξέστηκε τοῦ κατὰ φύσιν, εἰς τοσοῦτον ἥκει μέγεθος. ἅμα δὲ τῷ μεγέθει καὶ
τὸ μέχρι πόσου, διὰ τῶν ἐναντίων ἐπανάγειν αὐτὸ χρὴ πρὸς τὸ
κατὰ φύσιν, ἐξ αὐτοῦ λαμβάνεται. ταῦτα μὲν οὖν ἀνάλογον
τοῖς κατὰ δυσκρασίαν. αἱ δὲ ἐμφράξεις τε καὶ σφηνώσεις τούτου εἰσὶ γένους, ἴδιον δὲ ἐξαίρετον ἐνδείκνυται, τὸν τρόπον
τῆς κενώσεως ἐκ τῶν στομάτων, καὶ διὰ τῶν σχημάτων, ἃ
κέκτηται τὸ θεραπευόμενον ὄργανον. ἐπικοινωνεῖ δὲ τοῦτο
τοῖς ὑπὸ τῆς θέσεως ἐνδεικνυμένοις, ὑπὲρ ὧν ἤδη λέγωμεν.
ὅσα μὲν οὖν ἐν αὐτοῖς ἀνάλογόν ἐστιν εἴς τε τὴν τοῦ μεγέθους διάγνωσιν εἴς τε τὸ ποσὸν τῆς τῶν βοηθημάτων
χρήσεως, οὐδὲν ἔτι δέομαι λέγειν. ὅσα δ᾽ ἐξαίρετα, λεκτέον ἐφεξῆς, ἐπειδὴ καὶ ἡ χρεία μεγίστη πρὸς τὰς θερα-

kos, qui in intemperie confiflunt, quantum a naturali
flatu recefferint, quantumque ipfos fingulos calefacere,
refrigerare, exiccare et humectare oporteat. Conformatio vero ipfos per fe morbos docet, de quibus antea
dictum eft, et eorum magnitudinem fimul indicat; nam
quantum quodque a naturali flatu deceffit, tantum accedit magnitudo, una vero cum magnitudine et id quod adus-
que quantum ipfa quae decefferunt ad naturam per contraria reftituenda fint, ex ipfa deprehenditur. Itaque haec
proportione morbis in intemperie refpondent; obftructiones autem et conftipationes hujus funt generis. At proprium eximiumque evacuationis modum oftendit ex ofculis
et figuris, quas fortitum eft quod curatur organum. Id autem cum iis communicat, quae a fitu indicationem habent,
de quibus jam dicamus. Quae igitur inter ea proportionem
habent ad magnitudinis dignotionem, aut ad remediorum ufus quantitatem, non opus eft dicere. Quae vero
eximia ac praecipua funt, ea deinceps docenda, quoniam

Ed. Chart. II. [190.]　　　　　　　Ed. Baf. I. (43.)

πείας αυτῶν ἐστι μιγνυμένων ταῖς ἀπὸ τῆς διαπλάσεως ἐν-
δείξεσιν. ἔσται δὲ κἀνταῦθα ὁ λόγος ἐπὶ παραδειγμάτων
ὀλίγων ὑπὲρ τοῦ γνῶναι τὴν μέθοδον. ἔμφραξίς ἐστι μὲν
ἕν τι τῶν ὀργανικῶν παθῶν· ἐγγίγνεται δὲ ἐν ἥπατι μάλιστα διὰ τὴν κατασκευὴν αὐτοῦ καὶ τὴν ἐνέργειαν. αἱ
γὰρ ἀπὸ τῶν πυλῶν φλέβες εἰς ἅπαντα τοῦ σπλάγχνου τὰ
σιμὰ κατασχιζόμεναι συνάπτουσι τοῖς ἐν τοῖς κυρτοῖς ἀδήλοις αἰσθήσει στόμασι. ἀναφέρεται δ᾽ ἐκ τῆς κοιλίας τροφὴ
πᾶσα πρὸς ἕνα τόπον τοῦ ἥπατας, ὃν ἀπ᾽ αὐτοῦ τοὐδε
τοῦ νῦν εἰρημένου πύλας ὀνομάζουσιν. οὔτε γὰρ εἰς τὰς
πόλεις εἰσελθεῖν τις δύναται, πρὶν διελθεῖν τὰς πύλας,
οὔτ᾽ εἰς ἧπαρ ἀφικέσθαι, πρὶν ἐν τούτῳ γενέσθαι τῷ
χωρίῳ. διαγέμεται δ᾽ ἐντεῦθεν εἰς τὰ σιμὰ τοῦ ἥπατος
ἅπαντα, κἄπειτα δι᾽ ὧν εἰρήκαμεν περάτων εἰς τὸ κυρτὸν
μεταλαμβάνεται. οὐδὲν οὖν θαυμαστόν ἐστι, διά τε τὴν
τῶν ὁδῶν στενότητα καὶ τὸ πλῆθος τῆς διερχομένης οὐσίας
ἐμφράξεσι συνεχέσιν ἀλίσκεσθαι τὸ σπλάγχνον. ἴασις οὖν

et ufus ad curationem eorum eft maximus, quae indica-
tionibus a conformatione fumptis immifcentur; quin et
hic paucis exemplis, ut methodum cognofcamus, fermo
futurus eft. Obftructio fane unus quidam eft organico-
rum morborum, potiſſimum vero jecori tum propter
ejus ftructuram, tum ob actionem accidit. Etenim venae, quae a portis in totam vifceris cavam partem
diftribuuntur, ofculis earum, quae in gibba funt, fenfum
latentibus cohaerent. Defertur autem totum alimentum
ex ventriculo ad locum unum hepatis, quem ab eo,
quod modo dictum eft, portas appellant. Nemo enim
in civitatem ingredi poteft, niſi portas primo tranfeat;
neque alimentum ad jecur pervenire, priusquam in
hoc loco fuerit; inde vero in totam jecoris cavam partem diftribuitur, ac deinde per dictos venarum terminos
in gibbum transfumitur. Nihil igitur mirum eft, vifcus
hoc crebris obftructionibus ob viarum anguftiam et
fubftantiae permeantis copiam corripi. Harum igitur cu-

286   ΓΑΛΗΝΟΥ ΠΡΟΣ ΠΑΤΡΟΦΙΛΟΝ

Ed. Chart. II. [190.]   Ed. Baf. I. (43.)

αὐτῶν ἔσται, πρὶν μὲν πολλὰς γενέσθαι καὶ πυρέττειν
τὸν ἄνθρωπον, ἢ τῶν λεπτυνόντων ἐδεσμάτων τε καὶ φαρμάκων προσφορά. πολλῶν δὲ γενομένων, οὐκ αὐτὴ μόνον,
ἀλλὰ καὶ ἡ κένωσίς ἐστιν, ἥντινα δι᾿ ὧν χρὴ ποιεῖσθαι
χωρίων, ἥ τε διάπλασις ἐνδείξεται τοῦ σπλάγχνου καὶ ἡ
θέσις. ἐκ τούτων γοῦν ὁρμώμενοι, τὰ μὲν ἐν τοῖς σιμοῖς
τοῦ ἥπατος ἐπ᾿ ἔντερον προτρέψομεν, ὅσα δ᾿ ἐν τοῖς κυρτοῖς ἐστι, δι᾿ οὔρων ἐκκενώσομεν. οὕτω δὲ καὶ ὅσα κατὰ
τὸν θώρακα καὶ τὸν πνεύμονα περιέχεται, κενοῦσθαι δεόμενα, παρά τε τῆς διαπλάσεως αὐτῆς καὶ τῆς θέσεως ἐδι-
δάχθημεν ἐκκαθαίρειν διὰ βηχῶν. ὡσαύτως δὲ καὶ ὅσα
κατὰ τὸν ἐγκέφαλον, ἐπὶ τὰς ῥῖνας ἕλκειν. οὐχ ἥκιστα δὲ
καὶ ἡ τῶν φλεγμαινόντων μορίων ἴασις ἐκ θέσεώς τε καὶ
διαπλάσεως λαμβάνεται. ἔστι μὲν γὰρ καὶ τούτων ὁ πρῶτος σκοπὸς ἡ κένωσις τοῦ χυμοῦ τοῦ κατασκήψαντος εἰς τὸ
φλεγμαῖνον. ὅπως δ᾿ ἐκκενοῦν αὐτὸν χρὴ, τῶν κατεχόντων
ὀργανικῶν μορίων ἡ φύσις ἐνδείκνυται. παρ᾿ αὐτῶν γοῦν
διδασκόμενοι, τὰ μὲν εἰς ἰσχίον κατασκήψαντα ῥεύματα διὰ

ratio fuerit, antequam plures augeantur et homo febri-
citet, eduliorum et medicamentorum attenuantium obla-
tio. Multis autem adauctis, non modo ipfa, fed et vacuatio curabit, quam quibus locis aftrui oporteat, tum
vifceris conformatio, tum fitus demonftrat. Ex his igitur procedentes, quae in cavis quidem hepatis funt,
ea ad inteftinum impellemus, quae vero in gibbis exiftunt, per urinas vacuabimus: fimili modo et quae in
thorace et pulmone continentur, fi vacuanda fint, a
conformatione ac fitu didicimus per tuffes expurgare:
fimili modo et quae in cerebro haerent, ad nares trahere. Non minus autem partium inflammatione laborantium fanatio ex fitu et conformatione fumitur. Etenim et horum primus fcopus eft humoris in partem
inflammatam decumbentis evacuatio. Quomodo autem
hic evacuandus fit, continentium organicarum partium
natura docet. Ab his igitur inftituti, fluxiones in co-
xam decumbentes per venas poplitis et tali vacuabimus,

τῶν κατ᾽ ἰγνύα τε καὶ σφυρὰ φλεβῶν ἐκκενώσομεν, ὥσπερ γε
καὶ ὅσα κατὰ τὰς μήτρας ἴσχεται. τὰ δὲ κατὰ θώρακα καὶ
πνεύμονα διὰ τῆς ἔνδον κατ᾽ ἀγκῶνα φλεβός. τὰ δὲ κατὰ
κεφαλήν τε καὶ τράχηλον ἐν τῆς ὠμιαίας. ἡ γὰρ τῶν ἐγ-
γυτάτων τε καὶ κοινῶν τῷ πεπονθότι μορίῳ φλεβῶν κένωσις ἀρίστη τε καὶ ῥάστη. καὶ τὸ διαφορεῖν δὲ τὸ φλεγ-
μαῖνόν ἐστι μὲν δήπου καὶ αὐτὸ τὴν ἐκ τοῦ νοσήματος
ἔνδειξιν ἔχον. ὑπαλλάττεται δ᾽ ἐν τῇ κατὰ μέρος τῶν
βοηθημάτων χρήσει τὴν παρὰ τῆς θέσεως τοῦ πεπονθότος
μορίου προσλαμβάνον ἔνδειξιν. ὅσα μὲν γὰρ ἐπιπολῆς κεῖται,
τοιοῦτον ἐπ᾽ αὐτῶν εἶναι προσήκει τὸ διαφορῆσον φάρμακον,
οἷόνπερ ἐνδείκνυται τὸ τῆς φλεγμονῆς εἶδος. ὅσα δ᾽ ἐν
βάθει, τοσοῦτον [191] (44) δριμυτέρων δεῖται φαρμάκων,
ὅσῳ τῶν ἐκτὸς ἀποκεχώρηκεν, ὥστε καὶ σικύας ἐπ᾽ αὐτῶν
ἐνίοτε χρήζομεν, εἰ κατὰ συχνοῦ κέοιτο βάθους, ὅπερ ἐναν-
τιώτατόν ἐστι τοῖς ἐπιπολῆς φλεγμαίνουσιν. οὕτω δὲ καὶ
εἴ που στύφοντος εἴη φαρμάκου χρεία, σκοπεῖσθαι τοῦ δεομένου χωρίου τὴν θέσιν. εἰ μὲν γὰρ ἱκανόν ἐστιν ἐξικέσθαι

quemadmodum et ea, quae in uteris continentur. Quae
vero in thorace et pulmone, per interiorem cubiti venam. Quae denique in capite et cervice infeſtant, per
humeralem. Optima namque et facillima eſt per pro-
ximas et affectae parti communes venas evacuatio. Atque quod tumet, per halitum discutere, et hoc ſane ex
morbo indicationem habet. Verum particularem auxiliorum uſum variandum eſſe, partis affectae ſitus oſtendit. Qui namque in ſumma cute affectus conſtituti ſunt,
iis tale reſolvens eſſe medicamentum convenit, qualis
inflammationis ſpecies indicat. Qui in alto latent, hoc
acrioribus medicamentis indigent, quo magis ab exteri-
oribus receſſerunt. Quare nonnunquam, ſi vehementer
admodum in alto lateant, cucurbitulis utimur; quod in
ſumma cute ortis inflammationibus quam maxime contrarium eſt. Ita vero ſi adſtringentis medicamenti uſus
erit, loci id deſiderantis ſitum inſpiciemus. Nam ſi eo

πρὸς αὐτὸ τὸ στύφον, οὐδὲν κωλύει παραλαμβάνειν. εἰ
δ᾽ οὐχ ἱκανὸν, ἐπισκοπεῖσθαι, μή ποτε ἄρα τὴν ἐκ τῶν
προκειμένων ὑγρότητα συνελάσωμεν εἰς τὸ πεπονθὸς, ὥστε
ἤτοι τὴν ποδηγοῦσαν τῷ στύφοντι φαρμάκῳ μικτέον ἐστὶ
δύναμιν, ἢ οὐ χρηστέον αὐτῇ. μέγιστον οὖν οἶδα βλάπτον-.
τας, ὅσοι τοῖς ἐκ πνεύμονος ἀναβήττουσιν αἷμα περιτι-
θέασιν ἐκ κύκλῳ καθ᾽ ὅλον τὸν θώρακα φάρμακα στύφοντα. πρὸς γὰρ τῷ μὴ διϊκνεῖσθαι τὴν δύναμιν αὐτῶν
εἰς τὸν πνεύμονα συνελαύνουσι καὶ τὸ κατὰ τὸν θώρακα
αἷμα πρὸς τὸ σπλάγχνον. ἀρκεῖν ἡγοῦμαι καὶ περὶ τούτων εἴς γε τὴν ἐνεστῶσαν, πραγματείαν τὰ εἰρημένα.
τοσοῦτον οὖν εἰπὼν ἔτι περὶ αὐτῶν ἀπαλλάξομαι, ὡς ἡ
μὲν μέθοδος αὕτη τὸ εἶδος μόνον ἐστὶ τῆς πραγμα-
τείας· ἡ δὲ καθ᾽ ἕκαστον μέρος τοῦ σώματος ἐπιστήμη
τε καὶ διέξοδος, ἡ οἷον οὐσία σύμπασα, ἣν ἐν ταῖς ἄλλαις
πραγματείαις διεξήλθομεν.

medicamentum adftringens pervenire poteft, nihil vetat
id adhiberi. Sin autem non poffit, confiderandum venit, ne quando ex proximis humorem in locum affectum propellamus. Proinde vel mifcenda eft adftringen-
ti medicamento facultas quaedam ejusmodi, quae veluti
id manu ducat, vel eo non utendum eft. Maxime fiquidem eos laedere novi, qui ex pulmone fanguinem ex-
tuffientibus medicamenta adftringentia toti thoraci undique appofuerunt. Nam praeterquam quod facultas eorum in pulmonem non penetraret, etiam fanguis, qui in thorace continebatur, in vifcus illud age-
batur. Atque de his fatis effe dictum arbitror ad
praefentem difputationem. Tantum igitur adhuc praefatus, quod methodus haec forma folum commentarii
hujus extet, aliud aggrediar. Caeterum fingularum corporis partium fcientia ac discurfus velut univerfa fubftantia eft, quam in aliis commentariis trans-
egimus.

Κεφ. ιζ'. Περὶ προγνώσεως τοίνυν ἐφεξῆς λέξομεν,
ἐπειδὴ χρήσιμος ἡμῖν εἰς ἄλλα τέ τινα, καὶ οὐχ ἥκιστα
πρὸς τὴν θεραπείαν ἐφάνη. τῷ μὲν οὖν πρῶτον βουλομένῳ συστήσασθαι τέχνην προγνωστικὴν ἀναγκαῖόν ἐστι
προεπισκέψασθαι, πότερον, ὥσπερ ἑκάστου ζώου φύσις ἴδιον
ἔχει χρόνον ζωῆς, οὕτω καὶ τῶν νοσημάτων ἕκαστον, ὡς
ἀδύνατον εἶναι τέσσαρσιν ἡμέραις λυθῆναι νόσον, ἧς ἡ
φυσικὴ προθεσμία δυοῖν ἐστι μηνῶν, η πᾶν νόσημα καὶ
χρονίσαι δυνατόν ἐστι, καὶ λυθῆναι τάχιστα. νυνὶ μέντοι
διὰ τὸ πολλοὺς ἤδη γεγονέναι προγνωστικοὺς τῶν ἐσομένων
ἰατρούς, οὐκέτ᾽ οὐδὲ τοῖς ἰδιώταις ζητεῖται, πότερον ἐγχωρεῖ γενέσθαι τινὰ τοῦ μέλλοντος ἀποβήσεσθαι προγνωστι-
κὸν, ἢ ἀδύνατόν ἐστι, ἀλλ᾽ ἐξῆς ἅπαντες ὥσπερ δυνατοῦ
τε τοῦ πράγματος ἔχουσι, πυνθάνονταί τε τὸν ἰατρὸν, ἐν
ᾗτινι προθεσμίᾳ λυθήσεται τὸ νόσημα. πρὸς μέντοι τὴν
ἐνεστῶσαν πραγματείαν οὐδὲν ἂν εἴη χεῖρον ὑποθέσθαι νῦν
πρῶτον ἡμᾶς συνίστασθαι τέχνην προγνωστικὴν, καὶ γὰρ
τἄλλα πάντα κατὰ τὸν λόγον οὕτω διήλθομεν. ἓν μὲν

Cap. XVII. De praenotione igitur deinceps dicturi fumus, quum nobis tum ad alia quaedam, tum
ad curationem non minimum utilis videatur. Itaque
primum volenti praenoſcendi artem conſtituere neceſſarium eſt prius conſideraſſe, utrum, quemadmodum uniuscujusque animantis natura proprium vitae tempus ſorti-
tur, ita et morbi ſinguli, ut fieri nequeat quatuor diebus ſolvi morbum, cujus naturale tempus praeſcriptum
duorum ſit menſium; an omnis morbus diuturnior fieri
et celerrime ſolvi poſſit. Nunc tamen, quia plerique jam
futurorum praeſcii fuerunt medici, non amplius ab idiotis
quaeritur, utrum poſſibile ſit aliquem futuri eventus
fieri praeſcium, an vero impoſſibile, ſed ſerie omnes et
rem poſſibilem tenent, et medicum percontantur, quo
certo tempore morbus ſolvetur. Ad praeſentem itaque
tractationem nihil deterius acceſſerit, ſi nunc primum
nos artem prognoſticam conſtituere ſupponamus, etenim
reliqua omnia ſimili ratione pertractavimus. Unum ſane

δὴ καὶ πρῶτον ἀναγκαῖον, εἴπερ εἴη τις πρόγνωσις, εἶναί
τινα βεβαίως ἐσόμενα κατὰ τὸν μέλλοντα χρόνον. ἑξῆς δὲ
σκεπτέον, ὅπως ἄν τις εὕροι, τίνα τε καὶ πόσα τὰ τοιαῦτά
ἐστιν. οὐ γὰρ πάντα γε τὰ γενησόμενα περὶ τὸν κάμνοντα τὴν γένεσιν ἀναγκαίαν ἔχει. θόρυβος οὖν ἐκ γειτόνων
διὰ νυκτὸς, καὶ κύνες ὑλακτοῦντες, ἢ ἀγγελίαι τινὲς ἀηδεῖς
ἀγρύπνους ἐργάζονται τοὺς νοσοῦντας, ὧν οὐδὲν οὔτ᾽ ἀναγκαίαν ἔχει τὴν γένεσιν, οὔτε βεβαίαν τὴν πρόγνωσιν. ἆρ᾽
οὖν ὅσα κατὰ τὸν τοῦ νοσήματος ἀποτελεῖται λόγον, ὡρισμέ-
νην τε τὴν γένεσιν ἔχει καὶ βεβαίαν τὴν πρόγνωσιν, ἢ οὐδὲ
ταῦτα σύμπαντα; δύναται γὰρ ἐξαίφνης ἐπιῤῥυῆναί τι περιττὸν ὑγρὸν ἔνδον τοῦ σώματος, ἁλλόμενον ἐπί τι μόριον
ἀναγκαῖον εἰς τὴν ζωὴν, ὥσπερ αὖ πάλιν ἕτερον ἐκ μέρους
κυρίου μεταστῆναι εἰς ἄκυρον. ἀκολουθήσει δ᾽ ἐξ ἀνάγκης
τῷ μὲν εἰς τὸ κύριον ἐνεχθέντι μέρος ἔσχατος κίνδυνος, τῷ
μεταστάντι δ᾽ ἐξαιφνίδιός τε καὶ ἀπροσδόκητος ἡ τοῦ κάμνοντος σωτηρία. τῶν μὲν δὴ [192] τοιούτων καταστάσεων

et primum necessarium est, (si praenotio quaedam sit) esse
nonnulla, quae certo sint futuro tempore ventura.
Scrutandum autem deinceps, quomodo quis, haec quae
et quot sint, inveniat. Non enim omnia, quae aegrotanti
sunt eventura, necessarium habent ortum. Nocturnus
enim ex vicinis tumultus, et canum latratus, vel nuncia
quaedam molesta aegros reddunt insomnes; quorum quodque neque necessariam habet generationem, neque certam
praenotionem. An igitur, quae morbi ratione proveniunt,
et praefinitam generationem habent et certam praenotionem, an neque haec universa? Potest enim repente humor aliquis superfluus in corpore interius ad partem
aliquam vitae necessariam proffiliens confluere; quemadmodum contra alius ex nobili parte in ignobilem
transmigrare. At eum, qui in nobilem partem invectus
est, summum periculum ex necessitate sequetur; qui ve·
ro in obscuram transfertur, repentina ac inopinata laborantis salus erit. At vero in huju modi constitutionibus

αὐτὸ τοῦτο μόνον ἐστὶ προγνῶναι τὸ βέβαιόν τε καὶ σφα-
λερόν· οὐ μὴν ἐς ὅ, τι τελευτήσει, δυνατὸν ἀκριβῶς ἐξευρεῖν. ἐφ᾽ ὧν δὲ οὐκ ἔτι διαῤῥεῖ τὰ περιττώματα, κατασκήψαντα δὲ εἴς τινα τύπον, ἐκεῖνον κατείληφεν, ἐπὶ τούτων ἐγχωρεῖ προγνῶναι τὸ μέλλον εἰδόσιν ἡμῖν, ὅτι τε
δυνάμεις εἰσὶ τῆς φύσεως οὐκ ὀλίγαι, καθ᾽ ἃς διοικεῖται τὸ
ζῶον, ὁποία τέ τις αὐτῶν ἡ διαφορά. καὶ μέν γε καὶ ὅσα
καθ᾽ ὅλον τὸ ζῶον ἐμφέρεται τῷ αἵματι περιττὰ, χωρὶς
πλήθους ἀμέτρου, καὶ ταῦτα προθεσμίαν ἕξει πέψεως ἰδίαν
ἕκαστα, ἐὰν μόνον ἑκάστου περιττώματος εὕρωμεν τὴν φύσιν. οὕτω γὰρ ἐγχωρήσει τι καὶ περὶ τῆς πέψεως αὐτοῦ
στοχάσασθαι τεχνικῶς, ἁπάντων γε δηλονότι τῶν περὶ τὸν
κάμνοντα πραττομένων ὀρθῶς. ὅσα γὰρ ἁμαρτάνεται πρός
τινος, ἢ τοῦ βραδύναι τὴν λύσιν τοῦ νοσήματος, ἢ τοῦ
φθύσαι τὸν θάνατον αἴτια καθίσταται, καὶ χρὴ μεμνῆσθαι
τοῦδε παρ᾽ ὅλον τὸν λόγον, εἴπερ τινὸς ἄλλου. μόναι γὰρ
αἱ προγνώσεις ἀποβήσονται τοῦ ἀρίστου ἰατροῦ, θεραπεύοντος

id ipfum duntaxat praenofcere licet, tum quod fecurum,
tum quod periculofum eſt, non tamen, quo quid definat,
accurate queas invenire. In quibus vero non amplius
excrementa defluunt, fed in partem aliquam quum de-
cubuerint, illam obſident, in his futurum licet praenofcere, quum fciamus et naturae facultates, quibus animal
gubernatur, non effe exiguas, et quaenam ipfarum fit differentia, quin etiam quae cum fanguine per totum animal
feruntur excrementa, citra immoderatam copiam, ea
ftatum praefinitum coctionis tempus habent proprium
fingula, fi modo cujusque excrementi naturam invenieri-
mus. Sic enim artificio quiddam de ejus concoctione
conjectare licebit, fi nimirum omnia circa aegrotum
recte adminiſtrentur. Nam quicunque ab aliquo errores
committuntur, caufae conſtituuntur, quae aut morbi
folutionem remorantur, aut mortem accelerant. Atque hujus rei toto hoc fermone, fi alterius cujusquam,
meminiffe oportet. Solae namque praenotiones contin-
gent ab optimo medico, eo quidem recte curante, et

292 ΓΑΛΗΝΟΥ ΠΡΟΣ ΠΑΤΡΟΦΙΛΟΝ

Ed. Chart. II. [192.]   Ed. Baf. I. (44.)
μὲν αὐτοῦ ὀρθῶς, τοῦ κάμνοντος δὲ μηδὲν ἁμαρτάνοντος.
τὸ δ' οἴεσθαι τοιαύτην εἶναι τοῖς ἰατροῖς τὴν πρόγνωσιν,
οἵαν οἱ μάντεις ἐπαγγέλλονται, γελοῖον. ἐκεῖνοι μὲν γὰρ
φασιν ἐνναταῖον, εἰ οὕτως ἔτυχε, σωθήσεσθαι τὸν ἄνθρωπον, οὐκ ἔτι προστιθέντες, ἁπάντων ὀρθῶς γιγνομένων. οἱ
μὲν γὰρ ἅπαντα τὰ τοῖς κάμνουσιν αἰσίως τε καὶ ἀπαισίως
ἐπιγενησόμενα προμαντεύονται. ὁ δὲ ἰατρὸς οὐχ οὕτως
προερεῖ τὸ μέλλον, ἀλλ' οἶδεν, εἰ πάντα γίγνοιτο δεόντως,
ἑβδομαῖον, εἰ οὕτως ἔτυχε, λυθήσεσθαι τὸ νόσημα· προς-
γενομένου δέ τινος ἁμαρτήματος, εἰ μὲν μικρον εἴη τοῦτο,
δύνασθαι μεταπεσεῖν τὴν λύσιν ἐκ τῆς ἑβδόμης εἰς την ἐν-
νάτην· εἰ δὲ μεῖζον, εἰς την ἑνδεκάτην· εἰ δὲ πολὺ μεῖζον, εἰς τὴν τεσσαρεσκαιδεκάτην· εἰ δὲ πάνυ σφόδρα
μέγα, κίνδυνον ἀκολουθήσειν ἀντὶ σωτηρίας ἀσφαλοῦς.
προσέχει γὰρ ὁ ἰατρὸς ἀεὶ τοῖς δυσὶ τούτοις ὥσπερ ἀντιπά-
λοις, τῷ τε νοσήματι καὶ τῇ φύσει. καὶ πρῶτον μὲν τοῦ
σωθήσεσθαι τὸν ἄνθρωπον ἢ ἀπολεῖσθαι τὴν πρόγνωσιν
ἐκ τοῦ διαγνῶναι τὸ ἰσχυρότερον· ἔπειτα δὲ καὶ τῆς προ-

aegro nihil delinquente. At talem medicis praenotionem
efſe arbitrari, qualem vates protitentur, ridiculum eſt.
Illi ſiquidem hominem nono die (ſi ſors ita proſpere tulerit) incolumem evaſurum denunciant, his non additis, ſi
omnia probe adminiſtrentur; hi namque omnia vel au-
ſpicato vel inauſpicato ceſſura eſſe praeſagiunt. Medicus
vero futurum non ita praedicit, ſed novit, ſi omnia
decenter ſiant, ſeptimo die, exempli gratia, morbum ſo-
lutum iri; ſi quis autem error acceſſerit, isque parvus
fuerit, morbi ſolutionem ex ſeptimo in nonum diem
transiturum; ſi major, in undecimum; ſi vero multo major, in decimum quartum; ſi maximus, periculum pro
ſalute certa conſequuturum. Intendit enim ſemper medicus animum hiſce duobus ut adverſariis, et morbo et
naturae.   Ac primum quidem futurae ſalutis hominis,
vel interitus, ex dignotione valentioris atque poſtea
praeſiniti temporis ex eo, quanto alterutrum valentius

ΠΕΡΙ ΣΥΣΤΑΣΕΩΣ ΙΑΤΡΙΚΗΣ. 293

θεσμίας ἐκ τοῦ πόσῳ θάτερον ἰσχυρότερόν ἐστι, ποιεῖται. καὶ οὐ χρὴ θαυμάζιιν, εἰ κατασκιψάμενος ἑκατέρου τὴν ῥώμην, ἐξευρήσει τὸ νικῆσον. ὁρῶμεν γὰρ οὐκ ὀλίγους τῶν γυμναστικῶν ἐκ τῶν πρώτων κινήσεων, ἃς κινοῦνται πρὸς ἀλλήλους οἱ παλαισταί, προλέγοντας τὸν νικήσοντα πολλάκις γε καὶ πρὸ τῆς νίκης, καὶ ὅτι ταχέως ὑποχείριον ἕξει τὸν ἀνταγωνιστήν. πράττουσι δὲ τοῦτο, ὅταν ὁρῶσιν ἀξιολόγῳ τινὶ τὸν ἕτερον ἰσχυρότερον ὄντα θατέρου. προγνώσεται μὲν οὖν ὁ ἰατρὸς ὑγείαν τε καὶ θάνατον οὐκ ἐξ ἄλλων ἀσκημάτων, ἢ τοῦ γνωρίζειν ἀκριβῶς τὴν ἰσχὺν τοῦ νοσήματος καὶ τῆς φύσεως. ἐκ δὲ τῶν αὐτῶν καὶ τὴν ἑκατέρου προθεσμίαν εὑρήσει. ταχεῖα γὰρ ἔσται ἡ λύσις τοῦ νοσήματος, ὅταν ἡ δύναμις εὐρωστῇ, θάνατος δὲ διαταχέων, ἢν αὐτὴ μὲν ἀσθενὴς ᾖ, ἰσχυρότερον δὲ τὸ νόσημα. τὸ δὲ τῆς ὑπεροχῆς μέγεθος ἐνδείκνυται τῆς προθεσμίας τὸν χρόνον· ἀπὸ τούτων μὲν τῶν σκοπῶν ὁ ἰατρός ἐστι προγνωστικός. ἐξ οἵων δὲ διασκεμμάτων αὐτῷ περίεστι διαγινώσκειν τοὺς σκοπούς, εἴρηται μὲν ἐν τοῖς περὶ κρίσεων ἐπὶ

lit, praenotionem aftruit. Neque mirari oportet, fi, utriusque viribus perfpectis, victurum deprehendas. Videmus enim non paucos gymnaftas ex primis ac mutuis quos luctatores concitant infultibus eum, qui fuperaturus fit, praedicere faepe etiam ante victoriam, quodque adverfarium celerrime fit proftraturus. Hoc autem agunt, quum re quadam notabili alterum altero valentiorem elle confpiciunt. Itaque medicus tum fanitatem tum mortem praefagiet, non ex aliis exercitationibus, quam ex accurata roboris morbi et naturae cognitione. Sed ex iis ipfis etiam praefinitum utriusque terminum reperiet. Cita namque erit morbi folutio, quum facultas robufta fuerit. Sin imbecillis illa, morbus autem validior, mors accelerat. Sed exceffus magnitudo tempus termini indicabit. Ab his equidem fcopis medicus futuri praenotionem ducet. Quibus autem obfervationibus ipfi abunde liceat fcopos dignofcere, fulius in libris de

πλέον, ἐρήσεται δὲ καὶ νῦν ἡ καθόλου μέϑοδος, ὥσπερ
τῶν ἄλλων ἁπάντων, οὕτω καὶ τοῦδε. ἰσχὺν μὲν τῆς φύσεως
ἐκ τῶν οἰκείων ἐνεργειῶν γνωρίσεις, καὶ μάλιστα τῶν κατὰ
τοὺς σφυγμοὺς, ἐπειδὴ τῆς ζωτικῆς οὗτοι δυνάμεως ἔργον
εἰσί· τὸ δὲ μέγεϑος τοῦ νοσήματος ἐκ τῶν οἰκείων συμ-
πτωμάτων· τὸ δ᾽, ὅσῳ ϑάτερον ὑπερέχει ϑατέρου, ταῖς
ἀπεψίαις καὶ πέψεσιν, αὐτὰς δὲ ταύτας [193] ἐκ τῶν ἰδίων
περιττωμάτων· τὰς μὲν ἐν τῇ γαστρὶ διὰ τῶν ὑπιόντων
κάτω, τὰς δ᾽ ἐν τοῖς ἀγγείοις διὰ τῶν οὔρων, τὰς δ᾽ ἐν
ὅλῳ τῷ σώματι διὰ τῶν ἱδρώτων. οὕτω δὲ καὶ τὰς ἄλλας
ἁπάσας, ὅσαι κατά τι μέρος ἕν ἢ πλείω συνίστανται. τὰς
μὲν κατὰ ϑώρακα καὶ πνεύμονα (45) διὰ τῶν ἀναβηττομένων. ὅσαι δὲ κατὰ κύστιν ἢ νεφροὺς, διὰ τῶν τοῖς οὔροις
ἐμφερομένων. ἥπατος δὲ σιμὰ καὶ μεσεντέριον ὅπως ἔχει
δυνάμεως, ἐκ τῶν ὑπιόντων κάτω, καὶ τῶν ἐμουμένων τὰ
κατὰ τὴν ἄνω γαστέρα καὶ τὸν στόμαχον. ὅσα δὲ δι᾽
ὑπερῴας ἐκκρίνεται, ἢ διὰ ῥινῶν καὶ δι᾽ ὤτων, ἐγκέφαλον,

criſibus tractatum eſt. Nunc autem etiam univerſalis, ut
aliorum omnium, ita et hujusmodi methodus tractabitur.
Robur quidem naturae ex propriis functionibus cogno-
ſces, maxime vero ex iis, quae pulſum edunt, quoniam
is vitalis facultatis opus eſt. Magnitudinem autem morbi ex propriis ſymptomatibus. At id, quo alterum ab
altero evincitur, ex coctionibus et cruditatibus depre-
hendemus; has autem ipſas ex propriis excrementis,
ventris quidem per ea, quae dejiciuntur; vaſorum vero
per urinas; totius denique corporis per ſudores, atque
ita alias omnes, quae in una parte quadam aut pluribus tonſiſtunt, eas quidem, quae thoracis ac pulmonis
ſunt, per ea, quae tuſſi excreantur; quae vero veſicae
aut renum, per ea, quae cum urinis inferuntur. Jecoris autem ſimam partem et meſenterium, ut facultate ſe
habeant, per ea, quae dejiciuntur; ac ſuperiorem veu-
triculum et ſtomachum ex iis, quae vomitu excluduntur.
Quaecunque vero per palatum excernuntur, vel per nares, vel per aures, cerebri, ut ſe habeat, robur indica-

ὅπως ἔχει ῥώμης, δηλώσει. κοινὸν δ᾽ ἐπὶ πάντων, ὡς οὐχ
οἷόν τε διαλυθῆναι το νόσημα, πρὶν ἐν τοῖς ἀπιοῦσι περιττώμασιν ὀφθῆναι πέψεως γνωρίσματα. οὕτω κἂν ὦτα
κακῶς ἔχῃ, κἂν ὀφθαλμοὶ, κἂν φάρυγξ, κἂν μόριόν τι ἕλ-
κωθέν ᾖ, ἢ συλλήβδην εἰπεῖν ἅπαντες πεπασμοὶ ταχυτῆτα
κρίσεως καὶ ἀσφάλειαν ὑγιεινὴν σημαίνουσιν ὠμὰ δὲ καὶ
ἄπεπτα, καὶ εἰς κακὰς ἀποστασίας ἐκτρεπόμενα. ἀκρισίας,
ἢ πόνους, ἢ χρόνους, ἢ θανάτους, ἢ τῶν αὐτῶν ὑποστρο-
φάς· ταῦτα περὶ προγνώσεως ἀρκεῖ πρὸς τὸ παρόν. ὁ γάρ
τοι πᾶς ὑπὲρ αὐτῶν λόγος ἐν ταῖς οἰκείαις πραγματείαις γε-
γένηται κατὰ μέρος μεγίσταις οὖσαις· καὶ σχεδὸν ἅπαντα τὰ
θεωρήματα περιειληφυίαις, τά τε περὶ τῶν σφυγμῶν καὶ
κρίσεων καὶ κρισίμων ἡμερῶν. ἐξ ὧν γάρ τις προγινώσκει
μάλιστα, διὰ τῶν τριῶν τούτων δεδήλωται. δοκῶ τέλος
ἔχειν τὴν θεραπευτικὴν ἅπασαν μέθοδον.

Κεφ. ιη'. Ἐπειδὴ καὶ τοὺς ἀπαλλαγέντας νοσημάτων
εἰς εὐρωστίαν ὑγιεινὴν ἄγεσθαι προσήκει, καὶ τοὺς ὑποσυ-

bunt. Ad hoc omnibus eſt commune, morbum prius
non poſſe ſolvi, quam in prodeuntibus excrementis ſigna
concoctionis appareant, ſive aures laborent, ſive oculi, ſive
fauces, ſive aliqua pars fuerit exulcerata. Et ut ſummatim
dicam, concoctiones criſis celeritatem ſalutisque ſecurita-
tem ſignificant. Cruda vero, incocta et quae in pravos
abſceſſus vertuntur, nullam criſim, vel labores, vel mor-
tes, vel ipſorum morborum recidivas nunciant. Haec
de praenotione ad rem praeſentem ſufficiant. Univerſus
ſiquidem de his ſermo peculiaribus libris proditus eſt,
pluribus ſane particulatim, ſed fere omnia theoremata
complectentibus, quales de pulſibus, criſibus, ac de
diebus decretoriis ſunt inſcripti. Ex quibus enim
quis praenoſcat, potiſſimum hiſce tribus commentariis
oſtenſum eſt. Ac mihi ſane videtur medendi methodum
jam finem habere.

Cap. XVIII. Quandoquidem et eos, qui a morbis
ſoluti convaleſcunt, ad ſanum firmumque virium robur

ρομένους εἰς τὰ νοσήματα προφυλάττεσθαι τὰς νόσους, ἔτι
τε τοὺς ἀμέμπτως ὑγιαίνοντας ἐν τούτῳ φυλάττεσθαι, καὶ
τρία ταῦτα ὑπόλοιπα μέρη τῆς τέχνης ἐστὶ, διὰ βραχυτάτων
εἰπεῖν τι καὶ περὶ τῆς τούτων συστάσεως. ἐπεὶ τοίνυν
εἴρηται καὶ πρόσθεν, ὡς ἔστι τρία τὰ σύμπαντα γένη
τῶν παρὰ φύσιν, αἰτίαι τε, καὶ διαθέσεις, καὶ συμπτώματα, τὸ προφυλακτικὸν κἂν εἴη μέρος τῆς τέχνης, ὃ δὴ
καὶ καλοῦσιν ἰδίως προφυλακτικὸν ἐν τῷ πρώτῳ γένει
συνιστάμενον. ὅταν γὰρ ἤτοι πλῆθός τι χυμῶν, ἢ φαυλό-
της, ἢ ἔμφραξις, ἢ φθαρτικὴ δύναμις ἐγγίνηται τῷ σώματι,
κίνδυνός ἐστιν ὅσον οὔπω νοσῆσαι τὸν ἄνθρωπον, ποτὲ δὲ
καὶ ἐσχάτως κινδυνεῦσαι. δυσδιάγνωστοι δὲ τοιαῦται αἰτίαι
ἄτε οὐ λυποῦσαι τὸν ἄνθρωπον. ὥσπερ γε ἀμέλει καὶ ὁ
τοῦ λυττῶντος κυνὸς ἰός, οὗ σημεῖον ἴδιον οὐδέν ἐστιν ἐν
τῷ σώματι περιεχόμενον, πρὶν ἐγγὺς ἥκειν λύττης τὸν
δηχθέντα. καὶ δὴ καὶ πυνθάνεσθαι τῶν τοιούτων αἰτιῶν
ἀναγκαῖόν ἐστιν τὸν ἰατρὸν αὐτῶν τῶν πασχόντων ὑπὲρ τῶν

ducere convenit, et eos, qui in morbos proclives deci-
dunt, a morbis praefervare; et eos etiamnum, qui citra
laefionem ullam fanitate fruuntur, in ea confervare, ac
tres hae refiduae artis funt partes, pauciffimis verbis etiam de harum conftitutione aliquid differendum.
Quum igitur et antea dictum fit, tria effe eorum univerfa genera, quae praeter naturam funt, caufas, affectus et fymptomata, praefervatrix utique pars artis
erit, quam et proprie vocant prophylacticen, in primo
genere confiftens. Quando enim vel copia quaedam humorum, vel pravitas, vel obftructio, vel corrumpens vis
corpori innafcitur, periculum eft, ne homo quam primum aegrotet, aliquando etiam extreme periclitetur.
Verum interdum difficile hujusmodi caufae queunt cognofci, quum hominem minime infeflant, ut certe venenum canis rabie laborantis, cujus fignum proprium
nullum in corpore continetur, antequam ad commorfum
rabies prope appulerit. Quare medicum hasce caufas
ab ipfis aegrotantibus fcifcitari neceffarium eft, et quae

συμπεσόντων αὐτοῖς ἑκάστου. ὅταν μέντοι πλῆθος ἢ κακοχυμία ὑποτρέφηται, ἢ τὸν ὄγκον τοῦ σώματος, ἢ ἐμφράτ-
τηταί τι σπλάγχνον, ἔνεστι γνωρίζειν αὐτὰ διά τινων συμπτωμάτων, ἃ μέσα πώς ἐστι τῶν τε τοῖς ὑγιαίνουσι ὑπαρχόντων καὶ τῶν τοῖς νοσοῦσι συμβαινόντων. τὰ μὲν γὰρ
τοῖς ὑγιαίνουσιν ὑπάρχοντα κατὰ φύσιν ἅπαντά ἐστι καὶ
ἄμεμπτα· τὰ δὲ τοῖς νοσοῦσι συμβαίνοντα παρὰ φύσιν τε
καὶ μεμπτά· τὰ δὲ μεταξὺ τούτοιν ἐκ μὲν τοῦ γένους ἐστὶ
τῶν ταῖς νόσοις συμβαινόντων, οὕτω δὲ σμικρὰ τοῖς μεγέ-
θεσι καὶ ἀσθενῆ ταῖς δυνάμεσι, ὡς μηδέπω κωλύεσθαι
πρὸς αὐτῶν τὰς συνήθεις ἑκάστῳ πράξεις. εἴτε γὰρ ὀδύνη
κεφαλῆς ἢ ἄλλου τινὸς εἴη μέρους οὕτω σμικρά τις,
[194] ὡς μήπω τὸν ἄνθρωπον ἀναγκάζεσθαι κλινήρη γενέσθαι, ἀλλὰ καὶ εἴτε βάρος, ἤτοι καθ᾽ ὑποχόνδριον, ἢ
κεφαλὴν, ἢ ἄλλο τι μέρος, ἢ σπλάγχνον, οὐδὲ τοῦθ᾽ ἱκανὸν ἀποστῆσαι τῶν συνήθων. ἔτι δὲ δὴ μᾶλλον ὄγκος τοῦ
σώματος, ἢ ἰσχνότης, ἢ ἄχροια, καὶ ὁ πρὸς τὰς κινήσεις
ὄκνος, ἢ ὑπνώδης διάθεσις, ἢ ἀγρυπνία τῶν κατὰ τὰς τοῦ

fingula ipfis obvenerint. Quum tamen plenitudo, aut
humorum pravitas, vel tumorem corporis procreat, vel
vifcus aliquod obftruit, licet ipfa dignofcere per quaedam fymptomata media quodammodo eorum, tum quae
fanis infunt, tum quae aegris accidunt. Etenim quae
fanis infunt, omnia fecundum naturam ac illaefa funt;
quae aegris accidunt, tum praeter naturam, tum cum laefio-
ne exiftunt, horum intermedia ex genere quidem eorum
funt, quae morbis accidunt, fed tam exigua magnitudinibus et viribus imbecilla, ut confuetae ab ipfis cuique
parti functiones nondum interturbentur. Si namque dolor aliquis capitis vel alterius cujuspiam partis fuerit,
ita parvus, ut hominem nondum lecto decumbere cogat;
fed et fi gravitas vel in hypochondriis, vel capite, vel
quadam alia parte, vel vifcere, neque haec potuerit a
folitis functionibus deturbare, fed etiamnum magis tumor
corporis, aut macies, aut decoloratio, et ad motus fe-
gnities, aut fomnolenta dispofitio, aut vigiliae a functio-

βίου πράξεις ἐνεργειῶν ἀπάγειν οὐχ ἱκανά, καὶ πολὺ δὴ
μᾶλλον ανορεξία τις, ἢ ὄρεξις ἐπιτεταμένη σιτίων· ἄμφω
γὰρ γίγνεται τοῦ σώματος οὐκ ἀκριβῶς ὑγιαίνοντος, ὥσπερ
γε καὶ ἀδίψους παρα λόγον, ἢ διψώδεις, ἢ δακνομένους τὸν
στόμαχον, ἢ την κοιλίαν, ἢ κοπώδεις ἑαυτοὺς αἰσθάνεσθαι.
τοιοῦτος γάρ τις ὁ τύπος ἐστὶ τῶν συμβαινόντων τοῖς ὑπο-
φερομένοις εἰς νόσον. ἡ δ᾽ ἐπανόρθωσις τῶν ἐργαζομένων
αὐτὰ διαθέσεων, συνελόντι μὲν εἰπεῖν, διὰ τῶν ἐναντίων, ὡς ἔμπροσθεν δέδεικται. κατὰ μέρος δ᾽ ἐπιόντι, τὸ
μὲν περιττον ἅπαν ἐκκενοῦν προσήκει, διορισάμενον ὅπως
ἐστὶ περιττὸν, εἴτε ὡς ποσὸν, εἴτε ὡς ποιὸν, εἴτε᾽ ὡς ἄμφω.
τὸ δ᾽ ἐπανελθεῖν δυνάμενον εἰς τὸ κατὰ φύσιν, ἀλλοιοῦν
διὰ τῶν ἐναντίων, τὸ μὲν παχὺ καὶ γλίσχρον λεπτύ-
νοντα, τὸ δὲ λεπτὸν παχύνοντα, κοινῇ δ᾽ ἄμφω πέτ-
τοντα, τὰς δ᾽ ἐμφράξεις διαρρίπτοντα, τὰ δ᾽ ὅλῳ τῷ
γένει παρὰ φύσιν, οἷά τε τὰ δηλητήρια καὶ οἱ ἰοὶ τῶν
ἰοβόλων ζώων, ἀλλοιοῦντα καὶ κενοῦντα, τὰς μὲν ἀλλοιώ-

nibus ad vitae actiones neceſſariis haud abducere fatis
valuerint, imo nec inappetentia, vel adaucta vehementius ciborum appetentia; ambo ſiquidem corpore non
abfolute fano oboriuntur, quemadmodum et praeter rationem fefe haud ſitibundos, vel fitibundos; aut ſtoma-
cho morderi ſeu ventriculo; aut laſſatos fefe fentire;
talis enim typus quidam eſt eorum, quae in morbum
decidentibus accidunt; at haec efficientium affectuum
emendatio, ſi ſummatim quidem loquar, contrariis, ut
prius oftenſum eſt, celebratur. Si vero articulatim ex-
plicem, ſupervacuum omne evacuari convenit, diftinctio-
ne prius facta, quomodo fit ſupervacuum, an ut quantum, five ut quale, five ut utrumque. Quod autem in
naturalem ſtatum redire poteſt, id contrariis alterare
oportet, craſſum quidem ac lentum attenuantibus, tenue
vero incraſſantibus, communiter autem utrumque conco-
quentibus, obſtructiones aperientibus; at quae toto genere praeter naturam ſunt, qualia venena et animalium
virus jaculantium ictus, alterantibus et vacuantibus.

σεις διὰ τῶν ἐναντίων, ἤτοι καθ᾽ ὅλην τὴν οὐσίαν, ἢ
κατὰ ποιότητα μίαν, ἢ δύο ποιούμενον, ἐκκενοῦντα δὲ διὰ
τῶν ἑλκτικῶν δυνάμεων. δι᾽ ὧν δ᾽ ἄν τις ταῦτα ποιήσειε
βοηθημάτων, ἐξ αὐτῶν τῶν διαθέσεων ληπτέον. εἰ μὲν
γὰρ πάντες ὁμοίως αὐξηθεῖεν χυμοί, διὰ φλεβοτομίας μὲν
ἡ κυριωτάτη καὶ μεγίστη κένωσις, ἑξῆς δὲ διὰ τρίψεων
καὶ γυμνασίων, καὶ λουτρῶν, καὶ ἀσιτίας. οὕτω δὲ χρὴ
κενοῦν, καὶ εἰ τὸ αἷμα πλεονάσει μόνον. εἰ δ᾽ ὁ τῆς ξανθῆς ἢ μελαίνης χολῆς χυμός, ἤ τις ὑδατώδης ὀῤῥὸς χυμοῦ,
διὰ κενώσεως μὲν, ἀλλ᾽ οὐχ ὁμοίως. τὰ μὲν γὰρ ἐν ταῖς
πρώταις φλεψὶ περιττώματα τοῖς ὑπηλάταις ἐκκαθαίρειν·
τὰ δ᾽ ἐν ταῖς ἄλλαις, δι᾽ οὔρων μὲν τὰ ὑδατώδη καὶ λεπτά,
διὰ καθάρσεως δὲ τὰ χολώδη. ἐγχωρεῖ δὲ καὶ τὰ λεπτὰ
τοῖς ὑπηλάταις ἐκκενοῦν. τὰ δὲ καθ᾽ ὅλην τὴν ἕξιν, ὅσα
μὲν λεπτά, δι᾽ ἱδρώτων τε καὶ φαρμάκων, ὁπόσα τῷ δέρματι
προσφερόμενα ξηραίνειν πέφυκε· ὅσα δὲ χολώδη, καθύρσει

Alterationes quidem per contraria, vel tota fubſtantia,
vel una qualitate, vel duabus agentia fiunt; evacuationes vero per remedia attrahendi facultatibus praedita.
Quibus autem auxiliis hacc aliquis acturus fit, ab ipfis
affectibus ei petendum. Si namque omnes peraeque humores aucti fuerint, venae fectione vacuatio praecipua
ac maxima celebrabitur, deinde frictionibus, exercitiis,
et balneis, et inedia. Hoc autem pacto vacuare oportet,
fi fanguis duntaxat exuberaverit. Si vero bilis flavae
vel atrae humor, vel aquofum quoddam humoris fe-
rum, vacuatione quidem, fed non fimili utendum eft.
Nam quae inprimis quidem funt venis excrementa, medicamentis alvum fubducentibus expurganda funt; quae
vero in aliis, per urinas quidem aquofa ac tenuia, biliofa vero purgatione. Sed poffunt quoque tenuia alvum fubducentibus vacuari. At quae in toto corporis
habitu ſtabulantur, tenuia quidem per fudores et medicamenta, quae cuti admota exiccare confueverunt. Ve-

μὲν πρῶτον, ἑξῆς δὲ τῇ διὰ τοῦ δέρματος κενώσει. εἰ δ᾽
ὃ τοῦ φλέγματος πλεονάζοι χυμὸς, εἰ μὲν ἁλμυρὸν εἴη, καθαίρειν, ὀξὺ δὲ γενόμενον ἀλλοιοῦν πειρᾶσθαι συντε-
λοῦντα τῇ φύσει πρὸς τὴν πέψιν αὐτοῦ. πολὺ δὲ δὴ μᾶλλον ἔτι τὸ γλυκὺ πέττεται ῥᾳδίως. ἄγει δ᾽ εἰς πέψιν
ἡσυχία τε καὶ θάλψις μετρία, καὶ σιτίων εὐχύμων ὀλίγων ἐδωδὴ, καὶ οἴνου πόσις θερμαίνοντος ὀλίγον. τὴν δὲ
θάλψιν μετρίαν ποιεῖ ἡ εὔκρατος τρίψις, καὶ αἱ τῶν θερμῶν ὑδάτων σύμμετροι χρήσεις, ἐδέσματά τε καὶ φάρμακα
τὰ μετρίως θερμαίνοντα. διαῤῥίπτει δὲ τὰς ἐμφράξεις, ὅσα
λεπτύνειν πέφυκεν ἐδέσματά τε καὶ πύματα καὶ φάρμακα.
τὰς δ᾽ ὕλας τούτων ὅπως εὑρίσκειν τε καὶ κρίνειν προσήκει, διὰ μιᾶς ἐξηγησάμεθα πραγματείας, ἣν περὶ τῆς τῶν
ἁπλῶν φαρμάκων δυνάμεως ἐπιγράφομεν. εἴρηται δὲ κἀν
τῷ περὶ τῆς λεπτυνούσης διαίτης γράμματι.

Κεφ. ιθʹ. Καιρὸς οὖν ἤδη μετιέναι τῷ λόγῳ πρὸς

rum fi biliofa extiterint, primum purgatione, deinde
per cutim evacuare convenit. Quod fi pituitofus exube-
ret humor, fi falfa quidem fuerit pituita, purgare; fin
acida, alterare moliatur is, qui naturam ad ejus concoctionem juvat. At fane dulcis multo facilius etiamnum
concoquitur. Ad concoctionem autem ducit quies, moderatus calor, ciborum boni fucci modicorum efus, ac
vini modice calefacientis potio. At calorem moderatum
frictio temperata et commoderatus aquarum calidarum
ufus, et edulia, et medicamenta mediocriter calefacientia promovent. Obftructiones difcutiunt, quaecunque
efculenta, et potulenta, et medicamenta attenuare nata
funt. At horum materias ut et invenire et judicare
deceat, uno opere expofuimus, quod de fimplicium medicamentorum facultate infcripfimus. Quinetiam in
libro de victu attenuaute traditum eft.

Cap. XIX. Tempus itaque jam eft, ut ad eos, qui ex

τοὺς ἐκ τῶν νοσημάτων ἀναλαμβάνοντας, ἐφ᾽ ὧν οὔτ᾽ αἴτιον
οὐδέν ἐστι [195] παρὰ φύσιν, οὔτε διάθεσις ἰσχνότης
δὲ μόνη μετὰ δυνάμεως ἀσθενοῦς. διὰ ταῦτά τοι καὶ ἡ
εἰς τὴν κατὰ φύσιν ἀγωγὴ τῶν οὕτω διακειμένων ἀνά-
θρεψίς τε καὶ ῥῶσίς ἐστιν ἐκ κινήσεών τε καὶ τροφῶν
συμμέτρων γιγνομένη. τὰς δ᾽ ὕλας κἀνταῦθα, δι᾽ ὧν αἱ
κινήσεις τε καὶ θρέψεις ἔσονται, διὰ τῆς ὑγιεινῆς ἐδήλωσα
πραγματείας. ἀλλ᾽ ὑπὲρ τοῦ μηδὲν λείπειν τῷ παρόντι
λόγῳ, λεχθήσεται καὶ νῦν ἡ μέθοδος ἁπάσης τῆς ὑγιειν-
νῆς πραγματείας, οὐ μόνον τῆς ἀναληπτικῆς λεγομένης·
καὶ πρῶτόν γε, ὁποῖον τὸ γένος αὐτῶν ἐστι, ἆρά γε τῶν
παρόντων φυλακτικὸν, ἢ τούτῳ μόνῳ διαφέρει τοῦ θερα-
πευτικοῦ, τῷ κατὰ μικρὰ ποιεῖσθαι τὴν ἐπανόρθωσιν; οὐ
γὰρ δὴ διαφυλάττοντί γε τῷ σώματι τὴν ἔμπροσθεν ἕξιν
ἐπιστατούσης ἐδέησε τέχνης. ἀλλ᾽ αὐτὸ τοῦτ᾽ ἐστι αἰτία
τοῦ δεῖσθαι τῆς (46) προνοησομένης ἐπιστήμης, ὅτι δια-

morbis convalefcunt, oratione transeamus, in quibus
neque caufa eft praeter naturam, neque affectus, fed
fola cum virium imbecillitate macies. Proindeque in
eum, qui fecundum naturam fit, ftatum degentium, reductio refectio corroboratioque eft, quae ex commodera-
tis tum exercitationibus, tum alimentis comparatur.
Sed et materias, quibus motus et nutritio fieri poffint,
in opere de fanitate tuenda explicavimus. At ne ea de
re quid praefenti fermoni defit, nunc etiam univerfae
artis fanitatis tuendae, non folum refectricis, quam
analepticen vocant, methodus repetenda eft. Ac primum, quodnam ipforum genus exiftat, idne hygieinen,
quod praefentem fanitatem tuetur, an hoc folo a thera-
peutico feu curandi genere differat, quod paulatim
emendationem moliatur? corpori namque priorem ftatum
confervanti ea quae illi praefit arte haud opus fuerit.
Verum quia corrumpitur, nec quod prius erat idem
permanet, id ipfum caufa eft, cur ea, quae ipfi profpice-

302   ΓΑΛΗΝΟΥ ΠΡΟΣ ΠΑΤΡΟΦΙΛΟΝ

Ed. Chart. II. [195.]   Ed. Baf. I. (46.)

φθείρεταί τε καὶ οὐ διαμένει τοιοῦτον, οἷον ἔμπροσθεν ἦν.
εἰ μὲν δὴ τοῦτο μόνον αὐτῷ τὸ κενοῦσθαί τε καὶ δια-
φορεῖσθαι συμπίπτοι, τροφὴ καὶ ποτὸν ἀναπληρώσουσι τὸ
λεῖπον. εἰ δ᾽ ἤτοι ὑποθρέψειε πλῆθος χυμῶν, ἢ περιττώματα μοχθηρὰ, γυμνασίων αὐτῷ δεήσει σκοπὸν ἐχόντων
καὶ ἐκκενοῦν μὲν, καὶ καθαίρειν τὸν χυμὸν, καὶ πέπτειν
τα περιττώματα, πρὸς τῷ καὶ διαφυλάττεσθαι τὰς αἰτίας
ἁπάσας, ὅσαι τὴν ὑγείαν αὐτὴν διαφθεῖραι δυνήσονται,
ψύξιν, ἔγκαυσιν, κόπον, ἀπεψίαν, μέθην, ἀγρυπνίαν,
λύπας, ὀργὰς, θυμὸν, ὅσα τ᾽ ἄλλα τοιαῦτα, οὐ γὰρ ἔτι
δεῖ καθ᾽ ἕκαστον ὑπεξιέναι τῷ λόγῳ, τῆς ὑποθέσεως. ἣν
ὑπεθέμεθα, πεπληρωμένης ἤδη. πρόκειται γὰρ οὐ κατὰ
διέξοδον ὑπὲρ ἁπάντων τῶν μερῶν τῆς ἰατρικῆς διελθεῖν,
ἀλλὰ δεῖξαι, πῶς ἀπὸ τῆς κατὰ τὸ τέλος ἐννοίας, ὥσπερ
τῶν ἄλλων τεχνῶν, οὕτω καὶ ταύτης ἡ σύστασις γίγνεται.
καὶ τοίνυν ἐπειδὴ γέγονεν ἤδη τοῦτο, διὰ κεφαλαίων ἀναλάβωμεν ἅπαντα τῆς ἰατρικῆς τὸν λόγον, εὐθὺς καὶ τὴν

ret, indigeat. Enimvero fi id corpus vacuari exhauriri-
que folum obtingeret, defectum cibus potusque referci-
rent. Si vero aut humarum copia, aut excrementorum
pravitas coacervetur, ipfi opus erit exercitationibus fcopum eum habentibus, ut tum humorem evacuent et
purgent, tum excrementa concoquant, modo id caufas
omnes, quae fanitatem ipfam evertere poffunt, evitet,
frigus, calorem, laffitudinem, cruditatem, temulen-
tiam, vigilias, moerores, excandefcentiam, iram et
quaecunque id genus cetera. Non enim necefle eft ea
figillatim oratione prodere, quum, quod argumentum
propofuimus, jam abfolutum fit. Propofitum enim erat
non de omnibus medicinae partibus decurfu differere,
fed quemadmodum alias artes, ita et hanc fuam a
finis notione fortitam effe conftitutionem demonftrare.
Quum igitur id jam perfectum fit, fummatim totam
medicinae rationem repetamus, moxque eam quam

ἀναλογίαν ἐπιδεικνύντες, ἣν ἔχει πρὸς τὰς ἄλλας τέχνας,
ὅσαι ποιητικαί.

Κεφ. κ΄. Ἔστιν οὖν ἡ ἰατρικὴ μία τῶν ποιητικῶν,
οὐ μὴν ἁπλῶς οὕτως, ὡς ἡ οἰκοδομική τε καὶ τεκτονικὴ,
καὶ ὑφαντικὴ, ἀλλ᾽ ὡς ἥ τε τῆς πεπονθυίας οἰκίας ἐπανορ-
θωτικὴ καὶ τῶν ῥαγέντων ἱματίων ἀκεστική. ἐπεὶ δὲ καὶ
τούτων αὐτῶν ἡ σύστασις ἐδείχθη διττὴ, ποτὲ μὲν ἑαυτοῦ
γεννῶντος τοῦ τεχνίτου τὸ παράδειγμα, ποτὲ δ᾽ ἐκτὸς
ὑπάρχοντος θεωρουμένου, τὴν ἰατρικὴν τέχνην ἐκ τοῦ δευτέρου γένους ἐπεδείξαμεν. οὐ γὰρ ἑαυτῆς διαπλάττει τὸ
παράδειγμα· θεασαμένη δὲ δι᾽ ἀνατομῆς ὅλον ἀκριβῶς,
αὐτὸ πειρᾶται τὸ διαφθειρόμενον ἐπανορθοῦν. διήνεγκε
δ᾽ ἐν τούτῳ τῶν προειρημένων τεχνῶν, ὅτι τὰ πλεῖστα
τῆς φύσεως ἐργαζομένης ὑπηρετεῖ. τὴν θεωρίαν μέντοι
πᾶσαν, ἐξ ἧς ὁρμώμενος ὁ ἰατρὸς ἐπανορθωτικός τε καὶ
ὑπηρετικός ἐστιν, ἀνάλογον ἐκτήσατο ταῖς ἄλλαις τέχναις
ταῖς ποιητικαῖς. καὶ γὰρ τῶν ὁμοιομερῶν ἔγνωκε τὴν

ad caeteras quasque artes effectivas habet analogiam
oftendentes.

Cap. XX. Eft igitur medicina una effectivarum
artium, non tamen fimpliciter, ut aedificatoria, fabrilis,
textoria; fed ut labefactatae domus emendatrix, et lace-
rarum veftium fartrix. Quoniam vero et harum ipfarum duplicem effe conftitutionem oftendimus, interdum
quidem artifice exemplum ex fe fingente, interdum vero, quod extrinfecus confiftit, fpeculante; medicinam artem fecundi generis elle demonftravimus. Non enim ex
fe ipfa fingit exemplum, verum ex Anatome totum id
diligenter fpeculata, vitiatum emendare conatur. Differt
autem in hoc ab artibus praedictis, quod plurima natura operante fubminiftrat; univerfam tamen fpeculationem, ex qua medicus emendator et minifter manat,
aliis effectivis artibus fimilem obtinet. Etenim par-

οὐσίαν, καὶ τῶν ὀργανικῶν τὸν τρόπον τῆς γενέσεως, ἔτι
τε τῶν παθῶν τὴν εὕρεσιν ὁμοίως ἐποιήσατο, καὶ τοὺς
καθ᾽ ἕκαστον αὐτῶν σκοποὺς τῆς ἰάσεως.

tium fimilarium fubftantiam et generationis organicarum modum pernovit: peraeque etiamnum tum affectuum inventionem, tum curationis cujusque ipforum fcopos introduxit.

ΓΑΛΗΝΟΥ ΤΕΧΝΗ ΙΑΤΡΙΚΗ.

Ed. Chart. II. [196.]   Ed. Baf. III. (471.)

Τρεῖς εἰσὶν αἱ πᾶσαι διδασκαλίαι τάξεως ἐχόμεναι. πρώτη
μὲν, ἡ ἐκ τῆς τοῦ τέλους ἐννοίας κατ᾽ ἀνάλυσιν γινομένη.
δευτέρα δὲ, ἡ ἐκ συνθέσεως τῶν κατὰ τὴν ἀνάλυσιν εὑρε-
θέντων. τρίτη δὲ, ἡ ἐξ ὅρου διαλύσεως, ἣν νῦν ἐνιστά-
μεθα. καλεῖν δ᾽ ἔξεστι τὴν τοιαύτην διδασκαλίαν, οὐ μόνον ὅρου διάλυσιν, ἀλλὰ καὶ διάπτυξιν, ὡς τινες ὠνόμασαν,
ἢ ἀνάλυσιν, ἢ διαίρεσιν, ἢ, ὡς ἕτεροί τινες, ἐξάπλωσιν, ἢ
ἐξήγησιν, ὡς ἄλλοι. ἐπεχείρησαν μὲν οὖν ἔνιοι τῶν Ἡροφι-
λείων τοιαύτην ποιήσασθαι διδασκαλίαν, ὥσπερ καὶ Ἡρα-
κλείδης ὁ Ἐρυθραῖος. ἐπεχείρησαν δὲ καὶ τὴν κατὰ σύν-

GALENI ARS MEDICA.

Tres funt omnes doctrinae, quae ordine comparantur.
Prima quidem ex finis notione, quae per refolutionem fit;
fecunda ex compofitione eorum, quae per refolutionem
fuerunt inventa; tertia ex definitionis difolutione, quam
nunc inftituimus. Licet autem hujuscemodi doctrinam
vocare non tantum definitionis difolutionem, fed et explicationem, ut nonnulli nominarunt, vel refolutionem,
vel divifionem, vel (ut nonnulli alii) explanationem, vel
expofitionem, ut alii. Ac conati quidem funt et Hero-
philiorum quidam talem facere doctrinam, quemadmodum Heraclides Erythraeus. Conati funt autem et eam

θέσιν, αὐτοί τε οἱ Ἡροφίλειοι, καί τινες τῶν Ἐρασιστρα--
τείων τε, καὶ Ἀθηναῖος ὁ Ἀτταλεύς. οὐδεὶς μέντοι
γε τῶν πρὸ ἡμῶν ἔγραψε τὴν ἐκ τῆς τοῦ τέλους ἐννοίας ἀρχομένην διδασκαλίαν, (472) ἐξ ἧς αἱ τέχναι πᾶσαι συνίστανται κατὰ μέθοδον· ἀλλ᾽ ἐκείνην μὲν ἑτέρωθι
διήλθομεν, ἐνταυθοῖ δὲ τὴν ὁρικὴν ποιησόμεθα διδασκαλίαν. ὅσον γὰρ ἀπολείπεται τῆς κατὰ ἀνάλυσιν ἀξιώματί
τε καὶ μεθόδῳ, τοσοῦτον πλεονεκτοῦσαν εὑρήσομεν εἰς
σύνοψίν τε τοῦ ὅλου καὶ μνήμην τῶν κατὰ μέρος. εὐμνη-
μόνευτα γὰρ ἱκανῶς ἐστι τὰ ἐκ τῆς τοῦ ὅρου διαλύσεως
ἅπαντα, διὰ τὸ περιέχειν ὕλης τῆς τέχνης ἐν ἑαυτῷ τὰ κεφάλαια τὸν ἄριστον ὅρον, ὅν πέρ τινες καὶ οὐσιώδη ὀνομάζουσιν, ἀντιδιαιρούμενοι τοῖς ἐννοηματικοῖς προσαγορευομέ-
νοις. ἐκεῖνοι μὲν γὰρ ἀπὸ τῶν συμβεβηκότων οἷς ὁρίζονται
πράγμασιν, οὗτοι δὲ ἀπὸ τῆς οὐσίας αὐτῆς συνίστανται.
ἡ δὲ κατὰ μέρος ἐξεργασία συμπάσης τῆς ἰατρικῆς θεωρίας
ἐν πολλαῖς ἡμῖν ἑτέραις γέγραπται πραγματείαις, αἷς ἔξεστι

quae per compofitionem, et ipfi Herophilii, et quidam
Eraliftrati fectatores, et Athenaeus Attaleus. Nemo tamen ante nos eam, quae oritur a notione finis, fcripfit,
ex qua omnes artes methodo conftituuntur; fed illam
quidem alio in opere pertraclavimus. Hic vero definitivam conftituemus doctrinam: quantum enim ab ea,
quae per refolutionem fit, et dignitate, et methodo remota eft, tantum et ad totius compendium, et ad par-
licularium memoriam praeftare invenietur; commode
namque ac facilo memoriae mandantur univerfa ex definitionis diffolutione quoniam totius artis capita in fe
optima defiuitio complectitur, quam quidam fubftantia-
lem nominant, dillinguuntque, oppofitam aliis, quae no-
tionales appellantur. Illae fiquidem ab accidentibus,
quae infunt rebus definitis, hae vero ab ipfa effentia
conftituuntur. Elaboratum autem eft a nobis particulatim totius medicae fpeculationis opus, et in pluribus
conforiptum tractatibus, quibus ad tres doctrinas uti

χρῆσθαι πρὸς τὰς τρεῖς διδασκαλίας. ἀλλὰ νῦν γε τῆς
ὁριστικῆς ὑπαρξόμεθα, τοσοῦτον ἔτι προσθέντες, ὡς μόνα
τὰ κεφάλαια καὶ οἷον συμπεράσματα τῶν κατὰ διέξοδον
ἀποδεδειγμένων εἰρήσεται νῦν.

Κεφ. α΄. [197] Ἰατρική ἐστιν ἐπιστήμη ὑγιεινῶν, καὶ
νοσωδῶν, καὶ οὐδετέρων. οὐ διαφέρει δὲ οὐδ᾽ εἰ νοσερῶν
τις εἴποι. τοῦ μὲν οὖν τῆς ἐπιστήμης ὀνόματος κοινῶς
τε καὶ οὐκ ἰδίως ἀκούειν χρή. τὸ δὲ ὑγιεινὸν, καὶ τὸ
νοσῶδες, καὶ τὸ οὐδέτερον, τριχῶς ἕκαστον λέγεται· τὸ
μὲν ὡς σῶμα, τὸ δὲ ὡς αἴτιον, τὸ δὲ ὡς σημεῖον. καὶ
γὰρ τὸ ἐπιδεκτικὸν σῶμα τῆς ὑγείας, καὶ τὸ ποιητικὸν
καὶ φυλακτικὸν αὐτῆς αἴτιον, καὶ τὸ δηλωτικὸν σημεῖον,
ἅπαντα ταῦτα καλοῦσιν οἱ Ἕλληνες ὑγιεινά. κατὰ δὲ
τὸν αὐτὸν τρόπον καὶ νοσώδη τά τε ἐπιδεκτικὰ νόσων σώματα, καὶ τὰ ποιητικά τε καὶ φυλακτικὰ νόσων
αἴτια, καὶ τὰ δηλωτικὰ σημεῖα. καὶ δὴ καὶ τὰ οὐδέτερα
κατὰ τὸν αὐτὸν λόγον σώματά τε καὶ αἴτια καὶ σημεῖα.
καί ἐστι κατὰ πρῶτον μὲν λόγον ἐπιστήμη τῶν ὑγιεινῶν

licet. Nunc vero definitivam aggrediemur, fi hoc tantum addiderimus, nos fola capita et ut conclufio-
nes eorum, quae fufius demonftrata funt, nunc effe tra-
dituros. Cap. I. Medicina eſt ſcientia ſalubrium, et infalubrium, et neutrorum. Nihil vero differt, ſi quis loco
infalubrium aegrorum dixerit. Nomen quidem ſcientiae
communiter et non proprie accipere oportet. Salubre
autem, et infalubre, et neutrum, unumquodque tripliciter dicitur: primo quidem ut corpus, fecundo autem
ut cauſa, tertio vero ut ſignum. Etenim corpus, quod
ſanitatem continet; et cauſam, quae ipſam efficit et
conſervat; et ſignum, quod indicat; haec omnia ſalubria Graeci vocitant. Eodem modo et ſuſceptiva
morborum corpora, et morbos efficientes conſervantes-
que cauſas, et ſigna indicantia, infalubria vocant. Atque eadem ratione corpora neutra, cauſas ſignaque dixerunt. At prima quidem ratione ſcientia eſt cauſa-

308 ΓΑΛΗΝΟΥ ΤΕΧΝΗ ΙΑΤΡΙΚΗ.

Ed. Chart. II. [197.]   Ed. Baf. III. (472.)

αἰτίων ἰατρικὴ, δι᾽ ἐκεῖνα δ᾽ ἤδη καὶ τῶν ἄλλων. δεύτερον
δὲ τῶν νοσωδῶν. τρίτον δὲ τῶν οὐδετέρων. καὶ δὴ καὶ
μετὰ ταῦτα τῶν σωμάτων, πρῶτον μὲν κἀνταῦθα τῶν ὑγιεινῶν, ἐφεξῆς δὲ τῶν νοσερῶν, εἶτα τῶν οὐδετέρων. καὶ περὶ
τῶν σημείοιν δὲ κατὰ τὸν αὐτὸν λόγον. ἐν μέντοι ταῖς
πράξεσι, πρότερον μὲν τῶν σωμάτων ἡ διάγνωσις, ἐκ τῶν
σημείων δηλοιότι, μετα ταῦτα δὲ ἡ τῶν ἐπ᾽ αὐτοῖς
αἰτίων εὕρεσις. ἀλλ᾽ ἐπεὶ καὶ τὸ ποιητικὸν, καὶ τὸ
δηλωτικὸν, καὶ τὸ ἐπιδεκτικὸν, διχῶς ἕκαστον λέγεται,
τὸ μεν ἁπλῶς, τὸ δὲ ἐν τῷ νῦν, ἰστέον ἀμφοῖν ουσαν
ἐπιστήμην την ἰατρικήν. καὶ αὐτὸ δὲ τὸ ἁπλῶς διχῶς λέγεται, τύ τε διὰ παντός. καὶ ὡς ἐπὶ τὸ πολύ· καὶ ἔστιν
ἀμφοτέρων τούτων ἐπιστήμη ἡ ἰατρική. τὸ δὲ οὐδέτερον,
αἴτιόν τε, καὶ σημεῖον, καὶ σῶμα, τύ τε ἁπλῶς λεγόμενον
καὶ τὸ ἐν τῷ νῦν, τριχῶς ἕκαστον λέγεται· τὸ μὲν τῷ μηδ᾽
ἑτέρου τῶν ἐναντίων μετέχειν, τὸ δὲ τῷ τῶν ἀμφοτέρων,
τὸ δὲ τῷ ποτὲ μὲν τοῦδε, ποτὲ δὲ τοῦδε. τούτων δ᾽ αὐ-

rum falubrium medicina; jam vero propter eas et
aliarum; fecunda vero infalubrium; tertia denique neu-
trarum. Ac fane et poft has corporum, prima quidem
et hic falubrium, fecunda infalubrium, tertia neutrorum.
Atque de lignis eadem ratione dicendum. In artis autem
actionibus prius quidem eft corporum dignotio, ex fignis
videlicet; poftea vero caufarum, quae in ipfis funt, inventio. Sed quoniam et effectivum, et indicativum,
et fusceptivum, dupliciter unumquodque dicitur; hoc
quidem fimpliciter; hoc vero ut nunc; noffe oportet,
medicinam effe utrorumque fcientiam. Sed et ipfum fimpliciter duobus dicitur modis; et quod femper; et quod
ut multum; et utrorumque medicina eft fcientia. Neutra vero, et caufa, et corpus, et fignum, et quod fimpliciter dicitur, et quod ut nunc, tripliciter unumquodque enunciatur; hoc quidem, quia neutrius contrariorum eft particeps; hoc vero, quia utriusque; hoc vero,
quia aliquando hujus, aliquando illius. Horum autem

ΓΑΛΗΝΟΥ ΤΕΧΝΗ ΙΑΤΡΙΚΗ. 309

Ed. Chart. II. [197.]   Ed. Baf. III. (472.)

τῶν τὸ δεύτερον κατὰ δύο τρόπους λέγεται· ποτὲ μὲν τῷ
μετέχειν ἑκατέρου τῶν ἐναντίων ἐξ ἴσου, ποτὲ δὲ τῷ πλέον
θατέρου. ἔστι δὲ καὶ καθ᾽ ὅλου τοῦ ὅρου κατὰ· τὴν λέξιν
ἀμφιβολία τις, ἣν καὶ αὐτὴν χρὴ διαλύεσθαι. ἐν γὰρ τῷ
λέγειν τὴν ἰατρικὴν ἐπιστήμην ὑπάρχειν ὑγιεινῶν, καὶ νοσερῶν, καὶ οὐδετέρων, σημαίνεται μὲν καὶ τὸ πάντων τῶν
κατὰ μέρος, σημαίνεται δὲ καὶ τὸ ὁποίων, σημαίνεται δὲ καὶ
τό τινων. ἀλλὰ τὸ μὲν πάντων ἀπεριόριστόν τε καὶ ἀδύνατον,
τὸ δέ τινων ἐλλιπές τε καὶ οὐ τεχνικόν· τὸ δ᾽ ὁμοίοιν τεχνικόν
τε ἅμα καὶ διαρκὲς εἰς ἅπαντα τῆς τέχνης τὰ κατὰ μέρος, ὅπερ
καὶ περιέχεσθαί φαμεν ἐν τῷ τῆς ἰατρικῆς ὅρῳ. ἀρξόμεθα
οὖν ἀπὸ τῶν σωμάτων πρῶτον, ὁποῖά τινα τά θ᾽ ὑγιεινά,
καὶ τὰ νοσώδη, καὶ τὰ οὐδέτερα τετύχηκεν ὄντα. μετὰ δὲ
ταῦτα τὸν περὶ τῶν σημείων τε καὶ αἰτίων διεξέλθωμεν
λόγον.

Κεφ. β΄. Ὑγιεινόν ἐστιν ἁπλῶς σῶμα τὸ ἐκ γενετῆς
εὔκρατον μὲν ὑπάρχον τοῖς ἁπλοῖς καὶ πρώτοις μορίοις·

ipſorum ſecundum rurſus duobus dicitur modis; aliquando quidem, quia utriusque contrariorum ex aequo eſt
particeps, aliquando vero, quia plus alterius. Eſt vero
et in tota definitione dictionis ambiguitas quaedam,
quam et ipſam diluere oportet. Quum enim dicitur, medicinam eſſe ſcientiam et ſalubrium, et inſalubrium, et
neutrorum, ſignificatur et quod omnium particularium,
ſignificatur et quod qualium, ſignificatur et quod quorundam. Sed quod omnium quidem indefinitum eſt atque impoſſibile; quod autem quorundam, imperfectum
atque ab arte alienum; quod vero qualium, artificioſum
pariter atque ſufficiens ad omnia artis particularia,
quod etiam dicimus in medicinae definitione comprehendi. Primum igitur a corporibus auſpicabimur, qua-
lianam ſint, tum ſalubria, tum inſalubria, tum neutra,
et poſtea de ſignis et cauſis diſſeremus.
    Cap. II. Salubre ſimpliciter corpus eſt, quod ab
ipſo quidem ortu ſimplicibus ac primis partibus probe

σύμμετρον [198] δὲ τοῖς ἐκ τούτων συγκειμένοις ὀργάνοις.
ὑγιεινὸν δὲ νῦν ἐστι σῶμα, τὸ κατὰ τὸ παρὸν ὑγιαῖνον.
ἔστι δὲ δή που καὶ τοῦτο, καθ᾽ ὃν ὑγιαίνει χρόνον, εὔκρατόν τε καὶ σύμμετρον, οὐ τὴν ἀρίστην εὐκρασίαν τε καὶ,
συμμετρίαν, ἀλλὰ τὴν οἰκείαν. αὐτοῦ δὲ τοῦ ἁπλῶς ὑγιεινοῦ
σώματος, δια παντος μὲν τοιοῦτόν ἐστι τὸ εὐκρατότατόν τε
καὶ συμμετρότατον, ὡς τὸ πολὺ δὲ τὸ τῆς ἀρίστης κατασκευῆς
ἀπολειπόμενον οὐ πολλῷ. νοσῶδες δέ ἐστι ἁπλῶς σῶμα, τὸ
ἐκ γενετῆς ἤτοι δύσκρατον τοῖς ὁμοιομερέσιν, ἢ ἀσύμμετρον
τοῖς ὀργανικοῖς, ἢ ἀμφότερα. νοσῶδες δὲ νῦν ἐστι σῶμα τὸ
νοσοῦν, ἐν ᾧ λέγεται χρόνῳ τοιοῦτον ὑπάρχειν. εὔδηλον δὲ,
ὡς καὶ τοῦτο, καθ᾽ ὃν λέγεται χρόνον εἶναι νοσῶδες, ἤτοι
δύσκρατόν ἐστιν ἐν τοῖς ὁμοιομερέσιν, ἢ ἀσύμμετρον ἐν τοῖς
ὀργανικοῖς, ἢ ἀμφότεοον. καὶ δὴ καὶ διὰ παντὸς νοσῶδές
ἐστιν, ὅ τι περ ἂν ἐκ γενετῆς, ἤτοι δυσκρατότατον ὑπάρχον ἐν ἁπλοῖς καὶ πρώτοις μορίοις ἅπασιν, ἢ τισιν, ἢ τοῖς
κυριωτάτοις, ἢ καὶ τοῖς ὀργανικοῖς ἀσυμμετρότατον, ὁμοίως

temperatum eſt; in organis vero, quae ex illis componuntur, eſt commoderatum. Salubre autem nunc eſt
corpus, quod iu praeſenti eſt ſanum; eſt vero hoc, quo
tempore ſanum exiſtit, et probe temperatum et commoderatum, uon optima ac ſumma et temperie et ſymmetria, ſed ſibi propria. Ipſius vero ſalubris ſimpliciter
corporis perpetuo quidem eſt id, quod et temperatiſſi-
mum, et commoderatiſſimum eſt; ut multum autem,
quod ab optima conſtitutione non admodum discedit.
lnſalubre vero ſimpliciter eſt corpus, quod ab ortu vel
ſimilaribus partibus intemperatum, vel organicis incommoderatum, vel utrumque eſt. lnſalubre vero nunc eſt
corpus, quod eo tempore, quo tale dicitur, aegrotat.
Perſpicuum antem eſt, et id, quo tempore aegrum eſſe
dicitur, aut ſimilaribus partibus intemperatum, aut organicis incommoderatum, aut utrumque eſſe. Atque
ſemper inſalubre eſt, quod ab ipſo ortu aut ſimplicibus
primisque partibus vel omnibus, vel quibusdam, vel
principibus, intemperatiſſimum eſt, aut organicis incom-

καὶ ἐν τούτοις, ἢ πᾶσιν, ἤ τισιν, ἢ τοῖς κυριωτάτοις. ὡς
τὸ πολὺ δὲ νοσῶδές ἐστι σῶμα, τὸ τοῦ τοιούτου τῆς κακίας
ἀπολειπόμενον, οὔπω δ᾽ ἐν τῷ μέσῳ καθεστηκός. ἐπεὶ δὲ
καὶ τὸ οὐδέτερον σῶμα τριχῶς ἐλέγετο, τὸ μὲν μηδ᾽ ἑτέρας
τῶν ἄκροιν διαθέσεων μετέχον, τὸ δὲ τῇ ἀμφοτέρων, τὸ δὲ
τῷ, ποτὲ μὲν τῇςδε, ποτὲ δὲ τῇςδε· κατὰ μὲν τὸ πρῶτον
σημαινόμενον οὐδέτερον ἔσται σῶμα τὸ᾽ μέσον ἀκριβῶς
ὑπάρχον, τοῦ τε ὑγιεινοτάτου σώματος καὶ τοῦ νοσωδεστά-
του. καὶ τούτου τὸ μὲν ἁπλῶς τοιοῦτόν ἐστιν, ὅτι περ ἐκ
γενετῆς τοιοῦτον κατεστήσατο. τὸ δὲ νῦν ὁτιοῦν, κατὰ παρὸν τὸ μέσον ὑπάρχον τοῦ ⟨τε ὑγιεινοτάτου καὶ τοῦ νοσω-
δεστάτου. αὐτοῦ δὲ τοῦ ἁπλῶς τὸ μὲν διὰ παντὸς τοιοῦτον, ὅτι περ ἂν ἐν ἁπάσαις ταῖς ἡλικίαις διαμένῃ τοιοῦτον.
τὸ δὲ ὡς ἐπὶ τὸ πολύ, τὸ καὶ μεταβολάς τινας λαμβάνον.
κατὰ δὲ τὸ δεύτερον σημαινόμενον οὐδέτερον ἔσται σῶμα
τὸ ἐναντίων ἅμα διαθέσεοιν μετέχον ἐν γενετῇς, ἤτοι καθ᾽
ἐν μόριον, ἢ κατὰ δύο διαφέροντα. καθ᾽ ἓν μὲν, εἰ κατὰ

moderatiffimum exiftit, iisque fimiliter, vel omnibus,
vel quibusdam, vel maxime praecipuis. Ut multum
vero infalubre eft corpus, quod ab hujus quidem vitio
recedit, nondum tamen in medio conftitutum eft. Quoniam vero et neutrum corpus tripliciter dicebatur;
primum quidem, quod neutrius extremarum affectionum,
fecundum, quod utriusque, tertium, quod nunc hujus,
nunc illius eft particeps: juxta primum fignificatum
neutrum erit corpus, quod exquifite medium eft faluberrimi et infaluberrimi corporis; et hujus hoc quidem fimpliciter tale, quod ab ipfo ortu ita conftitutum
eft; hoc vero ut nunc, quod in praefenti faluberrimi atque
infaluberrimi medium exiftit; ipfius autem fimpliciter neutrum, quod perpetuo quidem tale eft, id in omnibus aetatibus tale perdurat; quod vero ut multum, id nonnullas
recipit mutationes. Juxta vero fecundum fignificatum
neutrum erit corpus, quod ab ortu contrariarum fimul affectionum eft particeps, aut in una parte, aut in duabus
differentibus, in una quidem, fi in altera agentium

Ed. Chart. II. [198.]　　　　　　　　　　Ed. Baf. III. (472.)

την έτέραν αντίθεσιν εύκρατον είη των δραστικών ποιοτήτων, ή κατ' αμφοτέρας μεν, αλλά περί την διάπλασιν, ή
το μέγεθος, ή τον αριθμόν των μορίων, ή την θέσιν
εσφαλμένον, ή έμπαλιν εν τούτοις μεν κατωρθωμένον άπασιν,
ή τισιν, εν δε τη κράσει διημαρτημένον. εν διαφέρουσι δε μορίοις, και κατά πάσας τας αντιθέσεις δύναταί τι των εναντίων
άμα μετέχειν. και διά παντός μεν τοιούτον, το κατά πάσας τας ηλικίας μένον όμοιον, ως το πολύ δ' εστί, το και
μεταβάλλον κατά τι. ούτως δε κάν τω νύν ουδέτερον έσται
σώμα, κατά το δεύτερον σημαινόμενον, ή τω περί έν μόριον, τα μεν έχειν υγιεινά, τα δε νοσερά των υπαρχόντων
αυτώ, ή τω περί διαφέροντα μέρη. κατά δε το τρίτον σημαινόμενον, ουδέτερον έσται σώμα το ποτέ μεν υγιεινόν,
ποτέ δε νοσερόν εν μέρει γινόμενον, ώσπερ ενίοις υπήρξε,
παισί μεν ούσιν, υγιεινοίς γενέσθαι, νεανίσκοις δε γενο-
μένοις, νοσεροίς, ή έμπαλιν. εν ενί δε χρόνω το ούτως
ουδέτερον, ακριβώς μεν ουκ εγχωρεί συστήναι, κατά πλά-

qualitatum oppofitione, vel utraque, etiam probe temperatum fit; fed in conformatione, vel magnitudine, vel
numero partium, vel fitu oblaefum; aut contra in his
quidem recte fe habeat, vel omnibus, vel quibusdam,
peccet autem in temperamento. In differentibus vero
partibus, et per omnes oppofitiones quodammodo poteft contrariorum fimul effe particeps. Ac femper quidem tale, quod per omnes aetates fimile permanet. Ut
multum vero, quod in aliquo permutatur. Ita vero et
nunc neutrum erit corpus, juxta fecundum fignificatum,
vel quia in parte una haec quidem ipfi falubria exiftunt, illa vero infalubria, vel in differentibus ita afficitur partibus. Secundum vero tertium fignificatum neutrum erit corpus, quod aliquando quidem falubre, aliquando vero infalubre per vices exiftit, ut nonnullis accidit, qui in pueritia falubres vigent, in juventute infa-
lubres redduntur, aut contra. In uno autem tempore,
quod ita eft neutrum, exquifite quidem confiftere nequit,

τος δ᾽ ἐγχωρεῖ. ἴσμεν δὲ, ὅτι τὸ νῦν διχῶς λέγεται. τὸ
μὲν οὖν ὑγιεινὸν, καὶ νοσῶδες, καὶ οὐδέτερον σῶμα ποσαχῶς (473) λέγεται, καὶ ὁποῖον ἕκαστόν ἐστιν, αὐτάρκως
διώρισται.

Κεφ. γ΄. [199] Περὶ δὲ τῶν σημείων ἐφεξῆς ἄν εἴη
ῥητέον. ἔστι δὲ καὶ τούτων ὑγιεινὰ μὲν, ὅσα τῆς τε παρούσης ὑγείας ἐστὶ διαγνωστικὰ, καὶ τῆς μελλούσης ἔσεσθαι
προγνωστικὰ, καὶ τῆς προγεγενημένης ἀναμνηστικά. νοσώδη
δὲ τά τε τῆς παρούσης νόσου διαγνωστικὰ, καὶ τῆς προγεγενημένης ἀναμνηστικὰ, καὶ τῆς μελλούσης ἔσεσθαι προγνωστικά. κατὰ ταῦτα δὲ καὶ τὰ οὐδέτερα, τά τε τῶν
οὐδετέρων διαθέσεων διαγνωστικὰ, καὶ προγνωστικὰ, καὶ
ἀναμνηστικὰ, καὶ τὰ μηδὲν ὅλως δηλοῦντα περὶ διαθέσεων,
ἢ τὰ μηδὲν μᾶλλον ὑγιεινὴν, ἢ νοσερὰν δηλοῦντα διάθεσιν.
καὶ τὰ κατά τι μὲν ὑγιεινὴν, κατά τι δὲ νοσερὰν δηλοῦντα διάθεσιν, καὶ τὰ ποτὲ μὲν ὑγιεινὴν, ποτὲ δὲ νοσώδη. καὶ ταῦτα δὲ κατὰ τοὺς τρεῖς χρόνους ὁμοίως τοῖς

ampliori vero poteſt. Novimus antem, quod nunc dupliciter dicitur. Salubre igitur, et inſalubre, et neutrum corpus quot modis dicatur, et quale unumquodque ſit, abunde explicatum eſt.

Cap. III. De ſignis vero deinceps dicendum; ſunt
autem et ex his ſalubria quidem diagnoſtica, quaecunque
praeſentem indicant ſanitatem, prognoſtica, quae futuram praenunciant, et anamneſtica, quae praeteritam memoriae ſubjiciunt. Inſalubria vero, quae et morbum
praeſentem indicant, et futurum praenunciant, atque
praeteritum memoriae ſubjiciunt. Eadem ratione et
neutra alia neutram affectionem deprehendunt, praenunciant et memoriae ſubjiciunt, atque haec nihil omnino
de affectionibus manifeſtant, vel nihilo magis ſalubrem,
quam inſalubrem affectionem divulgant; et quae partim
quidem ſalubrem, partim vero inſalubrem indicant affectionem, et quae aliquando quidem ſalubrem, aliquando vero inſalubrem, et haec quoque ſecundum tria

ὑγιεινοῖς τε καὶ νοσώδεσι. καλεῖται δ᾽ ἐνίοτε πρὸς τῶν
παλαιῶν ἰατρῶν ἅπαντα ταῦτα τὰ σημεῖα προγνωστικά, κἂν
τῶν ἐνεστώτων ἢ προγεγονότων ἢ δηλωτικά. καὶ ἡ χρεία
μεγάλη μὲν τῶν διαγνωστικῶν τε καὶ προγνωστικῶν, ἐλάττων δὲ τῶν ἀναμνηστικῶν.

Κεφ. δ'. Ὄντων οὖν σωμάτων ὑγιεινῶν, τῶν μὲν ἁπλῶς,
τῶν δὲ ἐν τῷ νῦν, ὅπερ δὴ καὶ ὑγιαίνοντα λέγεται, τῶν
ἁπλῶς ὑγιεινῶν σωμάτων διττὴν ἔφαμεν εἶναι τὴν διαφορὰν, τῷ τὰ μὲν διὰ παντὸς ὑπάρχειν τοιαῦτα, τὰ δὲ ὡς
τὸ πολύ. διὰ παντὸς μὲν, ὅσα τὴν ἀρίστην ἔχει κατα-
σκευήν· ὡς τὸ πολὺ δὲ, ὅσα μὴ πολλῷ ταύτης ἀπολείπεται. τὰς διαγνώσεις δὲ αὐτῶν ἀπό τε τῶν ὑπαρχόντων κατὰ
τὸν τῆς οὐσίας αὐτῶν λόγον χρὴ ποιεῖσθαι, καὶ τῶν ἐξ
ἀνάγκης τούτοις ἑπομένων ἐνεργειῶν τε · καὶ συμπτωμάτων,
ἃ δὴ καὶ συμβεβηκότα καλοῦμεν ἰδίως. ἀπὸ μὲν τῆς οὐσίας
αὐτῆς, τῶν ἐν ἀρίστῃ κατασκευῇ συμμετρία τῶν ὁμοιομε-

tempora, veluti falubria et infalubria. Vocantur autem nonnunquam a veterioribus medicis haec omnia
figna prognoſtica, tametfi praefentia vel praeterita
lignificant. Ufus vero non parvus eſt ex praenuncianti-
bus atque indicantibus, minor autem ex memoran-
tibus.

Cap. IV. Quum igitur lint falubria corpora, haec
quidem fimpliciter, haec vero ut nunc, quae et perpetuo bene valentia dicuntur; falubrium fimpliciter corporum duplicem diximus eſſe differentiam; quod nonnulla
quidem perpetuo, nonnulla vero ut multum fint talia.
Perpetuo quidem, quae optimam conſtitutionem fortita
funt; ut multum vero, quae non magnopere ab illa recedunt. Horum autem dignotiones fumendae funt ab iis,
quae fecundum fubſtantiae rationem iplis infunt, et ab
iis, quae ex neceſſitate confequuntur, tum actionibus,
tum fymptomatis, quae fane et accidentia proprie vocamus. A fubſtantia quidem ipfa eorum, quae optimae
funt conſtitutionis, commoderatio fimilarium quidem

ΓΑΛΗΝΟΥ ΤΕΧΝΗ ΙΑΤΡΙΚΗ. 315

Ed. Chart. II. [199.]   Ed. Baſ. III. (473.)

ρῶν ἐν θερμότητι, καὶ ψυχρότητι, καὶ ξηρότητι, καὶ
ὑγρότητι· τῶν δ᾽ ὀργανικῶν ἐν ποσότητι, καὶ πηλικότητι
τῶν συντιθέντων αὐτὰ, καὶ προσέτι διαπλάσει τε καὶ θέσει
τῶν μορίων ἑκάστου καὶ ὅλου τοῦ ὀργάνου. ἀπὸ δὲ τῶν
ἐξ ἀνάγκης ἑπομένων τοῖς ὁμοιομερέσιν, ὡς μὲν πρὸς τὴν
ἁφὴν, ἐν σκληρότητι καὶ μαλακότητι συμμετρία, πρὸς δὲ
τὴν ὄψιν εὔχροιά τε καὶ ἡ κατὰ λειότητα καὶ δασύτητα
συμμετρία. κατὰ δὲ τὰς ἐνεργείας ἡ τελειότης, ἣν δὴ καὶ
ἀρετὴν αὐτῶν ὀνομάζομεν. ἀπὸ δὲ τῶν τοῖς ὀργανικοῖς
ἑπομένων, ἐν συμμετρίᾳ τε καὶ κάλλει τῶν τοῦ παντὸς σώματος ὀργάνων, ἔτι τε τῇ τῶν ὑπαρχουσῶν αὐτοῖς ἐνεργειῶν
ἀρετῇ. τῆς μὲν οὖν ἀρίστης κατασκευῆς τοῦ σώματος τὰ
διαγνωστικὰ σημεῖα ταῦτά ἐστι. τῶν δ᾽ ἀπολειπομένων μὲν
αὐτῆς, ὑγιεινῶν δ᾽ ἔτι, τὰ μὲν ἐν τῇ τῶν ὁμοιομερῶν
ἔσφαλται κράσει μικρόν τι σφάλμα, τὰ δὲ ἐν τῇ τῶν ὀργανικῶν μικρόν τι κἀνταῦθα, καὶ ἤτοι πάντων, ἤ τινων, ἢ
καθ᾽ ἑκάτερον. τὰ δὲ γένη τῶν σφαλμάτων τὰ αὐτὰ τοῖς

partium in caliditate, frigiditate, humiditate et ſiccitate,
organicarum vero in quantitate ac numero eorum, ex
quibus componuntur, ac praeterea conlormatione, et ſitu
partium ſingularum totiusque organi. Ab his vero,
quae neceſſitate conſequuntur in ſimilaribus partibus,
ut quatenus ad tactum ſpectat, commoderatio mollitiei
ac duritiei, quatenus autem ad viſum, coloris probitas,
et laevitatis atque aſperitatis mediocritas. In rationibus vero perfectio, quam et ipſarum integritatem appellamus. Ab his vero, quae organicas partes comitantur,
in organorum univerſi corporis et ſymmetria et pulchritu-
dine, ac praeterea in earum, quae ipſis ſunt, actionum integritate. Optimae igitur conſtitutionis corporum ſigna
indicantia ſunt haec. Eorum autem, quae ab ipſa recedunt, ſed adhuc ſalubria exiſtunt, nonnulla quidem
in ſimilarium partium temperie vitium aliquod leve ſub-
eunt, nonnulla vero in organorum commoderatione, et
id quoque perexiguum, atque vel omnium, vel quorundam, vel utrorumque. Vitiorum vero genera eadem

μὲν ἀρετὴν αὐτῶν συμπληροῦσι, κρᾶσις μὲν ἐν τοῖς ὁμοιομερέσιν, (200) ἀριθμὸς δὲ, καὶ διάπλασις, καὶ μέγεθος, καὶ
θέσις ἐν τοῖς ὀργανικοῖς. ἀμφοῖν δὲ κοινὸν ἡ ἕνωσις, ἣν δὴ
καὶ συνέχειαν αὐτῶν ὀνομάζομεν. ἐν δὲ τοῖς αὐτοῖς τούτοις
γένεσι καὶ ἡ τῶν νοσωδῶν σωμάτων ἐστὶ κακία, καθ᾽
ἑκάτερον τοῦ νοσώδους τὸ σημαινόμενον. ὅρος δ᾽ ἀμφοῖν
ἐστι διακριτικὸς ἡ τῆς ἐνεργείας αἰσθητὴ βλάβη. τὰ δὲ
τῆς ἀρίστης ἀπολειπόμενα κατασκευῆς σώματα βραχύ τι
βέβλαπται μὲν δή που καὶ αυτα κατά γε τὴν ἀλήθειαν,
οὐ μὴν αἰσθητόν γε τοῦτο. διορίζει τοιγαροῦν αὐτὰ τὸ
μᾶλλόν τε καὶ ἧττον, ἔν τε ταῖς ἐνεργείαις καὶ τῷ τοῖς
νοσώδεσιν αἰτίοις ἀπομάχεσθαι. τὰ δέ γε ἁπλῶς νοσώδη
σώματα διώρισται τῷ τε ῥᾳδίως ὑπὸ τῶν νοσωδῶν αἰτίων
νικᾶσθαι, καὶ τῷ πολύ τι κατὰ τὴν ἀρετὴν τῶν ἐνεργειῶν
ἀπολείπεσθαι. γίνεται γοῦν ἀμφοῖν ἐν μέσῳ τὰ οὐδέτερά
τε καὶ ἁπλῶς λεγόμενα, καὶ τὰ σύν τινι πλάτει. καὶ τμη-
θήσεται τὸ τῆς ὅλης ὑγείας πλάτος εἰς τρία μόρια, πλάτος

funt ac quae integritatem perficiunt, temperies quidem
in fimilaribus, numerus autem et conformatio et magnitudo et litus in organicis; utrisque vero partibus communis unitas, quam et ipforum continuitatem appellamus.
In his autem ipfis generibus funt corporum infalubrium vitia fecundum utrumque infalubris figuificatum. Terminus
autem, qni utrumque diftinguit, eft actionum laefio fen-
filis ac manifefta. Quae vero ab optima corporum conftitutione paulum dimoventur, re vera quidem et
ipfa in aliquo laefa funt, non tamen id fenfu deprehenditur. Haec autem diftingunntur, quod validius aut
imbecillius actiones obeant, morbificisque caufis relucten-
tur. At fimpliciter infalubria corpora diftinguuntur, quod
facile a caufis infalubribus fuperentur, quodque multum ab actionum integritate deficiant. In medio
autem amborum conftituuntur neutra, tum quae fimplicitate appellantur, tum quae cum latitudine quadam. Ac dividitur totius fanitatis latitudo in tres

ἔχοντα καὶ αὐτά συχνόν. ὧν τὸ μὲν πρῶτον ἔσται τῶν
ὑγιαινόντων σωμάτων, τὸ δὲ δεύτερον, τῶν οὐδετέρων, τὸ
δὲ τρίτον, τῶν νοσωδῶν. οἷς ἐφεξῆς ἐστι τὰ ἤδη νοσοῦντα
σώματα, βλάβαις αἰσθηταῖς ἐνεργειῶν ἀφωρισμένα. τὰ μὲν
οὖν ὀδυνώδη τε, καὶ ὧν αἱ κινήσεις πλημμελεῖς εἰσιν, ἢ
ὅλως ἀπολώλασιν, ἐναργεῖς ἔχει τοὺς ὅρους. ὅσα δ' ἀτόνους
κέκτηται τὰς ἐνεργείας, ἐν μὲν ταῖς μεγίσταις ἀποστάσεσιν
εὐδιάκριτα, κατὰ δὲ τὰς μικροτέρας ἀμφίβολα, καὶ διὰ
τοῦτο κατὰ τὸ γένος τοῦτο τῆς βλάβης, ἡ μηδετέρου τῶν
ἐναντίων ἐνεργειῶν μετέχουσα συνίσταται διάθεσις, ἣν καὶ
αὐτὴν ἔφαμεν οὐδετέραν ὀνομάζεσθαι, πάντων τούτων αἰσθήσει διακρινομένων, οὐκ αὐτῇ τῶν πραγμάτων τῇ φύσει·
κίνδυνος γὰρ εἰς τὸ τῆς ἀειπαθείας ὑποσυρῆναι δόγμα. καὶ
τοίνυν καὶ τὰ σημεῖα τῶν ὑγιαινόντων μὲν σωμάτων, ἀλλ'
ἤτοι νοσωδῶν, ἢ οὐδετέρων ὑπαρχόντων, τῷ ποσῷ τῆς
ἀποστάσεως διοίσει, θεμένων ἡμῶν ἄκρους μὲν ὅρους ἐναν-
τίους ἀλλήλοις, τήν τε ἀρίστην κατασκευὴν καὶ τὴν ἄρτι

partes, multam et ipfas latitudinem habentes, quarum prima quidem erit falubrium corporum, fecunda neutrorum, tertia infalubrium, quibus fuccedunt
deinceps, quae jam aegrotant corpora, manifeftis fenfui actionum laefionibus diftincta. Quae igitur doloribus afficiuntur, et quorum motus funt depravati, aut
omnino perditi, manifeftas habent notas. Quae vero
imbecilles edunt actiones, in magnis quidem deceffibus
facile discernuntur, in minoribus vero ambigua funt, atque idcirco in eo genere noxae confiftit affectio neutrius contrariorum particeps, quam et ipfam neutram
diximus appellari; quum haec omnia fenfu judicentur,
non ipfa rerum natura, periculum enim effet, ne in
dogma ἀειπαθείας, id eft perpetui affectus, traheremur.
Haec igitur funt fanorum corporum figna, fed quae aut infalubria, aut falubria, aut neutra exiftunt quantitate diftan-
tiae differunt, conftitutis a nobis extremis terminis inter
fe contrariis, optima conftitatione corporis, et nuper facto

γενομένην νόσον, ἐπισκοπουμένων δὲ, ὁποτέρῳ τούτων ἐστὶν
ἐγγυτέρῳ τὰ δοκιμαζόμενα σώματα. τὸ μὲν γὰρ ἐγγυτέρω
τῆς ἀρίστης κατασκευῆς ὑγιεινὸν, τὸ δὲ ταύτης μὲν πορ-
ρωτέρω, τοῦ δ᾽ ἤδη νοσοῦντος ἐγγυτέρω, νοσῶδες· τὸ δ᾽
ἀμφοῖν μεταξὺ, καὶ ἴσον ἑκατέρων ἀπέχειν φαινόμενον, οὐδέτερον ἔσται τοῦτο.

Κεφ. ε᾽. Τῆς μὲν οὖν ἀρίστης κατασκευῆς τοῦ σώματος εἴρηται τὰ γνωρίσματα. τῶν δ᾽ ἀπολειπομένων αὐτῆς
ἰσάριθμα μὲν τὰ γένη, ἐν τῷ μᾶλλόν τε καὶ ἧττον τέμνεσθαι δυναμένων. ἀφωρισμένων δὲ εἰς τρία μέρη, τὰ σημεῖα
τοῦ νοσώδους σώματος ἁπλῶς ἐροῦμεν. ἐξ αὐτῶν γὰρ ἔσται
δῆλα καὶ τὰ λοιπὰ δύο πλάτη. κατὰ γένος μὲν οὖν εἴρηται πρόσθεν ἐν τῷ τῆς ἀρίστης κατασκευῆς λόγῳ, κατ᾽
εἶδος δὲ νῦν εἰρήσεται, διελομένων ἡμῶν πρότερον τὰ μόρια.
τέσσαρες δ᾽ αὐτῶν εἰσιν αἱ πᾶσαι διαφοραί. τὰ μὲν γὰρ
ἀρχαί τινές εἰσιν, τὰ δὲ ἀπ᾽ ἐκείνων ἐκπέφυκε. τὰ δὲ,
οὔτ᾽ ἄλλων ἄρχει τῆς διοικήσεως, οὔθ᾽ ὑπ᾽ ἄλλων ἄρχεται,

morbo, ac deinceps conſiderantibus, utri eorum vicinio-
ra ſint ea, quae ad examen corpora veniunt. Quod
enim propius eſt optimae conſtitutioni, ſalubre; quod
vero ab hac longius recedit, atque ad id, quod jam aegrotat, propius accedit, inſalubre. Quod autem inter
utrumque ſitum eſt, atque aequaliter ab utroque diſtare
videtur, neutrum eſt.

Cap. V. Optimae igitur conſtitutionis corporis notas explicavimus. Eorum vero, quae ab ipſa deficiunt,
totidem ſunt numero genera, quae in magis et minus
ſecari poſſunt. His autem in tres partes diviſis, inſalubris
ſimpliciter corporis ſigna trademus, ex his enim et reliquae
duae latitudines innoteſcent. Generatim igitur prius in
opere de optima conſtitutione dictum eſt; ſpeciatim autem nunc dicetur, ubi prius partes diviſerimus. Sunt
ˇvero earum quatuor univerſae differentiae, nam nonnullae earum principia quaedam exiſtunt; quaedam vero ab
ipſis ortae ſunt; quaedam nec aliarum gubernationi
praeſunt, neque ab aliis gubernantur, quae cognatas ha-

συμφύτους ἔχοντα τὰς διοικούσας αὐτὰ δυνάμεις. ἔνια δὲ
συμφύτους τε ἅμα καὶ ἐπιῤῥύτους ἔχει. ἀρχαὶ μὲν οὖν
[201] εἰσιν ἐγκέφαλος, καρδία, ἧπαρ. καὶ ὄρχεις. ἀπ᾽
ἐκείνων δ᾽ ἐκπέφυκε, κἀκείνοις ὑπηρετεῖ, νεῦρα μὲν καὶ
νωτιαῖος μυελὸς ἐγκεφάλῳ, τῇ καρδίᾳ δ᾽ ἀρτηρίαι, φλέβες
δ᾽ ἥπατι, τὰ σπερματικὰ δ᾽ ἀγγεῖα τοῖς ὄρχεσιν. αὐτὰ δ᾽
αὐτὰ διοικεῖ χόνδρος, ὀστοῦν, σύνδεσμος, ὑμὴν, ἀδὴν,
πιμελὴ, σὰρξ ἁπλῆ. τὰ δ᾽ ἄλλα πάντα μόρια κοινὴν τούτοις ἔχοντα τὴν ἐξ ἑαυτῶν διοίκησιν, ἀρτηριῶν τε καὶ φλεβῶν, καὶ νεύρων προσδεῖται. τριχῶν δὲ καὶ ὀνύχων οὐδὲ
διοίκησίς τίς ἐστιν, ἀλλὰ γένεσις μόνη. αὗται μεν οὖν αἱ
τῶν μορίων διαφοραί.
Κεφ. ς᾽. Σημεῖα δ᾽ ἑκάστου τῆς κράσεως ἐφεξῆς εἰρήσεται, τὴν ἀρχὴν ἀπ᾽ ἐγκεφάλου ποιησαμένων ἡμῶν. ἔστι
δὲ πέντε τὰ σύμφυτα γένη τῶν γνωρισμάτων αὐτοῦ. ἔν
μὲν ἡ τῆς συμπάσης κεφαλῆς διάθεσις, δεύτερον δὲ ἡ τῶν
αἰσθητικῶν ἐνεργειῶν ἀρετη τε καὶ κακία, καὶ τρίτον ἡ
τῶν πρακτικῶν, καὶ τέταρτον ἡ τῶν ἡγεμονικῶν, καὶ

bent facultates, quibus reguntur; quaedam vero infitas
fimul et influentes habent. Principia igitur funt cerebrum, cor, hepar et teftes. Ab his vero ortum habent,
ipfisque miniftrant, nervi quidem et fpinalis medulla
cerebro, cordi vero arteriae, hepati venae, ipfa vero
feminaria vafa tefticulis. Quae autem per fe gubernantur, cartilago, os, ligamentum, membrana, glandu-
lae, adeps, caro fimplex. Caeterae vero omnes partes,
communem iftis habentes ex fe dispenfationem, arteriis,
nervis et venis indigent. Capillorum autem atque
unguium gubernatio nulla eft, fed fola generatio. Hae
igitur funt partium differentiae. Cap. VI. Signa autem nos temperamenti cujusque,
fumpto a cerebro initio, deinceps dicemus. Sunt vero
quinque univerfa genera fignorum, quae ipfius naturam
oftendunt, unum quidem totius capitis conftitutio; fecundum vero, fenfilium actionum integritas et vitium;
tertium, effectivarum; quartum, principum, et quintum,

320 ΓΑΛΗΝΟΥ ΤΕΧΝΗ ΙΑΤΡΙΚΗ.

Ed. Chart. II. [201.]   Ed. Baf. III. (473. 474.)

πέμπτον ἡ τῶν φυσικῶν. ἄλλο δὲ γένος ἐπὶ τούτοις ἅπασιν, ἡ ἀπὸ τῶν ἔξωθεν αὐτῷ προσπιπτόντων ἀλλοίωσις.
ἡ μὲν δὴ τῆς συμπάσης κεφαλῆς διάθεσις ἐκ μεγέθους τε
καὶ σχήματος αὐτῆς λαμβάνεται καὶ τριχῶν. ἡ μὲν οὖν
μικρὰ κεφαλὴ [474] μοχθηρᾶς ἐγκεφάλου κατασκευῆς ἴδιον
σημεῖον. ἡ μεγάλη δὲ οὐκ ἐξ ἀνάγκης ἀγαθῆς κατασκευῆς
σημεῖον. ἀλλ' εἰ μὲν διὰ ῥώμην ἐγένετο τῆς ἐγχωρίου δυνάμεως, ὕλην χρηστήν τε καὶ πολλὴν δημιουργούσης, ἀγαθὸν σημεῖον· εἰ δὲ διὰ μόνης τῆς ὕλης τὸ πλῆθος,
οὐκ ἀγαθόν. διοριστέον οὖν ἐστιν αὐτὰ τῷ τε σχήματι
καὶ τοῖς ἀπ' αὐτοῦ πεφυκόσι. τῷ σχήματι μὲν, εἰ εὔρυ-
θμος, ἀεὶ γὰρ ἀγαθὸν τοῦτο σημεῖον. τοῖς δ' ἀπ' αὐτοῦ
πεφυκόσιν, εἰ κρατεραίγην τέ ἐστιν καὶ τοῖς ἄλλοις ὀστοῖς
ἄριστα διάκειται, καὶ εἰ τὸ νευρῶδες αὐτῇ σύμπαν εὐτρα-
φές τέ ἐστι καὶ εὔτονον. οἰκεῖον δὲ σχῆμα κεφαλῆς, ὥσπερ
ἂν εἰ νοήσαις σφαῖραν ἀκριβῆ κηρίνην ἑκατέρωθεν ἀτρέμα
πεπιλημένην. ἀνάγκη γὰρ τῆς τοιαύτης κυρτότερα μὲν, ἢ
κατὰ σφαῖραν, γενέσθαι τά τε ὄπισθεν καὶ τὰ ἔμπροσθεν,

naturalium. Aliud vero genus praeter haec omnia eft
quae ab extrinfecus ipfi occurfantibus advenit alteratio.
Equidem univerfi capitis affectio ex ejus magnitudine, figura atque capillis fumitur. Parvum igitur caput vitiofae conftitutionis cerebri proprium eft indicium. Magnum vero non
necessario probae conftitutionis indicium; fed fiquidem ob
infitae facultatis robur eveniat, quae multam atque optimam materiam formaverit, bonum fignum, at fi ob materiae
folius multitudinem, haudquaquam bonum. Diftinguenda igitur haec funt, tum figura, tum his, quae ab eo
ortum habent. Figura quidem, fi concinnum fit, femper enim hoc bonum eft fignum. His autem, quae ab
eo ortum habent, fi valida fit cervix, et aliis offibus optime
conflet, atque fi univerfum nervofum genus ipfi vegetum
robuftumque fit. Propria autem capitis figura eft, veluti
fi excogitares globum integrum cereum, leviter utrinque depreffum. In hoc enim necesse eft pofteriores ante-
rioresque partes magis gibbas fieri, quam globo conveniat,

εὐθύτερα δὲ τὰ ἑκατέρωθεν. εἰ δ᾽ ἡ κατ᾽ ἰνίον ἐξοχὴ
μειωθείη τινὶ, συνεπισκέπτου τά τε νεῦρα καὶ τὸν αὐχένα
σὺν τοῖς ἄλλοις ὀστοῖς. κατὰ φύσιν μὲν γὰρ ἐχόντων, ἐνδείᾳ τῆς ὕλης, οὐ δυνάμεως ἀῤῥωστίᾳ τοιοῦτος ἐγένετο.
φαυλοτέρων δὲ ὑπαρχόντων, ἀσθενὴς ἡ ἀρχή. τὰ πολλὰ
δὲ ταῖς κατ᾽ ἰνίον ἐνδείαις ἀσθένεια τῶν εἰρημένων ἕπεται, καὶ σπάνιον πάνυ τὸ μὴ τοιοῦτον. καὶ τὴν φοξοτέραν
δὲ κατ᾽ ἰνίον ἐπισκέπτου κεφαλὴν, ὡσαύτως τοῖς ἐφ᾽ ὅλης
αὐτῆς μεγάλης γενομένης διορισμοῖς. ὡς τὰ πολλὰ δὲ κἀνταῦθα σὺν εὐρύθμῳ τῷ σχήματι γενομένης τῆς παρεγκε-
φαλίδος, ἀγαθὸν σημεῖον, ἣν ἔνιοι τῶν ἰατρῶν ὀπίσθιον
ἐγκέφαλον ὀνομάζουσιν, ὥσπερ οὖν καὶ ἔστιν ὀπίσθιος, ὁρι-
ζόμενος τῇ λαμβδοειδεῖ ῥαφῇ. τοῦ νωτιαίου δέ ἐστιν ἀρχὴ
τὸ μόριον τοῦτο, καὶ δι᾽ ἐκεῖνον ἁπάντων τῶν καθ᾽ ὅλον
τὸ ζῶον νεύρων πρακτικῶν. αὐτὸ δὲ τὸ ὄπισθεν μέρος καθ᾽
αὑτὸ παντάπασιν ὀλίγων αἰσθητικῶν μετέχει, παμπόλλων
δὲ τῶν πρακτικῶν, ὥσπερ γε καὶ θάτερον τὸ πρόσθιον,

utrasque vero laterales magis rectas. Quod fi occipitis eminentia alicui minuatur, fimul intuere nervos atque cervicem cum aliis offibus. Nam, fi fecundum naturam habeant, materiae defectu, non facultatis imbecillitate hoc contigit; illis vero prave affectis, principium
eft debile. Plurimum autem occipitis defectum commemoratorum comitatur imbecillitas; rariffimeque aliter
evenire confuevit. Caput etiam in occipitio magis acu-
minatum animadverte, iisdem adhibitis diftinguendi rationibus, quibus in toto ipfo capite grandiori facto ute-
bamur. At faepenumero et hic bonum fignum eft cum
figura concinna cerebelli, quod nonnulli medici
pofterius cerebrum appellant, ut re vera et pofterius
eft, et futura lambdoide circumfcribitur. Eft vero
haec pars fpinalis medullae principium, ac proinde nervorum omnium, qui in toto animali funt activi. Ipfa
autem pars pofterior per fe paucos admodum fentientes obtinet nervos, permultos vero activos, quemadmodum et altera, et anterior, fentientes quidem pluri-

αἰσθητικῶν μὲν παμπόλλων, [202] ὀλίγων δὲ τῶν πρακτικῶν.
ὥστε καὶ καλῶς διακείμενα ῥωμαλέας ἕξει τὰς ἀποφύσεις
ἑκάτερον τὰς ἰδίας. οἱ αὐτοὶ δὲ κἀπὶ τῶν ἔμπροσθεν τῆς
κεφαλῆς τῶν κατὰ τὸ μέτωπον διορισμοὶ τοῖς ὄπισθεν, εἰς
σμικρότητά τε καὶ μέγεθος αὐτοῦ βλεπόντων, καὶ σχῆμα,
καὶ τὰς ἐνταῦθα αἰσθήσεις, ὄψιν τε καὶ γεῦσιν καὶ
ὄσφρησιν. ἀλλήλων γάρ ἐστι γνωρίσματα, καὶ ἀλλήλοις
μαρτυρεῖ, τά τε ἀπὸ τῆς ἀρχῆς πεφυκότα, τῇ τῆς ἀρχῆς
ἀρετῇ τε καὶ κακίᾳ, καὶ ἡ ἀρχὴ τοῖς ἀπ᾽ αὐτῆς. ἡ μέντοι
τῶν ἡγεμονικῶν ἐνεργειῶν ἀρετή τε καὶ κακία τῆς ἀρχῆς
μόνης ἐστὶν αὐτῆς καθ᾽ ἑαυτὴν γνώρισμα. καλῶ δὲ ἡγε-
μονικὰς ἐνεργείας τὰς ἀπὸ τῆς ἀρχῆς μόνης γινομένας.
ἀγχίνοια μὲν οὖν λεπτομεροῦς οὐσίας ἐγκεφάλου γνώρισμα,
βραδύτης δὲ διανοίας παχυμεροῦς· εὐμάθεια δ᾽ εὐτυπώτου,
καὶ μνήμη μονίμου. οὕτω δὲ καὶ ἡ μὲν δυσμάθεια δυστυ-
πώτου. ἡ δ᾽ ἐπιλησμοσύνη διαῤῥεούσης, καὶ τὸ μὲν εὐμε-
τάβολον ἐν δόξαις θερμῆς, τὸ δὲ μόνιμον ψυχρᾶς. ἔτι δέ

mos, paucos admodum activos. Quare et probe conſtituta utraque pars robuſtas habebunt ſuas propagines.
Eaedem quoque diſtinctiones adhibendae ſunt in partibus capitis anterioribus ad frontem ſpectantibus, quae
etiam in poſterioribus ad ipſius et parvitatem et magnitudinem inſpicientes, atque itidem figuram et ſenſus ibi
collocatos, viſum, guſtum et odoratum. Mutuas namque
de ſe notas tradunt, ſeque invicem teſtantur, et quae
a principio oriuntur, principii integritatem et vitium; et principium ea, quae ab ipſo naſcuntur. At
enim principum actionum virtus ac vitium ſunt principii ſolius ipſius per ſe indicia. Voco autem actiones
principes, quae a ſolo principio procedunt: ſolertia quidem ſubtilis ſubſtantiae cerebri ſignum eſt; tarditas vero
intellectus craſſae; diſcendi vero facilitas formas facile ſuſcipientis; memoria autem ſtabilis. Sic et diſcendi difficultas formas non facile ſuſcipientis, et oblivio fluidae; mobilitas quoque in opinionibus calidae,
ſtabilitas autem frigidae. Adhuc autem duo indiciorum

μοι δοκῶ λείπεσθαι δύο γένη γνωρισμάτων, ὧν ἐξ ἀρχῆς
ὑπεσχόμην ἐρεῖν, ἓν μὲν τὸ τῶν φυσικῶν ἐνεργειῶν, ἕτερον
δὲ τὸ τῶν ἔξωθεν προσπιπτόντων· ἔσται δὲ κοινὸς ὑπὲρ
ἀμφοῖν ὁ λόγος. εἰ μὲν εὔκρατος ὁ ἐγκέφαλος ὑπάρχει κατὰ
τὰς τέσσαρας ποιότητας, ἁπάντων τῶν εἰρημένων ἕξει μετρίως, καὶ τῶν περιττωμάτων, ὅσα δι᾽ ὑπερώας, ἢ ὤτων,
ἢ μυκτήρων ἐκκαθαίρεται, καὶ τούτων ἕξει μετρίως, ἥκιστά
τε βλαβήσεται πρὸς ἁπάντων τῶν ἔξωθεν προσπιπτόντων,
ὅσα θερμαίνει, καὶ ψύχει, καὶ ξηραίνει, καὶ ὑγραίνει. τοῖς
τοιούτοις αἱ τρίχες τῆς κεφαλῆς, βρέφεσι μὲν οὖσιν ὑπόπυῤῥοι, παισὶ δὲ ὑπόξανθοι, τελειουμένοις δὲ γίνονται ξανθαὶ, μεταξύ πως οὖσαι τῶν τε ἀκριβῶς οὔλων καὶ ἁπλῶν,
οὐ μὴν οὐδὲ φαλακροῦνται ῥᾳδίως. ἀκούειν δὲ χρὴ τῶν εἰρημένων τε καὶ ῥηθησομένων γνωρισμάτων ὡς ἐπὶ εὐκράτων οἰκήσεων. ὅσα δὲ κατὰ τὰς τρίχας οὐκ ἐπὶ χωρίων
μόνον, ἀλλὰ καὶ τῆς τῶν χυμῶν κράσεως, ἀνάλογον ἐχούσης

genera mihi videor praetermififfe, de quibus fum ab
initio me dicturum pollicitus: unum quidem ad actiones attinet naturales; alterum vero ad ea, quae extrinfecus occurfant. Erit autem de utrisque fermo communis. Si cerebrum quidem in quatuor primis qualitatibus probe temperatum fit, omnia quae diximus habebit moderata; et excrementa, quae vel per palatum,
vel aures, vel nares, vel oculos expurgantur, haec quoque modice habebit, atque ab iis, quae extrinfecus occurfant, minime laedetur, quae vel calefaciunt, vel refrigerant, vel exiccant, vel humectant. Talibus capilli
capitis, quum adhuc funt infantes, fubrufi, quum vero
pueri, fubflavi, quum autem adoleverint, flavi fiunt,
mediique quodammodo funt inter eos, qui abfolute funt
crispi, et fimplices; non tamen facile calvefcunt. Quae
vero dicta ac pofterius dicenda indicia funt, accipere oportet ut in temperatis habitationibus. Quae autem ad capillos attinent, non ad locorum tantum, fed
ad humorum quoque temperamentum, quod cerebri tem-

τῇ. κράσει τῶν κατὰ τὸν ἐγκέφαλον. εἰ δὲ θερμότερος εἴη τοῦ συμμέτρου, κατὰ δὲ τὴν ἑτέραν ἀντίθεσιν εὔκρατος, εἰ μὲν ἐπὶ πλέον εἴη θερμότερος, ἰσχυρὰ πάντα τὰ ῥηθησόμενα γενήσεται γνωρίσματα, βραχείας δὲ τῆς ὑπερβολῆς ὑπαρχούσης, ἀμυδρά. κοινὸς δὲ οὗτος ὁ λόγος ἐπὶ πάντων εἰρήσθω μοι τῶν μορίων, τῶν ἐν πάσαις ταῖς κράσεσι μελλόντων λέγεσθαι γνωρισμάτων.

Κεφ. ζ'. Ἑξῆς δ' οὖν σημεῖα τῆς ἐν ἐγκεφάλῳ θερμότητος, ἐπὶ τοῖς ἔμπροσθεν εἰρημένοις, ἐρυθρότερα καὶ θερμότερα τὰ περὶ τὴν κεφαλὴν σύμπαντα, καὶ αἱ ἐν τοῖς ὀφθαλμοῖς φλέβες αἰσθηταί, αἱ τρίχες τούτοις γεννηθεῖσι, ταχέως ἐπὶ τῆς κεφαλῆς φύονται. πολλῷ μὲν οὖσι θερμοτέροις τῶν εὐκράτων, μέλαιναι, καὶ ἰσχυραὶ, καὶ οὖλαι γίνονται· μὴ πολλῷ δὲ, ὑπόξανθοι μὲν τὸ πρῶτον, εἶτα μελαίνονται· προϊόντων δὲ ταῖς ἡλικίαις φαλακροῦνται, καὶ μᾶλλόν γε οἱ ἐπὶ πλέον θερμότεροι. περιττώματα δὲ καθ' ὑπερῴαν καὶ μυκτῆρας, ὀφθαλμούς τε καὶ ὦτα, βραχέα καὶ πέπονα τούτοις ἐστὶν, ὅταν ἀμέμπτως ὑγιαίνωσι.

peramento proportione refpondeat, funt referenda. Si vero commoderato calidius fit, in altera vero oppofitione probe temperatum, fi quidem praeter modum calidius fuerit, omnia, quae dicentur, validiora erunt indicia; fed fi parva fit exuperantia, imbecilla. Communis autem haec ratio ftatuatur in omnibus partibus, quarum in temperamentis univerfis indicia fumus traditori.

Cap. VII. Deinceps igitur caloris cerebri figna, praeter ea quae prius enarrata funt, fequuntur; quae circa caput exiftunt, omnia rubicundiora, et calidiora funt, et quae in oculis funt venae, magis fenfui patent; capilli editis in lucem celeriter in capite nafcuntur; multo quidem calidioribus, probo temperamento, nigri et robufti et crifpi fiunt; non multo autem, fubflavi quidem primum fiunt, deinde nigricant, ac progredientibus aetatibus calvefcunt, eoque magis, quo funt calidiores. Excrementa vero palati, narium, oculorum et aurium pauca et concocta ipfis funt, quum integram

πεπλησμένης δὲ τῆς κεφαλῆς ἐνίοτε, συνεχῶς γὰρ καὶ μάλιστα αὐτοῖς, ὅταν ἀφυλάκτως [203] διαιτῶνται, τὸ τοιοῦτον συμβαίνει, πλείω μὲν, ἀλλ᾽ οὐκ ἄπεπτα τὰ περιττώματα γίνεται. πληροῦνται δὲ καὶ βαρύνονται τὴν κεφαλὴν
ὑπὸ θερμαινόντων ἐδεσμάτων τε καὶ πομάτων, καὶ ὀσμῶν,
καὶ τῶν ἔξωθεν προσπιπτόντων ἁπάντων, ἐν οἷς ἐστι καὶ
ὁ περιέχων ἡμᾶς ἀήρ. ἔτι τε μᾶλλον, εἰ μὴ μόνον εἴη
θερμὰ τὰ τοιαῦτα τὴν φύσιν, ἀλλὰ καὶ ὑγρὰ, βραχέσιν
ὕπνοις αἱ τοιαῦται κράσεις ἀρκοῦνται, πρὸς τῷ μηδὲ βαθεῖς αὐτοὺς γίνεσθαι. ψυχροτέρου δὲ ἢ προσῆκεν ἐγκεφάλου γνωρίσματα, περιττώματα πλείω κατὰ τὰς οἰκείας
ἐκροὰς, καὶ αἱ τρίχες εὐθεῖαί τε καὶ πυρραὶ, καὶ μόνιμοι,
καὶ μετὰ πολὺν χρόνον τοῦ γεννηθῆναι φυόμεναι, λεπταὶ
καὶ ἄτροφοι τὸ πρῶτον, καὶ ῥᾳδίως ὑπὸ τῶν ψυχρῶν αἰτίων βλάπτονται, καὶ κατ᾽ αὐτὸν τὸν χρόνον τῆς βλάβης
καταρροις τε καὶ κορύζαις ἁλίσκονται. οὐ μὴν οὐδ᾽ ἀπτο-
μένοις θερμὰ τὰ περὶ τὴν κεφαλὴν, οὐδ᾽ ὁρῶσιν ἐρυθρὰ,
καὶ τῶν ὀφθαλμῶν αἱ φλέβες ἀόρατοι, καὶ ὑπνωδέστεροί

habuerint fanitatem. At fi aliquando eis caput repleatur;
continuo enim, ac tum praefertim, quum nullam victus
fervaverint rationem, tale quid eis accidit; plura quidem
in ipfis excrementa, fed non incocta generantur; impletur autem atque gravatur eorum caput a calefacientibus
cibis et potibus, odoribus, atque hisce omnibus, quae extrinfecus occurfant, inter quae eft qui nobis circumfun-
ditur aër. Sed praeterea magis, fi non folum natura
calida, fed etiam humida corpora extiterint. Brevibus
autem fomnis hujusmodi temperamenta contenta funt,
iisdemque minime profundis. Frigidioris vero, quam
oporteat, cerebri indicia funt uberiora in propriis
emiffariis excrementa, et capilli recti, et rufi, et ftabiles, et qui longo poft ortum tempore nafcuntur, tenues,
atque ab initio male nutriti; et facile a caufis frigidis
laeduntur, atque hoc ipfe laefionis tempore catarrhis
et gravedinibus capiuntur, neque vero tangentibus calida, neque intuentibus rubicunda, quae circa caput funt,
apparent; et oculorum venae vifum effugiunt; et

326 ΓΑΛΗΝΟΤ ΤΕΧΝΗ ΙΑΤΡΙΚΗ.

πῶς εἰσι. ξηροτέρου δ' ἐγκεφάλου γνωρίσματα, τὸ ἀπέριτ-
τον ἐν ταῖς ἐκροαῖς, καὶ τὸ τῶν αἰσθήσεων ἀκριβές. ἀγρυ-
πνητικοὶ δέ εἰσι, καὶ τρίχας ἰσχυροτάτας μὲν ἔχουσι, καὶ
τάχιστα φύουσι γεννηθέντες, οὔλας μᾶλλον ἢ εὐθείας, φαλακροῦνται δ' ἐν τάχει. ὑγροτέρου δὲ τρίχες ἁπλαῖ, καὶ
οὐδ' ὅλως φαλακροῦνται, καὶ αἱ αἰσθήσεις ἀχλυώδεις εἰσὶ,
καὶ περιττωμάτων πλῆθος, ὕπνοι τε πολλοὶ καὶ βαθεῖς.
αὗται μὲν αἱ ἁπλαῖ δυσκρασίαι.

Κεφ. η'. Σύνθετοι δὲ, θερμὴ μὲν καὶ ξηρὰ πρώτη,
καθ' ἣν ἀπέριττοί τέ εἰσι καὶ ἀκριβεῖς ταῖς αἰσθήσεσι,
καὶ ἀγρυπνητικώτατοι, καὶ φαλακροῦνται ταχέως. ἡ πρώτη
μέντοι γένεσις τῶν τριχῶν ταχίστη τέ ἐστι καὶ εὐτραφεστάτη,
μελανότριχές τε καὶ οὐλότριχές εἰσι, καὶ θερμοὶ, ψαυόντων
τῆς κεφαλῆς, ἐρυθροί τε μέχρι τῶν τῆς ἀκμῆς χρόνων. εἰ
δ' ὑγρότης προσίοι τῇ θερμότητι, βραχὺ μὲν ὑπερβαλλου-
σῶν ἀμφοτέρων τὸ σύμμετρον, εὔχροιά τε καὶ θερμότης, καὶ
αἱ ἐν τοῖς (475) ὀφθαλμοῖς φλέβες μεγάλαι, καὶ περιττώ-

fomnolentiores quodammodo funt. Siccioris autem cerebri indicia: meatus excrementis vacant, et fenfuum
confpicitur integritas; funt autem vigiles, capilli robuftif-
limi, et qui celerrime ftatim ab ortu nafcuntur, crispi
autem potius funt, quam recti, citoque calvefcunt. Humidioris vero cerebri indicia capilli plani, neque prorfus calvefcunt. Senfus hebetes funt, et excrementorum
multitudo, fomni multi atque profundi. Atque hae quidem fimplices funt intemperies.

Cap. VIII. Ex copulatis vero prima quidem calida et ficca eft: qua praediti excrementis carent, fenfusque acres habent, et vigilantiffimi funt: praepropere
calvefcunt, ipfisque capilli et celerrime nafcuntur et uber-
rime aluntur, magni quidem ac crispi, caput autem tangentibus calidum apparet et rubrum ad vigoris usque
aetatem. Si vero cum calore conjuncta fit humiditas,
fiquidem utraque a mediocritate leviter declinet, coloris
bonitas adeft et calor, oculorumque venae magnae,

ματα πλείω, μετρίως πέπονα, καὶ αἱ τρίχες εὐθεῖαι καὶ
ὑπόξανθοι, καὶ οὐ φαλακροῦνται ῥᾳδίως, πληροῦνται δὲ,
καὶ βαρύνονται τὴν κεφαλὴν ὑπὸ τῶν θερμαινόντων· εἰ δὲ
καὶ ὑγραίνοιντο, πολὺ δὴ που μᾶλλον, ἡνίκα καὶ πλῆθος
ἴσχουσι περιττωμάτων. ἐὰν δ᾽ ἐπὶ πλεῖστον ὑγρότητός τε
καὶ θερμότητος ἥκωσι, νοσώδης τούτοις ἡ κεφαλή, καὶ πε-
ριττωματικὴ, καὶ ῥᾳδίως ὑπὸ τῶν ὑγραινόντων τε καὶ θερμαινόντων βλαπτομένη. νότος δ᾽ αὐτοῖς πολέμιος ἀεί.
ἄριστα δ᾽ ἐν τοῖς βορείοις διάγουσιν, οὐ μὴν οὐδ᾽ ἐγρηγορέναι δύνανται μέχρι πλείονος,. ὕπνῳ τ᾽ ἐπιτρέψαντες ἑαυ-
τοις, ἅμα τε κωματώδεις εἰσὶ καὶ ἄγρυπνοι, καὶ φαντα-
σιώδεις τοῖς ὀνείρασιν, καὶ αἱ ὄψεις ἀχλυώδεις, καὶ αἱ
αἰσθήσεις οὐκ ἀκριβεῖς· εἰ δὲ πολλῷ μὲν εἴη τοῦ συμμέτρου θερμότερος ὁ ἐγκέφαλος, ὀλίγῳ δ᾽ ὑγρότερος, ἐπικρατήσει μὲν τὰ τῆς θερμῆς κράσεως γνωρίσματα, μιχθήσονται
δ᾽ αὐτοῖς ἀμυδρῶς τὰ τῆς ὑγρότητος, ὥσπερ καὶ, εἰ πολλῷ
μὲν ὑγρότερος, ὀλίγῳ δὲ θερμότερος, ἐναργῆ μὲν ἔσται καὶ
σφοδρὰ τὰ τοῦ ὑγρότητος, ἀμυδρὰ δὲ τὰ τῆς θερμότητος
γνωρίσματα. κοινὸς δ᾽ οὗτος ὁ λόγος ἐπὶ πασῶν ἐστι τῶν

et excrementa copiofiora, mediocriter cocta, capilli
recti et fubflavi, nec facile calvefcunt. Calidis autem
ejusmodi caput impletur ac gravatur. Quod fi humidius
fit, multo majore excrementorum proventu fcatet. Si
vero plurimum calor et humiditas excefferint, morbofum erit ac excrementofum, prompteque ab humidis et
calidis offendetur. His autem aufter perpetuo adverfatur, aquilones vero faluberrimi funt. Neque vero lon-
gas vigilias ferre poffunt. Ad fomnum autem converfi,
una cum fopore vigilant. Somnia vifis plena habent,
et vifum caliginofum fenfusque hebetes. Quod fi longe
jufto temperamento calidius cerebrum fit, paulo vero
humidius, manent calidi temperamenti figna, cum quibus obfcurae humoris notae conjunguntur, quemadmodum, fi multo quidem humidius fit cerebrum, minus vero calidum, perfpicua firmaque erunt humoris indicia,
caloris vero infirma. Haec autem compofitarum omnium

κατὰ συζυγίαν δυσκρασιῶν. αἱ ψυχραὶ δ᾽ ἅμα καὶ ξηραὶ
κράσεις ἐγκεφάλου ψυχρὰν καὶ ἄχρουν ἀποτελοῦσι τὴν κεφαλὴν, ὅσον ἐφ᾽ ἑαυταῖς. ἀεὶ γὰρ [204] χρὴ μεμνῆσθαι
τοῦ κατ᾽ ἀρχὴν διορισμοῦ, προσεπιλογιζόμενον, ὅσον ἐκ τῆς
τῶν χυμῶν κράσεως ἀλλοιοῦται τὰ κατ᾽ αὐτόν. εὐθὺς δ᾽
αἱ τοιαῦται κράσεις ἄφλεβοί τε τὰ κατὰ τοὺς ὀφθαλμοὺς
εἰσι, καὶ πρὸς τῶν ψυχρῶν αἰτίων ἑτοίμως βλάπτονται· διὸ
καὶ ἀνωμάλως ὑγιαίνουσι, ποτὲ μὲν κουφότατοι τὰς κεφα-
λὰς, ἀπέριττοί τε τὰς ἀκροάς, ἐνίοτε δὲ κατάῤῥοις τε καὶ
κορύζαις ἐπὶ σμικροῖς αἰτίοις ἑτοίμως ἁλισκόμενοι. αἱ δ᾽
αἰσθήσεις αὐτῶν ἐν νεότητι μὲν ἀκριβεῖς τέ εἰσι καὶ ἄμεμ-
πτοι τὰ πάντα, προϊοῦσι δὲ ἀπομαραίνονται ταχέως, καὶ,
συλλήβδην φάναι, ταχύγηροι τὰ περὶ τὴν κεφαλὴν ἅπαντές
εἰσι· διὸ καὶ πολιοῦνται ταχέως. αἱ τρίχες δ᾽ αὐτοῖς γεννηθεῖσι μὲν ἀνέρχονται μόγις, ἄτροφοι καὶ πυῤῥαί· προήκοντι δὲ τῷ χρόνῳ, κρατούσης μὲν ἐπὶ πλέον τῆς ψυχρότητος ἤπερ τῆς ξηρότητος, οὐ φαλακροῦνται. τοὔμπαλιν δὲ,

intemperaturarum communis eſt ratio. Frigida autem et
ſicca cerebri temperamenta, quantum ex ſe eſt, caput frigidum reddunt ac decolorant. Semper enim memoria
tenendum eſt, quod initio explicavimus, conſiderandum-
que, quantum ex humorum temperie immutetur. Initio
autem in ejusmodi temperamentis oculi venis carent,
prompteque a cauſis frigidis laeduntur, ideoque in incerta inſtabilique valetudine degunt. Aliquando quidem
capita leviſſima habent, emiſſariaque excrementis vacua,
aliquando vero deſtillatione et gravedine levi occaſione
prompte corripiuntur. In juventute quidem ſenſus ejus
acres ſunt, omnique vitio carent, procedente vero tempore celeriter marceſcunt. Et, ut ſemel dicam, omnes
praeproperam ſenectutem in capite oſtendunt: quocirca
cito caneſcunt. Capilli autem aegre naſcuntur, maleque
nutriuntur in lucem editis, atque rufi ſunt. Nec vero
tempore, ſi frigus ſiccitatem magis exuperet, calveſcunt.

εἰ συμβαίη τὴν ξηρότητα μὲν πλεῖστον κρατῆσαι τῆς ὑγρότητος, τὴν ψυχρότητα δὲ τῆς θερμότητος ὀλίγον, οἱ τοιοῦτοι φαλακροῦνται. αἱ δ᾽ ὑγραὶ καὶ ψυχραὶ κράσεις ἐγκεφάλου κωματώδεις ἐργάζονται, καὶ ὑπνηλοὺς, καὶ φαύλους
ταῖς αἰσθήσεσι, καὶ περιττωματικοὺς, εὐψύκτους τε καὶ
εὐπληρώτους τὴν κεφαλὴν, εὐαλώτους τε κατάῤῥοις καὶ κορύζαις. οὐ μὴν οὐδὲ φαλακροῦνται οἱ τοιοῦτοι. ταυτὶ μὲν
οὖν ἐστι τὰ σημεῖα τῶν ἐγκεφάλου κράσεων. ἐξ αὐτῶν δ᾽
ὁρμώμενος ἐφ᾽ ἕκαστον ὄργανον αἰσθήσεως ἴσθι τὰς διαγνώσεις μεταφέρων.
Κεφ. θ᾽. Ἀρκέσει δ᾽ ἐπ᾽ ὀφθαλμῶν μόνον εἰπεῖν.
ὅσοι μὲν ἁπτομένοις ἐναργῶς εἰσι θερμοὶ, καὶ κινοῦνται ῥαδίως τε καὶ πολλάκις, καὶ φλέβας εὐρείας ἔχουσι, θερμοὶ
σύμπαντές εἰσι. ψυχροὶ δὲ οἱ τούτοις ἐναντίοι, καὶ ὑγροὶ
μὲν οἱ μαλακοί τε ἅμα καὶ πλήρεις ὑγρότητος, ξηροὶ δὲ
οἱ αὐχμηροὶ τε ἅμα καὶ σκληροί. καὶ βλάπτονται μὲν ὑπὸ
τῶν ὁμοίων αἰτίων τῇ κράσει ῥαδίως, ὠφελοῦνται δὲ ὑπὸ
τῶν ἐναντίων τῇ ἐμμέτρῳ χρήσει. ἀλλὰ τοῦτό γε κοινὸν ἐπὶ

Contra fi humiditatem ficcitas plurimum, frigiditas vero
caliditatem paululum fuperet, calvefcunt. Humida vero
et frigida cerebri temperamenta foporofos ac fomniculo-
fos efficiunt, ac fenfus depravant, caput excrementis
implent, frigorisque injuriis obnoxium reddunt, facileque replent ac deftillationibus gravedinibusque opportunum efficiunt. Neque vero, qui fic temperati funt, calvefcunt. Haec igitur funt cerebri temperamentorum indicia, quibus ad ùngula fentiendi inftrumenta progredien-
do notas deprehendes.

Cap. IX. Sed de oculis folum disputare fatis fuerit. Qui enim calidi tangentibus manifefte fentiuntur
facileque ac crebro moventur et venas amplas habent,
calidi omnes funt. Frigidi vero his contrarii funt. Et
humidi quidem molles funt, humoreque referti: ficci vero
fqualentes et duri, facileque a fimilibus fuo temperamento caufis laeduntur, juvantur vero a moderato contrariorum ufu. Verum id in omni partis cujusque tem-

πάση διαγνώσει κράσεως ἅπαντος μορίου μεμνῆσθαι προς-
ήκει. μέγεθος δ᾽ ὀφθαλμῶν ἅμα μὲν εὐρυθμίᾳ τε καὶ τῇ
τῶν ἐνεργειῶν ἀρετῇ πλῆθος οὐσίας εὐκράτου, ἐξ ἧς διεπλάσθησαν, ἐνδείκνυται. τὸ δ᾽ ἄνευ τούτων πολλὴν μὲν
τὴν οὐσίαν, οὐκ εὔκρατον δὲ δηλοῖ. μικρότης δ᾽ ὀφθαλμῶν ἅμα μὲν εὐρυθμίᾳ τε καὶ τῇ τῶν ἐνεργειῶν ἀρετῇ
ὀλίγην μὲν, ἀλλ᾽ εὔκρατον ἐνδείκνυται τὴν οὐσίαν, ἐξ ἧς
διεπλάσθησαν, ἅμα δ᾽ ἀρρυθμίᾳ τινὶ καὶ κακίᾳ τῶν ἐνεργειῶν ὀλίγην τε ἅμα καὶ φαύλην εἶναι σημαίνει τὴν οὐσίαν
αὐτῶν. τὰ δὲ κατὰ χρόας ὧδε χρὴ διορίζεσθαι. γλαυκοὶ μὲν
ὀφθαλμοὶ λάμποντες ὑγρότητι καθαρᾷ τε καὶ οὐ πολλῇ φωτὸς
λαμπροῦ γίνονται περιουσίᾳ, μέλανες δ᾽ ἔμπαλιν. οἱ δ᾽ αὖ μεταξὺ κατὰ τὰς ἀνὰ μέσον αἰτίας. γλαυκὸς μὲν οὖν ὀφθαλμὸς
ἤτοι διὰ μέγεθος, ἢ λαμπρότητα τοῦ κρυσταλλοειδοῦς, ἢ
προπετῆ θέσιν, ἢ διὰ τὴν τοῦ λεπτοῦ καὶ ὑδατώδους
ὑγροῦ τοῦ κατὰ τὴν κόρην ὀλιγότητά τε καὶ καθαρότητα
γίνεται· πάντων μὲν ἅμα συνελθόντων, ὁ γλαυκότατος· εἰ

peramento cognofcendo commune efto. Oculorum magnitudo concinna una cum actionum integritate temperatae
materiae copiam, ex qua conditi funt, oftendit: quae, fi
haec defint, multam quidem materiam, fed male temperatam fignificat. Oculorum vero parvitas et concinnitas
una cum actionum integritate paucam quidem, fed temperatam oftendit materiam, ex qua funt conformati. Actionum vero vitium cum inconcinnitate quadam paucam
fimul et pravam materiam ipforum fignificat. Quae autem ad colorem attinent, ad hunc modum explicanda
funt. Oculi puro ac non multo humore collucentes
fplendoris magnitudine caefii redduntur: nigri vero contra: horum autem medii medias caufas obtinent. Caefius
igitur oculus fit aut propter magnitudinem, aut fplendo-
rem cryftallini humoris, aut prominentem ejus fitum,
aut tenuis aquofi humoris, qui ante pupillam pofitus eft,
exiguitatem et puritatem. Maxime autem caefius fit om-

δὲ τά μὲν αὐτῶν παρῇ, τὰ δὲ μὴ, τὸ μᾶλλόν τε καὶ
ἧττον ἐν γλαυκότητι συνίσταται.· μέλας δ᾽ ὀφθαλμὸς ἢ
διὰ τὴν σμικρότητα τοῦ κρυσταλλοειδοῦς, ἢ διὰ τὴν ἐν βάθει θέσιν, ἢ ὅτι λαμπρόν τε καὶ αὐγοειδὲς ἀκριβῶς οὐκ
ἔστιν, ἢ ὅτι τὸ λεπτὸν ὑγρὸν, ἤτοι πλέον, ἢ οὐ καθαρόν
ἔστιν, ἢ διά τινα τούτων, ἢ διὰ πάντα πέφυκε γίνεσθαι.
τὸ μᾶλλον δὲ καὶ ἧττον ἐν αὐτοῖς, ὡς [205] ἔμπροσθεν
εἴρηται. τὸ μὲν οὖν λεπτὸν ὑγρὸν, ὑδατωδέστερόν τε καὶ
πλέον γενόμενον, ὑγρότερον ἀποφαίνει τὸν ὀφθαλμόν. ὥσπερ
γε καὶ εἰ παχύτερον, ἢ ἔλαττον γένοιτο ξηρότερον, τὸ δὲ
κρυσταλλοειδὲς, εἰ μὲν σκληρότερον εἴη, ξηρότερον, εἰ δὲ μαλακώτερον, ὑγρότερον. οὕτως δὲ καὶ εἰ μὲν ὑπερβάλλοι τῆς συμμετρίας τοῦ λεπτοῦ, ξηρότερον· εἰ δ᾽ ἀπολείποιτο, τοὐναντίον.
　　Κεφ. ί. Περὶ δὲ τῶν τῆς καρδίας κράσεων ἑξῆς λεγέσθω, πρότερόν γε τοῦτο ἀναμνησάντων ἡμῶν, ὡς ἕκαστον μέρος ἤτοι θερμότερον. ἢ ψυχρότερον, ἢ ξηρότερον,
ἢ ὑγρότερον ἑαυτοῦ γεγονέναι φαμὲν, οὐ πρὸς ἕτερόν
τι παραβάλλοντες, ἀλλὰ πρὸς ἑαυτό. ὅπως γὰρ ἂν ᾖ

nibus his una concurrentibus. Quod fi horum quaedam
adfint, quaedam vero defint, magis et minus caelius fiet.
Niger vero oculus fieri folet, cum cryftallinus humor
paucus, vel in profundo politus, vel exquifite fplendidus
ac lucidus non eft: aut tenuis humor vel multus vel
impurus est: aut cum aliqua horum adfunt, aut omnia.
In his autem majoris et minoris ratio invenitur, ut
ante declaratum eft. Tenuis itaque humor aquofior et
copiofior oculum humidiorem effe arguit, quemadmodum
craffior et parcior ficciorem. Cryftallinus vero, fi quidem
durior fit, ficciorem: si vero mollior, humidiorem. Ad
eundem modum, si tenuem plus jufto fuperet, aridiorem,
fin fuperetur, contrarium efficit.
　　Cap. X. De cordis autem temperamentis deinceps
dicemus, fi prius memoraverimus, nos, cum unamquamque partem feipfa calidiorem effe, aut frigidiorem, aut
ficciorem, aut humidiorem dicemus, non ad aliquam
aliam, fed ad fe ipfam referre. Nam quocunque modo

καρδία γένηταί τινι φύσει ψυχροτέρα, πολὺ θερμοτέρα τὴν
κρᾶσίν ἐστιν ἐγκεφάλου τοῦ θερμοτάτου· τῆς μὲν οὖν θερμοτέρας ὡς πρὸς τὴν οἰκείαν συμμετρίαν καρδίας σημεῖα,
τὰ μὲν ἀχώριστά τε καὶ οἰκεῖα, μέγεθος ἀναπνοῆς, καὶ
σφυγμοῦ τοχος καὶ πυκνότης ἐστὶν, εὐτολμία τε καὶ τὸ
πρὸς τὰς πράξεις ἄοκνον. εἰ δὲ ἐπὶ πλεῖστον ἥκει θερμότητος, ὀξυθυμία τε μανιώδης καὶ θρασύτης. ἔστι δὲ καὶ
λάσιος αὐτοῖς ὁ θώραξ, καὶ μάλιστα τὰ στέρνα, καὶ τῶν
καθ᾽ ὑποχόνδριον ὅσα τούτοις πλησίον. ὡς ἐπὶ τὸ πολὺ
δὲ καὶ τὸ σύμπαν σῶμα θερμὸν ἐπὶ θερμῇ τῇ καρδίᾳ γίνεται, πλὴν εἰ μὴ μεγάλως ἀντιπράττοι τὸ ἧπαρ· εἰρήσεται δ᾽ ὀλίγον ὕστερον ἅπαιτος τοῦ σώματος τὰ γνωρίσματα.
καὶ μέιτοι καὶ ἡ τοῦ θώρακος εὐρύτης θερμότητος γνώρισμα, πλὴν εἰ μὴ κἠιταυθά ποτε μεγάλως ὁ ἐγκέφαλος
ἀντιπράξειεν. ἐπειδὴ το μὲν τοῦ νωτιαίου μέγεθος ἀνάλογόν ἐστιν ἐκείνῳ τὰ πολλά, καὶ τηλικοῦτοι μὲν οἱ σπόν-
δυλοι τὸ μέγεθος, ἡλίκος ὁ νωτιαῖος μυελός· ὥστε καὶ ἡ
ῥάχις ὅλη. συμπήγνυται δὲ ὁ θώραξ ἐπὶ τῷ κατὰ τὸ

natura frigidius cor fit, temperamenti longe calidioris
eft, quam cerebrum calidiffimum. Calidioris igitur cordis,
quatenus ad fuam mediocritatem relertur, figna quaedam
infeparabilia ac propria funt, refpirationis et pullus
magnitudo, celeritas et frequentia; audacia, et ad actiones obeundas impigritas. Quod fi plurimum calor exuperet, praeceps acerbaque iracundia et furiofa temeritas.
Eft autem his thorax hifpidus, maximeque pectus et vi-
cinae hypochondriis partes. Magna autem ex parte corpus
univerfum calidum reddit calida cordis intemperies, nifi
jecur vehementer obfiftat. Paulo poft antem totius corporis
figna recenfebimus. Quinetiam thoracis latitudo caloris
eft nota, nifi hic etiam vehementer cerebrum obftiterit;
quoniam ut plurimum fpinae medullae magnitudo illi proportione refpondet. Tanta quidem vertebrarum, quanta
fpinae medullae, magnitudo eft; proindeque et totius fpinae.
Cum ea autem parte, quae dorfo adhaeret, thorax conjun-

μετάφρενον αὐτῆς μέρει, καθάπερ ἐπὶ τρόπιδι ναῦς, ὥστ᾽
ἐξ ἀνάγκης ἕξει τὸ μὲν μῆκος ἴσον τῷ μεταφρένῳ, τὸ δ᾽
εὖρος, ὅταν μὲν ἀνάλογον τῷ πάχει τῶν σπονδύλων ἢ σύμ-
πηξις αὐτῷ γένηται (476) κατ᾽ ἐκείνους· ὅταν δὲ ἡ τῆς
καρδίας θερμότης κρατήσασα διαφυσήσῃ τε καὶ ἀνευρύνῃ
κατὰ τὴν πρώτην γένεσιν, ἀνάλογον τῇ ταύτης θερμότητι.
διὸ καὶ ὅταν μὲν ἐπὶ σμικρῷ κεφαλῇ ὁ θώραξ εὐρὺς ᾖ,
μέγιστον γίνεται γνώρισμα τῆς κατὰ τὴν καρδίαν θερμότη-
τος· ὅταν δ᾽ ἐπὶ μεγάλῃ σμικρός, ἰδικώτατον καὶ τοῦτο
σημεῖόν ἐστι καρδίας ψυχροτέρας. εἰ δ᾽ ἀνάλογον ἔχει τὴν
κεφαλήν, τοῖς ἄλλοις σημείοις διορίζου περὶ τῆς καρδίας,
ὡς ἐκ θώρακός γε πηλικότητος οὐδὲν ληψόμενος. ἐπὶ δὲ
ψυχροτέρας καρδίας σφυγμοὶ μικρότεροι τῶν συμμέτρων, οὐ
μὴν βραδύτεροί γε ἐξ ἀνάγκης ἢ ἀραιότεροι. ἡ ἀναπνοὴ
δέ, εἰ μὲν τοσοῦτον μικρότερος ὁ θώραξ, ὅσον ἡ καρδία
ψυχροτέρα, τοῖς σφυγμοῖς ἀνάλογον· εἰ δὲ μείζων, ἢ κατὰ
τὸ ποσὸν τῆς ψύξεως, οὐ σμικροτέρα μόνον, ἀλλὰ καὶ βρα-
δυτέρα καὶ ἀραιοτέρα. δειλοὶ τὴν φύσιν οἱ τοιοῦτοι καὶ

gitur, quemadmodum navis cum carina; quocirca dor-
fum longitudine neceffario aequabit, latitudinem vero
vertebrarum ratione, quum ad craffitudinis earum proportionem conditus fit, habebit. Quum vero cordis calor
exuperans ex primo ortu flatu distendat ac dilatet, ipfius
calori proportione refpondebit. Quare fi exiguum caput
fit, thorax vero latus, maximum caloris cordis eft argumentum. Si vero id magnum fit, thorax vero parvus,
cordis frigidioris maxime propria nota eft. Quod fi
capiti proportione thorax refpondeat, aliis notis cordis
temperamentum explicandum eft, nullo ex thoracis magnitudine fumpto indicio. In frigidiore vero corde pulfus
funt mediocribus minores, non tamen neceffario tardio-
res, aut rariores. Refpiratio vero, fi quidem thorax
tanto minor fit, quanto cordis frigus vehementius, pulfibus proportione refpondebit: fin major, quam pro cordis frigoris vehementia, non folum minor, fed et tardior
et rarior erit. Tales natura timidi funt, diffidentes, tor-

ἄτολμοί εἰσι καὶ μελληταὶ, καὶ ψιλὸν αὐτοῖς τὸ στέρνον
τριχῶν ἔστι. περὶ δὲ σμικρότητος αὐτῆς διοριστέον, ὡς ἔμπροσθεν εἴρηται. κατὰ ταῦτα δὲ καὶ περὶ τῆς ὅλου τοῦ
σώματος θερμότητος. ἡ δὲ ξηροτέρα καρδία τοὺς σφυγμοὺς ἐργάζεται σκληροτέρους, καὶ τὸν θυμὸν οὐχ ἕτοιμον
μὲν, ἄγριον δὲ καὶ δύσπαυστον, ὡς τὰ πολλὰ δὲ καὶ ὅλον
τὸ [206] σῶμα ξηρότερον, εἰ μὴ τὰ καθ᾽ ἧπαρ ἀντιπράττει. ὑγροτέρας δὲ καρδίας σημεῖα, σφυγμοὶ μαλακοὶ, καὶ
ἦθος εὐκίνητον μὲν πρὸς ὀργὴν, εὐκατάπαυστον δὲ, καὶ
τὸ σύμπαν σῶμα ὑγρότερον, πλὴν εἰ μὴ τὰ καθ᾽ ἧπαρ
ἀντιπράττει.

Κεφ. ια΄. Κατὰ δὲ συζυγίαν τῶν πρώτων ποιοτήτων
αἱ δυσκρασίαι τῆς καρδίας ὧδε ἔχουσιν. θερμῆς καὶ ξηρᾶς
καρδίας οἱ σφυγμοὶ σκληροὶ καὶ μεγάλοι, καὶ ταχεῖς, καὶ
πυκνοὶ, καὶ αἱ ἀναπνοαὶ μεγάλαι τε καὶ ταχεῖαι, καὶ
πυκναί. καὶ πολὺ δὴ μᾶλλον εἰς τάχος ἐπιδιδόασι καὶ πυ-
κνότητα, οὐ συναυξηθέντος ἀνάλογον τῇ καρδίᾳ τοῦ θώρακος. πάντων οὗτοι λασιώτατοι τὰ κατὰ τὸ στέρνον εἰσὶ

pentes et cunctatores, et glabrum pectus habent. De
exiguitate autem ejus differre, ut ante dictum eſt,
oportet, quemadmodum et de corporis univerſi calore.
Siccius autem cor duriores pulſus efficit, et iram non
praecipitem quidem, ſed feram ac implacabilem, univerſumque corpus ut plurimum aridius, niſi jecur ob-
ſtiterit. Humidioris vero cordis ſigna, pulſus molles,
mores ad iram prociives, ſed quae facile pacari poſſit,
univerſumque corpus humidius, niſi jecur repugnet.

Cap. XI. In conjugatis vero primis cordis qualitatibus intemperaturae ad hunc modum habent. Calidi
et ficci cordis putſus duri ſunt, magni, celeres ac frequentes, et reſpirationes magnae, celeres ac frequentes; multoque magis celeritas ac frequentia major fit,
ſi thorax ad cordis proportionem auctus non fit. His
autem maxime onmium pectus ac hypochondria hirſuta

καὶ τὸ ὑποχόνδριον. εἰς δὲ τὰς πράξεις ἕτοιμοι καὶ θυμικοὶ καὶ ταχεῖς, ἄγριοι, καὶ ἀνήμεροι, καὶ ἰταμοὶ, καὶ ἀναί-
σχυντοι, καὶ τυραννικοὶ τοῖς ἤθεσι, καὶ γὰρ ὀξύθυμοι καὶ
δύσπαυστοι. περὶ δὲ τῆς ἅπαντος τοῦ σώματος κράσεως,
ἔτι τε τῆς τοῦ θώρακος εὐρυχωρίας, ἀνάλογον τοῖς ἔμπροσθεν εἰρημένοις διοριστέον. εἰ δ᾽ ὑγρότης ἐπικρατήσειεν
ἅμα θερμότητι, λάσιοι μὲν ἧττον οἱ τοιοῦτοι τῶν προειρημένων, ἕτοιμοι δὲ εἰς τὰς πράξεις οὐδὲν ἧττον· οὐ μὴν
ἄγριός γε ὁ θυμὸς, ἀλλ᾽ εἰς ὀργὴν μόνον ἕτοιμοι. οἱ σφυγμοὶ δὲ μαλακοί τε καὶ μεγάλοι, καὶ ταχεῖς, καὶ πυκνοί.
καὶ ἡ ἀναπνοὴ, τοῦ μὲν θώρακος ἀνάλογον ἔχοντος τῇ καρδίᾳ,
κατὰ τὴν αὐτὴν ἰδέαν τοῖς σφυγμοῖς· μικροτέρου δὲ γενομένου, τοσοῦτον θάττων τε καὶ πυκνοτέρα τῶν προειρημένων,
ὅσον καὶ ὁ θώραξ μικρότερός ἐστιν. πολλῆς δὲ τῆς κατὰ
τὴν κρᾶσιν ἐκτροπῆς γινομένης, καὶ μάλιστα εἰ κατὰ τὴν
ὑγρότητα συμπέσῃ τοῦτο, πρὸς τοῖς εἰρημένοις ἔτι καὶ τὰ
σηπεδονώδη νοσήματα γίνεται, διαφθειρομένων τε καὶ ση-
πομένων αὐτοῖς τῶν χυμῶν συμπεσεῖται, καὶ αἱ ἐκπνοαὶ

funt. Ad actiones vero prompti funt, animoſi, celeres,
truculenti, immanfueti, improbi, impudentes, tyrauni-
cisque moribus praediti. Etenim concitati animi funt
ac vix placabiles. De corporis autem univerſi temperamento praeterea et de thoracis latitudine ad eorum,
quae ante declarata funt, proportionem differere oportet.
Si vero humiditas una cum calore vincat, minus hirfuti
funt, quam hi, de quibus ante meminimus, non minus
vero ad res agendas prompti. Nec vero feroci funt animo, fed tantum ad iram proni. Pulfus autem molles
funt, magni, celeres ac crebri. Et refpiratio, fi quidem thorax cum corde proportionem habeat, eandem,
quae pulfibus ineft, formam fervabit. Quod fi minor
is fit, tanto celerior ac frequentior, quam ante comme-
moratae, refpiratio erit, quanto thorax minor extiterit.
Si vero temperamentum a mediocritate multum deflectat,
praefertimque ad humiditatem, praeter ea, quae fupra
retulimus, morbos ex humorum corruptione ac putredine

Ed. Chart. II. [206.]   Ed. Baf. III. (476.)

μείζους τε καὶ θάττους τῶν εἰσπνοῶν, κἂν τοῖς σφυγμοῖς
ἡ συστολὴ ταχεῖα. ὑγροτέρας δὲ καὶ ψυχροτέρας καρδίας
οἱ μὲν σφυγμοὶ μαλακοὶ, τὸ δὲ ἦθος ἄτολμόν τε καὶ δειλὸν, καὶ ὀκνηρόν. εἰσὶ δὲ καὶ ψιλοὶ τριχῶν οἱ τοιοῦτοι τὰ
στέρνα, καὶ ἥκιστα μηνύωσιν, ὥσπερ καὶ εἰς ὀργὴν οὐχ
ἕτοιμοι. τὰ δὲ κατὰ θώρακα καὶ τὸ σύμπαν σῶμα τοῖς
ἔμπροσθεν ὡσαύτως διοριστέον. ἡ ψυχροτέρα δὲ καὶ ξηροτέρα καρδία τοὺς μὲν σφυγμοὺς σκληροὺς ἐργάζεται καὶ
μικρούς· τὴν δὲ ἀναπνοὴν, εἰ μὲν ἀνάλογον τῇ ψυχρότητι
μικρὸς ὁ θώραξ γένοιτο, σύμμετρον· εἰ δὲ μείζων, ἀραιάν
καὶ βραδεῖαν. ἀοργητότατοι πάντων οὗτοι· βιασθέντες
μέντοι τισὶν ὀργισθῆναι, φυλάττουσι τὴν μῆνιν. εἰσὶ δὲ
καὶ ἄτριχοι τὰ στέρνα πάντων μάλιστα. περὶ δὲ σμικρότητος τοῦ θώρακος, ἔτι τε τῆς τοῦ ὅλου σώματος ψυχρότητος ὁμοίως διοριστέον, ἓν κοινὸν ἐπὶ πᾶσι τοῖς εἰρημένοις
ἐκεῖνο μεμνημένους, ὡς, ὅσα περὶ ἠθῶν ἢ νῦν, ἢ κατ᾽
ἄλλον τινὰ γέγραπται λόγον εἰς διάγνωσιν κράσεως, οὐχ

procreabit.   Et expiratio infpiratione major et celerior
eft, in pulfibusque celeris contractio. Humidioris vero
et frigidioris cordis temperamenti pulfus molles funt.
Quatenus autem ad mores attinet, diffidentes, timidi
fegnesque funt. Hi funt pectore glabro. Et quemadmodum
prompte non irafcuntur, fic nec pertinacis funt irae.
Quae vero ad thoracem et univerfum corpus attinent,
ea non aliter explicare oportet, quam quae prius expofita
funt. Frigidius autem ac aridius cor pulfus duros et
parvos efficit; refpirationem vero (fi quidem thoracis
exiguitas cum cordis frigore proportionem habeat) pulfibus refpondentem; fin is latior fit, raram et tardam.
Hi omnium minime iracundi funt: coacti tamen aliqua
occafione irafci, iram retinent. Glabro autem ac debili
omnium maxime funt pectore. De thoracis autem parvitate et totius corporis frigore eodem modo differendum eft, ubi unum commune in omnibus, quae dicta
funt, memoraverimus, nempe nos de moribus tam in
hoc quam in alio opere ad temperamenti cognitionem

ὑπὲρ τῶν ἐκ φιλοσοφίας ἢ χρηστῶν ἢ μοχϑηρῶν ἠϑῶν
ἐγγιγνομένων, ἀλλ᾽ ὑπὲρ τῶν ἐμφύτων ἑκάστῳ λέλεκται.
Κεφ. ιβ´. [207] Ἥπατος ϑερμοτέρου γνωρίσματα,
φλεβῶν εὐρύτης, ἡ ξανϑὴ χολὴ πλείων. ἐν δὲ τῷ χρόνῳ
τῆς ἀκμῆς καὶ ἡ μέλαινα, ϑερμότερον αὐτοῖς τὸ αἷμα, καὶ
διὰ τοῦτο καὶ τὸ σύμπαν σῶμα, πλὴν εἰ μὴ τὰ κατὰ τὴν
καρδίαν ἀντιπράττει, δασύτης τῶν καϑ᾽ ὑποχόνδρια καὶ γαστέρα. ψυχροτέρου δὲ στενότης φλεβῶν, φλέγμα πλεῖον,
αἷμα ψυχρότερον, καὶ ἡ σύμπασα τοῦ σώματος ἕξις ψυχροτέρα, εἰ μή τι πρὸς τῆς καρδίας ϑερμαίνοιτο, ψιλὰ τριχῶν
ὑποχόνδριά τε καὶ γαστήρ. ξηροτέρου δὲ, τὸ μὲν αἷμα παχύτερόν τε καὶ ξηρότερον καὶ ὀλιγώτερον, αἱ φλέβες δὲ
σκληρότεραι, καὶ ἡ σύμπασα τοῦ σώματος ἕξις ξηροτέρα.
ὑγροτέρου δὲ, τὸ μὲν αἷμα πλεῖόν τε καὶ ὑγρότερον, αἱ
φλέβες δὲ μαλακώτεραι· οὕτως δὲ καὶ τὸ σύμπαν σῶμα,
πλὴν εἰ μὴ τὰ κατὰ τὴν καρδίαν ἀντιπράττει. ϑερμοτέρου
δὲ ἅμα καὶ ξηροτέρου ἥπατος γνωρίσματα, λασιώτατον
ὑποχόνδριον, αἷμα παχύτερόν τε ἅμα καὶ ξηρότερον, ἡ ξανϑὴ
χολὴ πλείστη, κατὰ δὲ τὴν ἀκμὴν καὶ ἡ μέλαινα, φλεβῶν

proditis, non de bonis pravisque ex philofophia compa-
ratis, fed unicuique congenitis verba feciffe.
Cap. XII. Jecoris calidioris notae: venarum latitudo; flava bilis uberior, et in aetatis vigore atra. Calidior ipfis fanguis eft, ob idque corpus univerfum, nifi
cor repugnet. Hirfuta his hypochondria funt, ac venter.
Frigidioris autem, venarum anguftia, uberior pituita,
fanguis univerfique corporis habitus frigidior, nifi a corde calefiat. Glabra his hypochondria funt, ac venter.
Siccioris vero, fanguis craffior ac paucior, venae duriores, univerfus corporis habitus aridior. Humidioris autem, fanguis quidem uberior ac humidior: venae molliores, quemadmodum univerfum corpus, nifi cor repugnet.
Calidioris vero fimul et aridioris jecoris figna funt:
hypochondria hirfutiffima, fanguis craffior et ficcior, flava
bilis plurima et in aetatis vigore atra; venae amplae ac

Ed. Chart. II. [207.]   Ed. Baf. III. (476.)

εὐρύτης τε καὶ σκληρότης. οὕτως δὲ καὶ τὸ σύμπαν σῶμα.
θερμότης μὲν γὰρ ἡ ἐκ καρδίας ὁρμωμένη νικῆσαι δύναται
τὴν ἐξ ἥπατος ὁρμωμένην ψυχρότητα, καθάπερ γε καὶ ἡ
ψυχρότης τὴν θερμότητα. τὴν ξηρότητα δὲ οὐχ οἷόν τε
πρὸς τοὐναντίον ὑπὸ τῆς καρδίας ὑγροτέρας γενομένης ἀχθῆ-
ναι. μεταξὺ δέ ἐστιν ἡ ἀφ᾽ ἥπατος ὑγρότης τῶν εἰρημένων.
μᾶλλον μὲν γὰρ τῆς ἐν καρδίᾳ νικᾶται ξηρότητος, ἤπερ ἡ
ξηρότης ὑπὸ τῆς ὑγρότητος· ἧττον δὲ τῆς θερμότητος, ἔτι
δὲ μᾶλλον ἧττον ὑπὸ τῆς ψυχρότητος· εὐνικητοτάτη γὰρ
αὕτη τῶν ἐξ ἥπατος ὁρμωμένων ποιοτήτων. εὔδηλον οὖν,
ὡς, ἐπειδὰν εἰς ταὐτὸ συνδράμωσιν αἱ τῶν ἀρχῶν ἀμφοτέρων
κράσεις, ὅλον ἀκριβῶς τὸ σῶμα κατ᾽ ἐκείνας διατίθεται.
λεχθήσεται δὲ ὀλίγον ὕστερον αὐτοῦ τὰ γνωρίσματα. τὸ δὲ
ὑγρότερον ἅμα καὶ θερμότερον ἧπαρ ἧττον μὲν τοῦ θερμοτέρου καὶ ξηροτέρου τὰ καθ᾽ ὑποχόνδριον ἐργάζεται λά-
σια, πλεῖστον δ᾽ αἷμα, καὶ φλέβας μεγάλας, καὶ τὴν ἕξιν
ὑγροτέραν καὶ θερμοτέραν, εἰ μὴ τὰ κατὰ τὴν καρδίαν ἀντιπράττει. εἰ δὲ ἐπὶ πλέον ἀμφοτέραις ταῖς ποιότησιν ἐκ-

duriores funt, quemadmodum et univerfum corpus. Calor
enim, qui ex corde prodit, frigus, quod ex jecore profi-
cifcitur, vincere poteft, quemadmodum frigus calorem.
Siccitatem vero cor humidius in contrarium mutare non
poteft. In harum autem qualitatum medio jecoris humiditas confiftit, utpote quae magis a cordis ficcitate vin-
catur, quam ficcitas ab humiditate, fed minus tamen
quam calor, atque etiam longe minus quam frigus. Ipfa
enim omnium jecoris qualitatum facillime fuperatur.
Conftat igitur, quod. in idem confpirantibus utriusque
principii temperamentis, corpus totum pro illarum viribus omnino afficietur, cujus notas poft explicabimus.
Humidius autem fimul et calidius jecor minus quam calidius et aridius hirfuta reddit hypochondria. Plurimum
vero fanguinis gignit, magnasque venas efficit, et corporis habitum humidiorem ac calidiorem, nifi cor repugnet.
Si vero utraque qualitas naturalem modum vehementer

τραπείη τοῦ κατὰ φύσιν, ἑτοίμως ἁλίσκεται τοῖς σηπεδονώ-
δεσι καὶ κακοχύμοις νοσήμασιν· ἔτι μᾶλλον, εἰ ἐπὶ πλεῖστον
μὲν αὐξηθείη τὸ ὑγρὸν, ἐπ᾽ ὀλίγον δὲ τὸ θερμόν. εἰ δ᾽
ἔμπαλιν ἐπ᾽ ὀλίγον μὲν αὐξηθείη τὸ ὑγρὸν, ἐπὶ πλεῖστον
δὲ τὸ θερμὸν, ἥκιστα κακόχυμοι γίγνονται. τὸ δ᾽ αὖ ὑγρότερον καὶ ψυχρότερον ἧπαρ ἄτριχον μὲν ἔχει τὸ ὑποχόνδριον, αἷμα δ᾽ ἐργάζεται φλεγματικώτερον ἅμα φλεβῶν
στενότητι, καὶ τὸ σύμπαν σῶμα παραπλησίως ἔχον, εἰ μὴ
πρὸς τῆς καρδίας ἐς τἀναντία μετάγοιτο. τὸ δὲ ψυχρότερον
καὶ ξηρότερον ἧπαρ ὀλίγαιμόν (477) τε καὶ στενόφλεβον
ἐργάζεται τὸ σῶμα καὶ ψυχρότερον, ὑποχόνδριόν τε ψιλὸν,
εἰ μὴ κἀνταῦθα νικήσειεν ἡ καρδία.

Κεφ. ιγ'. Τῆς δὲ τῶν ὄρχεων κράσεως ἡ θερμὴ μὲν
ἀφροδισιαστικὴ τέ ἐστι, καὶ ἀρρενόγονος, καὶ γόνιμος, καὶ
ταχέως δασύνει [208] τὰ γεννητικὰ μόρια, συνεφάπτεται
δὲ καὶ τῶν πέριξ, ἡ ψυχρὰ δὲ τἀναντία καὶ ἡ μὲν ὑγρὰ
πολύσπερμός τέ ἐστι καὶ ὑγρόσπερμος, ἡ ξηρὰ δὲ ὀλι-
γόσπερμός τε καὶ μετρίως παχυσπερμος. ἡ θερμοτέρα δὲ

exuperet, morbo ex putredine humorumque vitio corpus prompte corripietur. Atque etiam magis, si aucta
fit humiditas, non multum vero, calor: contra vero, fi
parum quidem aucta fit humiditas, plurimum vero calor,
humorum vitio minime laborat. Humidius autem ac
frigidius jecur glabra habet hypochondria, magisque pituitofum fanguinem gignit una cum venarum anguftia.
Univerfum corpus fibi fimile reddit; nifi cor in contrarium mutet. Frigidius autem et aridius jecur paulum
fanguinis gignit, anguftasque venas efficit, et hypochondria glabra reddit, nifi et hic cor quoque vicerit.
Cap. XIII. Teftium temperamentum calidum quidem in venerem pronum eft, mares procreat, et foecun-
dum eft, pilisque genitalia et quae circum ea funt partes celeriter replet. Humidum multam humidamque ge-
nituram parit; ficcum vero paucam et mediocriter craf-
fam procreat: craffiffimam vero ac foecundiffimam cali-

καὶ ξηροτέρα παχυσπερμοτάτη τέ ἐστι καὶ γονιμωτάτη,
καὶ τάχιστα πρὸς συνουσίαν ἐπεγείρει τὸ ζῶον εὐθέως ἐξ
ἀρχῆς. ἀτὰρ οὖν οἱ τοιοῦτοι καὶ δασύνονται τάχιστα τὰ
γεννητικὰ μόρια καὶ σύμπαντα τὰ πέριξ, ἄνω μὲν ἄχρι
τῶν κατὰ τὸν ὀμφαλὸν χωρίων, κάτω δὲ μέχρι μέσων μη-
ρῶν. ὁρμητικὴ μὲν οὖν ἡ τοιαύτη κρᾶσις ἱκανῶς ἐπ' ἀφρο-
δίσια, τάχιστα δὲ ἐμπιπλαμένη καὶ, εἰ βιάσαιτο, βλαπτο-
μένη· συνελθούσης δὲ ὑγρότητος τῇ θερμότητι, λάσιοι μὲν
ἧττον οἱ τοιοῦτοι, πολύσπερμοι δὲ μᾶλλον, οὐ μὴν ὀρέγονταί γε μᾶλλον τῶν ἑτέρων, ἐξαρκοῦσι δ' ἀβλαβέστερον
ἀφροδισίοις πλείοσιν. εἰ δ' ἱκανῶς ἄμφω συναυξηθείη τό
θ' ὑγρὸν καὶ θερμὸν, οὐδ' ἀβλαβῶς ἀπέχονται τῶν ἀφροδισίων. εἰ δ' ὑγρότεροι καὶ ψυχρότεροι τὴν κρᾶσιν οἱ ὄρχεις γένοιντο, ψιλὰ τὰ πέριξ τριχῶν, καὶ βραδέως ἀφροδι-
σιάζειν ἄρχονται, καὶ οὐδ' ὁρμητικοὶ πρὸς τὴν ἐνέργειάν
εἰσιν, ὑδατῶδες δὲ καὶ λεπτὸν αὐτοῖς τὸ σπέρμα καὶ ὀλίγον ἐστὶ, καὶ θηλύγονον, καὶ ἄγονον. ἡ ψυχροτέρα δὲ
καὶ ξηροτέρα κρᾶσις ὁμοία μὲν τἆλλα τῇ προειρημένη

dius ac ficcius. Initioque ftatim animans celeriter ad
venerem excitat. Caeterum talibus celerrime genitales
circumque omnes partes furfum verfus ad umbilicum
usque, deorfum vero usque ad media femora pilis replentur. Ejusmodi temperatura ad venerem multum quidem concitatur, fed ea celerrime fatiatur; quae fi violenta fit, noxam adfèrt. Coëuntibus autem calore et
humiditate, minus quidem hirfuti funt, fed genitura magis abundant, tametfi quam caeteri veneris appetentiores
non funt, fed huic innocentius indulgent. Quod fi ambo, nempe calor et humiditas, multum excefferint, non
fine incommodo a venere abstinent. Si vero humidiores
ac frigidiores natura teftes fint, vicinas partes pilis nu-
das habent, tardeque venerem exercere incipiunt, nec
ad eam ruunt. Aquofam autem et tenuem habent geni-
turam et infoecundam et ex qua foeminae procreantur.
Frigidior vero et ficcior temperies reliqua alia habet

Ed. Chart. II. [208.]   Ed. Baf. III. (477.)

κράσει, παχύτερον δ᾽ αὐτοῖς τὸ σπέρμα, καὶ παντάπασιν
ὀλίγον.

Κεφ. ιδ'. Αἱ δ᾽ ὅλου τοῦ σώματος ἕξεις εἴρηνται
μέν που καὶ πρόσθεν, ὡς ὁμοιοῦνται καρδίᾳ καὶ ἥπατι·
κρατεῖ δὲ ἡ ὁμοιότης τοῦ σφοδροτέραν ἔχοντος ἡντιναοῦν
τῶν πρώτων ποιοτήτων, ἃς δὴ καὶ δραστικὰς ὀνομάζουσιν.
ὅλου δὲ τοῦ σώματος ἡ ἕξις ἐπ᾽ ἐκείνων λέγεται μάλιστα
τῶν μορίων, ὅσα θεωμένοις ὑποπίπτει πρῶτα. μύες δέ
εἰσιν οὗτοι, πᾶσι τοῖς ὀστοῖς περιβεβλημένοι, σύνθετοί τινες σάρκες ἔκ τε τῆς ἁπλῆς τῆς πρώτης σαρκὸς, ἔτι τε
τῶν ἰνῶν, αἷς αὗται περιπεφύκασιν. ἡ γὰρ οἰκεία τῶν μυῶν
οὐσία ταῦτ᾽ ἐστιν ἄμφω. τὰ δ᾽ εἰς αὐτοὺς ἥκοντα τῶν
ἀγγείων οἷον ὀχετοί τινές εἰσιν, οὐ συμπληροῦντες αὐτῶν
τὴν οὐσίαν, ἀλλ᾽ ὑπηρετοῦντες εἰς διαμονήν. εἰρήσεται
γοῦν καὶ τὰ τῆς τούτων κράσεως γνωρίσματα κατὰ τὴν
εὔκρατον οἴκησιν. ἐξαλλάττουσι γὰρ αἱ δύσκρατοι τὸ δέρμα,
καθ᾽ ἑαυτὰς τυποῦσαι, καὶ διαφθείρουσιν ἔνια τῶν γνωρισμάτων. οὕτως δὲ καὶ εἰ κατὰ τὴν εὔκρατον χώραν ὥρᾳ

ante declaratis fimilia; femen vero omnino craſſum et
paucum obtinet.

Cap. XIV. Quod autem totius corporis habitus
cordi et jecori fimilis fit, prius diximus; ei vero fimilior
eſt, quod unam quamlibet ex primis qualitatibus, quas
agentes vocant, potentiorem habet. Totius autem corporis habitus de his maxime partibus dicitur, quae primae intuentibus objicientur; cujusmodi funt mufculi oſſa
omnia cingentes, ex fimplici primaque carne et fibris,
quas ipfa conveſtit, conſtantes. Nam propria mufculorum fubſtantia ex his duobus eſt compofita. Quae autem ad eos vafa perveniunt, velut rivi quidam funt, non
quidem eorum fubſtantiam conſtituentes, fed ea fugge-
rentes, quibus ferventur. Horum igitur temperamenti
figna in temperata regione intelligenda funt. Cutem
enim immutant intemperatae, per fe formam imprimen-
tes; et notas quasdam corrumpunt. Ad eundem autem

θέρους έαυτὸν ἡλίῳ τις παραβάλλοι γυμνὸν, ἐξαλλάξει τῶν
γνωρισμάτων ὅσα κατὰ χρόαν τέ ἐστι καὶ τὴν ἐν μαλακότητι καὶ σκληρότητι σύστασιν. εἰ δ', ὥσπερ εὔκρατόν ἐστι
τὸ χωρίον, οὕτως καὶ αὐτὸς εὐκράτως διαιτῷτο, μήτ' ἐξο-
πτωμενος ἐν ἡλίῳ γυμνὸς ἑκάστης ἡμέρας ἐπὶ πλεῖστον,
ἀλλὰ μήθ', ὥσπερ ἔνιοι, δίκην παρθένου σκιατραφούμενος,
ἀκριβῆ τὰ τῆς κράσεως ἐνδείξεται γνωρίσματα. καὶ τοίνυν
ὡς ἐπὶ τούτων τοῦ λόγου γενησομένου, προσέχωμεν ἤδη τὸν
νοῦν αὐτῷ. συμμέτρου κράσεως γνωρίσματα πρὸς ὅλην τοῦ
ζώου τὴν ἕξιν ἡ χροιὰ μὲν ἐξ ἐρυθροῦ καὶ λευκοῦ συμμι-
γής· αἱ τρίχες δὲ ξανθαὶ μετρίως καὶ οὖλαι τὰ πολλά·
συμμετρία δὲ σαρκώσεως ἐν ποσότητι καὶ ποιότητι. μέσον
γὰρ ἀκριβῶς ἐστι τὸ τοιοῦτον σῶμα πασῶν τῶν ὑπερβολῶν,
ὡς ἂν καὶ νοουμένων τε καὶ λεγομένων πρὸς αὐτό. καὶ γὰρ
τὸ παχὺ σῶμα πρὸς τοῦτο λέγεται παχύ, καὶ τὸ λεπτὸν
ὡσαύτως πρὸς τοῦτο, πολύσαρκόν τε καὶ ὀλιγόσαρκον, καὶ
πιμελῶδες, καὶ σκληρὸν, καὶ μαλακὸν, καὶ λάσιον, καὶ

modum, fi quis in temperata regione aeftivo tempore
nudum se foli expofuerit, figna, quae ex colore, mollitie
et duritie fumuntur, immutabit. Si vero, ut temperata
regio eft, ita moderatam victus rationem ferves, nec
fole te plurimum quotidie exuras, fed nec (ut nonnulli) ad inftar virginum in umbraculis degas, temperamenti exquifitas notas praebebis. Tanquam igitur de
his futura fit disputatio, huic adhibendus animus eft.
Commoderati temperamenti figna, quod ad totum animalis habitum attinet, funt: color ex rubro candidoque
miftus, capilli modice flavi et ut plurimum crispi,
caro tum qualitate tum quantitate mediocris eft. Ejusmodi enim corpus omnium exuperantiarum omnino eft
medium, ita ut ad ipfum relata corpora et intelligantur
et dicantur. Siquidem craffum corpus cum ipfo comparatum dicitur craffum, quemadmodum et tenue, fi cum
eodem conferas; corpulentum quoque et gracile, pingue,
durum, et molle, hirfutum et glabrum. Nullum igitur

Ed. Chart. II. [208. 209.]　　　　　Ed. Baf. III. (477.)

ψιλόν. οὐδὲν οὖν τούτων ἐστὶ τὸ σύμμετρον, [209] ἀλλ᾽ οἷος ὁ Πολυκλείτου κανὼν εἰς ἄκρον ἥκει συμμετρίας ἁπάσης, ὡς ψαυόντων μὲν μήτε μαλακὸν φαίνεσθαι, μήτε σκληρὸν, μήτε θερμὸν, μήτε ψυχρὸν, ὁρώντων δὲ μήτε λάσιον, μήτε ψιλὸν, μήτε παχὺ, μήτε ἰσχνὸν, ἤ τινα ἑτέραν ἔχον ἀμετρίαν.

Κεφ. ιε'. Ὅσα δὲ τοῦ συμμέτρου θερμότερα μέν ἐστιν, οὐ μὴν ὑγρότερά γε, ἢ ξηρότερα κατὰ τὸ σαρκῶδες γένος, καὶ ὑπὲρ τούτου γὰρ ὁ ἐνεστηκὼς λόγος, φαίνεται μὲν δήπου καὶ ἁπτομένοις θερμότερα τοσοῦτον, ὅσον πέρ ἐστι τῇ κράσει θερμότερα. λασιώτερα δὲ τοσοῦτον ἔσται, ὅσον περ καὶ θερμότερα, καὶ πιμελῆς ἧττον ἔχοντα, τῇ χροιᾷ δὲ ἐξέρυθρα, καὶ μελανότριχα εἶναι. ψυχροτέρας δὲ κράσεως σημεῖα τὸ ἄτριχον, τὸ πιμελῶδες, τὸ ψυχρὸν ἁπτομένοις. ἡ χροιὰ δ᾽ αὐτοῖς ἅμα ταῖς θριξὶ πυῤῥοτέρα. πολλῆς δὲ τῆς ψύξεως οὔσης, πελιδνή πώς ἐστιν, καὶ καλεῖν ἔθος ἐστὶν ἐνίοις τῶν ἰατρῶν τοὺς τοιούτους μολυβδοχρῶτας. ἡ δὲ ξηροτέρα κρᾶσις ἰσχνοτέρα τέ ἐστι καὶ σκληροτέρα τῆς

horum mediocre eſt, ſed quod ad omnis mediocritatis ſummum (qualis eſt Polycleti regula) pervenit, ita ut tangentibus neque molle neque durum, neque calidum neque frigidum, inſpicientibus vero neque hirſutum neque glabrum, neque craſſum neque gracile eſſe, neque aliquem alium exceſſum habere videatur. Cap. XV. Quae autem juſto calidiora ſunt, non autem humidiora, aut aridiora, quatenus ad carnoſum genus attinet, de hoc enim praeſens eſt diſputatio, tangentibus quidem tanto calidiora ſentiuntur, quanto ſunt temperamento calidiora, tantoque hiſpidiora, quanto ſunt calidiora, minusque pinguia. Rubro autem ſunt colore, ac nigro capillo. Frigidioris temperamenti ſigna: corpus glabrum eſt et pingue, idque tangentibus frigidum ſentitur. Color vero tum ipſius tum ejus capilli rutior eſt; et ſi frigus multum exceſſerit, lividior; quem et plumbeum nonnulli medici vocare ſolent. Siccius temperamentum tanto gracilius temperato eſt et durius,

εὐκράτου τοσοῦτον, ὅσον περ ἂν ᾖ ξηροτέρα, τὰ δ᾽ ἄλλα
παραπλήσιος. καὶ ἡ ὑγροτέρα δὲ τὰ μὲν ἄλλα παραπλήσιος, εὐσαρκοτέρα δὲ καὶ μαλακωτέρα.

Κεφ. ιϛ´. Καὶ μὴν καὶ κατὰ συζυγίαν τῶν πρώτων
ποιοτήτων αἱ δυσκρασίαι γινόμεναι σύνθετον ἔχουσι καὶ
τὴν τῶν γνωρισμάτων ἰδέαν. ἡ μὲν γὰρ θερμοτέρα καὶ
ξηροτέρα, λασιωτέρα, καὶ θερμοτέρα, καὶ σκληροτέρα, καὶ
ἀπίμελός ἐστι, καὶ ἰσχνὴ, καὶ μελανόθριξ. εἰ δὲ ἐπὶ πλέον
ἥκει θερμότητος, καὶ μελάγχρους. ἡ θερμοτέρα καὶ ὑγροτέρα κρᾶσις μαλακωτέρα τε καὶ εὐσαρκοτέρα, καὶ θερμοτέρα τῆς ἀρίστης κράσεως εἰς τοσοῦτόν ἐστιν, εἰς ὅσον
ἀμφοτέραις αὐξηθῇ ταῖς ποιότησιν. ἐπὶ πλεῖστον δὲ αὐξη-
θεῖσα τοῖς σηπεδονώδεσιν ἑτοίμως ἁλίσκεται νοσήμασιν, ὅτι
καὶ κακόχυμος ἑτοίμως γίγνεται. εἰ δ᾽ ὀλίγῳ μὲν ὑγροτέρα
εἴη, παμπόλλῳ δὲ θερμοτέρα, καὶ μαλακώτεροι μὲν ὀλίγῳ
τῶν συμμέτρων οἱ τοιοῦτοι, καὶ σαρκωδέστεροι, λασιώτεροι
δὲ οὐκ ὀλίγῳ· καὶ μὲν δὴ καὶ ἁπτομένοις οὐκ ὀλίγῳ θερμότεροι. μέλαιναι δ᾽ αὐτοῖς αἱ τρίχες, καὶ ἡ σάρξ ἀπί-
μελος. εἰ δ᾽ ὀλίγῳ μὲν εἴη θερμοτέρα, παμπόλλῳ δὲ

quanto ficcitas major; in reliquis vero fimile. Humidius
autem in caeteris temperato proximum eft, fed carnofius
ac mollius. Cap. XVI. In copulatis vero primarum qualitatum
intemperantiis compofita eft cognitionis forma. Calidior
enim et ficcior hifpidior eft, ac durior, et macilenta
gracilisque, nigrum quoque capillum obtinet. Quod fi
calor multum excefferit, cutis etiam nigra erit. Calidior
humidiorque temperatura eo mollior ac carnofior eft,
quo utraque qualitas ab optima conftitutione magis recedit. Plurimum vero inaucta prompte morbis ex putredine corripitur, quoniam facile vitiofis humoribus impletur. Si vero paulo humidior, multo vero calidior
fit, paulo quidem et molliores et carnofiores quam temperata reddit. Sed nec paulo hispidiores funt, nec tangentibus calidiores apparent. Pilum quoque nigrum
gignit et vacuam pingucdinis carnem. Quod fi paulo

ὑγροτέρα, μαλακή τούτοις ἐστὶν ἡ σὰρξ, καὶ πολλή, καὶ
τὸ χρῶμα συμμιγὲς ἐξ ἐρυθροῦ καὶ λευκοῦ, καὶ ψαυόντων
ὀλίγῳ θερμότεροι. συλλήβδην δ᾽ εἰπεῖν ἐπὶ τῶν κατὰ συζυγίαν κράσεων, ἀεὶ τῆς ἐπικρατούσης ποιότητος ἐπικρατήσει τὰ γνωρίσματα. ἡ ψυχροτέρα δὲ καὶ ὑγροτέρα κρᾶσις,
ἐπ᾽ ὀλίγον μὲν ἀμφοῖν ηὐξημένων, ἄτριχός τέ ἐστι καὶ
λευκή, καὶ μαλακή, καὶ παχεῖα, καὶ πιμελώδης. ἐπὶ
πλεῖον δὲ τὰ μὲν ἄλλα κατὰ ἀναλογίαν τῆς τῶν ποιοτήτων
αὐξήσεως· ἡ χροιὰ δὲ ἅμα ταῖς θριξὶ πυρρά, καθάπερ γε
καὶ εἰ ἐπὶ πλεῖστον ἀμφοῖν ηὐξημένων πελιδνή. εἰ δ᾽ ἄνισος ἡ αὔξησις εἴη τῶν ποιοτήτων, ἐπικρατήσει τὰ τῆς μᾶλλον ηὐξημένης ἴδια. εἰ δὲ τὸ ψυχρὸν ἅμα τῷ ξηρῷ κατ᾽
ἴσον αὐξηθείη, φύσει σκληρὸν καὶ ἰσχνὸν ἴσχουσι τὸ σῶμα,
καὶ ἄτριχον, ἁπτομένοις δὲ ψυχρόν. ἡ πιμελὴ δὲ ὅμως
αὐτοῖς, καίτοι γε ἰσχνοῖς οὖσι, παρέσπαρται τῇ σαρκί. τὰ
δὲ τῶν τριχῶν καὶ τῆς χροιᾶς ἀνάλογον τῷ μέτρῳ τῆς
ψυχρότητος. [210] μεταπεσούσης δὲ τῆς θερμῆς καὶ ξηρᾶς
κράσεως ἐν τῷ χρόνῳ τῆς παρακμῆς εἰς τὴν ξηράν τε καὶ

calidior fit, multo vero humidior, mollem ac multam
carnem procreabit, coloremque ex rubro et albo miftum;
et tangentibus corpus paulo calidius fentietur. Atque
ut femel dicam, in conjugatis temperamentis exuperantis
qualitatis notae femper praepollent. Frigidior autem ac
humidior temperatura fi leviter utraque exuperet, glabra eft, alba, mollis, craffa et pinguis. Sin auctior fit,
pro qualitatum incrementi ratione reliqua habebunt, color vero una cum capillo rufus erit; fi plurimum utraque increverit, lividus. Si vero inaequabilis qualitatum
fit exuperatio, ejus, quae magis exceflerit, notae feorfum
praepollebunt. At fi frigus et ficcitas ex aequo auctae
fint, natura durum, gracile, glabrum corpus erit: tangentibus vero frigidum fentietur. Pinguedo tamen, etfi
graciles funt, per carnem difperfa eft; capilli autem et
cutis color frigoris modo refpondent. In declinante autem aetate, temperie calida et ficca in frigidam et ficcam

346 ΓΑΛΗΝΟΥ ΤΕΧΝΗ ΙΑΤΡΙΚΗ.

Ed. Chart. II. [210.]   Ed. Baf. III. (477. 478.)

ψυχρὰν, ἡ ἕξις τῶν τοιούτων ἰσχνὴ καὶ σκληρὰ, μελαγχολικὴ
δέ ἐστι καὶ διὰ τοῦτο μέλαινά τε ἅμα καὶ δασεῖα. κρατούσης δὲ τῆς ἑτέρας τῶν ποιοτήτων παρὰ πολὺ, τῆς δ᾽
ἑτέρας ὀλίγον τι τοῦ συμμέτρου παραλλαττούσης, ἐπικρατήσει
μὲν τα τῆς ἐπικρατούσης, ἀμυδρὰ δὲ ἔσται τὰ τῆς ἑτέρας
γνωρίσματα. (478) ἐπὶ πᾶσι δὲ τοῖς εἰρημένοις τε καὶ
μέλλουσι λέγεσθαι κοινὸν γνώρισμα κράσεως, εἰ μὲν
εὔψυκτον εἴη το μόριον, ἤτοι ψυχρότητος, ἢ ἀραιότητος,
εἰ δὲ δύσψυκτον, ἤτοι θερμότητος, ἡ πυκνότητος, εἰ δ᾽
ὑπο τῶν ξηραινόντων βλάπτοιτο, αὐχμηρόν τε, καὶ ξηρὸν,
καὶ δυσκίνητον γένοιτο; ξηρότητος, ὥσπερ γε καὶ εἰ βαρύ-
νοιτο πρὸς τῶν ὑγραινόντων, ὑγρότητος. ἐπιβλέπειν δὲ καὶ
εἰ ὡσαύτως ἀλλήλοις ἅπαντες οἱ μύες, ἢ οὐχ ὡσαύτως κέ-
κρανται, συνεπισκοπούμενον ἐν ἅπασι πηλικότητα τῶν ὑπο-
βεβλημένων ὀστῶν. ἐνίοτε γοῦν ἰσχνότερον εἶναι δοκεῖ τὸ
μέρος, οὐκ ὂν ἰσχνότερον, ὅσον ἐπὶ τοῖς μυσὶ, διὰ δὲ τὴν
στενότητα τῶν ὀστῶν τοιοῦτον φανταζόμενον. οὕτως δὲ καὶ
παχύτερον ἐνίοις εἶναι δοκεῖ πολλάκις, οὐ διὰ τὴν εὐρύτητα

naturam transeunte, corporis habitus gracilis fit ac durus, atramque bilem gignit; proinde niger et hirfutus
eſt. Si vero earum qualitatum altera plurimum, altera
paululum a mediocritate discedat, fuperantis figna praepollebunt, alterius obfcura erunt. In omnibus autem,
tum quae diximus, tum quae dicturi fumus, communis
nota est frigoris quidem et raritatis, ſi prompte a frigore pars afficiatur; caloris vero aut denfitatis, ſi facile
id perferat. At ſi ab exiccantibus laedatur, fqualida-
que ac ſicca fentiatur et aegre moveatur, ſiccitatis,
quemadmodum, ſi ab humidis gravetur, humiditatis eſt
indicium. Videndum autem eſt, an idem omnes inter fe
mufculi, an diverfum habeant temperamentum; in omni-
busque confideranda fubjectorum offium eſt magnitudo.
Nonnunquam enim gracilior pars effe videtur, quatenus
ad mufculos attinet, quum gracilior non ſit; fed propter
offium tenuitatem talis apparet. Ad eundem modum et
craſſior in quibusdam faepe effe videtur, non propter

τῶν ὀστῶν, ἀλλὰ διὰ τὸ τῆς σαρκὸς πλῆθος, ἥτις αὐξανομένη τε καὶ μειουμένη, σκληροτέρα τε καὶ μαλακωτέρα γενομένη, ξηρότερον ἢ ὑγρότερον ἀποφαίνει τὸ μόριον. ἡ μὲν οὖν ὀλίγη τε καὶ σκληρὰ, τὸ ξηρότερον· ἡ πολλὴ δὲ καὶ ἡ μαλακὴ, τὸ ὑγρότερον. οὕτω δὲ καὶ αἱ μεταξὺ χῶραι τῶν ὁμοιομερῶν σωμάτων, ἤτοι πλέον ὑγρὸν ἐν αὐταῖς, ἢ ἔλαττον περιέχουσαι, καὶ ἤτοι παχύτερον, ἢ λεπτότερον, ἢ ὑγρότερον, ἢ ξηρότερον ἀποφαίνει τὸ μόριον· ὑγρότερον μὲν, ἔνθα λεπτοτέρα τε καὶ πλείων ἐστὶν ἡ ὑγρότης, ξηρότερον δὲ, ὅπου παχυτέρα τε ἅμα καὶ ἐλάττων. αὐτὰ μὲν γὰρ τὰ στερεὰ τοῦ σώματος μόρια, τὰ ὄντως στερεὰ καὶ πρῶτα, κατ᾽ οὐδένα τρόπον οἷόν τέ ἐστιν ὑγρότερα ποιεῖν, ἀλλ᾽ ἱκανὸν, εἰ κωλύει τις αὐτὰ μὴ διὰ ταχέων ξηραίνεσθαι, τὰς δὲ διαλαμβανούσας αὐτὰ χώρας ἔνεστι πληροῦν ὑγρότητος, ἤτοι τοίας, ἢ τοίας. τοιαύτη δέ ἐστιν ἡ οἰκεία τροφὴ τῶν ὁμοιομερῶν ἐκ παραθέσεως, οὐ δι᾽ ἀγγείων ἑλκομένη. κοινὸς δὲ καὶ οὗτος ὁ λόγος ἁπάντων ἐστὶ τῶν μορίων, καὶ ῥηθήσεται καὶ αὖθις ἐν

oſſium magnitudinem, ſed propter carnis molem, quae et aucta, et imminuta, et ſiccior humidiorque partem ſicciorem aut humidiorem reddit; pauca quidem et dura ſicciorem, multa vero et mollis humidiorem. Eodem modo et ſpatia intermedia partium ſimilarium, humoris aut plus aut minus in ſe continentia, ejusque vel craſfioris vel tenuioris partem humidiorem eſſe aut aridiorem arguunt: humidiorem quidem, ubi tenuior et uberior; ſicciorem vero, ubi craſſior ſimul et parcior humor eſt. Ipſae enim ſolidae corporis partes, quae vere ſolidae ac primae ſunt, nullo modo humidiores fieri poſſunt, ſed ſatis eſt, ſi celeriter eas exiccari prohibeas. Intermedia vero ipſarum ſpatia hoc vel illo humore replere poſſumus, hic enim eſt proprium ſimplicium partium alimentum, quod ex appoſitione fit, non autem per vaſa attrahitur. Communis vero haec ratio eſt omnium

τῇ τῶν ὑγιεινῶν καὶ νοσωδῶν αἰτίων διδασκαλία. γυνὶ
δὲ τῶν ἐφεξῆς ἐχώμεθα.

Κεφ. ιζ΄.   Γαστρὸς γνωρίσματα, τῆς μὲν φύσει ξηροτέ-
ρας, εἰ ταχέως διψώδεις γίγνοιντο, καὶ ὀλίγον αὐτοῖς ἀρ-
κοίη ποτὸν, καὶ βαρύνοιντο τῷ πλείονι, καὶ κλύδωνας
ἴσχοιεν, ἢ ἐπιπολάζοι τὸ περιττεῦον αὐτοῖς, ἐδέσμασί τε
χαίροιεν ξηροτέροις· ὑγροτέρας δὲ, εἰ μήτε διψώδεις γίγνοιντο, καὶ τὸ πλεῖον ὑγρὸν ἀλύπως φέροιεν, ἐδέσμασί τε
χαίροιεν ὑγροτέροις. ἡ δὲ θερμοτέρα φύσει γαστὴρ πέττει
μὲν ἄμεινον, ἢ ὀρέγεται, καὶ πολὺ μᾶλλον ὅσα σκληρὰ φύσει καὶ δυσαλλοίωτα· διαφθείρεται γὰρ ἐν αὐτῇ τὰ εὐαλ-
λοίωτα· χαίρουσα δὲ τοῖς θερμοῖς ἐδέσμασί τε καὶ πόμασιν,
οὐδ᾽ ὑπὸ τῶν ψυχρῶν οὐδὲν βλάπτεται, κατά γε τὴν ἔμμε-
τρον χρῆσιν. ἡ δὲ ψυχροτέρα φύσει γαστὴρ, ὀρεχθῆναι μὲν
ἀγαθὴ, πέψαι δὲ οὐκ ἀγαθὴ, καὶ μάλιστα ὅσα δυσαλ-
λοίωτα καὶ ψυχρὰ τῶν ἐδεσμάτων ἐστίν. ὀξύνεται γοῦν
ἑτοίμως ἐν αὐτῇ. διὰ τοῦτο καὶ ὀξυρεγμιώδης ἐστὶν ἡ

partium; de qua rurfus, cum de falubribus ac infalubribus
caufis commentabimur, dicemus, nunc autem reliqua
tractemus.

Cap. XVII.   Ventris figna, natura quidem ficcioris,
fi ftatim fiticulofi fiant, paucusque potus his fufficiat, et
largior laedat, fluctuationesque excitet, aut per fumma,
quod redundat, innatet, cibisque gaudent ficcioribus.
Humidioris vero, fi et fiticulofi non fiant, et fine mo-
leftia largiorem potum ferant, cibisque gaudeant humi-
dioribus. At fi calidior natura venter fit, melius coquit
quam appetit, longeque melius dura, natura ac coctu
difficilia. Nam quae facile immutantur, corrumpit. Cibo
vero ac potu calido gaudet, nec a frigidis noxam ullam
accipit, fi modice his utatur. Calidis enim cibis ac
potionibus gaudet, neque a frigidis noxam ullam accipit,
fi modice ipfis utatur. Frigidior autem natura venter
probe quidem appetit, fed male concoquit, cibos praefertim immutatu difficiles ac frigidos. In ipfo enim facile
acefcunt; quocirca ructibus acidis ejusmodi venter eft

τοιαύτη γαστήρ, καὶ χαίρει μὲν τοῖς ψυχροῖς, βλάπτεται δὲ
ῥᾳδίως ἀμετρότερον χρησαμένη. οὕτως [211] δὲ καὶ τῶν
ἔξωθεν αὐτῇ πρόσπιπτόντων ψυχρῶν οὐ φέρει τὴν πολυ-
χρόνιον ὁμιλίαν, ὥσπερ οὐδ' ἡ θερμὴ τῶν θερμῶν. αἱ
μέντοι διὰ νόσον ἐν τῇ γαστρὶ δυσκρασίαι ταύτη διαφέρουσι τῶν ἐμφύτων, ᾗ τῶν ἐναντίων ἐπιθυμοῦσιν, οὐ τῶν
ὁμοίων, ὥσπερ αἱ σύμφυτοι. αἱ δὲ κατὰ συζυγίαν ἐν τῇ
γαστρὶ δυσκρασίαι διὰ τῆς τῶν ἁπλῶν γνωρισθήσονται
συνθέσεως. ἀκριβῶς δὲ χρὴ προσέχειν τὸν νοῦν τοῖς εἰρημένοις, διακρίνοντας αὐτὰ τῶν ῥηθησομένων. οὐ μόνον
γὰρ ἡ κοιλία διψώδεις τε καὶ ἀδίψους ἐργάζεται, καὶ ψυχροῦ καὶ θερμοῦ πόματος ὀρεκτικους, ἀλλὰ καὶ τὰ κατὰ
τον θώρακα σπλάγχνα, καρδία καὶ πνεύμων. ἀλλ' οἵ γε
διὰ τὴν τούτων θερμότητα διψῶντες εἰσπνέουσί τε πλέον,
ἐκφυσῶσί τε μακρον, αἰσθάνονταί τε κατὰ τον θώρακα τοῦ
καύματος, οὐχ ὥσπερ οἱ διὰ τὴν γαστέρα κατὰ τὰ ὑπογόν-
δρια. καὶ μὲν δὴ πίνοντες οὐκ εὐθέως ἡσυχάζουσι, καὶ τὸ
ψυχρὸν πόμα ἵστησιν αὐτῶν μᾶλλον τὴν δίψαν, ἤπερ τὸ

opportunus. Atque frigidis quidem gaudet, fed ab immoderato eorum ufu facile offenditur. Similiter autem
et foris incidentium rerum frigidarum confortium diu
ferre non poteft, quemadmodum neque calidus calidorum. Ventris vero intemperies ex morbo contractae
hoc ab ingenitis differunt, quod non fimilia, quemadmodum nativae, appetant. Conjugatae autem ventris in-
temperantiae ex fimplicium compofitione nofcuntur. Diligenter autem quae diximus attendenda funt, et ab his,
quae dicemus, diftinguenda, quando non folus venter
fitim adfert et adimit, nec frigidi aut calidi potus appe-
tentiam excitat, fed thoracis vifcera, nempe cor et
pulmo. At qui ob horum calorem fiticulofi funt, plus
fpiritus attrahunt et longe expirant, ardoremque in thorace fentiunt, non autem in hypochondriis, quemadmodum folent, qui ob ventriculum fitiunt. Nec protinus
potu fitis extinguitur. Frigidus quoque potus, quam uberior calidus, eorum fitim melius fedat. Hos vero frigidi

πολὺ θερμόν, ἀναψύχει δὲ αὐτοὺς καὶ ὁ ψυχρὸς ἀὴρ εἰσπνεόμενος, οὐδὲν ἐπικουφίζων τοὺς ἐκ γαστρὸς διψώδεις. οὕτως δὲ καὶ οἱ ἐναντίως ἔχοντες ὑπὸ τῆς ψυχρᾶς εἰσπνοῆς αἰσθητῶς ἀνιῶνται. Κεφ. ιη΄. Καὶ μέγιστόν ἐστι τοῦτο γνώρισμα τῆς ἐν πνεύμονι ψυχρότητος. ὥσπερ δὲ εἰσπνέοντες ψυχρὸν αἰσθάνονται σαφῶς ἀνίας τε καὶ ψύξεως, οὕτως τὸ θερμὸν αὐτοῖς ἐστι φίλιον. ἀλλὰ καὶ φλεγματικὰ περιττώματα χρεμπτόμενοι ἅμα καὶ μετὰ βηχὸς ἀναπτύουσιν. αἱ ξηρότητες δὲ τοῦ πνεύμονος ἀπέριττοί τέ εἰσι καὶ καθαραὶ τῷ φλέγματι, καὶ λαμπρὰν ἔχουσι τὴν φωνήν, καθάπερ αἱ ὑγρότητες τὸ ἐναντίον ἀλαμπῆ μὲν ἐργάζονται καὶ βραγχώδη τὴν φωνήν, ἐντρέχει δ᾽ αὐτοῖς περιττώματα, μεῖζόν τε καὶ ὀξύτερον φθέγξασθαι προελομένοις. οὐ μὴν αὐτό γε τὸ τῆς φωνῆς μέγεθος ὑπὸ τῆς θερμότητος αὐτῆς, ὥσπερ οὐδ᾽ ἡ σμικρότης ὑπὸ τῆς ψυχρότητος, γίνεται· ἀλλὰ τὸ μὲν εὐρύτητι τῆς τραχείας ἀρτηρίας, ἐκφυσήσει τε σφοδροτέρᾳ, σμικρότης δὲ τοῖς ἐναντίοις ἀκολουθεῖ. ὥστε οὔτε διὰ παντός, οὔτε πρώτως, ἀλλὰ κατὰ συμβεβηκός τε καὶ μόναις ταῖς συμφύ-

aëris infpiratio refrigerat, nihil eos juvans, quibus ventriculus fitim attulit. Ad eundem modum, qui contrario modo fe habent, frigida infpiratione manifefte laeduntur.

Cap. XVIII. Atque hoc eft maximum frigidi pulmonis argumentum. Quemadmodum autem frigida infpiratio hos manifefte laedit, frigorisque fenfum invehit, ita calida eft ipfis amica. Sed et pituitofa excrementa cum excreatu et tuffi rejiciunt. Pulmonis autem ficcitas excrementis et pituita vacat; et vocem canoram reddit; quemadmodum humor fufcam et raucam. Majorem vero acutioremque edere volentibus interveniunt excrementa. Sed nec ipfa vocis magnitudo a calore fit; quemadmodum nec exiguitas a frigore; verum illam afperae arteriae amplitudo, perflationisque vehementia; hanc vero contrariae caufae efficiunt. Itaque neque perpetuo, neque primario, fed ex accidente folis ingenitis, non au-

ΓΑΛΗΝΟΥ ΤΕΧΝΗ ΙΑΤΡΙΚΗ. 351

τοις κράσεσι, ου ταις·επικτήτοις, έπεται το της φωνής μέγεθός τε και ή σμικρότης. ότι μεν γαρ τοιάδε τα όργανα δια την κρασιν εγένετω, τοις τοιούτοις δε έπεται τοιάδε φωνή, εκ φωνής δια τούτο ένεστι περι της συμφύτου κράσεως συλλογίζεσθαι. και γαρ ή λεία φωνή λειότητι της αρτηρίας έπεται, καθάπερ η τραχεια τραχύτητι. λειότης μεν ουν αρτηρίας συμμετρία κράσεως έπεται, τραχύτης δε ξηρότητι. τραχύτης μεν γαρ επι ανωμαλία, κατα ξηρον σώμα την δε αρτηρίαν εργάζεται σκληράν μεν ή των ομοιομερών αυτής μορίων ξηρότης, ανώμαλον δε ή της παρεσπαρμένης τούτοις υγρότητος ένδεια. κατα δε τον αυτον τρόπον ούτε ή οξεία φύσει φωνη χωρις στενότητος φάρυγγος, ούθ' ή βαρεία χωρις ευρύτητος δύναται γίνεσθαι. στενότης μεν ουν εμφύτου ψυχρότητος έκγονός εστιν, ευρύτης δε θερμότητος. ανάλογον δε ταις φυσικαις διαφοραις των φωνών αι κατα πάθος επιτελούνται, γνωρίσματα και αίται γινόμεναι των εργαζομένων αιτίων, υπερ ών αυτάρκοις εν τοις περι φωνής διώρισται. τα δ' άλλα μόρια του ζώου τα

tem adventitiis temperamentis vocis tum magnitudo, tum exiguitas fuccedit. Quoniam autem inftrumenta alia aliam temperamenti naturam fequuntur, inftrumentorum vero vox. ingenitam intemperiem concludere ex voce licebit. Etenim vox lenis arteriae lenitatem arguit, quemodmodum afperitatem afpera. Itaque laevitas arteriae temperamenti mediocritatem fequitur, afperitas vero ficcitatem. Afperitas enim ab inaequalitate corporis duri fit. Caeterum fimplicium ejus partium ficcitas duram efficit arteriam, aequalem vero humoris per has difperfi penuria. Eodem modo neque vox natura acuta fine faucium anguftia, neque gravis fine amplitudine fieri poteft. Anguftia quidem infitae frigiditatis eft foboles, amplitudo vero caloris. Naturalibus autem vocum differentiis proportione refpondent hae, quae ab aliquo fiunt affectu; eaedem et caufarum, a quibus fiunt, notae exiftunt, de quibus abunde in libris de voce disputatum eft. Reliquae vero animantis partes internae

ἐντὸς ἀμυδρὰ τῆς κράσεως ἔχει τὰ γνωρίσματα. πειρατέον
δὲ ὅμως αὐτὰ διά τε τῶν ὠφελούντων καὶ βλαπτόντων
διαγινώσκειν, ἔτι τε κατὰ τὰς τῶν φυσικῶν [212] δυνάμεων ἐνεργείας. εἴρηται δὲ ἐν τῷ τρίτῳ περὶ τῶν ἐν τοῖς
συμπτώμασιν αἰτίων, ὡς ἥτις ἑκάστης δυνάμεως ἀρετῇ τε
καὶ κακίᾳ; ἢ προηγουμένη κρᾶσίς ἐστιν· τὰ μὲν οὖν τῶν
κράσεων γνωρίσματα καὶ ἤδη λέλεκται.

Κεφ. ιθ'. Τὰ δὲ περὶ τὸ μέγεθος ἤτοι τὴν διάπλασιν, ἢ τὸν ἀριθμὸν, ἢ τὴν θέσιν ἐσφαλμένα, ὅσα μὲν
ὑποπίπτει ταῖς αἰσθήσεσιν, γνωρισθῆναι ῥᾴδιον. τῶν δ'
οὐχ ὑποπιπτόντων τὰ μὲν δύσγνωστα, τὰ δὲ ἄγνωστά ἐστιν.
τὸ μὲν οὖν τῆς κεφαλῆς μέγεθός τε καὶ σχῆμα, καὶ σὺν
αὐτῇ τὸ τοῦ ἐγκεφάλου πρόδηλόν τέ ἐστι καὶ πρόσθεν
εἴρηται. κατὰ ταῦτα δὲ καὶ τὸ τοῦ θώρακος· οὕτως δὲ
καὶ ὅσα κατ' ὠμοπλάτας, ἢ ὤμους, ἢ βραχίονας, ἢ πή-
χεις, ἢ ἄκρας χεῖρας, ἢ ἰσχίον, ἢ μηρὸν, ἢ κνήμην, ἢ
πόδας, οὐ χαλεπὸν διαγινώσκειν, ἄν τε κατὰ την διάπλασιν ἐσφαλμένον ᾖ τι τῶν τοιούτων, ἄν τε κατὰ τὸ μέγεθος,

obſcuras ſui temperamenti notas habent. Elaborandum
tamen eſt, ut ex his, quae juvare et laedere ſolent, et
ex naturalium facultatum functionibus eas cognoſcamus.
In tertio autem libro de ſymptomatum cauſis diximus,
facultatis cujusque virtutem ac vitium temperiem praeire.
Hactenus igitur de temperamentorum notis.

    Cap. XIX. Magnitudinis vero, vel conformatio-
nis, vel numeri, vel poſiturae vitia, quae quidem ſenſibus objecta ſunt, facile cognoſci poſſunt. Ex his vero,
quae ſenſum latent, alia quidem difficile, alia vero
nullo modo cognoſcuntur. Siquidem capitis et cerebri
magnitudo ac figura manifeſte apparent, atque de his
ante meminimus, quemadmodum et de thorace. Similiter autem nec difficile eſt opertas ſcapulas, humeros,
brachia, cubitos, extremas manus, coxas, femora, tibias
et pedes cognoſcere, ſive in conformatione, ſive magnitudine, ſive numero, ſive partium quibus conſtant com-

(479) ἄν τε κατὰ τὸν ἀριθμὸν, ἢ τὴν σύνθεσιν τῶν συντιθέντων αὐτά. πρόδηλοι δὲ καὶ αἱ τῆς ἐνεργείας ἐφ' ἑκάστου
βλάβαι. τὰ δ' ἐντὸς τοῦ σώματος οὐ πάντα διαγνωσθῆναι
δυνατόν. γαστέρα μὲν γάρ τινος οὕτω σμικράν τε καὶ
στρογγύλην, καὶ προπετῆ κατὰ τὸ ὑποχόνδριον ἐθεασάμην,
ὡς ἐναργῶς φαίνεσθαι κατὰ περιγραφὴν ἰδίαν ὁρῶσί τε
καὶ ἁπτομένοις. οὕτω δὲ καὶ κύστιν τινὸς ἐθεασάμην
ἐγκειμένην τε καὶ σμικρὰν, ὥστ', εἴ ποτε χρονίσειε περὶ τὴν
ἔκκρισιν τῶν οὔρων, ὄγκος ἐφαίνετο περιγεγραμμένος ἐναργῶς. οὐ μὴν τῶν ἄλλων τι τῶν ἐντὸς ἐναργῆ διάγνωσιν
παρέσχε μοί ποτε. πειρᾶσθαι μέντοι χρὴ διαγινώσκειν, ὡς
οἷόν τέ ἐστιν, ἀρετήν τε καὶ κακίαν αὐτῶν, εἰ καὶ μὴ κατ'
ἐπιστήμην βεβαίαν, ἀλλ' οὖν κατὰ στοχασμόν τινα τεχνικὸν, οἷον εἰ οὕτως ἔτυχεν ἐπὶ ἥπατος. εἶδον γάρ τινας ἤδη
καὶ πολλοὺς στενάς μὲν φλέβας ἔχοντας, ἄχρουν δὲ τὸ
σύμπαν σῶμα, καὶ εἰ βραχὺ πλείω προσηνέγκαντο τροφῆς,
καὶ μᾶλλον εἰ φυσώδη, καὶ παχέα, καὶ γλίσχρα, τους μεν

poſitionè vitium contractum fit. Horum enim cujusque
actiones offenſae manifeſtae ſunt. Eorum vero, quae in
corpore latent, non omnia dignoſci poſſunt. Cujusdam
enim ventrem vidi adeo exiguum, rotundum et prominentem, juxta hypochondrium collocatum, ut evidenter
ſe ſua circumſcriptione tum videntibus tum tangentibus
proderet. Similiter et cujuspiam veſicam adeo eminen-
tem exiguamque deprehendi, ut, ſi tardius urinam red-
didiſſet, circumſcriptus tumor manifeſte appareret. Quanquam autem nulla aliarum internarum partium manifeſtum mihi unquam de ſe praebuit indicium, danda
tamen opera eſt, quam maxime fieri poteſt, ut earum
virtutem et vitium, ſi non certa firmaque ſcientia, ſaltem artificioſa conjectura cognoſcamus; veluti exempli
ratia jecoris. Nonnullos enim novi, et quidem multos,
qui graciles venas habebant, corpusque univerſum deco-
loratum, quorum, cum paulo plus cibi aſſumpſiſſent,
praeſertim flatulenti, craſſi et glutinoſi, alii velut pon-

ὥσπερ τινὸς βάρους ἐγκειμένου καὶ κρεμαμένου, κατὰ τὸ
δεξιὸν ὑποχόνδριον αἰσθανομένους ἐν βάθει, τοὺς δὲ μετὰ
τάσεως ὀδυνώδους. ἐπὶ τούτων οὖν εἰκός ἐστι καὶ μικρὸν
εἶναι τὸ ἧπαρ, καὶ στενὸν ταῖς διεξόδοις. ἕτερον δὲ ἐθεα-·
σάμην φλεγματικὸν μὲν ὕλην τὴν ἕξιν, ἐμοῦντα δὲ ἑκάστης
ἡμέρας χολὴν ὠχράν. ἔγνων οὖν χρῆναι καὶ τὰ διαχωρήματα
αὐτοῦ θεάσασθαι, καὶ ὀλιγοστὸν εἶχε χολῆς. ἐτεκμηράμην
ρῦν τούτῳ τὸν τὸ χολῶδες ὑγρὸν ἐξοχετεύοντα πόρον οὗ
μικρὰν ἑαυτοῦ μοῖραν εἰς τὸν ·πυλωρὸν τῆς γαστρὸς ἀπο-
πέμπειν, ὡς ἐπ᾽ ἐνίων φαίνεται ζώων. ἐξ ὧν δῆλον, ὡς
ἐν τοῖς ἀδήλοις τῇ αἰσθήσει μεγάλα συντελεῖ πρὸς διάγνωσιν ἥ τε τῶν ἐξ ἀνατομῆς φαινομένων γνῶσις, ἥ τε
τῶν ἐνεργειῶν τε καὶ τῶν χρειῶν εὕρεσις. ὅστις οὖν διαγνωστικὸς εἶναι βούλεται τῶν ὡς εἴρηται νῦν ἐσφαλμένων σωμάτων, ἐν ταῖς ἀνατομαῖς αὐτὸν γυμναστέον ἐστὶ, κἂν ταῖς
τῶν ἐνεργειῶν τε καὶ χρειῶν εὑρέσεσι. γέγραπται δὲ ὑπὲρ
πάντων ἰδίᾳ καθ᾽ ἑτέρας πραγματείας, ὑπὲρ ὧν ἐπὶ τε-

dus quoddam innixum ac fuspenfum in dexlri hypo-
chondrii profundo fentiebant, alii tenfionis dolorem: hos
igitur et jecur parvum et anguftos meatus habere verifimile eft.   Alterum vidi toto habitu pituitofum, quotidie tamen pallidam bilem vomitione rejicientem. Itaque alvi excrementa infpicienda effe duxi; in quibus
bilis minimum erat.   Meatum igitur, qui bilem defert,
non exiguam ejus humoris portionem ad pylorum, imam
ventriculi partem, transmittere conjeci. Quod in quibusdam animantibus cernere licet. Ex his liquet, quod
ad eorum, quae fenfum latent, cognitionem plurimum
conferat tum apparentium ex corporum diffectione co-
guitio, tum actionum ufuumque inquifitio. Quisquis
igitur nofcendorum corporum, quae a naturali ftatu (ut
modo dicebatur) recedunt, peritiam habere cupit, is in
corporum incifionibus, functionumque ac ufuum inquifi-
tionibus fefe exerceat oportet.   De his autem omnibus
feorfum in aliis operibus fcripfimus, de quibus in fine

λευτῇ τοῦ λόγου παιτὸς εἰρήσεται, χάριν τοῦ γινώσκειν τοὺς
φιλομαθεῖς ἕκαστον ων ἂν ὀρεχθῶσι μαθεῖν, ἐκ ποίας μάλιστα
πραγματείας ἀναλέγεσθαι χρή· ἀλλὰ περὶ μὲν τούτων ἅλις.

Κεφ. κ΄ [213] Ὅσα δὲ ἐν τῷ νῦν ἐστι νοσώδη σώματα, τουτέστιν ὅσα νοσεῖ, διαγινώσκειν χρὴ καὶ ταῦτα,
ταῖς μὲν αἰσθήσεσιν ὑποπίπτοντα τῇ μεταβολῇ τῶν κατὰ
φύσιν αὐτοῖς ὑπαρχόντων, ἐν μεγέθει, καὶ χροιᾷ, καὶ σχήματι, καὶ ἀριθμῷ, καὶ θέσει, καὶ τῇ κατὰ σκληρότητα,
καὶ μαλακότητα, καὶ θερμότητα, καὶ ψυχρότητα διαφορᾷ·
μὴ φαινόμενα δὲ, καθόλου μὲν φάναι, ταῖς βλάβαις τῶν
ἐνεργειῶν, ἢ τοῖς ἐκκρινομένοις, ἢ ταῖς ὀδύναις, ἢ τοῖς
ὄγκοις τοῖς παρὰ φύσιν, ἤ τισιν τούτων, ἢ πᾶσι. κατὰ
μέρος δὲ, τὰς μὲν κατὰ τὸν ἐγκέφαλον νοσώδεις διαθέσεις
ἢ τοῖς τῆς παραφροσύνης εἴδεσιν, η ταῖς τῶν αἰσθήσεων
ἢ φαντασιῶν βλάβαις, ἢ ταῖς τῶν προαιρετῶν, ἢ τοῖς ἐκκρινομένοις δι᾽ ὑπερώας, καὶ ῥινὸς, καὶ ὤτων, ἢ ταῖς τῶν
κατ᾽ αὐτὸν ὀδυνῶν διαφοραῖς. τὰς δὲ κατὰ τὴν καρδίαν
ἔκ τε τῶν τῆς δυσπνοίας εἰδῶν καὶ παλμῶν τῶν κατ᾽ αὐτήν,

totius hujus libri verba faciemus, ut, quod diſcere libuerit, ſtudioſi, ex quonam opere praecipue decerpere
oporteat, cognoſcant. Sed de his hactenus.

Cap. XX. Quae vero in praeſentia inſalubria ſunt,
hoc eſt, quae jam aegrotant corpora, dignoſcenda quoque ſunt: ſenſibus quidem obvia ex magnitudinis, coloris, figurae, numeri et ſitus a naturali ſtatu mutatione, ac differentia, quae a duritie et mollitie, frigore
et calore ſumitur. Quae vero ſenſum effugiunt, ut ſummatim dicam, actionum offenſionibus, vel excrementis,
vel doloribus, vel tumoribus praeter naturam; horum,
inquam, vel quibusdam, vel omnibus. Sigillatim autem
morboſae cerebri affectiones ex dementiae ſpeciebus,
aut ſenſuum, vel pnantaſiae, vel functionum, quae voluntatis imperio obeuntur, laeſionibus; aut palati, narium aut aurium excrementis, aut ipſius cerebri dolo-
rum differentiis. Cordis vero ex ejus tum difficultatis
ſpirandi ſpeciebus, tum palpitatione; praeterea ex pul-

ἔτι τε τῶν κατ αὐτὴν σφυγμῶν καὶ τὰς ἀρτηρίας, ὀξυθυ-
μίας τε καὶ ἀθυμίας, καὶ πυρετῶν, καὶ τῶν καταψύξεων,
καὶ τῶν ἐν τῷ χρώματι διαφορῶν, ἀλγημάτων τε τῶν κατ᾽
αὐτήν. τὰς δὲ καθ᾽ ηπαρ, ἔκ τε τῆς τῶν χυμῶν ἐνδείας
τε καὶ πλεονεξίας, ἐκτροπῆς τε τῆς εἰς τὸ παρὰ φύσιν,
καὶ ἀχροίας, καὶ προσέτι τοῖς κατὰ την ἀνάδοσιν, ἢ θρέψιν,
ἢ την τῶν περιττωμάτων ἔκκρισιν ὑπαλλαττομένοις, αλλα καὶ
τοῖς βάρεσι τοῖς κατ᾽ αὐτο, καὶ ὄγκοις, καὶ ἀλγήμασιν, οὐ τοῖς
ἐγχωρίοις μόνον, ἀλλὰ καὶ κατὰ συμπάθειαν ὅσα γίνεται,
κατά τινα δυσπνοίας ἰδέαν καὶ βηχός. οὕτως δὲ καὶ τὰ
κατὰ τὴν γαστέρα τοῖς περὶ τὴν πέψιν τε καὶ τὴν ὄρεξιν
τῆς ὑγρᾶς ἢ ξηρᾶς προσφορᾶς, ἢ περὶ την τῶν περιττωμάτων ἔκκρισιν ἁμαρταρομένοις· ὡσαύτως δὲ καὶ τοῖς λυγξὶν,
ἐρυγαῖς, ναυτίαις, ἐμέτοις, αὐταῖς τῶν ἐμουμένων ταῖς
ἰδέαις. καὶ μέν γε καὶ ὅσα κατὰ θώρακα, δυσπνοίαις,
βηξὶν, ὀδύναις ταῖς κατ᾽ αὐτον, τῇ τῶν ἀναβηττομένων
διαφορᾷ. καὶ τὰ κατὰ τὴν τραχεῖαν ἀρτηρίαν νοσηματα,
δύσπνοιά τε καὶ βήξ, ἥ τε κατὰ τον τόπον ὀδύνη, τά τε

fibus et ejus et arteriarum; ex animi quoque concita-
tione et demiffione, ex febribus, perfrictionibus, colorum differentiis et ipfius deloribus. Jecoris vero ex
humorum defectu et exuperantia mutatione in flatum
praeter naturam, et ex decoloratione, praeterea ex permutata cibi distributione, aut nutricatione, aut fupervacuorum excretione; quin etiam ex ejus gravitate ac
tumoribus, et doloribus non folum in ipfo genitis, verum etiam aliarum partium confenfu obortis, quales in
aliqua difficultatis fpirandi et tnffis fpecie exiftunt. Ad
eundem modum ventris vitia ex coctione, appetentia
humidi et ficci et fupervacuorum excretione deprehenduntur Similiter ex fingultu, ructu, naufea, vomitu,
et eorum, quae vomitione rejiciuntur, fpeciebus. Quin
etiam thoracis vitia nuntiant fpirandi difficultas, tuffis,
et ejus partis dolor, eorumque, quae expuuntur, differentia. Afperae quoque arteriae morbos difficilis fpira-
tio, tuffis, ejus dolor et quae expuendo rejiciuntur, et

ἀναπτυόμενα, καὶ αἱ τῆς φωνῆς βλάβαι γνωρίζουσιν. ἀνάλογον δὲ κἀπὶ τῶν ἄλλων μορίων ἁπάντων ἐξ ὄγκου, καὶ
ὀδύνης, καὶ βλάβης ἐνεργειῶν, ἔτι τε τῆς τῶν ἐκκρινομένων
διαφορᾶς αἱ διαγνώσεις ἔσονται. ὄγκους μὲν δὴ τοὺς παρὰ
φύσιν ἐν φλεγμοναῖς, καὶ ἐρυσιπέλασι, καὶ σκίῤῥοις, καὶ
οἰδήμασιν ἐξεταστέον. ἄλγημα δὲ, καθ᾽ ὃν ἂν ἐρείδῃ τόπον,
ἤτοι συνεχείας λύσιν, ἢ ἀλλοίωσιν ἀθρόαν ἐνδείκνυται.
λύεται μὲν οὖν ἡ συνέχεια τομῇ, καὶ διαβρώσει, καὶ θλά-
σει, καὶ τάσει. ἀλλοιοῦται δὲ ἡ οὐσία θερμότητι, καὶ ψυχρότητι, καὶ ξηρότητι, καὶ ὑγρότητι. βλάπτεται δὲ ἡ
ἐνέργεια τριχῶς, ἢ ἀῤῥώστως, ἢ πλημμελῶς, ἢ μηδ᾽ ὅλως
γιγνομένη. ὅσα δ᾽ ἐκκρίνεται, τὰ μὲν ὡς μόρια τῶν πεπονθότων, τὰ δὲ ὡς περιττώματα, τὰ δὲ ὡς ἐν αὐτοῖς περιεχόμενα, κατὰ φύσιν ἕκαστον ἔνδειξιν ἰδίαν ποιήσεται.
λέλεκται δὲ περὶ τῶν τοιούτων ἁπάντων ἐπὶ πλέον ἐν τῇ
τῶν πεπονθότων τόπων πραγματείᾳ, μηδενὸς αὐτὴν ὑπὸ
μέθοδον τῶν ἔμπροσθεν ἀγαγόντος, ἢ τὸ τέλειον ὑποδόντος,
ὥσπερ οὐδ᾽ ἄλλην οὐδεμίαν ὧν ὑπῆρξαντο μὲν οἱ παλαιοί,

vocis vitia oftendunt. Eadem ratione aliarum omnium
partium affectus ex tumore, dolore, functionum offen-
fione et excrementorum differentia dignofcuntur. Tumores quidem praeter naturam funt inflammationes,
fcirrhi et oedemata. Dolor vero, in quacunque corporis parte firmatus fit, aut folutionem continuitatis, aut
vehementem fubitamque immutationem oftendit. Conti-
nuitas autem fectione, erofione, contufione et tenfione
folvitur. Immutatur vero fubflantia a calore, frigore,
ficcitate et humiditate. Trifariam autem functio laeditur. Aut enim imbecilliter, aut depravate, aut omnino
non editur. Quae vero excernuntur, alia affectorum
locorum particulae funt, alia excrementa. At quae in
ipfis naturaliter continentur, de fe unumquodque praebet
indicium. De omnibus his in opere de locis affectis fufius
disputatum eft; quod nemo ante nos aut in artem redegit, aut abfolvit; quemadmodum nec aliud ullum,

Ed. Chart. II. [213. 214.]   Ed. Baf. III. (479.)

οὐ [214] συνετέλεσαν δέ. τῶν μὲν δὴ νοσούντων σωμάτων
ἐξ ἐκείνης τῆς πραγματείας μανθάνειν χρὴ τὰ γνωρίσματα,
τῶν νοσησόντων δὲ καὶ τῶν ὑγιασθησομένων ἐκ τῆςδε τῆς
μεθόδου.

Κεφ. κα΄. Τὰ μὲν οὖν τῶν νοσησόντων ἐν τῷ μεταξὺ τὴν ἰδέαν ἐστὶ τῶν τε τοῖς ὑγιαίνουσι καὶ τοῖς νοσοῦσι συμβαινόντων. κατὰ φύσιν μὲν γὰρ ἅπαντα τοῖς
ὑγιαίνουσιν ὑπάρχει, παρὰ φύσιν δὲ τοῖς νοσοῦσιν, καθόσον
νοσοῦσιν. ἐν μεθορίῳ δὲ τούτων ἐστὶ τὰ δηλωτικὰ σημεῖα
τῶν νοσησόντων, ἔνια μὲν ἐκ τοῦ γένους ὑπάρχοντα τῶν
κατὰ φύσιν, ἀλλὰ ποσότησιν, ἢ ποιότησιν, ἢ καιροῖς ὑπηλλαγμένα, τινὰ δὲ ἐκ τῶν παρὰ φύσιν μὲν, ἀλλὰ μικρότερα
τῶν ἐν ταῖς νόσοις. καὶ διὰ τοῦτο καὶ αἱ διαθέσεις μὲν
αὐται τῶν σωμάτων, ὅσα νοσήσειν ὑπέδειξα, τῶν οὐδετέρων
εἰσὶ, καὶ τὰ δηλοῦντα αὐτὰς σημεῖα. πρώτως μὲν γὰρ
ταῦτα ὑγείαν δηλοῖ, δευτέρως δὲ τὰς νόσους. καὶ γίνεται
τὰ αὐτὰ σημεῖα κατὰ τὴν πρός τι σχέσιν, οὐδέτερά τε καὶ

quod veteres quidem inceperint, ad finem perductum eſt.
Aegrotantium igitur corporum ex illo opere, ex hac
vero methodo eorum, qui in morbum labuntur, et qui
fanitati reſtituendi funt, notae petendae funt.

Cap. XXI. Eorum autem, qui aegrotaturi funt, figna
mediam inter falubria et infalubria fpeciem obtinent.
Nam fanis omnia fecundum naturam infunt; practer
naturam vero aegrotis, quatenus aegrotant. In horum
vero medio conſtituta funt, quae futuros morbos praenuntiant; quorum alia fecundum naturam funt, fed qualitatibus, quantitatibus vel temporibus permutata. Quaedam vero praeter naturam, fed quam quae in morbis
funt obfcuriora. Quocirca affectiones ipfae corporum,
quae in morbos lapfura effe fubmonſtravi, atque indicantia ipfas figna in neutrorum genere pofita funt. Primario enim haec fanitatem oſtendunt, fecundo vero loco
morbus. Eadem cum diverfis comparata tum neutra,

νοσώδη· τὰ μὲν τὴν ἤδη διάθεσιν δηλοῦντα οὐδέτερα,
τὰ δὲ τὴν ἐσομένην προδηλοῦντα νοσώδη. κατὰ δὲ τὸν
αὐτὸν λόγον, καὶ ὅσα τοῖς νοσοῦσιν ἐπιφαίνεται σημεῖα σω-
τήρια, λεχθήσεται μὲν ὑγιεινά, διότι τὴν ἐσομένην ὑγείαν
προδηλοῖ· λεχθήσεται δὲ καὶ νοσερά, καθόσον τὴν ὑπάρχουσαν νόσον ἐνδείκνυται. καὶ δῆλον ὡς, ὅσαπερ ἀμφοῖν
ἐστι δηλωτικὰ, λεχθείη ἂν οὐδέτερα καθ᾽ ἕν τι τῶν σημαινομένων τῆς οὐδετέρου φωνῆς. οὐδὲν δὲ θαυμαστὸν, τὰ
αὐτὰ σημεῖα τοὺς τρεῖς ἔχειν λόγους ἐν διαφερούσαις σχέσε-
σιν, ὑγιεινά τε καὶ νοσερά, καὶ οὐδέτερα λεγόμενα. καθ᾽
ἕτερον δὲ σημαινόμενον, ὅσα τοῖς ἀνακομιζομένοις ἐκ νόσων
ὑπάρχει σημεῖα, λέγομεν οὐδέτερα, καθ᾽ ὃ, οἶμαι, καὶ τὰ
τῶν ἐν γήρᾳ. ταῦτα μὲν οὖν ἅπαντα πλείοσιν (480) ὑποπέπτωκεν ἐννοίαις τε καὶ λόγοις. ὅσα δὲ τοῖς ἀμέμπτως
ὑγιαίνουσιν ὑπάρχει, μόνῃ τῇ τῶν ὑγιεινῶν ἐννοίᾳ, καὶ ὅσα
τοῖς νοσοῦσι μὴ προδηλοῦντα τὴν ἐσομένην ὑγείαν, μόνῃ καὶ
ταῦτα τῇ τῶν νοσωδῶν ὑποπέπτωκεν ἐννοίᾳ. περὶ μὲν δὴ

tum morbofa exiftunt. Nam quatenus affectionem praefentem oftendunt, neutra; quatenus vero futuram praenuntiant, morbofa funt. Eadem ratione et quae per
morbos falubria figna vifuntur, quatenus futuram fanitatem praedicunt, falubria dicuntur; quatenus vero praefentem morbum monftrant, morbofa. Palam quoque eft,
quod, quae utrumque indicant, fecundum aliquod vocis
neutrius fignificatum dici neutra poterunt. Mirum autem videri non debet, eadem figna cum diverfis comparata triplicem rationem habere, nimirum falubrium,
morboforum et neutrorum. Juxta aliud vero fignificatum, quae ex morbo convalefcentibus infunt figna, neutra dicimus, in quo fignificato figna, quae in fenectute
adfunt, accipienda effe arbitror. Haec quidem omnia
pluribus tum notionibus, tum rationibus fubjecta funt.
Quae igitur in abfoluta fanitate atque inculpata funt
figna, fub folam falubrium notitiam veniunt. Et quae
in aegrotis funt, nec futuram fanitatem praenuntiant,
foli quoque morboforum notioni fubjiciuntur. De his

Ed. Chart. II. [214.]   Ed. Baf. III. (480.)
τούτων ἑξῆς εἰρήσεται. τὰ δὲ τῆς μελλούσης νόσου προγνωστικὰ διέλθωμεν πρότερον. διττῆς δὲ οὔσης τῆς αὐτῶν
διαφορᾶς, προχειρισώμεθα πρότερον τὰ ποσότησιν, ἢ ποιότησιν, ἢ καιροῖς, οὐκ αὐταῖς ταῖς οἰκείαις ἰδέαις ἐξηλλαγμένα
τῶν κατὰ φύσιν, οἷον ὄρεξιν σιτίων ἐπιτεταμένην, ἢ ἐκλελυμένην,
ἢ μὴ κατὰ τὸν συνήθη καιρὸν, ἢ οὐ συνήθων ἐδεσμάτων, ἢ
ἀπόκρισιν τῶν περιττωμάτων τῆς τροφῆς ἐλαττόνων, ἢ πλειόνων,
ἢ ὑγροτέροιν, ἢ σκληροτέρων. οὕτως δὲ καὶ τῶν ὑγρῶν περιττωμάτων ἔνδεια, καὶ πλεονεξία παρὰ τὸ κατὰ φύσιν, ἢ
χροιᾶς, ἢ συστάσεως ἐξάλλαξις, ἢ καιροῦ κενώσεως, ἀγρυπνία τε καὶ πλείων ὕπνος, ἢ οὐκ ἐν καιρῷ τῷ συνήθει.
κατὰ ταῦτα δὲ καὶ ἡ περὶ πόμα πλεῖον, ἢ ἔλαττον, ἢ
θερμὸν, ἢ ψυχρὸν ἐπιθυμία παρὰ τὸ σύνηθες. ὥσπερ γε
καὶ ἡ περὶ τὴν τῶν ἀφροδισίων χρῆσιν ἄμετρος ἢ ἄκαιρος
ἐπιθυμία, ἱδρῶτες πλείους τοῦ δέοντος, ἢ ἐλάττους, ὄκνος
εἰς τὰς κινήσεις, ἢ πειρωμένων κινεῖσθαι βαρύτης, ἢ ἔκλυ-
σις ἰσχυρὰ, καταμηνίων κρύψις, ἢ πλείων, ἢ ἐλάττων κέ-

autem deinceps dicetur. At primum de his, quae futuram praedicunt aegritudinem, quorum quum duplex fit
differentia, prius ea, quae quantitate, qualitate et tempore, non autem propria fpecie a naturali flatu immutata funt, tractemus; cujusmodi eft cibi appetentia vel
major vel minor, vel quae fuo tempore non accidit, vel
infoliti cibi, aut ejus excrementorum vel plurium, vel
pauciorum, vel liquidiorum, vel duriorum excretio. Simili modo humidiorum recrementorum defectus ac exuperantia praeter naturam, aut eorum coloris aut fubftantiae, aut temporis excretioni a natura deftinati mutatio. Vigiliae quoque ac fomni prolixiores, aut fuo
tempore non advenientes. Similiter potus liberalioris
aut parcioris, calidi aut frigidi infolita cupiditas; quemadmodum veneris immodicus ufus, aut intempeftivum
defiderium. Sudores plures aut parciores, quam naturae
conveniat, ad motum tarditas, aut hunc molientibus
gravitas, aut vehemens exolutio, aut menfium fuppreffio,

νωσις. οΰτω δὲ καὶ ἡ δι᾽ αἱμοῤῥοΐδων. ἀλλὰ καὶ ἡ κατ᾽
αὐτὴν τὴν ἐδωδὴν ἢ πόσιν οὐχ ὁμοία τῇ πρόσθεν ἡδονὴ
γνώρισμά ἐστι μέλλοντος νοσήματος. οὕτως δὲ καὶ ἡ τῆς
διανοίας ἀμβλύτης οὐ κατὰ φύσιν, ἢ ἐπιλησμοσύνη τις
ἀήθης, [215] ἢ φαντασιωδέστεροι τῶν ἔμπροσθεν ὕπνοι.
καὶ μὲν δὴ καὶ ἀκοὴ, καὶ ὄσφρησις, καὶ ὄψις ἀμβλύτεραί
τε καὶ ἀχλυωδέστεραι. καὶ ἁπλῶς εἰπεῖν, ὅσα κατὰ φύσιν
ὑπῆρξε, τὰ μὲν αὐξανόμενα, τὰ δὲ μειούμενα, τὰ δὲ καιροῖς τισιν, ἢ ποσότησιν, ἢ ποιότησιν ἐξαλλαττόμενα. καὶ
γὰρ οὖν καὶ τοῦ σώματος ὄγκος, ἐλάττων τε καὶ μείζων
γινόμενος, ἐρυθρότερός τε καὶ λευκότερος, ἢ οἷον πελιδνό-
τερος, καὶ μελάντερος, καὶ ἐρυγαί τε καὶ πταρμοὶ, καὶ
φύσαι πλείους ἢ ἐλάττους τῶν κατὰ φύσιν. οὕτω δὲ και
ὅσα διὰ ῥινῶν, ἢ ὑπερώας, ἢ ὤτων, οἷς ὁ ἐγκέφαλος ἐκκαθαίρεται, ποσότησιν, ἢ ποιότησιν, ἢ καιροῖς ἐξαλλαττόμενα.
ταῦτα μὲν ἅπαντα τοῦ γένους τῶν κατὰ φύσιν ἐστίν. δῆξις
δὲ γαστρὸς, ἢ κατὰ στόμαχον, ἢ κατά τι τῶν ἐντέρων, ἢ

aut profufio major vel minor. Quemadmodum fanguinis
ex venis, quae haemorrhoides dicuntur, fluxio. Sed et
fi tanta in cibo et potu, quanta prius fuit, voluptas
non fentiatur, futuri morbi eft nota. Similiter autem
et mentis hebetudo praeter naturam, aut oblivio quaedam infolita, aut pluribus fomni quam ante vifis pleni.
Quin etiam auditus, guftus et vifus hebetiores ac obfcu-
riores. Atque ut femel dicam, quaecunque fecundum
naturam inerant, vel aucta, vel imminuta, vel tempore,
vel quantitate, vel qualitate immutata. Atque adeo corporis moles major et minor, rubicundior aut albior, fimiliter lividior et nigrior, ructusque et fternutamenta et
flatus plures aut pauciores, quam ex confuetudine. Eodem
modo narium, palati, vel aurium (quibus cerebrum expurgatur) recrementa quantitate, qualitate aut tempore
immutata. Haec quidem ex eorum genere effe cenfen-
tur, quae fecundum naturam funt. Morfus autem ventris, vel ftomachi, vel alicujus inteftinorum, aut dolor,

ἐπὶ τοῖς διαχωρουμένοις, ἢ ἐμουμένοις, ἢ οὐρουμένοις, ἢ τις
ἕτερος μέτριος πόνος, ἐκ τοῦ γένους μέν ἐστι τῶν παρὰ
φύσιν, οὔπω δὲ νοσεῖν οἱ οὕτως ἔχοντες λέγονται, καθάπερ
οὐδ' οἱ βαρυνόμενοι τὴν κεφαλὴν, ἢ ἀλγοῦντες, ὅταν γε
μηδέπω διὰ ταῦτα πρὸς τὰ συνήθη τῶν ἔργων ἐμποδίζων-
ται. καὶ ὅ γε τοῦ νοσεῖν ὅρος οὗτός ἐστιν ἐπὶ ταῖς τοιαύταις διαθέσεσι. καὶ διὰ τοῦτο ἐν τῷ πρός τι τὴν αὐτὴν
διάθεσιν ἤδη τε νοσώδη καὶ οὐδετέραν ἐροῦμεν ἔτι. πρὸς
γὰρ τὴν ῥώμην τῆς φερούσης ῥᾳδίως ἢ νικωμένης ἤδη δυνάμεως ἤτοι νόσος ἐστὶν, ἢ οὐδετέρα διάθεσις ἑκάστη τῶν
εἰρημένων. οὕτω δὲ καὶ ὅσα κατὰ τὰς αἰσθήσεις, οὐκ ἐν τῷ
μᾶλλόν τε καὶ ἧττον ἀλλήλων διενηνόχασιν, ἀλλ' ὅσα τῷ γένει
παρὰ φύσιν ἐστί. καὶ τοῦτ' ἐστὶ νοσώδη σημεῖα, μέχρι περ
ἂν ᾖ σμικρὰ, καὶ μηδέπω τῶν εἰθισμένων πράξεων ἀπάγειν
ἱκανά. τοιαῦτα δ' ἐστὶ κατὰ μὲν τὴν γεῦσιν, ὅταν ἁλμυ-
ρῶς, ἢ πικρῶς, ἢ τινος ἑτέρας ποιότητος ἔμφασις ᾖ τοῖς
ἐσθιομένοις τε καὶ πινομένοις ἅπασιν, ἢ καὶ χωρὶς τοῦ

qui vel ventre exonerando, vel vomendo, vel urina
reddenda, vel alius quispiam mediocris. fentitur, ex
eorum, quae praeter naturam funt, genere eſſe cenſentur.
Nondum tamen ita affecti aegrotare dicuntur, quemadmodum nec quibus caput aut gravatur aut dolet, quum
nondum haec folita impediant opera, atque hic eſt
aegrotandi terminus in ejusmodi affectionibus. Quocirca
eandem affectionem cum aliis comparatam jam morbo-
fam et neutram etiam dicimus. Nam pro virtutis robore
vel facile ferentis, vel jam victae harum quaeque aut
morbus eſt, aut neutra affectio. Eodem modo et quae
in fenfibus fiunt, non quae majoris et minoris ratione
inter fe differunt, fed quae ex genere praeter naturam
funt, morbofa figna exiſtunt, tantisper dum exigua funt
et nondum a folitis operibus hominem abducere poſſunt.
Eiusmodi autem funt, quum guſtui vel falfum vel amarum vel aliquem alium faporem omnia, quae eduntur et
bibuntur, repraefentant; aut etiam fi nihil aſſumatur,

Ed. Chart. II. [215.]   Ed. Baf. III. (480.)

προσάρασθαί τι τὸ σίαλον αὐτὸ φαίνηται τοιοῦτον. κατὰ
δὲ τὴν ὄσφρησιν, ὅταν ἤτοι τινὸς αἰσθανώμεθα μιᾶς ποιότητος, οὐδενὸς ὀσφρητοῦ παρόντος, ἢ καὶ προσφέροιτες
πλείω τε καὶ διαφέροντα πάντων αὐτῶν ὡς ὁμοίων αἰσθανώμεθα. πολλάκις δὲ οὐδ᾽ ὅλως αἴσθησις ἡμῖν οὐδενὸς, ἢ
δυσώδους τινὸς γίνεται, μηδενὸς παρόντος δυσώδους. κατὰ
δὲ τὴν ἀκοὴν ἤχοι καὶ ψόφοι τοῦ παρὰ φύσιν εἰσίν.
ὥσπερ γε καὶ κατὰ τὴν ὄψιν, ὅσα προφαίνεσθαι δοκεῖ, μέλανά τε καὶ ὀρφνώδη, καὶ κυανά, καὶ πυῤῥὰ, καὶ ξανθὰ, καὶ
τὰ μὲν στρογγύλα, τὰ δὲ προμήκη· καὶ τὰ μὲν ἰσχνά, τὰ δὲ
παχέα, παραπέτασθαι πάντα δοκοῦντα. κατὰ δὲ τὴν ἁπτι-
κὴν αἴσθησιν, ὅταν ἀνωμαλία τις, ἢ πύκνωσις, ἢ βάρος, ἢ
τάσις, ἢ ναρκώδης ἢ ἑλκώδης διάθεσις ἐμφαίνηται καθ᾽
ὕλην τὴν ἕξιν. οὕτως δὲ καὶ καθ᾽ ὁτιοῦν μέρος ἢ τάσις,
ἢ θλίψις, ἢ δῆξις, ἢ βαρύτης, ὅταν σμικραί τινες ὦσι
καὶ μὴ μόνιμοι, τὴν μὲν διάθεσιν οὐδετέρων εἶναι δηλοῦσι,
προαγγέλλουσι δὲ νόσον.

talis faliva apparet. In odoratu vero, quum fine rei
odorae praefentia qualitatem aliquam feñtimus, aut
quum plura diverfaque naribus objecta eundem omnia,
ac fi effent fimilia, odorem repraefentant; faepe vero
nihil omnino odoramur; aut quum foetorem aliquem,
etiam fi nihil adfit, quod graviter oleat, ffentimus. In
auditu autem fonitus et ftrepitus praeter naturam funt.
Similiter et quae oculis nigra, obfcura, caefia, rufa et
flava apparent. Atque horum alia rotunda effe, alia
oblonga, quaedam gracilia, quaedam craffa, omnia autem
volitare videntur. In tactu autem, quum inaequalitas
quaedam, vel denfitas, vel gravitas, vel tenfio, vel
ftupor, vel ulcerofa affectio in toto corporis habitu fentitur. Pari modo in unaquaque corporis parte vel tenfio, vel contufio, vel morfus, vel gravitas, fi nec magnae, nec ftabiles fint, neutrum effe affectum fignificant, morbum vero praenuntiant.

Κεφ. κβ'. Ὅσα δὲ ἐν τοῖς ἤδη νοσοῦσι γίνεται σημεῖα, τὰ μὲν ὑγείαν δηλοῦντα, τὰ δὲ θάνατον, ὑγιεινὰ
μὲν τὰ πρότερα, τὰ δὲ ἕτερα τῷ γένει μὲν νοσερὰ, κατ᾽
εἶδος δὲ ὀλέθρια λέγεται. λαμβάνεται δὲ, καθόλου μὲν
εἰπεῖν, ἔκ τε τῶν ἐνεργειῶν ἀρετῆς τε καὶ κακίας, κατὰ
μέρος δὲ ἐκ τῶν κατὰ μέρος ἐνεργειῶν, ὧν τὰ γένη πρόσθεν εἴρηται, πρῶτον [216] μὲν τὸ τῶν ἀρχῶν, δεύτερον
δὲ τὸ τῶν ἀπ᾽ ἐκείνων πεφυκότων, καὶ τρίτον τὸ τῶν ἰδίαν
μὲν ἐχόντων διοίκησιν, ἀπὸ δὲ τῶν ἀρχῶν ἀποφύσεις τινὰς
δεχομένων. τὸ γὰρ δὴ τέταρτον γένος τῶν τότε ῥηθέντων,
ἐξ ἑαυτοῦ μὲν ἄχρηστον εἰς τὰς προγνώσεις, κατὰ συμβεβηκὸς δὲ, κἀκ τούτων ἔσται ποτὲ πρόγνωσις, ὥσπερ γε κἀκ
τῶν περιττωμάτων διὰ παντὸς. ἐκ τούτων μὲν λόγῳ συμ-
παθείας, ἐκ δὲ τῶν περιττωμάτων, ὅτι πέψεως καὶ ἀπεψίας ἐν αὐτοῖς ἐστι σημεῖα. ὥστε οὐκ ἐνδέχεται μὴ δηλοῦν
αὐτὰ διὰ παντὸς, ἤτοι τὴν φύσιν ἐπικρατεῖν τῆς ὕλης, ἢ

Cap. XXII. Quae vero jam aegrotantibus infunt
notae, aliae fanitatem, aliae mortem fignificant. Priores falubres funt, pofteriores vero generaliter quidem
morbofae, fpecialiter vero perniciofae dicuntur. Generaliter autem ex functionum virtute et vitio, particulatim vero ex fingularum actionum virtute et vitio notae fumuntur; quarum genera prius declarata funt; primum quidem principiorum, fecundum autem eorum,
quae ab illis ortum habent, et tertium eorum, quae fefe
gubernant, a principiis vero propagines quasdam accipiunt. Quartum autem genus eorum, quae tunc diximus, ex fe quidem ad praedicendum eft inutile: fed
per accidens aliquando ex ipfis praefagimus, quemadmodum omnino et ex recrementis. Ex illis quidem confenfus ratione; ex recrementis vero, quod
ea coctionis et cruditatis in fe notas continent. Quare fieri omnino non poteft, quin fignificent, aut naturam materia, aut materiam natura, aut neutram al-

Ed. Chart. II. [216.]   Ed. Baf. III. (480.)

τὴν ὕλην τῆς φύσεως, ἢ οὐδέτερον οὐδετέρου. ὑγιεινὰ μὲν
ουν σημεῖα λεχθήσεται, κρατούσης τῆς φύσεως, νοσώδη δὲ,
κρατουμένης, οὐδέτερα δὲ τὰ ἐν ταῖς ἰσοσθενέσι μάχαις.
τὰ μεν δὴ τῆς ἐναργοῦς πέψεως σημεῖα τῶν ὑγιεινῶν ἐστι,
καθάπερ καὶ τὰ τῆς ἀπεψίας νοσερά, τὰ δὲ οὔτε πέψιν,
οὔτε ἀπεψίαν ἐναργῶς ἐνδεικνύμενα τῆς τῶν οὐδετέρων
ἐστὶ φύσεως. οὐδέτερα δὲ καὶ ὅσα νῦν μὲν τοῦτο, νῦν δὲ
τοὐναντίον δηλοῖ, καθάπερ οἱ μελαινόμενοι δάκτυλοι. τοιαῦτα δ᾽ ἐστὶ καὶ τὰ κριτικὰ συμπτώματα. λέλεκται δὲ
ὑπὲρ ἁπάντων αὐτῶν ἐν τοῖς περὶ κρίσεως, ὥσπερ καὶ περὶ
τῶν καθ᾽ ἑκάστην ἐνέργειαν ἐν τοῖς περὶ συμπτωμάτων
αἰτίοις. ἐκ τούτων οὖν χρὴ τὴν κατὰ μέρος ἅπασαν αὐτῶν
ὕλην ἀναλέγεσθαι. ἐγὼ δὲ μήκους φειδόμενος ἐνταυθοῖ
μὲν ἤδη καταπαύσω τὸν περὶ τῶν σημείων λόγον, μετα-
βήσομαι δὲ ἐπὶ τὸν περὶ τῶν αἰτίων.

Κεφ. κγ΄. Ἐπεὶ δὲ καὶ τούτων ἐστὶ τὰ μὲν ὑγιεινά, τὰ δὲ
νοσερὰ, τὰ δὲ οὐδέτερα, πρῶτον περὶ τῶν ὑγιεινῶν ὁ λόγος
ἔσται. ἐπεὶ δὲ καὶ τούτων αὐτῶν τὰ μὲν ἦν φυλακτικα, τὰ δὲ

tera fuperiorem effe. Salubria quidem figna dicuntur,
fi natura fuperet, morbofa vero, fi fuperetur, neutra
vero, fi pares pugnae fint. Manifeftae autem coctionis
figna inter falubria, quemadmodum inter morbofa cruditatis annumerantur. Quae vero neque coctionem, neque cruditatem manifeftam oftendunt, ex neutrorum natura funt. Sed et neutra funt, quae nunc hoc, nunc
contrarium fignificant, quales funt denigrati digiti.
Ejusmodi autem funt critica accidentia. De quibus
omnibus in libris de crifibus, quemadmodum et de
fingulis actionibus in libris de fymptomatum caufis, dictum eft; ex quibus omnem earum materiam particulatim fumere oportet. Ne autem prolixior fim, orationi
de fignis finem faciam; ad caufas vero me conferam.

Cap. XXIII. Quoniam autem harum aliae falubres,
aliae morbofae, aliae vero neutrae funt: primum de falubribus differemus. Quoniam vero harum ipfarum quaedam

ποιητικὰ τῆς ὑγείας, ἔστι δὲ καὶ χρόνῳ, καὶ ἀξιώματι πρότερα τὰ φυλακτικὰ τῶν ποιητικῶν, ἀπὸ τῶν φυλακτικῶν ιῦν
ἀρκτέον. ὄντος τοίνυν οὐχ ἑνὸς τοῦ ὑγιεινοῦ σώματος,
ἀλλὰ πλειόνων, ὡς ἔμπροσθεν διώρισται, καθ᾽ ἕκαστον
αὐτῶν ἴδιον ἔσται τὸ φυλακτικὸν, ὅτι καὶ πᾶν αἴτιον ἐν τῷ
πρός τι. πάλιν οὖν κἀνταῦθα τὴν ἀρχὴν ἀπὸ τῆς ἀρίστης
κατασκευῆς τοῦ σώματος ποιητέον, ἐπισκεπτομένους τὰ πρὸς
ταύτην ὑγιεινά. τὴν δὲ εὕρεσιν αὐτῶν ἡ τοῦ πράγματος
αὐτοῦ φύσις ὑπαγορεύει. εἰ μὲν γὰρ ἦν ἀπαθὲς καὶ ἀναλλοίωτον τὸ σῶμα, διὰ παντὸς ἂν ἔμενεν ἡ ἀρίστη κατασκευὴ, καὶ οὐδὲν ἂν ἐδεῖτο τέχνης ἐπιστατούσης αὐτῷ.
ἐπειδὴ δὲ ἀλλοιοῦται, καὶ διαφθείρεται, (481) καὶ τρέπε-
ται, μὴ φυλάττον ἣν εἶχεν ἐξ ἀρχῆς κατάστασιν, ἐπικουρίας
ἐν τοσούτῳ δεῖται. καθ᾽ ὅσους οὖν τρόπους ἀλλοιοῦται,
τοσαῦτα γένη καὶ τῶν ἐπικουριῶν ἕξει, τουτέστι τῶν φυλακτικῶν αἰτίων, ἃ πρόδηλον ἤδη κἀξ αὐτῶν τῶν εἰρημένων, ὡς ἐπανορθωτικὰ τῷ γένει τετύχηκεν ὄντα. τῷ δὲ
κατὰ βραχὺ ποιεῖσθαι τὰς ἐπανορθώσεις, πρὶν ἀθρόον

confervant, quaedam vero efficiunt fanitatem, funt autem
efficientibus confervantes et tempore et dignitate priores,
initium a confervantibus fumemus. Quum igitur non
unum fit falubre corpus, fed plura, ut ante explicatum
eft, horum cuique caufa, qua confervetur, peculiaris
erit: quandoquidem ad aliquid omnis caufa refertur.
Rurfus igitur hic ab optima corporis conflitutione initium fumemus, ejus falubres caufas confiderantes; quarum inventionem rei natura docet. Nam fi non pateretur corpus nec mutaretur, optima perpetuo maneret
conflitutio; neque arte opus eſſet, quae illi praefideret.
Sed quoniam alteratur, mutatur et corrumpitur, nec
fervat quam ab initio habebat conflitutionem, hac ratione praefidio eget. Quot igitur modis immutatur, tot
auxiliorum, hoc eft confervatricum caufarum, genera
habebit; quas ex his, quae jam dicta funt, conftat, ex
genere eſſe corrigentium. Sed quoniam paulatim correctiones fiunt, antequam magna accidat noxa, praefentis

ἀπαντῆσαι τὸ βλάβος, οὐ προφυλακτικὰ τοῦ μέλλοντος
ἔσεσθαι κακοῦ προς τῶν ἰατρῶν κέκληται· ἀλλὰ φυλακτικὰ
τῆς παρούσης κατασκευῆς. ἀλλοιοῦται τοίνυν τὸ σῶμα,
πρὸς μέν τινων ἐξ ἀνάγκης, πρὸς δέ τινων οὐκ ἐξ ἀνάγκης.
λέγω δὲ ἐξ ἀνάγκης μὲν, οἷς ἀδύνατον αὐτῷ ἐστι μὴ πλησιάζειν, οὐκ ἐξ ἀνάγκης δὲ τὰ λοιπά. τὸ μὲν γὰρ τῷ περιέχοντι διὰ παντὸς ὁμιλεῖν, ἐσθίειν τε καὶ πίνειν, καὶ
ἐγρηγορέναι, καὶ ὑπνοῦν ἀναγκαῖον αὐτῷ, ξίφεσι δὲ καὶ
θηρίοις οὐκ ἀναγκαῖον. ὅθεν ἐν μὲν τῷ προτέρῳ γένει
τῶν αἰτίων ἡ περὶ τὸ σῶμα τέχνη [217] καταγίνεται, κατὰ
δὲ δεύτερον οὐκέτι. ὁπόσα τοίνυν ἐστὶ τὰ ἐξ ἀνάγκης ἀλλοιοῦντα τὸ σῶμα, διελόμενοι, καθ᾽ ἕκαστον αὐτῶν ἴδιόν τι
γένος αἰτίων ὑγιεινῶν εὑρήσομεν. ἔστιν οὖν ἕν μὲν ἐκ τῆς
τοῦ περιέχοντος ἀέρος ὁμιλίας, ἕτερον δὲ ἐκ κινήσεως καὶ
ἡσυχίας ὅλου τε τοῦ σώματος καὶ κατὰ τὰ μόρια. τρίτον,
ἐξ ὕπνου καὶ ἐγρηγόρσεως· τέταρτον, ὃπ τῶν προσφερομένων. πέμπτον, ἐκ τῶν ἐκκρινομένων, ἢ ἐπεχομένων·
ἕκτον, ἐκ τῶν ψυχικῶν παθῶν. ὑπὸ τούτων γὰρ ἁπάντων

ſtatus conſervatrices, non autem futuro malo profpicien-
tes medici appellant. Immutatur autem corpus a quibusdam ex neceſſitate, ab aliis non ex neceſſitate. Ex
neceſſitate autem dico, quae nulla ratione vitari poſſunt;
non ex neceſſitate vero reliqua. Neceſſario quidem
omnino in ambiente aëre verſamur, edimus, bibimus,
vigilamus et dormimus; enſibus vero et feris non neceſſario objicimur. Unde in priore cauſarum genere ars
verſatur, quae corpori tuendo dicata eſt, non autem in
poſteriore. His igitur expoſitis, in ſingulis eorum, quae
neceſſario corpus immutant, proprium ſalubrium cauſarum genus inveniemus. Unum quidem ex ambientis
aëris contactu, alterum ex motu et quiete, tum corporis
univerſi, tum ejus partium. Tertium ex ſomno et vigilia. Quartum ex his, quae aſſumuntur. Quintum ex
his, quae exernuntur et retinentur. Sextum ex animi
affectibus. Ab his enim omnibus corpus affici neceſſe

ἀνάγκη τὸ σῶμα διατίθεσθαί πως. ὑπὸ μὲν τοῦ περιέχοντος, ἤτοι θερμαινόμενον, ἢ ψυχόμενον, ἢ ξηραινόμενον, ἢ
ὑγραινόμενον, ἢ κατὰ συζυγίαν τούτων τι πάσχον, ἢ καθ᾽
ὅλην τὴν οὐσίαν ἀλλοιούμενον. ἐκ κινήσεως δὲ καὶ ἡσυχίας,
ἀμέτρων ἀμφοῖν γινομένων, ἢ θερμαινόμενον, ἢ ξηραινόμενον, ἢ ψυχόμενον, ἢ ὑγραινόμενον, ἢ κατὰ συζυγίαν τι
τούτων πάσχον. οὕτω δὲ καὶ ἐξ ὕπνου καὶ ἐγρηγόρσεως
ἀνάγκη πως πάσχειν αὐτό. κατὰ δὲ τὸν αὐτὸν λόγον ἐκ
τῶν προσφερομένων, ἢ ἐκκρινομένων, ἢ ἐπεχομένων. ἅπαντα γὰρ ταῦτα, τὰ μὲν ἄντικρυς, τὰ δὲ διὰ μέσων ἑτέροιν
αἰτίων ἀλλοιοῖ τὸ σῶμα, καὶ διαφθείρει τὴν ὑγείαν. καὶ
γέγραπται περὶ τούτων αὐτῶν ἰδίᾳ καθ᾽ ἕκαστον ἐν τῇ
τῶν ὑγιεινῶν πραγματείᾳ. τὰ μὲν οὖν ἅπαντα τὰ νῦν εἰρημένα γένη τῶν ὑγιεινῶν αἰτίων ὕλαι τινὲς ὑπάρχουσι·
μετὰ δὲ τῆς δεούσης χρήσεως αἴτια γίνεται φυλακτικά τε
καὶ ὑγιεινά· διαμαρτανόμενα δὲ τῆς συμμετρίας, νοσώδη καθίσταται. ὥστε δῆλον ἤδη κἀκ τούτων, ὡς οὐχ ἑτέρας μὲν
οὐσίας τῶν ἐκτὸς τούτων πραγμάτων ὑγιεινὰς ἡμῖν, ἑτέρας

eſt. Nam ab ambiente aëre aut calefit, aut refrigeratur,
aut exiccatur, aut humectatur, aut la conjugatis his afficitur, aut tota ſubſtantia immutatur. Ex motu autem
et quiete utroque immoderato aut calefit aut refrigeratur, aut humectatur aut reſiccatur, aut ab iisdem copulatis afficitur. Eodem autem modo ſomnus et vigilia
ipſum ex neceſſitate alliciunt, quemadmodum et animi
motus; et quae aſſumuntur, aut excernuntur, aut retinentur. Haec enim omnia corpus immutant, ſanitatem-
que corrumpunt, alia quidem protinus ac manifeſte, alia
vero alterius cauſae interventu. Atque de his ipſis particulatim in opere de ſanitate tuenda ſeorſum ſcripſimus. Omnia igitur modo declarata genera materiae
quaedam ſunt ſalubrium cauſarum; quae ſi commode
miniſtrentur, cauſae ſunt et conſervantes et ſalubres;
morboſae vero, ſi incommode. Quare ex his manifeſtum
eſt, praeter has res non alias ſalubres, alias morboſas

δὲ νοσερὰς ὑποληπτέον, ἀλλὰ τὰς αὐτὰς ἐν τῷ πρός τι
ποτὲ μὲν ὑγιεινάς, ποτὲ δὲ νοσώδεις γινομένας. ἡνίκα μὲν
γὰρ δεῖται κινήσεως τὸ σῶμα, τὸ μὲν γυμνάσιον ὑγιεινὸν,
ἡ δὲ ἡσυχία νοσερόν· ἡνίκα δὲ ἀναπαύσεως, ὑγιεινὸν μὲν
ἡ ἡσυχία, νοσερὸν δὲ τὸ γυμνάσιον. ὡσαύτως δὲ καὶ περὶ
σιτίων καὶ πομάτων καὶ τῶν ἄλλων ἁπάντων. ἕκαστον γὰρ,
ἐπειδὰν δεομένῳ τῷ σώματι προσάγηται μετὰ τῆς οἰκείας
ποσότητος καὶ ποιότητος, ὑγιεινὸν γίνεται· τῷ δὲ ἤτοι
μηδ᾽ ὅλως δεομένῳ προσφερόμενον, ἢ οὐκ ἐν τῷ προσήκοιτι
μέτρῳ, νοσῶδες καθίσταται. καὶ δύο εἰσὶν οὗτοι σκοποὶ
περί τε τὸ ὑγιεινὸν καὶ τὸ νοσερὸν, ἡ ποιότης τε καὶ ἡ
ποσότης τοῦ προσφερομένου· τὸ γὰρ καὶ τὸν καιρὸν, ὡς
ἕτερόν τι τούτων, τρίτον ἐπεισάγειν ἐν τοῖς εἰρημένοις περιεχόμενον, οὐκ εὔλογον. εἰ γὰρ δεῖται τὸ σῶμα τοιοῦδε
καὶ τοσοῦδε τοῦ προσφερομένου, δηλονότι καὶ κατὰ τὸν καιρὸν τὸν δέοντα προσφέρεται. καὶ ἡ γένεσις τῷ καιρῷ ἐκ
τοῦ ῥευστὸν καὶ εὐμετάβλητον εἶναι τὸ θνητὸν σῶμα, καὶ
δεῖσθαι κατὰ τὰς μεταβολὰς ἄλλοτ᾽ ἀλλοίων τῶν ὠφελούν-

exiſtimandas eſſe, ſed easdem ad diverſas relatas aliquando ſalubres, aliquando vero morboſas. Si quidem
corpori motum deſideranti exercitatio ſalubris eſt, quies
vero inſalubris; ſi otio egeat, quies ſalutaris eſt, motus
autem inſalubris. Eadem autem cibi, potus et reliquorum omnium eſt ratio. Quorum quodque ſi egenti corpori cum juſta tum quantitate, tum qualitate adhibitum
ſit, ſalubre eſt; inſalubre vero, ſi aut omnino non indigeat, aut ſi non ſervato modo miniſtretur. Atque haec
duo circa ſalubre et morboſum corpus conſideranda ſunt,
nimirum rei, quae adhibetur, quantitas et qualitas. Nulla enim ratione temporis occaſio, utpote quae cum
his comprehenſa ſit, tanquam aliquod tertium adjun-
genda eſt. Quum enim tali ac tanta re aſſumenda corpus eget, ea certe opportune adhibetur. Atque hinc
ortum habet occaſio, quod fluxum mutabileque ſit mortale corpus, quodque pro mutationis ratione aliis alio
tempore remediis egeat. Quare non eſt genere tertium

των. ὥστε οὐκ ἔστιν ἐπὶ τῷ γένει τρίτον ἐν τοῖς εἰρημένοις ὁ καιρός. εἰς δὲ τὴν διδασκαλίαν αὐτῷ πολλάκις ὡς
τρίτῳ χρώμεθα διὰ τὴν εἰρημένην αἰτίαν.

Κεφ. κδ'. Ἐπεὶ δὲ ἐν τούτοις τοῖς σκοποῖς τά τε
ἄλλα τῶν αἰτίων τῶν ὑγιεινῶν καὶ τὸ νῦν ἡμῖν προκείμε-
νόν ἐστι γένος, αὖθις ἀναλάβωμεν αὐτά. τῇ τοίνυν ἀρίστῃ
κατασκευῇ τοῦ σώματος, ἐπειδὰν εὔκρατον ᾖ τὸ περιέχον,
ἁρμόσει συμμετρία τῶν τε ἄλλων ἀκριβής, ὧν ἀρτίως εἶπον,
ἡσυχίας τε καὶ κινήσεως, καὶ ὕπνου καὶ ἐγρηγόρσεως, καὶ
τῶν προσφερομένων τε καὶ ἐκκρινομένων. ἐπειδὰν δὲ δύς-
κρατον ᾖ, εἰς τοσοῦτον καὶ τὰς συμμετρίας [218] ἐξαλλάττειν προσήκει, εἰς ὅσον καὶ τὰ τῆς εὐκρασίας διέφθαρται. σκοποὶ δὲ τῆς συμμετρίας, ἐπὶ μὲν τοῦ περιέχοντος,
ὡς μήτε φρίττειν διὰ κρύος, μήθ' ἱδροῦν διὰ θάλπος·
ἐν δὲ τοῖς γυμνασίοις, ὅταν πρῶτον ἄρξηται πονεῖν τὸ σῶμα,
καταπαύειν εὐθύς· ἐν δὲ τοῖς ἐδέσμασι, πέψεως ἀκρίβεια,
καὶ διαχωρήσεως συμμετρία κατά τε τὸ ποιὸν καὶ κατὰ
τὸ ποσόν. ἰσάζει δέ πως ἐπὶ τούτων ἡ ὄρεξις τῇ πέψει,

inter haec, quae dicta funt, occaſio; verum docendi gratia ipſa tanquam tertio ob eam quam diximus cauſam
plerumque utimur. Cap. XXIV. Quoniam autem in his ſcopis tum aliae
ſalubres cauſae, tum quod nunc propoſitum eſt genus
continetur, de ipſis rurſus diſſeramus. Optimae igitur
corporis conſtitutioni, ſi circumductus aër temperatus ſit,
tum aliorum nuper commemoratorum, nempe quietis
et motus, ſomni et vigiliae, tum aſſumendorum et ex-
cernendorum exquiſita ſymmetria conveniet. Sin intemperatus ſit, tantum ſymmetriam mutare conveniet,
quam vitiatum temperamentum eſt. Symmetriae quidem
ſcopus eſt, in ambiente quidem aëre, ut neque frigore
inhorreſcamus, neque aeſtu ſudemus. Ab exercitatione
vero, quum primum laſſeſcere corpus coeperit, ceſſan-
dum eſt. In cibis accurata concoctio, et moderata excrementorum tum qualitas tum quantitas. In his con-
coctioni reſpondet appetentia. Quare neque praeſide

ΓΑΛΗΝΟΥ ΤΕΧΝΗ ΙΑΤΡΙΚΗ. 371

Ed. Chart. II. [218.]   Ed. Baf. III. (481.)

ὥστε οὐδ' ἐπιστάτου δέονται, τοῦ τὸ ποσὸν ἑκάστου τῶν
τροσφερομένων μετρήσοιτος. ἡ γὰρ ἀρίστη φύσις, ὅσον ὀρέγεται, τοσοῦτον καὶ πέττει καλῶς. οὕτω δὲ καὶ τῶν ὕπνων
τὸ ποσὸν ἡ φύσις αὐτὴ μετρεῖ τοῖς ἐν ἀρίστῃ κατασκευῇ,
καὶ παύονται τηνικαῦτα ὑπνοῦντες, ὅταν μηκέτι δέηται τὸ
σῶμα. καὶ δὴ καὶ οὕτως αὐτῶν διαιτωμένων, ἐν ταῖς ἐκκρίσεσιν οὐδὲν πλημμελεῖται κατὰ γαστέρα, καὶ οὖρα, καὶ
ὅλον τὸ σῶμα. τὰς μὲν γὰρ ἡ συμμετρία τῶν προσφερομένων, τὴν δὲ καθ' ὅλον τὸ σῶμα διαπνοὴν ἡ τῶν γυμνασίων ὑγιεινὴν ἀπεργάζεται χρῆσις. ἀπέχεσθαι δὲ δηλονότι
τῆς ἀμετρίας αὐτοὺς χρὴ ἁπάντων τῶν ψυχικῶν παθῶν, ὀρ-
γῆς, λύπης, θυμοῦ, φόβου, καὶ φθόνου, καὶ φροντίδος.
ἐξίστησι γὰρ καὶ ταῦτα, καὶ ἀλλοιοῖ τὸ σῶμα τῆς κατὰ
φύσιν συστάσεως. Ἀφροδισίων δὲ κατὰ μὲν Ἐπίκουρον οὐδεμία χρῆσις ὑγιεινή, κατὰ δὲ τὸ ἀληθὲς ἐκ διαλειμμάτων
τηλικούτων, ὡς ἐπὶ ταῖς χρήσεσι μήτ' ἐκλύσεως αἰσθάνεσθαι, καὶ κουφότερον αὐτὸν ἑαυτοῦ δοκεῖν γεγονέναι καὶ
εὐπνούστερον. ὁ δὲ καιρὸς τῆς χρήσεως, ὅταν ἀκριβῶς μέσον

opus est, qui cibi modum praestabit. Siquidem optima
natura tantum probe concoquit, quantum appetit. Similiter autem somno natura ipsa bene constituta modum
praescribit: somnum enim finit, quum non amplius eo
corpus eget. Itaque hanc vivendi rationem servantibus,
neque alvi sedimenta, neque urinae, neque universi
corporis excrementa vitiosa sunt: illa enim cibus et.
potus moderatus efficit. Perspirationem vero corporis
universi salubrem reddit mediocris exercitatio. Per-
spicuum autem est, quod ab omnibus immodicis animi
affectibus, nempe iracundia, tristitia, furore, timore,
invidia et cura, abstinendum sit, ut qui naturalem con-
stitutionem corrumpant ac immutent. Veneris autem
juxta Epicurum nullus usus salutaris est; revera tamen
confert intervallo repetita tam longo, ut exolutio non
sentiatur, et ipse, qui utitur, se ipso levior esse faciliusque
que spirare videatur. Idoneum autem ejus utendae

3 7 2   ΓΑΛΗΝΟΥ ΤΕΧΝΗ ΙΑΤΡΙΚΗ.

Ed. Chart. II. [218.]   Ed. Baf. III. (481.)

ἢ τῶν ἔξωθεν περιστάσεων ἁπασῶν τὸ σῶμα, μήθ᾽ ὑπερ-
πεπληρωμένον, μήτ᾽ ἐνδεὲς, μηθ᾽ ὑπερεψυγμένον, μήθ᾽
ὑπερτεθερμασμένον, ἢ ἐξηρασμένον, ἢ ὑγρασμένον ἀμέτρως.
εἰ δὲ καὶ διαμαρτάνοιέν ποτε, κατά τι, σμικρὸν μὲν ἔσται
τὸ διαμαρτανόμενον, ἄμεινον δὲ τεθερμασμένῳ μᾶλλον, ἢ
ὑπερεψυγμένῳ, καὶ ὑπερπεπληρωμένῳ, ἢ ἐνδεεῖ, καὶ ὑγρασμένῳ,
ἢ ἐξηρασμένῳ τῷ σώματι χρῆσθαι τοῖς ἀφροδισίοις. ποιότητα
δὲ ἑκάστου τῶν εἰρημένων ἐπὶ τῆς ἀρίστης κατασκευῆς ἐκλέ-
γεσθαι δεῖ. γυμνασίου μὲν γὰρ, ἐν ᾧ πάντα τὰ μόρια τοῦ
σώματος ἀνάλογον κινεῖται, καὶ μὴ τὸ μὲν ὑπερπονεῖ, τὸ
δὲ ἐνδεέστερον πονεῖ· τῶν δὲ ἐσθιομένων τε καὶ πινομένων τὸ εὐκρατότατον· ταῦτα γὰρ οἰκειότερα ταῖς εὐκράτοις
φύσεσιν. ὡσαύτως δὲ κἀπὶ τῶν ἄλλων.

     Κεφ. κε΄. Εἰ δέ τι τῆς ἀρίστης κατασκευῆς ἀπολεί-
ποιτο τὸ σῶμα, μὴ πολλῷ δὲ τοῦτο, καὶ τὰ φυλακτικὰ δὴ
τῆς ὑγείας αἴτια κατὰ τὴν ἀναλογίαν ὑπηλλαγμένα γενήσεται. πλειόνων δὲ τοιούτων ὄντων σωμάτων, καθ᾽ ἕκαστον
γένος ἰδίᾳ ῥητέον. τὸ μὲν οὖν τῇ κράσει τῶν ὁμοιομερῶν,

tempus eſt, quum corpus in ſtatu. omnino medio eſt,
omnium, quae foris circumſtant, conſtitutum, nempe
immodicae repletionis et inanitionis, caloris et frigoris,
ſiccitatis et humiditatis. Quod ſi a mediocritate aliquando aberrarit, levis eſt error. Caeterum calfacto
quam refrigerato, pleno quam vacuo, humectato quam
reſiccato corpori veneris uſus commodior eſt. Horum
autem ſingulorum qualitas in optima conſtitutione eli-
genda eſt. Exercitationis quidem, in qua omnes corporis partes aequa proportione moveantur, ſic ut aliae
ultra, aliae citra modum non fatigentur. Temperatiſſimus vero cibus ac potus ſit, ſcilicet temperatis naturis
familiarior. Eadem eſt in aliis ratio. Cap. XXV. Quod ſi ab optima conſtitutione corpus aliquantum, non autem plurimum deflectat, cauſas,
quae ſanitatem tuentur, ad proportionem mutare oportet.
Verum quum multa ſint ejusmodi corpora, de ſingulis
ſeorſum eſt diſputandum. Quod igitur temperamentum

Ed. Chart. II. [218. 219.]   Ed. Baf. III. (481. 482.)

παραλλάττον, ἐν μέντοι τῇ συμμετρίᾳ τῶν ὀργανικῶν μορίων μὴ παραλλάττον, διττὴν ἰδέαν ἔχει τῶν ὑγιεινῶν αἰ-
τίων· ἑτέραν μὲν τῶν φυλαττόντων αὐτοῦ τὴν κρᾶσιν,
ἑτέραν δὲ τῶν ἐπὶ τὴν ἀρίστην ἀγόντων· τὰ μὲν δὴ φυλάττοντα τὴν κρᾶσιν αὐτοῦ τοσοῦτον παραλλάξει τῶν ἐπὶ τῆς
εὐκρατοτάτης φύσεως αἰτίων, ὅσον περ καὶ ἡ τοῦ σώματος
ὅλου κρᾶσις ἐκείνης παραλλάττει· τὰ μὲν γὰρ (482) θερμότερα σώματα· θερμοτέρων δεῖται διαιτημάτων, τὰ δὲ ψυχρότερα ψυχροτέρων· καὶ τὰ μὲν ξηρότερα ξηροτέρων, τὰ δὲ
ὑγρότερα ὑγροτέρων· καὶ κατα συζυγίαν [219] τὰ θερμότερά
τε καὶ ξηρότερα τῶν θερμοτέρων καὶ ξηροτέρων, καὶ τούτοις ἀνάλογον ἐπὶ τῶν λοιπῶν τριῶν συζυγιῶν. χρήσεται
γὰρ ταῖς ὕλαις τῶν αἰτίων ὀρθῶς ὁ τας συμφύτους αὐτῶν
δυνάμεις ἐπιστάμενος· οἷον ὅτι κίνησις μὲν καὶ ἔνδεια, καὶ
ἀγρυπνία, καὶ ἔκκρισις, καὶ πάντα τα ψυχικὰ πάθη ξηραί-
ρει τὸ σῶμα, τὰ δ᾽ ἐναντία τούτοις ὑγραίνει. οὕτως δὲ καὶ
περὶ τῶν θερμαινόντων καὶ ψυχόντων ἐπιτηδευμάτων, καὶ
ἐδεσμάτων, καὶ πομάτων, καὶ ἁπλῶς εἰπεῖν ἁπαντων τῶν

mutat, fed aptam inftrumentorum compofitionem fervat,
duplicem habet falubrium caufarum formam: alteram quidem earum, quae temperamentum tueantur, alteram vero,
quae ad optimum revocent. Quae igitur temperamentum
fervant, tantum a temperatiſſimae naturae cauſis di-
ſtant, quantum ab illa totius corporis temperamentum
discedit. Siquidem calidiora corpora calidiorem victus
rationem efflagitant; frigidiora vero frigidiorem; ficciora autem ficciorem, et humidiora humidiorem; atque fecundum conjugationem calidiora et ficciora calidiorem et ficciorem. Eadem eſt reliquarum trium con-
jugationum ratio. Caufarum igitur materia is recte utetur, qui nativas earum vires noverit, quod videlicet
motus, inedia, vigiliae, vacuatio, et omnes animi affectiones corpus exiccent; his vero contraria humectent.
Eodem modo quisquis calfacientia refrigerantiaque vitae ſtudia, cibum quoque ac potum, atque, ut femel

κατὰ τὸ σῶμα γινώσκων εἰς τὰς ὕλας καὶ τὰς δυνάμεις,
ὑγιεινοῖς αἰτίοις χρήσεται, τὰς ὁμοίας τοῖς ὁμοίοις προσφέ-
ρων, ὅταν γε φυλάττειν βούληται τὴν τοῦ σώματος κρᾶσιν,
ἣν παρέλαβεν. εἰ δ᾽ ἐξαλλάττειν ἐθέλει καὶ μετάγειν ἐπὶ
τὸ βέλτιον, ἕτερόν ἐστιν ἐνταῦθα γένος αἰτίων ὑγιεινῶν,
ἐναντίον μὲν τοῖς προειρημένοις, ἴσον δε ἀπέχον ἐπὶ θάτερα
τῶν εὐκράτων τε καὶ μέσων, ἃ. ταῖς ἀρίσταις φύσεσιν ἁρμόττειν ἐλέγομεν. τὴν γὰρ θερμοτέραν καὶ ξηροτέραν κρᾶσιν οὐ τὰ θερμὰ καὶ ξηρὰ διαιτήματα ποιήσειεν ἂν εὔκρατον ἀκριβῶς, ἀλλὰ τοσοῦτον τῆς εὐκράτου ψυχρότερά τε
καὶ ὑγρότερα ταῖς κράσεσιν, ὅσον καὶ ἡ φύσις τῆς φύσεως
ἦν θερμοτέρα καὶ ξηροτέρα. τὸ μὲν γὰρ τοιοῦτον γένος
τῶν αἰτίων ἐπανορθοῦται τὰς συμφύτους δυσκρασίας, τὸ
δὲ ἕτερον τὸ προειρημένον διαφυλάττει. χρεία δὲ ἑκατέρων
ἐν μέρει τοῖς ἰατροῖς, ἐπανορθοῦσθαι μὲν ἐπὶ πολλῆς σχο-
λῆς, κατὰ βραχὺ μετάγοντας ἐπὶ τὸ βέλτιον· οὐ γὰρ φέρουσιν αἱ φύσεις τὰς ἀθρόας ἀλλοιώσεις· φυλάττειν δ᾽ ἐν

dicam, omnium, quae corpori admoventur, materias ac
facultates intellexerit, falubribus caufis utetur, fimilia
fimilibus adhibendo, fi quidem corporis temperamentum,
quale accepit, tueri velit. Si vero permutare corpus atque transierre velit in meliorem ſtatum, altero falubrium caufarum genere antedictis quidem contrario eſt
opus, quod a temperatis mediisque, quas optimis naturis
convenire dicebamus, aequaliter in alterutram partem
declinet. Nunquam enim in exquifitam temperiem calida
et ficca victus ratio calidiorem et ficciorem naturam
mutabit, fed ea, quae tanto fit juſto temperamento frigidior et humidior, quantum natura naturam calore et
ficcitate fuperabat. Tale autem caufarum genus congenitas intemperaturas emendat; alterum vero, de quo
ante disputatum eſt, confervat. Utrisque autem medici
viciſſim utuntur. Siquidem, quum per otium majus licet,
corrigunt paulatim in meliorem ſtatum transferentes;
non enim fubitas natura mutationes fuſtinet. In eodem

ταυτῷ κατὰ τις ἀναγκαίας ἀσχολίας. πῶς οὖν και τὸ
τοιοῦτον εἶδος τῶν αἰτίων φυλακτικον ὀνομάζομεν; ἔπρεπε
γὰρ αὐτὸ μᾶλλον ἴσως ἀλλοιωτικόν τε καὶ θεραπευτικὸν,
καὶ τῶν συμφύτων ἁμαρτημάτων ἐπανορθωτικὸν κεκλῆσθαι
ὅτι πρὸς ὅλον τὸ γένος τῆς ὑγείας ἀναφέροντες, οὐ πρὸς
τὰς κατ᾽ εἶδος ἐν αὐτῇ διαφορὰς, ὅσα μὲν ὑγιαίνοντας φυλάττει, φυλακτικὰ πάντα κεκλήκαμεν, ἐάν τε πρὸς τῷ φυλάττειν τὴν ὑγείαν ἐπὶ τὸ βέλτιον ἄγῃ τὴν ὅλην κρᾶσιν,
ἄν τε φυλάττῃ τὴν ἐξ ἀρχῆς ὑπάρχουσαν κατάστασιν· ὅσα
δὲ χείρονα τὴν κατάστασιν ἀποτελεῖ, νοσερά. τῶν μὲν οὖν
ὁμοίως δυσκράτων ἅπασι τοῖς τοῦ σώματος μέρεσιν ὁμοία
καὶ ἡ ἐπιμέλεια· τῶν δ᾽ οὐχ ὁμοίων οὐχ ὁμοία. δύναται
γὰρ ἡ μὲν γαστὴρ ψυχροτέρα τινὶ τοῦ προσήκοντος ὑπάρχειν, ἡ κεφαλὴ δὲ θερμοτέρα, καὶ δεῖσθαι τῶν οἰκείων
ἑκατέρα· κατὰ ταὐτὰ δὲ καὶ τῶν ἄλλων ἕκαστον μορίων
ἢ ὑγρότερον, ἢ ξηρότερον, ἢ θερμότερον, ἢ ψυχρότερον
ὑπάρχειν τοῦ συμμέτρου, καὶ τῶν οἰκείων τῆς δυσκρασίας
δεῖσθαι διαιτημάτων. οὔτ᾽ οὖν ἐξ ἴσου γυμνάσομεν ἅπαντα

vero ftatu, quum neceſſariis detinentur occupationibus,
fervant. Quid eft igitur, cur talem caufarum differentiam
confervatricem appellamus? Hanc enim potius immuta-
tricem et curatricem forte nominaſſe conveniebat, et
congenitorum vitiorum emendatricem; quoniam omnes,
quae fanos tuentur, caufas, ad univerfum fanitatis genus
relatas, non autem ad fingulas differentias, confervantes
vocavimus; five praeter id, quod fanitatem fervant, in
meliorem ftatum totam temperaturam deducant; live,
quae ab initio generationis contracta eft, naturam fervent.   Quae vero conftitutionem deteriorem reddunt,
morbofas dicimus.   Omnibus autem fimiliter intempera-
tis partibus fimilis, diffimiliter vero diffimilis cura adhibetur.   Poteft enim ventriculus, quam par fit, frigidior
eſſe, caput vero calidius, atque ita utrumque fibi propria remedia defiderare.   Ad eundem modum unaquaeque partium reliquarum jufto temperamento aut humidior, aut ficcior, aut calidior, aut frigidior eſſe, victus-
que ratione intemperaturae fuae familiari egere.   Non

τῶν τοιούτων τὰ μόρια τοῦ σώματος, οὔθ᾽ ὡσαύτως ὑγραίνομεν καὶ ξηραίνομεν, ἤ τι τῶν ἄλλων πράξομεν. ἐπὶ
πλέον δὲ λέγεται περὶ αὐτῶν ἐν τῇ τῶν ὑγιεινῶν πραγματείᾳ.

Κεφ. κϛ΄. Τὰ δὲ τῶν ὀργανικῶν μορίων αἴτια ὑγιεινὰ
κατὰ τὸ σφάλμα κἀνταῦθα τῆς ἀρίστης κατασκευῆς ἀλλήλων διενήνοχεν. ἄλλα μὲν γάρ ἐστιν ὑγιεινὰ τῶν παρὰ
τὴν διάπλασιν σφαλμάτων, ἄλλα δὲ τῶν παρὰ τὸ μέγεθος,
ἢ τὸν ἀριθμὸν, ἢ τὴν θέσιν· ἐν μὲν οὖν τῇ διαπλάσει
πλείω τὰ σφάλματα. καὶ γὰρ καὶ τὸ σχῆμα τοῦ μορίου,
καὶ εἴ πού τις ἐν αὐτῷ κοιλότης ἐστὶ κατὰ φύσιν, [220] ἢ
στόμιον, ἢ πόρος, ἢ τραχύτης τις, ἢ λειότης, ὅταν ἐξιστῆται τῆς οἰκείας συμμετρίας, ἐπ᾽ ὀλίγον μὲν τοῦτο πάσχοντα, τῆς τῶν ὑγιεινῶν σωμάτων ἔχεται προσηγορίας, ἐπὶ
πλέον δὲ, τῆς τῶν νοσωδῶν· εἰ δ᾽ ἐπὶ τοσοῦτον, ὡς βλάπτειν τὴν ἐνέργειαν, ἤδη νοσεῖν λεχθήσεται. κατὰ δὲ τὸ
ποσὸν ἡ ὑπερβολή τε καὶ ἔλλειψις εἰς τὰς αὐτὰς ἄγει διαφοράς. ἐν ἀριθμῷ δὲ, λεῖπον ἢ περισσεῦον ὁτιοῦν τῶν

igitur omnes ejusmodi partes ex aequo exercebimus,
nec eodem modo humectabimus, aut exiccabimus, aut
aliud quidpiam efficiemus. De his antem fufius in libris
de fanitate tuenda disputatum eſt.

Cap. XXVI. Inſtrumentorum vero, quatenus ipfa
ab optima conſtitutione recedunt, hic etiam falubres
caufae inter fe differunt. Siquidem aliae vitiatae conformationis, aliae magnitudinis, aliae numeri, aliae
poſitus falubres funt caufae. In conformatione igitur
complura vitia cernuntur, nimirum figura partis, et fi
quod eſt naturale in ea concavum, aut ofculum, aut
meatus, aut afperitas, aut laevitas, a fua fymmetria declinantis. Quod fi exiguum vitium ſit, falubrium; fin
magnum, infalubrium appellationem obtinent. Si vero
tantus fit excelfus, ut actio laedatur, jam aegrotare dicuntur. In magnitudine vero easdem differentias exuperantia et defectus conſtituunt. In numero autem, quaecunque five una, five plures ex partibus fimplicibus

ὁμοιομερῶν ἐν ᾗ πλείω. τούτου τοῦ γένους εἰσὶ καὶ ὅσαι
παρὰ φύσιν ἐν ἡμῖν οὐσίαι συνίστανται. λοιπὸν δ᾽ ἐστὶ γένος ἄλλο παρὰ τὴν θέσιν ἑκάστου τῶν ἁπλῶν μερῶν, ἐν ᾧ
καὶ αὐτῷ τέτταρες αἱ πᾶσαι γίνονται διαφοραί· πρώτη μὲν ἡ
ἀρίστη· δευτέρα δὲ ἡ βραχύ τι παραλλάττουσα καὶ διὰ
τοῦτ᾽ ἔτι ὑγιεινὸν ἀποτελοῦσα τὸ σῶμα· καὶ τρίτη νοσερὸν,
ὅταν ἐπὶ πλέον ἐξιστῆται· καὶ τετάρτη τὸ ἤδη νοσοῦν,
ὅταν ἐπὶ πλεῖστον. ὅσα μὲν οὖν ἡμάρτηται μόρια κατὰ τὸ
σχῆμα, καθάπερ ὅσα βλαισὰ, καὶ ῥαιβὰ, καὶ λοξὰ, ταῦτα
νεογενῆ μὲν ἔτι καὶ ἁπαλὰ διαπλάσει τε καὶ ἐπιδέσει εἰς
τὸ κατὰ φύσιν ἐπανέρχεται· σκληρὰ δ᾽ εἰ φθάσειεν αὐξη-
θέντα γενέσθαι, τὴν ἐπανόρθωσιν οὐ προσίεται. καὶ μὲν
δὴ καὶ ὅσα περὶ τὴν κοιλότητα ἡμάρτηται, καὶ ταῦτα
ὡσαύτως ἐπανορθοῦται μὲν ἔτι αὐξανόμενα, τελειωθέντα δὲ
οὐ δύναται. μικρὰς μὲν οὖν κοιλότητας ἐπίδεσίς τε καὶ
ἡσυχία, μεγάλας δὲ ἐνέργειά τε τῶν μερῶν καὶ κατάληψις
ἐργάζεται πνεύματος. οὕτως δὲ καὶ ὅσα κατὰ πόρους, ἢ

aut deſint, aut redundent. In quo geuere continentur
quae praeter naturam nobis adnaſcuntur materiae. Supereſt aliud genus, nempe ſimplicis cujusque partis ſitus.
Cujus quatuor omnino ſunt differentiae, una quidem optima; altera, quae nonnihil ab hac deflectit, ideoque ſalubre corpus reddit; tertia morboſum, quum longius
recedit; quarta vero jam aegrotum, quum plurimum
diſtat. Quae autem vitium in figura fecerunt, quales
vatiae ſunt, varae et obliquae, ſiquidem recens adhuc
natae atque tenellae ſunt, reconcinnatione et deligatione
ad naturalem ſtatum reducuntur; ſin durae ac jam in-
auctae, non corriguntur. Quinetiam et quae vitioſam
cavitatem obtinent, dum adhuc creſcunt, eodem emendantur modo. Quum vero ad ſummum incrementum
pervenerunt, correctionem non admittunt. Itaque exiguas cavitates ligatura et quies, magnas vero partium
actio et ſpiritus retentio reddit. Eodem autem modo
meatuum et oſculorum vitia emendantur. Quaecunque

στόμια. καὶ μὲν δὴ καὶ ὅσα μείζω τοῦ δέοντος, ἡσυχία τε
καὶ ἐπίδεσις ἐπιτήδειος ἐλάττονα πέφυκεν ἐργάζεσθαι.
μείζω δ᾽ ἀποτελεῖται τὰ μόρια κινήσει τῇ κατὰ φύσιν ἅμα
τρίψει συμμέτρῳ, καὶ τοῖς ἄλλοις, ὅσα πέφυκεν ἐπισπᾶσθαι
πλέον αἷμα. τῶν δὲ λειπόντων μορίων, ὅσα μὲν ἐξ αἵματος ἔχει τὴν γένεσιν, οὐκ ἀδύνατος ἡ ἐπανόρθωσις· ὅσα
δ᾽ ἐκ σπέρματος, ὀλίγου δεῖν ἀδύνατος. ἔστι δ᾽ ὅμως ἀντ᾽
αὐτῶν ἐνίοτε ποιεῖν ἕτερα παραπλησίαν ἐκείνοις ἔχοντα τὴν
χρείαν. ἁπάντων δ᾽ αὐτῶν ἡ μὲν φύσις ἐστὶ δημιουργός,
ὁ δ᾽ ἰατρὸς ὑπηρέτης. ὅσα δὲ περιττεύει κατ᾽ ἀριθμὸν,
ἀφαίρεσις αὐτῶν ἐστιν αἴτιον ὑγιεινόν. ἐπισκέπτεσθαι δὲ δεῖ,
ἐφ᾽ ὧν δυνατόν· εἰ δ᾽ ἀδύνατον φαίνοιτο, μετατιθέναι
πειρᾶσθαι. ἡ δ᾽ αὐτὴ καὶ τῶν παρὰ τὴν θέσιν ἡμαρτη-
μένων ἐπανόρθωσις. εὔδηλον δέ, ὡς δύο καὶ τρία πολλάκις
ἁμαρτήματα δύναται συστῆναι περὶ μόριον ἕν, ὥσπερ ἐπὶ
τοῦ τὴν γαστέρα μικράν τε ἅμα καὶ στρογγύλην καὶ κατὰ
τοῦ διαφράγματος ἐπικειμένην ἔχοντος. ἡμάρτητο γὰρ ἐν
αὐτῇ μέγεθός τε καὶ διάπλασις καὶ θέσις· ἦν δὲ καὶ τῇ

etiam juftam magnitudinem excedunt, quiete aptaque deligatione minores efficiuntur; majores vero motu naturae commodo, et frictione mediocri, et aliis quibuscunque fanguinem ubériorem attrahere idoneis. Quae autem
deficiunt, fiquidem ex fanguine ortum habent, refarciri
pbffunt. Quae vero ex femine, fere non poffunt, verum pro his alia eundem habentia ufum nonnunquam
efficere licet: quorum omnium opifex natura eft, medicus vero minifter. At quae numero fuperant, ipforum
fublatio caufa falubris eft. Sed confiderandum, in quibus id fieri poffit. Quod fi fieri nequeat, ut alio trans-
feratur, adhibenda cura eft. Eadem ratione quae in
fitu funt vitia emendantur. Certum autem eft, duo aut
tria vitia in eadem faepe parte fimul confiftere poffe:
quod ei accidit, qui exiguum ac rotundum et in feptum
transverfum incumbentem ventriculum habebat, in quo
magnitudo, conformatio et litus depravatus erat; tem-

κράσει ψυχροτέρα. ταύτην εἰς μὲν τὸ κατὰ φύσιν ἄγειν
ἀμήχανον ἦν· ὥστε δὲ ηττον ὑπ' αὐτῆς ἐνοχλεῖσθαι, δυνατόν. ἐπειδὴ γὰρ ἐδυσπνόει, πληρωθείσης τῆς γαστρὸς,
ἐλάττονά τε καὶ τρόφιμα καὶ μὴ βαρέως ὑπιόντα προσε-
φέρετο τρὶς τῆς ἡμέρας. ἄλλῳ δὲ, ἐμφράξεως ἐν ἥπατι διὰ
τὴν στενότητα τῶν ἀγγείων συνεχέστατα γινομένης, ὑγιεινὸν
αἴτιον ἐξευρέθη ἡ λεπτύνουσα δίαιτα.

Κεφ. κζ'. Λοιπὸν οὖν ἔτι γένος ἓν κοινὸν ὁμοιομερῶν
τε καὶ ὀργανικῶν ἐστιν ἡ λύσις τῆς συνεχείας, ἣν ἴσως τις
οὐ συγχωρήσει τοῖς ἀμέμπτοις ὑγιαίνουσιν ὑπάρξαι ποτέ·
εἶναι γὰρ [221] ἀεὶ πάθος· -οὐκ εἰδὼς ὁμοίαν ἀπορίαν
ἐσομένην ὑπὲρ ἁπάντων τῶν γενῶν. εἰ μὴ γὰρ ἐνεργείας
αἰσθητὴ βλάβη διορίζοι τὸ νόσημα τῆς ὑγείας, ἀλλὰ κατὰ
τὸ ποιον τῆς διαθέσεως ἐπινοοῖτο μόνον, ἀναγκαῖον ἔσται
τὸ τῆς ἀειπαθείας προσδέξασθαι δόγμα, μηδενος ἀρίστας
ἔχοντος ἁπάσας τὰς ἐνεργείας. ἀλλὰ τοῦτο μὲν, ὡς ἂν λο-
γικώτερον σκέμμα, καθ' ἑαυτὸ λόγου τυγχανέτω.

peramentum quoque frigidius. Hic ad naturalem ſtatum
nullo auxilio transferri poterat, ſed tamen, ne nimis
infeſtaretur, impediri. Quoniam enim, dum plenus venter erat, aegre ſpirabat, cibus parcior, ſed qui probe
aleret, nec lente deſcenderet, ter die ſumebatur. Alteri
vero, cui jecur ſaepiſſime ob vaſorum anguſtiam obſtrue-
batur, extenuans victus remedio fuit.

Cap. XXVII. Supereſt adhuc genus unum, quod
ſimplicium partium et inſtrumentorum commune eſt,
nempe unitatis ſolutio, quam forte quispiam his, qui inculpata ſanitate fruuntur, aliquando ineſſe negabit ob
id, quod ea ſemper affectio ſit; non videns, quod de
omnibus generibus eodem modo dubitandum eſſet. Nam
ſi actionis offenſio, quae quidem ſenſu percipitur, morbum a ſanitate non diſtinguat, ſed affectionis tantum
qualitas conſideretur, neceſſario perpetuae valetudinis
opinio recipietur: quum nemo ſit, qui optimas actiones
omnes habeat. Verum haec disputatio, quoniam magis
logica eſſe videtur, ſeorſum conſideranda eſt.

Ed. Chart. II. [221.]   Ed Baf. III. (482. 483.)

Κεφ. κη'. Τὰ δ' ὡς πρὸς τοὺς ὁμολογουμένως νοσοῦντας ὑγιεινὰ τῶν αἰτίων ἑξῆς διέλθωμεν, ἀπὸ τοῦ τῆς
δυσκρασίας ἀρξάμενοι γένους. διοριστέον ουν ἐνταῦθα πρότερον, ἄπερ ὀλίγου δεῖν ἄπαντες οἱ ἰατροὶ παραλείπουσιν,
ὡς ἄλλα μέν ἐστιν ὑγιεινὰ τῆς ηδη γεγενημένης δυσκρασίας, ἄλλα δὲ τῆς ἔτι γινομένης, ὥσπερ γε καὶ τῆς γενη-
σομένης ἄλλα. (483) ταύτης μέν γε τῆς ὑστάτης τὰ μὲν
ἐν τῷ προφυλακτικῷ μέρει τῆς τέχνης ἐστὶ, τὰ δὲ ἐν τῷ
ὑγιεινῷ· τῆς δὲ πρώτης ἀπασῶν ἐν τῷ θεραπευτικῷ μόνῳ·
τῆς δ' ἀμφοῖν μέσης λεχθείσης ἐν τῷ προφυλακτικῷ τε
καὶ θεραπευτικῷ. την μὲν γὰρ ηδη γεγενημένην τε καὶ
ὄυσαν νόσον ἰᾶσθαι χοη· τὴν δ οὔπω μὲν οὖσαν, ἐσομένην δὲ, ἐκ τῆς κατὰ το σῶμα διαθέσεως κωλῦσαι γενέσθαι·
τῆς γινομένης δὲ, το μὲν ηδη γεγονὸς ἰᾶσθαι, τὸ γενησόμε-
σον δὲ κωλῦσαι γενέσθαι. κωλυθήσεται δὲ, τῆς διαθέσεως, ἐφ' η γίνεσθαι πέφυκεν, ἀναιρεθείσης. ὀνομάζεται
δὲ η τοιαύτη διάθεσις αἰτία προηγουμένη. ἡ γεγονυῖα δὲ

Cap. XXVIII. De falubribus vero caufis, quatenus ad
eos referuntur, quos aegrotare conftat, deinceps differamus,
ab intemperie exorfi. Explicanda igitur prius funt, quae
ab omnibus fere medicis praetermittuntur, nempe alias jam
factae intemperiei falubres caufas eſſe, alias ejus, quae adhuc fit, quemadmodum et ejus, quae futura eſt, alias.
Hujus poftremae aliae in ea artis parte conftitutae funt,
quae corpori proſpicit, aliae in ea, quae praefentem fanitatem tuetur. Omnium autem primae in ſola curandi ratione caufae politae funt. Ejus vero, quam inter utramque
mediam eſſe diximus, in praecautione et curatione.
Etenim factam intemperiem et quae jam morbus exiſtit,
curare oportet. Eam autem, quae nondum morbus eſt,
fed tamen ex corporis affectione futurus, prohibere oportet. Ejus vero, quae fit, quod quidem jam factum eſt,
curare, quod vero futurum eſt, prohibere. Prohibetur
antem, affectione, ex qua id fieri idoneum eſt, fublata,
quae quidem antecedens caufa nominatur. Jam vero

νόσος ήδη θεραπευθήσεται, της διαθέσεως, ύφ' ης πρώτως
ή κατὰ φύσιν ἐνέργεια βλάπτεται, λυθείσης, ήν περ δη
καὶ φαμὲν αὐτὴν εἶναι τῆς νόσου τὴν αἰτίαν. ἡ δ' ἴασις
ἕνα μεν ἔχει πρῶτόν τε καὶ τὸν κοινότατον σκοπὸν, αὐτῷ
τῷ μέλλοντι λυθήσεσθαι τὸ ἐναντίον. ἐκ τούτου δὲ τοῦ
γένους ἐστὶ πάντα τὰ δημιουργοῦντα τὴν ὑγείαν αἴτια,
κατὰ μέρος δ' ἐκ τῶν καθέκαστον ἐναντίων. τῇ μὲν οὖν
θερμῇ διαθέσει τὸ ψυχρὸν αἴτιον ἐναντίον ἐστὶ, τῇ ψυχρᾷ
δὲ τὸ θερμον, ἐπί τε τῶν ἄλλων ἀνάλογον. εἰ γὰρ ἄμετρον μὲν ἅπαν τὸ παρὰ φύσιν, σύμμετρον δὲ τὸ κατὰ φύσιν, ἀνάγκη πᾶσα τὸ ἄμετρον ὑπὸ τοῦ κατὰ τοὐναντίον
ἐμμέτρου πρὸς τὸ σύμμετρον ἐπανελθεῖν. εὔδηλον δὲ, ὡς
τὸ κατὰ δύναμιν, οὐ τὸ κατὰ φαντασίαν θερμαῖνον καὶ ψύχον ὅσα τ' ἄλλα τοιαῦτα, ληπτέον ἐστί. καλῶ δὲ κατὰ
δύναμιν μὲν, ὅπερ ὄντως τε καὶ ἀληθῶς ἐστιν οἷον λέγεται·
κατὰ φαντασίαν δὲ, τὸ τῇ προχείρῳ μὲν αἰσθήσει τοιοῦτον
εἶναι φανταζόμενον, ὄντως δ' οὐκ ὂν τοιοῦτον. ὅπως δὲ
χρὴ γνωρίζειν αὐτὰ, κατὰ τὴν περὶ τῆς τῶν ἁπλῶν φαρ-

factus morbus, affectione, quae prima naturalem actionem laedit, fublata, curabitur, quam quidem morbi caufam effe dicimas. Curatio autem unum habet fcopum
primarium maximeque communem, nempe rei, quae
tolli debet, contrarium. Ex hoc enim genere caufae
omnes funt, quae fanitatem efficiunt; fpeciatim vero ex
fuis cuique contrariis. Calido igitur affectui frigida
caufa contraria eft, frigido vero calida. Eadem eft in
reliquis ratio. Nam fi praeter naturam exceffus omnis
fit, mediocritas vero fecundum naturam, neceffario omnino ad mediocritatem, quod exceffit, ab exceffu contrario reducetur. Perfpicuum autem eft, quod ex fua
facultate, non autem fpecie ac imagine, calidum et frigidum aliaque id genus accipienda funt. Ex facultate
voco, quod tale revera eft, quale effe dicitur; ex fpecie
vero ac imagine, quod tale eft, quale obvio fenfui apparet, fed revera tale non exiftit. Quomodo autem
haec cognofcere oporteat, in opere de fimplicium medi-

μάκων δυνάμεως εἴρηται πραγματείαν. εἰς δὲ τὴν εὕρεσιν
τῶν ὑγιεινῶν αἰτίων, ὅσα μὲν ὡς πρὸς τὴν ἤδη γεγενη
μένην νόσον ἐστὶν ὑγιεινά, τῇ μεθόδῳ χρηστέον, ἢ τὸ κατὰ
φαντασίαν τοῦ κατὰ δύναμιν ὁρίζεται· ὅσα δὲ ὡς πρὸς τὴν
ἔτι γινομένην, αὐτῇ τε ταύτῃ, καὶ προσέτι καθ᾽ ἣν ἐξευ
ρίσκεται τὰ τῶν νοσημάτων αἴτια· φέρε γὰρ, εἰ οὕτως ἔτυ
χεν, ἐπὶ χυμοῖς σηπομένοις ἀνάπτεσθαι πυρετὸν, ἔνδειξις
ἐπὶ τοῖς τοιούτοις ἀλλοίωσίς τε καὶ κένωσίς ἐστιν· ἀλλοίω
σις μὲν ἡ παύουσα τὴν σηπεδόνα, μενούσης τῆς αἰτίας,
[222] κένωσις δὲ ἡ ὅλην ἐκ τοῦ σώματος ἐξάγουσα τὴν
αἰτίαν. ἀλλὰ τὸ μὲν εἰρημένον εἶδος τῆς ἀλλοιώσεως πέψις
ἐστὶν, ἣν ὑπὸ τίνων αἰτίων ἐγχωρεῖ ποιεῖν, ἐξευρόντες, ἐν
ἐκείνοις ἂν ἔχοιμεν ἤδη τὴν γνῶσιν τῶν οὕτως ὑγιεινῶν. αἱ
κενώσεις δὲ διά τε φλεβοτομίας, καὶ κλυστήρων, καὶ οὔρων,
καὶ τῆς κατὰ τὸ δέρμα διαπνοῆς εἰσιν, ἔτι δὲ ἀντισπάσεως
καὶ μετοχετεύσεως εἰς ἕτερα. τούτου δὲ τοῦ γένους ἐστὶ
καὶ τὸ καταμήνια κινῆσαι καὶ αἱμορροΐδας ἀναστομῶσαι, καὶ

camentorum facultatibus docuimus. Ad inveniendas autem falubres caufas, has quidem, quae morbum jam ortum curant, ea via ac ratione utendum eſt, qua id,
quod rei fpeciem prae fe fert, ab eo, quod facultate
ejusmodi fit, diſtinguitur; ad has vero, quae adhuc nafcenti· medentur, non folum hac, fed et ea, qua morborum caufae inveniuntur. Age igitur accendatur, exempli gratia, ex humoribus putribus febris: hi immutationem atque vacuationem indicant. Immutatio quidem putredinem tollit, manente materia, quam vacuatio totam e
corpore educit. Ejusmodi autem immutationis fpecies eſt
concoctio, cujus perficiendae rationem nactus, caufarum,
quae hoc modo fanitatem efficiunt, peritiam habebis.
Vacuatio autem fit per venae fectionem, clyſteres, urinas et cutis perfpirationem; praeterea et per revulfionem in contrarium et derivationem in alteram partem.
In hoc genere continentur menſium provocatio, et venarum haemorrhoidum reclufio; et quae per nares ac

Ed. Chart. II. [222.]   Ed. Baf. III. (483.)

διὰ ῥινῶν καὶ ὑπερώας καθᾶραι. ἐξευρόντες οὖν κἀνταῦθα τὰς ὕλας, αἷς ἐν ποιότητι καὶ ποσότητι, καὶ
καιρῷ, καὶ τρόπῳ τῆς χρήσεως προσφερομέναις ἡ κένωσις
γίνεται, κατ' αὐτὸ τὸ μέρος τῆς τέχνης εὑρήσομεν τὰ
ὑγιεινά. καὶ γέγραπται πάντων ἡ εὕρεσις ἐν τῇ θεραπευ-
τικῇ πραγματείᾳ. κατὰ δὲ τὸν αὐτὸν τρόπον ἐπὶ ταῖς ἄλλαις δυσκρασίαις ταῖς τρισὶν, ἓν κοινὸν ἔχοντες παράγγελμα,
τὸ ποιοῦν ἕκαστον ἐκκόπτειν πρότερον, εἰθ' οὕτως ἥκειν
ἐπὶ τὸ γεγονὸς ὑπ' αὐτοῦ νόσημα, τὴν τῶν ὑγιεινῶν αἰτίων
εὕρεσιν ποιησόμεθα. κατὰ δὲ τὰς συνθέτους δυσκρασίας
ἥ γ' ἐκ τῶν ἁπλῶν σύνθεσις ἐνδείξεται τὰ ὑγιεινὰ παραγ-
γέλματα, κἀνταῦθα ἐχόντων ἡμῶν ἀνάλογον φάρμακον τῷ
μεγέθει τῆς δυσκρασίας, τὸ πρὸς ἐκείνην ἁρμόττον, ἐξευρίσκειν. οἷον, εἰ οὕτως ἔτυχεν, δέκα μὲν ἀριθμοῖς ἐπὶ
τὸ θερμότερον ἐξεστήκῃ τοῦ κατὰ φύσιν, ἑπτὰ δ' ἐπὶ τὸ
ξηρότερον. εἶναι δήπου χρὴ καὶ τὸ ὑγιεινὸν αἴτιον ἐπὶ ταῖς
τοιαύταις διαθέσεσι δέκα μὲν ἀριθμοῖς ψυχρότερον, ἑπτὰ
δὲ ὑγρότερον. εἰ μὲν οὖν αὐτῷ τῷ πεπονθότι μορίῳ προσά-

palatum fit purgatio. Quum igitur hic etiam inventae
fuerint materiae, quibus in qualitate, quantitate, temporis occafione et utendi modo miniftralis vacuatio fit,
in hac artis parte falubria inveniemus, quorum omnium
in opere de curandi ratione tradita eft inventio. Eadem
ratione in aliis tribus temperaturis falubres caufas inveniemus, unum commune praeceptum fervantes, nempe
tollendam prius caufam omnium harum effectricem, deinde
ad morbum ab eadem genitum veniendum effe. In compofitis vero intemperaturis conjunctae fimplices caufae falubria praecepta commonftrabunt. Atque etiam idoneum
remedium, fi, quod intemperaturae magnitudini proportione refpondet, cognofcamus, inveniri poterit; velut,
exempli gratia, fi decem numeris corpus, quam naturae
conveniat, calidius fit, feptem vero ficcius; in hisce
affectibus caufa falubris decem numeris frigidior, feptem
vero humidior effe debebit. Itaque, fi affectae parti ejus-

γοιτο τοιοῦτον φάρμακον, εἰς τοσοῦτον ἔστω ψυχρότερόν τε
καὶ ὑγρότερον, εἰς ὅσον ἡ ἔνδειξις κελεύει. διὰ βάθους δὲ
κειμένου τοῦ πεπονθότος, ἐπιτεχνᾶσθαι χρὴ τοιοῦτον ἐργάζεσθαι τὸ ὑγιεινὸν, ὡς μὴ φθάνειν ἐκλύεσθαι κατὰ τὴν
ὁδόν. εἰ μὲν οὖν θερμότερον εἶναι δέοι τοῦ ὑμμέτρου,
μὴ τοσοῦτον μόνον ἔστω θερμότερον, ὅσου δεῖται τὸ πάθος,
ἀλλ᾽ ἐξ ἐπιμέτρου προσκείσθαι τὸ διὰ τὴν θέσιν ἀναγκαῖον
προσερχόμενον· εἰ δὲ ψυχρότερον, οὐχ ἁπλῶς χρὴ τοσοῦτον
ποιεῖν αὐτὸ ψυχρότερον, ἀλλὰ καὶ τὴν ὕλην σκοπεῖσθαι
πρότερον. εἰ μὲν γὰρ παχυμερές ἐστιν, οὐχ ὁδοιπορήσει
μέχρι βάθους πολλοῦ· τοὐναντίον δὲ πᾶν ἐργάσεται πυκνῶσαν τὴν ἐπιφάνειαν. εἰ δὲ λεπτομερὲς ὑπάρχει, δύναιτ᾽
ἂν ἐξικέσθαι μέχρι πλείονος βάθους. οὕτως δὲ καὶ ἐπὶ
τῶν ὑγραινόντων καὶ ξηραινόντων τὸ παχυμερὲς καὶ λεπτομερὲς τῆς οὐσίας ἐπισκεπτέον. ἀπὸ μὲν δὴ τῆς θέσεως τοῦ
πεπονθότος ἡ ἔνδειξις εὑρίσκει τὸ ὑγιεινὸν, ὡς εἴρηται νῦν.
ἀπὸ δὲ τῆς διαπλάσεώς τε καὶ θέσεως, ὅταν ἐκροὰς αἰσθητὰς ἔχῃ συντετρημένας εἰς ἕτερον, ἢ μηδεμίαν ἔχῃ. τὰς μὲν

modi medicamentum adhibeatur, id tam frigidum ac humidum fit, quam indicatio jubet.   Quod fi in alto corpore pars affecta fit pofita, excogitandum falubre remedium eft, quod in transitu viam fuam non amittat. Si
igitur id julto calidius effe oporteat, non folum, quantum affectus ipfe exigit, calidum fit, fed ultra modum
adjiciatur, quod ob fitum neceffario addendum eft.   Sin
frigidius admovendum fit, non fimpliciter augendum ejus
frigus eft, fed et materia prius confideranda eft; quae
fi partium craffitie pollet, tantum abeft, ut in profundum
feratur, ut contrarium omnino effectum praeftet cutim
denfando. Si vero fubftantiae tenuitate donata fit, altius
penetrare poterit. Ad eundem modum in humidis et ficcis craffities et tenuitas confideranda eft.   Itaque ab affectae partis fitu fumpta indicatio falubres caufas (ut
modo diximus) fuggerit.   A formatione vero et fitu,
quum emiffaria fenfibus confpicua in adverfam partem
perforata habent, aut his omnino carent.   Quae enim

γὰρ εἰς τὰ κυριώτατα φερούσας ἐκροὰς ἀποτρέψομεν, ἐρεθίσομεν δὲ τὰς εἰς μὴ κυριώτατα. δῆλον δὲ, ὡς τῶν ποιούντων αἰτιῶν τὴν δυσκρασίαν ἢ διὰ τῆς κενώσεώς ἐστιν ἴασις. αὐτῶν γὰρ τῶν δυσκρασιῶν μόνον ἀλλοίωσις ἴασίς ἐστιν.

Κεφ. κθ'. Λυθείσης δὲ τῆς συνεχείας, ὃ μὲν τῆς ἰάσεως σκοπὸς, ἡ ἕνωσις, ἐπὶ μὲν τῶν ὀργανικῶν μορίων ἀδύνατος· ἐπὶ δὲ τῶν ὁμοιομερῶν οὐκ ἀεὶ δυνατὸς, ἀλλ' ἐν ἐνίοις, ὡς ἐν τοῖς σαρκώδεσι, κόλλησις ἡ ἴασίς ἐστιν· οὐ διοίσει δὲ οὐδ' εἰ σύμφυσιν ὀνομάζεις. ἡγεῖται δ' αὐτῆς, ὅταν μεῖζον γένηται τὸ τραῦμα, προσαγωγὴ τῶν διεστώτων μορίων, ἐκ τοῦ τῆς διαπλάσεως [223] ὑπάρχουσα γένους. ἵνα δ' αὐτὴ γένηται μόνιμος, ἐπίδεσις ἡ συνάγουσα τὰ διεστῶτα, καὶ ἀγκτῆρες, καὶ ῥαφαὶ χρήσιμοι. κολλᾷ μὲν οὖν τὰ διεστηκότα καὶ τὴν ἐξ ἀρχῆς ἕνωσιν ἀποδίδωσιν ἡ φύσις. ἡμέτερον δ' ἔργον ἐν πρῶτον μὲν, ὡς εἴρηται, τὸ συνάγειν εἰς ταὐτὸ τὰ διεστῶτα, δεύτερον δὲ τὸ φυλάττειν, ὡς συνήχθη, καὶ τρίτον, ὡς μηδὲν ἐμπέσῃ τῶν χειλῶν μεταξὺ, προνοεῖ-

in principes partes fluunt, avertimus; irritamus vero, quae in ignobiles feruntur. Certum autem eſt cauſas, quae intemperiem efficiunt, vacuatione curandas eſſe; ipſam vero intemperiem alteratione.

Cap. XXIX. In ſoluta autem unitate praecipua curationis intentio eſt, ut ad unitatem reducatur, quod inſtrumentis quidem fieri non poteſt, nec in omnibus ſimplicibus partibus, ſed quibusdam; velut in carnoſis, quae agglutinatione curantur (nihil autem refert, an coalitum dixeris). Hanc, quum vulnus majus eſt, praecedit diductarum partium commiſſio, quae in conformationis genere continetur. Ut autem haec firma ſtabilisque fiat, deligatura, quae ſeparatas partes conjungat, et fibulae et ſuturae utiles ſunt. Agglutinat vero diffidentes partes ac priſtinae unitati reſtituit natura. Noſtrum vero munus eſt, primum quidem, ut dixi, diductas partes in unum cogere; ſecundum, commiſſas ſervare; tertium, providere, ne quid inter vulneris labra incidat; quartum,

σθαι, καὶ τέταρτον, αὐτὴν τοῦ μέρους τὴν οὐσίαν ὑγιεινὴν διαφυλάττειν. τὸ μὲν δὴ πρῶτόν τε καὶ δεύτερον ὡς ἄν τις ποιήσειεν, εἴρηται. τὸ δὲ τρίτον ἐν μὲν τῷ συνάγειν τὰ διεστῶτα γίνοιτ᾽ ἄν, εἰ μηδὲν ἔξωθεν ἐμπίπτειν ἐάσομεν, ὡς πολλάκις γε θρὶξ, ἢ ἔλαιον, ἢ ὑγρότης τις ἑτέρα μεταξὺ στᾶσα τῶν κολληθησομένων, ἐκώλυσεν αὐτῶν τὴν ἕνωσιν. ἐν δὲ τῷ μετὰ ταῦτα χρόνῳ διὰ τῶν ὑποῤῥύσεων ἡ τοῦ τρίτου σκοποῦ φυλακή· τὴν δ᾽ ὑπόῤῥυσιν αὐτὴν ἐξ ἐπιδιαιρέσεως, καὶ ἀντιδιαιρέσεως, καὶ σχήματος ἐπιτηδείου ποριστέον. ἡ δ᾽ οὐσία τοῦ μέρους ὑγιεινὴ φυλαχθήσεται διὰ τῶν μετρίως ξηραινόντων. αὕτη μὲν ἡ ἴασίς ἐστι συνεχείας λύσεως ἐν σαρκώδει μορίῳ γεγενημένης αὐτῆς καθ᾽ ἑαυτὴν μόνης. εἰ δ᾽ ἑτέρῳ τινὶ μιχθείη νοσήματι, πλείους οἱ σκοποὶ τῶν ἐνδείξεων, οὓς ἐν ταῖς τῶν συνθέτων, ἢ ἐπιπεπλεγμένων, ἢ ὅπως ἄν τις ὀνομάζειν ἐθέλοι, διδασκαλίαις ἑξῆς ἐροῦμεν. ἐν δὲ τῷ παρόντι λόγῳ πρὸς τὰς λοιπὰς τῆς ἑνώσεως λύσεις ἰτέον.

partis fubſtantiam tueri. Quemadmodum autem primum ac fecundum quis efficere poſſit, ante diximus. Tertium vero perficiemus, ſi, quae disjuncta funt, conjungendo nihil in vulnus extrinſecus illabi finamus. Perfaepe enim pilas aut oleum aut alius humor in agglutinandarum partium medio poſitus continuitatem impedit. Deinde, procedente tempore, tertium ſcopum ſervabimus humoris effluxione, quae aperto vulnere ſit, aut adverſa parte incifo, aut apte collocato. Subſtantiae autem partis fanitatem tuebimur mediocriter reſiccantibus. Haec quidem eſt ſolutae unitatis in carnofa parte, ſi quidem fola ſit, curandi ratio. Quod ſi cum altero morbo conjuncta ſit, plures erunt indicationum ſcopi, de quibus deinceps differemus, quum de compoſitis commiſtisque affectibus aut quomodocunque lubet appellare, differemus. Nunc vero reliquas unitatis folutiones tractemus.

Κεφ. λ'. Κάταγμα τοίνυν ἐστὶ μὲν τῆς ἐν ὀστῷ
συνεχείας λύσις. ἀνίατον δὲ ὂν, ὅσον ἐπὶ τῷ πρώτῳ σκοπῷ,
κατὰ δεύτερον τινὰ τρόπον ἰατόν πως γίνεται. πρῶτος μὲν
οὖν σκοπὸς ἡ σύμφυσις οὐ δυναμένη διὰ σκληρότητα τοῦ
μορίου γενέσθαι. δεύτερον δὲ ἡ δέσις (484) διὰ πώρου
δεσμοῦντος ἐν κύκλῳ τὸ κάταγμα. γένεσις δὲ τῷ πώρῳ,
καθ' ὅσον μὲν ἐξ ὕλης καὶ ἀποφύσεως γίνεται, κοινὴ
πρὸς τὰ ἄλλα, καθ' ὅσον δὲ ἐγγύς ἐστιν ὀστῷ τὴν ἰδέαν,
ἐκ τῆς ἐκείνου τροφῆς. μαλακὸν δὲ καὶ παιδικὸν ὀστοῦν
καὶ συμφῦναι δυνατόν. σπάνιος δὲ καὶ ἡ τοῦδε τοῦ πάθους γένεσις ἄνευ συμπλοκῆς, ὡς τὰ πολλὰ γὰρ οἱ παρα-
κείμενοι μύες ἅμα τοῖς ἄλλοις σώμασι πάσχουσι, ῥηγνυμέ-
νων τῶν ὀστῶν, ὥστε καὶ ὁ σκοπὸς τῆς θεραπείας διττος,
ἕτερος μὲν ὁ ἐπὶ τοῖς ὀστοῖς, ἕτερος δὲ ὁ ἐπὶ τοῖς ἀμφ'
αὐτὰ σώμασιν. ὁ μὲν δὴ τοιοῦτος ἐν ταῖς τῶν σαρκωδῶν
μορίων ἐπιπεπλεγμέναις διαθέσεσιν εἴρηται. περὶ δὲ τῶν καταγμάτων ἐν τῷδε ῥητέον. ἐπεὶ γὰρ καὶ τούτων ἡ ἰασίς
ἐστιν ἐκ τῆς πωρώσεως, ἵνα δ' αὐτὴ γένηται, τῆς οἰκείας

Cap. XXX. Fractura igitur folutio continuitatis
eſt in oſſe; quae, quatenus ad primum fcopum attinet,
non fanefcit; quatenus vero ad fecundum, quodammodo
curari poteſt. Primus autem fcopus eſt agglutinatio,
quae fieri ob ficcitatem non poteſt. Secundus autem
connexio, quae callo fracturam circumligante perficitur.
Origo vero calli, quatenus ex materia et a natura fit,
aliis eſt communis, quatenus vero formam habet oſſi fimilem, ex ejus nutrimento gignitur. At molle puerile-
que os coalefcere poteſt. Caeterum ejusmodi affectus
fine alterius focietate raro contingere folet. Fractis
enim oſſibus mufculi una cum aliis vicinis partibus ut
plurimum afficiuntur. Quocirca duplex erit curationis
ratio; una quidem ipforum oſſium, altera circumſtantium
partium, de qua differemus, quum de carnofarum partium
commiſtis affectibus agemus. De fracturis autem nunc
difputandum eſt. Quoniam quidem hae callo curantur
(cui generando proprio oſſis nutrimento opus eſt), ad

τροφῆς τοῦ οστοῦ δεῖ περίττωμα πρὸς τὴν τοῦ πώρου γένεσιν
ὑποβ βλῆσθαι τῇ φύσει, τὸ περίττωμα δὲ τοῦτο καὶ τῇ
ποιότητι καὶ τῇ ποσότητι σύμμετρον εἶναι χρη, διὰ τοῦτο
ἀγωγῆς δεῖται τῆς τοσοῦτον καὶ τοιοῦτον τὸ ἐπιρρέον αἷμα
τοῖς ὀστοῖς παρασκευαζούσης, ἐξ οἵου τε καὶ ὅσου γενήσεται
πῶρος. ἐπεὶ δ᾽ ἐκχεῖται τοῦτο διὰ τῶν σηράγγων τοῦ κα-
τεαγότος ὀστοῦ, σκοπεῖν αὐτοῦ χρη τὸ πλῆθός τε καὶ τὴν
ποιότητα, καὶ οὕτως η ξηραντικωτέραν ποιεῖσθαι τὴν ἀγωγὴν, ἢ ὑγραντικωτέραν, ἅπερ ἐπὶ πλέον ἐν τοῖς τῆς θεραπευτικῆς μεθόδου γράμμασι λέλεκται.

Κεφ. λα΄. [224] Νεύρου δὲ καὶ τένοντος νύγμα διά
τε τὸ περιττὸν τῆς αἰσθήσεως, καὶ διότι συνεχές ἐστι πρὸς
τὴν ἀρχὴν, τὸ μόριον, ἕτοιμον ἐπικαλέσασθαι σπασμοὺς, καὶ
μάλισθ᾽ ὅταν μηδὲν διαπνέηται πρὸς τὰ ἐκτός, τυφλωθεί-
σης τῆς τοῦ δέρματος τρώσεως. τοῦτο τοίνυν χρὴ ἀναστο-
μοῦν, καὶ ἀναξηραίνειν ουσίᾳ λεπτομερεῖ, διϊκνεῖσθαι δυναμένη πρὸς τὸ βάθος ἄχρι τοῦ τετρωμένου νεύρου. λέλεκται
δὲ καὶ περὶ τούτου τελέως ἐν τοῖς τῆς θεραπευτικῆς μεθό-

calli generationem naturae committendum recrementum
eſt, id autem et qualitate et quantitate temperatum eſſe
debet. Ideo victus ratio requiritur, ex qna tantus talis-
que ſanguis, qui ad oſſa fertur, comparetur, quantus
qualisque generando callo eſt neceſſarius. Quoniam
rurſus is per oſſis fracti cavernas transmittitur, conſiderare ejus multitudinem ac qualitatem, atque ita victum
ſicciorem aut humidiorem inſtituere oportet. Haec omnia in opere de medendi methodo fuſius tradita ſunt.

Cap. XXXI. Nervi vero et tendonis punctura ob
ſentiendi praeſtantiam ob idque, quod cum principio pars
haec continuitatem habet, prompte accerſit convulſionem,
maximeque ſi ńihil foras exhalet, quod ſcilicet caecum ſit
cutis vulnus. Id igitur aperiendum eſt, exiccandumque
materia tenui, quae in altum et ad vulneratum usque nervum penetrare poſſit. De his autem in libris de curandi

δου γράμμασιν. ἐν μὲν οὖν δὴ ταῖς ἁπλαῖς τοῦδε τοῦ γένους διαθέσεσιν ἡ τῶν ὑγιεινῶν αἰτίων ἰδέα τοιάδε.

Κεφ. λβ'. Κατὰ δὲ τὰς συνθέτους ἐπιπέπλεκται
τοῖς ἕλκεσιν πρώτη μὲν ἡ κοιλότης, ἣν οὐκ ἄλλην διάθεσιν, ἀλλ' ἕλκους ἡγοῦνται διαφοράν. ἔστι δὲ οὐ διαφορὰ
τό γε τοιοῦτον, ἀλλ' ἕτερόν τι γένος ὅλου τοῦ νοσήματος,
ἐν ᾧ τῆς οὐσίας αὐτῆς ἐστιν ἀπώλεια. καὶ τοίνυν καὶ ἡ
ἴασις ἐπὶ διττῷ πάθει διττοῦ δεῖται σκοποῦ. ἡ μὲν γὰρ
τῆς συνεχείας λύσις ἑνώσεως, ἡ δὲ τῆς οὐσίας ἀπώλεια
γενέσεως χρῄζει. λελεγμένοι δ' εἰσὶν ὀλίγον ἔμπροσθεν οἱ
τῆς γενέσεως σκοποί. καὶ μὲν δὴ καὶ ὡς χρὴ πρῶτον ἰᾶσθαι
τήνδε τὴν διάθεσιν, εἶθ' ἑξῆς ἑνοῦν ἐπιχειρεῖν, αὐτὴ τῶν
πραγμάτων ἡ φύσις ἐνδείκνυται. ὅταν οὖν ἀναπληρωθῇ μὲν
τὸ κοῖλον, ὁμαλὸν δὲ τὸ ἕλκος ὑπάρχῃ, τὸν ἕτερον τῶν
σκοπῶν ἀνῃρῆσθαι συμβαίνει. μέσης γὰρ τῆς νεογενοῦς σαρκὸς ἱσταμένης τῶν χειλῶν τοῦ ἕλκους, ἑνωθῆναι μὲν ἀδύνατον τὰ διεστῶτα, σκοπὸν δ' ἄλλον ἰάσεως ἐξευρεῖν χρή.
τὴν δ' εὕρεσιν ἐκ τοῦ κατὰ φύσιν ἕξομεν, ὃ περιποιῆσαι

ratione accurate disputatum eft. Haec igitur eft falubrium
caufarum in fimplicibus ejusmodi affectibus forma.

Cap. XXXII. In compofitis vero affectibus cum
ulceribus primum quidem jungitur cavitas, quam non
aliam affectionem, fed ulceris differentiam effe arbitrantur. Verum id differentia non eft, fed alterum quoddam-
univerfi morbi genus, in quo perdita fubftantia eft. Itaque ad duplicis morbi curationem fcopo duplici opus
eft. Nam unitatis folutio continuitatem defiderat, fubftantiae vero amiffio nutritionem; cujus paulo ante fcopi
declarati funt. Quod vero affectionem hanc primum curare oporteat, deinde continuitatem refarcire, ipfa rei
natura docet. Si igitur, quod concavum eft, impleatur et
ad aequabilitatem ulcus reducatur, fiet, ut alter fcopus
tollatur; quandoquidem, recens nata inter nlceris labra
carne, disjunctae partes coire non poffunt; quare invenienda alia curationis ratio eft. Invenietur autem ex re

τῷ μέρει προσήκει. κατὰ φύσιν δ᾽ ἦν αὐτῷ σκέπεσθαι
δέρματι. τοῦτ᾽ οὖν ἡμῖν ἐστι ποιητέον, ἤ, εἴπερ ἐστὶν ἀδύνατος ὁ σκοπὸς, ὅμοιόν τι δέρματι. τὴν γοῦν σάρκα δερμα-
τώδη ποιητέον ἐστίν. ἔστι δὲ τοιαύτη, ξηραινομένη τε ἅμα
καὶ τυλουμένη· ξηραινόντων δὲ καὶ στυφόντων ἀδήκτως
ἔσται χρεία φαρμάκων εἰς τὰς ἐπουλώσεις. οὕτως δὲ κἂν
ῥύπος ἐπιτραφῇ, σκοπὸς μὲν ἀποῤῥύψαι· φάρμακον δὲ
ὑγιεινὸν τὸ ῥυπτικόν. εἴρηται δ᾽ αὐτῶν ἐν τοῖς περὶ φαρμάκων ἡ ὕλη. καὶ μὲν δὴ καὶ εἰ φλεγμονή τις, ἢ θλά-
σις, ἢ σκίῤῥος, ἢ οἴδημα κατὰ τοῦ ἕλκους εἴη, θεραπευτέον ἐκεῖνα πρότερον διὰ τῶν εἰρημένων μεθόδων. οὕτως
δὲ καὶ εἰ ἐπιῤῥεῖ τι τῷ ἕλκει, κατὰ τὴν τῶν ἐπιῤῥεόντων
ἴασιν. ὡσαύτως δὲ καὶ εἰ δυσκρασία τις εἴη κατὰ τὸ ἡλ-
κωμένων, ἐπὶ τὰ τῆς δυσκρασίας πρότερον ἰέναι βοηθήματα. καὶ περὶ μὲν τούτων ἅλις.

Κεφ. λγ΄. Ἐπὶ δὲ τὸ περὶ τὴν διάπλασιν ἰτέον ἤδη
γένος, εἰς πλείους διαφορὰς τεμνόμενον. ἀλλ᾽ ἀπὸ τοῦ

naturali, quam parti parare oportet. Huic autem naturale eft cute obduci. Id igitur praeftandum eft; aut, fi
fcopum affequi nequeas, fimile quidpiam cuti, nempe
carnem ipfi fubftantiae proximam generare oportebit.
Ejusmodi autem et ficca et callofa eft. Siccantibus igitur
ac aftringentibus citra morfum medicamentis ad inducen-
dam cicatricem eft opus. Ad eundem modum, fi adnata
fordes fit, ad deterfionem dirigendum confilium eft. Salubre igitur medicamentum eft, cui detergendi vis infit.
Horum autem materia in libris de medicamentorum facultatibus tradita eft. Atque etiam, fi cum ulcere juncta
inflammatio aliqua vel contufio, vel fcirrhus, vel oedema
fit ea prius via ac ratione antedicta curanda funt.
Eodem modo, fi quid in ulcus influat, influxionis curatio
adhibenda eft. Similiter autem, fi intemperie aliqua
ulcerata pars laborat, ad remedia, quibus abigi ipfa poffit,
prius veniendum eft. De his quidem fatis.
Cap. XXXIII. Ad conformationis vero genus, quod
in plures differentias distribuitur, jam transeundum eft,

σαφεστάτου τὴν ἀρχὴν τῷ λόγῳ θετέον, ὃ κατὰ τὴν τοῦ
σχήματος ἐξάλλαξιν [225] γίνεται. τῶν μὲν οὖν ἔτ᾽ αὐξα-
νομένων οἷόν τε τὸ σχῆμα τῶν πλείστων μορίων ἐπανορθοῦσθαι, τῶν δ᾽ ηὐξημένων οὐκέτι. σκοπὸς δ᾽ ὧν οἷόν
τε θεραπεῦσαι, πρὸς τοὐναντίον ἀπάγειν τῆς διαστροφῆς.
εἰ δὲ κατάγματος οὐκ ὀρθῶς διαπλασθέντος ἡμάρτηταί τινος
κώλου σχῆμα, πωρωθῆναι φθάσαντος, ἐὰν ἔτι πρόσφατος ὁ
πῶρος ὑπάρχῃ, κατάξαντα χρὴ διαπλάττειν αὖθις ὀρθῶς,
εἶτα πωροῦν. ἔστι δὲ ἡ ἔμφραξις ἐκ ταυτοῦ γένους τῶν
νοσημάτων. ἡ μὲν ὑπὸ γλίσχρων καὶ παχέων γινομένη χυμῶν, ἕνα μὲν ἔχουσα καὶ αὐτὴ σκοπὸν ἐναντίον τῷ πάθει
τὴν ἔμφραξιν· αἴτια δὲ ὑγιεινὰ τά τε ῥυπτικὰ καὶ τμη-
τικὰ τῶν φαρμάκων. ἡ δ᾽ ὑπὸ κόπρου σκληρᾶς ἐμφραχθεί-
σης ἐντέρῳ, προτέραν μὲν ἕξει τὴν τῆς σκληρότητος ἐπανόρθωσιν ἐξ ὑγρῶν καὶ λιπαρῶν κλυσμάτων, ἑξῆς δὲ τὴν
κένωσιν ἐκ δριμέων. ἡ δ᾽ ὑπὸ λίθου κατὰ κύστιν, ἐν μὲν
τῷ παραυτίκα τὴν μετάθεσιν· ἰάσεως δὲ παντελοῦς ἕνεκα
τὴν διὰ τομῆς κομιδήν. ἡ δὲ τῆς παρὰ φύσιν ἐν μορίῳ

fumpto ab evidentiſſimo disputationis initio, quod in figurae permutatione fit. In his igitur, qui adhuc crefcunt,
plurimae partes emendari poſſunt: in his vero, qui ad
incrementum pervenerunt, non poſſunt. Quae autem
curationem admittunt, in contrariam depravatae formam
reducenda funt. Quod ſi ob fracturam male concinna-
tam vitiata membri figura ſit, recenteque callo occupata,
frangere oportet, ac probe reconcinnare; poſtea vero
callum inducere. Ex eodem autem morborum genere eſt
obſtructio, quam humorum lentor ac craſſities parit; at-
quae haec ſoopum unum habet affectui contrarium, nempe
expurgationem. Curatur autem detergentibus ac incidentibus medicamentis. Si vero ſtercore duro farctum in-
teſtinum ſit, primum quidem emendanda duritia eſt humidis et pinguibus clyſteribus, deinde acribus ſtercus
vacuandum. At ſi calculus veſicam obſtruit, in praeſentia quidem transferendus eſt. Quod ſi omnino ſanare
velis, veſicae fectione eximendus eſt. Qui antem prae-

περιεχομένης ὑγρότητος ἴασις ἐν τῇ παντελεῖ κενώσει, καθάπερ ἐπὶ τῶν ἐμπύων. ἡ δὲ ἄμετρος πλήρωσις ἐν ἀμέτρῳ κενώσει, καθάπερ ἐπὶ τοῦ κατὰ τὰς φλέβας αἵματος.
ὡσαύτως καὶ ὅσοις κατὰ γαστέρα, καὶ ἔντερα, ἢ ἀρτηρίαν
τραχεῖαν, ἢ πνεύμονα πύον ἢ αἷμα περιέχεται, παντελοῦς
κενώσεως δεῖται. τοῦ δὲ πλείονος ἐδέσματος, ἢ πόματος,.
ἔτι ὄντος προσφάτου, κατὰ τὴν ἀποκένωσιν ἡ ἐπανόρθωσις.
ὅσα μὲν οὖν ἐν πνεύμονί τε καὶ θώρακι περιέχεται, μετὰ
βηχῶν μὲν ἡ κένωσις, ὑπὸ δὲ φαρμάκων λεπτυντικῶν·
ὅσα δὲ καθ᾽ ἧπαρ, ἢ φλέβας, ἢ ἀρτηρίας, ἢ νεφρούς,
ἤτοι δι᾽ οὔρων, ἢ γαστρός. ἀλλὰ δι᾽ οὔρων μὲν ὑπὸ τῶν
λεπτυνόντων σφοδρῶς· διὰ γαστρὸς δὲ ὑπὸ τῶν ἑλκτικῶν
τε καὶ ἀναστομωτικῶν. ὅσα μὲν οὖν κατὰ τὴν ἄνω γαστέρα,
δι᾽ ἐμέτων· ὅσα δὲ κατὰ τὴν κάτω, δι᾽ ὑπαγωγῆς. ὅσα
δὲ ὑπὸ τῷ δέρματι, διὰ τομῆς, ἢ καύσεως, ἢ φαρμάκων
καυστικῶν. οὕτως δ᾽ ἐνίοτε καὶ ὅσα κατά τινα κοιλότητα
φυσικήν, ὡς ἐπὶ θώρακος. ἑνὶ δὲ κεφαλαίῳ, τῶν μὲν ὅλῳ

ter naturam humor continetur, integra vacuatione curatur, ut in fuppuratis. Immoderata vero repletio, cujusmodi eft fanguinis in venis, immodica vacuatione curatur. Quemadmodum et his, quibus in ventre aut inteſtinis, aut arteria, aut pulmone pus vel fanguis continetur, integra vacuatio eſt neceſſaria. Caeterum cibus et
potus plenior recensque fumptus vacuatione corrigitur.
Quae vero in pulmone et thorace continentur, cum tuſſi
rejiciuntur, fed medicamentis extenuata. At quae in
jecore funt, aut venis, aut arteriis, aut renibus, ea per
urinas vel ventrem expelluntur. Sed quae per urinas rejiciuntur, vehementer extenuari debent; quae vero per
ventrem, attrahentibus et aperientibus egent. Quae autem in fuperiore ventre continentur, vomitionibus, quae
vero in inferiore, alvi fubductione dejiciuntur. Sub
cute autem collecta vel foctionem, vel candens ferrum,
vel adurens medicamentum efflagitant. Ad eundem modum et quae in loco natura cavo, ut thorace, cönti-
nentur. In summa autem, quicquid praeter naturam in

Ed. Chart. II. [225.] Ed. Baf. III. (484.)

τῷ γένει παρὰ φύσιν ἔν τισι μέρεσι περιεχομένων σκοπὸς
τῆς ἰάσεως ἄρσις ἐστίν· εἰ δ᾽ ἀδύνατος γενέσθαι, μετάθεσις. ὅσα δὲ οὐχ ὕλῳ τῷ γένει παρὰ φύσιν ἐστὶν, ἀλλὰ
τῷ ποσῷ, σκοπὸς τούτων ἡ ἀποκένωσις· ἡ δ᾽ εὕρεσις
τῶν ἰασομένων αὐτὰ μέρος μέν τι κἀξ αὐτῆς λαμβάνεται
τῆς διαθέσεως· ἡ πλείστη δὲ ἐκ τῶν πεπονθότων μορίων.
ὅσα δὲ ἐν τῷ τετραχύνθαι παρὰ φύσιν ἔχει, τὴν κατὰ φύσιν αὐτοῖς ἀντεισακτέον λειότητα· κατὰ μὲν οὖν ὀστοῦν
ξύοντα, κατὰ δὲ τραχεῖαν ἀρτηρίαν ἢ γλῶτταν ἐκλεαί-
νοντα δι᾽ ὑγρῶν ἀδήκτων καὶ γλίσχρων. ὅσα δὲ τῷ λεῖα
γενέσθαι παρὰ φύσιν ἔχει, τὴν κατὰ φύσιν αὐτοῖς ἀντεισακτέον τραχύτητα διά τε φαρμάκων ἱκανῶς ῥυπτικῶν καὶ
διὰ βραχείας στύψεως.

Κεφ. λδ'. Ὅσαι δὲ ἐμφράξεις ἢ στενοχωρίαι νοσήμασιν ἑτέροις ἕπονται, θεραπευτέον ἐκεῖνα πρότερον. δέδεικται δ᾽ ἐν τῷ περὶ τῆς τῶν νοσημάτων διαφορᾶς, ὡς
φλεγμοναῖς, καὶ σκίρροις, καὶ οἰδήμασι, καὶ ξηρότησιν
ἐνίοτε ἀμέτροις, ἔτι τε μοχθηροῖς σχήμασιν αὐτῶν τῶν
περιεχόντων σωμάτων ἕπεται πολλάκις τὰ εἰρημένα, κα-

aliqua parte eſt, tollendum eſt, aut, ſi id aſſequi non
poſſis, transponendum. Quae autem toto genere praeter
naturam non sunt, fed quantitate delinquunt, evacuatione curanda funt, cujus ratio cum ex ipſo aſſectu, tum
maxime ex affectis partibus invenitur. Exaſperatas
praeter naturam partes ad naturalem laevitatem aequa-
litatemque reducimus, oſſa quidem radendo, arteriam
autem et linguam humore lento morſu carente delinien-
do. Laevigatae vero praeter naturam medicamentis,
quae abunde detergeant et leviter adſtringant, ad na-
tivam afperitatem revocantur. Cap. XXXIV. Obſtructiones vero vel anguſtiae,
quae morbis aliis ſuccedunt, poſterius curari debent. In
opere autem de morborum differentiis oſtendimus, ſupra-
dictos affectus plerumque naſci ex inflammationibus,
fcirrhis, oedematis, et nonnunquam ex immodicis ficci-
tatibus, pravisque continentium partium figuris, quem-

394 ΓΑΛΗΝΟΤ ΤΕΧΝΗ ΙΑΤΡΙΚΗ.

Ed. Chart. H. [225. 226.]　　　　　Ed. Baf. III. (484. 485.)

θάπερ καὶ ὄγκοις τισὶ τῶν πέριξ σωμάτων. εἰ δὲ καὶ πρὸς
ἄλληλα τῶν εἰρημένων ἐπιπλέκοιτό τινα, τὰς ἐνδείξεις ἔχει
ποικίλας. [226] ἀρκέσει δ᾽ ἐφ᾽ ἑνός, ὡς ἐπὶ παραδείγματος, ποιήσασθαι τὸν λόγον· ἐπὶ πλέον γαρ ὑπὲρ ἀπάντων
ἐν τοῖς θεραπευτικοῖς λέγεται γράμμασιν. ὑποκείσθω τοίνυν (485) ἐπιρρεῖν τινι μέρει πλῆθος αἵματος, ὡς διατεί-
νεσθαι τὰ κατα τὸ μόριον ἀγγεῖα, μὴ τὰ μεγάλα μόνον,
ἀλλὰ καὶ τὰ σμικρὰ τὰ πρότερον ἐκφεύγοντα τὴν ὄψιν, ἐκ
δὲ τοῦ πεπληρῶσθαι φαινόμενα νῦν, ὥσπερ γε ἐπ᾽ ὀφθαλμῶν ὁρᾶται σαφῶς ἐνίοτε διὰ τὴν λευκότητα τοῦ χιτῶνος.
εἰκός δὲ δήπου, καὶ ἄλλα τῶν μὴ ὁρωμένων ἀγγείων διατε-
τάσθαι μεμεστωμένα, μηδέπω μηδ᾽ αὐτὰ φαινόμενα διὰ
τὴν σμικρότητα. καὶ δὴ ᾽κίνδυνος ἐκχυθῆναι τὸ διϊδρούμενον
ἐκ τῶν ἀγγείων εἰς τὰς μεταξὺ χώρας τὰς κενὰς, ἢ καὶ
παρεκχεῖσθαι μικρὸν ἤδη. τοῦ τοιούτου πάθους ἡ ἴασις
ἕξει μὲν δήπου σκοπον τὴν κένωσιν, ἢ, ἵνα σαφέστερον
εἴπωμεν, ἀποκένωσιν. ἐπειδὴ τὸ πάθος ἦν ἐν τῷ πεπλη-
ρῶσθαί τὸ μόριον ἀμέτρως, ἀναγκαῖον δὴ, ἤτοι παλινδρο-

admodum et ex quibusdam circumftantibus tumoribus.
Quod fi ex fupradictis quaedam inter fe copulentur,
varias habebunt indicationes. De uno autem velut exemplo verba facere fatis fuerit, quando fufius de omnibus
in libris de curandi ratione difputatum eft. Ponamus
igitur, in partem aliquam fanguinis multitudinem fluere,
ita ut in ea non folum majores, fed et minores venae
diftendantur, quae prius vifum effugiebant, nunc vero
ob plenitudinem confpicuae funt (quod aliquando in oculis ob tunicae candorem manifefte cernitur). Verifimile
eft, alia quoque vafa fenfum effugientia plenitudine distenta effe, non tamen ob exiguitatem apparere. Periculum itaque eft, ne, quod ex vafis exudat, ad inania fpatia intermedia effundatur, aut nonnihil jam fit effufum.
Hic fane affectus vacuatione curatur, aut, ut clarius ex-
plicem, evacuatione. Quoniam quidem affectus immoderata partis repletio erat, neceffario, quod fupervacuum

μῆσαν ἐκκενωθῆναι τὸ περιττὸν, ἢ δι᾽ αὐτοῦ τοῦ πεπονθότος μορίου. παλινδρομήσει μὲν οὖν, ἢ ὡσθὲν, ἢ ἐλχθὲν,
ἢ παραπεμφθὲν, ἢ κατά τινα τούτων, ἢ κατὰ πάντα. δι᾽
αὐτοῦ δὲ τοῦ πεπονθότος ἐκκενωθήσεται, τὸ μέν τι φανερῶς τε καὶ αἰσθητῶς, τὸ δὲ εἰς ἀτμοὺς λεπτυνθέν. εἰ μὲν
οὖν εἴη τὸ σύμπαν σῶμα πληθωρικώτερον, οὐ χρὴ διὰ τοῦ
πεπονθότος τόπου ἐκκενοῦν. εἰ μὲν γὰρ ἀμυχαῖς καὶ το-
μαῖς αἰσθητῶς ἐκκενώσομεν ὀδυνήσαντες, ἐπισπασόμεθα
πλέον διὰ τὴν ὀδύνην. εἰ δὲ τοῖς θερμαίνουσι διαφορεῖν
ἐπιχειρήσομεν, ἕλξομεν διὰ τὴν θερμότηρα πλέον εἰς τὸ
μέρος, ἢ διαφορήσομεν. εἰ δ᾽ αὖ βουλοίμεθα παλινδρομεῖν
ἀναγκάζειν τὸ ἐπιῤῥυὲν, οὐκ ἂν δέξαιτο μεστὸν ὑπάρχον τὸ
σῶμα. πρὸς ἄμφω τοίνυν ταῦτα χρὴ κενῶσαι τὸ ὅλον, ἢ
ἀντισπάσαι γε πάντως εἰς ἄλλα χωρία τὸ ἐπιῤῥέον τῷ πε-
πονθότι· τοῦτο δὲ ἐργασάμενον ἀπωθεῖσθαι τοῦ μέρους
πρότερον, ἢ διαφορεῖν ἐπιχειρεῖν. ἑτοιμοτέρα γὰρ ἡ κένωσις, ὅσῳ διὰ μειζόνων. ἀποκρουσόμεθα δ᾽ ἐκ τοῦ πεπον-

eft, aut intro remeando, aut per ipfam affectam partem
vacuabitur. Intro remeabit quidem, fi repellatur, vel re-
trahatur, vel in propinquam partem mittatur, vel horum aliquo modo, vel omnibus. Quod autem per affectam partem vacuatur, aliquando quidem evidéns eft,
fenfuique pervium, aliquando vero in vapores refolvitur.
Si igitur univerfum corpus plenius fuerit, per affectam
partem vacuandum non eft. Nam fi manifefte fcarificationibus et fectionibus vacuemus, dolorem excitabimus,
proindeque fluxionem majorem advocabimus. Quod fi
calidis medicamentis digerere tentemus, plus in affectum
locum ob calorem attrahemus, quam per halitum diffi-
pari poffit. At fi retorquere, quod influxit, velimus, corpus plenum non excipiet. Duabus igitur his de caufis
totum corpus vacuare oportet, deinde in contrarium
omnino, quod influit, revellere. Quo peracto, e parte
prius repellere, quam per halitum digerere tentabimus.
Nam eo facilior erit vacuatio, quo per majores et patentiores vias fiet. Ex affecto autem loco adftringenti-

396 ΓΑΛΗΝΟΤ ΤΕΧΝΗ ΙΑΤΡΙΚΗ.

Ed. Chart. II. [226.]　　　　　　　Ed. Baf. III. (485.)

θότος, εἰ στύφοιμέν τε καὶ ψύχοιμεν. ἀλλὰ καὶ τὰ κενω-
θέντα προς ἑαυτα το ἀποκρουομενον ἕλξει· δέδεικται γὰρ καὶ
τοῦτο διὰ τοῦ περὶ τῶν φυσικῶν δυνάμεων λόγου. καὶ δὴ
καὶ παραπέμψει τὰ ἀγγεῖα, τονωθέντα τοῖς στύφουσι φαρμάκοις. εἰ μὲν οὖν ἅπαν οὕτω παλινδρομήσει, εὖ ἂν ἔχοι·
καταλειφθέντος δέ τινος ἐν τῷ μορίῳ, ἐχρῆν. μὲν δήπου
τεκμαίρεσθαι τοῦτο γλίσχρον ὑπάρχειν, ἢ παχὺ, καὶ διὰ
τοῦτ᾽ ἐσφηνῶσθαι δυσλύτως. δύναται δὲ καὶ μὴ τοιοῦτον
ὂν εἰς τὰς μεταξὺ χώρας ἐκκεχύσθαι. τότ᾽ οὖν ἥκειν ἤδη
καιρὸς ἐπὶ το κενοῦν αὐτὸ διὰ τοῦ πεπονθότος, ἐπιθέντα
τοῖς ὑπερκειμένοις ἀποκρουστικὰς τῶν ἐπιῤῥεόντων δυνάμεις.
ἐκκενώσεις δὲ μάλιστα, εἰ κατὰ τὰς μεταξὺ χώρας τεκμαί-
ροιο περιέχεσθαί τι δι᾽ ἀμυχῶν τε ἅμα καὶ διὰ φαρμάκων διαφορητικῶν. ἀλλ᾽ ἐπεὶ τὰ διαφοροῦντα πάντα θερμὰ
ταῖς δυνάμεσιν ὑπάρχει, τῆς δ᾽ αὐτῆς ἐστι κράσεως ἔργον
τὸ δάκνειν, ὅταν ἀμετρότερον ἢ θερμὰ, φυλακτέον ἐν αὐτοῖς τὰ πάνυ θερμὰ, καὶ μάλιστα ἢν ἐπιπολῆς ᾖ τὸ

bus et refrigerantibus medicamentis repellemus. Quin
et inanitae partes ad fe, quod repellitur, attrahunt, ut
in libro de facultatibus naturalibus demonſtratum eſt.
Idem venae adſtringentibus remediis confirmatae retru-
dunt. Si igitur ad hunc modum totum intro recurrat,
profpere res cedet. Quod fi quid relictum in particula
fit, conjiciendum est, id lentum aut craffum effe, proindeque ita impactum, ut non facile elui poffit. Quamquam fieri poteſt, fi tale non exiſtat, ut in fpatia intermedia refufum fit: quod quum accidit, jam tempus fuadet, per affectam partem vacuandum effe medicamentis,
quae repellendae fluxionis facultatem habent, fupra im-
pofitis. Vacuabimus autem, fi quid in fpatiis intermediis
retentum effe fufpicio fit, fcarificationibus fimul et medicamentis digerendi vi praeditis. Sed quum haec omnia
facultate calida fint, mordendi vi praedita, fi modum excefferint; vitanda funt vehementer calida, praefertim fi

πεπονθώς. ὀδυνήσεται γὰρ οὐ σμικρῶς, ἢν ἅμα τε πε-
πόνθῃ καὶ δάκνηται, οδύνη τε πᾶσα παροξύνει τὰ ῥεύματα.
τὸ μετρίως ουν θερμὸν ἐπὶ τούτων ἀνώδυνον, ἔτι δὲ μᾶλλον, ἐὰν ὑγρὸν ὑπάρχῃ. καὶ μέντοι καὶ ἱκανόν ἐστιν δια-
φορῆσαι τὸ ἐπιπολῆς, εἰ καὶ μὴ σφοδρὸν εἴη τὸ διαφορη-
τικὸν φάρμακον. εἰ δὲ τὰ μὲν ἐπιπολῆς απαθῆ παντάπασιν ὑπάρχει, διὰ βάθους δ' εἴη το κενώσεως δεόμενον,
[227] ἐπιτεῖναί τε καὶ αὐξῆσαι δεῖ τοῦ διαφορητικοῦ φαρμάκου τὴν θερμασίαν. κινδυνεύσει γὰρ ἐκλυθῆναι, πρὶν
εἰς τὸ βάθος ἐξικέσθαι, οὐ μὴν οὐδ' ἀνιάσει τι τὰ ἐπιπολῆς, ὧν ψαύσει, διότι μὴ πέπονθεν. ὥστε καὶ νῦν ἐς
ταὐτὸν ἄμφω συμβαίνει πρὸς τὴν τῶν θερμοτέρων τε ἅμα
καὶ δριμυτέρων φαρμάκων χρῆσιν, τά τ' ἐπιπολῆς ἀνεχό-
μενα, καὶ τὰ διὰ βάθους δεόμενα. ταύτην μὲν οὖν τὴν
ἔνδειξιν ἐκ τοῦ μορίου τῆς θέσεως ἐλάβομεν. ἑξῆς δὲ σκοπῶμεν, εἰ λείπει τι πρὸς τὴν ἴασιν· ἔοικε γὰρ λείπειν οὐ
μικρά. τῶν πεποιηθότων αὐτῶν, ἐν οἷς ἐστι τὸ περιττὸν τοῦ

in fuperficie fit morbus; dolor enim non exiguus exci-
tabitur, fi una cum affectu mordeatur, et dolor omnis
fluxionem proritat. Quod igitur ex his modice calfacit,
dolorem non excitat; praefertim fi cum eo conjuncta fit
humiditas, idque digerere, quod in fuperficie eft, abunde
poteft; etiamfi vehemens digerendi facultas ejusmodi
medicamento non infit. At fi in fuperficie pars affecta
omnino non fit, fed in profundo, eaque vacuari defideret, intendendus ac angendus eft digerentis medicamenti
calor. Periculum enim eft, ne, antequam ad profundum
perveniat, refolvatur, neque tamen partes in fuperficie
fitae contactae moleftiam aliquam fentiunt, utpote quae
affectae non fint. Quocirca nunc quoque ad calidiorum
fimul et acriorum medicamentorum ufum haec duo contingunt, nempe ut partes, quae in fuperficie funt, tole-
rent, et profundae egeant. Haec igitur ex affeetae partis pofitura judicatio fumitur. Deinceps vero confidere-
mus, an ad curationem aliquid dedit. Deeffe enim non
pauca videntur. Ex affectis fedibus, quae fupervacuam

ῥεύματος, ἔνια μὲν ἀραιὰ καὶ χαῦνα καὶ μαλακὰ τὴν φύσιν ἐστίν, ἔνια δὲ πυκνὰ καὶ πεπιλημένα καὶ σκληρά.
τὰ μὲν οὖν πρότερα ῥᾳδίως ἐκκενοῦται. τὰ δ' ἕτερα δριμυτέρων δεῖται τῶν κενωσόντων αὐτά, καὶ προσέτι λεπτο-
μερεστέρων. ἂν δὲ καὶ κατὰ συχνοῦ κεῖνται βάθους, ἔτι
δὴ καὶ μᾶλλον. αὕτη σοι πάλιν ἔνδειξις ἑτέρα παρὰ τῆς
οὐσίας τοῦ πεπονθότος. ἄλλη δ' ἀπὸ τῆς διαπλάσεως ἅμα
καὶ θέσεως. ὑποκείσθω γὰρ, εἰ οὕτως ἔτυχεν, ἐν ἥπατι τὴν
προειρημένην εἶναι διάθεσιν, ἐν τοῖς στενοῖς πέρασι τῶν
ἀγγείων ἐσφηνωμένων ὑγρῶν, ἤτοι γλίσχρων, ἢ παχέων, ἢ
πολλῶν. ἆρ' οὐχ ἕτοιμον ἐδέσμασί τε καὶ πώμασι λεπτυν-
τικοῖς τὸ πάχος μὲν πρῶτον ἅμα τῇ γλισχρότητι λεπτομερὲς ἐργάζεσθαι· δεύτερον δὲ, μὴ διὰ τῶν ἀοράτων καὶ στε-
νῶν μόνον, ἀλλὰ καὶ δι' εὐρειῶν ὁδῶν ἐκκενῶσαι τὸ λυποῦν; εὐρύτεραι γάρ εἰσι κατὰ τὸ ἧπαρ αἱ φλέβες, ὥσπερ
καὶ πλεῖσται· τελευτῶσι δ' αἱ μὲν ἐν τοῖς κυρτοῖς εἰς τὴν
κοίλην, αἱ δ' ἐν τοῖς σιμοῖς ἐπὶ πύλας. ὥστ' ἤδη σοι
ῥᾷστον, ἐν ὁποτέραις ἂν ὦσιν αἱ σφηνώσεις, ἐκκενοῦν ἑτοί-

fluxionem recipiunt, aliae rarae, fungofae ac molles
natura funt; aliae vero denfae, compactae ac durae.
Priores facile vacnantur; pofteriores vero acriora remedia efflagitant, quaeque partium tenuitate praedita fint,
eo quidem majore, quo altius delitefcunt. Haec rurfus
altera fit indicatio, quae ab affectae partis fubftantia fumitur. Alia vero a conformatione fimul et pofitura ducitur. Ponatur, exempli gratia, jecur ante dicto affecta
laborare, in extremis venarum anguftiis impactos effe
humores lentos aut craffos, aut multos. Annon cibo et
potu extenuante primum quidem craffitiem ac lentorem
promptum eft extenuare? poftea vero, quod infeftat, non
per caecas et anguftas vias folum, fed et latas evacuare?
In jecore enim funt venae et patentiores et plurimae;
definunt autem, quae in gibbis funt, in cavam venam,
quae vero in fimis, in portam. Quocirca jam promptiffimum tibi eft, humores, in utrislibet fint farcti, va-

μως αὐτὰς, ἕλκοντα μὲν εἰς τὴν γαστέρα διὰ τῶν ἑλκτικῶν τε καὶ ἀναστομωτικῶν, ὅσα τῶν ὑγρῶν ἐσφήνωται, κατὰ
τὰς ἐν τοῖς σιμοῖς φλέβας, ἐπ᾽ οὖρα δὲ προτρέποντα διὰ
τῆς κοίλης φλεβὸς, ὅσα κατὰ τὰς ταύτης φλέβας. ἑτέρα
δὲ ἐπὶ ταῖς προειρημέναις ἔνδειξις ἀφ᾽ ἥπατος, ὡς ἀρχῆς
φλεβῶν. ἐπεὶ γὰρ οὐχ ἑαυτὸ μόνον, ὥσπερ τὰ πλεῖστα
μόρια τοῦ ζώου, διοικεῖν πέφυκεν, ἀλλ᾽ ἐπιπέμπει δύναμιν
ταῖς φλεψὶ, κίνδυνός ἐστιν, ἐὰν ἐκλύσωμεν αὐτοῦ τὸν τόνον
ἐπιβροχαῖς τε καὶ καταπλάσμασι χαλαστικοῖς, αὐτό τε πρῶτον ἀτονῆσαι περὶ τὴν ἐνέργειαν, ἀτόνους τε συμπάσας ἐργάσασθαι τὰς φλέβας. ὅθεν ἐπιμιγνύναι χρὴ τῶν στυφόντων τι φαρμάκων ἐν ταῖς θεραπείαις αὐτοῦ. ἀλλ᾽ ἐπειδὴ
διὰ βάθους ἐστὶ συχνοῦ, κίνδυνος ἐκλυθῆναι τὴν δύναμιν
τοῦ στύφοντος, ἐὰν μὴ ποδηγῆται πρός τινος ἑτέρας οὐσίας
λεπτομεροῦς, οἷα περ ἡ τῶν ἀρωμάτων ἐστί. κάλλιον δὲ,
εἰ αὐτὸ τὸ στῦφον φάρμακον εὐθὺς εἴη καὶ ἀρωματῶδες·
συμφύτους γὰρ ἔχον δύο ποιότητάς τε καὶ δυναμεις ἰσχυ-

cuare; ad ventrem quidem tiahendo, si in fimarum venis impacti fint, medicamentis attrahendi vi praeditis,
per cavam autem venam, fi in ei proximis venis, ad
urinas deducendo. Praeter has vero altera ab ipfo jecore tanquam venarum principio fumitur indicatio. Quoniam enim jecur natura non fe folum (quales funt plurimae animantis partes) moderatur, fed et in venas vim
fuam transfundit, periculum eft, fi laxantibus tum per-
fufionibus tum cataplasmatis robur ejus refolvamus, ne
ipfum in primis, deinde omnes ejus venas inefficaces ad
obeundas fuas actiones reddamus. Quocirca in ejus curatione non nihil adftringentium medicamentorum mifcen-
dum eft. Sed quoniam in alto admodum corpore eft fitum, periculum eft, ne adftringentis medicamenti facultas refolvatur, nifi ab aliqua materia tenuitate partium
donata, qualis eft odoramentorum, adducatur. Praeftat
autem, adftringens medicamentum ftatim ab ortu vim odo-
ram habere; quod enim duas habet congenitas qualitates

ρότερον ἐνεργήσει. καὶ τοίνυν ἐκκενούσθω μὲν καὶ ἤδη τὸ
παρὰ φύσιν εἰς τὸ μόριον ἐνεχθέν· ἐχέτω δὲ τὴν συμμετρίαν τῶν χυμῶν τὴν κατὰ φύσιν. ἐπισκεπτέον οὖν ἡμῖν
ἐν τούτῳ, μήτι πρὸς τῆς τοῦ ῥεύματος ποιότητος ἠλλοιώθη
τὴν κρᾶσιν᾽, εἰ μὲν φλεγματικώτερον ἦν, ψυχθὲν, εἰ δὲ
χολωδέστερον, θερμανθὲν, ἵνα καὶ ταύτην αὐτοῦ τὴν δυς-
κρασίαν ἰασάμενοι τελέως ὑγιὲς ἀποφάνωμεν. ἰασόμεθα
δὲ τὴν ἐναντίαν ἀντεισάγοντες ποιότητι, καθάπερ ἐν ταῖς
τῶν δυσκρασιῶν εἴρηται θεραπείαις, εἰς ὅσον ἕκαστον ἐγένετο θερμότερον, ψύχοντες εἰς τοσοῦτον. ὥστ᾽ ἐνταῦθα
πάλιν ἀναγκαῖον ἐπίστασθαι τὴν κατὰ φύσιν εὐκρασίαν αὐτοῦ. πῶς γὰρ ἂν εἰδείημεν, ὁπόσῳ τοῦ κατὰ φύσιν ἐστὶ·
ψυχρότερον ἢ θερμότερον, ἢ πότε [228] ψύχοντες παυσό-
μεθα, μὴ γινώσκοντες τὸ μέτρον τῆς κατὰ φύσιν θερμότητος; οὕτω δὲ καὶ εἰ τὸ ψυχρότερον γενόμενον θερμαίνομεν,
μὴ γινώσκοντες τὸ μέτρον αὐτῆς τῆς κατὰ φύσιν ψυχρότητος, οὐχ οἷόν τε ἡμῖν οὔτ᾽ εὐπορῆσαι τοῦ θερμαίνοντος
οἰκείως, οὔτε παύσασθαι θερμαίνοντας.

et facultates, efficacius eſt. Itaque vacuetur, quod praeter naturam in partem jam fluxit, nativa vero humorum
fymmetria convenientiaque fuperfit. Conſiderandum et
hic, an a fluxionis qualitate ejus partis temperatura
mutata ſit (si quidem pituitoſa erat, refrigeratum; ſin
biliofa, calſactum jecur eſt), ut, abſolute curata intemperie, fanitas reſtituatur. Reſtituemus autem contrariam
qualitatem objicientes, ut in intemperaturarum curatione
diximus, tantum unamquamque partem refrigerantes,
quantum ejus calor excefferit. Quocirca rurfus hic ne-
cefſario ejus nativa temperies cognofcenda eſt. Nam
quomodo ſcire poterimus partis natura frigidioris aut
calidioris exuperantiam, aut quando a refrigerando cef-
fandum ſit, ſi caloris nativi modum ignoremus? Eadem
ratione, ſi frigidiorem calfacientes ignoremus naturalis
ejus frigoris modum. Itaque neque quod commode calfaciat, neque quando a calfaciendo cefſandum ſit, invenire poterimus.

ΓΑΛΗΝΟΥ ΤΕΧΝΗ ΙΑΤΡΙΚΗ. 401

Ed. Chart. II. [228.]   Ed. Baſ. III. (485. 486.)

Κεφ. λε'. Ἐπεὶ δὲ καὶ περὶ τούτων αὐτάρκως εἴρηται, μεταβαίνειν ἤδη καιρὸς ἐπὶ τὰ κατὰ τὸν ἀριθμὸν οὗ (486) κατὰ φύσιν ἔχοντα. διττῆς δὲ οὔσης αὐτῶν τῆς διαφορᾶς, οἷς μὲν ἐλλιπές τι μόριον, ἐργάζεσθαι τοῦτο σκοπός, ὑπηρετοῦντας δηλονότι τῇ φύσει, καθ᾿ ὃν ὀλίγον ἔμπροσθεν εἴρηται τρόπον. οἷς δ᾿ αὖ περιττεύει, τοῦτ᾿ ἐκκόπτειν αὐτὸ, ἤτοι διὰ σμίλης, ἢ διὰ πυρὸς, ἢ διὰ φαρμάκου καυστικοῦ. ταυτὶ μὲν οὖν ἅπαντα σχεδὸν δυνατόν ἐστιν ἰάσασθαι, γεννῆσαι δ᾿ οὐχ ἅπαντα δυνατὸν, ὡς ἐν τῷ περὶ σπέρματος ἀποδέδεικται λόγῳ. τινὰ δὲ κἂν αὐτὰ μὴ δυνατὸν ᾖ γεννῆσαι, ποιῆσαι γοῦν ἀντ᾿ αὐτῶν ἕτερόν τι δυνατὸν, ὡς ἐπὶ τοῦ ὀστοῦ τελέως ἐξαιρεθέντος οὐσίαν ἑτέραν ἐν τῇ κατ᾿ αὐτὸ χώρᾳ, διαφέρουσαν ὀστοῦ τε καὶ σαρκός. ἔστι γὰρ ἡ γινομένη κατὰ τὴν χώραν αὐτοῦ καθάπερ τις σὰρξ πωροειδὴς, ἢ πῶρος σαρκοειδὴς, καὶ τοῦ χρόνου δὲ προϊόντος ἐπὶ τὸ πωρωδέστερον μεθίσταται, κατ᾿ ἀρχὰς σαρκοειδὴς μᾶλλον οὖσα. καθ᾿ ὅ τι δ᾿ αὖ μόριον ἀπολλύμενον οὔτε τὴν αὐτὴν οὐσίαν κατ᾿ εἶδος, οὔθ᾿ ὁμοίαν ἐργάσασθαι δυνάμεθα, τρίτος ἡμῖν σκοπὸς ἐξευρεῖν τινα κόσμον, ὡς

Cap. XXXV. Quoniam de his abunde disputavimus, ad ea, quae numero praeter naturam infunt, jam transeundum eſt. Quorum quum duplex fit differentia, quibus pars aliqua deeſt, hanc farcire ſtudeamus, eo quem paulo ante diximus modo naturae famulantes. Quibus vero abundat, recidere vel fcalpro vel igni vel adurente medicamento. Haec igitur omnia fere fanefcunt, fed non omnia generantur; ut in libro de femine proditum eſt. Quaedam autem non gignuntur, fed in eorum locum aliquid fubſtituitur; ut, fi os omnino exemptum fit, altera materia, quae ab oſſe et carne differat, in ea ipfa parte regigni poteſt, quae veluti caro quaedam callofa eſt, aut callus carnofus, qui temporis proceſſu in naturam magis callofam transit, initio ſtatim potius carnem referens. In quacunque autem parte amiſſa materia eſt, quae nec eadem fpecie nec fimilis reſtitui poteſt, ornatum quendam tertius fcopus invenit,

ἐπὶ κολοβωμάτων. ἐπικρινωνεῖ δὲ δηλονότι τὸ γένος ὅλον
τοῦτο τῷ κατὰ τὸ πηλίκον. ὅσον γὰρ αὐτοῦ περὶ τὸ κατὰ
φύσιν ἐστὶν, ἐκείνῳ πλησιάζει. τὸ δ᾽ ἐν τοῖς τῷ γένει
παρὰ φύσιν ἀποκεχώρισται μόνον. ἐφ᾽ οὗ πρῶτος μὲν
σκοπὸς ἡ ἀφαίρεσις· εἰ δ᾽ ἀδύνατος οὗτος, ἡ μετάθεσις
δεύτερος, ὡς ἐπὶ τῶν ὑποχυμάτων. ὅσα δ᾽ οὐχ ὅλοις μορίοις, ἀλλ᾽ ἐν μέρεσι μορίων ἐλλείπει τε καὶ ὑπερβάλλει
τοῦ κατὰ φύσιν, ἀνάθρεψις μὲν ἡ γένεσις ἐπὶ τῶν ἐλλειπόντων, ἀφαίρεσις δὲ ἡ καθαίρεσις ἐπὶ τῶν ὑπερβαλλόν-
των· ὅθεν οὔτε σκοπὸς ἐπ᾽ αὐτῶν ἕτερος, οὔτ᾽ ἰδέα φαρμάκων ἑτέρα κατὰ γένος. ἀλλ᾽ ἐπὶ τὸ λοιπὸν ἔτι γένος
ἰτέον τῶν ὑγιεινῶν αἰτίων, ὅπερ ἐπανορθωτικόν ἐστι τῶν
παρὰ τὴν θέσιν ἐσφαλμένων σωμάτων, οἷον ἐξαρθρήματα
καὶ ἔντερον ἐν ὀσχέῳ. γίνεται δὲ τὸ μὲν ἐκ βιαίας τάσεως
ἢ ὤσεως· τὸ δὲ ἐξ ἀνευρύνσεως ἢ ῥήξεως τοῦ περιέχον-
τος· ὥστε καὶ ἡ ἴασις τῷ μὲν ἐξ ἀντιτάσεώς τε καὶ τῆς εἰς
τοὐναντίον, εἰ παρήλλαξεν, ὤσεως, τῷ δὲ ἐκ τοῦ στεγανὸν

ut in mutilatis. Perſpicuum autem eſt, genus hoc cum
eo communilatem habere, quod ad magnitudinem pertinet. Quod enim ex eo fecundum naturam eſt, magnitudini vicinum eſt. Solum autem diſſidet, quum praeter
naturam eſt. In quo genere primum quod abundat tollendum, aut, ſi aſſequi id nequeas, transponendum eſt,
ut in ſuffuſionibus. Quibus autem non integrae quidem
partes, ſed ex his portiones imminulae ſunt vel auctae
praeter modum, alere quidem ac generare, quae deficiunt; quae vero redundant, demere ac minueie repri-
mereque oportet. Unde neque alius in ipſis finis eſt,
neque genere diverſa remediorum forma. Sed ad reliquum ſalubrium cauſarum genus veniendum eſt, quod
ea emendat, quae ſuo loco exciderunt, veluti oſſa ſedi-
bus ſuis emota, et inteſtina in ſcrotum prolapſa. Illa
quidem violenta tenſione vel impulſione, haec dilatatione
vel ruptura continentis membranae fiunt. Itaque curantur priora quidem adverſae partis tenſione et in adver-
ſam partem repulſione; poſteriora vero, ſi continens mem-

ἐργάσασθαι τὸ περιέχον. ἐξ ὧν δ᾽ ἄν τις μεθόδων τὰ
κατὰ μέρος ἐξευρίσκῃ, διὰ τῆς θεραπευτικῆς πραγματείας
δεδήλωται.

Κεφ. λϛ'. Ἑξῆς δ᾽ εἴη λέγειν, ὅσα κατὰ τὸν ἔμπροσθεν λόγον ἀνεβαλλόμεθα. καλοῦσι δὲ αὐτὰ προφυλακτικά.
τριττὴ δ᾽ ἐστὶ καὶ τούτων ἥ γε κατὰ γένος διαφορά. πρώτη
μὲν ὑγιαίνοντος ἀμέμπτως τοῦ ἀνθρώπου, δευτέρα δὲ ἡ
μεμπτῶς, ἡ τρίτη δὲ νοσοῦντος. τὸ μὲν οὖν πρῶτον γένος
ἐκ τῆς ὑγιεινῆς ἐστι [229] πραγματείας, διττὸν ὑπάρχον,
ὡς ἔμπροσθεν εἴρηται· τὸ δεύτερον δὲ ἐκ τῆς προφυ-
λακτικῆς· τὸ δὲ τρίτον ἐκ τῆς θεραπευτικῆς. ἐν χυμοῖς
δὲ μάλιστα τὴν σύστασιν ἔχει σύμπαν τοῦτο τὸ γένος, οὓς
οὔτε γλίσχρους εἶναι προσήκει, οὔτε παχεῖς, οὔτε ὑδατώδεις,
οὔτε πολλοὺς, οὔτε ἐπὶ πλέον θερμοὺς, ἢ ψυχροὺς, οὔτε
δακνώδεις, οὔτε σηπεδονώδεις, οὔτε δηλητηρίους. αὐξηθέν-
τες γὰρ αἴτιοι καθίστανται νοσημάτων. αὐξάνονται δὲ,
ποτὲ μὲν ὑπὸ τῆς αὐτῆς αἰτίας, ἥπερ αὐτοὺς ἐγέννησε τὸ
πρῶτον· ἔστι δὲ ὅτε συναλλοιοῦντες ἑαυτοῖς τοὺς κατὰ τὸ

braua cogatur ac firmetur; quae quemadmodum fieri debeant., in libris de curandi ratione explicatum eſt.
Cap. XXXVI. Deinceps autem de his differendum
eſt, quae in|priore ſermone diſtulimus. Haec autem prae-
caventia dicimus. Quorum triplex eſt in genere differentia: una quidem hominis inculpata valetudine fruen-
tis; altera, de qua conqueri liceat; tertia vero aegrotantis eſt. Primum autem genus, quod, ut ante diximus,
duplex eſt, ad ſalubrium; ſecundum autem ad praeca-
ventium; tertium vero ad curantium disputationem pertinet. Univerſum autem hoc genus in humoribus maxime confiſtit; quos nec lentos, nec craſſos, nec multos,
nec admodum calidos aut frigidos, nec mordaces, nec
putres, nec peſtilentes eſſe oportet. Aucti enim morbos
gignunt. Augentur autem interdum quidem ab eadem
cauſa, quae ab initio eos procreavit, aliquando vero a
eibis corporis humores in ſuam naturam immutantibus.

σῶμα χυμούς. σκοπὸς δ᾽ ἐστὶ καὶ ἐπὶ τούτων ὁ τῆς ἰάσεως
διττὸς, ἡ ἀλλοίωσίς τε καὶ κένωσις. ἀλλοιοῦνται μὲν οὖν,
ἤτοι πεττόμενοι πρὸς αὐτοῦ τοῦ σώματος, ἢ ὑπό τινων
φαρμακωδῶν δυνάμεων, ἐν αἷς εἰσι καὶ αἱ θεραπεύουσαι
τοὺς ἰοὺς τῶν ἰοβόλων ὀνομαζομένων ζώων, ἔτι τε τὰ δηλητήρια φάρμακα μεταβάλλουσαι. κενοῦνται δὲ ὑπὸ τῶν
θερμῶν ἱκανῶς φαρμάκων, καὶ καθάρσεων, καὶ κλυστήρων,
καὶ ἰδρώτων, καὶ ἐμέτων. αὗται μὲν αὐτῶν αἱ κοιναὶ κενώσεις. ἴδιαι δὲ ἐκ τῶν τόπων, ἐν οἷς ἂν ἀθροισθῶσι,
λαμβάνονται, καθάπερ ἐν τοῖς ὑγιεινοῖς δεδήλωται, κατὰ
τὸ τρίτον καὶ τέταρτον, καὶ μάλιστα περί τε κόπων ἡμῶν
διεξιόντων, ὅσαι τε ἄλλαι τοιαῦται παράκεινται τοῖς κόποις
διαθέσεις. ἐκκενοῦνται γὰρ ἑτοιμότερον, οἱ μὲν ἐν ταῖς
πρώταις φλεψὶ διὰ γαστρός· οἱ δ᾽ ἐν ταῖς καθ᾽ ἧπαρ
δι᾽ οὔρων· οἱ δὲ καθ᾽ ὅλην τὴν ἕξιν δι᾽ ἰδρώτων· ὥσπερ
γε καὶ οἱ κατὰ τὴν κεφαλὴν ἤτοι δι᾽ ὑπερώας, ἢ διὰ
ῥινῶν, ἢ δι᾽ ἀμφοτέρων· οἱ δ᾽ ἐν ταῖς τοῦ θώρακος εὐρυ-

Horum autem curandorum duplex eſt ſcopus, nempe
immutatio et evacuatio. Immutantur vel ab ipſo corpore eos concoquente, vel a quibusdam medicamentis, in
quibus tum ea continentur, quae animalium venis medentur, Graeci ἰοβόλα vocant, tum quae exitialia pharmaca permutant. Evacuantur autem a medicamentis po-
tenter calfacientibus, et purgationibus, clyſteribus, et
ſudoribus, et vomitionibus. Atque hae ſunt communes
eorum vacuationes. Propriae vero ex locis, in quibus
acervantur, ſumuntur, quemadmodum in libris de ſanitate tuenda, praeſertim tertio et quarto docuimus: ubi
de laſſitudinibus aliisque laſſitudini proximis affectibus
disputavimus. Promptius enim primarum venarum excrementa per ventrem, jecoris vero per urinas expelluntur, et per ſudores, qui in toto corporis habitu continentur; quemadmodum per palatum, aut nares, aut
utrumque, quae caput occupant; et quae in latis thora-

χωρίαις διὰ φάρυγγος ἅμα καὶ βηχός· οἱ δὲ κατὰ νεφροὺς ἢ κύστιν δι᾽ οὔρων. ἀντισπάσεως δὲ κοινὴ συμ-
πάντων τῶν μερῶν ἔνδειξις ἐπὶ τὰ ποῤῥωτάτω, παροχέ-
τευσις δὲ ἐπὶ τὰ πλησίον. ἅπαντα δ᾽ οὖν, ὅσα θεραπεύει
τὰς τοιαύτας διαθέσεις, ὑγιεινὰ προσαγορεύομεν αἴτια, καθάπερ νοσερὰ τὰ προσαύξοντα, καὶ οὐδέτερα τὰ μήτε βλάπτοντα, μήτε ὠφελοῦντα. δύναιτο δ᾽ ἄν τις
αὐτὰ μηδ᾽ αἴτια προσαγορεύειν ὅλως, οἷοί πέρ εἰσιν οἱ
πολλοὶ τῶν σοφιστῶν, ἀμελοῦντες μὲν αὐτῶν τῶν πραγμάτων ἐξευρίσκειν τὴν διαφορὰν, ἐν δὲ τοῖς ὀνόμασι τὸ
πλεῖστον τοῦ χρόνου διατρίβοντες. εἴρηται δ᾽ ἐπὶ πλέον ἐν
ἑτέροις πρὸς αὐτούς. τὸ μὲν δὴ προφυλακτικὸν τῆς τέχνης
τοιόνδε.

Κεφ. λζ'. Τὸ δ᾽ ἀναληπτικόν τε καὶ ἀναθρεπτικὸν
ἐπὶ τῶν ἀνακομιζομένων ἐκ νόσου καὶ γερόντων. ὁποία δέ
τίς ἐστι καὶ ἡ τούτων διάθεσις, ὑπὸ τίνων τε μάλιστα
αἰτίων εἰς τὸ κατὰ φύσιν ἐπανέρχεται, τελεώτατα μὲν ἐν

eis ſpatiis ſunt, per guttur una cum tuſſi rejiciuntur;
quae vero in renibus vel veſica reſident, per urinas.
Revellendi autem ad longinquiſſima communis eſt omnium partium indicatio, quemadmodum derivandi ad
propinqua. Quaecunque vero ejusmodi affectiones curant, ſalubres cauſae dicuntur, quemadmodum morboſae,
quae has adaugent, et neutrae, quae neque laedunt, neque juvant. Poſſet autem quispiam ne quidem cauſas
omnino appellare, quales multi ſophiſtae ſunt, qui rerum differentias contemnunt, plurimum vero temporis
in nominibus conterunt; adverſus quos in aliis operibus
plurima ſcripſimus. Haec igitur eſt artis pars, quae pro-
phylactice dicitur. Cap. XXXVII. Convaleſcentibus autem ex morbo
ac ſenibus ea debetur victus ratio, quae Graecis ana-
leptice et anathreptice dicitur, hoc eſt inſtauratrix et
altrix. Qualis vero fit eorum affectio, et quibus potiſſimum cauſis ad naturalem ſtatum revocentur, in libris

τοῖς τῆς θεραπευτικῆς μεθόδου γράμμασι δεδήλωται· διὰ
κεφαλαίων δ᾽ ἂν ῥηθείη καὶ νῦν. ἡ μὲν οὖν διάθεσίς ἐστι
τοιάδε. χρηστὸν μὲν, ἀλλ᾽ ὀλίγον τὸ αἷμα, καὶ σὺν αὐτῷ
τό τε ζωτικὸν ὀνομαζόμενον πνεῦμα, καὶ τὸ ψυχικόν. αὐτὰ
δὲ τὰ στερεὰ μόρια ξηρότερα, καὶ διὰ τοῦτο καὶ αἱ δυνάμεις αὐτῶν ἀῤῥωστότεραι, καὶ διὰ ταύτας ὅλον· τὸ σῶμα
ψυχρότερον. αἴτια δ᾽ ὑγιεινά, τὰ τὴν εἰρημένην ἐπαγορ-
θούμενα διάθεσιν ἑνὶ μὲν κεφαλαίῳ περιλαβεῖν, ὅσα ταχεῖαν
μὲν καὶ ἀσφαλῆ θρέψιν ἐργάζεται· κατὰ μέρος δὲ, ἐν ταῖς
συμμέτροις κινήσεσι, καὶ σιτίοις, καὶ πόμασι, καὶ ὕπνοις.
εἰσὶ δὲ ὕλαι τῶν μὲν κινήσεων αἱ αἰῶραι, καὶ περίπατοι,
καὶ τρίψεις, καὶ λουτρά. καὶ εἰ [230] πολὺ βελτίους ἐπὶ
τούτοις γίνοιντο, καὶ τῶν συνήθων ἔργων ἐπ᾽ ὀλίγον ἅπτέ-
σθωσαν. τῶν δὲ σιτίων κατ᾽ ἀρχὰς μὲν ὑγραὶ, καὶ εὔπε-
πτοι, καὶ μὴ ψυχραὶ, προϊόντων δὲ καὶ αἱ τροφιμώτεραι,
πόμα δὲ ἐπιτήδειον οἶνος, ἡλικίᾳ μὲν σύμμετρος, ἰδέᾳ δὲ
καθαρός τε καὶ διαυγής, ἤτοι λευκὸς, ἢ ὑπόξανθος, ὀσμῇ
ἡδύς, μέτριος ἐν τῷ γεύεσθαι, μήθ᾽ ὑδατώδης τὸ πᾶν,

de curandi ratione late ac diffufe disputatum eſt; in
hoc autem opere fummatim docebimus. Ejusmodi igitur
eſt haec affeclio. Prcbus quidem fanguis eſt, ſed paucus, cum quo ol fpiritus vitalis, ut vocant, et animalis.
Solidae quoque partes ficciores, unde et earum vires
imbecilliores, ob quas univerfum corpus frigidius exiſtit.
Salubres autem caufae commemoratam affectionem emendant, quae, ut fummatim dicam, celeriter ac tuto corpus alunt; particulatim vero moderatus motus, cibus,
potus et fomnus. Motunm vero materia geſtationes
funt, ambulationes, frictiones, et balneae. Quod ſi ex
his multo melius habeant, quotidiana opera paulatim
tracient. Cibos autem interdum quidem humidos ooctu-
que faciles et minime frigidos fumant, temporis vero
progreſſu et eos, qui uberius alant. Commode vero in
potu vinum datur, aetate quidem medium, forma vero
puram ac pellucidum, five id album ſit, five fubflavum,
odore jucundum, quod guſtu nec aquam omnino, nec

μήτε τινὰ σφοδρὰν ἐνδεικνύμενος ποιότητα, μήτ᾽ οὖν στρυφνότητα, μήτε δριμύτητα, μήτε πικρότητα. λέγεται δ᾽, ὡς ἀρτίως εἶπον, ἐν τοῖς θεραπευτικοῖς ἐπὶ πλεῖστον ὑπὲρ αὐτῶν· νυνὶ γὰρ οὐ διελθεῖν ἅπαντα τὰ κατὰ μέρος ἡμῖν πρόκειται, μόνον δ᾽ ἀναμνῆσαι τῶν κεφαλαίων, ὧν ἐν ἑτέραις πραγματείαις ἐποιησάμεθα τὴν διέξοδον, ἃς προσγράψας, ὁπόσαι τέ εἰσι καὶ ποῖαι, καταπαύσω τὸν λόγον ἐνταῦθα. [κατάλογος.] εἴρηται μὲν οὖν καὶ πρόσθεν, ὡς ἔστιν ἓν ἄλλο βιβλίον, ἐν ᾧ περὶ συστάσεως τῆς ἰατρικῆς τέχνης διερχόμεθα. προηγεῖται δ᾽ αὐτοῦ τὰ πρότερα δύο περὶ τεχνῶν συστάσεως. ἀλλὰ ταῦτα μὲν ἅμα τῷ νῦν περανθέντι χωρὶς τῶν κατὰ διέξοδόν ἐστι πραγματειῶν· ἐκεῖναι δὲ τήνδε τὴν τάξιν ἔχουσι. περὶ μὲν οὖν τῶν καθ᾽ Ἱπποκράτην στοιχείων ἓν βιβλίον ἐστίν. ἑξῆς δ᾽ αὐτῷ τρία περὶ κράσεων. ὧν τὰ μὲν δύο περὶ τῶν ἐν τοῖς ζώοις ἐστὶ κράσεων, τὸ τρίτον δὲ ὑπὲρ τῶν ὃν τοῖς φαρμάκοις. διὸ καὶ τὴν περὶ τῆς τῶν ἁπλῶν φαρμάκων δυνάμεως πραγματείαν οὐχ οἷόν τε κατανοῆσαι καλῶς ἄνευ τοῦ τὸ τρίτον

vehementem aliquam qualitatem referat. Itaque nec dulce fit, nec acre, nec amarum. De his autem, ut modo dicebam, in libris de curandi ratione fufiſſime eſt disputatum. Nunc enim in fingula percurrere non ſtatuimus, fed tantum eorum, quae in aliis operibus fuſe diſputata funt, capita commemorare; quorum ubi numerum et qualitatem recenfuero, huic libro finem imponam. Ante autem diximus, alterum eſſe librum, in quo de conftitutione artis medicae diſſeruimus; quem duo priores de artium conftitutione praecedunt, verum hi quidem una cum hoc, quem nunc abfolvimus, in eorum ordine, quos fufe lateque tractavimus, numerandi non funt. Illi vero hunc habent ordinem. De elementis juxta Hippocratis fententiam liber unus, quem tres de temperamentis fequuntur; quorum duo priores de animantium, tertius vero de medicamentorum temperamentis tractat. Eam ob rem opus de fimplicium medicamentorum facultatibus probe intelligi non poteft, nifi

Ed. Chart. II. [230.]   Ed. Baf. III. (486. 487.)

ἀκριβῶς ἀναγνῶναι περὶ κράσεων. ἔστι δὲ καὶ ἄλλο βιβλίον
μικρὸν, ἑπόμενον τοῖς (487) πρώτοις δύο περὶ κράσεων, τὸ
περὶ τῆς ἀνωμάλου δυσκρασίας ἐπιγραφόμενον· ὁμοίως δ᾽
αὐτῷ καὶ ἄλλα δύο μικρὰ, τὸ μὲν περὶ τῆς ἀρίστης κατασκευῆς τοῦ σώματος, τὸ δὲ περὶ εὐεξίας. τρίβιβλος δ᾽ ἄλλη
πραγματεία ἡ περὶ φυσικῶν δυνάμεών ἐστιν· ἣν εἴτε μετὰ
τὰ δύο περὶ κράσεων, εἴτε μετὰ τὸ περὶ στοιχείων ἀναγινώσκειν τις ἐθέλοι, δύναιτ᾽ ἂν ἔσεσθαι. μετὰ δὲ ταύτην
ἐν πλείοσι πραγματείαις ὑπὲρ τῶν ψυχικῶν ἐνεργειῶν διέξιμεν. ἐπεὶ δὲ εἰς τὰς ἀποδείξεις αὐτῶν οὐ σμικρὸν ὄφελός
ἐστι τὰ διὰ τῶν ἀνατομῶν φαινόμενα, πρώταις ἐκείναις ἐγ-
γυμνάσασθαι προσήκει. ἔστι δὲ χρησιμωτάτη μὲν αὐτῶν
ἡ τῶν ἀνατομικῶν ἐγχειρήσεων. ἄλλαι δέ τινες ἐπ᾽ αὐταῖς πλείους, ἐν δυοῖν μὲν περὶ ἀνατομικῆς διαφωνίας,
ἐν ἑνὶ δὲ περὶ τῆς τῶν τεθνεώτων ἀνατομῆς· οἷς ἐφεξῆς
δύο περὶ τῆς ἐπὶ τῶν ζώντων. ἐν ἄλλοις δέ τισι
κατὰ μέρος, ὅσα τοῖς εἰσαγομένοις ἐποιησάμεθα, τὰ περὶ
ὀστῶν, καὶ ἡ τῶν μυῶν ἀνατομὴ, καὶ ἡ τῶν νεύρων,

tertio de temperamentis accurate cognito. Alius autem
liber exiguus, cui titulus eſt de inaequali intemperie,
duos priores de elementis ſequitur. Cui ſimiliter alii
duo parvi ſuccedunt: quorum alter de optima corporis
conſtitutione, alter de bono habitu inſcribitur. Sequitur
aliud opus, quod tres libros complectitur, de naturalibus facultatibus: quod, ſi lubet, aut poſt duos de temperamentis, aut poſt librum de elementis legere poteris.
Poſt hunc vero in pluribus libris de functionibus animae diſſeruimus. Quoniam autem ad eas demonſtrandas
non parum conferunt ea, quae ex corporum diſſectioni-
bus nobis apparent, prius in illis te exercere oportet:
quorum maxime utilis eſt liber, qui de anatomicis adminiſtrationibus inſcribitur. Praeter hos autem plures
alii ſunt, quorum duo de diſſectionis diſſenſione, unus
vero de mortuorum diſſectione; quos ordine ſequuntur
duo de viventium diſſectione. In aliis vero quibusdam
ſpeciatim ad initiatos de oſſibus conſcriplimus; in quo

καὶ ἡ τῶν ἀρτηριῶν καὶ φλεβῶν, καί τινα τοιαῦτα
ἕτερα. τῶν τοιούτων δ᾽ ἐστὶ, καὶ εἰ κατὰ φύσιν τὸ
ἐν ἀρτηρίαις αἷμα. τὰ δὲ τὰς ἐνεργείας αὐτῶν ἀποδει-
κνύντα, δύο μέν εἰσι περὶ μυῶν κινήσεων, τρία δὲ περὶ
θώρακος καὶ πνεύμονος κινήσεως, οἷς ἐφεξῆς ὑπὲρ τῶν τῆς
ἀναπνοῆς αἰτίων, οἷς ἕπεται τὰ περὶ φωνῆς. ὑπὲρ ἡγε-
μονικοῦ δὲ καὶ τῶν ἄλλων ἁπάντων, ὅσα περὶ φυσικῶν
ἢ ψυχικῶν ἐνεργειῶν ζητεῖται, διὰ πολυβίβλου πραγματείας
ἐδηλώσαμεν, ἣν περὶ τῶν Ἱπποκράτους καὶ Πλάτωνος
δογμάτων ἐπιγράφομεν. ἐκ τούτου τοῦ γένους ἐστὶ τῆς
θεωρίας καὶ τὰ περὶ σπέρματος ἰδίᾳ γεγραμμένα, καὶ
προσέτι τῆς Ἱπποκράτους ἀνατομῆς, οἷς ἅπασιν ἡ περὶ
χρείας μορίων ἕπεται πραγματεία. εἰς δὲ τὰς διαγνώσεις τῶν νοσημάτων ἥ τε περὶ τῶν πεπονθότων τόπων
καὶ ἡ περὶ σφυγμῶν πραγματεία χρήσιμος ὑπάρχει,
ακϑ᾽ ἣν καὶ τὰς προγνώσεις διδάσκομεν. ἡγεῖται δὲ
τῆς περὶ σφυγμῶν δύο βιβλία, τὸ περὶ χρείας ἀναπνοῆς,

genere mufculorum, nervorum, arteriarum et venarum
diffectio, et alia id genus habentur. Et liber, cui titulus eft, an fanguis natura in arteriis continetur. Eorum
vero, qui partium actiones produnt, duo quidem funt de
mufculorum, tres vero de thoracis et pulmonis motu:
quibus deinceps fuccedit liber de refpirationis caufis; poft
hunc liber de voce. De animae principatu, ac aliis
omnibus, quae naturae et animae actiones requirunt ac
fcrutantur, in opere de Hippocratis et Platonis placitis
(quod ex multis libris conftat) tractavimus. In eodem
contemplationis genere funt libri de femine, quos feorfum fcripfimus. Item de corporum diffectione Hippocratis: quibus omnibus fuccedit opus de ufu partium.
Ad morborum autem cognitionem liber de locis affectis
confert, et de pulfibus; in quo et de praenotione doce-
mus. Librum vero de pulfibus alii duo praecedunt,
unus quidem de refpirationis, alter de pulfuum ufu.

καὶ τὸ περὶ χρείας σφυγμῶν. αὕτη δὲ ἡ περὶ τῶν σφυγμῶν πραγματεία εἰς τέτταρα μέρη νενέμηται· πρῶτον
μὲν τὸ περὶ τῆς διαφορᾶς αὐτῶν, δεύτερον δὲ τὸ περὶ
τῆς διαγνώσεως, [231] καὶ τρίτον τὸ περὶ τῶν ἐν τοῖς
σφυγμοῖς αἰτίων, καὶ τέταρτον περὶ τῆς διὰ τῶν σφυγμῶν
προγνώσεως. ἐκ τούτου τοῦ γένους ἐστὶ καὶ τὸ τοῖς εἰσαγομένοις περὶ τῶν σφυγμῶν γεγραμμένον. ἐντοῶ δὲ καὶ
ἄλλο τι ποιῆσαι βιβλίον ἓν οἷον ἐπιτομὴν ἁπάντων, ὅπερ
ἤτοι τέχνην περὶ σφυγμῶν, ἢ σύνοψιν ἐπιγράψω. χρήσιμον
δὲ εἰς τὴν τοιαύτην θεωρίαν ἐστὶ, καὶ δι᾽ ὧν ἐξηγοῦμαί
τε ἅμα καὶ κρίνω τὸ περὶ σφυγμῶν Ἀρχιγένους βιβλίον.
εἰς δὲ τὰς προγνώσεις χρησιμωτάτη μάλιστά ἐστιν ἡ περὶ
κρίσεων πραγματεία· προηγεῖται δ᾽ αὐτῆς ἡ περὶ τῶν κρισίμων. ἀλλὰ καὶ ἡ περὶ δυσπνοίας πρὸς διάγνωσίν τε τῆς
παρούσης διαθέσεως καὶ πρόγνωσιν τῶν ἐσομένων ἀγαθῶν
ἢ κακῶν περὶ τὸν κάμνοντα χρήσιμος ὑπάρχει. ταῦτά τε
οὖν ἅπαντα, καὶ σὺν αὐτοῖς ἔνια μονόβιβλά ἐστι γινώσκεσθαι χρήσιμα, καθάπερ τὸ περὶ τῶν προκαταρκτικῶν αἰτίων,

Liber autem de pulſibus in quatuor distribuitur: unum
quidem de eorum differentiis, alterum autem de cognitione, tertium de eorum cauſis, et quartum de ea quae
ex pulſibus ſumitur praenotione. In hoc genere eſt liber ad initiatos, qui de pulſibus inſcribitur. Alium vero
librum velut omnium horum compendium ſcribere in
animo eſt, quem vel artem de pulſibus vel compendium
inſcribam. Ad hanc autem contemplationem conferunt,
quae in librum Archigenis de pulſibus enarramus ac in-
terpretamur. Maxime vero ad praenotiones conducit
commentatio de judiciis; quam liber de diebus judicia-
riis praecedit. Sed et de ſpirandi difficultate opus tum
ad praeſentis affectus cognitionem, tum ad praenoſcen-
dum tam bonum quam malum morbi ſucceſſum eſt utile.
Omnium igitur horum nonnullorumque aliorum ſingu-
larium librorum cognitio utilis eſt; cujusmodi eſt de

ΓΑΛΗΝΟΥ ΤΕΧΝΗ ΙΑΤΡΙΚΗ. 411

Ed. Chart. II. [231.]   Ed. Baf. III. (487.)
καὶ τὸ περὶ τῆς ἰατρικῆς ἐμπειρίας, καὶ τὸ περὶ τῆς
λεπτυνούσης διαίτης, ἔτι τε τὸ περὶ τῆς φλεβοτομίας πρὸς
Ἐρασίστρατον, καὶ τὸ περὶ τῶν παρὰ φύσιν ὄγκων. ὡσαύτως δὲ καὶ τὸ περὶ πλήθους, ἕτερά τέ τινα τοιαῦτα.
πάντων δὲ ἀναγκαιότερα πρὸς τὴν θεραπευτικὴν μέθοδόν
ἐστιν τό τε περὶ τῆς τῶν νοσημάτων διαφορᾶς, καὶ τὸ
περὶ τῆς τῶν συμπτωμάτων, καὶ τρίτον ἐπ᾽ αὐτοῖς, ἐν ᾧ
τὰς αἰτίας τῶν νόσων διέξιμεν, ἐφ᾽ οἷς ἄλλα τρία, ἐν οἷς
τὰς ἐπὶ τοῖς συμπτώμασιν αἰτίας ἐξηγούμεθα, τά τε περὶ τῆς
τῶν ἁπλῶν φαρμάκων δυνάμεώς ἐστιν, ὧν ἔμπροσθεν ἐμνημόνευσα, καὶ τὰ περὶ συνθέσεως φαρμάκων, οἷς τὰ τῆς θεραπευτικῆς ἕπεται μεθόδου γεγραμμένης ἡμῖν ἰδίᾳ, καὶ τῆς τῶν
ὑγιεινῶν πραγματείας. ὅτι δὲ καὶ πρὸ ἁπάντων τούτων
ἐγγεγυμνάσθαι χρὴ τῇ περὶ τῆς ἀποδείξεως πραγματείᾳ
τὸν μέλλοντα λογικῶς μεταχειρίζεσθαι τὴν τέχνην, ἐν τῷ
περὶ τῆς ἀρίστης αἱρέσεως ἐπιδέδεικται γράμματι. περὶ δὲ
τῶν ἄλλων συγγραμμάτων τε καὶ ὑπομνημάτων ὧν ἐγρά-
ψαμεν, οὐκ ἀναγκαῖόν ἐστι διεξέρχεσθαι νῦν, ὑπὲρ ἁπάν-

caufis evidentibus, de medica experientia, de extenuante
victu, et de venarum fectione ad Erafiftratum, et de
tumoribus praeter naturam; fimiliter autem et de plenitudine et id genus alii. Ad curandi autem rationem
omnium maxime neceffarii funt de morborum et fymptomatum differentiis libri tres, in quibus morborum caufae
tractantur. Praeter hos alii tres funt, in quibus explicantur fymptomatum caufae. Sunt et de fimplicium medicamentorum facultatibus libri, de quibus ante meminimus, et de medicamentorum compofitione, quibus libri
de curandi ratione fuccedunt. Seorfum autem de valetudine tuenda opus fcripfimus Quod vero ante hos
omnes exerceri in opere de demonftratione eum oporteat, qui artem cum ratione tractaturus fit, in libro
de optima fecta declaratum eft. Reliquos autem libros
ac commentarios a nobis confcriptos nunc percurrere

των γε μέλλοντας ἐρεῖν ἑτέρωϑι, καϑ᾿ ἓν ἴσως ἢ δύο
βιβλία τὴν ἐπιγραφὴν ἕξοντα, Γαληνοῦ περὶ τῶν ἰδίων
βιβλίων.

neceffarium non eft, quum de hisce omnibus alibi fimus
tractaturi in uno atque forte altero libro, quem ita
infcribemus, Galeni de propriis libris.

ΓΑΛΗΝΟΥ ΠΕΡΙ ΤΩΝ ΚΑΘ' ΙΠΠΟΚΡΑ-
ΤΗΝ ΣΤΟΙΧΕΙΩΝ ΒΙΒΛΙΟΝ ΠΡΩΤΟΝ.

Ed. Chart. III. [1.]   Ed. Baf. I. (46.)

Κεφ. α'. Ἐπειδὴ τὸ στοιχεῖον ἐλάχιστόν ἐστι μόριον,
οὗπερ ἂν ᾖ στοιχεῖον, ἐλάχιστον δὲ οὐ ταὐτὸν αἰσθήσει τε
φαίνεται καὶ ὄντως ἐστί· πολλὰ γὰρ ὑπὸ σμικρότητος ἐκ-
φεύγει τὴν αἴσθησιν· εὔδηλον, ὡς οὐκ ἂν εἴη τῶν φύσει τε
καὶ ὄντως ἑκάστου πράγματος στοιχείων ἡ αἴσθησις κριτήριον. εἰ γοῦν ἐθελήσεις ἰὸν καὶ καδμίαν, καὶ λιθάργυ-
ρον, καὶ μίσυ, τρίψας ἀκριβῶς ὁμοῦ πάντα, καὶ χνοώδη
ποιήσας, ἐπιτρέπειν αἰσθήσει τὴν διάγνωσιν, ἓν εἶναί σοι
τὰ πάντα δόξει. κἂν εἰ μὴ τέτταρα δὲ μόνον, ἀλλὰ καὶ

GALENI DE ELEMENTIS EX HIPPOCRATE
LIBER PRIMVS.

Cap. I. Quum elementum minima fit rei particula,
cujuscunque fuerit elementum; minimum autem non idem
fenfui et appareat, et revera fit; multa fiquidem prae
tenuitate fenfum effugiunt: liquet, fenfum eorum minime
fore judicem, quae et natura, et vere funt rei uniuscujusque elementa. Nam fi aeruginem, cadmiam, fpumam ar-
genti, et mify, fimul omnia plane triveris et in pulve-
rem redegeris, et mox fenfui discernenda commiferis:
tibi profecto ea univerfa unum elfe videbuntur. Nec
modo haec quatuor, verum et alia longe etiam plura,

414 ΓΑΛΗΝΟΤ ΠΕΡΙ ΤΩΝ ΚΑΘ' ΙΠΠΟΚΡ.

Ed. Chart. III. [1. 2.]   Ed. Baf. I. (46.)

πολλῷ πλείω κατὰ τὸν αὐτὸν τρόπον ἀναμίξεις ἀλλήλοις, ἓν
εἶναί σοι καὶ ταῦτα φανεῖται πάντα, καί τοί γε οὐχ ἓν ὄντα.
ταῦτ᾽ ἄρα καὶ Ἱπποκράτης ἐπισκεπτόμενος ἀνθρώπου φύσεως
στοιχεῖα, τῶν μὲν, ὡς πρὸς τὴν αἴσθησιν ἁπλουστάτων τε
καὶ πρώτων, καταφρονεῖ, τὰ δὲ ὄντως τε καὶ φύσει ζητεῖ.
καὶ γὰρ δὴ καὶ ἡ χρεία τούτων εἰς τὰς ἰάσεις οὐδὲν ἡττόν
ἐστι τῶν πρὸς τὴν αἴσθησιν, ὡς ἐν ἑτέροις ἐπιδέδεικται.
καὶ φαίνεσθαι μὲν στοιχείοις τοῖς αἰσθητοῖς τούτοις συγχωρήσειεν ἄν τις, εἶναι δὲ οὐ συγχωρήσειεν. οὐ γὰρ δὴ τὸ
φαινόμενον ἁπλούστατόν τε καὶ πρῶτον μόριον, ἀλλὰ τὸ
πρὸς τὴν φύσιν ὑπάρχον τοιοῦτο στοιχεῖον ὄντως ἐστίν.
ὡς εἴ γε τὸ φαινόμενον ἐλάχιστόν τε καὶ πρῶτον μόριον
ἑκάστου, τοῦτο φήσομεν εἶναι τὸ φύσει στοιχεῖον, ἄλλα μὲν
τοῖς ἀετοῖς, καὶ Λυγκεῖ, [2] καὶ εἴ τις ἕτερος ἄνθρωπος
ἢ ζῶον ἄλλο ὀξυωπέστατόν ἐστιν, ἄλλα δὲ ἡμῶν ἑκάστῳ
φανεῖται τὰ στοιχεῖα. μὴ τοίνυν οὕτως, ἀλλὰ τὰ πρῶτά τε

fi eadem tamen ratione omnia invicem commifceas, tibi
unum effe videbuntur, quantumlibet unum minime fint.
Quamobrem et Hippocrates, quum ejuscemodi humanae
naturae elementa confideranda inftituiffet, neglectis his,
quae prima fenfus judicio fimpliciffimaque habentur, illa
ftatim, quae vere et fecundum naturam talia funt, in-
veftiganda propofuit: quippe quum ea (ut alibi a nobis
monftratum eft) curandis morbis nihilo minus ufui fint,
quam haec, quae fenfui hujuscemodi apparent. Itaque
conceffferit fortaffe quispiam, haec fenfilia videri elementa, exiftere vero, non item. Neque enim, fi quippiam vifum fuerit prima rei cujusvis fimpliciffimaque
particula, illud ftatim eft etiam verum elementum, fed
quod ex ipfa rerum natura habet, ut tale fit. Quoniam,
id fi ftatuerimus, vel natura effe elementum, quod cujusque rei minima videatur atque fimpliciffima particula,
alia nimirum aquilae, et lynci, aut fi quis homo fit al-
terumve quodpiam animal, quod vifus acumine maxime
praeftet, et alia nobis ipfis videbuntur elementa. Ne
igitur fie agamus, fed ea inquiramus (si naturae aut

καὶ ἁπλούστατα τῇ φύσει, καὶ μηκέτ᾽ εἰς ἄλλα διαλυθῆναι
δυνάμενα ζητῶμεν, εἰ μέλλοιμεν ἢ ἀνθρώπου φύσεως, ἤ
τινος ἄλλου τῶν ὄντων ἐπιστήμην ἀκριβῆ λήψεσθαι.
Κεφ. β'. Τίς οὖν ἐστι τῆς τούτων εὑρέσεως ἡ μέθοδος; ἐμοὶ μὲν οὐκ ἄλλη τις, ἢ ἣν Ἱπποκράτης εἰσηγήσατο,
δοκεῖ. χρὴ γὰρ διελέσθαι, πρῶτον μὲν, εἰ ἕν τι τὴν ἰδέαν
ἐστὶ τὸ στοιχεῖον, ἢ πολλὰ καὶ ποικίλα καὶ ἀνόμοια.
δεύτερον δὲ, εἰ πολλὰ καὶ ποικίλα καὶ ἀνόμοια, πόσα τε,
καὶ τίνα, καὶ ὁποῖα ταῦτά ἐστι, καὶ ὅπως ἔχοντα τῆς πρὸς
ἄλληλα κοινωνίας. ὅτι μὲν οὖν οὐχ ἕν ἐστι τὸ πρῶτον στοιχεῖον, ἐξ οὗ τό τε ἡμέτερον σῶμα, καὶ τὰ τῶν ἄλλων
ἁπάντων γέγονεν, ἐκ τῶνδε δείκνυσιν ὁ Ἱπποκράτης. αὐτὴν
γὰρ ἄμεινον εἶναι δοκεῖ παραθέμενον αὐτοῦ τὴν ῥῆσιν οὕτως ἐξηγήσασθαι. Ἐγὼ δέ φημι, εἰ ἓν ἦν ὁ ἄνθρωπος,
οὐδέποτε ἂν ἤλγεεν· οὐδὲ γὰρ ἂν ἦν ὑφ᾽ ὅτου ἀλγήσειεν,
ἓν ἐών. Κάλλιστά μοι φαίνεται καὶ διὰ βραχυτάτης λέξεως

humanae, aut cujusvis alterius rei exactam fcientiam
affequi voluerimus), quae natura prima et fimpliciffima
funt, quaeque in alia non amplius diffolvi poffont.
Cap. II.   Quaenam igitur eft inventionis horum
methodus?   Nulla, ut quidem mea fert fententia, praeter eam, quae ab Hippocrate eft inftituta; nempe ut.
primum fit disquirendum, an elementum unum quippiam fpecie fit, vel plura potius, varia et fibi invicem
diffimilia.   Quod fi non effe unum, fed multa variaque
et diffimilia vifum fuerit, quaerendum erit fecundo loco, quot illa fint, et quae, et qualia, et quam tandem
inter fe habeant communionem. Quod igitur primum id
elementum, ex quo tum noftrum, tum aliorum omnium
corpora conftant, nequaquam fit unum, ex his monftrat
Hippocrates: et melius forfitan fit illius dictionem primum adfcribere, ac ita mox illam exponere. Ego autem ftatuo, quod, fi homo effet unum, neutiquam doleret; neque enim, fi unum foret, effet ex quo doleret.
Praeftantiffime pariter (mea quidem fententia) ac bre-

ἅμα τὸ ἐπικαιρότατον αὐτοῦ τῆς ἀποδείξεως εἰπεῖν, ὑπὲρ
τοῦ μὴ δύνασθαι τὸ στοιχεῖον ἓν εἶναι τὴν ἰδέαν τε καὶ
δύναμιν. ὅτι μὲν γὰρ ἓν τῷ ἀριθμῷ λέγειν εἶναι τὸ ὂν
ἐσχάτης ἀτοπίας ἐστὶ, καὶ ὄντως ἀνθρώπου μηδενὸς τῶν
ἐναργῶν πεφροντικότος, ἄντικρυς δῆλον· ἰδέᾳ δὲ καὶ δυνάμει δύναιτ' ἄν τις ἓν εἶναι λέγειν τὰ πάντα, καθάπερ
οἱ περὶ τὸν Ἐπίκουρόν τε καὶ Δημόκριτον τὰς ἀτόμους.
ἐκ ταὐτοῦ δέ εἰσιν αὐτοῖς χοροῦ καὶ οἱ ἐλάχιστα καὶ
ἄναρμα καὶ ἀμερῆ τιθέμενοι στοιχεῖα. πρὸς τοὺς τοιούτους οὖν ἅπαντας ὁ Ἱπποκράτης κοινὴν ἀντιλογίαν ποιού-
μενος ἀποδείκνυσιν, οὐχ ἓν εἶναι τὴν ἰδέαν τε καὶ τὴν
δύναμιν τὸ στοιχεῖον, οὐδὲ μνημονεύσας ἐκείνων, οἳ καὶ τῷ
ἀριθμῷ τὸ ὂν ἓν εἶναί φασιν, ὡς ἐμπλήκτων τελέως.
ἴδωμεν οὖν, εἰ ὀρθῶς συνελογίσατο καὶ δεόντως ἀντεῖπε
τοῖς ἓν εἶναι τῇ φύσει τὸ στοιχεῖον ὑποτιθεμένοις, εἴτ' οὖν

viſſime univerſae ſuae demonſtrationis momentum expo-
ſuit, qua demonſtrandum erat, fieri non poſſe, ut elementum ſit ſpecie et poteſtate unum. Jam enim ſatis
patet, eſſe extremae cujusdam abſurditatis, et hominis
praeterea, qui nullam rerum evidentium rationem habeat, ſtatuere, ens eſſe numero unum; ut tamen inveniri
facile poſſint aliqui, qui affirment, omnia poteſtate ac
ſpecie eſſe unum, quemadmodum Epicurus et Democritus individua ea corpora, quae atomos appellant. In
quo item ordine reponendi ſunt illi, qui minima quaedam et incompacta et impartibilia introducunt elementa. Itaque adverſus hos omnes Hippocrates, communi
oppoſita ratione, demonſtrat, elementum non eſſe unum,
unum, inquam, tum forma, tum poteſtate: alioqui enim
eorum ne meminiſſe quidem voluit, qni omnia etiam
numero eſſe unum autumant, quod id videatur hominis
eſſe omnino ſtupidi. Perpendamus ergo, rectene ille
ratiocinatus ſit, atque num merito illis contradicat, qui
aſſerunt, elementa eſſe unum natura, ut illis deinde

ἄτομον, εἴτ᾽ ἄναρμον, εἴτ᾽ ἐλάχιστον, εἴτ᾽ ἀμέριστον αὐτὸ
προσαγορεύειν ἐθέλουσιν. οὐδὲ γὰρ ἔτι δεηθησόμεθα τῆς
κατὰ μέρος ἐν αὐτοῖς διαφορᾶς, ἂν τὸ καθόλου τε καὶ
κοινὸν ἁπασῶν τῶν αἱρέσεων αὐτῶν ἀνέλωμεν. ὑπόκειται
γὰρ ἅπασι τούτοις, ἄποιον εἶναι τὸ πρῶτον στοιχεῖον, μήτε
λευκότητα σύμφυτον ἔχον, ἢ μελανότητα, ἢ ὅλως ἡντιναοῦν
χροιὰν, οὔτε γλυκύτητα, ἢ πικρότητα, ἢ θερμότητα, ἢ ψυχρότητα, οὔθ᾽ ὅλως ἡντιναοῦν ἑτέραν ποιότητα. νόμῳ γὰρ χροιὴ,
νόμῳ πικρὸν, νόμῳ γλυκὺ, ἐτεῇ δ᾽ ἄτομον καὶ κενὸν, ὅ
Δημόκριτός φησιν, ἐκ τῆς συνόδου τῶν ἀτόμων γίνεσθαι
νομίζων ἁπάσας τὰς αἰσθητὰς ποιότητας ὡς πρὸς ἡμᾶς τοὺς
αἰσθανομένους [3.] αὐτῶν, φύσει δὲ οὐδὲν εἶναι λευκὸν,
ἢ μέλαν, ἢ ξανθὸν, ἢ ἐρυθρὸν, ἢ πικρὸν, ἢ γλυκύ. τὸ
γὰρ δὴ νόμῳ ταὐτὸ βούλεται τῷ οἷον νομιστὶ, καὶ πρὸς
ἡμᾶς, οὐ κατὰ τὴν αὐτῶν τῶν πραγμάτων φύσιν· (47) ὅπερ
δ᾽ αὖ πάλιν ἐτεῇ καλεῖ, παρὰ τὸ ἐτεὸν, ὅπερ ἀληθὲς δη-

liceat id vel alomum appellare, vel minimum, vel
ἄναρμον, quafi incompactum dixerit, vel impartibile, vel
quod tandem ipfis magis gratum fuerit. Quoniam, fi illud, quod his omnibus fectis in univerfum commune eft,
everterimus, non erit amplius nobis opus particulatim
eorum differentias perfequi. Nempe fubjicitur ab his
omnibus, primum elementum usque adeo effe omni penitus qualitate vacuum, ut nullam vel albedinem inna-
tam habeat, vel nigredinem, vel alium quempiam colorem; non dulcedinem, non amaritudinem; fed neque
calorem, neque frigus; et tandem ut cujusvis alterius
qualitatis fit omnino expers. Lege enim, dicebat Democritus, color eft, lege amarum, lege dulce; vere autem atomus
et vacuum eft.. Credidit enim ille, fenfiles qualitates ex individuorum illorum corpusculorum conventu per folam ad
nos, qui fentiamus, collationem gigni; ipfa vero natura
nihil effe album aut nigrum, flavum aut rubrum, amarum aut dulce. Quippe hoc illi lege, ut ipfe inquit,
fignificabat, ex noftra nimirum exiftimatione, non ex
ipfa rerum natura: ita etiam illi ἐτεῇ nomen ab ἐτεὸν

λοῖ, ποιήσας τοὔνομα. καὶ εἴη ἂν ὁ σύμπας αὐτοῦ νοῦς τοῦ
λόγου τοιόςδε. νομίζεται μέντοι παρὰ τοῖς ἀνθρώποις
λευκόν τι εἶναι, καὶ μέλαν, καὶ γλυκὺ, καὶ πικρὸν, κατὰ
δὲ τὴν ἀλήθειαν ἓν καὶ μηδέν ἐστι τὰ πάντα. καὶ γὰρ
αὖ καὶ τοῦτ' εἴρηκεν αὐτός, ἓν μὲν τὰς ἀτόμους ὀνομάζων,
μηδὲν δὲ τὸ κενόν. αἱ μὲν οὖν ἄτομοι σύμπασαι, σώματα
οὖσαι σμικρά, χωρὶς ποιοτήτων εἰσί· τὸ δὲ κενὸν χώρα
τις, ἐν ᾗ φερόμενα ταυτὶ τὰ σώματα ἄνω τε καὶ κάτω
σύμπαντα διὰ παντὸς τοῦ αἰῶνος, ἢ περιπλέκεταί πως ἀλλήλοις, ἢ προσκρούει, καὶ ἀποπάλλεται, καὶ διακρίνει δὲ,
καὶ συγκρίνει πάλιν εἰς ἄλληλα κατὰ τὰς τοιαύτας ὁμιλίας,
κἀκ τούτου τά τε ἄλλα συγκρίματα πάντα ποιεῖ, καὶ τὰ
ἡμέτερα σώματα, καὶ τὰ παθήματα αὐτῶν, καὶ τὰς αἰσθήσεις. ἀπαθῆ δ' ὑποτίθενται τὰ σώματα εἶναι τὰ πρῶτα·
τινὲς μὲν αὐτῶν ὑπὸ σκληρότητος ἄθραυστα, καθάπερ οἱ
περὶ τὸν Ἐπίκουρον· ἔνιοι δὲ, ὑπὸ σμικρότητος ἀδιαίρετα,

deductum eft, quod verum fignificat; ut univerfi fermonis illius is fenfus fit. Arbitramur quidem nos homines, quippiam effe album, vel nigrum, vel dulce, vel
amarum, et quaecunque alia hujusce generis funt, fed
revera omnia unum funt et nihil. Nam et ille hoc loquitur modo, qui atomos unum appellat, vacuum autem
nihil. Itaque atomi omnes, quae exigua quaedam corpuscula funt, omni prorfus qualitate vacant. Vacuum
vero fpatium quoddam eft, in quo ea omnia corpuscula
furfum atque deorfum agitata perpetua motione, quandoque fimul fecundum aliquem modum complicantur,
nonnunquam mutua inter fefe collifione refiliunt; quo
fit poftea, ut ex hujusmodi eorum conventu et mutuae
coneretiones fiant, atque iterum fecretiones; unde voluit ipfe cum aliorum omnium, tum noftrum quoque
ipforum coagmentari corpora, atque eorum cum affectus,
tum fenfus. Statuunt autem prima haec corpora impatibilia effe. Sed nonnulli deinde ex ipfis, ut Epicurei,
ea prae duritie infringi non poffe autumant; alii, qui

καθάπερ οἱ περὶ τὸν Λεύκιππον, ἀλλ᾽ οὐδ᾽ ἀλλοιοῦσθαι
κατά τι δυνάμενα ταύτας δὴ τὰς ἀλλοιώσεις, ἃς ἅπαντες
ἄνθρωποι πεπιστεύκασιν εἶναι, διδαχθέντες ὑπὸ τῶν αἰσθήσεων, οἷον οὔτε θερμαίνεσθαί τί φασιν ἐκείνων, οὔτε
ψύχεσθαι, κατὰ δὲ τὸν αὐτὸν τρόπον οὔθ᾽ ὑγραίνεσθαι,
οὔτε ξηραίνεσθαι, πολὺ δὲ δὴ μᾶλλον ἔτι μήτε μελαίνεσθαι,
μήτε λευκαίνεσθαι, μήτ᾽ ἄλλην τινὰ ὅλως ἐπιδέχεσθαι ποιότητα κατὰ μηδεμίαν μεταβολήν. εὐλόγως οὖν ὁ Ἱπποκράτης
ἀντιλέγων αὐτοῖς, ἐρεῖ, μηδέποτ᾽ ἂν ἀλγέειν τὸν ἄνθρωπον,
εἰ τοιαύτη τις ἦν ἡ φύσις αὐτοῦ. τὸ γὰρ ἀλγῆσον χρὴ
δήπου δύο ταῦτ᾽ ἔχειν ἐξ ἀνάγκης, ἀλλοιωτόν τε καὶ αἰσθητὸν ὑπάρχειν· εἴτε γὰρ μηδέποτε μηδεμίαν ἀλλοίωσιν
ἐπιδέχοιτο, φυλάξει διὰ παντὸς ἣν εἶχεν ἐξ ἀρχῆς κατάστα-
σιν· οὐ φυλάττει δέ γε τὸ ἀλγοῦν· εἴτε μεταβάλλοι, καθάπερ οἱ λίθοι τε καὶ τὰ ξύλα, θερμαινόμενά τε καὶ
ψυχόμενα, καὶ διαιρούμενα, μὴ παρείη δ᾽ αὐτοῖς τις αἴσθησις

magis Leucippo addicti funt, in exilitatem referunt,
quod nullam admittant fectionem.   Negant praeterea
quoquo modo ea poſſe quapiam ex his alterationibus alterari, quas tamen caeteri fere omnes fatentur vel ab
ipſis fenſibus edocti.   Quippe qui nolint eorum quicquam calefieri, aut refrigerari, pariterque nec humecta-
ri, vel ſiccari, atque adeo longe etiam minus nigreſcere,
aut albeſcere; ut tandem contendant, nullam prorſus ex
ulla mutatione qualitatem fuscipere poſſe.   Jure ergo
illis contrarius eſt Hippocrates, dum ait, nunquam hominem doliturum, ſi haec eſſet illius natura; quum
mehercule neceſſe ſit, ut id, quod doleat, duabus his
praeditum ſit facultatibus; porro ut ſit cum ſenſus, tum
alterationis capax. Quia, ſi ab omni penitus ſit alteratione alienum, eundem omnino ſtatum, quem a principio fortitum eſt, perpetuo fervabit: at eundem id, quod
dolet, minime ſervat.   Quod ſi transmutetur etiam, in
quem tamen modum lapides, et ligna, quae quidem et
calefiunt, et refrigerantur, et ſcinduntur, ſed nulla ſit

σύμφυτος, οὐκ αἰσθήσεται τῆς ἀμφ' αὐτὸ γενομένης διαθέσεως, ὥσπερ οὐδὲ οἱ λίθοι. καὶ μὴν ἀμφοῖν ἀπολείπεται τὰ τούτων στοιχεῖα, μήτ' ἀλλοιοῦσθαι μήτ' αἰσθάνεσθαι πεφυκυίας ἀτόμου μηδεμιᾶς. εἴπερ οὖν ἐξ ἀτόμων
τινῶν ἦμεν, ἤ τινος τοιαύτης ἄλλης φύσεως μονοειδοῦς, οὐκ
ἂν ἠλγοῦμεν· ἀλγοῦμεν δέ γε· δῆλον οὖν, ὡς οὐκ ἐσμὲν ἐξ
ἁπλῆς τινος καὶ μονοειδοῦς οὐσίας. τὸ μὲν δὴ κεφάλαιον
τοῦ λόγου τοῦτο, προδηλον ὑπάρχον ἅπασι τοῖς ἐν τῇ λογικῇ θεωρίᾳ γεγυμνασμένοις, οὕτω πως περαίνει τὸ προκείμενον. ἐπεὶ δὲ, πρὸς τῷ μὴ γεγυμνάσθαι τὸν λογισμὸν,
οἱ τὰ τοιαῦτα εἰσηγούμενοι στοιχεῖα καὶ ἄλλως εἰσὶ φιλόνεικοι,
μέγιστον εἶναι νομίζοντες κακὸν τὸ μετατίθεσθαι πρὸς τὰ βελτίω, πειρατέον αὐτοῖς ἐκθέσθαι τὸν καθόλου τοῦτον λόγον
ἐπὶ παραδειγμάτων τινῶν κατὰ μέρος. εἰ γάρ τις τῇ λεπτοτάτῃ
βελόνη τρώσειε τὸ δέρμα, πάντως μέν ἀλγήσει τὸ ζῶον,
[4] ἅψεται δὲ ἤτοι μιᾶς, ἢ δυοῖν, ἢ καὶ πλειόνων ἀτόμων
ἢ βελόνη. πρῶτον οὖν ὑποκείσθω, ψαύειν αὐτὴν μιᾶς. ἀλλ'

illis innata vis fentiendi, nihil propterea magis affectiones, fi quae in eo gignantur, poterit, quam lapides,
fentire. Quum igitur utrumque horum in illis iftorum
elementis defideretur (nam neque eam naturam confequuta funt eiuscemodi individua corpuscula, ut vel alterari vel fentire poffint), fi ex his atomis, vel quapiam
alia fimplici ac uniformi natura effemus concreti, non
utique doleremus; dolemus autem; quare jam manifeftum
eft, quod nequaquam fimus ex ulla fimplici uniformi-
que fubftantia conftituti. Haec eft hujusce rationis fumma, quae ut eft admodum his, qui in logica disciplina
exercitati funt, aperta, ita propofitum etiam hoc fere
modo concludit. Sed quoniam ii, qui talia introducunt
elementa, non modo funt disciplinae differendi rudes,
et praeterea contentiofi, verum et fibi malo fore exifti-
maut, fi vel in melius fententiam mutaverint: communem hanc rationem particularibus aliquibus exemplis
illis exponamus. Nimirum fi quis cutem acu tenuiffima
pungat, dolebit animal: acus vero vel unam tantum at-
tinget atomum, vel duas, vel etiam plures. Sed pona-

ἑκάστη τῶν ἀτόμων ἄτρωτός τε ἦν καὶ ἀναίσθητος· οὐκοῦν
οὔτε πείσεταί τι πρὸς τῆς βελόνης, οὔτ᾽, εἴπερ ἔπαθεν,
ἤσθετ᾽ ἂν τοῦ παθήματος. εἰ μὲν γὰρ ἐκ δυοῖν τούτων
γίνεται τὸ ἀλγεῖν, ἔκ τε τοῦ πάσχειν τὸ παθητὸν κἀκ
τοῦ τῶν παθημάτων αἰσθάνεσθαι, μέτεστι δ᾽ οὐδ᾽ ἑτέρου
τούτων ταῖς ἀτόμοις, οὐκ ἀλγήσει τὸ ζῶον, ὅταν ἡ βελόνη
ψαύσῃ μιᾶς ἀτόμου. μὴ τοίνυν μιᾶς, ἀλλὰ δυοῖν ψαυέτω.
καὶ μὴν, ὅπερ ἐπὶ τῆς μιᾶς ἀρτίως, τοῦτ᾽ ἐπ᾽ ἀμφοῖν
ἐγχωρήσει λέγειν νῦν. εἰ γὰρ μηδ᾽ ἑτέρα τῶν ἀτόμων μήτ᾽
ἐτρώθη πρὸς τῆς βελόνης, μήτ᾽, εἴπερ ἐτρώθη, τῆς τρώσεως
αἰσθάνεσθαι φύσιν εἶχεν, ἀναίσθητός τε ἅμα καὶ ἀνώδυνος ὁ τρωθεὶς ἔσται. ὥσπερ γὰρ οὐδὲν πλέον ἐκ τοῦ δυοῖν
προσπεσεῖν ὀστοῖς, ἢ χόνδροις, ἢ θριξὶ τὴν βελόνην, ἢ
ἄλλῳ τινὶ τῶν ἀναισθήτων μορίων· ὁμοίως γὰρ αἱ δύο
τρίχες ἀναίσθητοί εἰσι τῇ μιᾷ· κατὰ τὸν αὐτὸν, οἶμαι, τρό-
ωον, οὐδ᾽ εἰ δυοῖν ἀτόμοιν ἐφάψαιτο, πλέον οὐδὲν εἰς

mus primum, unam tetigiffe. At nulla atomus eft pene-
trabilis fenfusve capax: non igitur ab acu quicquam pa-
tietur: neque, etiamfi pateretur, illatam noxam propterea fentiret. Quum enim ex his duobus imprimis proveniat, ut aliquid doleat, nempe ut, quod patibile eft,
patiatur, atque ut impreffas affectiones perfentiat; utriusque vero iftorum fint atomi expertes: profecto, fi acus
unam tantum atomum pupugerit, nequaquam animal dolebit. Fingamus ergo, non amplius unam, fed duas tetigiffe. Atqui ftatim illa eadem, quae nuper de una, de
duabus etiam poterimus pronunciare. Nam fi earum
neutra ex acu fuerit vulnerata, aut, fi etiam vulneretur,
nulla alioquin illis vulnus id fentiendi vis infit: is,
qui pungitur, omni prorfus fenfu atque dolore carebit.
Quemadmodum enim nihil habet acus, cur magis fentiatur, quum duobus impingitur offibus, aut duabus carti-
laginibus, aut totidem etiam vel capillis vel quibusque
aliis particulis fenfu vacuis; duo fiquidem capilli aeque
fenfu carent, ac unus: ita etiam (ut equidem arbitror)
nihilo magis acus, quae duobus illis individuis corpus-

αἴσθησιν, εἰ μηδὲ ἑτέρα τῶν ἀτόμων ἐστὶν αἰσθητική·
καὶ μὲν δὴ κἂν εἰ τριῶν ἢ τεττάρων ἅψαιτο, κατὰ τὸν αὐτὸν
λόγον, ὥσπερ ἐπί τε ψηφίδων καὶ λίθων καὶ τριχῶν,
οὕτω κἀνταῦθα πλέον οὐδὲν οὔτ' εἰς παθήματος οὔτ'
εἰς αἰσθήσεως γένεσιν. οὐδὲν γὰρ οὔτ' ἐκ τῶν ἀπαθῶν
οὔτ' ἐκ τῶν ἀναισθήτων συντιθέμενον αἰσθητικὸν ἢ παθητικὸν γίνεται. θαυμαστὸν γὰρ ἂν ἦν, εἰ, μηδενὸς αὐτοῦ
τῶν μορίων μήτε πάσχοντος μήτ' αἰσθανομένου, τὸ ὅλον
αἰσθανόμενόν τε καὶ πάσχον ἐγένετο. δυοῖν γὰρ ὄντων
ὀργάνων πρὸς τὰς τῶν τοιούτων ἀξιωμάτων εὑρέσεις, ἐμπειρίας καὶ λόγου, κατ' οὐδέτερον αὐτῶν εὑρεθήσεταί ποτε
σύνθετον ἐξ ἀναισθήτων τε ἅμα καὶ ἀπαθῶν αἰσθητικὸν
καὶ παθητικόν. ἀλλ' εἴτε ἀδάμαντας πολλοὺς, ἢ καὶ ὅ τι
βούλει τῶν δυσπαθεστάτων ἀθροίσας τιτρώσκειν ἐπιχειρήσεις,
οὔτε τρωθήσεταί ποτε τὸ ἐξ αὐτῶν σύνθετον, οὔτ' αἰσθήσεται. διὰ μὲν δὴ τῆς πείρας οὐδὲν εὕρηταί ποτε τοιοῦ-

culis infigitur, fi ne alterum quidem ipforum fit fenfu
praeditum, ullum excitabit dolorem. Eadem vero fe-
quentur incommoda, fi tria dixerimus vel quatuor tetigiffe; quippe quia nullam majorem operam ad patiendi
vel fentiendi rationem haec conferre poffunt, quam totidem calculi, vel lapides, vel villi; quum fieri nequeat,
ut, fi qnid ex impatibilibus et fenfus expertibus compo-
natur, fenfus particeps patibileque tandem evadat: mirum etenim effet, fi totum et pati et fentire poffet, cujus tamen pars nulla aut fentiret, aut pateretur. Quum
enim duo fiut inftrumenta, quibus hujuscemodi pronun-
tiata invenienda funt, experientia, inquam, et ratio,
neutrum horum unquam ita illis inferviet, ut aliquid
fint reperturi concretum ex his, quae pariter impatibilia et fine fenfu funt, quod ipfum deinde patibile fit
atque fenfus particeps. Porro fi multos adamantes aut
alia quaevis corpora minus etiam ad patiendum idonea
in acervum coacta ferire volueris; nunquam fane vel
acervo ex his conftituto plagam infliges, aut illatam ille
fentiet; nempe nec perpetuis etiam feculis tale quippiam

ΣΤΟΙΧΕΙΩΝ ΒΙΒΛΙΟΝ ΠΡΩΤΟΝ. 423

Ed. Chart. III. [4. 5.]   Ed. Baf. I. (47.)
τον ἐκ τοῦ σύμπαντος αἰῶνος. ὅτι δ᾿ οὐδ᾿ ὁ λόγος αὐτὸ
προσίεται, μικρὸν ἔμπροσθεν ἐῤῥέθη· τῆς γοῦν ἀλγούσης
σαρκὸς ἐν τῷ τιτρώσκεσθαι τὸ μηδὲν τῶν ἐλαχίστων αὐτῆς μορίων μήτε ἀλγεῖν, μήτε τιτρώσκεσθαι, πῶς οὐ θαυμαστόν; ἢ τίς τοῦτο προσίεται λογισμός; ἐγὼ μὲν γάρ φημι,
κἂν εἰ πάσαις ταῖς ἀτόμοις ἦν αἴσθησις σύμφυτος, ἄτρωτοι
δὲ τελέως καὶ ἀπαθεῖς ἦσαν, ἐκ τοῦ περιπλέκεσθαι μόνον
ἀλλήλαις ἐργαζόμεναι τὴν σάρκα, πλέον ἂν οὐδ᾿ οὕτως γενέσθαι, καθιεμένης τῆς βελόνης. ὥσπερ γὰρ, εἰ τοὺς δύο
δακτύλους περιπλέξειας ἀλλήλοις, καίτοι γ᾿ αἰσθητικοὺς
ὄντας, οὐδεὶς ἕπεται πόνος ἐκ τοῦ πάλιν ἀφίστασθαί τε
καὶ διαλύεσθαι, κατὰ τὸν αὐτὸν, οἶμαι, τρόπον οὐδὲ εἰ
διΐστησί τε καὶ διαλύει τὰς ἀτόμους ἀπ᾿ ἀλλήλων ἡ βελόνη,
τιτρώσκει δὲ οὐδεμίαν, οὐδαμῶς ἀλγήσει τὸ ζῶον. ἢ δειξά-
τωσαν ἐκ τοῦ περιπλέκεσθαί τε καὶ πάλιν ἀφίστασθαι τῶν
αἰσθητικῶν ὁτιοῦν σωμάτων ἀκολουθοῦσαν ὀδύνην. [5] ἀλλ᾿

poterit unquam experientia reperiri. Atqui oftendimus
paulo antea, quod ratio quoque huic fententiae minime
confentiat. Jam enim quis non admiretur, fi caro, dum
pungitur, doleat, cujus tamen nulla vel minima particula aut perforatur, aut dolet? vel quae unquam ratio
reperietur, quae hoc admittat? Imo hoc quidem affir-
maverim, quod, quantumlibet illae omnes atomi infitum
haberent fenfum, fed effent impatibiles atque impene-
trabiles, ita ut tantummodo ex mutuo earum complexu
caro gigneretur, nihil propterea magis impactam acum
fentiret. Ut enim, fi duos digitos fimul jungas, qui tamen fentiendi facultate pollent, ac mox eosdem disjun-
gas, id absque ullo prorfus dolore feceris: ita etiam (ut
arbitror), fi acus atomos diffolvat, aut divellat, modo ex
illis nullam vulneret, nullum unquam in animante dolorem excitabit. Vel illi nobis hoc oftendant, quando
ex mutua folummodo aliquorum fentientium corporum
commiftione ac eorumdem deinde feparatione ullus unquam fubfequatur dolor. Nunquam profecto tale quip-

Ed. Chart. III. [5.]   Ed. Bal. I. (47.)

οὔτ' ἐπὶ τῶν φαινομένων ἔχουσι δεῖξαι, καὶ τῷ λόγῳ σκο-
πουμένοις παντὸς μᾶλλον ἀδύνατον φαίνεται. καὶ μὴν εἰ
καὶ τὴν αἴσθησιν ἡμῶν συγχωρησάντων ταῖς ἀτόμοις ὁ χω-
ρισμὸς ἀνώδυνος εὑρίσκεται, καὶ λόγῳ καὶ πείρᾳ σκοπουμέ-
νοις, εἴπου γέ τοι πρὸς τούτῳ καὶ τὸ μηδ' αἰσθάνεσθαι
λάβοιεν, ὀδυνᾶσθαι δυνήσονται; τὸ μὲν γὰρ ὀδυνᾶσθαι, καθότι καὶ πρόσθεν εἴρηται. δυοῖν τούτοιν ἐξ ἀνάγκης δεῖται
συνιόντων ἀλλήλοις. ἀλλοιώσεώς τε ἅμα καὶ αἰσθήσεως.
ἔχουσι δ' οὐδέτερον αὐτῶν αἱ ἄτομοι. δεόντως οὖν, εἰ καὶ
θάτερον αὐταῖς ὑπάρχειν ὑποθεῖο, μένουσιν ἔτ' ἀνώδυνοι.
καὶ γὰρ εἰ ἀπαθεῖς μὲν, αἰσθητικὰς δ' εἶναι συγχωρήσειας,
οὐκ ἀλγήσουσιν, ὅτι μηδὲ πείσονται. καὶ εἰ πάσχειν μὲν,
ἀλλ' ἀναισθήτους ὑπάρχειν, οὐκ ἀλγήσουσιν, ὅτι μηδ' αἰ-
σθήσονται. χρὴ γάρ, ὡς εἴρηται, καὶ πάσχειν καὶ τοῦ πάθους αἰσθάνεσθαι τὸ μέλλον ὀδυνήσεσθαι σῶμα. οὐκοῦν
οὔτ' ἐξ ἀπαθῶν τε ἅμα καὶ ἀναισθήτων ἐγχωρεῖ 'στοιχείων εἶναι τὸ αἰσθητικὸν σῶμα· οὐ μὴν οὐδ' ἐξ ἀπαθῶν

piam poterunt oftendere, fi quae evidentia funt fequi
voluerint; atque etiam, fi rationem, nihil fane offendent,
quod hoc ipfo minus fieri poffe videatur. Quum igitur
tum ratio, tum experientia teftetur, quod, quantumlibet
atomis fenfum conce(ferimus, eorum tamen feparatio fit
absque dolore futura; qui fieri quaefo poterit, ut, fi eas
praeterea fenfu orbatas ponamus, dolere poffint? Neceffe enim elt, ut paulo ante teftati fumus, duo haec
fimul concurrere, ut aliquid doleat, alterationem, inquam, et fenfum; utroque autem carent atomi. Rationi
igitur confonum elt, quamvis eorum alterum atomis con-
cefferis, adhuc tamen eas indolentiam fervare. Etenim
fi eas impatibiles quidem, fed fenfus participes fuppo-
nas: nequaquam dolebunt, propterea quia non patien-
tur. Quod fi pati etiam, verum ita, ut fenfus fint expertes, minime dolebunt, quum minime fentiant; quum
opus fit, ut ante diximus, corpus, quod doliturum fit,
pati atque affectionem perfentire. Quare fieri nequit,
ut corpus facultate fentiendi praeditum ex elementis
ortum habeat, quae pariter impatibilia fenfusque exper-

τε ἅμα καὶ αἰσθανομένων· οὐδὲ γὰρ οὐδὲ τοῦτ᾽ ἀλγήσει
(48) ποτέ, ὅτι μηδὲ πείσεται. δυνάμει μὲν γὰρ αἰσθητικόν ἐστι, ἐνεργείᾳ δ᾽ αἰσθανόμενον οὐδέποτε· καθάπερ καὶ
τὸ ἡμέτερον σῶμα, καίτοι φανερῶς ·ὑπάρχον αἰσθητικὸν,
ὅμως οὐκ αἰσθάνεται, πρὶν παθεῖν ὑπό τινος. ὥστ᾽ ἐκ
τούτου τοῦ λόγου σαφῶς καὶ ἡ τῶν τὰς ὁμοιομερείας εἰσαγόντων δόξα καταβάλλεται. καὶ γὰρ εἰ αἰσθητικά τινα
τῶν στοιχείων ἐστὶν αὐτοῖς, ἀλλ᾽ ἀπαθῆ γε πάντως, πῶς
αἰσθήσεται τὸ αἰσθητικὸν σῶμα ἔξω τοῦ πάσχειν ἀεὶ καθεστηκός; λοιπὸν οὖν, ἢ ἐξ αἰσθανομένων τε ἅμα καὶ
πασχόντων, ἢ ἐκ πασχόντων μὲν, ἀναισθήτων δὲ, τὸ αἰσθητικὸν εἶναι χρὴ σῶμα. ὁπότερον δὲ τούτων ἀληθές
ἐστιν, αὖθις ὀψόμεθα. τὸ δὲ μήτ᾽ ἐξ ἀναισθήτων τε ἅμα
καὶ ἀπαθῶν, μήτ᾽ ἐξ αἰσθανομένων μὲν, ἀπαθῶν δὲ, δύνασθαί ποτε τῶν στοιχείων τὸ αἰσθανόμενον γενέσθαι σῶμα

tia fint; fed neque impatibilibus quidem, verum fenfu
praeditis. Nam neque hoc effe in dolore unquam poterit, quum non patiatur; erit enim forfitan potestate
fentiens, fed actu nunquam. Quemadmodum fane et
noftrum corpus videmus, quod, quantumlibet manifefto
etiam vim habeat fentiendi, attamen minime fentit, nifi
ab aliquo prius patiatur. Unde et ex hac eadem ratione clare eorum fententia evertitur, qui inter elementa
homoeomerias (quafi fimilaritates dicas) introducunt.
Quamvis enim in his ipforum elementis aliqua fint, quae
vim fentiendi habeant; tamen, quum prorfus fint impatibilia, nefcio quo modo fentiet corpus, quantumlibet fenfu praeditum fit, quod femper futurum eft extra omnem
patiendi occafionem. Reliquum igitur erit, ut fentiens
corpus vel ex his fit, quae pariter vim habeant fentiendi et patiendi, vel ex his, quae pati quidem poffint,
fed nullum deinde fenfum habeant. Nos autem mox per-
pendemus, utrum horum verum fit. Porro aperte jam
monftravimus, quod nequeat corpus ullum vi fenfitrice
donatum ex elementis gigni fimul impatibilibus et fenfu carentibus vel fenfu quidem praeditis verum impa-

426 ΓΑΛΗΝΟΥ ΠΕΡΙ ΤΩΝ ΚΑΘ' ΙΠΠΟΚΡ.

Ed. Chart. III. [5. 6.]   Ed. Baf. I. (48.)

δέδεικται σαφῶς. ἀλλὰ κοινὸν ἀμφοτέρων τῶν αἱρέσεών ἐστι
τὸ ἐξ ἀπαθῶν, ὥστ' οὐχ ἓν τῷ εἴδει τὸ στοιχεῖον, εἴπερ
μηδ' ἀπαθές. ὅτι δὲ τὸ ἓν ἀπαθὲς, ἡ ἀπόδειξις σύντομος.
οὔτε γὰρ εἰς ὃ μεταστήσεται, οὔθ' ὑφ' ὅτου πείσεται, τὸ
ἓν στοιχεῖον ἔχει. μεθιστάμενον γὰρ εἰς ἕτερόν τι μεταστήσεται, καὶ πάσχον ὑφ' ἑτέρου τινὸς πείσεται. πῶς οὖν
ἓν ἔτι φυλαχθήσεται; καλῶς οὖν ὁ Ἱπποκράτης συνελογίσατο, μὴ ἓν εἶναι τὸ στοιχεῖον, εἰ μέλλει τι τῶν ὄντων ἀλ-
γήσειν. οὐδὲν γὰρ ἂν, φησὶν, ἦν ὑφ' ὅτου ἀλγήσειεν, ἓν
ἐόν. ὥστε πάντως μὲν ἑνὸς πλείω τὰ στοιχεῖα.

Κεφ. γ'. Πόσος δέ τις ὁ σύμπας αὐτῶν ἀριθμός
ἐστιν, ἔτ' ἄδηλον., ἐφεξῆς δὲ τοῦτο ζητείσθω. [6] καίτοι
τάχ' ἂν ἴσως ἄμεινον εἴη, περὶ τῶν ὑπολοίπων δυοῖν αἱρέσεων, ὧν ὀλίγον ἔμπροσθεν ἐμνημόνευσα, πρότερον διελθεῖν, ὧν κοινόν ἐστι τὰ ἐξ ἀλλοιουμένων τῶν πρώτων

tibilibus. Habent hoc nimirum ambae hae fectae commune, quod elementa impatibilia ſtatuant. Quodſi elementum non poteſt eſſe impatibile, non erit etiam ſpecie unum; nam neque longiori egemus demonſtratione
ad oſtendendum, unum eſſe impatibile; quippe quia,
quotiescunque unum fuerit elementum, nihil praeterea
reliquum erit, in quod transmutari, nihil, a quo pati
poſſit. Quicquid enim transmutatur, in alterum quippiam transmutatur, et quod etiam patitur, ab altero patitur. Sed quomodo quaeſo unum deinde ſervabitur?
Probe ergo Hippocrates ratiocinatus eſt, non eſſe unum
elementum, ſi res ulla futura ſit, quae doleat; nihil enim
erit (ait ille), ex quo doleat, ſi unum fuerit. Quo fit
deinde, ut elementa omnino ſint plura uno.

Cap. III. Verum quotus ſit univerſus ipſorum numerus, hactenus incompertum eſt. Quare id deinceps
exquiramus. Sed ſatius forſitan erit, de reliquis duabus ſectis, quarum meminimus prius, diſſerere, quibus commune erat, corpus, quod dolere poſſit, ex his

Ed. Chart. III. [6.]   Ed. Baf. I. (48.)

στοιχείων ὑπάρχειν ἅπαν τὸ ἀλγεῖν πεφυκὸς σῶμα. τέσσαρες μὲν γὰρ αἱ πᾶσαι δόξαι κατὰ τὴν διαίρεσιν εὑρίσκον-
ται. πρώτη μὲν, ἡ ἐξ ἀναισθήτων τε ἅμα καὶ ἀπαθῶν.
δευτέρα δὲ, ἡ ἐξ αἰσθητικῶν μὲν, ἀπαθῶν δέ· ὃν κοινὸν
ἦν ἀμφοῖν τὸ ἐξ ἀπαθῶν. καὶ τοῦτο δείξαντες ἀδύνατον,
ἀμφοτέρων ἀπεχωρήσαμεν τῶν δοξῶν. λοιπαὶ δ᾽ ἦσαν δύο,
μία μὲν ἐξ αἰσθητικῶν τε ἅμα καὶ πασχόντων τῶν πρώτων στοιχείων συνιστῶσα τὸ αἰσθανόμενον σῶμα. δευτέρα
δὲ, ἡ ἐξ οὐκ αἰσθητικῶν μὲν, πασχόντων δέ. κοινὸν γὰρ
καὶ ταύταις ἦν τὸ ἐκ πασχόντων. ἴδωμεν οὖν, εἰ κἂν ταύταις ἡ ἑτέρα τῶν αἱρέσεών ἐστιν ἀδύνατος, ἢ τὸ μὲν δυνατὸν ἔχουσιν ὁμοίως, ὁποτέρα δ᾽ αὐτῶν οὐ δυνατὸν ἔχει
μόνον, ἀλλὰ καὶ εἰ ὄντως ἀληθής ἐστιν, ὑπολείπεται ζητεῖν. εὑρήσεις οὖν, εἰ προσέχεις τὸν νοῦν, ἀμφοτέρας ἐχού-
σας τὸ δυνατόν. εἰ μὲν γὰρ αὐτὰ τὰ μόρια δοκιμάζειν

primis elementis conftituere, quae fint alterationi obnoxia. Ex divifioue enim reperies, omnes opiniones in
quatuor redigi poffe; ita ut prima ea fit, quae ex
fenfu vacuis pariter et impatibilibus; altera, quae
fenfu quidem praeditis, fed impatibilibus. Quae ambae
in hoc confentiunt, quod ex impatibilibus ftatuant;
atque oftendimus, quod hoc effe minime poffit, et proinde eas utrasque miffas fecimus. Unde duae fupererant;
altera, quae corpus fentiens ex primis elementis facultatem cum patiendi tum fentiendi habentibus conftituit; altera, quae ex patibilibus, fed fenfus expertibus; inter quas item ea eft communio, qua ambae
ex patibilibus aiunt. Jam igitur infpiciamus, an harum
fectarum impoffibilis fit altera; an potius aeque utraque aliquid proferat, quod poffibile fit, ut tamen mox
inquiramus, utra earum, praeter id quod eam proferat fententiam, quae fit poffibilis, veritatem etiam
maxime contineat. Itaque fi animum diligenter adver-
teris, ambas invenies id quod poffibile fit proferre.
Si namque ipfas particulas explorare volueris, ratio-

ἐθέλεις καὶ σκοπεῖσθαι τῷ λόγῳ, πάντα ἐστὶν αἰσθητικὰ
καὶ παθητικὰ τῶν αἰσθητικῶν σωμάτων, ὡς ὀλίγον ἔμπροσθεν ἐπὶ τῆς σαρκὸς ἐλέγετο. εἰ δὲ τὰ πρῶτα στοιχεῖα,
σκοποίης, ἐνδέχεται, τούτων ἀναισθήτων μὲν ὑποκειμένων,
εἰς ἄλληλα δὲ τὸ δρᾷν καὶ πάσχειν ἐχόντων πολυειδῶς, ἐν
πολλαῖς ταῖς κατὰ μέρος ἀλλοιώσεσι γενέσθαι τὸ αἰσθητικὸν σῶμα. πᾶσα γὰρ ἡ ἐκ πλειόνων σύνθεσις, ἂν μὲν, οἷά
πέρ ἐστι τὰ συντιθέντα, τοιαῦτα φυλάττηται διὰ παντὸς,
οὐδεμίαν ἔξωθεν ἐπικτήσεται νεωτέραν ἰδέαν, ἢ μὴ κἂν
τοῖς συντιθεῖσιν ὑπῆρχεν· εἰ δ' ἐξαλλάττοιτο καὶ μετα-
βάλλοιτο καὶ πολυειδῶς ἀλλοιοῖτο τὰ συντιθέντα, δύναιτ'
ἂν ὑπάρξαι τι τῷ συνθέτῳ κατὰ γένος ἕτερον, ὃ μὴ τοῖς
πρώτοις αὐτοῦ στοιχείοις ὑπῆρχεν. ἴσως δὲ καὶ παραδείγματος ὑπὲρ σαφηνείας δεήσει τῷ λόγῳ. φημὶ δὴ, τὴν
οἰκίαν ἐκ λίθων καὶ πλίνθων καὶ ξύλων καὶ κεράμων

neque examinare, eae, quae corporum funt vim fentiendi habentium, omnes et patibiles funt, et fentiendi
facultate praeditae, ut in carne paulo antea expofuimus.
Quod fi prima refpexeris elementa, facile fieri poterit,
ut, quamvis ea nullum habere feufum fupponatur, modo
poffint in fe mutuo multifariamque et agere et pati,
aliquod inde, multis intercedentibus particularibus alterationibus, corpus fenfu praeditum gignatur. Quotiescunque enim ex pluribus quippiam componitur, fi
ea, quae in compofitionem veniunt, qualia funt, talia ad extremum usque duraverint; nunquam id profecto novam
ullam adventitiamque adipifcetur formam, quae in
his non praefuerit, e quibus conftituebatur. Quod fi
ea multifariam varientur, transmutentur et alterentur,
poterit tunc in compofito aliquid fuboriri, quod ab
his, quae prius in primis illius elementis reperieban-
tur, fit generis alterius. Sed erit forfitan operae
pretium, perfpicuitatis gratia hanc exemplo rationem
explanemus. Aedes nimirum, quae ex lapidibus, late-
ribus, lignis, tegulisque conftructae funt, nihil effe

γεγονυῖαν οὐδὲν ἐπικτήσασθαι κατὰ γένος ἕτερον, ὃ μὴ
καὶ τοῖς συντιθεῖσιν αὐτὴν ὑπῆρχεν. σκληρότητα γοῦν ἐκείνων ἕκαστον εἶχε, καὶ βάρος, καὶ σχῆμα, καὶ χρῶμα, καὶ
μέγεθος, ἃ καὶ τῷ δημιουργήματι πρόσεστιν. σκληρότης
μὲν γὰρ, χρῶμα καὶ βάρος ἀκριβῶς ταυτα τοῖς συντιθεῖσιν. οὐ γὰρ δὴ σκληρὰ μὲν ἐκεῖνα, μαλακὴ δ᾽ αὕτη,
καὶ βαρέα μὲν ἐκεῖνα, κούφη δ᾽ αὕτη, καὶ λευκὰ μὲν
ἐκεῖνα, μέλαινα δ᾽ αὕτη. σχῆμα δὲ καὶ μέγεθος ἔχει μὲν
καὶ ἡ οἰκία, διότι καὶ τοῖς συντιθεῖσιν αὐτὴν ὑπῆρχεν, οὐ
μὴν ἀκριβῶς γε ταυτὸν οὔτε μέγεθος, οὔτε σχῆμα τοῖς
συντιθεῖσι πρὸς τὸ ὅλον. ἀλλ᾽ οὐ τοῦτο ζητεῖται νῦν, εἰ
μείζων ἡ οἰκία τῶν πλίνθων, ἢ προμήκης μὲν αὕτη, τετρά-
γωνοι δ᾽ οὗτοι, ἀλλ᾽ εἰ διὰ τοῦτο καὶ μεγέθους καὶ σχήματος αὐτῇ μέτεστιν, ὅτι καὶ τοῖς συντιθεῖσιν. ἐπεί τοι
τίς οὐκ οἶδεν, ὡς ἡ διαγώνιος εὐθεῖα τὸ τετράγωνον χω-

adeptas dicimus, quod non eodem genere contineretur,
quo ea, quae illis praeerant, unde ipfae fabricatae
funt. Durities quippe illis univerfis figillatim aderat
gravitasque et magnitudo, praeterea figura et color,
quae omnia nec in ipfo etiam aedificio defiderantur.
Nam duritiem quidem ac gravitatem coloremque
eundem prorfus cum his habet, e quibus conftitutum
eft; neque enim id molle eft, quum tamen illa dura
fuerint; aut leve hoc, illa vero gravia; aut hoc atrum,
et illa candida; fed figuram et magnitudinem ob id quidem habent aedes, quia prius ea habebant, unde illae
compofitae funt: verum non eandem omnino aut figuram aut magnitudinem habet totum aedificium,
quam partes id componentes habuerunt. At neque hoc
eft id, quod quaerimus, an, inquam, domus fit late-
ribus major, vel an ea fit oblonga, quum lateres
fint quadrati; fed potius, an haec propterea fit figurae particeps ac magnitudinis, quia haec in his, unde
conftituta eft, praeerant. Alioqui enim qnis eft, qui
non norit, rectam lineam ab angulo ad angulum du-

ρίον εἰς δύο τρίγωνα τέμνει; καὶ ὡς ἐξ [7] ἐκείνων τῶν
δύο τριγώνων συνιόντων ἕν ἀποτελεῖται τετράγωνον; ἀλλὰ
καὶ τὸ τρίγωνον καὶ τὸ τετράγωνον σχήματα. καὶ μὲν δὴ
καὶ δύο ἡμικύκλια συντεθειμένα τὸν ὅλον ἀπεργάζονται κύκλον.
ὥστε ἐξ ἄλλων μὲν ἄλλο τι γενέσθαι συγχωρήσομεν, οὐ μὴν
ἀνομοιογενές. καὶ γὰρ τὰ σχήματα σχημάτων εἰσὶν ἀπερ-
γαστικὰ, καὶ τὰ μικρότερα μεγέθη τῶν μειζόνων μεγεθῶν·
οὐ μέντοι σχήματα μεγεθῶν, ἢ μεγέθη σχημάτων. ὥστ᾽
ἐκ μὲν τῶν μὴ μεταβαλλόντων τὰς ποιότητας τῶν στοιχείων
οὐκ ἐγχωρεῖ γενέσθαι τι τῶν ἑτερογενῶν, ἐκ δὲ τῶν μεταβαλλόντων ἐγχωρεῖ. δύναται γὰρ ἐν πολλαῖς ταῖς μεταξὺ
γενομέναις μεταβολαῖς τὸ τέως μέλαν αὖθις γενέσθαι λευκὸν, καὶ τὸ τέως λευκὸν αὖθις μέλαν, καὶ τὸ νῦν ἀναίσθητον αὖθις αἰσθητικόν. ὅσοι μὲν οὖν ἐκ πυρὸς, καὶ
ὕδατος, καὶ γῆς, καὶ ἀέρος, ἀλλοιουμένων τε καὶ μεταβαλλομένων, καὶ κεραννυμένων δι᾽ ὅλων, ἀξιοῦσι γίνεσθαί τι
τῶν συνθέτων σωμάτων αἰσθητικὸν, ἐνδεχόμενα λέγουσιν.

ctam in duos triangulos ſecare quadratum ſpatium? qui
deinde duo trianguli, ſi item in unum coëant, quadratum iterum abſolvunt, ut tamen tam triangulus, quam
quadratum figurae ſint; praeterea ſi duo ſemicirculi ſimul jungantur, integrum circulum complent. Et proinde concedimus, poſſe quidem ex aliis aliud quippiam
gigni, verum non quod ab illis genere diverſum ſit; figurarum enim figurae effectrices ſunt, minoresque magnitudines majorum; at figurae magnitudinum, vel
magnitudines figurarum nequaquam. Quare nequit ex
elementis, quae ſuas qualitates usquequaque immutatas
ſervent, quicquam generis diverſi gigni, ſed, ſi transmutentur, ſane poterit. Poterit enim, quod hactenus nigrum
fuit, per multas transmutationes medias iterum album
fieri, et quod nunc album, mox fieri nigrum, quod
praeterea ſenſus expers eſt, illius fieri particeps. Unde
qui ex igne, aqua, aëre et terra, invicem transmuta-
tis atque alteratis, et ad temperamentum quoddam redactis, gigni corpus volunt ſenſitrice ſacultate praedi-

ὅσοι δὲ μενόντων, οἷά πέρ ἐστι, καὶ μόνον οὕτως ἀλλήλοις
ἀναμιγνυμένων, ὥσπερ ἐν σωρῷ πυρῶν καὶ κριθῶν, ἐρεβίν-
θων τε καὶ κυάμων, ἀδυνάτοις ἐπιχειροῦσιν. ὅλως γὰρ
οὐδὲν διαφέρει πῦρ, ἢ ὕδωρ, ἢ ἀέρα, ἢ γῆν συνελθόντα
φάσκειν αἰσθητικὸν ἀπεργάσασθαι σῶμα, ἢ ὥσπερ οἱ πρὸ
τούτων ἔλεγον τὰς ἀτόμους. οὐδὲ γὰρ ἐνδέχεται, τῶν στοιχείων ἀπαθῶν μὲν ὄντων, ἐξ ἀναισθήτων δὲ πολλῶν συνελθόντων, ἓν αἰσθητικὸν ἀπεργάσασθαι σῶμα. δέδεικται γὰρ,
ὡς οὐδὲν ἑτερογενὲς δύναται προσελθεῖν τοῖς συντεθειμένοις.
αἴσθησις δέ γε πάντη γένους ἐστὶν ἑτέρου, σχήματός τε
καὶ βάρους, καὶ σκληρότητος, ἃ ταῖς ἀτόμοις ὑπῆρχεν,
ὥσπερ αὖ καὶ τῶν ἄλλων, ἃ πυρὶ, καὶ γῇ, καὶ ἀέρι, καὶ
ὕδατι. καὶ γὰρ παρὰ τὰ χρώματα, καὶ τοὺς χυμοὺς, καὶ
τὰς ἀτόμους, καὶ πάνθ᾽ ἁπλῶς εἰπεῖν τὰ ἄλλα τὰ τοῖς
σώμασιν ὑπάρχοντα, ἕτερόν ἐστι τὸ τῆς αἰσθήσεως γένος.
ὥστ᾽ οὐκ ἐξ ἀτόμων, οὔτ᾽ ἐκ πυρὸς, καὶ γῆς, καὶ ἀέρος,
καὶ ὕδατος ἐγχωρεῖ γενέσθαι τὸ αἰσθητικὸν σῶμα, μενόν-

tum, hi confentanea pronuntiant. Qui vero ex illis
ita ut funt permanentibus et permixtis tantummodo,
perinde ac triticum, hordeum, ciceres et fabae, in
acervo, hi nimirum ea, quae fieri nequeant, fectantur.
Nam nec prorfus quicquam intereft, fi dicas, ex folo
ignis, aquae, aëris terraeque conventu corpus fentiens nafci, aut fi ex atomis, quod prifci illi affirma-
bant. Jam enim nullum corpus, quod fenfum habeat,
poteft ex pluribus elementis conftitui fimul coëuntibus,
quae tamen impatibilia fint, quum fit monftratum, nihil
in his fimul compofitis oriri poffe generis alterius.
Senfus vero eft omnino e genere diverfo a figura, gravitate et duritie, quae atomis inerant, et ab aliis
quoque, quae igni, et terrae, aërique et aquae; eft
enim fenfus alterius cujusdam generis a colore, fapore,
et odore, et caeteris tandem, quae (ut omnia in
unum colligam) corporibus infita funt. Non ergo aut
ex atomis corpus aliquod, quod vim fenfitricem habeat, procreari poterit, aut ex igne, et terra, aëre,

των ἀμεταβλήτων καὶ τοιούτων, οἷά πέρ ἐστι κατὰ τὴν ἑαυτῶν φύσιν, καὶ μὴ πασχόντων. ἡ τοίνυν ἐξ αἰσθητικῶν τε καὶ
πασχόντων τῶν πρώτων στοχείων, ἢ ἐξ ἀναισθήτων μὲν, ἀλλὰ
μεταβάλλεσθαι καὶ ἀλλοιοῦσθαι δυναμένων, ἀναγκαῖόν ἐστι
συνίστασθαι τὸ μέλλον αἰσθήσεσθαι. ταῦτα μὲν οὖν, ὅτι τε
πλείω πάντως ἑνός ἐστι τὰ στοιχεῖα, καὶ ὅτι παθητικὰ, δείκνυσιν. (49) εἰ δ' ἐκ τῶν πρώτων αἰσθητικῶν ἁπάντων, ἢ οὐκ
αἰσθητικῶν, οὔπω δείκνυσιν· ἄμφω γὰρ ἐνδέχεσθαί φασιν.
ὅτι μέντοι πάντως ἐστί τινα τὰ μὴ αἰσθητικὰ, πρόδηλον
ἐκ τοῦ καὶ τῶν συνθέτων εἶναί τινα τοιαῦτα. ἐπεὶ δ' αὐτάρκως ἀποδέδεικται τοῦτο τοῖς γ' ἀκολουθεῖν ἀποδείξει
μεμαθηκόσιν, ἐφεξῆς ἂν εἴη διελθεῖν ἄμεινον, ὃ πολλάκις
τε καὶ πολλαχοῦ τῶν Ἱπποκράτους συγγραμμάτων ἐπιδεί-
κνυμι, ὡς ἓν τῶν ὁμοειδῶν εἰπὼν ἡμῖν ἐπιτρέπει τὰ λοιπὰ
τὰ τὴν αὐτὴν ἐκείνῳ δύναμιν ἔχοντα προστιθέναι τῷ λόγῳ.

et aqua, quae immutata permaneant, et talia femper,
qualia ex fua ipforum natura funt, nihilque unquam
patiantur. Quare vel ex elementis primis, quibus vis
fentiendi infit, |vel ex illis, quae, licet hac careant,
ea tamen natura funt, ut alterari et transmutari possint, erit neceffe corpus conftitui, quod fenfu praeditum fit. His igitur, et quod uno plura fint omnino
elementa, atque etiam quod pati poffint, monftratum
fit. An vero ex his primis elementis, quibus omnibus
vis infit fentiendi, an ex illis potius, quae ea careant,
quum et utrumque horum fieri poffe affirment, nondum monftratum eft. Porro nonnulla quidem omni
carere fenfu, inde perfpicuum eft, quod quaedam
etiam concreta hujusmodi fint. Sed quum hoc jam fit
demonftratum, quantum poffit iis fufficere, qui didice-
runt demonftrationibus acquiefcere, operae pretium fane
erit, ut mox, id exponamus, quod non femel, fed
multis in locis commentariorum Hippocraticorum oftendimus: ille enim, fi aliquando unum quippiam ex eorum numero proferat, quae candem naturam continent,
reliqua deinde, quae eandem vim habent, nobis ad

Ed. Chart. III. [7. 8.]   Ed. Baf. I. (49.)

καὶ δὴ καὶ νῦν οὕτω μοι δοκεῖ πεποιηκέναι, δείξας μὲν
αὐτὸς ἐξ ἑνὸς φαινομένου τὸ τῆς δόξης ἀδύνατον, ἀπολι-
πὼν δ᾽ ἡμῖν ἐκ τῶν τὴν αὐτὴν ἐκείνῳ δύναμιν ἐχόντων
ἀποδεικνύναι πολυειδῶς. ἐν μὲν γὰρ τῶν φαινομένων ἐστὶ
τὸ ἀλγεῖν ἡμᾶς. ἐδείχθη δὲ τοῦτο γενέσθαι μὴ δυνάμενον
ἄνευ [8] τοῦ πάσχειν· ᾧ πάλιν εἵπετο πλείω πάντως εἶναι
τὰ στοιχεῖα, τὸ γὰρ ἓν οὐχ οἷόν τε ἦν πάσχειν, μηδενὸς
ὄντος τοῦ διατιθέντος αὐτό. ὥσπερ οὖν ἐκ τῶν ἀλγούντων
σωμάτων, οὕτω κἀκ τῶν ἡδομένων ἔχεις ἀποδεικνύναι ταυ-
τόν· καὶ ὥσπερ ἀπὸ τούτων, οὕτω κἀκ τῶν αἰσθανομένων·
ὥσπερ κἀγὼ νῦν ἐξεπίτηδες ἐποίησα πολλαχόθεν τοῦ λόγου.
καὶ μὴν εἰ μήτε ἡδονὴ, μήτε πόνος, ἀλλα μηδ᾽ αἴσθησις
ὅλως ἐστὶ τοῖς ἀπαθέσι στοιχείοις, οὐδὲ μνήμη δήπουθεν,
οὐδὲ ἀνάμνησις, οὐδὲ φαντασία· ῥίζα γὰρ αὐτῶν ἐστι καὶ
οἷον πηγὴ πάντων ἡ αἴσθησις. εἰ δὲ μηδὲν τούτων, οὐδ᾽

rationem addenda reliquit. Quod mihi hoc quoque loco
fervaffe videtur, utpote qui ab uno quidem apparente
ducto argumento opinionem hanc nequaquam poffibilem effe oftenderit, moxque nobis locum reliquerit, ut
id ipfum multifariam ex his, quae eandem cum hoc
vim tenent, demonftraremus. In his enim, quae in nobis apparent, id unum eft, quod nos dolemus: hoc
vero monftravit minime fieri poffe, quin etiam patia-
mur. Ex quo fequebatur poftea, elementa effe plura
uno, fiquidem unum pati nequit, quum nihil praeterea relinquatur, quod ipfum afficiat. In quem igitur modum ille ex dolentibus corporibus, in eundem
tu ex his, quae in voluptate funt, ad hoc idem demonftrationem depromas; et ut ex his, ita ex illis,
quae fentiunt. Nam et hoc ita a me dedita opera
identidem in hoc libro factitatum eft. Unde fi nulla
voluptas confequi poterit, ubi impatibilia fuerint elementa, nullusque dolor, ac nullus praeterea fenfus:
nulla etiam aderit vel memoria, vel reminifcentia,
vel imaginatio, quum horum omnium fenfus fit quafi
radix et fons. At fi nihil horum, nulla quoque ani-

ἄλλο οὐδὲν τῶν ψυχικῶν ἔργων, ὥστ' οὐδὲ ψυχή. θαυμάζειν οὖν ἄξιον τῶν παλαιῶν ἀνδρῶν τὸ τάχος τῆς ἑρμηνείας. ἐν ἐλαχίστοις γὰρ ὁ Ἱπποκράτης ὀνόμασι πάντ'
ἐνεδείξατο ταῦτα, καὶ ἰσχυρῶς ἀπέδειξεν, ὡς οὐκ ἔστιν ἓν
τὸ στοιχεῖον. ἀλλὰ γὰρ ἐπειδὴ καὶ περὶ τούτου διεληλύθα-
μεν, ἴδωμεν, ὅπως συνάπτει τῷ προειρημένῳ λόγῳ τὸν ἐφεξῆς. ἔχει δ' ἡ σύμπασα ῥῆσις ᾧδε. ἐγὼ δέ φημι, εἰ ἓν
ἦν ὁ ἄνθρωπος, οὐδέποτ' ἂν ἤλγεεν. οὐδὲ γὰρ ἂν ἦν
ὑφ' ὅτου ἀλγήσειεν, ἓν ἐών. εἰ δὲ καὶ ἀλγήσειεν, ἀνάγκη
καὶ τὸ ἰώμενον ἓν εἶναι. εἰ ἓν, φησὶν, ὑπῆρχεν ὁ ἄνθρωπος,
οὐκ ἂν ἤλγει. εἰ δέ γε καὶ ἤλγει, ἀναγκαῖον ἂν ἦν ἓν
εἶναι καὶ τὸ ἰώμενον. κατὰ δὲ τὸν αὐτὸν τρόπον τοῦ σχήματος τοῦ συλλογιστικοῦ καὶ τὸν ἀπὸ τῆς ἰάσεως ἐρωτᾷ
λόγον, ὥσπερ ἠρώτησεν καὶ τὸν ἀπὸ τῶν ἀλγημάτων. ἀκόλουθον γὰρ λαβὼν τῷ προτέρῳ τὸ δεύτερον, εἶτ' αὖθις
προσλαβὼν τὸ ἀντικείμενον τῷ ἑπομένῳ, περαίνει τὸ ἀντι-

mi functio, et tandem nec ipfe etiam animus. Quis
igitur non admiretur prifcorum virorum brevitatem
in fententiis? Nam haec omnia Hippocrates quibusdam
vel paucis verbis perftrinxit, et valide admodum monftravit, elementum non effe unum. Verum ut haec
expofita funt, transeamus ad alia, et infpiciamus, quo
modo ipfe priori rationi fequentem annectat; univerfa
vero verborum ejus feries hoc fe habet modo. Ego
autem ftatuo, quod, fi homo effet unum, neutiquam
doleret; nihil enim praeterea effet, ex quo doleret,
fi effet unum. Si tamen doleret, effet neceffe, et medicamentum fore unum. Si unum (inquit ipfe) effet
homo, minime doleret; quod fi doleret, id etiam,
quod illi remedio eft, unum effet. Secundum eundem figurae fyllogifticae modum rationem ex curatione
interrogat, fecundum quem et ex dolore depromptam
prius interrogavit. Affumit enim fecundum, quod eft
primi confequens, cui deinde adjiciens oppofitum con-
fequenti, tandem concludit oppofitum antecedentis.

κείμενον τῷ ἡγουμένῳ. εἴπερ γὰρ ἓν ἦν ὁ ἄνθρωπος, οὐκ
ἂν ἤλγησεν· ἀλγεῖ δέ γε· οὐκ ἄρα ἕν ἐστιν. ὡσαύτως δὲ
καὶ ὁ ἀπὸ τῆς ἰάσεως ἐρωτηθήσεται λόγος. εἰ ἓν ὢν ὁ ἄνθρωπος ἀλγεῖ, καὶ ὁ τρόπος τῆς ἰάσεως εἷς ἐστιν· οὐχ εἷς
δέ γε ὁ τρόπος τῆς ἰάσεως· οὐκ ἄρα ἓν ὢν ὁ ἄνθρωπος
ἀλγεῖ. δεῖ τοίνυν κἀνταῦθα πάλιν, ὣς καὶ πρόσθεν ἐποι-
ήσαμεν, ὅτι τε τῷ προτέρῳ τὸ δεύτερον ἀκολουθεῖ, καὶ
ὅτι καλῶς προσλαμβάνεται τὸ τοῦ λήγοντος ἀντικείμενον,
ἀποδείξαντας ἡμᾶς, ἐξήγησίν τε ἅμα καὶ πίστιν τὴν δέου-
σαν παρασχέσθαι τῷ λόγῳ. ὅτι μὲν οὖν, εἴπερ ἕν ἐστιν ὁ
ἄνθρωπος, οὐκ ἂν ἤλγησεν, ἐν τοῖς πρὸ τούτου λόγοις ἐπε-
μνήσαμεν. ὅτι δ᾽, εἴπερ καὶ ἤλγησεν, ἕνα τῆς ἰάσεως ἐχρῆν
εἶναι τὸν τρόπον, ὧδ᾽ ἂν μάλιστα καταμάθοις, εἰ λογίσαιο
τὸ ὑπὸ μηδενὸς τῶν ἔξωθεν πάσχον ὑπὸ τῆς οἰκείας φύσεως πάσχειν αὐτό. μιᾶς οὖν ἑκάστῳ τῆς οἰκείας ὑπαρχούσης φύσεως, ἔσται μὲν δήπου καὶ τὸ πάθος ἕν. ἀκολου-

Nam fi unum homo effet, non doleret; dolet autem;
non igitur eft unum. Pari etiam modo rationem ex
curationis conditione defumptam interrogabimus. Si
homo effet unum, qui etiam doleret, modus illi medendi effet unus; fed medendi modus non eft unus;
ergo fi eft unum homo, non dolet. Erunt itaque
partes noftrae, ut hunc etiam locum illo tractemus
modo, quo et priorem: quippe ut oftendamus, fecundum primo confequens effe, atque etiam quod probe
oppofitum confequentis fit acceptum; ut fic et rationem
exponamus, et fidem illi, prout res ipfa pofcere videtur, afferamus. Quum autem fatis in fuperioribus
monftratum fit, quod homo, fi unum effet, nunquam
doleret, nunc, quod pofito etiam, quod ipfe doleret,
unica tantum fit futura curandi ratio, facile intelliges,
fi cogitaveris, quod, fi quid a nulla re externa pati
poteft, reliquum eft, ut tantum interne a fua ipfius
natura patiatur. At vero quum unica fuerit ipfa rei
uniuscujusque natura, unicus etiam ftatim futurus eft

θεῖ δ' ἐξ ἀνάγκης αὐτῷ καὶ ἡ εἰς τὸ κατὰ φύσιν ἐπάνοδος μία. τοῦτο δ' ἦν ἡ ἴασις· ὥστε καὶ ἡ ἴασις ἔσται μία
τοῦ δι' ἑαυτοῦ πάσχοντος, ὥσπερ καὶ τὸ ἰώμενον ἕν. ὅτι
δέ γε ἅπαντα ταῦτα τὰ νῦν εἰρημένα ψευδῆ προφανῶς
εἰσιν, οὐ δέομαι λέγειν, ἀλλ' ἕπεται τῇ πρώτῃ τῶν ὑποθέσεων, ἣν ἀδύνατόν γε παντὸς μᾶλλον οὖσαν ἐκ περιουσίας ὁ Ἱπποκράτης προσήκατο, καὶ οὐδὲν ἧττον ἀπέδειξε
κἀκ ταύτης τῆς ὑποθέσεως, ὅπερ ἐξ ἀρχῆς αὐτῷ προὔκειτο.
τὸ μὲν γὰρ, εἰ ἕν ἐστι τὸ στοιχεῖον, οὐκ ἂν ἀλγεῖν ἡμᾶς,
ἀληθές. [9] τὸ δέ γε ὑποθέσθαι, κἂν εἰ ἕν ἦν τὸ στοιχεῖον, ἡμᾶς ἀλγεῖν, οὐκ ἀληθές. ἀλλ' ὅμως ὑποτίθεται
τοῦτο, δεικνὺς ἐκ τῶν ἑπομένων αὐτῷ τὸ καὶ οὕτως ἀνα-
τρέπεσθαι τὴν ἀρχήν. ἓν μὲν γὰρ καὶ τὸ νόσημα, καὶ τὸ
εἶδος τῆς ἰάσεως ἔσται, καὶ τὸ ἰώμενον ἕν ἐστιν· οὐχὶ δέ
γε τὸ ἰώμενον ἕν· ὑπόθεσις ἄρα ψευδὴς ἡ ἓν εἶναι λέ-

affectus. Hoc vero ex neceſſitate ſequitur, quod ratio
redeundi in naturalem ſtatum unica fit; at hoc quid
aliud eſt, quam ipſamet curatio? quare, quod ipſum
per ſe patitur, unicam habebit, qua curari poſſit, rationem, ſicut unicum etiam eſt id, quod curandum
eſt. Quae omnia quam aperte falſa ſint, nulla noſtra
expoſitione praeterea egent; ſed ea. primam ſuppoſitio-
nem ſequuntur, quam Hippocrates ex abundanti, quamvis ea ipſa omnes limites excederet eorum, quae
quoquo modo eſſe poſſint, introducere voluit, utpote
quia nihilo minus ex hoc etiam ſuppoſito id conficia-
tur, quod ab initio fuerat propoſitum. Nam quod
nos non doleremus, fi unum eſſet elementum, ve-
riſſimum eſt. Sed non ita deinde eſt verum, fi unum
ſupponatur elementum, quod nos dolituri fimus; attamen ob id et ipſum ſupponitur, ut ex illiſmet, qui
hoc ipſum ſuppoſitum ſequuntur, oſtendat, principium
illud everti, quum unicus tunc futurus fit morbus,
atque etiam unica medendi forma et unicum praeterea
remedium; ſed non unicum eſt remedium; erit ergo
hypotheſis falſa, in qua ſubjiciebatur unum eſſe ele-

Ed. Chart. III. [9.]   Ed. Baf. I. (49.)

γουσα τὸ στοιχεῖον. ὅτι δὲ οὐχ ἓν τὸ ἰώμενον, ἐναργές.
καὶ γὰρ θερμαινόμενος ὅδε τις ἐθεραπεύθη. καὶ ἄλλον εὑρήσεις, ὃς οὐδὲν ἧττον ἐθεραπεύθη ψυχόμενος, εἶθ᾽ ὑγραι-
νόμενος. οὐκ ὀλίγους δ᾽ εὑρήσεις, οἳ διὰ τῶν ξηραινόντων
ἰάθησαν. ἀλλ᾽ οὐδ᾽ εἰ διὰ τῶν στρυφνῶν ἢ πικρῶν ἐθεραπεύθη τις, ἤδη καὶ πάντες. εἰσὶ γὰρ οἱ διὰ τῶν ἁλμυ-
ρῶν ἢ γλυκέων. οὕτω δὲ καὶ διὰ τῶν ἐπεχόντων τὴν κοιλίαν ὅδε τις ἐθεραπεύθη. ἕτερος δὲ διὰ τῶν ὑπαγόντων.
καὶ ὁ μὲν διὰ τῶν πυκνούντων, ὁ δὲ διὰ τῶν ἀραιούντων.
καὶ, καθόλου φάναι, τρόπον ἰάσεως οὐδένα δυνατόν ἐστιν
εὑρεῖν, οὗ μὴ καὶ τοὐναντίον εὑρήσεις. ὥστ᾽ ὀρθῶς εἶπεν,
ὅτι τὸ ἰώμενον οὐχ ἕν ἐστιν. ἀλλὰ καὶ ταύτης γε τῆς προ-
τάσεως, καὶ τῆς ἑτέρας, ἣν ἐξ ὑποθέσεως ἔλαβε, τὸ μὴ
ἓν εἶναι τὸ στοιχεῖον ἐπεραίνετο, καὶ γίνεται σύμπας ἐρω-
τώμενος λόγος τοιοῦτος. εἰ ἓν ὢν ὁ ἄνθρωπος ἀλγεῖ, καὶ
ὁ τρόπος τῆς ἰάσεως εἷς ἐστιν· οὐχὶ δέ γε ὁ τρόπος τῆς

mentum. Satis enim evidens eſt, non unicum eſſe
remedium, quum multi, dum calefiunt, ſanitati reſtituan-
tur; nec minus etiam reperiantur, qui refrigerati ex
morbo convaluere, vel humectati; nec deſunt etiam,
quos exiccantia juverint; nec praeterea, quia aliqui
ſunt acerbis aut amaris medicamentis curati, idcirco
etiam omnes; ſunt enim qui dulcibus, vel ſalſis;
atque etiam ut multi his uſi, quae alvum aſtringunt,
ita alii his, quae eandem cient, ſani evaſere; et
ſicut alii denſantibus, ita nonnulli rarefacientibus; ut
tandem in univerſum hoc affirmare liceat, nullum unquam reperiri curandi modum, quin et alter illi contrarius ſtatim reperiatur. Recte igitur aſſeruit, remedium non eſſe unum. Atqui ex hoc ipſo pronun-
ciato, et altero, quod ex ſuppoſitione deſumptum eſt,
efficitur, non eſſe elementum unum; ut tandem univerſam rationem hoc fere modo interrogare oporteat. Si
homo et eſſet unum et etiam doleret, modus quoque, quo eſſet curandus, unus foret: modus vero, quo

438 ΓΑΛΗΝΟΥ ΠΕΡΙ ΤΩΝ ΚΑΘ' ΙΠΠΟΚΡ.

Ed. Chart. III. [9.]   Ed. Baf. I. (49.)

ἰάσεως εἰς· οὐκ ἄρα ἓν ὢν ὁ ἄνθρωπος ἀλγεῖ· μηκέτ' οὖν
ἐπιζητῶμεν τὸ κατὰ τὴν ἀρχὴν τοῦ συγγράμματος εἰρημένον ὑπ' αὐτοῦ, μήθ' ἑτέρως ἐξηγώμεθα παρὰ ταῦτα τὰ
νῦν εἰρημένα, σαφῶς γε ἤδη τὴν γνώμην ἅπασαν ἐπιστά-
μενοι τοῦ ἀνδρός. ἀλλ' ἐπειδὰν εἴπῃ, ὅστις μὲν εἴωθεν
ἀκούειν λεγόντων ἀμφὶ τῆς φύσεως τῆς ἀνθρωπίνης, προσωτέρω ἢ ὁκόσον αὐτέης ἐς ἰατρικὴν ἀφίκει, τουτέῳ μὲν οὐκ
ἐπιτήδειος ὁ λόγος ὅδε ἀκούειν· οὐδὲ γὰρ τὸ πάμπαν ἠέρα
λέγω τὸν ἄνθρωπον εἶναι, οὔτε πῦρ, οὔτε ὕδωρ, οὔτε γῆν,
οὔτ' ἄλλο οὐδὲν, ὅ τι μὴ φανερόν ἐστιν ἓν ἐὸν ἐν τῷ ἀν-
θρώπῳ· ὅταν ταῦτα λέγῃ, μὴ συνάπτοντές τε καὶ ψιλοῦν-
τες ἀναγινώσκωμεν ὡς ἓν μέρος λόγου τὸ ἓν ἐὸν, ὥσπερ οἱ
πολλοὶ τῶν Ἱπποκρατείων ἐποίησαν, ἀλλὰ δασύνοντές τε καὶ
διϊστῶντες εἰς δύο μόρια, ὡς εἰ καὶ οὕτως εἶπεν, οὔτε γὰρ
τὸ πάμπαν ἠέρα λέγω εἶναι τὸν ἄνθρωπον, οὔτε πῦρ, οὔτε
ὕδωρ, οὔτε γῆν, οὔτε ἄλλο οὐδὲν, ὅ τι μὴ φανερόν ἐστιν

curatur, nequaquam eſt unus: igitur nec homo, ſi
eſt unum, dolet. Itaque nihil amplius aut ea, quae
circa hujus operis initia inducta ſunt, inquirere, aut
praeter haec, quae nunc a nobis dicta ſunt, alia
quapiam expoſitione erit opus, quum ex his facile hujus viri ſententiam habere poſſimus. Ipſe vero ait:
Quicunque eos conſueverunt audire, qui de natura humana diſſerunt, procul ab eo quod ad medicinam attineat, illos minime expedit hunc audire ſermonem; neque enim dixerim, hominem eſſe omnino aërem, neque
ignem, neque aquam, neque terram, neque aliquid
aliud, quod non in homine unicum eſſe appareat. Quae
non eo legenda ſunt modo, ut ἐνεὸν ſimul ac leni ſpi-
ritu proferatur, quaſi unica ſit pars orationis, quemadmodum multi ex Hippocraticis legere ſoliti ſunt,
ſed potius aſpirantes, et in partes duas dividentes, ac
ſi ita dixerit: Neque enim dixerim, ipſum hominem
eſſe usquequaque aërem, neque ignem, neque aquam,
neque terram, neque aliquid etiam aliud, quod non ap-

ἓν καὶ μόνον ὑπάρχον ἐν τῷ ἀνθρώπῳ. ὅτι μὲν γὰρ ὁ
πρῶτος αὐτῷ λόγος ἅπας περὶ τοῦ μὴ ἕν εἶναι τὸ στοιχεῖόν ἐστιν, ἐπιδέδεικται μὲν καὶ ἐξ ὧν ὀλίγον ἔμπροσθεν
εἶπον, οὐδὲν δὲ ἧττον κᾀξ ὧν εὐθὺς ἐν ἀρχῇ, μετὰ τὴν
προγεγραμμένην ῥῆσιν, ταύτην ἐπιφέρει. φασὶ γὰρ ἕν τε
εἶναι, ὅ τί ἐστι, καὶ τοῦτο εἶναι τὸ ἕν τε καὶ τὸ πᾶν,
κατὰ δὲ τὰ ὀνόματα ἀλλήλοις οὐχ ὁμολογέουσι. λέγει δ᾽
αὐτῶν ὁ μέν τις, ἠέρα εἶναι τοῦτο τὸ ἕν τε καὶ τὸ πᾶν,
ὁ δὲ ὕδωρ, ὁ δὲ γῆν, ὁ δὲ πῦρ. εἶτ᾽ ἐφεξῆς πάλιν· τῶν
ἰατρῶν οἱ μέν τινες λέγουσιν, ὡς ὁ ἄνθρωπος αἷμα μόνον ἐστί, οἱ δὲ αὐτέων χολήν, ἔνιοι δὲ φλέγμα. εἶθ᾽,
ἐξῆς ἀρξάμενος αὐτοῖς ἀντιλέγειν, πρώτην μὲν ἐκείνην γράφει τὴν ῥῆσιν, ἣν πρώτην ἐξήγημαι, κοινῇ πρός τε τοὺς
φυσικοὺς καὶ τοὺς ἰατροὺς ἰσχύουσαν. εἶτ᾽ ἰδίᾳ πρὸς τοὺς
ἰατροὺς ἀντιλέγει κατὰ τήνδε τὴν ῥῆσιν. ἀξιῶ δ᾽ ἔγωγε,
τὸν φάσκοντα αἷμα μόνον [10] (50) εἶναι τὸν ἄνθρωπον,

pareat unum ac folum in homine exiftens. Nam
quod univerfus is fermo, quem ipfe priorem habuit,
ob id factus fit, ut probaret, elementum minime effe
unum, tum ex his oftenditur, quae ipfe paulo antea
dixit, tum vel maxime ex his, quae ftatim circa initia
fubjungit praecedenti fententiae, quum ait: Dicunt enim,
unum effe id, quod eft, atque hoc et unum effe et
omne; fed inter fe non conveniunt deinde nominibus;
nam ex eis aliqui hoc unum atque omne ftatuunt effe
aërem, alii aquam, alii terram, alii ignem. Item
paulo poft: Ex medicis quoque nonnulli hominem autumant effe folum fanguinem, quidam vero ipforum
bilem arbitrantur effe hominem, aliqui pituitam. Poftmodum illos refellere aggreffus eam dictionem protulit,
quam ego priorem expofui, quae in univerfum efficax
plurimum eft tam contra medicos, quam contra naturales philofophos. Mox vero feorfum medicos his
etiam verbis infectatur: Ego vero cenfeo, opus effe,
illum, qui affirmet folum fanguinem effe hominem, nec

440 ΓΑΛΗΝΟΥ ΠΕΡΙ ΤΩΝ ΚΑΘ' ΙΠΠΟΚΡ.

Ed. Chart. III. [10.]   Ed. Baf. I. (5o.)

καὶ ἄλλο μηδὲν, δεικνύναι αὐτὸν μὴ μεταβάλλοντα τὴν
ἰδέαν, μήτε γίνεσθαι παιιτοῖον, ἀλλ᾽ ἢ ὥρην τινὰ τοῦ ἐνιαυτοῦ, ἢ τῆς ἡλικίας τῆς τοῦ ἀνθρώπου, ἐν ᾗ αἷμα ἓν
ἐὸν φαίνεται μόνον ἐν τῷ ἀνθρώπῳ. εἰκὸς γὰρ ἐστὶν, εἶναί
μίαν γέ τινα ὥρην, ἐν ᾗ φαίνεται αὐτὸ ἐν ἑωϋτῷ ὅ τί ἐστι.
τὰ αὐτὰ δὲ λέγω καὶ περὶ τοῦ φάσκοντος, φλέγμα μόνον
εἶναι τὸν ἄνθρωπον, καὶ περὶ τοῦ φάσκοντος, χολήν. τε-
λειώσας δὲ τοῦτον τὸν λόγον ἐφεξῆς πάλιν ἐπιφέρων ἐρεῖ·
πρῶτον μὲν οὖν ἀνάγκη τὴν γένεσιν γίνεσθαι μὴ ἀφ᾽ ἑνός.
πῶς γὰρ ἂν ἕν γε ὂν ἄλλο τι γεννήσειεν, εἰ μή τινι
μιχθείη ἄλλῳ; καὶ πάλιν ἐφεξῆς· ὥστε πῶς εἰκὸς ἀπὸ
ἑνός τι γεννηθῆναι, ὅπου γε οὐδὲ ἀπὸ τῶν πλειόνων γίνεται, ἢν μὴ τύχῃ καλῶς ἔχοντα τῆς πρὸς ἄλληλα κοινωνίας; καὶ πάλιν ἐφεξῆς· ἀνάγκη τοίνυν, τῆς φύσεως τοιαύτης ἐούσης καὶ τῆς τοῦ ἀνθρώπου, καὶ τῆς τῶν ἄλλων
ἁπάντων, μὴ ἓν εἶναι τὸν ἄνθρωπον. καὶ πάλιν ἐν τοῖς

quippiam praeterea aliud, oſtendere ipſum, nec formam transmutare, nec alio etiam modo variari; et
ut vel tempus aliquod anni vel aetatis monſtret, quo
unus folusque in homine ſanguis conſpici poſſit. Nam
confentaneum rationi videtur, ut aliquo ſaltem tempore
id, quod in ipfo unum eſt, repraefentet. Et eadem
ego illis oppofnerim, qui volunt hominem folam eſſe
pituitam, nec non et illis, qui folam bilem. Ac
tandem finem huic rationi facturus haec iterum fub-
infert. Neceſſe igitur primum eſt, generationem minime ex uno fieri; qui enim poterit, quod unum eſt,
nifi alteri cuipiam commifceatur, aliquid aliud gigne-
re? Atque iterum deinde: Quo unquam modo rationi
confonum eſt, quicquam ex uno fieri, quum nec ex
pluribus etiam poſſit quicquam conſtitui, nifi ea ex
mutuo temperamento probe fe habueriut? Et rurfus
poſtmodum: Quare neceſſe eſt, fi hujusmodi fit natura
cum hominis, tum aliorum omnium, hominem non
eſſe unum. Denuoque in fequentibus: Neceſſarium

Ed. Chart. III. [10.]   Ed. Baf. I. (5o.)

ἐφεξῆς· ἀνάγκη τοίνυν, ὅτι τοσοῦτον διήλλακται |ἀλλήλων
τὴν ἰδέαν τε καὶ τὴν δύναμιν, μὴ ἓν εἶναι αὐτὰ, εἴπερ μὴ
πῦρ τε καὶ ὕδωρ ἕν ἐστιν. ἕν τε οὖν τούτοις ἅπασι καὶ
τοῖς μετὰ ταῦτα πάλιν οὐδὲν ἄλλο ἢ τοῖς ἓν ἀξιοῦσιν εἶναι
τὸ στοιχεῖον ἀντιλέγει σαφῶς. δῆλον οὖν, ὅτι καὶ κατὰ
τὴν ἀρχὴν τοῦ λόγου τοῦτ᾽ εἶπεν, ὅπερ ἡμεῖς ἐξηγησόμεθα,
τὸ μήτε ἀέρα μόνον ὑπάρχειν ἐν τῷ σώματι, μήτε πῦρ,
μήτ᾽ ἄλλο μηδὲν, ὅτι μὴ φανερόν ἐστιν ἓν ὑπάρχον ἐν τῷ
σώματι. καὶ γὰρ αὖ καὶ ὅταν εἴπῃ· οἱ δὲ λέγοντες, ὡς ἕν
ἐστιν ὁ ἄνθρωπος, δοκέουσί μοι ταύτῃ τῇ γνώμῃ χρέεσθαι·
πόθεν ὁρμηθέντες ἔνιοι τὸν ἄνθρωπον ἓν εἶναί φασι, διηγεῖται, κἀπειδὰν ἀντιλέγων αὐτοῖς ἐρεῖ· καίτοι τὸ μὲν
πρῶτον ἐν τῇσιν ὑπερκαθάρσεσιν οὐδείς πω ἀπέθανε χολὴν μόνην καθαρθείς. ὁμοίως δὲ καὶ περὶ τῶν ἄλλων χυμῶν ἐν τοῖς μετὰ ταῦτα πεποίηται τὸν λόγον, ὡς οὐχ εἷς
χυμός ἐστι παντελῶς ἡ φύσις τοῦ ἀνθρώπου, τουτ᾽ ἔστι τὸ
στοιχεῖον, ἀλλ᾽ οἱ τέτταρες, οὐδὲν ἄλλο, ἢ ὅπερ ἐξ ἀρχῆς

igitur eſt, quum adeo inter ſe et ſpecie et potestate
differant, ea non eſſe unum, niſi ignis quoque et aqua
unum fuerint. Itaque in omnibus his et praeterea in
ſequentibus etiam nihil aliud agit, praeterquam quod
eos aperte inſectatur, qui unum eſſe elementum decernunt. Quare patet, quod idem etiam agit, dum ſla-
tim circa principia hujus ſermonis, quae nos etiam
expoſuimus, ea profert: hominem, inquam, non eſſe
ſolum aërem, neque ignem, nec quicquam aliud, quod
non in corpore unum eſſe appareat. Nam et ea parte,
qua ipſe ait: Mihi videntur hi, qui hominem eſſe unum
autumant, in hanc veniſſe ſententiam; explicat, unde
nonnulli inducti ſint, ut dicerent, hominem eſſe
unum. Quos quum mox etiam refellit inquiens: Atqui primum nullus unquam ex ſuperfluente purgatione
mortuus ſolam bilem excrevit; nec non quum de caeteris humoribus, de quibus mox differit, eadem etiam
profert, humanam nimirum naturam non ex uno penitus humore, hoc eſt elemento, ſed ex quatuor con-

442 ΓΑΛΗΝΟΥ ΠΕΡΙ ΤΩΝ ΚΑΘ' ΙΠΠΟΚΡ.

Ed. Chart. III. [10.]   Ed. Baf. I. (50.)

ὑπέθετο, περαίνει, τὸ μὴ ἓν εἶναι τὸν ἄνθρωπον. ἔστι
μὲν οὖν ἠλίθιος ἡ δόξα καὶ τῶν φυσικῶν φιλοσόφων, καὶ
τῶν ἰατρῶν, ὅσοι στοιχεῖον ἓν εἶναί φασιν, ἢ τοῦ παντὸς,
ἢ τοῦ ἀνθρώπου. Κεφ. δ'. Καὶ μᾶλλόν ἐστι θαυμάσαι, πῶς οἱ τὰ
τοιαῦτα λέγοντες ἐν εὐδοξίᾳ τινὶ παρὰ τοῖς ἀνθρώποις ἦσαν,
ἢ ἀπορῆσαι τῆς ἀντιλογίας. ἀλλ' ὅμως ὁ Ἱπποκράτης ἀντιλέγειν αὐτοῖς ἐπεχείρησεν, οὐχ ὡς μέγα τι ποιῶν, ἀλλὰ
διὰ τὴν κατέχουσαν δόξαν. οὐδὲ γὰρ οὐδὲ πιθανοῖς τισι
λόγοις ἐχρήσαντο καὶ δυσλύτοις οἱ ἓν εἰπόντες εἶναι τὸ
στοιχεῖον, ἀλλὰ πρόχειρόν τε καὶ ῥᾴστην φωραθῆναι τὴν
ἀτοπίαν ἔχουσιν. οἵ τε γὰρ τὸ ὕδωρ εἰπόντες εἶναι τὸ στοιχεῖον, ὅτι τοῦτο πυκνούμενον μὲν καὶ οἷον πιλούμενον γίνεται γῆ, ἀραιούμενον δὲ καὶ οἷον χεόμενον ἀήρ· εἰ δὲ
ἐπιπλέον ἀραιωθείη τε καὶ χεθείη, πῦρ· διὰ τοῦτό φασιν

ftare; nihil aliud omnino agit, nifi quod id concludit,
quod erat pollicitus ftatim ab ipfo prineipio, unum
non effe ipfum hominem. Porro fatua eft haec tam
naturalium philefophorum quam medicorum opinio,
qui unum vel hominis vel ipfius etiam univerfi effe
elementum afferunt. Cap. IV. Et fane mirandum eft, quo unquam
pacto illi, qui talia introducunt, aliqua a quibusdam
hominibus exiftimatione digni habeantur, quum tamen
neque fit arduum illos confutare. Aggreffus attamen
Hippocrates eft illis contradicere, non quod fe magni
aliquid facturum arbitraretur, fed magis celebritate
eorum motus. Nullas enim vel probabiles, vel quae
folvi facile non poffint, rationes hi afferunt, qui unum
effe elementum ponunt; fed eas tantummodo, quae
fallaciam omnibus expofitam quaeque facillime depre-
hendatur, habeant. Qui etenim aquam effe elementum cenfent, ob id hoc arbitrantur, quod ea denfata
et quafi coacta in terram vertatur; rarefacta vero
ac veluti fufa in aërem; quae fi praeterea magis
rarefcat ac fundatur, in ignem transit; et proinde

ὑπάρχειν αὐτὸ στοιχεῖον· [11] οἵ τε τὸν ἀέρα, καὶ οὗτοι
πῦρ μὲν γίνεσθαί φασιν ἀραιούμενον, ὕδωρ δὲ πυκνούμενον·
εἰ δ᾽ ἔτι μᾶλλον πυκνωθείη, γῆν· οἵ τε τὴν γῆν, ἐκ τοῦ
μετρίως μὲν χεθεῖσαν, ὕδωρ γίνεσθαι, περαιτέρω δ᾽ ἀραιωθεῖσαν, ἀέρα, καὶ σφόδρα τοῦτο παθοῦσαν, εἰς πῦρ με-
ταπίπτειν, καὶ οὕτω συλλογίζονται τὴν γῆν ὑπάρχειν στοι-
χεῖον· οἵ τε τὸ πῦρ ὡσαύτως, ἐκ τοῦ συνιὸν μὲν καὶ πυκνούμενον ἀέρα γίνεσθαι, παθὸν δ᾽ ἔτι μᾶλλον τοῦτο
καὶ σφοδρότερον πιληθὲν ὕδωρ, ἐπὶ πλεῖστον δὲ πυκνω-
θὲν γῆν ἀποτελεῖσθαι· συλλογίζονται καὶ οὗτοι, τοῦτ᾽
εἶναι τὸ στοιχεῖον. καίτοι πρόχειρός γε ἡ ἀτοπία τῶν λόγων.
ὑπὲρ γὰρ τῆς εἰς ἄλληλα μεταβολῆς τῶν στοιχείων εἰρη-
κότες ἅπαντες, οὐ τοῦτο οἴονται δεικνύναι, ἀλλ᾽ ὅ τί περ ἂν
ἕκαστος αὐτῶν ὀνομάσῃ στοιχεῖον. οὐκ ἔστι δὲ ταὐτον, ἢ
περὶ τῆς εἰς ἄλληλα μεταβολῆς εἰπεῖν, ἀέρος καὶ πυρὸς

eam effe elementum affirmant. Sed et qui aërem, ipfi
quoqce aiunt, illum rariorem factum, ignem effici;
denfiorem vero, aquam; qui fi etiam denfetur magis,
terram gigni. Alii autem, quum terram intuerentur,
quae fi aliquantulum et moderate rarefcit et funditur, in aquam transmutatur: fi magis, in aërem: fi
maxime, in ignem: hoc argumento probant, terram
ipfum effe elementum. Nec fecus etiam agunt, qui
ignem effe elementum ftatuunt; quia enim, fi is denfetur et quafi in fe ipfum cogatur, in aërem vertitur;
fi id ipfum magis patiatur, magisque denfetur, in
aquam; fi quam plurimum denfetur, in terram; ideo
efficere volunt et ifti, hoc ipfum effe elementum. Attamen hae iftorum rationes perquam apertam et in
promptu abfurditatem habent. Porro hi omnes de mutua elementorum transmutatione verba faciunt; nec tamen fe id demonftrare arbitrantur, fed potius id, quod
unusquisque eorum appellat elementum. Non autem idem
eft de aëris ignisque, et praeterea terrae et aquae
inter fe invicem transmutatione fermonem habere, ae

καὶ ὕδατος καὶ γῆς, ἢ περὶ στοιχείων· οὐ γὰρ δὴ ταύτῃ
γε στοιχεῖον ἕκαστον αὐτῶν, ἢ μεταβάλλειν εἰς ἄλληλα πέφυκεν, ἀλλ᾽ ἢ πρῶτόν τέ ἐστι καὶ ἁπλούστατον· ἐπεί γε
καὶ Πλάτων ὑπὲρ τῆς εἰς ἄλληλα μεταβολῆς ἐν Τιμαίῳ
διείλεκται, κοινὴν ὑποβεβλῆσθαι πᾶσιν ὕλην μίαν ἀποδεῖξαι βουλόμενος. ἀλλ᾽ οὗτος μὲν, ὡς ἂν εἰδὼς ἀποδεικνύειν, εἰς δέον ἐχρήσατο τῇ τῶν πρώτων σωμάτων εἰς ἄλληλα μεταβολῇ. Θαλῆς δὲ καὶ Ἀναξιμένης καὶ Ἀναξίμαν-
δρος καὶ Ἡράκλειτος, ἕν ἐξ αὐτῶν ὁτιοῦν ἄλλος ἄλλο θέ-
μενος εἶναι στοιχεῖον, ἐκ τῆς εἰς ἄλληλα μεταβολῆς αὐτῶν
ἀποδεικνύναι πειρῶνται. καί μοι δοκοῦσιν ἅπαντες ἐκεῖνοι
τὴν ὕλην ὀνειρώττειν, ἢ κοινῇ πᾶσιν ὑποβέβληται τοῖς στοιχείοις, καὶ ταύτην μίαν ὁρῶντες ἕν ὑπολαμβάνειν εἶναι
καὶ τὸ στοιχεῖον· εἶτα δέον εἰπεῖν, εἴπερ ἄρα, τὸ κοινῇ
πᾶσιν ὑποβεβλημένον, ἀέρι, καὶ πυρὶ, καὶ ὕδατι, καὶ γῇ,
τοῦτ᾽ εἶναι τὸ στοιχεῖον, οἱ δὲ ὑπερέβησαν μὲν ἐκεῖνο, τῶν
τεττάρων δὲ ἕν ὁτιοῦν ἀπεφήναντο, κοινῇ μὲν γνώμῃ τῆς

de elementis; utpote quoniam non eo, quod poffint invicem ex natura transmutari, unuinquodque ipforum
elementum eft, fed quod primum atque fimpliciffimum fit. Unde et Plato in Timaeo oftenfurus, his
omnibus communem materiam effe fubjectam, de mutua
illorum transmutatione differit; erat enim ipfe peritus
methodi demonftrandi, et proinde primorum corporum
transmutatione probe ufus eft. At Thales, Anaxime-
nes, Anaximander, nec non et Heraclitus, ex eorum
mutua transmutatione unum quodpiam ex illis effe elementum demonftrare conantur, ita tamen ut alius aliud
introducat. Qui mihi videntur omnes communem illam fomniaffe materiam, omnibus elementis fubjectam;
et hanc ut unicam videre, ita etiam unum effe elementum arbitrati funt. Sed par quidem deinde erat, ut
dicerent, hocne, quod communi quadam ratione omnibus fubjectum eft, aëri inquam et igni, terraeque
et aquae, effet id elementum: at illi hoc praetergreffi,
unum quodpiam ex his quatuor id elementum effe pro-
mulgaverunt; et quidem hi omnes communem habent

ἀποδείξεως ἅπαντες χρησάμενοι, θέμενοι δ᾽ οὐ ταὐτὸν
ἅπαντες τὸ στοιχεῖον. ὧπερ δὴ καὶ σκάπτων αὐτοὺς ὁ Ἱπποκράτης, εὐθὺς ἐν· ἀρχῇ τοῦ συγγράμματος, ὡδέ πως φησί·
γνώμη μὲν τῇ αὐτῇ πάντες χρέονται, λέγουσι δ᾽ οὐ τὰ
αὐτά. κἄπειτα τούτῳ συνάπτων, ἀλλὰ τῆς μὲν γνώμης,
φησὶ, τὸν ἐπίλογον τὸν αὐτὸν ποιέονται, λέγουσι δὲ οὐ τὰ
αὐτά. τίς δ᾽ ἦν αὐτοῖς ἐπίλογος; ὃν ἔμπροσθεν εἴπομεν.
οἵ τε γὰρ τὴν γῆν λέγοντες εἶναι στοιχεῖον ἐκ τοῦ χεομένην
αὐτὴν ὕδωρ γίνεσθαι, καὶ μᾶλλον ἀραιωθεῖσαν ἀέρα, κἄπειτα πῦρ, ἐκ τούτου συλλογίζονται, τὴν γῆν εἶναι στοιχεῖον·
κατὰ ταὐτὰ καὶ οἱ τὸν ἀέρα καὶ τὸ ὕδωρ καὶ τὸ πῦρ
εἰπόντες, ὡς ἔμπροσθεν ἐδήλωσα. πάντες οὖν οὗτοι τὸν
ἐπίλογον ἕνα λέγουσιν ἐπὶ διαφόροις ὑποθέσεσι, πρῶτον
μὲν, οὐκ ἐπιφέροντες οἰκεῖον συμπέρασμα· τὸ γὰρ οἰκεῖον
ἦν εἰπεῖν, ἓν ἄρα τὸ ὑποκείμενον ἅπασι, καὶ οὐσία μία,

in demonſtrando ſententiam, non tamen idem poſtea elementum conſtituunt; quos et Hippocratee ſtatim inter
hujus libri initia carpit, duui ita ait: Omnes quidem
eadem utuntur ſententia, nec tamen eadem deinde
dicunt; moxque haec etiam addit: Et ad id quidem,
quod ipſi ſentiunt, eundem afferunt ratiocinii modum,
nec eadem tamen pronunciant. At quisnam erat, quaeſo, is ratiocinii modus? is qui ſuperius a nobis expo-
ſitus eſt. Qui enim terram eſſe elementum poſuit,
inde ratiocinatur, quod ea fuſa in aquam vertatur;
quae ſi magis inſuper rareſcat, in aërem; et ex hoc
tandem in ignem, ſi adhuc ſiat rarior; et ex hac ratione
colligunt, terram eſſe elementum. Et eisdem innitun-
tur, qui aquam aiunt, aut ignem, aut aërem, ſicuti
prius a nobis expoſitum eſt. Hi igitur omnes, quantumlibet in variis verſentur poſitionibus, eodem tamen
utuntur epilogo. Et ſane primam non eam inferunt
concluſionem, quae illi propria peculiarisque ſit;
propria enim ea erat, ut dicerent: unum eſt ergo ſub-
jeetum, unaque ſubſtantia, quae omnibus pari ratione

446 ΓΑΛΗΝΟΥ ΠΕΡΙ ΤΩΝ ΚΑΘ' ΙΠΠΟΚΡ.

Ed. Chart. III. [11. 12.]   Ed. Baf. I. (5o.)

ἥτις ὑποβέβληται κοινῇ τοῖς πρώτοις σώμασιν· ἔπειτα μηδ᾽
αὐτὸ τοῦτο γινώσκοντες, ὡς τεττάρων ὑποθέσεων ἀπόδειξιν μίαν ἐγχειροῦσι λέγειν ἅπαντες, ἅπερ αὐτῶν καὶ διαῤ-
ῥήδην ὁ Ἱπποκράτης ἀμφότερα μέμφεται ἐν τῷ φάναι· καὶ
ἐπιλέγει μὲν ἕκαστος τῷ ἑαυτοῦ λόγῳ μαρτύριά τε [12] καὶ
τεκμήρια, ἅ ἐστιν οὐδέν· σαφῶς ἐνδεικνύμενος, ὡς ἀναπό-
δεικτα φλυαροῦσι, καὶ παραλογίζονται μᾶλλον σφᾶς αὐτούς,
ἢ συλλογίζονται. ἐν δὲ τῷ προσγράψαι, ὅτι γνώμη μὲν τῇ
αὐτῇ πάντες χρέονται, λέγουσι δ᾽ οὐ τὰ αὐτά, δῆλον, ὅτι
οὐδὲ γινώσκουσιν· ἐν τούτῳ πάλιν αὐτὸ τοῦτο ἐνδεικνύμενος, ὡς οὐκ αἰσθάνονται διαφόρων τε καὶ μαχομένων
πραγμάτων ἀπόδειξιν μίαν καὶ τὴν αὐτὴν ἐγχειροῦντες λέγειν. ὅθεν καὶ ᾧ ἄν τινι τύχῃ, φησὶν, ἡ γλῶσσα ῥυεῖσα
πρὸς τὸν ὄχλον, περιγίνεσθαι δοκεῖ τῷ λόγῳ, καὶ μάλιστα
πρὸς τὸν ὄχλον εἰπὼν, ἀπαιδεύτων δηλονότι πλῆθος ἀνδρῶν, οὐκ εἰδότων, ὅ τί ποτέ ἐστιν ἀπόδειξις. διὸ καὶ

primis corporibus fubjicitur. Deinde nec id animad-
vertunt, quod omnes unam eandemque demonftrationem ad quatuor materias accommodare volunt. Et nimirum haec ambo illis objicit Hippocrates, dum ait:
Et aftruit fuam eorum unusquisque rationem teftimo-
niis ac conjecturis quibusdam, quae tamen nihil fuut;
aperte infinuat, illos procul ab omni demonftratione nugari, potiusque fe ipfos fallere, quam quod aliquid
conficiant. Et quum praeterea addit, quod in eadem
fententia omnes verfantur, nec tamen eadem dicunt,
nempe neque id cognofcunt, hac etiam parte indicat,
eos latere, fe rebus diverfis ac pugnantibus velle
unam eandemque aptare demonftrationem. Unde ait
deinde ipfe: Cujuscunque lingua magis foluta fluens-
que turbae vifa fuerit, is in ea disputatione fuperior
judicatur. Turbam porro rudem imperitorum hominum multitudinem appellat, qui nec etiam quid fit
demonftratio noverunt unquam; unde recte quidem

ΣΤΟΙΧΕΙΩΝ ΒΙΒΛΙΟΝ ΠΡΩΤΟΝ. 447

Ed. Chart. III. [12.]   Ed. Baſ. I. (5o. 51.)

τοῦτο ὀρθῶς ἐπήνεγκεν· ἀλλ᾽ ἐμοί γε δοκέουσιν οἱ τοιοῦτοι
αὐτοὶ ἑαυτοὺς καταβάλλειν τοῖς ὀνόμασι τῶν λόγων αὐτῶν
ὑπὸ ἀξυνεσίης, τὸν δὲ Μελίσσου λόγον ὀρθοῦν. ὃ γάρ τοι
Μέλισσος (51) ἀλλόκοτα μὲν καὶ αὐτὸς ὑπὲρ τοῦ παντὸς
ἀπεφήνατο, ὡς ἕν τε εἴη καὶ ἀμετάβλητον καὶ ἄπειρον.
ἐξ ὧν οἵ τε τὸν ἀέρα λέγοντες, ἢ τὸ πῦρ, ἢ τὸ ὕδωρ, ἢ
τὴν γῆν εἶναι τὸ ἕν τε καὶ τὸ πᾶν, ἐκ τούτων ἂν δόξειεν
ὁ τοῦ Μελίσσου λόγος ὀρθοῦσθαι. εἰ γὰρ χρὴ δυοῖν ἀτό-
πων οὕτω δογμάτων αἵρεσιν ποιήσασθαι, κινδυνεύει νοῦν
ἔχειν ὁ τοῦ Μελίσσου λόγος. ὃ γαρ ὑπέθετο κατ᾽ ἀρχάς,
οὐκ ἀνατρέπει κατὰ τὴν ἐφεξῆς διέξοδον, ὡς οὗτοι. θέντες
γὰρ, τὸ στοιχεῖον ἓν εἶναι τῶν ὄντων, ἐν τοῖς ἐφεξῆς μνημονεύουσι τῆς μεταβολῆς αὐτοῦ, τέτταρα ποιοῦντες τὰ ὄντα.
βέλτιον γὰρ ἦν ἀμετάβλητον ὑποθέσθαι τοῦτο τὸ ἕν, εἰ
ὄντως ἕν ἐστιν. εἰ γὰρ μεταβάλλει, πῶς ἕν ἐστιν ἔτι;
προσηκόντως οὖν ἔφη ὁ Ἱπποκράτης, ἅπαντας τούτους τοὺς

haec ipſe deinde intulit: Sed (ut mihi videtur) hi homines ipſi ſuis ipſorum, quibus in differendo utuntur,
verbis ſe ipſos prae imperitia in errorem detrudunt,
Meliſſique ſententiam erigunt. Is enim, habito ſermone
de univerſitate, abſurda quaedam pronunciavit, omnia
nimirum eſſe unum, et id intransmutabile et infini-
tum. Unde ex qua parte aërem aiunt, aut ignem,
aut aquam, aut terram eſſe unum et omne, ex ea
etiam ratio Meliſſi firmari videtur. Data namque op-
tione, ut ex his duobus decretis, adeo tamen abſurdis,
alterum eligatur, res periclitari videtur, ne Meliſſi
ſententia ſit praeferenda; neque enim ipſe id, quod a
principio ſuppoſuerat, praecedente disputatione evertit;
quod tamen illi committunt, quippe qui ponunt quidem, unum eſſe rerum omnium elementum, mox vero
de ejus transmutatione agunt, ita, ut tandem quatuor
entia conſtituant; melius enim foret, id unum intransmutabile feciſſe, ſi ſit revera unum, quoniam, ſi transmutetur, quo modo erit amplius unum? Merito igitur
autumat Hippocrates, eos omnes, qui vel aquam unum

ἤτοι τὸ ὕδωρ, ἢ τὸ πῦρ, ἢ τὸν ἀέρα, ἢ τὴν γῆν εἶναι λέγοντας στοιχεῖα ὀρθοῦν τὸν τοῦ Μελίσσου λόγον, καίτοι
γ' ἄτοπον ὄντα δεινῶς, καὶ παρὰ πᾶσαν ἐνάργειαν εἰρημένον, ὡς μηδὲ ἀντιλογίας χρῄζειν. ἐπὶ πλέον δὲ καὶ περὶ
τῆς ἀτοπίας αὐτοῦ καὶ Ἀριστοτέλης ἐν τῷ πρώτῳ τῆς φυσικῆς ἀκροάσεως διείλεκται.
      Κεφ. ε'. Καὶ μὲν δὴ καὶ τὸ εἶδος τῶν λόγων ὡσαύ-
τως ἔοικεν Ἀριστοτέλης πεποιῆσθαι τῷ Ἱπποκράτει. προει-
πὼν γὰρ εὐθὺς ἐν ἀρχῇ· τὸ μὲν οὖν, εἰ ἕν ἐστι καὶ ἀκίνητον τὸ ὄν, σκοπεῖν, οὐ περὶ φύσεώς ἐστι σκοπεῖν· εἶτ'
αὐτὸ τοῦτο ἀποδείξας, καὶ διὰ τοῦτο μηδ' ἀντιλογίας τινὸς δεῖσθαι φήσας τὸν Μελίσσου τε καὶ Παρμενίδου λόγον,
ἐναργῶς ἑκάτερον ἄτοπον ὄντα, προϊόντος τοῦ συγγράμματος, ἀντιλέγων αὐτοῖς εὑρίσκεται. ταὐτὸν δὴ τούτῳ καὶ ὁ
Ἱπποκράτης ἔπαθεν. ἐνδειξάμενος γὰρ, ὡς ἀναιροῦσι τὴν
ἰατρικὴν τέχνην οἱ ἕν εἰπόντες εἶναι τὸ στοιχεῖον, καὶ ὡς
οὐκ ἔστιν αὐτοῖς ἐπιτήδειος ὅδε λόγος ἀκούειν, ὅμως ἐν

effe elementum inquiunt, vel aërem, vel ignem, vel
terram, Meliffi rationem erigere; quae tamen adeo eft
abfurda, et ab omni prorfus evidentia femota, ut neque digna fit, cui contradicat. De ejus tamen abfurdi-
tate ab Ariftotele quoque in primo naturalis aufcultà-
tionis libro plenius difputatum eft.
      Cap. V. Imo videtur ille in fuarum rationum
forma Hippocratem imitatus fuiffe. Praefatus etenim
ab ipfo ftatim initio, quod confiderare quidem, fi ens
unum fit et immobile, non eft de natura confiderare;
atque hoc deinde etiam demonftrato, et proinde, quod
neque fit opus rationibus Meliffi et Parmenidis contradicere, utpote quia utraeque fint manifefto abfurdae,
attamen mox in illius libri proceffu eos infectari deprehenditur. Nec fecus etiam Hippocrates ac ille egit, utpote quem (tametfi primum innuiffet, illos, qui ajunt,
unum effe elementum, eo medicinam labefactare, ut
neque operae pretium fit eos hunc audire fermonem)

τοῖς μετὰ ταῦτα φαίνεται διαβάλλων αὐτῶν τὴν δόξαν.
ὅτι δὲ καὶ τὰς τῆς φυσιολογίας ἀρχὰς, ὡς Ἀριστοτέλης
ἔλεγε, καὶ τὰς τῆς ἰατρικῆς, ὡς Ἱπποκράτης φησὶν, ἀναιροῦσιν οἱ ἓν εἶναι λέγοντες τὸ ὄν, ἄντικρυς δῆλον, ἥ τε
γὰρ φυσιολογία περὶ τῶν ἐν γενέσει καὶ φθορᾷ καὶ ὅλως
ἐν μεταβολῇ σωμάτων ἐστίν. εἰ δὲ ἕν ἐστι μόνον τὸ
ὄν, ἀνῄρηται ταῦτα. κατὰ δὲ τὸν αὐτὸν τρόπον καὶ ἡ
[13] ἰατρικὴ πρῶτον μὲν κἀκ τοῦ τῆς γενέσεώς τε καὶ
φθορᾶς οἷον ὑπηρέτης ὑπάρχειν, εἰ μὴ δοθείη ταῦτα,
συναναιρεῖται καὶ αὐτή. ἔπειτα δὲ καὶ οἱ τρόποι τῶν ἰά-
σεων, οἱ πολλοὶ καὶ πολυειδεῖς, οὗτοι πρὸς τῶν ἓν ἡγου-
μένων εἶναι τὸ ὄν ἀνατρέπονται. ἢ γὰρ οὐδ᾽ ὅλως πείσεταί τι τὰ σώματα ἡμῶν, ἢ, εἴπερ πάσχει, καθ᾽ ἕνα τρόπον
πείσεται, ὥστε καὶ τὸ ἰώμενον ἓν ἔσται. εἰ δὲ τοῦτ᾽ ἀληθές, ἀπόλωλε δηλονότι σύμπασα ἰατρική. πολλῶν μὲν γὰρ
ὄντων τῶν ἰωμένων, ἰατροῦ ἔργον ἐστὶ τὸ πρόσφορον

eorum fententias poftmodum refellere comperimus. At
vero, quod ii, qui ens pronunciant effe unum, philofophiae naturalis principia tollant, ut ait Ariftoteles,
atque etiam medicinae, üt Hippocrates, eft fane quam
manifeftum. Naturalis etenim fcientia corpora, quae
generantur ac intereunt, quaeque prorfus funt expofita transmutationi, contemplatur; ea vero, fi unum
tantummodo ens fuerit, omnino delentur. Quibus deinde oblatis pariter et medicina tollitur; primum quidem ob id, quod ea fit quafi generationis et interitus miniftra, et proinde, nifi haec concedantur, illa
etiam tollitur; deinde vero quia ab iis ipfis, qui ens
effe unum opinantur, tot variae multiplicesque tcl-
luntur medendi rationes: nam vel nihil corpora noftra
tunc paterentur, vel, fi paterentur, unus tantum foret
patiendi modus, et proinde unica etiam effet medelae
ratio. Quod fi fuerit, univerfa porro medicina ruit:
quippe quia, fi multa fint remediorum genera, ad
medicum mox pertinebit ea excogitare, quae unicui-

450 ΓΑΛΗΝΟΥ ΠΕΡΙ ΤΩΝ ΚΑΘ' ΙΠΠΟΚΡ.

Ed. Chart. III. [13.]   Ed. Baf. I. (51.)

ἑκάστῳ τῶν νοσημάτων ἐξευρεῖν. ἑνὸς δ' ὑπάρχοντος κατ'
εἶδος τοῦ τε ἰωμένου καὶ τοῦ νοσοῦντος, οὐδεὶς κίνδυνος
ἀποτυχίας. ὥστ' ὀρθῶς εἶπεν ὁ Ἱπποκράτης εὐθὺς κατ'
ἀρχάς· ὅστις μὲν οὖν εἴωθεν ἀκούειν λεγόντων ἀμφὶ τῆς
φύσεως τῆς ἀνθρωπίνης προσωτέρω, ἢ ὁκόσον οὗτέης ἐς
ἰατρικὴν ἀφίκει, τουτέῳ μὲν οὐκ ἐπιτήδειος ὅδε ὁ λόγος
ἀκούειν. οὔτε γὰρ τὸ πάμπαν ἠέρα λέγω τὸν ἄνθρωπον
εἶναι. τοῦτ' ἔστιν οὐ παντελῶς ἕν, οὐδὲ μόνον. ὁ γὰρ
τοῦτο λέγων προσωτέρω, ἢ κατὰ τὴν ἰατρικὴν, ἀποφαίνεται
τὰς ἀρχὰς τῆς τέχνης ἀνατρέπων. χρὴ γὰρ, εἴπερ τι ἄλλο,
καὶ τοῦτο συγκεχωρῆσθαι τοῖς ἰατροῖς, ὡς πολλαὶ μὲν αἱ
τῶν νοσημάτων ἰδέαι, πολλαὶ δ' αἱ τῶν ἰαμάτων. τοῦτ'
οὖν ὁ μὴ συγχωρῶν ἀναιρεῖ τὰς ἀρχὰς τῆς ἰατρικῆς, ὥστε
προσωτέρω ἢ κατὰ τὴν ἰατρικὴν ὁ λόγος ἐστίν. ὁ γὰρ ἀντιλέγων τοῖς ἀναιροῦσιν ἡστινοσοῦν τέχνης τὰς ἀρχὰς οὐχ
ὁ τεχνίτης ἐστὶ τῆς ἀναιρουμένης τέχνης, ἀλλ' ἕτερός τις,
ὅπερ ἄν σοι γένηται δῆλον κἀκ τῆς τοῦ Ἀριστοτέλους ῥήσεως

que morbo conducere poſſint: at quum una tantummodo fuerit, ut morbi, ita etiam remediorum ratio,
nullum relinquitur amplius aberrandi periculum. Recte
igitur Hippocrates protinus inter initia ita ait: Quicunque eos conſueverunt audire, qui de natura humana
procul ab eo, quod ad medicinam attineat, differunt,
illos minime expedit hunc audire ſermonem. Et deinde ſubinfert: Neque enim dixerim, hominem eſſe usquequaque aërem, hoc eſt, penitus unum et ſolum.
Quia, ſi quis id ipſum affirmare velit, is fertur ulterius, quam ratio medicinae expoſcat, et artis principia ſubvertit. Nam hoc medio inprimis concedi opus
eſt, multas nimirum eſſe morborum, multas etiam
praeſidiorum ſpecies: quod niſi conceſſerit, ſtatim e
medio tollet ipſa medicinae principia. Procul igitur
erit is ſermo a finibus medicinae. Jam enim nullus
eſt artiſex, qui illis contradicat, qui ſuae artis principia deſtruit, imo hoc ad alium pertinet. Quod facile vel ex ipſius Ariſtotelis verbis perdiſcas, quae ſe in

ἐχούσης ᾧδε· ὥσπερ γὰρ τῷ γεωμέτρῃ οὐκ ἔτι λόγος ἐστὶ
πρὸς τὸν ἀναιροῦντα τὰς ἀρχὰς, ἀλλ᾽ ἤτοι ἑτέρας ἐπιστήμης, ἢ κοινῇ πασῶν, οὕτως οὐδὲ τῷ φυσικῷ· τοῖς γὰρ
ἀναιροῦσι τὰ ἐναργῶς φαινόμενα ἢ κοινῇ πάντας ἀνθρώπους μέμφεσθαι προσῆκεν, ὡς ἀνατρέπουσι τὸν βίον, ἢ
τέχνην τινὰ ὑπὲρ τῶν ἀρχῶν ἀγωνιζομένην προστήσασθαι
παρὰ τὰς κατὰ μέρος ἁπάσας, αὐτὴν δ᾽ ἑκάστην τῶν κατὰ
μέρος τεχνῶν ἐπὶ ταῖς ἀρχαῖς συγχωρηθείσαις οὕτω προϊέναι. φαίνονται τοίνυν ὁ μὲν Ἀριστοτέλης τε καὶ Ἱπποκράτης ὡσαύτως διατεθεῖσθαι τὸν λόγον, οἱ δ᾽ ἐξηγηταὶ μὴ
παρακολουθεῖν. οὐδὲ γὰρ διὰ τοῦτ᾽ εἶπεν ὁ Ἱπποκράτης,
οὐκ ἐπιτήδειον εἶναι τὸν λόγον τοῖς εἰωθόσιν ἀκούειν περὶ
φύσεως ἀνθρωπίνης προσωτέρω, ἢ ὁκόσον αὐτέης εἰς ἰατρικὴν ἀφίκει, διότι καταγινώσκει τῶν πῦρ καὶ γῆν καὶ
ὕδωρ καὶ ἀέρα τιθεμένων στοιχεῖα, ἀλλ᾽ ἁπλῶς ἀπ᾽ ἀρχῆς ἄχρι τέλους τοῖς ἐν ὁτιοῦν αὐτῶν εἰπούσιν εὑρίσκεται

hunc modum habent : Ut enim nequit geometra
contra eum, qui ſua tollit principia, disputare, verum
hoc vel alterius ſcientiae munus eſt, vel pariter omnium : ita nec philoſophus naturalis. Nam illi, qui
ea deſtruunt, quae perſpicuo apparent, jure eſſent coarguendi ab omnibus in univerſum hominibus, utpote
quia vitam ſubvertant : aut ſaltem ars aliqua praeter
has omnes particulares inſtituenda eſt, cujus ſit pro
principiis artium omnium propugnare : etenim particularium unaquaeque artium ex principiis, quae pro
conceſſis habentur, progreditur. Unde videntur tam
Ariſtoteles, quam etiam Hippocrates, ſuum eodem fere modo digeſſiſſe ſermonem, quem tamen expoſitores
intelligentia non conſequuntur. Siquidem Hippocrates
non ea propter dixit, hunc ſermonem illis non convenire, qui de humana natura audire conſueverunt, ulterius quam quantum ipſius ad medicinam pertineat,
quod eos contemnat, qui ignem et terram et aquam
et aërem in elementis ponunt, imo ab initio ſtatim
ad extremum usque eos increpat, qui unum tantum ex

μεμφόμενος, ἐπεὶ ἐκεῖνό γε δεινῶς ἄλογόν ἐστιν, εἰ, διότι
μηδὲν τῶν τεττάρων εἰλικρινὲς ἐν τῷ σώματι φαίνεται, διὰ
τοῦτ᾽ ἀπιστηθήσεται πάντα. κατὰ γὰρ τὸν αὐτὸν, οἶμαι,
τρόπον ἀπιστήσει τις, ἐκ κηροῦ καὶ ῥητίνης καὶ πίττης
καὶ στέατος συγκεῖσθαι τὴν τετραφάρμακον καλουμένην, ὅτι
μηδὲν αὐτῶν ὁλόκληρον καὶ παντελὲς ἐν αὐτῇ περιεχόμενον
φαίνεται. καὶ τί δεῖ λέγειν περὶ τῶν οὕτω δι᾽ ὅλων ἀλλήλοις κραθέντων; ὅπου καὶ τὰ ξηρὰ φάρμακα, τὰ ἐκ κα-
δμίας καὶ στίμμεως καὶ χαλκοῦ κεκαυμένου συγκείμενα, καλῶς λειωθέντα, τῶν ἁπλῶν οὐδέν τι εἰλικρινὲς διασωζόμενον
ἔχει, οὐδ᾽ ἐστὶ λαβεῖν τι μόριον οὐδὲ τὸ σμικρότατον αὐτῶν, ἐν ᾧ τῶν εἰρημένων ὁτιοῦν ἓν ἄκρατόν τε καὶ ἄμικτον [14] ἑτέρου θεάσῃ. μὴ τοίνυν, ἐπειδὴ καὶ τὰ τῶν
ζώων σώματα τῶν τεττάρων στοιχείων οὐδὲν εἰλικρινὲς διασωζόμενον ἔχει, ἐκ τούτων ἀπιστῶμεν αὐτὰ κεκρᾶσθαι,

his ponunt, quocunque modo fit illud. Id namque
effet prorfus ab omni ratione alienum, fi propterea,
quia nullum ex his quatuor folum fincerumque con-
fpiciatur in corpore, velit etiam negare, ea omnia fimul reperiri. Effet enim hoc perinde, ac fi quis credere nollet, medicamentum, quod tetrapharmacum appellatum eft, ex cera, refina, piceque et adipe
componi, quoniam eorum nullum integrum fincerumque
contineri videat. Sed cur de his, quae invicem per tota mifcentur et temperantur, amplius loquimur? quum
neque ficciora medicamenta, ut ea, quae ex cadmia,
aere ufto ftimmique conftant, fi illa fint optime lae-
vigata, videantur ullum ex his fimplex purumque fervare : nec ullam umquam poffis, quantumlibet vel
minimam accipias, particulam invenire, ubi quodpiam
ex his fincerum alterique impermixtum infpicias. Igitur, tametfi nullum etiam e quatuor elementorum numero integrum fincerumque in animantium corporibus
reperiatur, tamen non propterea dubitandum, quin
illa ex his fint contemperata: neque eam ob caufam,

ΣΤΟΙΧΕΙΩΝ ΒΙΒΛΙΟΝ ΠΡΩΤΟΝ. 453

Ed. Chart. III. [14.]   Ed. Baf. I. (51.)

μήτε διὰ τοῦτο τὸν μὲν κόσμον ἐκ τῶν τεττάρων εἶναι
στοιχείων συγχωρήσωμεν, ἀφαιρώμεθα δὲ τὰ ζῶα τῆς ἐκ
τούτων γενέσεως, ὥσπερ ἔξωθέν ποθεν ἥκοντα, καὶ οὐκ ἐν
τῷ κόσμῳ γεγονότα. ἢ δεῖξαί μοι σὺ κελεύεις, γῆν ἐν τοῖς
τῶν ζώων σώμασιν εἰλικρινῆ καὶ ἄμικτον, αὐτὸς μηδ᾽ ἐν τῷ
κόσμῳ δεῖξαι τοιαύτην δυνάμενος; ὅ τι γὰρ ἂν λάβοις αὐτῆς τὸ μόριον, εὐθὺς τοῦτο καὶ θερμότητός τινος, καὶ
νοτίδος, καὶ ἀερώδους οὐσίας μετέχει, τῆς ἀμίκτου γῆς, ἣν
δὴ καὶ στοιχεῖον ἐπινοοῦμεν, ἐσχάτως πυκνῆς οὔσης, καὶ
βαρείας, καὶ ψυχρᾶς, καὶ ξηρᾶς. ἀλλ᾽ οἷον ἐν τῷ κόσμῳ τὸν
λίθον ἐπιδεικνύεις μοι σὺ γεῶδες σῶμα, τοιοῦτον ἐν τοῖς ζώοις
ἐπιδείξω σοι τό τε τῶν ὀστῶν γένος καὶ τὸ τῶν χόνδρων καὶ
τὸ τῶν τριχῶν. ἐκ τούτου δὲ τοῦ γένους ἐστὶ κἂν τοῖς ὀστρα-
κοδέρμοις ζώοις τὸ καλούμενον ὄστρακον, ἀκριβῶς εἰς γῆς
ἰδέαν ἀπεξηραμμένον καὶ πεπιλημένον· ὥστ᾽, εἰ ζητεῖς ἐν
τοῖς ζώοις γῆν, ἔχεις θεάσασθαι τοιαύτην, οἵαν κἂν τῷ

fi mundum ex quatuor elementis conftare concedimus,
deinde ab hac horum compofitione animalia eximamus,
ac fi illa minime fint in eo procreata, fed huc extrinfecus et aliunde introducta. Vel cur eft, quaefo,
quod tu a me velis terram in corporibus animantium
oftendi, quae fincera fit atque impermixta, quum
ejuscemodi ne in univerfo quidem a te oftendi queat?
quamcunque enim illius particulam acceperis, ea ftatim erit alicujus caloris ac humoris cujusdam, aëreae-
que fubftantiae particeps, quum tamen. ea terra, quam
etiam effe elementum opinamur, fit quam maxime
denfa, gravisque et ficca, et praeterea frigida. Quod
fi tu in mundo mihi lapidem oftenderis terreum fane
corpus, ego tibi illi fimile in animantibus offium, cartilaginum, pilorumque genus oftendam: ad quod etiam
in teftaceis animalibus id fpectat, quod tefta
appellatur, quod jam exacte eft in fpeciem
terrae concretum et exiccatum. Quare fi cupis in animante terram intueri, eandem habes, qualem

454 ΓΑΛΗΝΟΥ ΠΕΡΙ ΤΩΝ ΚΑΘ᾽ ΙΠΠΟΚΡ.

Ed. Chart. III. [14.]　　　　　　　　　Ed. Baf. I. (51. 52.)

κόσμῳ, τήν τε ἄμικτόν τε καὶ παντελῆ καὶ μόνην οὐκ ἂν
οὐδ᾽ ἐν ἐκείνῳ ῥᾳδίως ἐξεύροις· ὥσπερ οὐδὲ ὕδωρ καθαρὸν καὶ ἀμιγὲς ἁπάντων τῶν ἄλλων, οὐδὲ πῦρ, οὐδὲ ἀέρα.
νενόθευται γὰρ ἅπαντα τοῖς ἑτερογενέσι, καὶ ἀναμέμικται;
καὶ μετείληφεν ἀλλήλων, ἢ μᾶλλον, ἢ ἧττον. ἀλλά τοι κἂν
τῇ μίξει τοῖς γε νοῦν ἔχουσιν ἡ τοῦ κρατοῦντος ἰδέα φαίνεται. μὴ τοίνυν μηδ᾽ ἐν τοῖς τῶν (52) ζώων σώμασιν
ἄμικτόν τι ζήτει, ἀλλ᾽ ἀρκείτω σοι, τουτὶ μὲν ψυχρὸν, καὶ
ξηρὸν, καὶ πυκνὸν, ἰδών τι τὸ μύριον, ἀναμνησθῆναι γῆς,
τουτὶ δ᾽ ὑγρὸν, καὶ ἀραιὸν, καὶ ῥυτὸν, εἰς ἔννοιαν ὕδατος
ἀφικέσθαι. ἀναμιμνησκέτω δέ σε καὶ ἡ πολλὴ θερμασία
κατὰ τὸ τοῦ ζώου σῶμα πυρός· ἥ τε τοῦ πνεύματος φύσις,
ἧς χωρὶς οὐχ οἷόν τε συστῆναι ζῶον, ἀέρος μὲν μάλιστα, σὺν
αὐτῷ δὲ πυρὸς ἀναμιμνησκέτω σε. μηδέ με γῆν αἰτήσῃς
αὐτὴν καθ᾽ αὑτὴν ἐν ζώου σώματι, μηδὲ τῶν ἄλλων μηδὲν

in univerſo : eam vero, quae ſola ſit et cujusque
mixturae expers, neque in illo facile reperias, quemadmodum neque aquam puram, quae aliorum nulli
commixta ſit, nec ignem, nec aërem: ſunt etenim
haec omnia quaſi adulterata, et aliis mixta, quae ſunt
diverſi generis: ſemperque alterum alterius tum magis,
tum minus particeps eſt: ut tamen in ipſa mixtione illius
(ſi quis animum intendat) forma appareat, quod alia
excedit. Ne igitur amplius impermixtum quicquam in
animalium corporibus exquiras, ſed quotiescunque aliquam videris particulam frigidam ſiccamque et denſam,
ea ſatis ſit ad revocandam tibi terram in memoriam.
Satis etiam praeterea ſit humidum aliquid vidiſſe et
rarum atque fluens ad aquam mente concipiendam.
Calor quoque, qui plurimus in corpore animantis reperitur, tibi ignis memoriam repraeſentet: nec non
et ſpiritus natura, citra quem animal nequaquam
conſtare poteſt, aëris in primis ac mox etiam ignis tibi afferat memoriam. Jam ne me popoſceris terram,
quae ipſa per ſe ſit, nec aliorum ullum ſincerum:

ΣΤΟΙΧΕΙΩΝ ΒΙΒΛΙΟΝ ΠΡΩΤΟΝ. 455

Ed. Chart. III. [14.]   Ed. Baf. I. (52.)

ἄκρατον, ἢ δεῖξόν μοι σὺ πρῶτος ἐν τῇ τετραφαρμάκῳ τὸν
κηρόν. ἐμοὶ μὲν γὰρ καὶ θαυμάζειν ἐπέρχεται, εἰ τοὺς πυ-
ροὺς, καὶ τὰς κριθὰς, καὶ τὰς φηγοὺς, καὶ τὰ σῦκα, καὶ
τῶν ἄλλων ὀσπρίων τε καὶ ἀκροδρύων ἕκαστον οὐκ ἐκ γῆς
καὶ ὕδατος οἴει γεγονέναι, σαφῶς ὁρῶν ἐντεῦθεν αὐτοῖς
ὑπάρχουσαν τὴν γένεσιν. ἆρ᾽ οὖν οὐδ᾽ ὅλως ἀέρος ἢ πυ-
ρώδους οὐσίας μετέχει; καὶ μὴν εἰ γῆν ὕδατι δεύσειας, οὐδὲν ἔσται σοι πλέον πηλοῦ. τῶν δ᾽ ὀσπρίων ἕκαστον ἢ
τῶν ἀκροδρύων οὐκ αὐτὸ δὴ τοῦτο πηλός ἐστιν, ὅτι καὶ
πυρὸς καὶ ἀέρος μετείληφεν δι᾽ ὅλων ἀλλήλοις κεραννυμένων. ἀλλ᾽ ἴσως σὺ μὲν τὰς φηγοὺς καὶ τὰ σῦκα συγχω-
ρεῖς ἐκ τῶν τοῦ κόσμου στοιχείων γεγονέναι, καὶ πρό γε
τούτων αὐτῶν τὰ φυτὰ, μικρὸν μὲν ἑκάστου σπέρμα θεώ-
μενος εἰς τὴν γῆν καταβαλλόμενον, ὃ τῶν ἄλλων φυτῶν
οὐδὲ μυριοστόν ἐστι μόριον· ἅπασαν δὲ τὴν ἄλλην οὐσίαν
ἐκ τῶν τοῦ κόσμου στοιχείων ὁρῶν γινομένην, ἀπορεῖς περὶ
τῶν ζώων, ὥσπερ οὐχὶ κἀκείνων ἐντεῦθεν τρεφομένων. ὄιες

aut tu mihi prior in tetrapharmaco ceram oſtende. Nam
ego non poſſum ſane non admirari, ſi tu non arbitra-
ris, triticum, hordeum, glandes, fagos, ficus, legumi-
naque omnia ac fructus ex terra et aqua gigni,
quum tamen ea manifeſto videas ſuum inde ortum habere. Anne igitur eorum ſubſtantia, dum gignitur,
ignis eſt et aëris expers? Atqui ſi terram aqua macera-
veris, nihil inde niſi lutum habebis: legumina tamen et hujuscemodi fructus non id ipſum ſunt, lutum inquam: utpote quae ab igne et aëre ſimul per
tota temperatis partem habeant. Concedes forſitan tu,
glandes quidem ficusque ex totius univerſi elementis conſtare, atque etiam ſtirpes his ipſis priores:
quippe qui videas, cujusque eorum ſemen perexiguum,
quod terrae mandatum eſt, neque milleſimam eſſe particulam totius plantae, quae aliam vel univerſam
deinde ſubſtantiam a totius univerſi referant elementis. Sed mox de animantibus dubitas, perinde ac ſi
haec ab illis non alantur: oves enim herbas depaſcun-

456   ΓΑΛΗΝΟΥ ΠΕΡΙ ΤΩΝ ΚΑΘ' ΙΠΠΟΚΡ.

Ed. Chart. III. [14. 15.]   Ed. Baf. I. (52.)

μὲν γὰρ τὰς πόας, σύες δὲ καὶ ταύτας, καὶ τὰς φηγοὺς,
αἶγες δὲ πρὸς τούτοις καὶ τοὺς [15] ἀπαλοὺς κλάδους τῶν
δένδρων σιτοῦνται, κᾀκ τούτων αὐτοῖς τό τε αἷμα γεννᾶται,
καὶ τὸ σῶμα τρέφεται, καὶ τὰ κυήματα συνίσταταί τε καὶ
αὔξεται. πότερον οὖν αἶγες μὲν, καὶ σύες, καὶ ὅϊες ἐκ τῶν
τοῦ κόσμου γεγόνασι στοιχείων, οἱ δὲ ταῦτα ἐσθίοντες ἐξ
ἄλλου τινὸς ἢ τὴν πρώτην γένεσιν καὶ αὔξησιν, ἢ τὴν νῦν
ἔχουσι τροφήν; καὶ μὴν ἄλογα ταῦτα πάντα, καὶ ἄτοπα,
καὶ πολλῆς ἀμαθίας μεστά. καὶ γὰρ ὄσπρια καὶ καρποὶ
πάντες ἐκ τῶν τοῦ κόσμου γεγόνασι στοιχείων, κᾀκ τούτων
τὰ ζῶα καὶ γεννᾶται, καὶ τρέφεται, καὶ αὐξάνεται. καὶ
χρὴ θαῤῥούντως ἀποφαίνεσθαι, γῆν καὶ πῦρ καὶ ἀέρα καὶ
ὕδωρ πάντων εἶναι κοινὰ καὶ πρῶτα στοιχεῖα. πρῶτα γάρ
ἐστι ταῦτα καὶ ἁπλούστατα σώματα πάντων τῶν ἐν τῷ
κόσμῳ· τὰ δ' ἄλλα πάντα, καὶ φυτὰ καὶ ζῶα, ἐκ τούτων
σύγκειται. καὶ Ἱπποκράτης οὐ μόνον, ὅτι ταῦτα στοιχεῖά

tur, fues non eas modo, fed et glandes, caprae vero
praeter has arborum quoque teneros ramos.   Unde illis fanguis gignitur, atque corpori alimentum accedit,
ac praeterea foetus inde et conftant, et augentur.
Numquid igitur caprae, oves, fuesque ex univerfi
procreatae funt elementis, caetera vero, quae his ipfis
vefcuntur, aliunde primum habent ortum, aut nutri-
cationem, aut incrementum?   Porro haec omnia et
ab omni ratione aliena, et abfurda funt, atque etiam
multa rerum infcitia referta.   Legumina etenim fru-
ctusque omnes ex elementis univerfi fuam habent originem, e quibus omnia animalia gignuntur, aluntur et
augentur.   Audacterque profitendum eft, terram, ignem,
aërem et aquam prima effe communiaque rerum omnium elementa, quum ipfa fint inter ea corpora, quae
rerum univerfitate comprehenduntur, omnium prima
atque fimpliciffima usque adeo, ut alia deinde omnia,
ftirpes inquam et animalia, fint ex his concreta.   Atque
Hippocrates in proceffu libri De natura humana non modo

Ed. Chart. III. [15.]   Ed. Baf. I. (52.)

ἔστι πάντων τῶν ἐν τῷ κόσμῳ, προϊὼν αὐτὸς ἀποφαίνεται
κατὰ τὸ περὶ φύσεως ἀνθρώπου βιβλίων, ἀλλὰ καὶ τὰς
ποιότητας αὐτῶν, καθ᾽ ἃς εἰς ἄλληλα δρᾷν καὶ πάσχειν
πέφυκεν, αὐτός ἐστιν ὁ πρῶτος ὁρισάμενος.
Κεφ. ϛ'. Μὴ παρακολουθοῦντες δ᾽ οἱ πολλοὶ τῇ κατὰ
τὸν λόγον ὁμωνυμίᾳ, συγχέονταί τε καὶ ταράττονται, καθάπερ καὶ Ἀθήναιος ὁ Ἀτταλεὺς, ἅμα μὲν τιθέμενος στοιχεῖα τοῦ ἀνθρώπου τὸ θερμὸν καὶ τὸ ψυχρὸν καὶ τὸ ξηρὸν καὶ τὸ ὑγρὸν, ἅμα δ᾽ ἐναργῆ φάσκων εἶναι τὰ στοιχεῖα, καὶ μηδεμιᾶς ἀποδείξεως δεῖσθαι, καί ποτε μὲν ὀνομάζων αὐτὰ ποιότητάς τε καὶ δυνάμεις, ἐνίοτε δὲ συγχωρῶν
σώμαθ᾽ ὑπάρχειν, εἶτα δεδιὼς ὕδωρ, καὶ ἀέρα, καὶ πῦρ, καὶ
γῆν ὁμολογῆσαι. καίτοι σχεδὸν οὐδεὶς τῶν νεωτέρων ἰατρῶν
οὕτως ἅπαντα τὸν κατὰ τὴν ἰατρικὴν τέχνην ἐξειργάσατο
λόγον, ὡς Ἀθήναιος. ἀλλ᾽ ὅμως κἀκεῖνος ἁμαρτάνων φαίνεται, καὶ ταῦτα, καὶ ἄλλα πάμπολλα, καὶ οἱ λοιποὶ πάντες.
οὐδένα γὰρ οἶδα τὴν παλαιὰν ἰατρικὴν ἀκριβῶς μεταχειρισά-
μενόν τε καὶ τελειώσαντα τὰς ὑπ᾽ ἐκείνων ἡμῖν παραδο-

pronunciat, quod haec fint omnium elementa, quae mundo
contineantur: verum etiam primus ipfe eorum qualitates
definivit, per quas inter fe natura agere et pati poffunt.
Cap. VI. Quod dum non affequuntur quam plu-
rimi multiplici verborum fignihcatione confufi, turban-
tnr, quemadmodum Athenaeo Attalenfi contigit, ｊui
ut calidum, frigidum, humidum et ficcum hominis
effe elementa ftatuit, ita elementa usque eo effe evidentia praedicat, ut nullam praeterea demonftrationem
expofcant: qui ea etiam qualitates nonnunquam ac po-
teftates appellat, nonnunquam vero effe corpora concedit, nec audet haec fateri effe ignem, aquam, aërem et terram: qui, etfi nullus e junioribus aeque
univerfam rei medicae rationem, ac ipfe, literis man-
daverit, in hoc tamen et in multis praeterea aliis
una cum reliquis fere omnibus erraffe deprehenditur.
Nemo enim, quod equidem noverim, antiquam medicinam accurate tractavit, aut methodos a prifcis illis

θείσας μεθόδους. ἀλλ᾽ εἰ χρὴ τἀληθὲς εἰπεῖν, ἀφεί-
λοντο πολλὰ τῶν ὀρθῶς εἰρημένων, ὅπου γε καὶ Ἀθήναιος ἐναργῆ φησιν εἶναι τὰ στοιχεῖα καὶ μηδεμιᾶς ἀποδείξεως δεῖσθαι. πότερον γὰρ, ᾗ στοιχεῖα, ταύτῃ τὴν ἐνάργειαν αὐτοῖς μαρτυρεῖ, ἢ κατὰ τὰς οὐσίας, αἷς συμβέβηκεν
αὐτοῖς εἶναι στοιχείοις; εἰ μὲν γὰρ κατὰ τὰς οὐσίας, τί
οὐχὶ καὶ τὰ ὑγιεινὰ καὶ τὰ νοσερὰ πᾶσιν ἀνθρώποις φαίνεσθαί φησι, καὶ μήτε διδασκαλίας τινὸς, μήτ᾽ ἀποδείξεως
προσδεῖσθαι διὰ τὴν ἐνάργειαν; ἅπαντες γὰρ γνωρίζουσιν
ἄρτον, καὶ φακῆν, καὶ πτισάνην, καὶ κρέας, καὶ χόνδρον,
καὶ μελίκρατον; ἀλλὰ τίνας ἢ πότε βλάπτειν ἢ ὠφελεῖν
ἕκαστον τούτων πέφυκεν, οὐκέτι γινώσκουσιν· ἐν τούτῳ δ᾽
ἦν αὐτοῖς ὑγιεινοῖς ἢ νοσεροῖς ὑπάρχειν. ὥστ᾽ ἄρτον μὲν,
καὶ κρέας ἴσασι, καὶ πτισάνην, ὑγιεινὸν δὲ καὶ νοσερὸν
οὐκ ἐπίστανται. οὕτω δὲ καὶ τῶν φαρμάκων, ἑλλέβορον,

nobis traditas abfolvit. Quin etiam, fi verum inge-
nue fateri liceat, dixerim, multa ex his, quae ab
illis conftantiffime dicta funt, hos detraxiffe. Siquidem Athenaeus ait, elementa ita effe evidentia, ut nulla egeant demonftratione. Sed libenter ab eo fcifcita-
rer, hancne evidentiam affecuta fint ea ratione, qua
elementa funt, an potius ex ipfis eorum fubftantiis,
quibus deinde accidit, ut elementa ipfa fint: quoniam,
fi ex fubftantiis, cur non etiam affirmat, falubria mor-
bofaque effe omnibus hominibus manifefta, quae nulla
propter eorum evidentiam difciplina nullaque demonftratione egeant? Jam enim nemo eft, qui panem
lentemque non agnofcat, nec non et ptifanam, et
carnem, alicamque et mulfam: fed quos deinde haec
figillatim poffint vel juvare, vel laedere, non eft
aeque omnibus compertum: inde tamen habent, ut
haec falubria fint, illa vero morbofa. Norunt igitur
omnes panem ptifanamque: falubria tamen et morbofa ignorant. Et idem de medicamentis dixerim. Nemo fere eft, qui veratrum, elaterium, fcammoniam,

ἐλατήριον, σκαμμωνίαν, ἐπίθυμον, ἶριν, ἑλένιον, οὐδείς
ἔστιν ὃς οὐκ ἐναργῶς ἅψασθαι, καὶ ὀσφρήσασθαι, καὶ
ἰδεῖν, καὶ γεύσασθαι δύναται. τὰς δ' ἐξ αὐτῶν ὠφελείας
ἢ βλάβας [16] οὐκ ἴσασιν· ὥστ' οὐδὲ τὸ ὑγιεινὸν ἢ νοσερὸν αὐτῶν ἐπίστανται. καὶ τοίνυν καὶ πῦρ, καὶ ὕδωρ;
καὶ ἀέρα, καὶ γῆν, οὐδείς ἐστιν ὃς οὐκ ἐναργῶς γινώσκει
ταῖς αἰσθήσεσιν ἁπάσαις. ἀλλ' εἰ στοιχεῖα ταῦτ' ἐστὶν, οὐκ
ἔτι γινώσκουσιν, οὐ μόνον οἱ πολλοὶ τῶν ἀνθρώπων, ἀλλ'
οὐδὲ τῶν φιλοσόφων ἔνιοι. ἀλλ' ἴσως φήσουσιν οἱ ἀπ' Ἀθηναίου, μηδ' αὐτοὶ περί γε τούτων αὐτῶν ἀποφαίνεσθαι μηδὲν, ἐπέκεινα γὰρ εἶναι τῆς ἰατρικῆς τέχνης· ἀρκεῖν δ' αὐτοῖς τὸ θερμὸν καὶ τὸ ψυχρὸν, καὶ τὸ ξηρὸν καὶ ὑγρὸν, ἃ
κἂν τοῖς ζώοις ἐναργῶς δεῖξαι δύνανται, στοιχεῖα καὶ τῶν
σωμάτων ὑποθέσθαι καὶ τῆς ὕλης ἰατρικῆς. τὸ μὲν οὖν,
ὥσπερ ζώου, καὶ τῆς ἰατρικῆς ὑποθέσθαι στοιχεῖα τὸ θερμὸν, καὶ τὸ ψυχρὸν, καὶ τὸ ξηρὸν, καὶ τὸ ὑγρὸν, ὅσης
ἀλογίας ἕξεται, τί ἂν ἐγὼ νῦν ἐπεξίοιμι; κεκωμῴδηται γὰρ

epithymum, irim et helenium tractare non poffit,
non poffit etiam olfacere, infpicere et guftare: qui
tamen quum ignorent poftea, quid commodi, quidve incommodi ea poffint afferre, ignorant etiam, quid falubre contineant et quid infalubre. Atqui pari etiam
paffu quis eft, qui evidentiffime et ope fenfuum omnium terram non norit, aquamque, et ignem et aërem? fed quod ea fint elementa, adeo eft plerisque
hominum occultum, ut nonnullos quoque ex philofophis lateat. Dicet forfitan quispiam ex fectatoribus
Athenaei, fe quoque de his nihil pronunciare, quippe
quod limites artis medicae excedant: fibi vero fatis
effe calidum, frigidum, humidum et ficcum, quae
etiam in animalibus poffunt perfpicue oftendere, corporum etiam ac medicinae univerfae elementa fuppo-
nere. Verum enim vero quam fit ab omni ratione
procul velle, ut animalium, ita medicinae elementa ftatuere calidum, frigidum, humidum et ficcum,
nihil arbitror effe opus, ut a me in praefentia amplius

ὑπὸ πολλῶν ἤδη τὸ δόγμα, καὶ ψόγον καὶ γέλωτα οὐ
σμικρὸν, ἔτι τε πρὸς τούτοις ἀπιστίαν οὐκ ὀλίγην τῷ
παλαιῷ προσετρίψατο λόγῳ. τίς γὰρ ἂν μᾶλλον αὐτὸν
προὔδωκεν, ἢ ὁ μηδ' ἀπόδειξιν ἔχειν φάσκων τὰ στοιχεῖα
διὰ τὴν ἐνάργειαν, ἀξιῶν δὲ ταῦτα τῆς ἰατρικῆς καὶ τῶν
ζώων ὑποθέσθαι στοιχεῖα; τὸν δὲ φοβούμενον εἰπεῖν ὕδωρ,
καὶ πῦρ, καὶ ἀέρα, καὶ γῆν, ὑγρὸν, καὶ θερμὸν, καὶ ψυχρὸν, καὶ ξηρὸν ὀνομάζειν, ὅτι μηδὲν ἄλλο ἐστὶν, ἢ ἀναι-
σθήτως ἔχειν ὁμωνυμίας, ἐγώ μοι δοκῶ δείξειν, οὐχ ἵν'
Ἀθήναιον ἐλέγξαιμι σφαλλόμενον, ἀλλ' ἵν' ὁμοίως ἐκείνῳ
τοὺς λοιποὺς ἁμαρτάνειν κωλύσαιμι. καὶ δείξω γε δι' αὐτῶν τῶν πραγμάτων, ὡς οὐκ ἐνδέχεται χωρὶς τῆς λογικῆς
θεωρίας οὐδὲν ἀκριβῶς οὐδένα καταστήσεσθαι δόγμα. τὰ
γοῦν ἐμοὶ συμβάντα, θεοὺς ἐπομνύμενος, ἦ μὴν οὕτως ἐρεῖν,
ὡς ἐγένετο, καὶ δὴ πειράσομαι διηγήσασθαι. ἡνίκα τὸ
πρῶτον ὁ τούτων διδάσκαλος ἐπεχείρει με διδάσκειν τὴν

explicetur, quum id ipfum dogma a quam pluribus palam et perinde ac in fcena taxetur, jamque, et de-
rifioni atque infamiae fit, et non parum praeterea de
fide detraxerit fermoni antiquo. Nam quis eft, qui unquam magis illum prodiderit, quam qui elementa ait
nulla ob evidentiam demonftratione egere, quique cenfet deinde, haec effe fupponenda, tam animantium,
quam medicinae effe elementa? Ego vero monftrare ftatui, quod hominis fit quafi ftupidi et quem omnino
verborum multiplicitates lateant, vereri quidem nominare aquam, ignem, terram et aërem; malle autem
calidum, frigidum, humidum et ficcum appellare.
Nec id agam, ut Athenaeum erroris damnem: verum
potius ut in caufa fim, ne alii in eundem cum illo
errorem labantur: atque ut interim etiam oftendam vel
ex ipfismet rebus, neminem unquam poffe decretum
aliquod accurate conftituere absque ope logicae difciplinae. Deos autem teftor, me non fecus haec
narraturum, ac mihi evenerint. Iam ergo narrationem aggrediar. Quo primum tempore ille, qui haec

Ἀθηναίου γνώμην, ἠξίουν αὐτὸν ἀκριβῶς μοι διελέσθαι
τὴν ὁμωνυμίαν· οὐ γὰρ εἰδέναι, κατὰ τίνος ὑποκειμένου
πράγματος ἐπιφέρει τὸ θερμὸν, ἢ τὸ ψυχρὸν, ἢ τῶν ἄλλων
τι τῶν τοιούτων ὀνομάτων. ὡς γὰρ λευκὸν, ἔφην, αὐτό τε
τὸ χρῶμα λέγεται, καὶ τὸ δεδεγμένον τὰ χρώματα σῶμα·
φαμὲν γὰρ, τῶν χρωμάτων τὸ μὲν εἶναι λευκὸν, τὸ δὲ μέλαν,
τὸ δ᾽ ἐρυθρὸν, τὸ δὲ ξανθὸν, τὸ δὲ ὠχρόν· ἔτι τε πρὸς τούτοις
τὰ δεδεγμένα τὰς χρόας σώματα· λευκὸν γὰρ τὸν κύκνον καὶ
τὸ γάλα λέγομεν, μέλανα δὲ τὸν κόρακα καὶ τὸν Αἰθίοπα·
οὕτως, ἔφην, ἀκούω καὶ θερμὸν λεγόντων ἐνίοτε μὲν αὐτὸ
τὸ σῶμα, καθάπερ (53) εἰ τύχη τὸ πῦρ, ἐνίοτε δὲ τὴν ἐν
αὐτῷ ποιότητα μόνην. οὐ τοίνυν, ἔφην, γινώσκω, ἐπειδὰν
εἴπῃς θερμὸν, ὅ τί ποτε δηλοῦν ἐθέλεις, εἴτε τὴν ποιότητα
μόνην, εἴτε τὸ δεδειγμένον αὐτὴν σῶμα· ὁ δὲ πρὸς μὲν
τοῦτο καὶ μάλα ἑτοίμως ἀπεκρίνατο, μὴ τὴν ποιότητα μό-

profitebatur dogmata, me Athenaei fcientiam docere
nitebatur: in primis ab illo requirebam, ut nominum multiplicitatem exquifite diftingueret: quippe quum
me profecto lateret, quando ille calidum, vel frigidum,
vel humidum, vel ficcum, vel aliquod aliud hujusce
generis nomen proferret, in quam fubjectam rem illud
foret referendum: dicebat etenim, albus non modo
color ipfe dicitur, fed corpus quoque, quod eo colore
imbutum eft: nam ut colorum dicimus hunc album effe,
illum nigrum, alterum rubeum, alterum vero flavum,
alterum pallidum, ita etiam de corporibus, quae iftis
coloribus infecta funt, loquimur: cygnum enim et lac
album dicimus, corvum vero et Aethiopem nigrum.
Et eodem, inquam, modo faepe audio, qui corpus ipfum, utpote ignem, calidum appellent, nonnunquam
folam qualitatem eam, quae illi indita eft. Unde quum
album profers, non etiam percipio, quid tu mihi velis
fignificare, folamne qualitatem, an praeterea et corpus
ea affectum. Ille autem ftatim ad haec prompte admodum refpondit, faffusque eft, fe non qualitatem fo-

νην, ἀλλὰ καὶ σύμπαν τὸ σῶμα θερμὸν ὀνομάζειν ὁμολογῶν. ἐφεξῆς δέ μου πάλιν ἐρομένου· πότερον οὖν ἐκεῖνο
λέγεις μοι τὸ σῶμα στοιχεῖον, ὅ τί περ ἂν ἄκρως ἢ θερμὸν, ἢ, κἂν μετρίως ἢ τοιοῦτο, ἔσται καὶ τοῦτο στοιχεῖον;
ὡσαύτως δὲ καὶ περὶ ψυχροῦ, καὶ ὑγροῦ, καὶ ξηροῦ τὴν
αὐτὴν ἐρώτησιν ποιησαμένου μου· τί δὲ τοῦτο, ἔφη, σοὶ
διαφέρει; ταραττόμενος ἤδη, καὶ μὴ, καθὼς πρόσθεν, ἑτοίμως ἀποκρινόμενος. ὅτι πολὺ διαλλάττει, ἔφην, [17] ἢ ἄπει-
ρόν τι πλῆθος ὑποθέσθαι στοιχείων, ἢ πεπερασμένον.
ἄπειρον μὲν γὰρ ἔσται τῷ μετρίως θερμὸν, ἢ ψυχρὸν, ἢ
ξηρὸν, ἢ ὑγρὸν ὑποτιθεμένῳ στοιχεῖον, οὐκ ἄπειρον δὲ τῷ
ἄκρως· ἓν γὰρ καθ᾽ ἕκαστον ἔσται γένος. ὥστε εἶναι τέτταρα τὰ πάντα στοιχεῖα πεπερασμένα. οὕτω τοίνυν, ἔφη, νόει
καὶ τέτταρα. δῆλον οὖν, εἶπον, ὅτι καὶ ἄκρα ταῖς ποιότησι,
καὶ ἁπλᾶ, καὶ πρῶτα. τί γὰρ, εἶπεν, ἔτι τοῦτο πολυπρα-

lam, fed univerfum hoc, corpus inquam calidum,
fic appellare. Verum quum iterum deinde illum per-
cunctarer: Tune igitur elementum folum id corpus ais,
quod fumme calidum eft, aut potius nec illa alioquin
ab elementorum numero eximis, quae moderate calida
fint? et hoc idem de frigido quaerebam, humidoque
et ficco : at ille coepit haefitare, nec amplius ita
expedite refpondebat, dixit attamen: Quid, inquit,
hoc tua refert? Plurimum, inquam: tanti nimirum,
quanti, ut vel infinita fint elementa conftituenda, vel
finita. Quoniam, fiquis in elementis vel mediocria calida, aut frigida, aut humida, aut ficca pofuerit,
cogetur ftatim fateri infinita elementa; fed qui id tantum, quod fummum eft, non amplius infinita, quum
id in unoquoque genere unicum fit; ut demum finita
quatuorque futura fint elementa. Igitur, ait ille, tu
quoque hoc modo accipe, finita quatuorque elementa. Tum ego: Jam ita fatis conftat, ea et prima effe,
et fimplicia, atque fibi qualitates fummas vendicare.
Tum ille: Et tu cur tandem hoc vel etiam quam par

γμονεῖς; ἵνα, ἔφην, νοήσαιμι τὸ λεγόμενον ἀκριβῶς. ἀλλ᾽
οὕτως, ἔφη, λέγω, καὶ οὕτως νόει. πῶς κελεύεις με νοῆσαι,
πάλιν ἐπανηρώτων ἐγώ, τὸ ἄκρως θερμὸν ἢ ὑγρὸν στοιχεῖον; ὁ δὲ ὀργιζόμενός τε ἤδη καὶ ταραττόμενος ἱκανῶς,
ὅτου δ᾽ ἂν, ἔφη, τὸ θερμὸν ἐπικρατήσῃ, θερμὸν ὀνομάζω σῶμα,
καὶ ὑγρὸν αὖ, καὶ ψυχρὸν, καὶ ξηρὸν ὡσαύτως, ἐν ᾧ κρατεῖ
καὶ πλεονεκτεῖ τῶν εἰρημένων ἕκαστον. ὀνομάζειν οὖν, ἔφην,
οὕτως οὐδὲν κωλύει· καὶ γὰρ ὀνομάζεται καὶ ἄρτος θερμὸς,
καὶ φακῆ, καὶ πτισάνη, καὶ βαλανεῖον· ἀλλ᾽ οὐχ ἡγοῦμαί
σε τούτων ἕκαστον ἀξιοῦν με νοῆσαι στοιχεῖον, ἀλλὰ μόνον
ἐκεῖνο τὸ ἄκρως θερμόν· οὗτοι δὲ καὶ τὸ ἄκρως ψυχρὸν,
καὶ ξηρὸν, καὶ ὑγρόν. ἁπλοῦν γὰρ εἶναι χρὴ, καὶ ἄμικτον,
οὐ σύνθετον, οὐδὲ μεμιγμένον ἤδη τὸ στοιχεῖον. οὕτως,
ἔφη, νόει· πτισάνην γὰρ καὶ φακῆν οὐκ ἂν εἴποιμι
στοιχεῖον. καὶ μὴν, εἶπον, εἰ τὸ ἄκρως θερμὸν σῶμα νοή-

fit curiofius fcrutaris? Vt id quod dicitur (inquam ego)
exactius apprehendam. Ille vero: Ita equidem dico,
et tu quoque ita intellige. Sed quum mox iterum
interrogaffem: Tu, quaefo, quo pacto jubes me elementum intelligere fumme calidum aut humidum?
ipfe non parum perturbatus ac ira incitatus refpondit:
Corpus id calidum appello, in quo calor fuperat, et
eodem etiam modo frigidum, et humidum, et ficcum,
ubi unumquodque eorum, quae nunc recenfuimus,
excellit et exuperat. Nihil fane vetat (dicebam ego),
quin ita loquamur; nam et panis, et lens, atque
etiam ptifana, et balneae calidae dicuntur: attamen
nunquam putarim, te hoc a me exigere, ut exiftimem,
unumquodque horum effe elementum, fed id potius,
quod fumme calidum eft et humidum, et pari modo
quod fumme ficcum et frigidum eft, quod fit opus,
ut fimplex fit elementum et cujuscunque mixturae
expers. Qui ait: Sic tu quoque intelligas, neque
enim is fum, qui velim afferere, lentem aut ptifanam
effe elementum. Atqui, inquam ego, quotiescumque
exiftimaverim, id corpus effe elementum, quod fumme

σαιμι στοιχεῖον εἶναι, πῦρ εὐθέως ἐννοῶ, καὶ οὐδὲν ἄλλο.
νόει τοίνυν, ἔφη, πῦρ. οὕτως οὖν, ἔφην, βούλει με καὶ
τὸ ἄκρως ὑγρὸν ὕδωρ νοῆσαι; συνεχώρησε καὶ τοῦτο πάνυ
μόγις. ἐπὶ πῦρ οὖν αὖθις ἤκομεν, ἀέρα τε καὶ ὕδωρ, καὶ
γῆν, ὧν κατ' ἀρχὰς ἀπεχωρήσαμεν. ὁ δὲ, σὺ γὰρ, ἔφη,
τοιαῦτα ταράττεις τὸν λόγον. καὶ ἅμα πρὸς τοὺς ἄλλους
ἀποβλέψας μαθητὰς, οὗτος, ἔφη, τραφεὶς ἐν διαλεκτικῇ,
καὶ τῆς ἐκεῖθεν ἀναπλησθεὶς ψώρας, (οὕτω γὰρ δὴ καὶ
ὠνόμασεν αὐτὸς) ἀναστρέφει πάντα, καὶ διαστρέφει, καὶ
κυκᾷ, σοφιζόμενος ἡμᾶς, ἵν' ἐπιδείξηται τὴν λογικὴν αὐτοῦ
παρασκευήν. ἥκει γοῦν ἀξιῶν ἡμᾶς ὁμώνυμα νοῆσαι τὰ
θερμὰ, ἓν μὲν ὡς ποιότητα, καθάπερ τὸ λευκὸν χρῶμα,
δεύτερον δὲ τὸ τὴν ἄκραν ποιότητα δεδεγμένον σῶμα,
καὶ τρίτον, ὃ τῆς τοιαύτης ἐπικρατήσει ποιότητος, θερμὸν ὀνομάζειν, καθάπερ τὸ βαλανεῖον. ἀλλ' ἡμεῖς, ἔφη,
σοφίσματα λύειν οὐκ ἐμάθομεν. αὐτὸς τοίνυν, ὡς ἔπλεξεν,

calidum fit, quid aliud putaverim ego quam ipfum
iguem? Efto, dixit ille, ignem puta. Visne igitur,
dixi, ut ratione eadem, quod fumme humidum eft,
aquam arbitrer? Vix tandem ille affenfit. Quare, inquam, ad ignem, aërem, aquam et terram, unde maxime inter initia aufugiebamus, denuo revolvimur? Ille vero
inquit: Tu es, qui iftis rationem conturbas; ftatimque
ad alios difcipulos converfus ait: Hic in dialecticis
ftudiis educatus ac inde quadam veluti fcabie repletus
(ita enim ipfe loquebatur) omnia distorquet, pervertit
et confundit, nos fallacibus quibusdam rationibus pe-
tens, ut, quam ipfe fit dialectices peritus, oftendat. Acceffit igitur ac poftulavit nos arbitrari calidum multiplex habere fignificatum, primum ut qualitatem fignificet, quemadmodum album colorem; deinde vero
corpus id, quod ea qualitate fumma affectum eft; tertio loco illud, in quo haec qualitas alias fuperat, calidum nuncupetur, ficuti balneum. Verum nos, qui
nunquam iftiusmodi fophismata diluere didicimus, illi,

Ed. Chart. III. [17. 18.]   Ed. Baf. I. (53.)

οὕτως καὶ λυέτω. ταῦτα μὲν ἐμοὶ συνέπεσεν ἔτος ἐννεα-
καιδέκατον ἄγοντι. καὶ τοῦ λοιποῦ τὰ πλείω μὲν ἐσιώπων
ὑπὲρ τοῦ μὴ δοκεῖν ἐρίζειν· αὐτὸς δ᾽ ἀνεσκεπτόμην παρ᾽
ἐμαυτῷ τά τ᾽ ἄλλα καὶ τὸν περὶ στοιχείων λόγον. ἐθαύμαζον δὲ, πῶς οὐκ αἰσθάνεται συγχέων ἑαυτὸν ὁ Ἀθήναιος,
ὃς θερμὸν μέν, καὶ ψυχρὸν, καὶ ξηρὸν, καὶ ὑγρὸν ὀνομάζειν ἐπιχειρεῖ, ἀπαξιοῖ δὲ πῦρ εἰπεῖν, καὶ γῆν, καὶ ἀέρα,
καὶ ὕδωρ. ναί φησι· τὰ γὰρ προσεχῆ τῶν ζώων λαμβάνω,
οὐχὶ τὰ κοινὰ πάντων σωμάτων στοιχεῖα. καλοῦσι δὲ προς-
εχῆ τὰ οἷον ἴδια, καὶ μηδενὸς ἄλλου τῶν ἁπάντων. ἐμοὶ
δὲ καὶ κατ᾽ ἀρχὰς εὐθὺς εἴρηται, πάμπολυ διαφέρειν τὰ
φαινόμενα [18] στοιχεῖα τῶν ὄντως στοιχείων. ἔοικα δὲ καὶ
νῦν εἰπεῖν ὑπὲρ αὐτῶν διὰ μακροτέρων. εἴπερ γὰρ ἐλάχιστόν τι καὶ ἁπλούστατόν ἐστι μόριον τὸ στοιχεῖον, εἴη ἂν
ὡς πρὸς τὴν αἴσθησιν ὀστοῦν, καὶ χόνδρος, καὶ σύνδεσμος,

qui ea contexuit, folvenda relinquemus. Porro haec
mihi evenere, quum annum agerem decimum nonum.
Poſtmodum autem, ne contentioſus viderer, plurima
ſilentio praeteribam, mecum tamen ipſe cum alia multa,
tum vel maxime elementorum rationem meditabar, atque etiam non parum admirabar, Athenaeum non ani-
madvertere, quam ſe ipſum confundat, dum calidum,
frigidum, humidum et ſiccum nominare audet, et ea
ignem, aquam, aërem et terram dicere recuſat.
Equidem, ait ipſe; quippe quum proxima ſumere velim animalium elementa, non qnae corporum omnium
communia ſint: proxima vero propria appellat, ita
nimirum ut nullins alterius ſint. Ego vero inter hujusce libri initia praefatus ſum, plurimum inter ea,
quae videntur, intereſſe, et ea, quae vera ſunt elementa;
non erit tamen abs re, ut mihi quidem videtur, ſi de
re hac in praeſenti quoque longiorem habuero ſermonem. Etenim ſi elementum minima ſit ſimpliciſſima-
que rei particula, atque hoc ſi ſenſu deinde metiri
oporteat; profecto os, cartilago, ligamentum, unguis,

καὶ ὄνυξ, καὶ θρὶξ, καὶ πιμελὴ, καὶ σὰρξ, καὶ νεῦρον,
καὶ μυελὸς, ἶνές τε καὶ ὑμένες, καὶ ἁπλῶς εἰπεῖν ἅπαντα
τὰ ὁμοιομερῆ στοιχεῖα τῶν ἀνθρωπίνων σωμάτων. ἆρ᾽ οὖν
ὁ Ἀθήναιος ἔθετό που ταῦτα στοιχεῖα; καὶ μὴν αὐτός
ἐστιν ὁ γράφων, ἕκαστον μὲν τῶν ὁμοιομερῶν ἐκ τῶν πρώτων γεγονέναι στοιχείων· ἐκ δὲ τῶν ὁμοιομερῶν ἤδη καὶ
συγκεῖσθαι τὰ ἄλλα τοῦ ζώου μόρια. τῆς οὖν σαρκὸς (εἰ
οὕτως ἔτυχεν) ἢ τῆς πιμελῆς ἐρωτηθεὶς τὰ στοιχεῖα, δῆλον, ὅτι τὸ θερμὸν. καὶ τὸ ψυχρὸν. καὶ τὸ ὑγρὸν, καὶ τὸ
ξηρὸν ἀπεκρίνατο. καὶ μὲν δὴ καὶ ὀστοῦ, καὶ χόνδρου, καὶ
τριχὸς ὡσαύτως ὑγρὸν, καὶ ξηρὸν, καὶ θερμον, καὶ ψυχρὸν εἶναί φησι τὰ στοιχεῖα. καιρὸς οὖν ἤδη πυνθάνεσθαί
σε, ὁποῖον ὑγρὸν, καὶ ξηρὸν, καὶ ψυχρὸν, καὶ θερμὸν
ἀπεφήνατο. κατὰ μὲν γὰρ τὴν ἐπικράτησιν ὑγρὸν μὲν ἡ
σὰρξ, ὁ χόνδρος δὲ ψυχρόν. ὡσαύτως δὲ τὸ μὲν ὀστοῦν
ξηρὸν καὶ ψυχρὸν, ἡ πιμελὴ δὲ ὑγρὸν καὶ θερμὸν, ἕκαστόν
τε τῶν ἄλλων ὁμοιομερῶν ἢ τοῖον ἢ τοῖον ἐπικρατείᾳ ἐστὶ

capillus, adeps, caro, nervus, medulla, fibrae,
membrana, et tandem (ut omnia uno ſimplicique verbo
complectar) ſimilaria cuncta erunt humanorum corporum elementa. Eſtne igitur quispiam locus, ubi Athenaeus reperiatur poſuiſſe haec in elementis? Atqui
ille ipſe ſcriptum reliquit, ſimilaria quaeque ex primis
eſſe confecta elementis, alias poſtmodum animantis partes ex ſimilaribus conſtitui. Qui ſi etiam interrogare-
tur, quaenam eſſent carnis, exempli gratia, aut pin-
guedinis elementa; calidum proculdubio reſpondiſſet,
frigidumque, humidum, et ſiccum. Quare pari modo
oſſis etiam et cartilaginis, nec non et capilli, diceret
ille', calidum, humidum, frigidum et ſiccum eſſe elementa. Jam ergo tempus eſſet ab eo percunctandi,
qualenam ſibi vellet humidum vel ſiccum, calidum
vel frigidum; humidum etenim ſecundum exuperantiam
caro eſt; ſiccum vero cartilago; ſicut os frigidum
et ſiccum; adeps calida et humida, atque etiam
caetera ſimilaria ex aliquorum ſimplicium dominatu

τῶν ἁπλῶν. εἴπερ οὖν τὸ κατ᾽ ἐπικράτησιν θερμὸν ἢ ψυχρὸν, ἢ ξηρὸν ἢ ὑγρὸν ἀποφαίνοιτό τις εἶναι στοιχεῖον,
ὀστοῦν, καὶ χόνδρος, καὶ νεῦρον, ὅσα τ᾽ ἄλλα τοιαῦτα,
στοιχεῖα γενήσεται τῶν ἀνθρωπίνων σωμάτων. ἀλλ᾽ οὐ
ταῦτά φησιν ὁ Ἀθήναιος, ἀλλὰ τὰ τούτων συνθετικὰ ὄντως εἶναι στοιχεῖα. δῆλον οὖν, ὡς ὑπερβαίνει τὴν αἴσθησιν,
ἐπὶ τὰ πρῶτα καὶ ὄντως ἁπλᾶ τῷ λογισμῷ προϊών, ἃ
μηκέτι ἐγχωρεῖ λέγειν ἐπικρατείᾳ τοῖα ἢ τοῖα γίνεσθαι·
σύνθετα γὰρ κἀκεῖνα πάλιν ἔσται, καὶ διχῆ σφαλησόμεθα
τοῦ προσήκοντος, ὅτι τε τῶν αἰσθητῶν ἀπεχωρήσαμεν, ὡς
ἁπλούστερόν τι ζητοῦντες, καὶ ὅτι μηδ᾽ ἐν τοῖς ἀδήλοις
ἤδη τὸ ἁπλούστερον ἔχομεν. ἐν μὲν γὰρ τοῖς φαινομένοις,
εἰ καὶ μηδὲν ἄλλο, τὸ γοῦν ὁμολογούμενον ἡμῖν ὑπῆρχεν.
οὐδεὶς γοῦν ἐστιν, ὃς οὔ φησι, πρῶτα καὶ ἁπλούστατα μόρια πρὸς τὴν αἴσθησιν εἶναι χόνδρον, καὶ πιμελὴν, καὶ

figillatim talia erunt vel talia; et proinde, fi quis
illud effe elementum ftatuerit, quod aliquo iftorum
exceffu calidum fit, aut frigidum, aut humidum, aut
ficcum, porro os, et cartilago, et nervus, nec non
et reliqua hujusce generis prima erunt humano corpori elementa. At noluit Athenaeus illa effe elementa,
fed ea, quae haec ipfa conftituunt. Liquido itaque conftat, quod ille fenfum transgreditur, ad eaque progreditur, quae vere et ex ipfa ratione prima funt et
fimplicia, et quae nequaquam amplius per alicujus in
eis dominationem talia vel talia funt; fiquidem effent
tunc et haec ipfa concreta, et a propofito bifariam
aberraremus. Nam et propterea fenfilia miffa fecimus,
ut quippiam, quod fimplicius effet, inquireremus, et
tamen nihil proinde in his abditis, quod fimplicius
effet, affequuti fumus. Etenim in illis evidentibus, fi
non aliud, hoc faltem habebatur, quod comperta haec
nobis erant confeffaque, quum nemo non fateatur,
cartilaginem, membranam et adipem caeteraque fimilaria primas effe, fi fenfui attendamus, fimpliciffimas.

ὑμένα, καὶ τὰ ἄλλα σύμπαντα τὰ ὁμοιομερῆ·
τῷ δὲ καὶ
ταῦτ᾽ ἀπολείποντι, διότι πρὸς τὴν φύσιν ἐστὶν σύνθετα,
κἂν ταῖς αἰσθήσεσιν ἁπλᾶ φαίνηται, καὶ μηδέπω μηδὲν τῶν
ἁπλῶν λέγοντι, τίς ἂν εὐσχήμων ἀπολογία γένοιτο πρὸς τὸ
μὴ περιττά τε καὶ μάταια φλυαρεῖν; εἰ μὲν γὰρ τὸ κατ᾽
ἐπικράτειαν ὑγρὸν, καὶ θερμὸν, καὶ ψυχρὸν, καὶ ξηρὸν
ὀνομάζεις, ἔχεις ἐναργῶς ἤδη τὰ στοιχεῖα γινωσκόμενα, νεῦρον, καὶ ὑμένα, καὶ χόνδρον, καὶ σάρκα, καὶ σύνδεσμον,
καὶ τῶν ἄλλων ἕκαστον ὧν εἴπομεν. εἰ δὲ τὸ πρὸς τὴν
φύσιν ἁπλοῦν ζητεῖς, ἄμικτόν τε εἶναι χρὴ τοῦτο, καὶ
ἄκρατον, καὶ ἄκρον τῇ ποιότητι. πάλιν οὖν ἥκεις ἐπὶ πῦρ,
καὶ ἀέρα, καὶ ὕδωρ, καὶ γῆν. ἐν τούτοις γὰρ μόνοις εὑρήσεις ἀμίκτους τε καὶ ἀκράτους τὰς ποιότητας, ἄκραν μὲν
ἐν πυρὶ θερμότητά τε καὶ ξηρότητα, ἄκραν δ᾽ ἐν τῇ γῇ
ψυχρότητα καὶ ξηρότητα, καὶ τῶν ἄλλων ἐν ἑκατέρῳ κατὰ
τὴν οἰκείαν φύσιν. κἂν εἰ μὴ τέτταρα δὲ βουληθείης,

que particulas. Quod fi haec ob id aliquis dimittat,
quia natura compofita funt, quantumlibet fenfibus fimplicia videantur, nec poftmodum aliud quicquam, quod
fimplicius fit, introducat; nefcio profecto, quam poffit
ille honeftam proferre excufationem, ne inaniter et
fupervacanea nugari videatur. Quotiescunque enim voluerit calidum frigidumve, fimiliter humidum et ficcum nominare, quod fecundum dominationem tale eft;
jam elementa habet, et fatis etiam perfpecta; nervum,
inquam, membranam, cartilaginem, carnem et ligamentum, et reliqua etiam illa, quae nuper recenfuimus. At fi illud inquiris, quod natura fimplex
fit; oportet ftatim id haud effe mixtum temperatum-
ve, et praeterea fumma effe qualitate affectum. Rurfum igitur ad ignem remeas, et aërem, aquamque,
et terram, quippe quod in his folis qualitates reperire
poffis absque ulla mixtura temperieque : in igne nimirum calorem fummum fummamque ficcitatem;
fummum frigus cum ficcitate in terra, et in reliquis
reliquas, prout fua cujusque natura poftulat. Porro fi

Ed. Chart. III. [19.]   Ed. Baf. I. (53. 54.)

[19] ἀλλὰ δύο λέγειν ἐξ αὐτῶν ἢ τρία τὰ στοιχεῖα, τάχ᾽
ἂν ἔχοις τινὸς εὐπορῆσαι λογισμοῦ. τὸ δὲ ἅμα μὲν ἄκρως
ὑγρὸν ὁμολογεῖν εἶναι τὸ στοιχεῖον, ἅμα δὲ ἄλλο τι λέγειν
οἴεσθαι παρὰ τὸ ὕδωρ, ἐσχάτως ἠλίθιον, εἰ μή τι ἄρα
(54) τὰς ποιότητας αὐτὰς μόνας εἶναι λέγεις στοιχεῖα, καὶ
οὐ τὰ δεδεγμένα ταύτας σώματα. γενήσεται γὰρ οὕτως οὐ
τὸ ὕδωρ στοιχεῖον, ἀλλ᾽ ὑγρότης, οὐδὲ τὸ πῦρ, ἀλλ᾽ ἡ
ἄκρα θερμότης. εἰ δὲ τοῦτο, πρῶτον μὲν πυρὸς ἀνωτέρω
καὶ γῆς καὶ ὕδατος καὶ ἀέρος ἀναβήσεται τῷ λόγῳ ὁ
μηδ᾽ ἐπὶ ταῦτα προελθεῖν ὑπομένων, ὡς πόῤῥω τῆς ἰατρικῆς ὄντα· δεύτερον δὲ φανερῶς ἐξελεγχθήσεται μὴ γινώσκων, ὅπη διαφέρει στοιχεῖον ἀρχῆς. ὅτι τε γὰρ ἁπλούστερόν ἐστι πυρὸς ἡ ἄκρα θερμότης, ὅτι τε, ταύτης ἐγγινομένης τῇ ὕλῃ, πῦρ ἀποτελεῖται, τοῖς φιλοσόφοις ὡμολόγηται
πᾶσιν, οἷς Ἀθήναιος ἕπεσθαι σπουδάζει. καὶ μὲν δὴ καὶ
ὡς ἀρχὴ τῆς τοῦ πυρὸς γενέσεως ὕλη τίς ἐστιν ἡ ἄποιουν
ὑποβεβλημένη τοῖς στοιχείοις ἡ ἄποιος, ἥ τ᾽ ἐγγινομένη

quatuor elementa nolueris ponere, fed ex his vel
duo, vel tria; poffis forfitan hujus aliquam afferre rationem. At affirmare, effe elementum, quod fumme
humidum eft, fimulque mox arbitrari, illud effe quippiam ab aqua diverfum, extremae cujusdam ineptiae
eft, nifi forfitan folas velis qualitates, nec ipfa illis affecta
corpora, effe elementa; nam tunc non aqua, fed humiditas elementum erit, nec ignis, fed fummus calor.
Quod fi ita fuerit, primum quidem jam ultra ignem
aëremque et aquam et terram tuam profers rationem, qui ne ea quidem attingere audebas, utpote quia
medicinam excederent: deinde vero facile convinceris,
quod ignores, quam ab elemento principium differat.
Jam enim quod fummus calor fit igne fimplicior, atque
etiam quod, illo ad materiam accedente, ignis gignatur,
pro confeffo ab omnibus philofophis habetur, quos
Athenaeus imitari ftudet. Et fatentur etiam omnes,
quod materia quaedam, quae omnibus elementis fubjecta eft, quaeque omni caret qualitate, nec non et

ταύτῃ θερμότης ἡ ἄκρα, καὶ τοῦθ' ὁμοίως ὡμολόγηται· καὶ
ὡς ἡ μὲν ὕλη διὰ παντὸς τοῦ αἰῶνος ἐστὶν, ἀγέννητός τε καὶ
ἄφθαρτος οὖσα, τὸ δὲ γινόμενόν τε καὶ ἀπογινόμενον αὐτῆς ἡ
ποιότης ἐστίν· καὶ ὡς ὁμογενὲς εἶναι χρὴ τὸ στοιχεῖον, οὗπερ ἂν
εἴη στοιχεῖον. ἐν τούτῳ γὰρ δὴ καὶ διήνεγκε στοιχεῖον ἀρχῆς, ἐν
τῷ τὰς μὲν ἀρχὰς οὐκ ἐξ ἀνάγκης ὁμογενεῖς εἶναι τοῖς πράγμασιν. ὧν ὑπάρχουσιν ἀρχαὶ, τὰ δὲ στοιχεῖα πάντως ὁμογενῆ.
ποιότης μὲν γὰρ ἁπλῆ ποιότητος συνθέτου στοιχεῖον, ἁπλοῦν
δὲ σῶμα σώματος οὐχ ἁπλοῦ. καὶ μὴν εἰ τὸ θερμὸν, καὶ
ψυχρὸν, καὶ ξηρὸν, καὶ ὑγρὸν ἐλέγετο τριχῶς, ἢ ὡς ποιότης;
ἢ ὡς ἄμικτον, ἢ ὡς μεμιγμένον σῶμα, φαίνεται δ' οὔθ' ἡ
ποιότης στοιχεῖον, οὔτε τὸ κεκραμένον καὶ μεμιγμένον σῶμα;
ὑπολείπεται τοίνυν τὸ ἄκρατόν τε καὶ ἄμικτον σῶμα καὶ
ἁπλοῦν ταῖς ποιότησι τὸ στοιχεῖον εἶναι. πάλιν οὖν ἥκει
πῦρ, καὶ γῆ, καὶ ὕδωρ, καὶ ἀὴρ, ἐν οἷς πρώτοις ἄκρα
θερμότης, καὶ ψυχρότης, καὶ ξηρότης, καὶ ὑγρότης ἐστί.

fummus calor in ea procreatus, fint igni fuae generationis principium; et praeterea, quod haec eadem
materia fit femper ab omni penitus generatione et interitu immunis, qualitas vero ea fit, quae in illa gignatur et
intereat; et quod opus fit, ut elementum fit ejusdem generis
cum illo, cujus eft elementum. Eo enim elementum a principio differt, quod minime fit neceffe principia in eodem effe
genere cum his, quorum funt principia, ficut elementa
ad idem femper genus pertiuere. Simplex namque
qualitas compofitae qualitatis, et fimplex corpus
corporis compofiti eft elementum. Quod fi calidum,
frigidum, atque humidum, et ficcum dicuntur tripliciter; nam vel ficuti qualitas, vel ficut corpus impermixtum, vel ficut illud, quod mixtum eft, nec ipfa
deinde qualitas elementum effe videtur, neque etiam
mixtum temperatumque corpus; relinquitur, quod elementum fit id corpus, quod eft cujusque temperamenti
ac mixturae expers, quodque qualitatibus fit fimplex,
et tandem ad ipfum ignem, et terram, et aërem, et
aquam deveniendum eft; in quibus primis fummus eft
calor, et fummum frigus, atque etiam humor et ficci-

τὸ δὲ διὰ τοῦτο δεδιέναι ταῦθ᾽ ὁμολογεῖν εἶναι στοιχεῖα,
διότι μήτ᾽ ἐξαιροῦμεν ἐκ τοῦ σώματος αὐτῶν τι, μήτ᾽ ἐντίθεμεν, ἐσχάτως ἠλίθιον. τὰ γὰρ ἐκ τῶν στοιχείων γεγονότα προσφερόμενοι, πάντως δήπου καὶ τὰ στοιχεῖα τοῖς
σώμασιν ἡμῶν ἐντίθεμεν. ἀλλ᾽ οὐκ εἰλικρινῆ, φασίν, οὐδὲ
μόνα. κακῶς οὖν λέγεται, μήτ᾽ ἐξαιρεῖν, μήτε ἐντιθέναι
στοιχεῖον. ἐχρῆν γὰρ οὐχ ἁπλῶς οὕτως εἰπεῖν, ἀλλ᾽ ὅτι μὴ
μόνον, μηδ᾽ ἄμικτον, μηδ᾽ αὐτὸ καθ᾽ ἑαυτό. καίτοι καὶ
τοῦτ᾽ αὐτὸ τί ποτε βούλεται περαίνειν αὐτοῖς; οὔτε γὰρ
ἄχρηστος ἡ περὶ τῶν στοιχείων θεωρία διὰ τοῦτ᾽ ἂν εἰκότως νομισθείη, διότι μηδὲν αὐτῶν ἄμικτον ἑτέρου τοῖς
σώμασιν ἡμῶν προσφέρομεν, οὔτε διὰ τοῦτο πῦρ, καὶ ἀὴρ,
καὶ ὕδωρ, καὶ γῆ κακῶς εἴρηται στοιχεῖα, διότι τοῖς μὲν ἐξ
αὐτῶν γεγονόσι χρώμεθα, μόνον δ᾽ αὐτῶν ἕκαστον ἰδίᾳ
καὶ καθ᾽ αὐτὸ παντάπασιν ἄχρηστον ὑπάρχει. καίτοι καὶ
εἰλικρινέσι χρώμεθα πολλάκις τοῖς τοῦ κόσμου στοιχείοις,

tas. Quod fi quis ea non audeat fateri elementum ea-
propter, quod ex ipfis nullum aut e corpore detrahimus, aut eidem imponimus, is fummam quandam
praefert ftoliditatem. Jam enim quum ea, quae ex elementis conftant, noftris offerimus corporibus, eisdem
quoque elementa omnino adhibemus. At non fincera,
ajunt, neque fola; igitur perverfe etiam dictum eft,
non detrahi, neque apponi elementum: nam nec ita
abfolute proferendum erat, fed potius, quod non folum, aut non fine mixtura, aut per fe. Verum enimvero nec quid tandem illi velint conficere, videre
poffum; neque enim ideo elementorum contemplatio
jure inutilis habenda eft, quia nullum eorum, quod
quidem mixtum cum altero non fit, noftris offeramus
corporibus. Atque etiam non ob id perperam pronunciatum eft, ignem, aërem, aquam et terram effe
elementa, quod illa, quae ex his compofita funt, nobis in ufum veniant, nullum vero ipforum feorfum ab
aliis, folumque et per fe nobis utile fit. At vero
et ipfis propemodum finceris hujus univerfi elementis

472 ΓΑΛΗΝΟΥ ΠΕΡΙ ΤΩΝ ΚΑΘ᾽ ΙΠΠΟΚΡ.

Ed. Chart. III. [19. 20.]   Ed. Baf. I. (54.)

ὕδατι μὲν ὁσημέραι χρώμενοι, καὶ πίνοντες, καὶ λουόμενοι,
καὶ ἄλλως ὁπωσοῦν, ἀέρι τε πανταχόθεν ἡμῖν περικειμένῳ,
καὶ διὰ τῆς εἰσπνοῆς ἑλκομένῳ. καὶ μὲν δὴ καὶ κατεψυγμέ-
νοι πολλάκις ἐδεήθημεν πυρός. οὐκ οὖν οἶδα, τί ποτέ
ἐστιν ὃ περαίνουσι, φάσκοντες, μήτ᾽ ἐξαιρεῖν τι τοῦ σώματος ἡμῶν, μήτ᾽ ἐντιθέναι πῦρ, καὶ ὕδωρ, καὶ ἀέρα, καὶ
γῆν. [20] ἐγὼ μὲν γὰρ καὶ τὸν ἐν τῷ κρύει παρὰ πυρὶ
θαλπόμενον ἀντεισάγειν φημὶ τῷ σώματι πῦρ, καὶ ὅστις
ὕδατος πίνει, καὶ τοῦτον ἀντεισάγειν ὕδωρ εἰς τὸ σῶμα, καὶ
τὸν ἀναπνέοντα δὲ κατὰ τὸν αὐτὸν λόγον ἀέρα. καὶ μέν
γε καὶ ὅσα τῶν ζώων ἢ ψάμμον, ἢ γῆν, ἢ λίθους, ἢ
βόρβορον, ἢ ὀπτᾶ σιτεῖται, καὶ ταῦτα φανερῶς ἐπεισάγει
τοῖς σώμασι γῆν. εἰ δ᾽, ὅτι μήτε μέχρι τοῦ καυθῆναι
θάλπεταί τις παρὰ τῷ πυρὶ, μήτ᾽ ἄχρι τοῦ διαῤῥαγῆναι
πίνει, διὰ τοῦτ᾽ οὐχ ἡγοῦνται τῶν στοιχείων οὐδὲν ἡμᾶς
ἐπεισάγειν τῷ σώματι, θαυμάζειν χρὴ σοφίαν τῶν ἀνδρῶν,
οὐδ᾽ ἄχρι τοσούτου συνιέναι δυναμένων, ὡς, εἰ παντελῶς

faepe utimur, qncmadmodum aqua quotidie, quum
bibimus, aut lavamur, vel alio etiam aliquo modo;
et aëre, qui nos undique ambit, dum illum infpirando
attrahimus; igne quoque interdum, quum frigemus, ut
caleamus, utimur. Ut tandem minime videam, quid
ipfi conficiant, quum ajunt, nunquam ignem, aut
aquam, aut aërem, aut terram vel detrahi e corpore noftro, vel illi apponi. Etenim ego facile affir-
maverim, eum, qui alget et ad ignem, ut calefiat, accedit, ignem corpori adhibere, et aquam illum, qui bibit,
illum etiam, qui refpirat, aërem. At quaecunque animantia quoque vel arena vefcuntur, vel terra, vel lapidibus, vel luto, vel offibus, terram manifefto in
corpus introducunt. Quod fi qui ob id putent, nullum
nos corpori offerre elementum, quia nemo eatenus calefiat, donec uratur, vel bibat, quoad rumpatur, erit
nempe horum hominum mirabilis fapientia, qui eousque
devenire nequiverunt, ut intelligerent, quod, fi vel

Ed. Chart. III. [20.]   **Ed. Baſ. I. (54.)**

ἀπώλλυτο τῶν στοιχείων ὁτιοῦν, εὐθὺς καὶ τὸ ζῶον φθαρή-
σεται. ἀπολεῖται δὲ, εἰ μὲν ἐκπυρωθείη, τὸ ψυχρὸν στοιχεῖον, εἰ δ᾽ ἐσχάτως καταψυχθείη τὸ θερμόν. οὕτω δὲ
κἂν ἐσχάτως ἀποξηράνῃς τὸ σῶμα, τελέως ἀναιρήσεις τὸ
ὑγρόν· κἂν ἐξυγράνῃς, τὸ ξηρόν. ὥστ᾽ αὐτὸ τοὐναντίον,
ἢ ἐκεῖνοι λέγουσιν, ἀεὶ μὲν ἀφαιρεῖται καὶ προστίθεται
τῶν στοιχείων τι· μέτρῳ μέντοι τοῦτο γίνεται τοῖς γε μὴ
βουλομένοις διαφθεῖραι τὸ ζῶον· ἡ γὰρ ἄμετρος αὐτῶν χρῆσις εἰς ὄλεθρον τελευτᾷ.

Κεφ. ζ. Τὸ δὲ συνέχον ἐν τῷ λόγῳ καὶ μάλιστα λανθά-
νον αὐτοὺς ἤδη πᾶν ἀποκαλύψαι πειράσομαι. ἅπαντα γὰρ, ὅσα
γένεσιν ἔχει καὶ φθοράν, σώματα διτταῖς ὑπόκειται μεταβολαῖς,
ἀλλοιουμένης τε ἅμα καὶ ῥεούσης αὐτῶν τῆς οὐσίας. ἀλλοιοῦται μὲν ουν θερμαινομένη, καὶ ψυχομένη, καὶ ξηραινομένη, καὶ
ὑγραινομένη. μόναι γὰρ αἱ ποιότητες αὗται μεταβάλλουσιν
ὅλην δι᾽ ὅλου τὴν οὐσίαν, ὡς καὶ μετ᾽ ὀλίγον εἰρήσεται.

unum elementum intereat omnino, fit etiam ſtatim animal interiturum. Interibit autem frigidum elementum,
fi comburatur; calidum vero, fi nimis refrigeretur;
fimiliter etiam, fi nimis areſcat corpus, peribit humidum; et ficcum, fi nimis humectetur. Unde e contrario ſe habet haec res, ac illi ſentiunt, quia ſemper aut eximitur elementum aliquod, aut apponitur.
Verum id fieri moderate oportet ab his, qui animal incolume eſſe volunt; fiquidem immoderatus eorum uſus
ad interitum ducit.

Cap. VII. Jam autem id omnino aperire aggrediar,
quod in hoc ſermone conſequens eſt, quodque iſtos
imprimis latet. Omnia nimirum corpora, quae generantur et intereunt, duplici transmutationi ſunt obnoxia,
utpote quorum ſubſtantia tum alteretur, tum diffluat.
Alteratur quidem, quum calefit, vel refrigeratur, vel
humectatur, vel exiccatur; hae enim qualitates ſolae
poſſunt univerſam (ut paulo poſt expoſituri ſumus) ſubſtantiam, ac illam per totum transmutare. Diffluit vero per ex-

ῥεῖ δὲ κατὰ τὰς αἰσθητὰς ἐκκρίσεις, καὶ προσέτι κατὰ τὴν
ἄδηλον καλουμένην διαπνοήν. ὥσθ᾽, ἵνα σώζηται, διττῆς
καὶ τῆς ἐπανορθώσεως δεῖται, τῆς μὲν ἑτέρας τὸ ὑπερβάλ-
λον ἐν ταῖς ποιότησι κολαζούσης, τῆς δὲ λοιπῆς τὴν τοῦ
κενουμένου βάσιν ἀναπληρούσης. ἀλλὰ ἡ μὲν καθαιροῦσα
τὴν ἀμετρίαν ἡ ἐναντία δήπου ποιότης ἐστὶ τῆς πλεονα-
ζούσης· ἡ δὲ τὸ λεῖπον ἀναπληροῦσα ποιότης ἐναντία μὲν
οὐκ ἔστιν, ὁμοιοτάτην δ᾽ εἶναι χρὴ τῇ κενωθείσῃ πρότερον
οὐσίᾳ· μέλλει γὰρ ἀντ᾽ ἐκείνης ἔσεσθαι τῷ ζώῳ. τουτὶ μὲν
οὖν ἐστι τὸ τρέφεσθαι τοῖς σώμασιν, ἔκ τινος οὐσίας ὁμοίας
τῇ πρότερον κενωθείσῃ γινόμενον. ὅθεν, οἶμαι, καὶ τὴν οὐσίαν ἐκείνην τροφὴν ὀνομάζομεν. ἡνίκα δὲ κατὰ ποιότητα
μόνον ἀλλοιοῦν βουλόμεθα τὸ ὑποκείμενον, οἷς μὲν τοῦτο
δρῶμεν, οὐ τροφὰς, ἀλλὰ φάρμακα προσαγορεύομεν. οὐκ
ἔχοντες δ᾽ εὑρεῖν χωρὶς οὐσίας οὐδὲ μίαν ποιότητα, σὺν
ταῖς οὐσίαις αὐτὰς ἀναγκαζόμεθα λαμβάνοντες προσφέρειν
τοῖς δεομένοις σώμασιν· ἄκρας μὲν ποιότητος χρήζοντες, τὸ

cretiones in fenſum cadeñtes, et per eam, quae infenſibilis
perſpiratio vocatur. Quo deinde fit, ut duplici egeat procu-
ratione, fi incolumis fit fervanda; altera, qua, quicquid in
qualitatibus modum excefferit, reprimatur; altera, qua loco
illius, quod evacuatur, reſtituatur aliquid. Porro exce-
dentis immoderationem oppoſita qualitas emendat; quod
vero deperditur, nequaquam per oppoſitam qualitatem
reparatur, quum opus fit, ut id, quod reparatur,
fit priori deperditaeque ſubſtantiae quam ſimillimum, fiquidem in illius locum reficiendum eſt
in animante. Atque hoc ipſum, nutriri, inquam, corpora, ex quadam nimirum ſubſtantia fit illi ſimili,
quae prius fuerit evacuata. Unde etiam (ut equidem arbitror) ea ſubſtantia alimentum appellata eſt. At vero quum
ſolam eam transmutationem in ſubjecto quaerimus, quae
per qualitates fit, non amplius illa, per quae id ipſum
agimus, alimentum, ſed medicamenta potius appellamus.
Sane quum nulla qualitatum feorſum a ſubſtantia reperiri queat; proinde cogimur eas una cum ſubſtantiis
affumere, ac ita corporibus illis egentibus offerre; quae

στοιχεῖον αὐτὸ, πῦρ, ἢ ὕδωρ, ἢ γῆν, ἢ ἀέρα, μετρίας δὲ, τὸ μεμιγμένον ἐκ τῶν στοιχείων. ἐπειδὰν μὲν οὖν θερμῆναι βουλώμεθα, τοιοῦτον αἱρούμενοι φάρμακον, ἐν ᾧ πλείων μέν ἐστιν ἡ τοῦ πυρὸς μοῖρα τῆς ἐναντίας· ἐπειδὰν δὲ ψύξαι, ἐν ᾧ τοὐμπαλιν· ἔστι δ᾽ ὅτε συναμφότερον ἅμα πρᾶξαι [21] προαιρούμενοι, καὶ ἀλλοιῶσαι, καὶ θρέψαι, τοιαύτην ζητοῦμεν οὐσίαν, ἥτις καὶ τὴν ὡς σιτίου, καὶ τὴν ὡς φαρμάκου χρείαν παρέξει. μὴ τοίνυν ἀξιούτωσαν ἅπαν ζῶον ἢ πῦρ, ἢ γῆν, ἢ ὕδωρ, ἢ ἀέρα προσφέρεσθαι, μόνον αὐτὸ καθ᾽ αὐτὸ, χωρὶς τῶν ἄλλων, εἰλικρινὲς στοιχεῖον· οὔτε γὰρ ὡς σιτίον, οὔθ᾽ ὡς φάρμακον δεήσει προσφέρεσθαι. τὸ γὰρ ὅμοιον ἦν τῷ τρεφομένῳ σιτίον. ὅμοιον δὲ τῷ συνθέτῳ σώματι, καὶ κεκραμένῳ, καὶ πάντων μετέχοντι τῶν στοιχείων, ἕτερον, οἶμαι, τοιοῦτό ἐστιν, ἐξ ἐκείνων ἁπάντων γεγονός. οὔθ᾽ ὡς φάρμακον ἀεὶ χρήσιμόν ἐστι τὸ

fi fummas eas expofcant, ipfum elementum adhibemus, ignem inquam, aut aquam, aut terram, aut aërem; ubi vero mediocri fit opus, mixto ex elementis utimur; unde, fi calefacere voluerimus, ejusmodi medicamentum eligemus, in quo major fit ignis quam alicujus illi contrarii portio; contra vero, fi refrigerandum fit. Nonnunquam vero, fi utrumque horum procurare inftituerimus, alterare, inquam, et, alere, eam tunc fubftantiam exquirimus, quae poffit utramque operam praeftare, eam nimirum, quam cibus, et eam, quam medicamentum. Itaque non amplius hoc expofcant, ut unumquodque animal ignem ingerat, aut terram, aut aquam, aut aërem, aut tandem illud elementum, quod folum et per fe ipfum fit, et absque ullo aliorum confortio: quippe quum nihil nos illud vel tanquam medicinam, vel tanquam cibum offerre cogat: fiquidem cibus rei nutriendae fimilis eft. Et fimile compofito corpori, atque ex elementis contemperato, eorumque participi id corpus eft (ni me mea fallit opinio), quod itidem ex illis eisdem conftitutum fit. Nec fane femper elemen-

στοιχεῖον, ἀλλ᾽ ἐν ἐκείνῳ μόνῳ τῷ χρόνῳ, καθ᾽ ὃν ἄκρας
ποιότητος δεῖται τὸ σῶμα. ταῦτ᾽ οὖν εἴρηταί μοι πρὸς τοὺς
οὐκ ὀρθῶς ἀκούοντας Ἱπποκράτους. ἤδη δὲ δῆλον, ὡς ἀεὶ
τῶν στοιχείων δεόμεθα, ποτὲ μὲν ὡς ἁπλῶν καὶ μόνων,
ἐνίοτε δ᾽ ὡς ἐπικρατούντων, (55) ἢ πάντως γ᾽ ὡς συντιθέντων ἐκεῖνο τὸ σῶμα, τὸ μέλλον ἡμῖν ἢ τροφῆς ἢ φαρμάκου χρείαν παρέξειν.
    Κεφ. η'. Ὅτι δ᾽ ἀπὸ τῶν ποιοτήτων ὀνομάζει τὰ
στοιχεῖα πολλάκις ὁ Ἱπποκράτης ἐν τῷ περὶ φύσεως ἀνθρώπου βιβλίῳ, θερμὸν μὲν καλῶν, οὔτε τὴν ποιότητα
μόνην, οὔτε τὸ κατ᾽ ἐπικράτησιν αὐτῆς ὁμωνύμως ὀνομαζόμενον, ἀλλὰ τὸ μετέχον ἄκρας θερμότητος σῶμα, ψυχρὸν δὲ, ἐν ᾧ ψυχρότης ἄκρα, ξηρὸν δὲ, ἐν ᾧ ξηρότης, ἐξ
αὐτῶν ἄν σοι κατάδηλον γένοιτο τῶν ῥήσεων. ἐπειδὰν μὲν
γὰρ λέγῃ, καὶ πάλιν ἀνάγκη ἀποχωρέειν ἕκαστον εἰς τὴν
ἑωυτοῦ φύσιν, τελευτῶντος τοῦ ἀνθρώπου, τό τε ξηρὸν

tum ut medicina ufui eft, nifi eo fortaffe tempore
tantummodo, quo corpus fumma eget qualitate. Haec
igitur a nobis adverfus eos prolata fint, qui perperam
Hippocratem intelligunt. Jamque id etiam praeterea
confpicuum eft, elementa in noftros ufus femper venire,
ut tamen ea nonnunquam fola et fimplicia veniant,
quandoque vero ut in mixtione vincentia, et tandem
prout corpus id conftituunt, quod poteft nobis vel alimenti, vel medicamenti ufum praeftare.

Cap. VIII. Quod autem Hippocrates a qualitatibus
in libro de natura humana faepius elementa nominet,
atque calidum non folam ipfam qualitatem appellet, neque illud etiam, in quo una quaepiam qualitas alias in
mixtura fuperat, hoc vocet modo, fed potius corpus
id, quod eft fummo calore affectum, et frigidum id, in
quo fummum fit frigus, et ficcum, in quo ficcitas: ipfa
tibi horum verborum feries facile poterit apertum reddere. Quum enim ait: Quum interit homo, neceffe eft
unumquodque rurfus ad fuam ipfius naturam redire,

πρὸς τὸ ξηρὸν, καὶ τὸ ὑγρὸν πρὸς τὸ ὑγρὸν, καὶ τὸ θερμὸν πρὸς τὸ θερμὸν, καὶ τὸ ψυχρὸν πρὸς τὸ ψυχρόν· οὗ
τὰς ποιότητας αὐτὰς μόνας λέγει ξηρὸν καὶ ὑγρὸν καὶ
ψυχρὸν καὶ θερμὸν, ἀλλὰ τὰς οὐσίας, ἐν αἷς αἱ ποιότητες.
αὗται γὰρ ἀποχωροῦσι, τελευτῶντος τοῦ ἀνθρώπου, καὶ αὗται τοῖς τοῦ παντὸς ἀναμίγνυνται στοιχείοις. αἱ ποιότητες
δὲ φθείρεσθαι μὲν ἂν λέγοιντο, τελευτῶντος τοῦ ζώου, πρὸς
δὲ τὴν οἰκείαν φύσιν ἀποχωρεῖν οὐκ ἂν λέγοιντο. πάλιν
δὲ τοῖς εἰρημένοις ἐπιφέρων ὁ Ἱπποκράτης φησί· τοιαύτη
δὲ καὶ ἡ τῶν ζώων φύσις ἐστὶ, καὶ τῶν ἄλλων ἁπάντων.
γίνεται γὰρ ὁμοίως πάντα, καὶ τελευτᾷ ὁμοίως πάντα.
συνίσταται γὰρ αὐτέων ἡ φύσις ἀπὸ τουτέων τῶν εἰρημένων ἁπάντων, καὶ τελευτᾷ κατὰ τὸ εἰρημένον ἐς ταὐτὸ,
ὅθεν περ συνέστηκεν ἕκαστον. ἐνταῦθ' οὖν καὶ ἀπεχώρησεν. ἐναργῶς ἐνταῦθα δῆλόν ἐστι, οὐ τὰς ποιότητας μόνον
ὀνομάζειν θερμὸν καὶ ψυχρὸν καὶ ξηρὸν καὶ ὑγρὸν, ἀλλὰ
τὰ στοιχεῖα. πάντων γὰρ τῶν σωμάτων ἐκ τούτων ἐστὶν ἡ

ſiccum ad ſiccum, humidum ad humidum, calidum
ad calidum, frigidum ad frigidum: non ſolas profecto qualitates ſiccum, humidum, calidum et frigidum vocat, ſed eas ſubſtantias, in quibus hae reperiuntur qualitates. Ipſae enim ſunt quae, animali vita de-
functo, abeunt, quaeque elementis univerſi permiſcen-
tur. Qualitates vero poſſis forſitan dicere, animante
mortuo, interire, ad propriam autem eas naturam redire,
non item. Sed praeterea haec quoque tradit Hippocrates : Talis autem eſt tum animalium, tum aliorum
omnium natura, omniaque ſimiliter oriuntur,
atque ſimiliter occidunt quippe quorum natura
ex his omnibus, quae diximus, ſit conſtituta : et
unde unumquodque ortum habuit, in id, ipſum etiam (ut dictum eſt) pariter deſinit, et proinde
ad id ipſum tandem redit. Quo loco patet, non ſolas
illum qualitates appellare calidum, frigidum, humidum et ſiccum, ſed ipſa elementa, quum ab his
univerſa corpora ſuam trahant originem, et tandem in

γένεσις, καὶ πάντων εἰς ταῦτα ἡ τελευτή. καί σε καὶ τούτῳ προσέχειν τὸν νοῦν ἀξιῶ, τῷ λαθόντι πολλοὺς τῶν
ἰατρῶν, οἳ νομίζουσι φυγεῖν τὸν Ἱπποκράτην τὸ πάντων
τῶν ἐν γενέσει καὶ φθορᾷ σωμάτων ἀποφαίνεσθαι ταῦτα
στοιχεῖα. τετράκις μὲν γὰρ ἐν ταύτῃ τῇ ῥήσει, τῇ νῦν
ἡμῖν προχειρισθείσῃ, τὸ, πάντων, ὄνομα παρέλαβεν, ἔτι τε
πρότερον, ἡνίκα ἔλεγεν· ἀνάγκη τοίνυν, τῆς φύσεως τοιαύτης
ἐούσης καὶ τῶν ἄλλων ἁπάντων, καὶ τῆς τοῦ ἀνθρώπου, μὴ
ἓν εἶναι τὸν ἄνθρωπον· [22] ἔν τε τοῖς ἐφεξῆς λόγοις οὕτω
φαίνεται χρώμενος. ἀλλὰ τοῦτό γε παρορῶσιν οἱ πολλοὶ
τῶν Ἱπποκρατείους ἑαυτοὺς ὀνομαζόντων, ἔτι τε πρὸς τούτοις νομίζοντες ἄλλό τι λέγειν αὐτὸν ὑγρὸν καὶ ψυχρὸν
καὶ θερμὸν καὶ ξηρὸν, οὐ τὰ κοινὰ πάντων στοιχεῖα. τὰς
μὲν γὰρ ποιότητας αὐτῶν ὅτι μὴ βούλεται στοιχεῖα τίθεσθαι τῶν ἀνθρωπίνων σωμάτων, ἐξ ὧν ἤδη προὐθέμην
αὐτοῦ ῥήσεων, ἐναργῶς ἀποδεδεῖχθαι νομίζω, κἀκ ταύτης
οὐχ ἥκιστα· καὶ πάλιν, εἰ μὴ τὸ θερμὸν τῷ ψυχρῷ, καὶ

haec ipfa etiam omnia diſſolvantur. Quod ut attendas,
quam maxime te monitum velim, quum id quampluri-
mos medicorum latuerit, qui credant, Hippocratem
praeteriiſſe, quo minus ſtatuerit omnium, quae gignantur et intereant, corporum haec eſſe elementa. In
iſta enim nuper a nobis recitata ſententia quater reperies id vocabulum (omnium) repetitum: ſed et ſuperius,
quum dixit: neceſſe eſt, ſi talis fit cum aliorum omnium,
tum etiam ipſius hominis natura, hominem non eſſe unum: et
etiam in ſequentibus eodem viſus eſt uti modo. Multi attamen
ex his, qui Hippocratici appellari volunt, hoc conniventibus
oculis praetereunt: qui praeterea etiam putant, Hip-
pocratem aliud | per | calidum, frigidum, humidum et
ſiccum voluiſſe praeter communia rerum omnium elementa. Nam quod ipſe nunquam ſenſerit, ipſas iſtorum
qualitales eſſe corporum elementa, monſtratum eſſe
exiſtimo ex illis verbis, quae jam a nobis propoſita
funt, atque etiam non minus ex his, dum ait: Item
niſi calidum cum frigido, et ſiccum cum humido ſe

τὸ ξηρὸν τῷ ὑγρῷ μετρίως πρὸς ἄλληλα ἕξει καὶ ἴσως,
ἀλλὰ τὸ ἕτερον τοῦ ἑτέρου πολλῷ προέξει, καὶ τὸ ἰσχυρότερον τοῦ ἀσθενεστέρου, ἡ γένεσις οὐκ ἂν γένοιτο. οὐ
γὰρ δὴ ἐκ τῶν ποιοτήτων μόνον ἡγεῖται τὴν γένεσιν ὑπάρχειν τοῖς ζώοις, αἵ γε μηδ᾿ εἶναι δύνανται χωρὶς τῶν σωμάτων, ἀλλ᾿ ἐκ τῶν σωμάτων αὐτῶν, δηλονότι τῶν τὰς
ἄκρας ποιότητας δεδεγμένων. ἐκεῖνα γάρ ἐστι τὰ κοινὰ
πάντων στοιχεῖα. τὰ δ᾿ ἐπικρατείᾳ τούτων ὀνομυζύμενα
θερμὸν καὶ ψυχρὸν καὶ ξηρὸν καὶ ὑγρὸν, ἰδίᾳ καθ᾿ ἕκαστον ὑπάρχει. φέρε γὰρ, ἵν᾿ ἐπ᾿ ἀνθρώπου διέλθω τὸν
λόγον, ἐκ πρώτων οὗτος καὶ ἁπλουστάτων αἰσθητῶν στοιχείων ἐστὶ τῶν ὁμοιομερῶν ὀνομαζομένων, ἰνὸς, καὶ ὑμένος,
καὶ σαρκὸς, καὶ πιμελῆς, καὶ ὀστοῦ, καὶ χόνδρου, καὶ
συνδέσμου, καὶ νεύρου, καὶ μυελοῦ, καὶ τῶν ἄλλων ἁπάντων, ὧν τὰ μόρια τῆς αὐτῆς ἀλλήλοις ἰδέας ἐστὶ σύμπαντα. γέγονε δὲ πάλιν ἐκ τινῶν ἑτέρων προσεχῶν ἑαυτοῖς στοιχείων, αἵματος, καὶ φλέγματος, καὶ χολῆς διττῆς,

moderate et aequaliter habuerint, fed alterum, quod
valentius, alterum, quod imbecillius eft, plurimum
fuperet, nulla unquam futura eft generatio. Quo loco
nunquam velim mihi perfuadeant, illum arbitrari, ex qualitatibus, quae ne feorfum quidem a corporibus confiftere poffint, animalia gigni, fed ex corporibus potius, quibus illae qualitates fummae infint: ea quippe
funt communia omnium elementa. Quae vero calidum,
frigidum, humidum et ficcum ob aliquam horum dominationem dicuntur, propria funt unicuique. Age-
dum, ut de homine noftrum fermonem habeamus, is
ex primis fimpliciffimisque his fenfilibus elementis conftat, quae fimilaria appellantur: nempe fibra, membrana, carne, adipe, offe, cartilagine, ligamento, nervo, medulla, atque etiam omnibus aliis, quorum
univerfae particulae eandem omnino formam retinent:
quae et ipfae quoque ex aliis quibusdam ipfis proximis
gignuntur elementis, ex fanguine nimirum et pituita

480　ΓΑΛΗΝΟΥ ΠΕΡΙ ΤΩΝ ΚΑΘ' ΙΠΠΟΚΡ.

Ed. Chart. III. [22.]　　　　　　　　　Ed. Baſ. I. (55.)

ὠχρᾶς καὶ μελαίνης, ὧν ἡ γένεσις ἐκ τῶν ἐσθιομένων ἐστὶ
καὶ πινομένων, ἃ δὴ πάλιν ἐξ ἀέρος, καὶ πυρὸς, καὶ ὕδατος, καὶ γῆς ἐγένετο. ταυτὶ δ᾽ οὐκ ἐξ ἑτέρων σωμάτων,
ἀλλ᾽ ἐξ ὕλης τε καὶ ποιοτήτων ἐστί. καὶ διὰ τοῦτο πυρὸς
μὲν, καὶ γῆς, ἀέρος τε καὶ ὕδατος ἀρχὰς εἶναι λέγομεν,
οὐ στοιχεῖα· ταυτὶ δ᾽ αὐτὰ τῶν ἄλλων ἁπάντων στοιχεῖα.
μόρια γάρ ἐστιν ἐλάχιστα τῶν ἄλλων ἁπάντων ἁπλᾶ καὶ
πρῶτα. τὸ μὲν οὖν ἐξ ἀέρος, καὶ πυρὸς, ὕδατός τε καὶ
γῆς ἁπάσας τὰς πόας, καὶ τὰ φυτὰ, καὶ τοὺς καρποὺς
ἔχειν τὴν γένεσιν, οὐδεὶς ἀμφισβητήσει νοῦν ἔχων· οὐ μὴν
οὐδ᾽ ὅτι τροφὴ ταῦτ᾽ ἐστι τοῖς ζώοις ἅπασιν, οὔθ᾽ ὡς ἐκ
τούτων ἡμῖν οἱ χυμοὶ γεγόνασιν οἱ κατὰ φύσιν ἐν τῷ σώματι φαινόμενοι. τίνες δ᾽ εἰσὶν οὗτοι, καὶ πόσοι, ζητοῦσιν·
ἡμῖν ·ὁ δεύτερος λόγος εἰς τοῦτ᾽ ἀποκείσεται. νυνὶ δὲ κεφαλὴν ἐπιθεῖναι τῷ προτέρῳ λόγῳ πειραθῶμεν.

et bile utraque, pallida et atra: quae item ab illis ortum habent, quibus veſcimur, quaeque potamus: at
haec ex aëre, igne, aqua et terra gignuntur: ipſa
vero haec ex nullo amplius corpore alio conſtituta ſunt,
niſi quod ex materia et qualitatibus, et proinde has
principia quidem eſſe ignis, et aquae, aërisque, et
térrae concedimus, elementa vero nequaquam : illa
autem caeterorum omnium elementa eſſe dicimus, utpote quum rerum omnium primae ſint minimaeque
ac etiam ſimplices particulae. Itaque nullus, unquam,
qui ſanae mentis ſit, dubitaverit, quod herbae omnes ſtirpesque et fructus geniti ſint ex igne, aëre,
aquá et terra, neque etiam quod haec animantibus omnibus ſint alimenta: ſed neque de eo ambiget quispiam, quod humores, qui natura in noſtris conſpiciun-
tur corporibus, ab his ipſis ortum habeant. Qui vero
ſint hi, et quot, ſiquis ex nobis percunctetur, ad
ſecundum librum hanc hujusce rei inquiſitionem distu-
limus ; iam enim caput primo libro imponere prope-
ramus.

Κεφ. θ'. Ἐκ μὲν γὰρ τῶν χυμῶν τούτων ἕκαστον
τῶν ὁμοιομερῶν ἐγένετο. συνιόντων δὲ τούτων ἀλλήλοις, τὸ
πρῶτον ἀποτελεῖται ἁπλούστατον ὄργανον, ὃ μιᾶς ἐνεργείας
ἕνεκεν ὑπὸ τῆς φύσεως ἐγένετο. τούτων δ᾽ αὖθις ἀλλήλοις
συντεθειμένων, ἕτερον ὄργανον μεῖζον γεννᾶται. κἀκείνων
αὖθις ἀλλήλοις ἐπιπεπλεγμένων, ἡ τοῦ παντὸς σώματος
ἀποτελεῖται σύστασις. ἀλλὰ περὶ μὲν τούτων ἐν ταῖς ἀνα-
τομικαῖς |ἐγχειρήσεσι λέγεται. καὶ μέντοι καὶ ὅπως [23] ἐγί-
νωσκεν ὁ Ἱπποκράτης ὑπὲρ ἁπάντων τῶν ἐξ ἀνατομῆς φαινομένων, ἰδίᾳ μοι γέγραπται. νυνὶ δὲ περὶ τῶν ἀνωτέρω
στοιχείων, ἃ τὴν αἴσθησιν διαφεύγει, πρόκειται διελθεῖν,
ὑπὲρ ὧν καὶ Ἱπποκράτης ἐν τῷ περὶ φύσεως ἀνθρώπου
βιβλίῳ διείλεκται, τὰ μὲν ἴδια καὶ προσεχῆ τοῦ σώματος
ἡμῶν στοιχεῖα τοὺς τέσσαρας φάμενός εἶται χυμοὺς, τὰ δὲ
κοινὰ πάντων ὑγρὸν, καὶ θερμὸν, καὶ ξηρὸν, καὶ ψυχρόν.
ἀπὸ γὰρ τῶν ποιοτήτων ὀνομάζει τὰ στοιχεῖα, δι᾽ ἃς
καὶ στοιχεῖα γέγονε. θερμότητος γὰρ ἄκρας ἐγγινομένης

Cap. IX. Ex his nimirum humoribus fimilaria
quaeque gignuntur: ipfis vero fimul coëuntibus, primum id atque fimpliciffimum inftrumentum abfolvitur,
quod unius functionis gratiâ a natura procreatum eft.
Mox autem, quum haec item una componuntur, aliud
majus inftrumentum perficitur. Et deinde ex his aliis
fimul coagmentatis univerfi tandem corporis integritas
conftituitur. Quibus de rebus in diffectoriis adminiftrationibus actum eft: fed feorfum etiam in alio quodam
opere, quam habuerit Hippocrates de rebus, quae per
diffectiones corporum apparent, opinionem, literis
mandavimus. At in praefentia de fupremis elementis
fenfum effugientibus, de quibus Hippocrates in libro
de natura humana fermonem inftituit, differere propofui, qui afferit quidem, eos humores quatuor propria
ac proxima effe noftri corporis elementa; communia
vero omnium humidum, calidum, frigidum et ficcum;
ex qualitatibus quippe elementa nominat, ex quibus
etiam habent, quod elementa fint. Quum enim materiae

482 ΓΑΛΗΝΟΥ ΠΕΡΙ ΤΩΝ ΚΑΘ' ΙΠΠΟΚΡ.

Ed. Chart. III. [23.]   Ed. Baf. I. (55.)

τῇ ὕλῃ, στοιχεῖον ἔσται τὸ σύμπαν ἤδη· κατὰ δὲ τὸν αὐτὸν λόγον καὶ ψυχρότητος, ὑγρότητός τε καὶ ξηρότητος. οὐ
γὰρ δὴ τῷ ξανθὸν, ἢ λευκὸν, ἢ μέλαν ὑπάρχειν, ἢ τῷ
κοῦφον, ἢ βαρὺ, τὸ στοιχεῖον κρίνεται· κατὰ ταὐτὰ δ' οὐδὲ
τῷ πυκνὸν, ἢ μανὸν, οὐδὲ τῷ θλίβειν, ἢ τέμνειν, ἢ θλᾶν,
οὐδ', ἁπλῶς εἰπεῖν, ἑτέρᾳ τινὶ ποιότητι πλὴν τῶν εἰρημένων τεττάρων. αὗται γὰρ μόναι, τὴν ὑποκειμένην οὐσίαν
ἀλλοιοῦσαι, τῆς εἰς ἄλληλα μεταβολῆς τῶν στοιχείων εἰσὶν
αἴτιαι, καὶ φυτῶν καὶ ζώων δημιουργοί. τὸ μὲν οὖν εἰς
ἄλληλα μεταβάλλειν τὰ στοιχεῖα καὶ πρὸς τῶν ἀμφὶ τὸν Θαλῆν
συγκεχώρηται διὰ τὴν ἐνάργειαν· καίτοι μαχόμενόν γε ἦν
ταῖς ὑποθέσεσιν αὐτῶν, ὡς ἐδείκνυτο. τὸ δ' ἐκ ταύτης
τῆς ὁμολογίας περαινόμενον ἦν, ὑποβεβλῆσθαί τινα κοινὴν
οὐσίαν ἅπασι τοῖς στοιχείοις. Ἱπποκράτει μέν γε καὶ τοῦτ'
ἀποδέδεικται διὰ μιᾶς ἐκείνης ῥήσεως, ἣν ἁπασῶν πρώτην
παρεθέμην, ἐν ᾗ φησιν, ὡς οὐκ ἂν ἠλγοῦμεν, εἴπερ ἓν ἦν

ſummus accedit calor, jam id univerſum elementum
eſt; et eodem modo, quum ſummum frigus, aut humor,
aut ſiccitas: nam nec quod album ſit, aut nigrum,
aut leve, aut grave, aut pari etiam ratione quod denſum ſit, vel rarum, quodve premat, vel incidat,
vel frangat, (ut tandem in univerſum loquar) ex nulla
alia qualitate, niſi ex enumeratis illis quatuor, elementum eſſe iudicatur. Solae etenim hae, quum materiam ſubjectam alterant, in cauſa ſunt mutuae inter elementa transmutationis, ſuntque praeterea ſtirpium ac
animalium opifices. Porro Thaletis etiam ſectatores ab
ipſa hujus evidentia coacti, tametſi id eorum (ut jam
oſtenſum eſt) decretis adverſetur, mutuae tamen elementorum transmutationi aſſenſere. Hoc autem con-
ceſſo, ſtatim ea ſequebatur concluſio, nempe unam com-
munemque elementis omnibus eſſe ſubjectam ſubſtantiam. Quod quidem et Hippocrates quoque ea ipſa
dictione, quam priorem aſcripſi, monſtravit, quum
inquit, nos neutiquam dolituros, ſi homo unum ſit.

Ed. Chart. III. [23.] Ed. Baf. I. (55. 56.)

ὁ ἄνθρωπος. ταύτην γὰρ οὕτως οὖσαν βραχεῖαν ἀμφότερα
διδάσκειν ἔλεγον, ὡς πλείω τέ ἐστι τὰ στοιχεῖα καὶ ἀλλοιοῦσθαι πεφυκότα. τοῦτ᾽ οὖν καὶ νῦν αὖθις ἀναλάβωμεν,
ἵν᾽ ἐπιθῶμεν τῷ προτέρῳ λόγῳ τὴν προσήκουσαν τελευτήν.
ἐπεὶ γὰρ ἀλλοιοῦσθαι πέφυκεν ἡμῶν ἡ οὐσία, τίνες (56) αἱ
δυνάμεναι τοῦτο δρᾶν ὑπάρχουσι ποιότητες, ἐφεξῆς ἴδωμεν.
ὁ μὲν οὖν Ἱπποκράτης, ὡς ἂν βραχυλογίᾳ χρώμενος παλαιᾷ,
μετὰ τὸ προειπεῖν, ὡς, εἴπερ ἕν ἦν ὁ ἄνθρωπος, οὐδέποτ᾽
ἂν ἤλγησεν, ἐφεξῆς ἤδη χρῆται τῷ θερμῷ καὶ τῷ ψυχρῷ
καὶ τῷ ξηρῷ καὶ τῷ ὑγρῷ πρὸς ἁπάσας τὰς ἀλλοιώσεις, ἐκ
μὲν τοῦ φαίνεσθαι λαβὼν, ὅτι τὰ πλησιάζοντα σώματα μεταβάλλειν εἰς ἄλληλα πέφυκε τῷ θερμαίνειν, ἢ ψύχειν, ἢ
ξηραίνειν, ἢ ὑγραίνειν· ἐκ δὲ τοῦ προδεδεῖχθαι τὸ τὴν οὐσίαν ἀλλοιοῦσθαι πᾶσαν εἰδὼς ἀνατρεπόμενον, ὡς οὐκ ἔστι
διάκρισίς τις καὶ σύγκρισις ἡ φαινομένη τῶν σωμάτων ἀλλοίωσις, ὡς οἱ περὶ Ἐπίκουρόν τε καὶ Δημόκριτον ἐνόμιζον,

Qua, quantumlibet ea breviffima fit, dicebamus doceri
utrumque eorum, nimirum et elementa plura effe,
et natura ad alterationem habilia. Hoc ergo, ut aptum
priori libro finem imponamus, iterum repetendum venit. Quum fubftantia fuapte natura alterationi expofita fit, mox, quaenam illae fint qualitates, infpicien-
dum eft, quae hoc efficere poffint. Hippocrates itaque
folita antiquorum brevitate ufus, ut praefatus eft, hominem, fi unum fit, nunquam doliturum, ftatim calidum et frigidum et humidum et ficcum ad omnes
adhibet alterationes : hoc ex evidentia accipiens,
quod corpora, quae inter fe vicina funt, nata fint fefe
mutuo transmutare calefaciendo, vel refrigerando, vel
exiccando, vel humectando. At vero nec ipfum
latuit, quod, fi prius demonftratum fit, univerfam alterari fubftantiam, ftatim fubvertitur eorum fententia,
qui ajunt, apparentem corporum alterationem quandam
effe concretionem et fecretionem, quemadmodum
feufere Epicurus et Democritus, nec non, quamvis alio

484 ΓΑΛΗΝΟΤ ΠΕΡΙ ΤΩΝ ΚΑΘ' ΙΠΠΟΚΡ.

Ed. Chart. III. [23.]   Ed. Baf. I. (56.)

ἑτέρῳ δὲ τρόπῳ πάλιν Ἀναξαγόρας τε καὶ Ἐμπεδοκλῆς, ὃ
μὲν τὰς ὁμοιομερείας εἰσάγων, ὃ δ' ἀμετάβλητα νομίζων
εἶναι τὰ τέσσαρα στοιχεῖα. ἡμεῖς δ' ἐξαπλώσαντες τὸν λόγον, εἰς ὅσον σαφέστερον, εἰς τοσοῦτον καὶ πιστότερον ἐρ-
γασόμεθα. γενήσεται δὲ τοιοῦτός τις. εἴπερ ἀλγοῦμεν,
οὔτε μία τῷ εἴδει, οὔτ' ἀπαθής ἐστιν ἡμῶν ἡ οὐσία. καὶ
μὴν εἴπερ πάσχει, θερμαινομένη τε καὶ ψυχομένη καὶ ξηραινομένη καὶ ὑγραινομένη πείσεται. τῶν δ' ἄλλων οὐδεμία ποιοτήτων ἀλλοιοῦν οἵα τ' ἐστὶ τὸ πλησιάζον ὅλον δι'
ὅλου. οὔτε γάρ, εἰ τὸ βαρὺ τῷ κούφῳ πλησιάσειεν, ἢ τῷ
βαρεῖ τὸ κοῦφον, ἢ τὸ κοῦφον ἔσται βαρὺ, ἢ τὸ βαρὺ
κοῦφον, οὔτ', εἰ τῷ τραχεῖ τὸ λεῖον, καὶ τῷ πυκνῷ τὸ μανὸν, καὶ τῷ παχεῖ τὸ λεπτόν. τῶν γὰρ τοιούτων οὐδὲν
ἀλλοιοῦν δύναται τὸ πλησιάζον ὅλον δι' ὅλου. ὑπολείπεται οὖν ἔτι τὸ μαλακὸν καὶ σκληρὸν καὶ γλίσχρον
καὶ κραῦρον. ἀλλά τοι καὶ τούτων τὸ μὲν μαλακὸν

quodam modo, Anaxagoras et Empedocles; horum enim
alter fimilaria, alter quatuor quidem elementa, verum
ea intransmutabilia introduxit. Nos vero eam rationem explicabimus, ut illam clariorem, et proinde
probabiliorem reddamus, quae talis erit. Si nos dolemus, neque fpecie una erit neque impatibilis noftra
fubftantia: dolemus autem: quare non una fecundum
fpeciem neque impatibilis erit fubftantia noftra. Atqui, fi patitur, oportet, ut calefacta frigefactave, hu-
mectata aus exiccata patiatur; quum nulla alia qualitate poffint, quae fibi invicem proxima funt, alterari
tota per tota. Nam nec grave, fi prope rem levem accedat, propterea aut grave leve, aut contra leve grave reddetur; nec afperum, fi laevi fiat vicinum, aut
denfum raro, aut craffo tenue; nullum enim horum
id, quod illi proximum eft, 'totum poteft et per totum immutare. Sed reliqua praeterea funt durum et
molle, vifcidum et friabile: verum ex his molle qui-

Σd. Chart. III. [24.]   Ed. Baſ. I. (56.)

[24] καὶ γλίσχρον ἐκ τῆς τῶν ὑγρῶν ἐστι φύσεως· τὸ δὲ
σκληρὸν καὶ τὸ κραῦρον ἐκ τῆς τῶν ξηρῶν. ἕτεραι δὲ οὐκ
εἰσὶ παρὰ ταύτας ἁπταὶ ποιότητες. ὅτι δ᾽ ὁραταῖς, ἢ
ἀκουσταῖς, ἢ γευσταῖς, ἢ ὀσφρηταῖς ποιότησιν αἱ τῆς ὕλης
ἀλλοιώσεις οὐχ ἕπονται, πρόδηλον παντί. γένει μὲν γὰρ
εἰσιν ἁπταὶ καὶ αὗται, διενηνόχασι δὲ τῶν ἰδίως ἁπτῶν
τῷ μήτε κατὰ πάντα τὰ γένη τῶν ζῴων συνίστασθαι,
μήθ᾽ ὅλως ἀλλοιοῦν τὰς ὑποκειμένας οὐσίας. εἴπερ οὖν
αὗται μὲν ἴδιαί τινων ὑπάρχουσι ζῴων, αἱ δὲ τὴν ὅλην
οὐσίαν ἀλλοιοῦσαί τε καὶ μεταβάλλουσαι πρῶταί εἰσι τῇ
φύσει καὶ κοιναὶ πάντων τῶν ὄντων καὶ τῶν στοιχείων
δημιουργοί, δῆλον· ὡς ὑγρότης καὶ ξηρότης καὶ θερμότης
καὶ ψυχρότης ἑκάστου τῶν ὄντων συνιστῶσι τὴν οὐσίαν.
ὀρθῶς οὖν ὁ Ἱπποκράτης οὐκ ἀνθρώπου μόνον, ἀλλὰ καὶ
τῶν ἄλλων ἁπάντων τὴν φύσιν ἐκ θερμοῦ καὶ ψυχροῦ
καὶ ξηροῦ καὶ ὑγροῦ συνίστασθαι φησι. καὶ γὰρ δρᾷ
ταῦτ᾽ εἰς ἄλληλα φανερῶς, ὡς ἅπαντες ὁμολογοῦσι, καὶ τὸ

dem et viſcidum ad humidorum, durum vero et
friabile ad ſiccorum naturam pertinent; porro nullae
aliae praeter iſtas ſunt tactiles qualitates. Qnod vero
materiae alterationes minime viſibiles ſequantur qualitates, nec etiam eas, qúae ad auditum, guſtum aut
olfactum attinent, jám omnibus ſatis conſtat: verum
et hae quidem ſunt e genere tactilium qualitatum; ſed
ab illis, quae proprie tactiles ſunt, hoc differunt, quod
hae neque in omnibus animalium generibus conſiſtunt,
neque ſubſtantias transmutant. Quod ſi hae quibusdam
tantummodo animantibus peculiares ſunt, illae vero
univerſam ſubſtantiam transmutant et alterant, et
natura primae ſunt, et rerum omnium communes, et
élementorum conſtitutrices, manifeſtum eſt, quod calor
et frigus humorque et ſiccitas cujusque rei ſubſtantiam conſtituant. Et proinde recte Hippocrates non
hominis modo, ſed aliorum etiam omnium naturam ex
calido, frigido, humido et ſiccu eſſe conſtitutam
pronunciavit. Siquidem haec, ut omnes fatentur, mutuo inter ſe manifeſto agunt; neque a ſecretione et

δρᾷν οὐκ ἐκ διακρίσεως καὶ συγκρίσεως ἔχει, ἀλλ' ἐκ τοῦ
πάσχειν τε καὶ ἀλλοιοῦσθαι δι' ὅλης ἑαυτῆς τὴν οὐσίαν.
ἐμοὶ μὲν γὰρ καὶ θαυμάζειν ἐπέρχεται τὴν Ἀθηναίου γνώμην, μήτε ταῦτα τὰ νῦν εἰρημένα, μήθ' ὅσα προσέθηκεν
Ἀριστοτέλης τε καὶ Χρύσιππος, εἰπόντος, ἀλλ' ἀξιοῦντος
ἐναργῆ τὰ στοιχεῖα χωρὶς ἀποδείξεως λαμβάνεσθαι. καίτοι
γε, ἐν οἷς αὐτὸς ἀντεῖπεν Ἀσκληπιάδῃ, μέμνηταί πως καὶ
τούτων, οὐχ ἁπάντων μὲν ἀκριβῶς, οὐδὲ ἀγωνιστικῶς, οὐδὲ
τάξει καὶ μεθόδῳ λογικῇ χρώμενος τῆς ἀντιλογίας· ὅμως
δ' οὖν μέμνηται, ταράττων ἀτάκτως αὐτόν. τούτῳ μὲν οὖν
ἄξιον μέμφεσθαι προδιδόντι τὴν Ἱπποκράτειον φυσιολογίαν.
ἐμοὶ δ' ἂν εἴη καιρὸς ἐνταῦθα καταπαύειν τὸν πρῶτον
λόγον. ὅσα γὰρ ἄλλα ταῖς ἀπαθῆ μὲν τὴν οὐσίαν ὑποτι-
θεμέναις αἱρέσεσι, παραπλεκούσαις δὲ τὸ κενὸν ἐναντιοῦται, τὰ μὲν ὑπὸ Ἀριστοτέλους τε καὶ Θεοφράστου λέλεκται, τὰ δὲ καὶ ἡμεῖς ἂν εἴποιμεν, ἰδίᾳ πρὸς ἑκάστην

concretione habent quod agant, fed ex eo potius,
quod ipfa fubftantia per fe ipfam totam patitur et alteratur. Et equidem non poffum non Athenaeum admirari, oui nec ifta, quae nunc expofita funt, nec
ea etiam, quae ab Ariftotele et Chryfippo addita funt,
proferre voluerit, fed cenfuerit potius, absque ulla demonftratione elementa effe pro compertis accipienda.
Attamen ubi adverfus Afclepiadem differit, horum, etfi non prorfus omnium, quoquo modo meminit, neque tamen fub disceptandi formula; nam nec ordinem
adhibet, nec logica utitur methodo, dum illi adverfatur; eorum enim meminit fine ullo ordine illa discer-
pens. Unde et hac parte damnandus eft, quod rerum
naturalium difciplinam ab Hippocrate inftitutam ipfe
prodiderit. Mihi vero jam opportunum videtur, ut
primo libro finem imponamus; nam alia, quaecunque
his fectis, quae impatibilem ftatuunt fubftantiam, cui
intermifcent etiam vacuum, objici poffunt, ea partim
ab Ariftotele et Theophrafto explicata funt, partim a
nobis, quo loco particulatim unicuique fectae contra-

ΣΤΟΙΧΕΙΩΝ ΒΙΒΛΙΟΝ ΠΡΩΤΟΝ. 487

Ed. Chart. III. [24.]   Ed. Baf. I. (56.)
τῶν αἱρέσεων ἀντειπόντες. ἀλλ᾽ ἐκεῖνα μὲν ἐκ περιουσίας·
ἱκανὰ δὲ τὰ νῦν εἰρημένα πρὸς ἐπιστημονικὴν ἀπόδειξιν.
οὔτε γὰρ, ὡς οὐ χρὴ δι᾽ ὅλης ἑαυτῆς ἀλλοιοῦσθαι τὴν οὐσίαν, ἀντειπεῖν ἐστιν· ἀναιρήσομεν γὰρ οὕτω καὶ πόνον, καὶ
ἡδονὴν, καὶ αἴσθησιν, καὶ μνήμην, καὶ λογισμὸν, καὶ αὐτήν
γε τὴν ψυχήν· οὔθ᾽, ὡς ἄλλη τις ποιότης ἀλλοιοῦν δι᾽ ὅλου
πέφυκε παρὰ τὰς εἰρημένας τέτταρας. εἰ δὲ τοῦτο, καὶ
πρῶτος Ἱπποκράτης ἁπάντων ἐξευρὼν φαίνεται τὰ στοιχεῖα
τῆς τῶν ὄντων φύσεως, καὶ πρῶτος αὐτάρκως ἀποδείξας.
εἰ δ᾽ οὐκ ἐπέγραψε τὸ σύγγραμμα περὶ στοιχείων, ὡς Ἀσκληπιάδης ὁ ἰατρὸς, οὐδὲν ἂν εἴη τοῦτό γε ζήτημα. τὰ γὰρ τῶν
παλαιῶν ἅπαντα περὶ φύσεως ἐπιγέγραπται, τὰ Μελίσσου, τὰ
Παρμενίδου, τὰ Ἐμπεδοκλέους, Ἀλκμαίωνός τε καὶ Γοργίου,
καὶ Προδίκου, καὶ τῶν ἄλλων ἁπάντων. Ἀριστοτέλει δ᾽ ἔν
τε τοῖς περὶ οὐρανοῦ καὶ τοῖς περὶ γενέσεως καὶ φθορᾶς
ὁ περὶ τῶν στοιχείων λόγος ἐξείργασται, ὥσπερ ἐν τοῖς περὶ

diximus. Sed illa quidem ex abundanti. Quantum
enim ad demonftrationem fcientiis congruentem Attinet,
haec ipfa, quae hoc loco diximus, abunde erant: fiquidem neque adverfari quisquam poteft, quin Sibftan-
tia per fe tota non alteretur, quippe quia ftatim e
medio dolorem tolleremus, voluptatesque praeterea,
et fenfum, et memoriam, et rationem, atque etiam
tandem ipfum animum; fed neque quod alia fit qualitas, his quatuor exceptis, quae poffit aliquid per totum transmutare. Quare fi res fe ita habeat, primus
profecto omnium Hippocrates videtur naturae rerum
omnium elementa excogitaffe, atque, quantum fatis effe
poffit, demonftraffe. Neque vero nos moveat,
quod ille fuum commentarium non infcripferit de elementis, quemadmodum Afclepiades medicus; nihil enim
hic refert, quum veteres fere omnes videamus fua monumenta literarum de natura infcripfiffe, ut Meliffus,
Parmenides, Empedocles, Alcmaeon, Gorgias, Pro-
dicus, caeterique omnes. Sed Ariftoteles in libris de
caelo et in libris de generatione et interitu agit

488   ΓΑΛΗΝΟΥ ΠΕΡΙ ΤΩΝ ΚΑΘ' ΙΠΠΟΚΡ.

Ed. Chart. III. [24. 25.]   Ed. Baſ. I. (56.)

τῆς ουσίας λόγοις Χρυσίππῳ· ἀλλ᾽ οὐδὲ τούτων οὐδέτερος
ἐπιγραφει τὰ βιβλία περὶ στοιχείων. οὐδὲ χρὴ τοὔνομα
ζητεῖν, ἀλλὰ τὴν δύναμιν ἐξετάζειν τῶν λόγων. εἴτε γὰρ
περὶ φύσεως, [25] εἴτε περὶ στοιχείων, εἴτε περὶ γενέσεως
καὶ φθορᾶς, εἴτε περὶ οὐσίας ἐπιγράψειέ τις τὴν νῦν ἡμῖν
ἐνεστῶσαν πραγματείαν, οὐδὲν δήπου διοίσει. τῷ δὲ συνη-
θέστερον εἶναι σχεδὸν ἅπασι τοῖς νῦν ἐπιγράφειν τὰ τοιαῦτα συγγράμματα περὶ στοιχείων, ὀνομάζειν τε διὰ παντὸς,
οὕτω καὶ ἡμῖν ἄμεινον ἔδοξεν εἶναι περὶ τῶν καθ᾽ Ἱπποκράτην στοιχείων ἐπιγράψαι. καὶ δὴ δοκῶ μοι πάντα τὸν
πρῶτον λόγον ἤδη πεπεράνθαι. εἰ γάρ τί που καὶ σμικρὸν
ἔτι διαφεύγει τῶν ὑφ᾽ Ἱπποκράτους εἰρημένων ἀνεξήγητον,
αὐτός τις ἕκαστος, ἐξ ὧν εἶπον ὁρμώμενος, ἐξευρήσει κἀκεῖνο ῥαδίως. οἷον ὅτι τε τὴν γένεσιν οὐκ ἐξ ἑνὸς εἶναι
χρη, καὶ ὡς, εἰ μὴ τὸ θερμὸν τῷ ψυχρῷ καὶ τὸ ξηρὸν τῷ
ὑγρῷ μετρίως πρὸς ἄλληλα ἕξει καὶ ἴσοις, ἀλλὰ τὸ ἕτερον

de elementis; Chryſippus in libro de ſubſtantia; neo
iſtorum quiſpiam libros de elementis inſcripſit. Verum
ipſis vocabulis non eſt plurimum inſiſtendum; vis enim
ſermonis potius perperdenda eſt. Et equidem nihil ego
intereſſe putaverim, ſi quis opus hoc de natura inſcri-
l.eret, vel de elementis, vel etiam de generatione et
interitu, vel de ſubſtantia. Quum tamen hac tem-
peſtate invaluerit haec conſuetudo fere apud omnes, ut
hujuscemodi commentaria de elementis titulum habeant,
nos etiam operae pretium duximus, ut de elementis ex
Hippocratis ſententia inſcriberemus. Jamque videor
primum hunc librum ad calcem deduxiſſe, nam ſi particulam quampiam ex iis, quae ab Hippocrate ſcripta
ſunt, praeteriimus. absque expolitione, facile id poterit ex his unusquisque aſſequi, quae nos jam explicavimus, ſicut illud, quod oporteat generationem non
eſſe ex uno; et id etiam, quod, niſi calidum et frigidum et humidum et ſiccum inter ſeſe moderate ac aequaliter habuerint, ſed alterum nimis al-

τοῦ ἑτέρου πολὺ προέξει, καὶ τὸ ἰσχυρότερον τοῦ ἀσθενεστέρου, ἢ γένεσις οὐκ ἂν γένοιτο. διδάσκει γὰρ ἐνταῦθα
περὶ τῆς συμμετρίας αὐτῶν καὶ τῆς κατὰ δύναμιν ἰσότητος,
ὑπὲρ ἧς καὶ ἡμεῖς ἔν τε τοῖς περὶ κράσεων ὑπομνήμασιν
ἐξηγησόμεθα, κἂν τοῖς ἄλλοις τοῖς ἐφεξῆς. καὶ μὲν δὴ καὶ
ὅπως δι᾽ ὅλων κεράννυνται τὰ κεραννύμενα, πότερον τῶν
ποιοτήτων μόνων, ὡς Ἀριστοτέλης ὑπέλαβεν, ἢ καὶ τῶν
σωματικῶν οὐσιῶν δι᾽ ἀλλήλων ἰουσῶν, ἃ οὐκ ἀναγκαῖον
ἐπίστασθαι τοῖς ἰατροῖς. ὅθεν οὐδ᾽ Ἱπποκράτης ἀπεφή-
νατό τι περὶ τούτων, ἀλλ᾽ ἠρκέσθη μόνῳ τῷ δι᾽ ὅλων κεκρᾶσθαι τὰ στοιχεῖα. τούτου γάρ ἐστιν ἡμῖν χρεία πρός
τε τὴν περὶ κράσεων πραγματείαν, ἣν ἐφεξῆς τῇσδε δίειμι,
καὶ προσέτι τὴν περὶ φαρμάκων. εἰρήσεται δὲ κἀν τῇ τῆς
θεραπευτικῆς μεθόδου πραγματείᾳ περὶ τῆς χρείας αὐτῶν
ἐπιπλέον. ἐν δὲ τῷ παρόντι τοσοῦτον εἰπεῖν ἀποχρήσει
πρὸς τὸν ἐνεστῶτα λόγον, ὅτι τῶν ὑπ᾽ Ἀσκληπιάδου λεγομένων ἐν τῷ περὶ στοιχείων βιβλίῳ πρὸς τοὺς ὅλας

terum excellat, fortius, inquam, id quod imbecillius
eſt, nulla unquam futura eſt generatio. Hoc enim
loco de eorum agit moderatione atque virium aequalitate, quae nos tum in libris de temperamentis, tum
etiam mox in aliis exponemus; et praeterea quo pacto
ea, quae miſcentur, per tota temperentur ſolisne qualitatibus, ut Ariſtoteles ſenſit, an potius ipſis etiam
corporis ſubſtantiis in ſeſe mutuo penetrantibus; quae
tamen non eſt opus medicum ſciviſſe, et proinde nihil
de his Hippocrates pronunciavit; ſatis enim ipſe habuit,
ſi monſtraret, elementa per totum temperari. Quippe
quoniam haec non parum uſui futura ſunt, partim ad
librum de temperamentis, quem paulo poſt proſequemur,
partim ad librum de medicamentis, ſed et in libro de
curandi methodo de horum uſu abunde ſumus ſermonem habituri. Quantum vero ad praeſens negotium
attinet, hoc praeterea dixiſſe ſatis fuerit, quod ea,
quae ab Aſclepiade in libro de elementis contra illos

490 ΓΑΛΗΝΟΤ ΠΕΡΙ ΤΩΝ ΚΑΘ' ΙΠΠΟΚΡ.

Ed. Chart. III. [25.]   Ed. Baſ. I. (56. 57.)

δι' ὅλων κεραννύντας ἀλλήλαις τὰς οὐσίας οὐδὲν ἅψεται
τῶν τὰς ποιότητας μόνας κεράννυσθαι λεγόντων. ὥστ', εἰ
καὶ διὰ μηδὲν ἄλλο, διὰ γοῦν τό γ' ἀσφαλὲς αἱρετέον τὸ
δόγμα, καὶ λεκτέον, ὡς ἐν τῷ μίγνυσθαι τὸν οἶνον, εἰ
τύχῃ, τῷ ὕδατι, καὶ καταθραύεσθαι μέχρι σμικροτάτων ἑκατέρου τὰ μόρια, δρᾷν καὶ πάσχειν αὐτοῖς εἰς ἄλληλα συμβαίνει καὶ μεταδιδόναι (57) τῶν ποιοτήτων ἀλλήλοις ἑτοιμότερον, ὅσῳ περ ἂν εἰς ἐλάττω καταθραυσθῇ, καὶ διὰ
τοῦτο κινοῦσιν ἐπὶ πλεῖστον οἱ μιγνύντες ἀλλήλοις τὰ τοιαῦτα, τὴν εἰς ἐλάχιστα διαίρεσιν αὐτῶν μηχανώμενοι. καὶ
μὲν δὴ καὶ τὸ μᾶλλον ἑνοῦσθαι τὰς ποιότητας ἀλλήλαις
τῶν ἐπὶ πλέον ἀναμιχθέντων τε καὶ χρονισάντων ὁμολογεῖ
τῷ λόγῳ. χρόνου γὰρ δεῖται τὰ σμικρὰ μόρια τῶν κεραννυμένων, ἵν' εἰς ἄλληλα δράσῃ καὶ πάθῃ τελέως, καὶ οὕτως
ἐν ἀπεργάσηται τὸ ὅλον ὅμοιον ἑαυτῷ πάντη. διὰ ταῦτα
κἂν τῷ παραχρῆμα μὲν οἷόν τε διαχωρίσαι πάλιν ἀπ' ἀλλήλων ἔνια τῶν ἀναμιχθέντων· εἰ δ' ἐπὶ πλέον χρονίσαιεν,

proferuntur, qui totas ſubſtantias per totas miſceri
ſtatuunt, minime eos attingunt, qui ſolas ajunt qualitates temperari. Unde ex hoc ſaltem capite, ſi non
ex alio, hoc decretum eſſet recipiendum, quod tutius
nimirum ſit; dicendumque proinde eſt, quod, ſi vinum,
exempli gratia, aquae immiſceatur, particulae horum
utrorumque in minima infringuntur, moxque inter ſe
mutuo agunt et patiuntur, et eo facilius ſibi invicem
qualitatcs impertiuntur, quo fuerint in minutiora red-
actae; et propterea, qui id genus res permiſcent, diutius eas commovent, eo commento diviſionem in minima molientes. Atqui et ipſa ratio dictat, qualitates
eorum melius ſimul uniri, quae magis et diutius fuerint commixta; nam tempore opus eſt, ut eorum, quae com-
miſcentur, mutuae particulae inter ſe invicem exacte
agant et patiantur, atque ita totum id unum et ſibi
undique et penitus ſimile evadat. Et hac de cauſa
nonnulla poſſunt ſtatim poſt mixtionem ſegregari; quae

ὡς ἐνωϑῆναι τὸ πᾶν, ἀμήχανον ἔτι διακρῖναί τε καὶ διε-
λεῖν ἀπὸ ϑατέρου ϑάτερον. ἀλλὰ περὶ μὲν τοῦ τρόπου
τῆς δι᾽ ὅλων κράσεως εἰρήσεταί τι κἀν τοῖς περὶ φαρμάκων.

fi diutius permanferint, et tantisper, donec totum factum fuerit unum, nequit alterum ab altero amplius
divelli. Nos tamen iterum in libro de medicamentis
nonnulla adhuc de ratione temperaturae, quae per totum eft, dicemus.

ΓΑΛΗΝΟΥ ΠΕΡΙ ΤΩΝ ΚΑΘ' ΙΠΠΟΚΡΑ-
ΤΗΝ ΣΤΟΙΧΕΙΩΝ ΛΟΓΟΣ ΔΕΥΤΕΡΟΣ.

Ed. Chart. III. [26.]   Ed. Baf. I. (57.)

Κεφ. α'. Ἐπὶ δὲ τὸν δεύτερον λόγον ἤδη μοι ἰέναι
καιρός. ἀποδείξας γὰρ ὁ Ἱπποκράτης ἁπάντων τῶν ὄντων
κοινὰ στοιχεῖα τὸ θερμὸν, καὶ τὸ ψυχρὸν, καὶ τὸ ξηρὸν,
καὶ τὸ ὑγρὸν, ἐφεξῆς ἐπὶ γένος ἕτερον στοιχείων μέτεισιν,
οἰκέτι πρῶτον οὐδὲ κοινὸν, ἀλλὰ τῶν ἐναίμων ζώων ἴδιον.
αἷμα γὰρ, καὶ φλέγμα, καὶ χολὴ ξανθή τε καὶ μέλαινα
στοιχεῖα τῆς ἁπάντων γενέσεώς ἐστι τῶν ἐναίμων ζώων, οὐκ
ἀνθρώπου μόνον. ἀνθρώπου δέ γε ἴδια μόρια τὰ ἐλά-

GALENI DE ELEMENTIS EX HIPPO-
CRATE LIBER SECVNDVS.

Cap. I. Sed jam opportunum fuerit, ut ad fecundum librum accedamus. Ut enim Hippocrates demonſtravit, calidum, frigidum, humidum et ſiccum eſſe
communia rerum omnium elementa, mox ad alterum
transit elementorum genus, non amplius quidem primum aut commune, ſed animalium ſanguineorum proprium. Sanguis enim pituitaque et bilis utraque flava
ac atra ſunt non modo generationis hominum, ſed caeterorum etiam animantium ſanguine praeditorum elementa. Hominis vero propria ſunt ipſae partes minimae,

χιστά τε καὶ ὁμοιομερῆ·προσαγορευόμενα. κοινωνία δέ ἐστι
καὶ τούτων αὐτῶν πρὸς ἔνια τῶν ἐναίμων ζώων, οἷον ἵππον,
καὶ βοῦν, καὶ κύνα, καὶ τἄλλα, ὅσα τοιαῦτα. πάντα γὰρ
ταῦτα καὶ ἀρτηρίας ἔχει, καὶ φλέβας, καὶ νεῦρα, καὶ
συνδέσμους, καὶ ὑμένας, καὶ σάρκας, οὐ μὴν ἀκριβῶς γε
πάντη τοῖς ἀνθρώποις ὅμοια. τινὰ δὲ καὶ κατὰ γένος
ἕτερα, καθάπερ ὁπλὰς, καὶ κέρατα, καὶ πλῆκτρα, καὶ
ῥάμφη, καὶ φολίδας, καὶ λεπίδας. ὥσπερ οὖν τὸ θερμὸν,
καὶ τὸ ψυχρὸν, καὶ τὸ ξηρὸν, καὶ τὸ ὑγρὸν ἁπάντων ἦν
κοινὰ στοιχεῖα, κατὰ τὸν αὐτὸν τρόπον ἴδια πάλιν ἑκάστου
τῶν ζώων ἐστὶ τὰ πρῶτα πρὸς αἴσθησιν μόρια, περὶ ὧν
ἐν ταῖς ἀνατομικαῖς ἐγχειρήσεσι λέξεται. μεταξὺ δὲ τούτων
τε κἀκείνων ἡμῖν μὲν οἱ τέσσαρες χυμοὶ, τῶν δ' ἄλλων
ζώων ἑκάστῳ τοῦθ', ὕπερ ἂν ὕλη τῆς γενέσεως αὐτῶν ἦ
προσεχής. οὕτω γὰρ εἰώθασιν ὀνομάζειν, [27] ἐξ ἧς πρώτης
τι γίνεται, μηθεμιᾶς ἐν μέσῳ θεομένης ἑτέρας μεταβολῆς.

quae fimilares appellantur: quamvis et in his aliquam
habeat cum nonnullis fanguineorum animalium communionem, ficut cum bove, cane, equo et quibuscunque aliis hujusce generis. Siquidem haec omnia
venas habent et arterias, et nervos, et ligamenta, et
membranas carnesque, attamen non omnia usquequaque humanis fimilia; imo quaedam etiam funt alterius
cujusdam generis, qualia ungulae, aculei, roftra,
fquamae et cortices. Unde quemadmodum communia
omnium elementa erant calidum, frigidum, humidum
et ficcum; ita rurfus propria uniuscujusque animalis
funt partes illae, quae fenfu primae habentur, de quibus in diffectionum pertractationibus fermo habetur:
inter has vero et illa medium in nobis quidem humores quatuor locum obtinent; in aliis vero animantibus quicquid unicuique illorum proxima fuerit generationis materia: nam hoc fane modo id confueverant
appellare, ex quo primum fit aliquid, nulla praeterea
media egens transmutatione.

Κεφ. β'. Ὅτι μὲν οὖν ἐκ τοῦ τῆς μητρὸς αἵματος
ἅπαντα γέγονε τὰ τῶν ἐναίμων ζώων μόρια, πρόδηλον
παντί· μετέχοντος δὲ τούτου φλέγματός τε καὶ διττῶν χο-
λῶν, εὐλόγως ἐνταῦθα διέστησαν, οἱ μὲν ἐξ αἵματος μόνου
τὴν γένεσιν ὑπάρχειν ἡμῖν, οἱ δὲ ἐκ τῶν τεττάρων χυμῶν
φάσκοντες. ἔστι μὲν οὖν οὐχ ὁμοίως ἀποδεῖξαι τἀληθὲς
ἐνταῦθα δυνατὸν, ὡς ἐπὶ τῶν πρώτων στοιχείων· ἑκάτερος
γὰρ ὁ λόγος ἔχει τι πιθανόν. ἐξ ὧν δ' οὖν ὁ Ἱπποκράτης
κινηθεὶς, ἀληθέστερον εἶναι νομίζει, τοὺς τέσσαρας χυμοὺς
ὕλην εἶναι τῆς τοῦ ἀνθρώπου γενέσεως, ἐπιδεῖξαι πειράσομαι, τὴν ἀρχὴν ἐνθένδε ποιησάμενος. ὁμοιομερὲς μὲν οὖν
ἐστι καὶ σὰρξ, καὶ νεῦρον. ἀλλ' ἡ μὲν σὰρξ ἔναιμός τε
καὶ μαλακὴ καὶ θερμή· τοὐναντίον δὲ τὸ νεῦρον ἄναιμόν
τε καὶ σκληρὸν καὶ ψυχρόν. οὐ μὴν οὔτ' ἐκείνη μαλακὴ
καὶ θερμὴ τελέως ἐστὶν, οὔτε τὸ νεῦρον σκληρὸν καὶ ψυχρόν. ἀλλὰ τὸ μὲν αἷμα τῆς σαρκὸς μαλακώτερόν τε καὶ

Cap. II. At vero quod omnes fanguineorum animantium partes ex matris fanguine gignantur, jam fatis omnibus conftat. Et quum fit is pituitae, necnon
et utriusque bilis particeps, non absque ratione ex hoc
capite diffidium ortum eft: quippe quod nonnulli fuerint, qui ex folo fanguine affererent nos effe genitos,
alii vero ex fuccis quatuor. Nec aeque eft deinde in
his facile veritatem monftraffe, ac in primis elementis: fiquidem utraque horum fententia probabilitate non
vacat. Ego vero conabor ea explicare, unde adductus eft Hippocrates, ut fentiret, humores quatuor
materiam effe generando homini, hinc tamen fumpto exordio. Similaris quidem et caro eft, et nervus; verum caro fanguinea et mollis eft, atque etiam calida:
at nervus in his omnibus contra ac illa fe habet, utpote qui exanguis fit, durus ac frigidus. Verum enimvero nec illa omnino mollis et calida eft, neque durus
ao frigidus eft nervus: fanguis quippe carne mollior

θερμότερόν ἐστι· τὸ δὲ ὀστοῦν τοῦ νεύρου σκληρότερον
καὶ ψυχρότερον. οὕτω δὲ καὶ τῶν ἄλλων ἕκαστον μορίων
ἕτεραν ἑτέρου, τὸ μὲν ψυχρότερόν ἐστι, τὸ δὲ θερμότερον, καὶ τὸ μὲν μαλακώτερον, τὸ δὲ σκληρότερον. ἆρ᾽
οὖν ἐκ τῆς αὐτῆς οὐσίας τὰ πάντα γέγονεν, ἢ μᾶλλον
ἀγαθός τις οὖσα δημιουργὸς ἡ φύσις, ἡνίκα τὸ πρῶτον
ἐκ τοῦ παρὰ τῆς μητρὸς αἵματος, εἰς τὴν μήτραν ἰόντος,
ἐγέννα τε καὶ διέπλαττε τὸ ἔμβρυον, εἰς μὲν τὴν τῶν
σκληροτέρων σωμάτων πῆξιν εἵλκεν ἐξ αὐτοῦ τὸ παχύτερον, εἰς δὲ τὴν τῶν μαλακωτέρων τὸ ὑγρότερον; οὕτω
δὲ καὶ τὸ μὲν θερμότερον εἰς τὴν τῶν θερμοτέρων,
τὸ δὲ ψυχρότερον εἰς τὴν τῶν ψυχροτέρων; ἐμοὶ μὲν
οὖν οὕτω δοκεῖ μακρῷ φυσικώτερον εἶναι, καὶ κατὰ
τὴν πρώτην ἀρχὴν εὐθέως διαπεπλάσθαι τὸ κύημα, κἂν
τῷ μετὰ ταῦτα χρόνῳ παντὶ τὴν τροφὴν καὶ τὴν αὔξησιν ἕκαστον τῶν μορίων ἔχειν ἐκ τῆς οἰκείας ὕλης. ἐν μὲν
γάρ τι φαίνεται τὸ αἷμα, καθάπερ καὶ τὸ γάλα. διδάσκει
δ᾽ ὁ λόγος, οὐχ ἓν ὑπάρχειν αὐτό, καθότι μηδὲ τὸ γάλα.

ac calidior eft; os autem nervo durius et frigidius, et
ita caeterae particulae figillatim fe habent: nam haec
quidem altera frigidior eft, illa vero calidior, atque
haec mollior, illa durior. Quid ergo, ex eadem omnia
procreata funt fubftantia, vel potius fagax rerum opifex natura, quo primum tempore ex fanguine ab ipfa
matre in uterum delato foetum procreabat atque forma-
bat, quod in eo craffius erat, ad folidiora corpora
conftituenda attraxit, quod vero tenuius, ad molliora,
et fimili etiam modo, quod calidius erat, ad calidiora,
et etiam, quod frigidius, ad frigidiora? Et fane mihi
videtur quidem longe effe magis naturae confentaneum,
et ftatim ab ipfis initiis formari foetum, ac fubfequenti
etiam tempore univerfo unamquamque particulam fuum
habere alimentum augmentumque ex propria peculiari-
que materia. Nam fanguis, ut lac etiam, una quaedam
res videtur; ratio tamen docet, illum non effe unum,

τὸ μὲν γάρ ἐστιν ἄκρως ὁρρῶδες καὶ λεπτὸν ἐν τῷ γάλακτι,
τὸ δὲ ἄκρως τυρῶδες καὶ παχύ. ταῦτα δὲ, ἕως μὲν ἐκέ-
κρατο πρὸς ἄλληλα, μέσον ἀπειργάζετο τὸ γάλα τυροῦ καὶ
ὀρροῦ· διακριθέντα δὲ, τὴν οἰκείαν ἰδέαν ἐνεδείξατο, καὶ
τὴν τοῦ γάλακτος ἐδίδαξε φύσιν, ὡς οὐκ ἄρα ἓν ἦν ἀκριβῶς, ἀλλ' ἐξ ἐναντίων τε καὶ διαφερόντων συγκείμενον. ὡς
οὖν ἐν τῷ γάλακτι τὸ μέν ἐστιν ὀρρὸς, τὸ δὲ τυρὸς, οὕτω
καὶ ἐν τῷ αἵματι τὸ μὲν οἷον ἰχὼρ αἵματος ἀνάλογον ὀρρῷ
γάλακτος, τὸ δὲ οἷον ἰλύς τις καὶ τρὺξ ἀνάλογον τῷ
τυρῷ. καὶ μὲν δὴ καὶ ἶνας ἐμφερομένας τῷ αἵματι σαφῶς
ἔστι θεάσασθαι, καὶ τούτων ἐξαιρεθεισῶν, οὐ πήγνυται τὸ·
αἷμα, καὶ χωρισθὲν τῶν ἰνῶν τὸ αἷμα καὶ χροιᾷ καὶ συστά-
σει διαφέρει. τὸ μὲν γὰρ ἐρυθρὸν ἀκριβῶς φαίνεται, τὸ δὲ
ξανθότερον τούτου, τὸ δὲ μελάντερον. ἔστιν ὅτε δὲ καὶ
σαφῶς ἐπανθεῖ τι λευκὸν αὐτῷ, καί ποτε πελιδνὸν ἅπαν

ſicut nec lac. Nam in lacte aliquid eſt, quod omnino
ſeroſum ac tenue eſt, aliquid etiam, quod penitus caſei
ſpeciem refert craſſumque eſt: et dum haec ſimul erant
contemperata, lac conſtituebant, quod inter caſeum
medium erat et ſerum: ſimul autem ut discernuntur et
propria eorum forma inde oſtenditur, et praeterea docetur, lactis naturam unam non eſſe usquequaque,
ſed ex contrariis atque etiam differentibus concretum.
Quemadmodum igitur in lacte et ſerum reperitur et caſeus, ſic et in ſanguine liquor quidam eſt, qui ſero in
lacte pro portione reſpondet: eſt et id, quod veluti limus quidam ac faex ſanguinis eſt, et caſeo in lacte
aſſimilatur. Sed et fibras in ſanguine deferri, nemo eſt
qui videre non poſſit: quae ſi ex eo detrahantur,
jam non concreſcit amplius ſanguis, qui deinde non
parum, illis exemptis, colore ac ſubſtantia differt:
quippe quum ex eo pars quaedam omnino rubra videatur, alia vero potius flaveſcat, quaedam etiam magis
ad atrum vergat, nonnunquam vero et aliquid albi-
cans ſe in illius ſuperficie aperte offert, interdum

ἐφάνη, [28] καὶ τὴ Δία γε πολλάκις ἐγγὺς τῷ μέλανι, καθάπερ τις πορφύρα κατακορής· ὥστ᾽ οὐχ ἓν ἀκριβῖς τὸ
αἷμα. πάντων γὰρ ἂν, οἶμαι, καὶ ζώων καὶ ἀνθρώπων
ὅμοιον ὑπῆρχε διὰ παντός, εἴπερ ἦν ὄντως ἕν. ἀλλά ποτε
ἐν αὐτῷ πλεονεκτεῖ τὸ παχὺ καὶ μέλαν, ὡς καὶ τὴν χρόαν
ἅπαντος τοῦ σώματος μελαιτέραν φαίνεσθαι, καὶ τὰς οὐλὰς
μελαίνεσθαι, καὶ κιρσοῦσθαι τὰς ἐν τοῖς σκέλεσι φλέβας,
ἅμα τινὶ πελιδνῷ χρώματι· ποτὲ δὲ τὸ ξανθὸν, ὡς καὶ
τοῦτ᾽ ἔκ τε τῶν τριχῶν ἐστιν ἰδεῖν, κἀκ τῆς συμπάσης τοῦ
σώματος χρόας, ἐμέτων τε καὶ διαχωρημάτων· ἔστι δ᾽ ὅτε
τὸ ἐρυθρὸν ἢ λευκὸν, ὡς καὶ ταῦτα ἔκ τε τῶν τοῦ ὅλου σώματος χρωμάτων καὶ τριχῶν καὶ διαχωρημάτων φαίνεσθαι. καὶ
μὲν δὴ κἂν εἰ τὰς φλέβας ἐκτέμοις ὑγιαινόντων ἔτι τῶν ἀνθρώπων, τοῦ μέν τινος αὐτῶν ξανθὸν ῥυήσεται τὸ αἷμα, τοῦ
δ᾽ ἐρυθρὸν, τοῦ δὲ λευκότερον, τοῦ δὲ μελάντερον. κἂν εἰ
δοῦναι δὲ φάρμακον ἐθέλοις ἐκκαθαῖρον τὸ σῶμα, τοιοῦτον

tamen totus fere videtur livens, faepe adeo nigricat, ut
me hercle purpuram quandam faturam referre videatur.
Unde fanguis minime unum erit, quia, fi effet revera unum,
nimirum (ut mihi quidem videtur)in omnibus cum animantibus tum hominibus usquequaque fimilis. Attamen quandoque, quod craffum nigrumque eft, adeo alia in eo fuperat, ut
univerfi corporis color nigrior videatur, cicatricesque ni-
griores reddantur atque venae in cruribus varicofae fiant, et liventi quodam colore fuffufae. Quandoque
vero quod flavum eft: ut facile et ex capillis, et ex
corporis colore, et praeterea ex vomitu et alvi deje-
ctionibus confpicitur. Nonnunquam etiam id, quod aut
rubrum eft, aut album: quae et ipfa tum in colore
totius corporis, tum in vomitu et alvi excrementis no-
tari poffunt. Quod fi ipfas etiam venas feces hominibus, qui profpera adhuc fruuntur valetudine: ab his
quidem flavus profluet fanguis, ab aliis ruber, ab aliquibus nigrior, ab aliis albior. Sed fi medicamentum infuper exhibeas, quod vim habeat corpus purgan-

ἐκκενώσει χυμὸν, ὁποῖον ἕλκειν πέφυκεν, ἀλλ᾽ οὐκ ἴσον ἐν
πάσῃ φύσει σώματος, οὔθ᾽ ὑγιαινόντων, οὔτ᾽ ἀῤῥωστούντων. ἵνα γὰρ ἀπὸ τῶν ἀῤῥωστούντων (58) ἄρξωμαι, χολῆς τῆς ὠχρᾶς τε καὶ ξανθῆς ὀνομαζομένης εἰ δοίης τοῖς
ἰκτεριῶσιν ἀγωγὸν φάρμακον, ἄξει σοι παμπόλλην χολήν.
εἰ δέ γε τοῖς τὸν καλούμενον ὕδερον λευκοφλεγματίαν νοσοῦσι ταὐτὸ τοῦτο δοίης φάρμακον, ἐλαχίστην μὲν ἐκκενώσει
χολήν. εἰ δ᾽ αὖ πάλιν ἕτερον δοίης φάρμακον, ὑφ᾽ οὗ
φλέγμα κενοῦσθαι πέφυκεν, ἥκιστα μὲν ἐν τοῖς ἰκτεριῶσι
κενώσει φλέγμα, καὶ σὺν μεγάλῃ τῇ βλάβῃ· πάμπολυ δὲ
τοῖς προειρημένοις ὑδέροις, καὶ χωρὶς τοῦ βλάψαι. καὶ
μέντοι καὶ τοῖς ἐλεφαντιῶσι πολλάκις ἐδώκαμεν, ὅ τι χολὴν ἐκκαθαίρει μέλαιναν· ὑφ᾽ οὗ καὶ ῥᾷστην καὶ πλεί-
στην σὺν ὠφελείᾳ μεγάλῃ τὴν κένωσιν εἴδομεν ἀπαν-
τῶσαν.

di: illud ejusmodi quidem humorem evacuabit, qualem attrahendi vim infitam habet: verum non tantum-
dem in quacumque corporis natura, five fanum id fit,
five aegrotet. Nam (ut a morbidis exordiar) fi laboranti morbo regio medicamentum dederis, ex his, inquam, quae bilem eam, quae flava aut pallida appellatur,
educunt: plurimam ille bilem dejiciet. Si vero id ipfum ei dederis, qui aqua tenetur intercute, quam leu-
cophlegmatian vocant: bilis admodum parum educes.
Si rurfus medicamentum obtuleris, quod vim habeat fol-
vendi pituitam: id quidem exiguam ab eo, qui morbo
arquato arreptus eft, pituitam detrahet, nec fine ingenti illius noxa: plurimum vero ab illo, qui ea intercute aqua laborat, quam nuper nominavimus, et absque ullo incommodo. Atqui et eis, qui morbo elephan-
tiafi tentarentur, medicamentum purgatorium, quod
atram bilem purgat, tradidimus faepiffime, et fubinde co-
piofam facilemque et cum utilitate maxima evacuationem
confequentem vidimus.

Ed. Chart. III. [28.]   Ed. Baf. I. (58.)

Κεφ. γ'. Ἀσκληπιάδης δὲ, πάντα τὰ καλὰ τῆς
τέχνης ἐπιχειρῶν ἀνατρέπειν τῷ λόγῳ διὰ τοὺς θαυμαστοὺς
ὄγκους καὶ πόρους, πειρᾶται μεταπείθειν ἡμᾶς, ὡς οὐχ ἕλκει
τὸ οἰκεῖον ἕκαστον τῶν φαρμάκων, ἀλλὰ μεταβάλλει, καὶ
τρέπει, καὶ ἀλλοιοῖ, διαφθεῖρον εἰς τὴν ἑαυτοῦ φύσιν,
ὁποῖον ἂν ᾖ τὸ ἐλχθέν. εἶτα τὴν ἀκολουθοῦσαν ὠφέλειαν,
οὐ τῇ τοῦ λυποῦντος καθάρσει γίνεσθαί φησιν, ἀλλὰ τῷ
κοινῷ λόγῳ τῆς κενώσεως. ὁ μὲν οὖν Ἀσκληπιάδους λόγος
οὕτως ἀναισχυντεῖ κατὰ τοῦ φαινομένου. τὸ φαινόμενον δέ
γ', ὡς Ἱπποκράτης τε καὶ οἱ λοιποὶ πάντες ἰατροὶ, τῇ
πείρᾳ βασανίζοντες, ἔμαθον. ὡς εἴρηται πρόσθεν, ἔχει. εἰ
γὰρ ἐπιχειρήσεις ἀνθρώπῳ χολῶντι φλέγματος ἀγωγὸν δοῦναι φάρμακον, οὐ μετὰ μικρᾶς, εὖ οἶδ' ὅτι, ζημίας πειράσῃ
τοῦ ἐγχειρήματος. εἰ δέ γ' ὡς κενοῦντα μόνον ὠφελεῖ τὰ
καθαίροντα, τί οὐ φλέβας τέμνομεν ἁπάντων, εἴτ' ἰσχνοὶ

Cap. III. At Afclepiades, qui optima quaeque hujus
artis propter illos admirabiles tumores meatusque fua
oratione evertere fibi proponit, conatur nobis diffua-
dere, quod medicamentum quodcumque peculiarem fibi humorem detrahat, fed illum potius transmutat, convert-
tit, alterat, ac tandem in fui ipfius naturam id, quod
ipfum trahit, qualecunque fuerit, corrumpit. Nec deinde juvamen, quod purgationem confequi videmus, ait
ipfe evenire propterea, quod id vacuetur, quod infefta-
bat, fed ex communi potius evacuationis ratione. Sic
igitur Afclepiadis fermo apparentibus imprudenter adverfatur. Porro quod apparet, ut Hippocrates caeterique medici rem hanc experientiae examine indagando
didicere, ita, ut nos antea diximus, fe habet. Nam fi
biliofo homini medicamentum, quod pituitam purgandi facultatem habeat, exhibere tentaveris, fane non dubito, quin fis hoc illius decretum non fine danno exper-
turus. Praeterea fi purgatoria medicamenta ea tantum
ratione juvant, quod evacuant: cur non omnibus venas fecamus hominibus, qualescunque illi fint, graciles

500   ΓΑΛΗΝΟΥ ΠΕΡΙ ΤΩΝ ΚΑΘ' ΙΠΠΟΚΡ.

Ed. Chart. III. [28. 29.]   Ed. Baf. I. (68.)

τύχοιεν ὄντες, εἴτε παχεῖς, 'εἴτ' ἰκτεριῶντες, εἴτε μελαγχο-
λῶντες; [29] ἀλλὰ πολλοῖς μὲν τῶν τοιούτων, ἰσχνοῖς οὖσιν ἱκανῶς, οὐ σμικρὰν ἤνεγκεν ὠφέλειαν ἡ τοῦ λυποῦντος
χυμοῦ κένωσις. εἰ δ' αἵματος αὐτῶν ἀφελεῖν ἐτόλμησέ τις,
εὐθὺς ἂν ἀπέκτεινεν. ἀλλὰ ταῦτα λέγειν ἀναγκάζουσιν
Ἀσκληπιάδην οἱ ὄγκοι καὶ πόροι καὶ τὰ ἄναρμα στοιχεῖα. τούτοις γὰρ ἕπεται τὸ μηδεμίαν εἶναι τῆς φύσεως
ἡμῶν ἀλλοτρίαν ποιότητα, μηδὲ τὴν τῶν ὁσημέραι διὰ τῆς
γαστρὸς ἡμῶν ἐκκενουμένων περιττωμάτων· ἀλλ' ὅταν ἐπι-
σχεθῇ ἡ γαστήρ, τῷ λόγῳ τοῦ πλήθους ἡμᾶς βλάπτεσθαι,
καὶ εἶναι τὴν ἴασιν ὀλιγοσιτίαν ἢ ἀσιτίαν παντελῆ. πλῆθος γάρ τοι τοιούτων λόγων ἀποτετόλμηται πρὸς Ἀσκληπιάδου, τοῖς ἐναργέσι μαχομένων, οἳ τοὺς μὲν ἀγνοοῦντας
τὸ φαινόμενον ἀπορεῖν ἀναγκάζουσι, τοὺς δὲ γινώσκοντας
ἐκπλήττεσθαί τε καὶ θαυμάζειν τὴν ἀναισχυντίαν τοῦ ἀνθρώπου. ἀλλὰ πρὸς μὲν τὴν Ἀσκληπιάδειον τόλμαν ἐν
ἑτέροις ἐπὶ πλέον εἰρήσεται. τὰ φαινόμενα δ' ἐναργῶς πάλιν

aut crafli, five regio morbo teneantur, five bili atra
vexentur? Atqui ex his plurimi, qui graciles erant, ex
purgatione humoris, a quo infeftabantur, non parum
praefidii reportarunt: quibus, fi fanguinem detrahere
auderes, interitum protinus inferres. Sed Afclepiades
ab illis tumoribus meatibusque ac incompactis elementis cogitur haec proferre: quippe quum hinc fequatur,
ut nulla fit qualitas noftrae naturae aliena, adeo ut
neque etiam eorum excrementorum, quae quotidie per
alvum vacuantur: et proinde quum alvus fupprimitur,
nos ratione multitudinis laedamur, illique remedio erit
vel parce vefci, vel omnino a cibo fe continere.   Et
plurima fuis fermonibus Afclepiades commentus eft, quae
cum his pugnant, quae evidentia funt.   Et fane haec
illis quidem occafionem dubitandi praeftant, qui ea ignorant, quae apparent: at illi, qui horum periti funt, iftius
hominis impudentiam admirantur et ftupent.   Caeterum
nos contra Afclepiadis audaciam in aliis plura affere-
mus: nunc ad ea, quae manifefto apparent, redeuntes

ἀναλάβωμεν, ἑπόμενοι ταῖς Ἱπποκράτους ῥήσεσιν, ὡς οὐ
μαντευσαμένου δήπουθεν, ὡς ἰατρός τις ἄπειρος ἢ ἀναί-
σχυντος ἐς τοσοῦτον ἔσοιτο, καθάπερ Ἀσκληπιάδης, ὡς ἤτοι
παντάπασιν ἀγνοῆσαι τὰ οὕτω σμικρὰ τῆς τέχνης, ἢ γνοὺς
ἀρνήσηται μὴ γινώσκειν. ὅθεν, οἶμαι, καὶ ὁ λόγος ἡμῖν
μὲν μακρότερος γίνεται διὰ τὰς πρὸς τοὺς ἀναισχυντήσαν-
τας ἀντιλογίας· Ἱπποκράτει δὲ βραχὺς καὶ σύντομος,
αὐτὸ τὸ φαινόμενον ἐναργῶς γράφοντι, χωρὶς ἁπάσης κατασκευῆς, τῷ μηδ᾽ ὑπονοῆσαι μηδένα, μήτ᾽ ἀγνοῆσαι τὰ τοιαῦτα, μήτ᾽ ἀρνήσασθαι.

Κεφ. δ′. Πρὸς μὲν τοὺς λέγοντας, αἶμα μόνον εἶναι
τὸν ἄνθρωπον, ἢ ἓν ὁτιοῦν ἄλλο, τοσοῦτον εἰπὼν ἠρκέσθη,
ὑεικνύειν ἀξιώσας αὐτοὺς, μὴ μεταλλάσσοντα τὴν ἰδέαν τὸν
ἄνθρωπον, μήτε γινόμενον παντοῖον, ἀλλ᾽ ἢ ὥρην τινὰ τοῦ
ἐνιαυτοῦ, ἢ τῆς ἡλικίας τοῦ ἀνθρώπου, ἐν ᾗ αἶμα ἓν ἐὸν
φαίνεται μοῦνον. εἰκὸς γάρ ἐστιν εἶναί φησι μίαν γέ τινα
ὥρην, ἐν ᾗ φαίνεται αὐτὸ ἐν ἑωυτέῳ ἓν ἐὸν, ὅ τί ἐστι.

Hippocratis verba fequamur: qui ne vaticinari quidem po-
tuiſſet, fore unquam medicum quempiam adeo imperitum
et impudentem, ſicut Aſclepiades, ut vel ignoraret ea,
quae ſunt in arte ita exigua, vel, ſi calleret ea, ne-
garet ſe noviſſe: quod (ut reor) in cauſa fuit, cur
noſtra, dum horum impudentiam inſectamur, longior,
quam par ſit, evadat oratio: Hippocratis vero brevis
et concifa, utpote qui id, quod evidenter apparet, absque ulla probatione ſcripſerit, quum ne ſuſpicatus quidem unquam ſit, ullum fore, qui haec ignoraturus aut
etiam negaturus eſſet. Cap. IV. Nam adverſus eos, qui autumant, hominem eſſe ſolum ſanguinem, vel quodvis aliud, quod
unum ſit, illi hoc tantummodo dixiſſe fatis fuit, ut
nimirum cenferet, eos oſtendere hominem, qui nec formam mutet, nec alioquin varietur, et tun in aliquo
anni tempore vel aliqua ſui aetate videatur ipſe unus
folusque ſanguis. Nam conſentaneum rationi videtur
(ait ipſe), ut aliquo ſaltem tempore id, quod in ipſo

502   ΓΑΛΗΝΟΥ ΠΕΡΙ ΤΩΝ ΚΑΘ' ΙΠΠΟΚΡ.

Ed. Chart. III. [29.]   Ed. Baf. I. (58.)

πρὸς δὲ τῷ διττὰς μὲν χολὰς ἀναμεμίχθαι τῷ αἵματι διὰ
παντός, ὠχρὰν καὶ μέλαιναν, ἐπ᾽ αὐταῖς δὲ τρίτον τὸ
φλέγμα, τὰ κατὰ φύσιν ἐν ταῖς ἡλικίαις τε καὶ ὥραις φαινόμενα διῆλθεν. ἢν γάρ τοι δῴης, φησὶν, ἀνθρώπῳ φάρμακον, ὅ τι φλέγμα ἄγει, ἐμεῖταί σοι φλέγμα. καὶ ἢν δῴης
φάρμακον, ὅ τι χολὴν ἄγει, ἐμεῖταί σοι χολή. καὶ ἢν
τρώσῃς αὐτοῦ, φησὶ, τι τοῦ σώματος, ὥστε ἕλκος γενέσθαι,
ῥυήσεται αἷμα. καὶ ταῦτα ποιήσει σοι, φησὶ, πάντα
πάσῃ ἡμέρῃ καὶ νυκτὶ, καὶ χειμῶνος καὶ θέρεος. πρὸς δὲ
τῷ ταῦτα εἶναι τὴν φύσιν αὐτοῦ, τουτέστιν ἐκ τούτων
ἅπαντα τὰ μόρια καὶ γεγονέναι καὶ τρέφεσθαι, τάδε φησί.
πρῶτον μὲν φανερός ἐστιν ὁ ἄνθρωπος ἔχων ἐν ἑαυτῷ
ταῦτα πάντα, ἕως ἂν ζῇ. ἔπειτα δὲ γέγονεν ἐξ ἀνθρώπου ταῦτα πάντα ἔχοντος, τέθραπταί τε ἐν ἀνθρώπῳ ταῦτα πάντα ἔχοντι, ὁπόσα φημί τε καὶ ἀποδείκνυμι. ταῦτα
πάντα, ἐάν τις ἐκποδὼν ποιήσηται τὴν Ἀσκηπιάδειον ἀναι-

unum eft, repraefentet. At deinde ut monftraret, bilem
duplicem fanguini femper effe permixtam, flavam (inquam) et atram, et praeterea tertio loco pituitam,
quae ex natura in aetatibus et temporibus videntur,
explicavit. Si enim (inquit) homini medicinam pituitam purgantem exhibueris, ille tibi pituitam evomet:
quod fi medicamentum dederis, quod bilem ducat, vomitu bilis rejicietur: fi particulam quampiam corporis
ferias ita, ut vulnus infligatur, profluet ab eo fanguis.
Haec vero (ait) tibi evenient, quotiescunque id effeceris,
nocte aut die, hyeme aut aeftate. Deinde oftenfurus,
his ejus naturam conftare, hoc eft, quod ex his omnibus partes ipfius et procreatae fint, et alantur, haec
profert. Primum quidem homo femper, donec vixe-
rit, videtur manifefto habere in fe ipfo haec omnia:
fed et ex homine, in quo funt haec, genitus eft, et in homine, ubi ea funt omnia, quotquot ego affirmo et monftro,
nutritus eft. Haec, quotiescunque voluerit quis e medio
temeritatem Afclepiadis auferre, fatis funt ad mon-

ΣΤΟΙΧΕΙΩΝ ΛΟΓΟΣ ΔΕΥΤΕΡΟΣ. 503

Ed. Chart. III. [29. 30.]   Ed. Baf. I. (58.)

σχυντίαν, ἱκανῶς ἀποδείκνυσι τὸ προκείμενον. εἰ γὰρ ἕκαστον τῶν καθαιρόντων φαρμάκων ἕλκει τινὰ χυμὸν, καὶ
χρόνος οὐδείς ἐστιν, [30] ἐν ᾧ διδοὺς ὁτιοῦν αὐτῶν ἀπο-
ρήσεις ἐκκενῶσαι τὸν οἰκεῖον χυμὸν, εὔδηλον, ὡς οὐδεὶς
χρόνος ἐστὶν, ἐν ᾧ μὴ μετέχει τῶν τεσσάρων χυμῶν ὁ ἄνθρωπος. ἀλλὰ καὶ ἡ γένεσις ἐξ αἵματος ἦν αὐτῷ, τοῦ τῆς
μητρὸς, οὐ καθαροῦ δήπουθεν ὄντος, ἀλλ᾽ ἐπιμεμιγμένου
φλέγματί τε καὶ διτταῖς χολαῖς. ἐδείχθη γὰρ ὁ ἅπας ἄνθρωπος ἐν παντὶ καιρῷ ταῦτα ἔχειν ἐν ἑαυτῷ. εἰ τοίνυν
καὶ γέγονεν ἐκ τούτων ὁ ἄνθρωπος καὶ τὴν αὔξησιν καὶ
τὴν τροφὴν ἐκ τούτων ἔχει, ταῦτά ἐστιν ἡ φύσις αὐτῷ. τὰ
μὲν κεφάλαια τοῦ λόγου ταῦτα. τῶν δὲ κατὰ μέρος εἰρημένων ἐν τῷ βιβλίῳ τινὰ μὲν περὶ τῆς κατά τε τὰς ἡλικίας καὶ τὰς ὥρας μεταβολῆς διδάσκει· τινὰ δὲ πίστιν
οὐ σμικρὰν φέρει τοῦ τὸν οἰκεῖον χυμὸν ἕκαστον τῶν καθαιρόντων ἕλκειν καὶ τοῦ τὸν ἄνθρωπον ἁπάντων δεῖσθαι
τῶν εἰρημένων χυμῶν. αὐτίκα γέ τοι τὰ κατὰ τὰς ὑπερ-

ftrandum id, quod propofitum eft: quia, fi unumquodque purgantium medicamentorum humorem quempiam
attrahit, nec aliquo tempore illud dabis, quin proprium
humorem evacuet, liquido jam conftat, nullum fore
tempus, quo homo expers fit humorum quatuor. Ejus
etiam ortus ex fanguine materno fuit, non quidem puro,
fed cui effet tum pituita, tum duplex intermixta bilis;
quum fit oftenfum, hominem quolibet tempore haec
in fe ipfo continere. Itaque, fi et ex his homo genitus eft, atque etiam ex his fuum habet et alimentum
et incrementum, haec ipfa illius quoque natura erunt.
Porro haec funt hujus fermonis capita. Sed eorum,
quae particulatim in hoc libro dicuntur, nonnulla eo
fpectant, ut de transmutatione per aetates agant et anni
tempora: alia vero fidem faciunt, nec eam exiguam,
quod unumquodque purgantium medicamentorum humorem fibi peculiarem attrahat, atque etiam, quod homo
egeat quatuor his jam faepius dictis humoribus. Jam

504 ΓΑΛΗΝΟΤ ΠΕΡΙ ΤΩΝ ΚΑΘ' ΙΠΠΟΚΡ.

Ed. Chart. III. [30.] Ed. Baſ. I. (58.)

καθάρσεις γινόμενα μάλιστα τὸν οἰκεῖον ἐνδείκνυται χυμὸν
ἕκαστον τῶν φαρμάκων ἕλκειν. ὁπόταν γὰρ πίῃ τις φάρμακον,
ὅ τι χολὴν ἄγει, πρῶτον μὲν χολὴν ἐμέει, ἔπειτα δὲ φλέγμα,
ἔπειτα δὲ ἐπὶ τούτοις χολὴν ἐμέουσι μέλαιναν, τελευτῶντες δὲ
αἷμα καθαρόν. τὰ αὐτὰ δὲ πάσχουσι, φησὶ, καὶ ὑπὸ τῶν
φαρμάκων τῶν φλέγμα ἀγόντων· πρῶτον μὲν γὰρ φλέγμα ἐμέ
ουσιν, ἔπειτα χολὴν ξανθὴν, ἔπειτα μέλαιναν, τελευτῶντες
δὲ αἷμα καθαρὸν, καὶ ἐν τῷδε ἀποθνήσκουσιν. ἡ μὲν οὖν
ῥῆσις αὕτη. πρόδηλον δ' ἐξ αὐτῆς συλλογίσασθαι, διότι
τὸν οἰκεῖον χυμὸν ἕκαστον ἐπισπᾶται τῶν καθαιρόντων φαρ
μάκων. ὁπόταν γὰρ ἀσθενέστερον ἑαυτοῦ τὸ ζῶον ὑπάρχῃ,
νενικημένον ὑπὸ φαρμάκου, ὡς πλησίον ἥκειν θανάτου, τότ᾽
ἀφίσταται μὲν ἡ τοῦ προτέρου χυμοῦ κένωσις, διαδέχεται
δ᾽ αὐτὴν ἑτέρα. καίτοι δυοῖν θάτερον κατὰ τὸν Ἀσκλη
πιάδην ἐχρῆν ἢ μηδ᾽ ὅλοις ἐκκενοῦσθαι μηδένα χυμὸν, ἢ
φέρεσθαι τὸν ἐξ ἀρχῆς διὰ παντός. ἀῤῥωστοῦντος μὲν οὖν

enim ea, quae, dum purgationis modum excedunt, fieri videmus, oftendunt, cur proprium humorem pharmacum quodlibet attrahat. Quotiescunque enim quis medicamentum hauferit, quod vim habeat bilem vacuandi, vomitu hujuscemodi humorem ejiciet, mox pituitam, poftmodum bilem atram evomet et poftremo
fanguinem purum. Et hoc idem (ait ipfe) patiuntur
a medicamentis, quae pituitam evacuant: nam primum
pituitam evomunt, poftea bilem flavam, deinde atram,
tandem vero purum fanguinem, ac inde intereunt.
Haec quidem eft ejus dictio, ex qua licet manifefto
etiam inferre, quod unumquodque medicamentum, cui
vis purgatoria ineft, proprium attrahit humorem.
Quum enim animal fe ipfo imbecillius factum fuerit,
et a vi medicamenti omnino victum, ut jam mors inftet, tunc prioris humoris evacuatio definit, ipfamque alterius mox fubfequitur. Atqui, fi Afclepiadi affentiamur, ex
duobus alterum neceffe eft, aut nullum praeterea humorem evacuari, aut eum ipfum, qui a principio fe-

Ed. Chart. III. [3o.]   Ed. Baf. I. (58. 59.)

ἤδη τοῦ δοθέντος φαρμάκου, μηδένα δρῶιτος δὲ, ὃ πέφυκε
δρᾷν, ἐκεῖνον μόνον ἐχρῆν φέρεσθαι διὰ παιτὸς, ὃν ἐξ ἀρχῆς ἐκένου. οὐ γὰρ δή που πρότερον μὲν, ὅτε ἰσχυρὸν ἦν
ἔτι τὸ σῶμα, καὶ συντήκειν αὐτὸ, καὶ μεταβάλλειν εἰς ὅπερ
ἐπεφύκει, τὸ φάρμακον ἱκανὸν ἦν· ἐπεὶ δ᾽ ἀσθενὲς ἐγένετο,
νῦν οὐκέτι ταυτὰ δρᾶσαι δυνήσεται. καὶ μὴν, ὅτι γε δρᾷ, πρόδηλον. ἐκκενοῦται γὰρ οὐδὲν ἧττον ἐν τῷδε καὶ διαλύεται
καὶ φθείρεται τὸ (59) σῶμα. πῶς οὖν οὐκέθ᾽ ὅμοιος τῷ
πρόσθεν ὁ κενούμενος χυμὸς φαίνεται; οὐκ ἄλλως πάντως,
ἢ ὅτι πᾶς ἐκεῖνος ὀλίγου δεῖν ἐκκεκένωται τοῦ σώματος.
ὥστ᾽ οὐδὲ ζῆν ἔτι δυνατὸν ἔσται τῷ ζώῳ, τῶν στοιχείων
τινὸς αὐτοῦ παντάπασιν ἀπολλυμένου, ἀλλὰ διαλύεσθαί τε
καὶ φθείρεσθαι καὶ ῥεῖν ἐφεξῆς, ὅστις ἂν ἔτι τῶν ὑπολοίπων χυμῶν ἑτοιμότερος ἦ κενοῦσθαι. διὰ τοῦτ᾽ οὖν,
εἴτε χολῆς μελαίνης, εἴτε φλέγματος ἀγωγὸν εἴη τὸ φάρμα-

rebatur: quia, medicamento quidem, quod jam exhibitum eft, imbecilli facto, nullum; eo vero vigente,
et proinde id agente, quod ex natura habet ut agat,
illum ferri oportebat, quod purgari ftatim ab initio
coeperat. Nam fi prius quidem, dum corpus effet adhuc robuftius, poterat medicamentum colliquare, et
transmutare illud in quod fua fert natura: an non poterit hoc idem agere etiam nunc, pofteaquam imbecillius factum eft? quod tamen agat, patet, quippe
quum nihilominus in praefenti evacuetur, diffolvatur
ac corrumpatur corpus. Unde igitur eft hoc, quod
humor, qui nunc evacuatur, non amplius priori fimilis videtur? nulla fane alia de caufa, praeterquam
quod univerfus propemodum humor ille e corpore de-
tractus eft, ut deinde neque incolume animal effe pos-
fit, utpote quod unum omnino ex fuis amiferit elementis, fed diffolvatur potius ac intereat; mox autem ex reliquis profluit humor ille, qui aptior eft, ut
evacuetur. Ob id igitur femper medicamentum, five
atram bilem vim habeat attrahendi, five pituitam,

κον, ἐν ταῖς ὑπερκαθάρσεσιν ὁ τῆς ξανθῆς χολῆς ἔπεται
χυμὸς, ὡς ἂν θερμότατός τε καὶ λεπτότατος ὑπάρχων. εἰ
δ᾽ αὖ τῆς ξανθῆς χολῆς εἴη τὸ φάρμακον ἀγωγὸν, ἐφεξῆς
μὲν τὸ φλέγμα κατὰ τὰς ὑπερκαθάρσεις, ἔπειθ᾽ ἡ μέλαινα
κενοῦται βαρυτάτη γὰρ αὕτη, καὶ παχεῖα, καὶ δυσκίνητος.
ὕστατον δὲ πάντων τὸ αἷμα, τῷ μάλιστα οἰκεῖον εἶναι τῇ
φύσει.

Κεφ. ε΄. [31] Διὸ καὶ ὅσοι τῶν ἰατρῶν τε καὶ φυσικῶν ἐξ αἵματος μόνου γίνεσθαι καὶ τρέφεσθαι τὸ ζῶον
ἀπεφήναντο, χρὴ καὶ τούτων ἐπαινεῖν τὴν γνώμην, ὡς εἰκότα γινωσκόντων. ἀλλ᾽ Ἱπποκράτης φυσικώτερον ἔτι καὶ
τούτων ἐκ τῶν τεττάρων χυμῶν καὶ τὴν γένεσιν, καὶ τὴν
αὔξησιν, καὶ τὴν θρέψιν εἶναί φησι τοῖς σώμασιν ἡμῶν,
ἅμα μὲν, ὡς καὶ πρόσθεν εἴρηται, παμπόλλην ὁρῶν ἐν
τοῖς ὑγιαίνουσιν ποικιλίαν τῆς τῶν σωμάτων ἰδέας οὐκ ἂν
γιγνομένην, εἴπερ εἰς ἦν ὁ στοιχειώδης χυμός· ἔπειτα δὲ
καὶ τὰς τῶν μορίων φύσεις, οὕτω πάμπολυ διαφερούσας,

quum evacuatio modum excedit, flavam bilem educit,
quippe quae et tenuiſſima fit et calidiſſima. Quod
fi medicamen ex his fit, quae flavam bilem cient, poſt
eam ſtatim in excedentibus purgationibus pituita confequitur, deinde vero atra bilis, quod ea graviſſima fit
craſſaque et ad motum inepta: omnium autem fanguis
poſtremus; is enim naturae maxime aſſinis eſt.
Cap. V. Unde et eorum tam philoſophorum quam
medicorum laudanda eſt ſententia, qui ſtatuerunt, animal ex ſolo ſanguine et gigni et nutriri : utpote
quod confentanea rationi pronunciaverint. Hippocrates
tamen propius ad rerum naturam acceſſit, qui in ortum
et alimentum incrementumque noſtrorum corporum quatuor retulit humores. Nam (ut prius dictum eſt) plurimam in his, qui bene valent, formae corporum
confpiciebat varietatem: quae alioquin, fi unus tantum
eſſet elementaris humor, nulla eſſet : et praeterea
etiam particularum naturas adeo diverfas eſſe animad-

Ed. Chart. III. [31.]   Ed. Baf. I. (59.)

οὐκ εἰκὸς, οὔτ᾽ ἐκ μιᾶς οὐσίας γεγονέναι κατ᾽ ἀρχὰς εὐθὺς, οὔτε μιᾶς ἔδει κεχρῆσθαι τροφῆς. ἅπαντα δὲ ταῦτα
τὰ νῦν ὑπ᾽ ἐμοῦ λεγόμενα διὰ βραχυτάτης ἐνεδείξατο ῥήσεως ὁ Ἱπποκράτης, ὡδί πως εἰπών· ὡς γὰρ τὰ σπειρόμενά
τε καὶ φυόμενα, ὅταν εἰς τὴν γῆν εἰσέλθῃ, ἕλκει ἕκαστον
τὸ κατὰ φύσιν ἑωυτοῦ ἐὸν ἐν τῇ γῇ, ἔνι δὲ καὶ ὀξὺ, καὶ
γλυκὺ, καὶ πικρὸν, καὶ ἁλμυρὸν, καὶ παντοῖον· πρῶτον
μὲν οὖν καὶ πλεῖστον τούτου εἵλκυσεν εἰς ἑαυτὸ, ὅ τι ἂν ᾖ
αὐτῷ κατὰ φύσιν μάλιστα, ἔπειτα δὲ ἕλκει καὶ τὰ ἄλλα·
τοιοῦτο δή τι καὶ τὰ φάρμακα ποιέει ἐν τῷ σώματι. διὰ
τούτου τοῦ λόγου καὶ περὶ θρέψεως καὶ κενώσεως τῆς ἐν
ταῖς καθάρσεσιν ἀκριβῶς ἡμᾶς ἐδίδαξεν· ὑπὲρ ἐπὶ πλεῖστον μὲν ἐν τοῖς περὶ φυσικῶν δυνάμεων ὑπομνήμασιν ἀναγκαῖον ἔσται μοι διελθεῖν· οὐ μὴν ἀλλὰ καὶ νῦν ἤδη τὸ
κεφάλαιον ὁρᾶν ὑπάρχει. φυσικὴ γάρ τίς ἐστι δύναμις
ἑλκτικὴ τῶν οἰκείων ἑαυτῷ τῶν ὄντων· ὥσπερ ἐν τῇ λίθῳ

vertebat, ut minime videretur confentaneum, ipfas
vel inter initia ftatim ex eadem fubftantia fuiffe pro-
creatas, vel deinde unico ufas alimento. At Hippocrates haec omnia, quae ego modo expofui, ipfe breviffima oratione complexus eft, his nimirum verbis:
Quemadmodum enim ftirpes et femina terrae mandata
jude eorum unumquodque id, quod fuae naturae congruum et affine in ipfa reperitur, attrahunt (terrae
autem ineft et acre, et dulce, et amarulentum, et
falfum, et cujuscunque alterius generis:) fed id plurimum ac primum trahunt, quod majorem habet cum
fua natura affinitatem, mox vero et alia quoque:
nec fecus etiam in corpore agunt medicamenta. Porro
hoc fermone, quae ad nutritionem fpectant et evacuationem, quae fit, dum purgamur, exacte nos docuit; quae
tamen opus erit ut nos fufius in noftris commentariis
de naturalibus facultatibus explicemus. Verumenim-
vero non erit forfitan ab re, nunc quoque rem hanc
fummatim exponere. Sane naturalis quaedam vis rei
unicuique ineft ea attrahendi, quae fibi conveniunt.

τῇ ἡρακλείᾳ τοῦ σιδήρου. ταύτῃ τε οὖν καὶ τοιαύτῃ τῇ
δυνάμει καὶ τὰ τῶν θρέψεων καὶ τὰ τῶν καθάρσεων
ἐπιτελεῖται, ἑλκούσῃ μὲν ἀεὶ τὸ οἰκεῖον, ὅταν ᾖ διψιλὲς,
ἅμα δ' αὐτῷ πολλάκις ἐπισπωμένη καὶ τὸ μὴ τοιοῦτο,
οἷόν τι κἂν τοῖς καθαίρουσιν ὑπάρχει φαρμάκοις. ὁπότ' ἂν
γὰρ ἅπαν ἐκκενώσῃ τὸ ἐπιπολάζον ἢ χολῆς ἢ φλέγματος,
(οὕτω δὲ καλῶ τὸ περιεχόμενον ἐν ταῖς φλεψὶν) ἐξ αὐτῶν
ἕλκει λοιπὸν τῶν στερεῶν σωμάτων τὴν οἰκείαν ἰκμάδα
βίᾳ καὶ μόγις, ἀναλύοντά τε καὶ οἷον ἀναστοιχειοῦντα καὶ
φθείροντα τὸ ζῶον. ἐν δὲ τῷ σφοδρῷ τῆς ὁλκῆς συνέπε-
ταί τις τῶν ἄλλων χυμῶν, ὃς ἂν ἐφεξῆς ὑπάρχῃ τῇ φύσει
τῷ βιαίως ἑλκομένῳ.

ficuti in magnete vis eft attrahendi ferrum.   Atque per
hanc facultatem cum nutritiones, tum evacuationes fiunt, ipfa quidem femper id, quod convenit, attrahen-
te, fi illius copia fuppetat, nonnunquam tamen cum
hoc aliquid ejus, quod illi non convenit: quod etiam
purgantibus medicinis evenit.   Quippe quae, ubi univerfum id bilis aut pituitae, quod in corpore fluitat,
(fic enim dixerim de his, quae in venis continentur)
attraxerint, ipfum peculiarem folidarum humorem partium vi et labore attrahunt, eas quafi diffolventes
et ad elementa deducentes, et animal internecioni tra-
dentes.   Violentiam vero illius attractionis alius quispiam humor confequitur illi affinis, qui primum vi at-
trahebatur.

ΓΑΛΗΝΟΥ ΠΕΡΙ ΚΡΑΣΕΩΝ ΒΙΒΛΙΟΝ ΠΡΩΤΟΝ.

Κεφ. α'. Ὅτι μὲν οὖν ἐκ θερμοῦ καὶ ψυχροῦ καὶ ξηροῦ καὶ ὑγροῦ τὰ μὲν ζώων σώματα κέκραται, καὶ ὡς οὐκ ἴση πάντων ἐστὶν ἐν τῇ κράσει μοῖρα, παλαιοῖς ἀνδράσιν ἱκανῶς ἀποδέδεικται, φιλοσόφων τε καὶ ἰατρῶν τοῖς ἀρίστοις· εἴρηται δὲ καὶ πρὸς ἡμῶν ὑπὲρ αὐτῶν τὰ εἰκότα δι᾽ ἑτέρου γράμματος, ἐν ᾧ περὶ τῶν καθ᾽ Ἱπποκράτην στοιχείων ἐσκοπούμεθα. νυνὶ δὲ, ὅπερ ἐστὶν ἐφεξῆς ἐκείνῳ, τῶν κράσεων ἁπάσας ἐξευρεῖν τὰς διαφοράς. ὁπόσαι τέ εἰσι καὶ ὁποῖαι, κατ᾽ εἴδη τε καὶ γένη διαιρούμενος, ἐν τῷδε

GALENI DE TEMPERAMENTIS LIBER PRIMVS.

Cap. I. Animalium quidem corpora ex calidi, frigidi, ficci et humidi mixtione temperata eſſe, neque aequalem omnium in temperamento ineſſe portionem, ab antiquis viris demonſtratum eſt, tum philoſophorum, tum medicorum praeſtantiſſimis. Dictum autem eſt etiam a nobis de iis quae probabilia videbantur alio opere, in quo de elementis ex Hippocrate ſpeculationem egimus. Hoc autem in opere, quod illi ordine ſuccedit, omnes invenire temperamentorum differentias, quot hae qualesque ſint, per genera et ſpe-

τῷ γράμματι δίειμι, τὴν ἀρχὴν ἀπὸ τῆς τῶν ὀνομάτων
ἐξηγήσεως ποιησάμενος. ἐπειδὰν μὲν γὰρ ἐκ θερμοῦ καὶ
ψυχροῦ καὶ ξηροῦ καὶ ὑγροῦ κεκρᾶσθαι λέγωσι τὰ σώματα, τῶν ἄκρως τοιούτων ἀκούειν φασὶ χρῆναι, τοῦτ᾽ ἔστι
τῶν στοιχείων αὐτῶν, ἀέρος, καὶ πυρὸς, καὶ ὕδατος, καὶ
γῆς. ἐπειδὰν δὲ ζῶον, ἢ φυτὸν, ἢ θερμὸν, ἢ ψυχρὸν,
ἢ ξηρὸν, ἢ ὑγρὸν, οὐκέθ᾽ ὡσαύτως. οὐδὲ γὰρ δύνασθαι
ζῶον οὐδὲν οὔτ᾽ ἄκρως θερμὸν ὑπάρχειν, ὡς πῦρ, οὔτ᾽
ἄκρως ὑγρὸν, ὡς ὕδωρ· ὡσαύτοις δὲ οὐδὲ ψυχρὸν ἢ ξηρὸν ἐσχάτοις· ἀλλ᾽ ἀπὸ τοῦ πλεονεκτοῦντος ἐν τῇ κράσει
γίνεσθαι τὰς προσηγορίας, ὑγρὸν μὲν καλούντων ἡμῶν, ἐν
ᾧ πλείονος ὑγρότητός ἐστι μοῖρα, ξηρὸν δὲ, ἐν ᾧ ξηρότη-
τος· οὕτω δὲ καὶ θερμὸν μὲν, ἐν ᾧ τὸ θερμὸν τοῦ ψυχροῦ πλεονεκτεῖ, ψυχρὸν δὲ, ἐν ᾧ τὸ ψυχρὸν τοῦ θερμοῦ.
αὕτη μὲν τῶν ὀνομάτων χρῆσις.

Κεφ. β'. [33] Ὥρα δ᾽ ἂν εἴη λέγειν ἤδη καὶ περὶ
τῶν κράσεων αὐτῶν. ἡ μὲν δὴ πλείστη δόξα τῶν ἐπιφα-
νεστάτων ἰατρῶν τε καὶ φιλοσόφων, ὑγρὰν εἶναι καὶ θερ-

cies dividendo profequor, ab ipfa nominum explica-
tione exordium ducturus. Quum namque ex calidi,
frigidi, ficci et humidi mixtione conftituta effe dicunt
corpora, de iis in fummo, gradu fic fefe habentibus,
hoc eft ipfis elementis, aëre, igne, aqua et terra,
intelligendum proferunt: quum vero animal aut ftirpem vel calidam, vel frigidam, vel ficcam, vel humidam effe, non item. Neque enim poffe animal ullum
fumme calidum exiftere, ut ignis eft; neque fumme
humidum, ut aqua; eodemque modo neque frigidum
vel ficcum in fummo; fed ab eo, quod in mixtione
exuperat, fieri appellationes, quum humidum quidem
vocemus nos, in quo uberioris humiditatis eft portio;
ficcum vero, in quo ficcitatis; ita vero et calidum,
in quo calidum frigido praevalet; frigidum vero, in quo
frigidum calido. Is certe nominum ufus eft.
   Cap. II. Jam vero tempus idoneum fuerit de ipfis
temperamentis differere. Maxima profecto fuit illuftrif-
fimorum tum medicorum, tum philofophorum opinio,

μὴν κρᾶσιν, ἑτέραν τῆς ὑγρᾶς καὶ ψυχρᾶς, καὶ τρίτην ἐπὶ
ταύταις τὴν ξηρὰν καὶ ψυχράν, ἑτέραν τῆς ξηρᾶς τε ἅμα
καὶ θερμῆς. ἔνιοι δ᾽ ἐξ αὐτῶν ὑγρὰν μέν τινα καὶ ψυχρὰν ἅμα κρᾶσιν ὑπάρχειν φασὶ, θερμὴν ἅμα καὶ ξηρὰν
ἑτέραν· οὐ μὴν οὔτε τὴν ὑγρὰν ἅμα καὶ θερμὴν, οὔτε τὴν
ψυχρὰν ἅμα καὶ ξηράν. οὐ γὰρ ἐγχωρεῖν οὐθ᾽ ὑγρότητα
πλεονεκτούσῃ θερμότητι συνδραμεῖν, οὔτε ξηρότητα ψυχρότητι. δαπανᾶσθαι μὲν γὰρ ὑπὸ τοῦ᾽ θερμοῦ κρατοῦντος
τὴν ὑγρότητα, καὶ οὕτως θερμὸν ἅμα καὶ ξηρὸν γίνεσθαι
τὸ σῶμα, μένειν δὲ ἄπεπτόν τε καὶ ἀκατέργαστον, ἐν οἷς
ἂν σώμασιν ἀῤῥωστῇ τὸ θερμὸν, ὥστ᾽ ἀναγκαῖον εἶναι,
θερμότητος μὲν ἐπικρατούσης, ἔπεσθαι ξηρότητα, ψυχρότητος δὲ πλεονεκτούσης, ἀκολουθεῖν ὑγρότητα. οὗτοι μὲν
οὖν κατὰ τάδε πεπείκασι σφᾶς αὐτοὺς, ὡς δύο εἰσὶ πᾶσαι
τῶν κράσεων αἱ διαφοραί. ὅσοι δὲ τέτταρας εἶναι νομίζουσι,
διχῶς τούτοις ἀντιλέγουσιν ἔνιοι μὲν εὐθὺς τὸ πρῶτον
ἀξίωμα μὴ συγχωροῦντες, ὡς ἐξικμάζεσθαι τὴν ὑγρότητα

---

humidum et calidum temperamentum ab humido et frigido diverfum effe; ac tertium ab his ficcum et frigidum,
a ficco fimul et calido diverfum. Nonnulli tamen eorum humidum quoddam ac frigidum fimul temperamentum effe affirmant, atque etiam alterum calidum fimulque ficcum.
Non tamen humidum fimul et calidum,⸱ neque frigidum fimul
et ficcum temperamentum effe. Neque enim poffe et humiditatem cum abundante calore concurrere, neque cum
frigiditate ficcitatem; quippe abfumi a calido fuperante
humiditatem, et ita calidum fimul et ficcum fieri corpus; humiditatem vero corporum, in quibus imbecillus calor eft, incoctam imperfectamque manere; ut
neceffarium fit, calido vincente, fequi ficcitatem; frigido
fuperante, humiditatem. At ii quidem hisce rationibus
ducti fibi ipfis duas omnino effe temperamentorum differentias perfuaferunt. Qui vero eas quatuor effe autumant, bifariam his contradicunt. Nonnulli quidem ftatim primum axioma, quod neceffe fit humidum

πρὸς τοῦ θερμοῦ κρατοῦντος ἀναγκαῖόν ἐστιν· ἔνιοι δὲ
τοῦτο μὲν συγχωροῦσιν, ἀμφισβητοῦσι δὲ ἑτέρως. οἱ μὲν
δὴ πρῶτοι τοῦ θερμοῦ μὲν ἔργον εἶναί φασι τὸ θερμαίνειν, ὥσπερ καὶ τοῦ ψυχροῦ τὸ ψύχειν, τοῦ ξηροῦ δ᾽ αὖ τὸ
ξηραίνειν, ὥσπερ καὶ τοῦ ὑγροῦ τὸ ὑγραίνειν. καὶ διὰ
τοῦτο, ὅσα μὲν σώματα θερμὰ τὴν φύσιν ἐστὶν ἅμα καὶ
ξηρὰ, καθάπερ τὸ πῦρ, ᾗ μὲν θερμὰ, θερμαίνει, ᾗ δὲ
ξηρὰ, ξηραίνει. ὅσα δ᾽ ὑγρὰ καὶ θερμὰ, καθάπερ ὕδωρ
θερμὸν, ὑγραίνειν ταῦτα καὶ θερμαίνειν πέφυκεν ἀεὶ, ἐν
ἑκατέρας κᾀνταῦθα ποιότητος ἔργον ἐχούσης ἀχώριστον.
οὐκ οὖν συγχωροῦσιν, εἴ τι θερμαῖνόν ἐστιν, εὐθὺς τοῦτο καὶ
ξηραίνειν· (60) ἀλλ᾽ εἰ μὲν ὑγρότης προσείη τῇ θερμότητι,
θερμαίνειν ἅμα καὶ ὑγραίνειν, ὥσπερ τὰ λουτρὰ τῶν γλυκέων ὑδάτων· εἰ δ᾽, ὥσπερ θερμὸν, οὕτω καὶ ξηρὸν εἴη,
καθάπερ τὸ πῦρ, οὐ θερμαίνειν μόνον, ἀλλὰ καὶ ξηραίνειν
εὐθὺς, οὐκ ἐκ τῆς θερμότητος τοῦτο λαβὸν, ἀλλ᾽ ἐκ τῆς
συνούσης αὐτῇ ξηρότητος. ὑπομιμνήσκουσι δ᾽ ἐνταῦθα τῶν
ἐν ἡλίῳ θερινῷ διατριψάντων ἐπιπλέον, εἶθ᾽, ὡς εἰκὸς,

a calido fuperante abfumi,' non concedunt. Quidam
contra id quidem concedunt, fed alia ratione disce-
ptant. Ac priores quidem calidi munus effe calefacere affeverant; ut et frigidi refrigerare; ficci rurfum ficcare; quemadmodum et humidi humectare: ac
proinde, quaecunque corpora calida fimulque ficca natura funt, ut ignis, ea, quatenus calida, calefaciunt,
quatenus ficca, ficcant. At quae humida et calida,
ut aqua, haec humectare et calefacere ex natura folent perpetuo, utraque qualitate hic quoque unum
haud feparabile opus obtinente. Non igitur concedunt,
fi quid calefaciat, idem protinus et ficcare; imo fi
calori humor copuletur, calefacere fimul et humectare,
quemadmodum balnea dulcium aquarum. At fi, ut calidum, ita et ficcum fit, veluti ignis, non folum id
calefacere, fed et ficcare protinus; non a calore id
acceptum, fed a conjuncta ipfi ficcitate. Commemo-
rant autem hic fub aeftivo fole diutius commoratos,

ἀναν&έντων, ὅλον τε τὸ σῶμα καὶ ξηρὸν καὶ αὐχμηρὸν
ἐχόντων, καὶ διψώντων οὐκ ἀνεκτῶς. ἴασιν γὰρ αὐτοῖς εἶναί
φασιν ἑτοίμην τε καὶ ῥάστην, οὐκ εἰ πίοιεν μόνον, ἀλλὰ
εἰ καὶ λούσαιντο &ερμοῖς ὕδασι καὶ γλυκέσιν, ὡς τῆς ὑγρότητος, εἴτε μετὰ ψυχρότητος, εἴτε μετὰ &ερμότητος εἴη, τὸ
ἑαυτῆς δρᾶν δυναμένης, ὑγραίνειν γὰρ τὰ πλησιάζοντα.
κατὰ δὲ τὸν αὐτὸν λόγον φασὶ καὶ τὴν ξηρότητα ξηραίνειν
ἀεί. τὸν γοῦν βοῤῥᾶν, ξηρὸν καὶ ψυχρὸν ἄνεμον τυγχά-
νοντα, ξηραίνειν ἅπαντα καὶ ψύχειν. καὶ τοῦτ᾽ εἶναι τὸ
πρὸς Ὁμήρου λεγόμενον,

Ὡς δ᾽ ὅτ᾽ ὀπωρινὸς βορέης νεοαρδέ᾽ ἀλωὴν
Αἶψα ξηραίνει.

Κατὰ δὲ τὸν αὐτὸν τρόπον καὶ τὸν τοῦ μήκωνος ὀπὸν
καὶ ἄλλα μυρία φάρμακα ξηραίνειν ἅμα καὶ ψίχειν. ὥστ᾽
οὐκ ἀναγκαῖον, οὔτ᾽, εἴ τι ψυχρόν, εὐ&ὺς τοῦτο καὶ ὑγρὸν
ὑπάρχειν, οὔτ᾽, εἴ τι &ερμὸν, εὐ&ὺς καὶ ξηρόν· οὔκουν

etiam, ut confentaneum eſt, arefactos, quique univerſum corpus ſiccum ſqualidumque habent, nec tole-
ranter ſitiunt. Remedium enim his expeditum et fa-
cillimum dicunt, non ſi biberint duntaxat, ſed etiam
ſi calidis et dulcibus aquis ſeſe proluerint, ac ſi humor, ſive cum frigore, ſive cum calore fuerit, ſuum
munus obire valeat, quippe humectare ea, quae huic
proxima ſint: eadem vero ratione et ſiccitatem ſemper
ſiccare. Boream enim, qui ſiccus et frigidus ventus
eſt, omnia ſiccare ac refrigerare; idque dici ab Ho-
mero,

Ut vero humentem deſiccat protinus agrum
Autumni Boreas.

Pari modo et papaveris ſuccum aliaque innumera medicamenta ſiccare ſimul et refrigerare: proindeque non
eſſe neceſſarium, ſi quid frigidum eſt, idem protinus
et humidum eſſe, neque, ſi quid calidum, idem ſtatim
et ſiccum. Neque igitur calidum temperamentum ne-

οὐδὲ τὴν θερμὴν κρᾶσιν ἐξ ἀνάγκης εἶναι καὶ ξηρὰν, ἀλλὰ
δύνασθαί ποτε τὸ μὲν θερμὸν τοῦ ψυχροῦ πλεονεκτεῖν ἐν
τῇ κράσει τοῦ ζώου, τὸ δ᾽ [34] ὑγρὸν τοῦ ξηροῦ. καὶ
γὰρ δὴ καὶ τὴν γένεσιν, καὶ τὴν ἀλλοίωσιν, καὶ τὴν μεταβολὴν ἐκ τῶν ἐναντίων εἰς τὰ ἐναντία γίνεσθαι. τίς γὰρ
οὖν εἰπὼν, ὅτι τὸ λευκὸν ἠλλοιώθη τε καὶ μετέβαλεν, ἐγένετο
γὰρ θερμὸν, οὐκ ἂν εἴη καταγέλαστος; ἐπιζητεῖ γὰρ ὁ λόγος,
οὐ τὴν κατὰ ψυχρὸν καὶ θερμὸν ἀντίθεσιν, ἀλλὰ τὴν κατὰ
τὸ χρῶμα μεταβολήν· μεταβάλλει γὰρ τὸ μὲν λευκὸν εἰς
τὸ μέλαν, ὥσπερ καὶ τὸ μέλαν εἰς τὸ λευκὸν, καὶ τὸ
θερμὸν αὖ εἰς τὸ ψυχρὸν, ὥσπερ καὶ τὸ ψυχρὸν εἰς τὸ
θερμόν. οὕτοι δὲ καὶ τὸ μὲν ὑγρὸν εἰς τὸ ξηρον, τὸ δ᾽ αὖ
ξηρὸν εἰς τὸ ὑγρόν. εἰ γὰρ δὴ φάσκει τις ἠλλοιῶσθαι τὸ
σῶμα τῷ τέως ὑγρὸν ὑπάρχον εἶναι νῦν λευκον, ἢ τῷ
τέως ξηρὸν ὂν τὸ νῦν φαίνεσθαι μέλαν, οὐκ ἂν ὑγιαίνειν
δόξειεν. εἰ δέ γε τὸ τέως ὑγρὸν τὸ νῦν ξηρὸν φαίη γενέσθαι, ἢ τὸ πρότερον ὑπάρχον μέλαν νῦν εἶναι λευκὸν, ἢ

cellario eſſe ſiccum: imo poſſe aliquando in animalis
temperamento calidum quidem plus valere, quam frigidum, et humidum, quam ſiccum. Quin et tum
generationem, tum alterationem, tum mutationem ex
contrariis in contraria fieri. Quis enim, ſi dixerit,
album alteratum mutatumque eſſe, quod factum ſit
calidum, non ſit ridiculus? Poſtulat enim ea ratio
non eam, quae eſt in calido et frigido, oppoſitionem; ſed,
quae eſt in colore, mutationem. Mutatur enim, quod album
eſt, in nigrum; ut et, quod nigrum eſt, in album. Rurſus,
quod calidum eſt, in frigidum; ut et, quod frigidum
eſt, in calidum. Sic autem et, quod humidum eſt,
in ſiccum; et rurſus quod ſiccum eſt, in humidum.
Si quis enim dicat, alteratum corpus eſſe, quod, quum
prius eſſet humidum, nunc ſit album, vel, quum prius
eſſet ſiccum, nunc appareat nigrum, non ſanae eſſe
mentis cenſebitur. Sin, quod prius erat humidum,
nunc factum eſſe ſiccum; aut, quod prius erat nigrum,
nunc eſſe album; aut etiam ex calido frigidum, aut

ἐκ θερμοῦ ψυχρὸν, ἢ ἐκ ψυχροῦ θερμὸν γεγονέναι, σωφρο
νεῖν ἂν δόξειεν ὁ τοιοῦτος, καὶ λέγειν τὰ εἰκότα. τὸ γὰρ
μεταβάλλον, ἢ μεταβάλλει, ταύτῃ μεταχωρεῖν δεῖ πρὸς τοὐναν
τίον. ἐγένετο γοῦν ἢ γίγνεται μουσικὸς ὅδε, φαμὲν, ἐξ οὗ
μουσικοῦ δηλονότι, καὶ γραμματικὸς ἐξ οὗ γραμματικοῦ, καὶ
ῥητορικὸς ἐξ οὗ ῥητορικοῦ· τὸ δ᾽ ἐκ μουσικοῦ γραμματικὸν,
ἢ ἐκ γραμματικοῦ μουσικὸν, ἢ ἐξ ἄλλου τινὸς τῶν ἑτερογε
νῶν γίνεσθαί τι λέγειν ἄτοπον. ἐγχωρεῖ γὰρ τὸν τέως
γραμματικὸν νῦν μουσικὸν γεγονέναι, προσκτησάμενον τῇ
γραμματικῇ τὴν μουσικὴν, οὐκ ἀποβαλόντα τὴν γραμματι
κήν. καὶ μὴν εἰ προσεκτήσατό τι, μένοντος τοῦ προτέρου,
παντί που δῆλον, ὡς οὐκ ἠλλοιώθη κατὰ τὸ μένον. ὥστ᾽ οὐκ
ἐκ γραμματικοῦ μουσικὸς ἐγένετο· καὶ γὰρ καὶ νῦν ἔτι
γραμματικός ἐστιν· ἀλλ᾽ ἐξ ἀμούσου μουσικός· οὐ γὰρ ἔτ᾽
ἐγχωρεῖ μένειν αὐτὸν ἄμουσον, μουσικόν γε ἤδη γεγονότα.
πασῶν γοῦν τῶν μεταβολῶν, ὑπὸ τῶν ἐναντίων τε κἀκ τῶν
ἐναντίων εἰς τὰ ἐναντία γιγνομένων, δηλονότι καὶ τὸ ὑγρὸν,

ex frigido calidum effectum effe, utique fapere et
convenientia dicere cenfeatur. Quod enim mutatur,
quatenus mutatur, eatenus cedere in contrarium debet:
fiquidem factus eft hic aut fit muficus ex non mufico, dicimus; et grammaticus ex non grammatico; et
rhetor ex non rhetore: ex mufico vero grammaticum,
aut ex grammatico muficum, aut ex alio, quod diverfi
fit generis, fieri aliquid dicere fane eft abfurdum:
fors namque fert, qui prius erat grammaticus, eum
nunc muficum factum effe, et muficam grammaticae
adjeciffe, nec grammaticam abjeciffe: atqui, fi quid
acquifivit, priore etiam manente, cuique patet, non effe
alteratum in eo, quod manet. Itaque non ex grammatico factus eft muficus, etenim nunc etiam grammaticus eft, fed ex non mufico muficus: non enim fieri
poteft, ipfum, qui jam muficus eft factus, etiam non
mulicum manere. Quum igitur omnes mutationes et a
contrariis et ex contrariis fiant in contraria, manifeftum

εἰ μεταβάλλει ποτὲ, καθ᾽ ὅσον ὑγρὸν, αὐτό τε ξηρανθήσε-
ται καὶ τὸ ξηραῖνον αὐτὸ ξηρὸν λεχθήσεται. μὴ τοίνυν
λεγόντων, φασὶν, ὡς θερμὴν ἅμα καὶ ὑγρὰν κρᾶσιν οὐκ
ἐγχωρεῖ γενέσθαι. θερμὴν μὲν γὰρ ἅμα καὶ ψυχρὰν εἶναι
τὴν αὐτὴν, ἢ ὑγρὰν ἅμα καὶ ξηρὰν οὐκ ἐγχωρεῖ· συνυπάρχειν γὰρ ἀλλήλαις οὐχ οἷόν τε καθ᾽ ἓν καὶ ταὐτὸ σῶμα
τὰς ἐναντίας ποιότητας· ἅμα δ᾽ ὑγρόν τι καὶ θερμὸν, καὶ
ψυχρὸν ἅμα καὶ ξηρὸν εἶναι δυνατὸν, ὡς ὅ τε λόγος ἀπέδειξε καὶ τὰ σμικρῷ πρόσθεν εἰρημένα παραδείγματα.
τοιοῦτος μὲν οὖν ὁ τῶν προτέρων λόγος. ὁ δὲ τῶν δευτέρων οὐδὲν ἄτοπον εἶναί φησιν, ὑποκειμένου τοῦ θερμοῦ
δραστικωτάτου τῶν τεττάρων, ὡς μὴ μόνον εἰς τὸ ψυχρὸν,
ἀλλὰ καὶ εἰς τὸ ὑγρὸν ἐνεργεῖν, εἶναι κρᾶσιν ὑγρὰν καὶ
θερμὴν, ὅταν ἐς ταὐτὸ ἅμα συνέλθῃ πλῆθος ὑγρότητός τε
καὶ θερμότητος εὐθὺς ἐν τῇ πρώτῃ γενέσει τοῦ ζώου.
ὁ δὲ λόγος ἐκείνων οὐχ, ὡς οὐκ ἄν ποτε γένοιτο καθ᾽ ἓν

eſt, etiam humidum, ſi, quatenus humidum eſt, aliquando mutetur, tum ipſum ſiccatum iri, tum, quod
id ſiccet, ſiccum dicendum eſſe. Deſinant igitur, inquiunt, dicere, non poſſe calidum ſimul et humidum
temperamentum eſſe. Quippe calidum ſimul et frigidum eſſe idem temperamentum, aut humidum ſimul et
ſiccum non poteſt, quum fieri nequeat, ut in uno et
eodem corpore contrariae qualitates una conſiſtant: humidum vero ſimul et calidum, praeterea frigidum ſimul et ſiccum profecto in eodem conſiſtere poſſunt:
ſicuti tum ratio ipſa demonſtravit, tum quae paulo
ſupra propoſita ſunt exempla. Ac talis quidem eſt prioris
propoſitarum partium oratio. Altera pars, negat
abſurdum eſſe, etiam ſi calidum efficaciſſimum e quatuor ſit ita, ut non in frigidum modo, ſed etiam in
humidum agere poſſit, eſſe tamen temperamentum, quod
calidum ſit et humidum: utique quum in primo ſtatim
animantis ortu humoris ſimul caloriſque copia in idem
coëant. Ratio vero horum non declarat, quod nequeat aliquando in eodem corpore humidi plus eſſe,

καὶ ταὐτὸ σῶμα τὸ μὲν ὑγρὸν τοῦ ξηροῦ πλέον, τὸ δὲ
θερμὸν τοῦ ψυχροῦ, δείκνυσιν, ἀλλ᾽ ὡς οὐκ ἂν διαμείναι
τοιοῦτο ἄχρι παντός· ἀεὶ γὰρ ἐξικμαζόμενον ὑπο τοῦ θερμοῦ τὸ ὑγρὸν ἐν τῷ χρόνῳ ξηρὸν ἀποδείξεν τὸ σῶμα· καὶ
οὕτως οὐκ ἂν ἔτι θερμὸν καὶ ὑγρόν, ἀλλὰ θερμὸν εἴη καὶ
ξηρόν· αὐτὸ δ᾽ οὖν πάλιν τοῦτο, τὸ θερμὸν καὶ ξηρὸν,
ἐπὶ προήκοντι τῷ χρόνῳ ξηρὸν ἔσται καὶ ψυχρόν, ἐπειδὰν
γὰρ ἐκβοσκήσηται τὴν ἰκμάδα πᾶσαν αὐτοῦ τὸ θερμόν,
ἄρχεται τοὐντεῦθεν ἤδη, φασὶ, καὶ αὐτὸ μαραίνεσθαι, μη-
κέτ᾽ εὐποροῦν τροφῆς, ὅθεν ἐξῆπτετο. [35] θαυμαστὸν οὖν
οὐδὲν εἶναι νομίζουσι, καὶ κατ᾽ ἀρχὰς μὲν εὐθὺς ἐν τῇ
πρώτῃ γενέσει τοῦ ζώου συνδραμεῖν εἰς ταὐτὸ ἢ τὸ
ὑγρὸν τοῦ ξηροῦ πλέον, ἢ τὸ θερμὸν τοῦ ψυχροῦ. δυναχὸν
δὲ κἂν τῷ χρόνῳ προϊόντι γίνεσθαι τὴν τέως θερμὴν καὶ
ὑγρὰν κρᾶσιν αὖθις θερμὴν καὶ ξηρὰν, ὥσπερ γε καὶ αὖθις πάλιν τὴν ξηρὰν καὶ θερμήν, ἀποσβεννυμένου τοῦ
θερμοῦ, ψυχρὰν καὶ ξηρὰν ἀποτελεσθῆναι. ὅτι μὲν οὖν
ἐγχωρεῖ καὶ θερμὴν ἅμα καὶ ὑγρὰν εἶναί τινα, καὶ ψυχρὰν

quam ficci, et calidi, quam frigidi; fed quod fub
ejusmodi ftatu durare perpetuo non poffit: quod enim
femper a calido humidum exiccatur, id eo tempore
ficcum corpus demonftrat: atque ita non amplius calidum et humidum, fed calidum ficcumque effe: jam
hoc ipfum, quod calidum et ficcum eft redditum, procedente tempore, frigidum ficcumque fore. Quum
enim omnem ejusmodi corporis humorem calor abfumpfit,
ipfe quoque, inquiunt, marcefcere inde incipit, de-
ftitutus fcilicet alimento, quod ipfum accenderat. Non
igitur mirum effe putant, tum inter initia ftatim, ut
gignitur animal, convenire in idem aut humidum
plus ficco, aut calidum plus frigido; tum temporis
proceffu, quod prius erat calidum et humidum temperamentum, poftea poffe calidum effe et ficcum: aeque ut poftea, quae ficca erat calidaque temperies, ab
extincto calore frigidam ficcamque evadere. Ergo
effe quidem aliquod temperamentum, quod calidum fit

καὶ ξηρὰν ἑτέραν τῆσδε κρᾶσιν, ἐκ τούτων ἀποδεικνύουσιν.
ὅτι δὲ πλείους τῶν τεττάρων διαφορὰς κράσεων ἀδύνατον
ὑπάρχειν, ἐκ τῶνδε πειρῶνται διδάσκειν. ὑποκειμένων γὰρ,
φασὶ, τεττάρων ποιοτήτων, εἰς ἀλλήλας τε τὸ δρᾷν καὶ
πάσχειν ἐχουσῶν, θερμότητός τε καὶ ψυχρότητος, καὶ ξηρότητος καὶ ὑγρότητος, ἀντιθέσεις γίνεσθαι δύο, τὴν μὲν
ἑτέραν, ἐν ᾗ τὸ θερμὸν ἀντίκειται τῷ ψυχρῷ, τὴν δ᾽ ἑτέραν, ἐν ᾗ τὸ ξηρὸν τῷ ὑγρῷ, καὶ διὰ τοῦτο τέτταρας
ἀποτελεῖσθαι τὰς πάσας συζυγίας. ἓξ μὲν γὰρ γίνεσθαι τῶν
τεττάρων ἀλλήλαις ἐπιπλεκομένων τὰς συζεύξεις, ἀλλὰ τὰς δύο
τούτων ἀδυνάτους ὑπάρχειν. οὔτε γὰρ ὑγρὸν ἅμα καὶ ξηρὸν, οὔτε ψυχρὸν ἅμα καὶ θερμὸν δύναται γενέσθαι σῶμα.
λείπεται γοῦν τέτταρας εἶναι συζυγίας κράσεων, ὑγρὰς μὲν
δύο, ξηρὰς δὲ δύο, θερμότητι καὶ ψυχρότητι διῃρημένας.
ἃ μὲν οὖν οἱ χαριέστατοι τῶν πρὸ ἡμῶν ἰατρῶν τε καὶ φιλοσόφων εἰρήκασι, ταῦτά ἐστιν. ἃ δ᾽ ἐγὼ παραλιπεῖν αὐτοὺς νομίζω, λέγειν ἤδη καιρός.

fimul et humidum; ac rurfus aliud, quod frigidum fit
et ficcum, ex iftis confirmant. Non poffe autem temperamentorum differentias plures effe quam quatuor,
ex his docere conantur. Quum enim quatuor ftatuan-
tur qualitates, quae in fe agere invicem patique poffint,
calor, frigus, ficcitas et humor, oppofitiones exiftere
duas; alteram, in qua calidum adverfatur frigido;
alteram, in qua humidum pugnat cum ficco: ob idque
quatuor omnino effici conjugationes; fex enim fieri ex
quatuor inter fe copulatis conjugia, verum duo fubfifte-
re non poffe, neque enim humidum fimul et ficcum,
nec fimul calidum et frigidum poteft fieri corpus: reliquas igitur effe quatuor temperamentorum conjugationes, duas humidas et duas ficcas, atque has calore
frigoreque divifas. Haec funt, quae elegantiffimi eorum,
qui ante nos fuere, tum medicorum, tum philofophorum, de his dixere. Quae vero mihi praetermififfe
videntur, nunc adjicienda reor.

Κεφ. γ΄. "Εν μὲν δὴ καὶ πρῶτον, ὅτι τὴν εὔκρατον
φύσιν, ὥσπερ οὐκ ἀρετῇ τε ἅμα καὶ δυνάμει προϋχουσαν,
ἐπελάθοντό τε καὶ τελέως παρέλιπον, ὥσπερ μηδ᾽ ὅλως
οὖσαν, καίτοι μηδὲ φθέγξασθαί τι χωρὶς ἐκείνης ὑπὲρ τῶν
ἄλλων δυνάμενοι. τὸ γοῦν ἐν τῇ θερμῇ κράσει πλεονεκτεῖν
τὸ θερμὸν, ἢ ἐν τῇ ψυχρᾷ τὸ ψυχρὸν, οὐδ᾽ ἐπινοῆσαι δυνατὸν ἄνευ τοῦ πρότερον ἐπιθέσθαι τὴν εὔκρατον. οὐδὲ
γὰρ οὐδὲ τὴν ὑγιεινὴν δίαιταν εἰς ἄλλο τι βλέποντες ἐξευ-
ρίσκουσιν, ἢ τὴν εὔκρατον ἐκείνην φύσιν· τὸ μὲν θερμότερον τοῦ δέοντος σῶμα κελεύοντες ἐμψύχειν, τὸ δ᾽ αὖ ψυχρότερον θερμαίνειν· ὡσαύτως τὸ μὲν ὑγρότερον (61) ξηραίνειν, τὸ δὲ ξηρότερον ὑγραίνειν, ἀντεισάγοντες ἀεὶ δηλονότι τῷ πλεονάζοντι τὸ λεῖπον, ὡς εὔκρατόν τινα καὶ
μέσην ἐργάσασθαι κατάστασιν. ἣν οὖν ἀεὶ μεταδιώκουσιν,
καὶ πρὸς ἣν ἀποβλέποντες ἐπανορθοῦνται τὰς δυσκράτους,
ἐγὼ μὲν ἠξίουν ἀπασῶν πρῶτον λέγεσθαι πρὸς αὐτῶν. οἱ
δ᾽ ἄρα τοσοῦτον ἀποδέουσι τοῦ μεμνῆ ι ταύτης, ὥσθ᾽,

Cap. III. Unum igitur et primum id eft, quod
temperatam naturam, quae tamen non virtute modo,
fed etiam viribus reliquis praeftat, non adverterunt,
imo, tanquam nulla fit, prorfus omiferunt; quanquam
ne loqui quidem de reliquis aliquid fine hac potue-
runt. Quippe quod vel in calida temperie calidum
praevaleat frigido, vel in frigida temperie frigidum
praeftet calido, id ne intellexiffe quidem eft, nifi
prius ponatur eucratos, i. e. temperata: neque enim alio
quam ad hanc temperatam naturam funt intenti, quum
fanitatis tuendae victum inveftigant, calidius jufto corpus jubentes refrigerare, vel frigidius calefacere, vel
rurfus humidius ficcare, vel ficcius humectare; fcilicet quo temperatum quemdam mediocremque ftatum
efficiant, id, quod minus eft, ei, quod exuperat, femper aequantes. Ergo quem affidue fectantur, et quo
femper refpicientes intemperatos ftatus corrigunt, hunc
ego quidem primum omnium ftatum cenfuerim ab ipfis
dici. Hi vero tantum abeft ut ejus vel meminerint,

ὅλως παραλίπουσιν αὐτήν. ἀλλ᾽ οὐ παραλέλειπται, φασὶν
ἐξ αὐτῶν ἔνιοι, ἐν γὰρ τῇ θερμῇ καὶ ὑγρᾷ περιέχεται. καὶ
πῶς οὐχὶ πέντε λέγετε τὰς πάσας εἶναι κράσεις, ἀλλὰ τέτταρας, εἴπερ τῆς ἀρίστης μέμνησθε; δυοῖν γὰρ θάτερον, ἢ
τῶν δυσκράτων ἀνάγκη παραλελεῖφθαι μίαν, ἢ τὴν εὔκρατον. ἐγὼ μὲν δὴ σαφῶς οἶδα τὴν εὔκρατον αὐτοὺς παρα-
λιπόντας, ἐξ ὧν ἀξιοῦσιν. ἐπειδὰν γὰρ θερμὴν καὶ
ξηρὰν, καὶ ψυχρὰν καὶ ὑγρὰν, ἤ τινα ἄλλην λέγωσι κρᾶσιν,
οὐ τῶν ἄκρων ἀκούειν ἡμᾶς χρῆναι ποιοτήτων, ἀλλὰ κατὰ
τὴν πλεονεκτοῦσαν ἀεὶ γίνεσθαι προσηγορίαν. εἰ δ᾽ οὐ βούλονται τὴν εὔκρατον παραλελεῖφθαι, τῶν ἄλλων [36] τινὰ δει-
χθήσονται παραλιπόντες. ἔστω γὰρ εὔκρατον εἶναι τὴν ὑγρὰν
καὶ θερμήν, ὥσπερ αὐτοὶ βούλονται. παραλελοίπασιν ἄρα
σαφῶς τὴν ἀντικειμένην τῇ ψυχρᾷ καὶ ξηρᾷ δυσκρασίᾳ, ἐν ᾗ
τὸ ὑγρὸν πλεονεκτεῖ καὶ τὸ θερμόν. ἀλλ᾽ αὐτὴ, φασίν, ἐστὶν
ἥδε. καὶ πῶς ἐνδέχεται καὶ πλεονεκτεῖν ἅμα τὸ θερμὸν καὶ μὴ

ut etiam totum praetereant. At non praeterimus, inquiunt ex his aliqui; in calido enim et humido comprehenditur. Et quomodo non quinque effe in totum
temperamenta dixiftis, fed quatuor, fi modo optimum
non omififtis? quippe duorum alterum, aut ex in-
temperatis ftatibus neceffe eft unum effe omiffum, aut
ipfum temperatum. Atque ego quidem ex iis, quae
ftatuunt, temperatum ipfis praetermiffum certo scio;
ubi enim calidum et ficcum, vel frigidum et humidum, vel aliud quodvis tamperamentum nominant,
non utique fummas a nobis intelligi qualitates poftulant;
imo ex iis, quae fuperant, fieri appellationes volunt.
Quod fi temperatum ftatum omiffum effe nolunt, certe
reliquorum aliquem omififfe convincentur. Efto enim,
ficut ipfi volunt, temperatus ftatus is, qui calidus eft
et humidus; omiffus igitur illis plane eft is, qui frigidae intemperiei adverfetur et ficcae, nempe in qua
humidum praepollet et calidum. At idem, inquiunt,
is eft. At qui fieri poteft, ut fimul exuperet calidum

BIBΛION ΠΡΩTON. 521

Ed. Chart. III. [36.]   Ed. Baf. I. (61.)

πλεονεκτεῖν, καὶ κρατεῖσθαι καὶ μὴ κρατεῖσθαι τὸ ψυχρόν;
εἰ μὲν γὰρ εὔκρατός ἐστιν, οὐδὲν οὐδενὸς ἀμέτρως ἐπικρατεῖ, εἰ δὲ δύσκρατος, ἀνάγκη πλεονεκτεῖν τι τῶν ἐκ τῆς
ἀντιθέσεως. ἀλλ᾽ αὐτὸ τοῦτο, φασὶν, ἴδιόν ἐστι τῆς εὐκράτου, τὸ κρατεῖν ἐν αὐτῇ τὸ μὲν θερμὸν τοῦ ψυχροῦ,
τὸ δ᾽ ὑγρὸν τοῦ ξηροῦ· κρατήσαντος γὰρ τοῦ ψυχροῦ, μετρίως μὲν, οὐκ ἀγαθὴν εἶναι τὴν κρᾶσιν, ἔτι δὲ μᾶλλον,
νόσον ἤδη γίνεσθαι, καθάπερ, εἰ καὶ σφοδρῶς κρατήσειε,
θάνατον· οὕτω δὲ κἀπὶ τοῦ ξηροῦ συμπίπτειν ἐν ἀρχῇ μὲν
δυσκρασίαν, ἐπὶ πλέον δὲ νόσον, ἐπὶ πλεῖστον δὲ κρατήσαντος,
θάνατον· ὥσπερ οὐχὶ κἀπὶ τῆς ὑγρᾶς καὶ θερμῆς ταῦτα
συμπίπτοντα. τίς γὰρ ἂν οὐχ ὁμολογήσειεν, ὡς, ἐπειδὰν
μὲν ἐπ᾽ ὀλίγον ἢ τὸ θερμὸν τοῦ ψυχροῦ τύχοι πλεονεκτῆ-
σαν, ἢ τὸ ὑγρὸν τοῦ ξηροῦ, δυσκρασίαν οὕτως γιγνομένην
ἐπειδὰν δ᾽ ἐπὶ πλέον, νόσον· ἐπειδὰν δ᾽ ἐπὶ πλεῖστον,
θάνατον. ὁ γὰρ αὐτὸς ἐπ᾽ ἀμφοῖν λόγος. ἢ μηδὲ τὰς
ἀμέτρως ὑγρὰς καὶ θερμὰς καταστάσεις αἰτιώμεθα, μηδ᾽
ὅσα μεθ᾽ ὑγρότητος ἀμέτρου νοσήματα συνίσταται θερμά,

et non exuperet, et fuperetur frigidum et non fuperetur? Si enim temperatus ftatus eft, neutrum alterum
immodice exuperat; fin intemperatus, neceffe eft exuperet altera oppofitionum pars. At hoc ipfum, inquiunt, temperati ftatus proprium eft, ut in eo calidum
praeftet frigido, et humidum ficco; quippe fi frigidum
modice quidem vincat, non effe commodum temperamentum; fin amplius exuperet, jam utique morbum
exiftere, aeque ut, fi vehementer exuperet, mortem.
Ad eundem modum in ficco contingere: in principio
quidem exiftere intemperiem; fi amplius augeatur,
morbum; fi plurimum exuperet, mortem: ceu vero
in calido et humido non idem contingat; quis enim
non dicat, ubi vel calidum frigido, vel humidum ficco paulo quidem plus valet, intemperiem ita fieri;
ubi amplius exuperat, morbum; ubi plurimum, mortem? fiquidem eadem eft utrobique ratio. Alioqui nec
qui calidi humidique immodice ftatus funt, eos vitio
demus; nec, qui calidi morbi cum humore immodice

μηδὲ ταῦτ᾽ ὁμολογῶμεν εἶναι νοσήματα. πρὸς δὴ τοὺς τοιούτους λόγους ἀπομαχόμενοί τινες τῶν ἀπ᾽ Ἀθηναίου τοῦ
Ἀτταλέως ὁμόσε χωροῦσιν, οὔτε κατάστασιν ὑγρὰν καὶ
θερμὴν μέμφεσθαι λέγοντες, οὔθ᾽ εὑρεθῆναί τι νόσημα
φάσκοντες ὑγρὸν καὶ θερμὸν, ἀλλὰ πάντως ἢ θερμὸν καὶ
ξηρὸν ὑπάρχειν, ὡς τὸν πυρετὸν, ἢ ψυχρὸν καὶ ὑγρὸν, ὡς
τὸν ὕδερον, ἢ ψυχρὸν καὶ ξηρὸν, ὡς τὴν μελαγχολίαν. ἐπι-
μέμνηνται δ᾽ ἐνταῦθα καὶ τῶν ὡρῶν τοῦ ἔτους, ὑγρὸν μὲν
καὶ ψυχρὸν εἶναι τὸν χειμῶνα φάσκοντες, ξηρὸν δὲ καὶ θερμὸν
τὸ θέρος, καὶ ψυχρον καὶ ξηρὸν τὸ φθινόπωρον, εὔκρατον
δ᾽ ἅμα καὶ θερμὴν καὶ ὑγρὰν ὥραν καλοῦσι τὸ ἔαρ· οὕτω
δὲ καὶ τῶν ἡλικιῶν τὴν παιδικὴν εὔκρατόν τε καὶ θερμὴν
καὶ ὑγρὰν εἶναί φασι. δηλοῦσθαι δὲ τὴν εὐκρασίαν αὐτῆς
νομίζουσι κἀκ τῶν ἐνεργειῶν τῆς φύσεως, ἐῤῥωμένων τηνικαῦτα μάλιστα. καὶ μὲν δὴ καὶ τον θάνατόν φασιν εἰς
ξηρότητα καὶ ψύξιν ἄγειν τὰ τῶν ζώων σώματα. καλεῖσθαι
γοῦν ἀλίβαντας τοὺς νεκροὺς, ὡς ἂν μηκέτι λιβάδα καὶ
ὑγρότητα κεκτημένους οὐδεμίαν, ἐξατμισθέντας ἅμα διὰ

confiftunt, eos morbos fateamur. Has quidem et ejusmodi objectiones diluentes quidam Attalenfis Athenaei
fectatores, negant aut calidum humidumque ftatum vitio dari, aut morbum ullum inveniri, qui calidus fit
et humidus, fed omnino qui vel calidus fit et ficcus,
ut febris; vel frigidus et humidus, ut aqua intercus;
vel frigidus et ficcus, ut melancholia. Faciunt hic et de
anni temporibus mentionem, quorum hyemem frigidam
effe atque humidam dicunt, aeftatem calidam et ficcam,
autumnum frigidum et ficcum, ver autem tum temperatum, tum vero calidum humidumque appellant.
Ad eundem modum et ex aetatibus puerilem quidem
temperatam effe, tum vero calidam humidamque. Porro indicari autumant eorum temperiem ex naturalibus
actionibus, quae illa aetate maxime fint firmae. Sed
et mortem ajunt animantium corpora ad frigidum ficcumque perducere; quippe mortuos ἀλίβαντας vocari,
quafi nihil humecti in fe habentes, utpote tum caloris

τὴν ἀποχώρησιν τοῦ θερμοῦ, καὶ παγέντας ὑπὸ τῆς ψύξεως.
ἀλλ᾽ εἴπερ ὁ θάνατος, φασὶ, τοιοῦτος, ἀναγκαῖον ἤδη τὴν
ζωὴν, ὡς ἂν ἐναντίαν ὑπάρχουσαν αὐτῷ, θερμήν τε εἶναι
καὶ ὑγρὰν· καὶ μὴν εἴπερ ἡ ζωὴ, φασὶ, θερμόν τι χρῆμα
καὶ ὑγρόν ἐστιν, ἀνάγκη πᾶσα, καὶ τὴν ὁμοιοτάτην αὐτῇ
κρᾶσιν ἀρίστην ὑπάρχειν, εἰ δὲ τοῦτο παντί που δῆλον,
ὡς εὐκρατοτάτην, ὥστ᾽ εἰς ταὐτὸ συμβαίνειν ὑγρὰν καὶ
θερμὴν φύσιν εὐκράτῳ, καὶ μηδὲν ἄλλο εἶναι τὴν εὐκρασίαν, ἢ τῆς ὑγρότητός τε καὶ θερμότητος ἐπικρατούσης.
οἱ μὲν δὴ τῶν ἀμφὶ τὸν Ἀθήναιον λόγοι τοιοίδε. δοκεῖ
δέ πως ἡ αὐτὴ δόξα καὶ Ἀριστοτέλους εἶναι τοῦ φιλοσόφου, καὶ Θεοφράστου γε μετ᾽ αὐτὸν, καὶ τῶν Στωϊκῶν,
ὥστε καὶ τῷ πλήθει τῶν μαρτύρων ἡμᾶς δυσωποῦσιν.
ἐγὼ δὲ περὶ μὲν Ἀριστοτέλους, ὅπως ἐγίνωσκεν ὑπὲρ
θερμῆς καὶ ὑγρᾶς κράσεως, ἴσως ἄν, εἰ δεηθείη, ἐπὶ
προήκοντι τῷ λόγῳ δείξαιμι· δοκοῦσι γάρ μοι παρα-
κούειν αὐτοῦ.

Κεφ. δ'. [37] Τὸ δέ γε νῦν εἶναι, πειράσομαι πρῶτον

abitione eo exhauſtos, tum frigore rigentes. Quod ſi,
inquiunt, mors talis eſt naturae, certe vita, quum ſit
illi contraria, calida eſt et humida; at vero ſi vita calidum quiddam atque humidum eſt, omnino quod illi
ſimillimum temperamentum eſt, id optimum neceſſario
eſt; quod ſi eſt, neminem latet, idem quoque tempera-
tiſſimum eſſe: ſic in idem recidere calidum humidumque
ſtatum cum temperato, nec aliud eſſe probam temperiem, quam caliditatem ſimul et humiditatem dominari.
Atque Athenaei quidem ſequacium hae ſunt rationes;
videturque et Ariſtotelis philoſophi, et poſt eum Theo-
phraſti et Stoicorum eadem eſſe quodammodo ſententia.
Ita teſtium quoque numero nos territant. Ego vero,
quemadmodum Ariſtoteles de calida humidaque temperie
ſenſerit, in progreſſu, ſi res poſtulet, fortaſſe expli-
cabo; videntur enim eum non recte accipere.
C a p. IV. Nunc id primum agam, ut eos, qui ſie

524 ΓΑΛΗΝΟΥ ΠΕΡΙ ΚΡΑΣΕΩΝ

Ed. Chart. III. [37.]   Ed. Baſ. I. (61.)

ἐνδείξασθαι τοῖς λέγουσι ταῦτα, πῆ ποτε σοφίζονται σφᾶς
αὐτούς, εἶτ᾽ ἐφεξῆς ἐπιδεῖξαι τὸν ἅπαντα λόγον, εἰς ἓν
ἀθροίσας κεφάλαιον. ὅτι μὲν δὴ τὸ ἔαρ οἴονται θερμὸν
εἶναι καὶ ὑγρὸν ἅμα καὶ εὔκρατον, ἐντεῦθεν σοφίζονται
προφανῶς. οὔτε γὰρ ὑγρὸν ὡς χειμὼν, οὔτε θερμὸν ὡς τὸ
θέρος, ὥστ᾽ οὐδέτερον ἀμέτρως. ἀμετρίας δ᾽ ἦν ἕκαστον
τῶν τοιούτων ὀνομάτων, καὶ κατ᾽ αὐτοὺς ἐκείνους, δηλωτι-
κόν. διχῶς δ᾽ ἐσφάλησαν, πρῶτον μὲν ἐκ τοῦ βούλεσθαι
πάντως ἐν ταῖς ὥραις εὑρεῖν τὴν τετάρτην συζυγίαν τῶν
κράσεων, ἔπειτα δ᾽ ἐκ τοῦ καὶ θερμότερον ἢ κατὰ τὸν
χειμῶνα, καὶ ὑγρότερον ἢ κατὰ τὸ θέρος ὑπάρχειν αὐτό.
ἀλλ᾽ οὔτ᾽ ἀναγκαῖον ἐν ταῖς ὥραις ὑποτίθεσθαι τὴν τετάρτην σιζυγίαν τῶν κράσεων, εἰ μὴ καὶ φαίνοιτο, καὶ τὸ
παραβάλλειν αὐτὸ ταῖς ἑκατέρωθεν ὥραις οὐδὲν μᾶλλον
ὑγρὸν καὶ θερμὸν ἢ ψυχρὸν ἀποδείξει καὶ ξηρόν. εἰ μὲν
γὰρ ἀμετρίας ἐστὶν ὀνόματα τὸ ὑγρὸν καὶ τὸ θερμὸν, οὐκ
ἀληθεύεται κατ᾽ αὐτούς· σύμμετρον γὰρ ἐν ἅπασι τὸ ἔαρ.

ſentiunt, in quo ſe ipſos fallant, doceam: mox rem
totam in unum coactam caput demonſtrem. Cum enim
calidum et humidum, atque etiam eucraton exiſtimant
ver eſſe, hinc ſe manifeſte decipiunt: nam neque humidum eſt, ſicut hyems, neque calidum, ſicut aeſtas;
quare neutrum immodice; cum tamen ipſis auctoribus
exceſſum quendam indicet quodvis talium nominum.
Biſariam autem ſunt decepti: primum quidem, quod
in quatuor anni temporibus quartam temperamentorum
conjugationem inventam omnino volunt: deinde, quod
id ea ratione concludunt, quod ſit ver hyeme quidem
calidius, aeſtate vero humidius. Verum nec quartam
in temporibus anni ſtatuere temperamenti conjugationem
eſt neceſſe, niſi etiam talis appareat: et contuliſſe id
cum temporibus utrinque poſitis, non magis id humidum et calidum, quam frigidum probat et ſiccum. Si
enim calidum humidumque exceſſus cujusdam nomina
ſunt, non poteſt, nec ipſis quidem auctoribus, verum eſſe; ver enim in omnibus mediocre: ſi autem eo,

BIBΛION ΠPΩTON. 525

Ed. Chart. III. [37.]   *Ed.* Baf. I. (61.)

εἰ δ᾽, ὅτι θέρους μέν ἐστιν ὑγρότερον, χειμῶνος δὲ θερμότερον, ὑγρόν ἐστι καὶ θερμὸν, οὐδὲν ἧττον αὐτὸ ψυχρὸν
καὶ ξηρὸν νομίζεσθαι προσήκει, διότι θέρους μέν ἐστι ψυχρότερον, χειμῶνος δὲ ξηρότερον. ἢ τίς ἀποκλήρωσις, ἓν
μὲν τῶν ἐκ τῆς ἀντιθέσεως ἀπὸ τοῦ χειμῶνος, ἓν δὲ ἀπὸ
τοῦ θέρους λαμβάνειν; ἐν ἑκατέραις γὰρ ἀμφοτέρων διαφέρον, οὐκ ἐξ ἡμίσεως ὀφείλει τὴν παραβολὴν, ἀλλ᾽ ὁλόκληρον ἴσχειν. καὶ μὴν εἴπερ οὕτως γίνοιτο, τἀναντία φήσομεν ὑπάρχειν αὐτῷ. θερμὸν μὲν γὰρ ἔσται καὶ ξηρὸν, εἰ τῷ
χειμῶνι, ψυχρὸν δ᾽ αὖ καὶ ὑγρὸν, εἰ τῷ θέρει παραβάλλοιτο.
κατ᾽ οὐδετέραν οὖν τῶν παραβολῶν ὁλοκλήρως γινομένην
ὑγρὸν καὶ θερμὸν ἔσται. εἰ δ᾽ ἔξεστιν ἐκείνοις ἐξ ἑκατέρας
αὐτῶν ἥμισυ λαβοῦσιν ὑγρὸν ἀποφαίνειν αὐτὸ καὶ θερμὸν,
ἐξέσται δήπου καὶ ἡμῖν ἐπὶ θάτερον ἥμισυ μετελθοῦσιν
ξηρὸν καὶ ψυχρὸν ἀποφῆναι, ξηρὸν μὲν ὡς πρὸς τὸν χειμῶνα, ψυχρὸν δὲ ὡς πρὸς τὸ θέρος. Ἅπαντα οὖν οὕτως
ἔσται τὸ ἔαρ, ὑγρὸν, ξηρὸν, θερμον, ψυχρόν. ἀλλ᾽ οὐδὲ

quod aeſtate humidius eſt, hyeme vero calidius, idcirco humidum eſt et caiidum, quid caufae eſt, quo
minus frigidum id ſiccumque putes propterea, quod aeſtate frigidius et hyeme ſiccius? vel quam ſibi facit ſor-
titionem, ut unam partem oppoſitionis ab hyeme, alteram ab aeſtate accipiat? quippe cum ab utroque in
utraque oppoſitionum· parte diffideat, non ex dimidio
collationem, ſed ex toto habere debebat. Atqüi ſi ita
fiat, contraria illi ineſſe dicemus: nam calidum erit
et ſiccum, ſi conferatur cum hyeme; frigidum et humidum, ſi cum aeſtate. Ex neutra igitur collatione,
ſi modo integra eſt, calidum et humidum erit. Sed
ſi illis licet, ex utraque oppoſitione ſumpto dimidio, calidum id humidumque aſſerere, nobis quoque ad alterum dimidium transire atque id frigidum et ſiccum dicere quidni licebit? ſcilicet ſiccum, ut ad hyemem;
frigidum, ut ad aeſtatem. Omnia igitur hac ratione
ver erit, humidum, ſiccum, calidum, frigidum. Atqui

κατ᾽ αὐτοὺς ἐκείνους οἷόν τέ ἐστιν ἐν ἑνὶ καὶ ταὐτῷ πράγ-
ματι τὰς τέτταρας ἐπικρατῆσαι ποιότητας· οὔκουν οὔτε
θέρει παραβαλεῖν· οὔτε χειμῶνι τὸ ἔαρ, ἀλλ᾽ αὐτὸ καθ᾽
αὐτὸ σκοπεῖσθαι δίκαιον. οὐδὲ γὰρ οὐδὲ τὸν χειμῶνα διὰ
τοῦτο λέγομεν ὑγρὸν εἶναι καὶ ψυχρὸν, ὅτι τῶν ἄλλων ὡρῶν
ἐστιν ὑγρότατος καὶ ψυχρότατος. ἀλλὰ τοῦτο μὲν καὶ ἄλλως αὐτῷ συμβέβηκεν· ὅτι δὲ πλεονεκτεῖ κατ᾽ αὐτὸν ἡ
μὲν ὑγρότης τῆς ξηρότητος, ἡ δὲ ψυχρότης τῆς θερμότητος,
διὰ τοῦτο ψυχρὸς εἶναι καὶ ὑγρὸς λέγεται. κατὰ ταὐτὸ δὲ
καὶ τὸ θέρος, ὅτι κἂν τούτῳ τὸ μὲν ὑγρὸν ἀπολείπεται
τοῦ ξηροῦ, τὸ δὲ ψυχρὸν τοῦ (62) θερμοῦ, διὰ τοῦτο
θερμὸν εἶναι λέγεται καὶ ξηρόν. καὶ γὰρ δίκαιον, ἐκ τῆς
οἰκείας φύσεως ἑκάστην τῶν ὡρῶν ἐξεταζομένην, οὐ πρὸς
ἄλλην τινὰ παραβαλλομένην, ἢ θερμὴν, ἢ ψυχρὰν, ἢ ξηρὰν, ἢ ὑγρὰν ὀνομάζεσθαι. καὶ δὴ καὶ σκοπουμένῳ σοι
κατὰ τάδε φανεῖται τὸ ἔαρ ἀκριβῶς μέσων ἁπασῶν τῶν
ὑπερβολῶν. οὔτε γὰρ ὡς ἐν χειμῶνι πλεονεκτεῖ τὸ ψυχρὸν

in illorum ipforum fententia non poffunt quatuor qualitates in una eademque re praepollere. Ergo neque
aeftati, neque hyemi ver comparare eft aequum, fed
potius ipfum per fe aeftimare. Neque enim hyemem
ipfam ea de caufa humidam effe et frigidam dicimus,
quod reliquis temporibus humidior frigidiorque fit: immo id illi alia quoque ratione accidit: fed quod humiditas in ea fuperet ficcitatem, et frigiditas calorem,
propterea frigida dicitur atque humida. Ad eundem
modum et aeftas, quia in ea humidum vincitur a ficco
et frigidum a calido, ipfa quoque calida dicitur et ficca : fiquidem aequum cenfeo quatuor anni temporum
quodlibet ex fuapte aeftimatum natura, non autem ex
alterius comparatione, calidum, frigidum, humidum
ficcumve nominari debere. Quin etiam, fi ad hanc
formulam aeftimes, apparebit tibi, ver effe omnis ex-
eeffus plane in medio: cum neque, ficut in hyeme,

ΒΙΒΛΙΟΝ ΠΡΩΤΟΝ. 527

Εd. Chart. III. [37. 38.]   Ed. Baf. I. (62.)

ἐν αὐτῷ τοῦ θερμοῦ, οὔθ᾽ ὡς ἐν θέρει πλεονεκτεῖται.
κατὰ ταὐτὰ δὲ καὶ ξηρότητός τε καὶ ὑγρότητος ἰσομοιρία τίς
ἐστιν ἐν αὐτῷ, μήθ᾽ ὡς ἐν θέρει κρατοῦντος τοῦ ξηροῦ,
μήθ᾽ ὡς ἐν χειμῶνι τοῦ ὑγροῦ. διὰ τοῦτο ὀρθῶς εἴρηται
πρὸς Ἱπποκράτους, [38] ἦρ δὲ ὑγιεινότατον καὶ ἥκιστα
θανατῶδες. ἀλλὰ καὶ τὸ φθινόπωρον ἧττον μὲν ἢ τὸ θέρος θερμὸν, ἧττον δὲ ἢ ὁ χειμὼν ψυχρόν. ὥστε ταύτῃ
μὲν οὔτε θερμὸν ἁπλῶς, οὔτε ψυχρὸν, ἀμφότερα γάρ ἐστι,
καὶ οὐδέτερον ἄκρως. ἕτερον δέ τι πρόσεστιν αὐτῷ κακὸν,
ὅπερ ἐπεσημήνατο καὶ Ἱπποκράτης ἐν ἀφορισμοῖς λέγων·
ὁκόταν τῆς αὐτῆς ἡμέρης, ὁτὲ μὲν θάλπος, ὁτὲ δὲ ψῦχος
γίγνηται, φθινοπωρινὰ τὰ νοσήματα προσδέχεσθαι χρή.
καὶ τοῦτό ἐστι τὸ μάλιστα νοσῶδες ἐργαζόμενον τὸ φθινόπωρον, ἡ ἀνωμαλία τῆς κράσεως. οὐκ ὀρθῶς οὖν εἴρηται
ψυχρὸν καὶ ξηρὸν, οὐ γάρ ἐστι ψυχρὸν αὐτὸ κάθ᾽ αὐτὸ
θεωρούμενον, ὥσπερ ὁ χειμὼν, ἀλλὰ τῷ θέρει παραβαλ-

plus valet in eo frigidum, quam calidum; neque, ficut in aeftate, minus. Ad eundem modum ficcitatis
humiditatisque aequabilitatem in eo fpectes, neque fcilicet in eo, ficut in aeftate, praevalente ficco, neque,
ficut in hyeme, exuperante humido. Proinde recte ab
Hippocrate eft dictum, ver effe faluberrimum, ac minime morbis, qui mortem afferant, obnoxium. Eft et
autumnus utique quam aeftas minus calidus; fic utique quam hyems minus frigidus: quare hac ratione
nec calidus abfoluto fermone eft, nec frigidus, quippe
cum ambo fit, ac neutrum ad fummum: caeterum alterum in eo eft incommodum, quod etiam Hippocrates
illa fententia fignificavit, qua in Aphorismis dixit:
Cum eodem die modo nos calor urget, modo frigus afficit, autumnales expectandi morbi funt. atque ea res eft,
quae maxime autumnum morbiferum facit, inaequalis
ipfa temperies. Itaque non recte frigidus ficcusque dicitur: non enim frigidus eft, fi ipfe per fe fpectetur,
ut hyems eft: fed ubi cum aeftate confertur, utique

λομενον, ἐκείνου ψυχρότερον. οὐ μὴν οὐδ᾿ ὁμαλῶς εὔκρατον, ὡς τὸ ἔαρ, ἀλλ᾿ ὅτι μάλιστα τούτῳ διενήνοχεν ἐκείνης τῆς ὥρας, ὅτι τὴν εὐκρασίαν τε καὶ τὴν ὁμαλότητα
διὰ παντὸς ἴσην οὐ κέκτηται. πολὺ γὰρ θερμότερόν ἐστι
κατὰ τὴν μεσημβρίαν, ἢ κατὰ τὴν ἔω τε καὶ τὴν ἑσπέραν.
ὑγρότητι δὲ καὶ ξηρότητι μέσον μὲν οὐκ ἔστιν ἀκριβῶς, ὡς
τὸ ἔαρ, ἀλλ᾿ ἐπὶ τὸ ξηρότερον ῥέπει. λείπεται δὲ κἂν
τούτῳ τοῦ θέρους, οὐ μὴν τοσοῦτόν γε, ὅσον θερμότητι.
δῆλον οὖν, ὡς οὐδὲ τὸ φθινόπωρον ἁπλῶς οὕτως ῥητέον,
ὡς ἐκεῖνοι λέγουσι, ψυχρόν τε εἶναι καὶ ξηρόν. ἄκρως μὲν
γὰρ οὐδέτερόν ἐστιν, ἐπικρατεῖ δ᾿ ἐν αὐτῷ τὸ ξηρὸν τοῦ ὑγροῦ.
καὶ δικαίως ἂν λεχθείη ταύτῃ μὲν ξηρὸν, ἐν δὲ τῇ κατὰ θερμότητα καὶ ψυχρότητα διαφορᾷ μικτὸν ἐξ ἀμφοῖν καὶ ἀνώ-
μαλον. ὥστ᾿ εἴπερ τὰς τέσσαρας συζυγίας τῶν κράσεων
εἰς τὰς τέσσαρας ὥρας διανεῖμαι σπεύδουσιν. ἴστωσαν οὐ
μόνον ἦρι κακῶς προσάψαντες ὑγρότητα καὶ θερμότητα
κράσεως, ἀλλὰ καὶ φθινοπώρῳ ψυχρότητα καὶ ξηρότητα.

illa frigidior: fed nec aequabiliter temperatus, ficut ver,
imo in hoc maxime ab illo tempore diffidet, quod mediam temperiem et aequalitatem perpetuo parem non
fervat, quippe meridie multo eft calidior, quam mane,
aut vefperi: nec in humido et ficco medium omnino
ftatum obtinet, quemadmodum et ver, fed ad ficcius
devergit: ab aeftate vero etiam in hoc vincitur, non
tamen tanto intervallo, quanto in calore. Ergo patere
arbitror, nec autumnum abfoluto fermone et citra ex-
ceptionem frigidum et ficcum (ficut illis placet) dicendum effe, cum neutrum ad fummum fit, fed vincat in
eo ficcitas humiditatem: qua ratione merito ficcus ap-
pelletur: in calore vero et frigore mixtum quiddam
ex ambobus et inaequale ftatuatur. Proinde fi quatuor temperamentorum conjugationes in quatuor anni
tempora diftribui volunt, fciant, fe non folum veri calidum humidumque ftatum male affignaffe, fed etiam
autumno frigidum et ficcum: quanquam, fi hoc quo-

Ed. Chart. III. [38.]   Ed. Baf. I. (62.)

καίτοι γε, εἰ καὶ τοῦτο συνεχωρεῖτο ξηρὸν εἶναι καὶ ψυχρὸν,
οὐκ ἦν ἀναγκαῖον εὐθέως, ὑγρὸν εἶναι καὶ θερμὸν τὸ ἔαρ.
οὐ γὰρ, εἰ τέτταρες αἱ πᾶσαι συζυγίαι τῶν ἀμέτρων κράσεων
εἰσὶν, ἤδη πάσας ἀναγκαῖον εἰς τὰς τέσσαρας ὥρας νενεμῆσθαι·
ἀλλ᾽ εἴπερ ἄρα τάξις τίς ἐστιν ἐν τῷ κόσμῳ, καὶ κατὰ τὸ
βέλτιον, οὐ κατὰ τὸ χεῖρον ἅπαντα κεκόσμηται, πιθανώ-
τερον ἦν, εὐκράτους μὲν τὰς πλείους ὥρας γεγενῆσθαι,
μίαν δὲ ἐξ αὐτῶν, εἴπερ ἄρα, τὴν δύσκρατον. οἱ δέ γε
τοὐναντίον ἀποδεῖξαι σπεύδουσιν, ὡς οὐδεμία τῶν ὡρῶν
ἐστιν εὔκρατος, ἀλλ᾽ ἐξ ἀνάγκης ἐν αὐταῖς ἐπικρατεῖ νῦν
μὲν τὸ θερμὸν, αὖθις δὲ τὸ ψυχρὸν, καὶ νῦν μὲν, εἰ τίχῃ,
τὸ ξηρὸν, αὖθις δὲ τὸ ὑγρόν. ἐγὼ δὲ τοσοῦτον ἀποδέω
τοῦ ὑγρὸν καὶ θερμὸν ἀποφαίνειν τὸ ἔαρ, ἢ, ὅ τί περ ἂν εὔκρατον ᾖ, θερμὸν καὶ ὑγρὸν εἶναι συγχωρεῖν, ὥστε πᾶν
τοὐναντ ον ἀποφαίνομαι, χειρίστην εἶναι κατάστασιν κράσεως
τοῦ περιέχοντος ἀέρος τὴν θερμὴν καὶ ὑγρὰν, ἣν ἐν μὲν
ταῖς ὥραις οὐκ ἂν εὕροις ὅλως, ἐν δὲ ταῖς νοσώδεσί τε καὶ

que concedamus frigidum et ficcum eſſe, non erit ſtatim neceſſe ver humidum calidumque eſſe. Non enim,
ſi quatuor temperierum immoderatarum conjugationes in
totum ſunt, jam omnes eas in quatuor anni tempora
dispenſari neceſſe eſt: ſed ſi quis hoc in mundo eſt ordo, ac prout melius eſt, non prout pejus, omnia ſunt
dispoſita, probabilius ſit, plura quidem ex anni temporibus temperata eſſe facta: unum vero, ſi modo aliquid, intemperatum. Hi vero contra oſtendere conantur,
nullum eorum eſſe temperatum, ſed neceſſario in ipſis
exuperare alias calidum, alias frigidum; et nunc,
ſi ita fors tulit, ficcum, nunc humidum. Ego vero
tantum abeſt, ut aut ver humidum et calidum pronun-
ciem, aut, ſi quid temperatum eſt, calidum atque
humidum eſſe concedam, ut, quod plane contrarium eſt,
id affirmem, omnium aëris nos ambientis temperamentorum peſſimum id eſſe, quod humidum eſt et calidum:
quod ſane temperamentum in quatuor anni temporibus
invenire prorſus nequeas: in morbido et peſtilenti

λοιμώδεσι καταστάσεσιν ἐνίοτε συμπίπτει, καθάπερ που καὶ
ὁ Ἱπποκράτης ἐμνημόνευσε, λέγων· ὗεν ἐν καύμασιν ὕδατι
λάβρῳ δι᾽ ὅλου. τοῦτο γάρ ἐστιν ἴδιον ὑγρᾶς καὶ θερμῆς
καταστάσεως, ὗειν συνεχῶς ἐν καύμασιν. εἰ δ᾽ ἤτοι μόνον
εἴη καῦμα, καθάπερ ἐπὶ τοῦ κατὰ φύσιν ἔχοντος θέρους,
ἢ ὗει μὲν, ἀλλ᾽ ἐν κρύει, καθάπερ ἐν χειμῶνι, θερμὴν
καὶ ὑγρὰν οὐχ οἷόν τε τὴν τοιαύτην εἶναι κατάστασιν. ἆρ᾽
οὖν ἄνοσον ἐκεῖνο τὸ θέρος, ἐν ᾧ, φησὶν, ὗεν ἐν καύμασιν
ὕδατι λάβρῳ δι᾽ ὅλου; καὶ μὴν ἄνθρακας ἐν αὐτῷ γενέσθαι διηγεῖται, σαπέντων δηλονότι τῶν ἐν τῷ σώματι περιττωμάτων, καί τινας ἰχῶρας θερμοὺς καὶ ὑγροὺς ἀμέτρως
γεννησάντων. [39] εἴσῃ δὲ ἐξ αὐτῆς τῆς ῥήσεως, εἰ πᾶσαν
αὐτήν σοι παραγράψαιμι, τόνδε τὸν τρόπον ἔχουσαν. ἄνθρακες ἐν Κρανῶνι θερινοί. ὗεν ἐν καύμασιν ὕδατι λάβρῳ
δι᾽ ὅλου. ἐγίνοντο δὲ μᾶλλον Νότῳ· καὶ ὑπεγίνοντο μὲν
ὑπὸ τὸ δέρμα ἰχῶρες· ἐγκαταλαμβανόμενοι δὲ ἐθερμαίνοντο,
καὶ κνησμὸν ἐνεποίεον· εἶτα φλύκταιναι ὥσπερ πυρίκαυστοι

aëris ſtatu interdum incidit, veluti quodam loco Hippocrates commemorat his verbis: Pluebat per aeſtum
imber largus aſſidue. Id namque eſt humidi et calidi
ſtatus proprium, ut in aeſtu aſſidue pluat: quod ſi vel
tantum aeſtus ſit, quemadmodum in naturaliter ſe ha-
bente aeſtate, vel pluat, ſed in frigore, veluti hyeme ſolet: fieri nequit, ut is ſtatus calidus ſit et humidus. An igitur ſine morbis erat aeſtas illa, in qua
pluiſſe dicit in caloribus aſſidue largum imbrem? Atqui carbunculos in ea fuiſſe narrat, putreſcentibus ſcilicet in corpore excrementis, ac ſaniem quandam,
quae calida humidaque immodice fuerat, gignentibus.
Intelliges id ex ipſa dictione, ſi totam tibi aſcripſero.
Ea ſic habet: Erant in Cranone carbunculi aeſtivi.
Pluebat per aeſtum largo imbre, idque aſſidue: acci-
debat autem hoc magis Auſtro. Ac ſuberat quidem ſub
cute ſanies, quae concluſa incaleſcebat ac puritum exci-
tabat: mox puſtulae veluti ambuſtis oboriebantur, uri-

ἐπανίσταιτο, καὶ ὑπὸ τὸ δέρμα καίεσθαι ἐδόκεον· ἀλλ᾽ ἐνταῦθα μὲν, ὡς ἂν μιᾶς ὥρας μετακοσμηθείσης, ἧττον τὸ
κακόν· εἰ δὲ δύο ἢ τρεῖς ὑπαλλαγθεῖεν, ἢ καὶ σύμπαν τὸ
ἔτος ὑγρὸν καὶ θερμὸν γένοιτο, μέγιστον ἀνάγκη συμπεσεῖν
οὕτω λοιμὸν, οἷον ἐν τῷ τρίτῳ τῶν ἐπιδημιῶν διηγεῖται.
παραγράψω δὲ πρῶτον μὲν ἃ περὶ τῆς τῶν ὡρῶν ἀκοσμίας
εἶπεν, ἐφεξῆς δὲ καὶ τὰ περὶ τῆς ἐπιγινομένης φθορᾶς
τῶν ἀνθρώπων. ἐν ἅπασι δ᾽ αὐτοῖς προσέχειν σε τὸν νοῦν
ἀκριβῶς ἀξιῶ καὶ σκοπεῖσθαι, πρῶτον μὲν, ὁποῖόν τι πρᾶγμα
θερμὴ καὶ ὑγρὰ κρᾶσίς ἐστιν, ὡς οὐδὲν ἦρι παρόμοιον, εὐκράτῳ χρήματι· δεύτερον δὲ, ὡς ἀναγκαῖον ἐν αὐτῇ σή-
πεσθαι πάντα. ἄρχεται μὲν οὖν ὁ Ἱπποκράτης τῆς διηγή-
σεως ὧδε. ἔτος νότιον, ἔπομβρον, ἄπνοια διὰ τέλεος. εἶτα
τούτοις ἐπιφέρει τὰ κατὰ μέρος ἁπάσης τῆς καταστάσεως,
ὄμβρους πολλοὺς ἐν θερμῇ καὶ νοτίᾳ καταστάσει γενέσθαι
γράφων, εἶτ᾽ αὖθις τὸν σύμπαντα λόγον εἰς ἓν ἐπὶ τέλει
κεφάλαιον ἀγαγὼν οὕτως. γενομένου δὲ τοῦ ἔτεος ὅλου,

que fub cute videbantur. Verum hic minus, utpote
uno tantum e quatuor temporibus mutato, malum fuit.
Quod fi duo triave fint mutata, aut etiam totus annus
calidus humidusque fuerit, necefIe eft magna peftilentia
fuccedat, cujusmodi in tertio Epidemiῶn, i. e. graffantium
publice morborum, narrat. Apponam autem primum
quae de temporum intempeftivo ftatu fcripfit: deinde
de hominum, quae fubfequuta eft, corruptela. Adver-
tas autem animum in omnibus diligenter velim, aefti-
mesque primum, cujusmodi res fit calida humidaque
temperies, quamque veri (quod temperata res eft) diffimilis: deinde quam necefario in ea omnia putrefcant.
Incipit igitur Hippocrates narrationem in hunc modum·
Annus auftrinus, pluvius, a ventis in totum filens.
Deinde totius ftatus particularem rationem his fubjicit,
crebros imbres in calido et auftrino ftatu fuiffe fcribens:
mox univerfum fermonem in unam fummam fic conferens in fine, inquit: Cum fuiffet totus annus auftrinus,

φησὶ, νοτίου, καὶ ὑγροῦ, καὶ μαλακοῦ, τάδε καὶ τάδε
συνέπεσεν, ἃ ξύμπαντα μὲν ἀναγράφειν ἐν τῷδε τῷ λόγῳ
μακρόν· ἔνεστι δὲ τῷ βουλομένῳ, λαβόιτι τὸ τρίτον τῶν
ἐπιδημιῶν, ἀναγινώσκειν τὰ κατὰ μέρος, εἰς ἓν ἅπαντα κεφάλαιον ἀναγόμενα, σηπεδόνα μεγίστην, ἧς καὶ αὐτῆς ὀνο-
μαστὶ πολλάκις ὁ Ἱπποκράτης ἐπιμέμνηται, ποτὲ μὲν ὡδί
πως λέγων· ἦν δὲ καὶ τὸ ῥεῦμα τὸ συνιστάμενον οὐ πύῳ
ἴκελον, ἀλλὰ σηπεδών τις ἄλλη, καὶ ῥεῦμα πολὺ καὶ ποι-
κίλον· ὁτὲ δὲ πάλιν ὡδί· καὶ ἐν αἰδοίοισιν ἄνθρακες οἱ
κατὰ θέρος, καὶ ἄλλα, ἃ σῆψις καλέεται, καὶ ὡς ἐκ τῆς
σήψεως ταύτης πολλοῖσι μὲν βραχίων καὶ πῆχυς ὅλως
ἀπεῤῥύη, πολλοῖσι δὲ μηρὸς ἢ τὰ περὶ τὴν κνήμην ἀπεψι-
λοῦτο, καὶ ποῦς ὅλος. ἀλλὰ καὶ ὀστῶν, καὶ σαρκῶν, καὶ
νεύρων, καὶ ἄρθρων ἐκπτώσεις ἐγίγνοντο μεγάλαι. καὶ ὅλως
οὐδέν ἐστιν εὑρεῖν ὧν ἔγραψε παθημάτων, ὃ μὴ σηπεδόνος
ἔγγονον ὑπάρχει, ὃ ὄντως. οὔτε γὰρ ὑπὸ τοῦ ξηροῦ τι σή-
πεσθαι πέφυκεν, οὔθ᾽ ὑπὸ τοῦ ψυχροῦ. μάθοις δ᾽ ἂν, εἰ
θεάσαιο τά τε κρέα καὶ τὰ ἄλλα σύμπαντα τὰ πρὸς τῶν

humidus et mollis, et haec inciderunt: quae utique
omnia in hoc libro fcripfiffe fit longum: licet autem,
cui libuerit, in tertio Epidemiῶn membratim ea legere,
ac in unum caput omnia redacta videre, nempe putredinem maximam: cujus etiam ipfius Hippocrates non
raro nominatim meminit, alias fic fcribens: Erat autem et fluxio ipfa collecta haud fimilis puri, fed alia
quaedam putredo, ac fluxio multa variaque. Alias
fic: Et in pudendis carbunculi aeftivi, tum alia, quae
putredines appellantur: utque ex hac putredine multis
quidem brachium et cubitus totus decideret: multis femur vel fura nudaretur, totusque pes: quin etiam
magni offium, carnium, nervorum articulorumque pro-
lapfus inciderunt. Denique nullum ex affectibus,
quos fcripfit, invenias, qui merito foboles putredinis
non fit: quippe quod nec a ficco putrefieri quicquam fit
aptum, nec a frigido, intelliges, fi carnes et reliqua,

ἀνθρώπων ταριχευόμενα, τὰ μὲν ἁλσὶ, τὰ δ᾽ ἅλμῃ, τὰ δ᾽
ὄξει, τὰ δ᾽ ἄλλῳ τινὶ τῶν ξηραινόντων σκευαζόμενα καλῶς.
μάθοις δὲ καὶ ὡς ἐν τῷ βοῤῥᾷ, ξηρῷ καὶ ψυχρῷ τὴν φύσιν ὑπάρχοντι, ἄσηπτα μέχρι πλεῖστον διαμένει πάντα·
σήπεται δ᾽ ἑτοίμως ταῖς νοτίαις καταπτάσεσιν. ἔστι γὰρ
οὖν καὶ οὗτος ὁ ἄνεμος ὑγρὸς καὶ θερμός. ὥστε πᾶν τοὐναντίον ἡμεῖς ἀποφαινόμεθα τοῖς ὑγρὸν καὶ θερμὸν ὑπολαμβάνουσιν εἶναι τὸ ἔαρ. οὔτε γὰρ τοιοῦτό ἐστιν, οὔθ᾽
ὑγιεινὸν ἂν ἦν, εἴπερ ἦν τοιοῦτο. οἱ δὲ καὶ (63) τοιοῦτο εἶναί
φασιν αὐτὸ, καὶ διὰ τοῦθ᾽ ὑγιεινὸν ὑπάρχειν, ἐν ἀμφοτέροις
ἁμαρτάνοντες, ὅσα τε ταῖς αἰσθήσεσιν ἔνεστι διαγνῶναι,
καὶ ὅσα τῷ λόγῳ διασκέψασθαι. ταῖς μὲν γὰρ αἰσθήσεσιν
ἔνεστιν ἐναργῶς μαθεῖν εὔκρατον ἀκριβῶς αὐτὸ, τῷ λόγῳ
δ᾽ ἐξευρεῖν, ὡς διὰ τοῦτ᾽ ἐστιν ὑγιεινὸν, διότι μηδὲν ἐν
αὐτῷ τῶν τεττάρων ἐπικρατεῖ. εἰ δέ γ᾽ ἤτοι τὸ θερμὸν
ἐπεκράτει πολλῷ τοῦ ψυχροῦ, ἢ τὸ ὑγρὸν τοῦ ξηροῦ, ση-
πεδόνων τε ἂν ἦν εὔφορον οὕτω καὶ πασῶν τῶν ὡρῶν

quaecunque aſſervari ab hominibus ſolent, obſerves,
haec ſale, haec muria, haec aceto, haec alio quopiam ex iis, quae ſiccant, commode praeparari. Deprehendas et Borea (qui ſiccus natura et frigidus ventus
eſt) omnia quam diutiſſime imputria durare: contra
putreſcere facillime auſtrino ſtatu: eſt enim is ventus
calidus et humidus. Itaque nos in totum contra, quam
ii, qui calidum et humidum ver autumant, decernimus: cum neque tale ſit, neque, ſi eſſet, utique
ſalubre eſſet. Hi tamen et tale eſſe volunt, et propterea etiam ſalutiferum, utrobique peccantes, tum in
iis quae ſenſu percipere, tum quae ratione eſt intelligere: cum ſenſu id manifeſte liceat plane temperatum
advertere; nec minus ratione illud invenire, quod
propterea eſt aptum ſanitati, quod e quatuor nulla in
eo qualitatum exuperet. Quod ſi vel caliditas ejus frigiditatem multo excederet, vel humiditas ſiccitatem,
tum variis putredinibus obnoxium, tum hac ratione
omnium anni temporum morbis eſſet maxime opportu-

Ed. Chart. III. [39. 40.]   Ed. Baf. I. (63.)

νοσωδέστατον. [40] ἀλλ᾽ ἦ τῆς τῶν τεττάρων κράσεων
ἰσομοιρία τῆς τε εὐκρασίας αὐτοῦ καὶ τῆς ὑγιείας, αἰτία.
πόθεν οὖν ἐπῆλθέ τισιν ἰατροῖς τε καὶ φιλοσόφοις ὑγρὸν
καὶ θερμὸν ἀποφήνασθαι τὸ ἔαρ; ἐκ τοῦ βουληθῆναι δηλονότι τὰς τέτταρας συζυγίας τῶν κράσεων εἰς τὰς τέτταρας ὥρας διανεῖμαι. τοῦτο δ᾽ αὐτὸ πάλιν ἐκ τοῦ παραλιπεῖν τὴν πρώτην ἁπασῶν, τὴν εὔκρατον, ἐγένετο. καὶ γὰρ
οὖν καὶ διαιτημάτων, καὶ φαρμάκων, ἁπάντων τε τῶν ὄντων, εἰς τὰς τέτταρας ταύτας συζυγίας ἀνάγουσι τὰς διαφοράς.

Κεφ. ε΄. Ὧι καὶ δῆλον, εἰς ὅσον οἱ περὶ φύσεως ἀνθρώπου λογισμοὶ, σφαλέντες τῆς ἀληθείας, εἰς τὰς ἰάσεις
βλάπτουσι, καὶ βέλτιόν ἐστι δυοῖν θάτερον, ἢ μηδ᾽ ὅλως
ἅπτεσθαι τῶν τοιούτων λόγων, ἀλλ᾽ ἐπιτρέψαι τῇ πείρᾳ τὸ
πᾶν, ἢ πρότερον ἐν τῇ λογικῇ θεωρίᾳ γυμνάσασθαι. τὸ δὲ
μήτε τῇ πείρᾳ προσέχειν τὸν νοῦν, ἐπιχειρεῖν τε θεωρίᾳ
φυσικῇ πρὸ τοῦ τὸν λογισμὸν, ᾧ μέλλοιμεν εὑρίσκειν αὐτὴν, ἀσκῆσαι πρεπόντως, ἀναγκαῖον ἀπάγειν εἰς τὰ τοιαῦτα

num.   Sed quatuor qualitatum mixtionis aequalitas et
mediae temperaturae ejus, et falubritatis eſt cauſa.
Quid igitur medicis ac philoſophis quibusdam perſuaſit,
ut calidum humidumque ver eſſe judicarent? nempe
quod quatuor temperamentorum conjugia quatuor anni
temporibus adaptare voluerunt.   Porro id inde accidit,
quod primum omnium temperamentorum, id eſt temperatum ipſum, praetermiſerunt.   Quin etiam victuum,
medicamentorum, omnium denique rerum differentias
ad has quatuor conjugationes reducunt.

    Cap. V.   Ex quo manifeſtum eſt, quantopere pa-
rum rectae fallacesque de hominis natura rationes
medicationibus obſint: fatiusque erat duorum alterum, aut prorſus ejusmodi rationes non atti-
giſſe, ſed totum experientiae concedere, aut prius
in logica ſpeculatioue exercitatum fuiſſe. Quippe qui
nec experientiae eſt attentus, et naturalem ſpeculationem aggreditur prius, quam rationem, qua haec inveniat,
convenienter exercuit, neceſſe eſt in ejusmodi ſophis-

σοφίσματα, καὶ περί γε τῶν φαινομένων ὡς ἀναισθήτους
ἀναγκάζει διαλέγεσθαι, μάρτυρά τε καλεῖν Ἀριστοτέλη, πα-
ρακούοντας ὧν διδάσκει. πολλαχῶς γὰρ ἐκεῖνος οἶδε καὶ τὸ
θερμὸν λεγόμενον, καὶ τὸ ψυχρὸν, καὶ τὸ ξηρὸν, καὶ τὸ
ὑγρόν· οἱ δ᾽ οὐκ ἀκούουσιν αὐτοῦ πολλαχῶς, ἀλλ᾽ ὡσαύτως ἀεί. καὶ μὲν δὴ καὶ ὡς οὐ ταὐτό ἐστιν, ἢ οἰκείῳ τινὶ
καὶ συμφύτῳ θερμῷ θερμὸν ὑπάρχειν, ἢ ἐπικτήτῳ καὶ
ἀλλοτρίῳ, διῆλθεν Ἀριστοτέλης· οἱ δέ γε καὶ τούτου παρα-
κούουσιν. ἔτι τε πρὸς τούτοις ὁ μὲν Ἀριστοτέλης, ὡσαύτως δὲ καὶ ὁ Θεόφραστος, ἐς ὅ τι χρὴ βλέποντας ἢ εὔκρατον ἢ δύσκρατον ὑπολαμβάνειν εἶναι τὴν φύσιν, ἀκριβῶς
εἰρήκασιν. οἱ δ᾽ οὐδὲ τοῦτο γινώσκουσιν, ἀλλ᾽ ὅταν ἀκού-
σωσι λεγόντων αὐτῶν, ὑγρὸν εἶναι καὶ θερμὸν τὸ ζῶον, ἢ
τὴν τοῦ παιδὸς κρᾶσιν ὑγρὰν καὶ θερμὴν, οὔθ᾽ ὅπως εἴρηται ταῦτα συνίασιν, ἐμπλήκτως τε μεταφέρουσι τὸν λόγον
ἐπὶ τὰς ὥρας, ὥσπερ ταὐτὸ ὂν, ἀλλ᾽ οὐ μακρῷ διαφέρον, ἢ
τὴν οἰκείαν κρᾶσιν ὑγρὰν εἶναι καὶ θερμὴν, ἢ τὴν τοῦ περιέχον-

mata fit perductus: ac de evidentibus, ceu is, qui fenfu careat, disputet, tum Ariftotelem teftem advocet,
male fcilicet accipiendo ea, quae praecipit. Hic enim
calidum, frigidum, humidum et ficcum multipliciter
dici novit: illi, non quafi multipliciter, fed quafi ad
eundem perpetuo modum dici velit, accipiunt. Quin
etiam is, quod aliquid fuo naturali calore, aut alieno
et acquifito calidum fit, non effe idem indicavit: illi
hoc quoque perperam accipiunt. Ad haec Ariftoteles,
itemque Theophraftus, quo refpicientes, temperatam in-
temperatamve naturam effe, conjicere oporteat, diligenter prodiderunt: illi ne id quidem intelligunt, fed
cum hos audiunt animal calidum humidumque dicere,
aut pueri temperiem humidam calidamque effe, nec,
quemadmodum ea dicta fint, intelligunt, ftupidi ad
quatuor anni tempora fermonem transferunt: ceu vero
idem fit, ac non longo intervallo diffidens, propriam
alicujus temperiem humidam calidamque effe, aut cir-

τος ἡμᾶς ἀέρος. οὔτε γὰρ ταὐτό ἐστιν οὔθ᾽ ὁμοίως ὑγρὰ
καὶ θερμὴ ζώου κρᾶσις ἀέρος ὑγρῷ καὶ θερμῇ κράσει λέγεται. τί δ᾽ ἦν τὸ τούτων ἁπάντων αἴτιον, ἤδη διηγήσομαι,
καὶ δείξω σαφῶς τοῖς προσέχειν τὸν νοῦν βουλομένοις, ὡς
μικρὰ πταίσματα τῶν ἐν ἀρχῇ τῆς λογικῆς θεωρίας διδασκο-
μένων αἴτια μεγίστων ἁμαρτημάτων γίνεται, καὶ κινδυνεύει
πάντα τὰ κακῶς πραττόμενα κατά τε τὰς τέχνας ἁπάσας καὶ μέντοι καὶ κατὰ τὰς ἐν τῷ βίῳ πράξεις ἔπεσθαι σοφίσμασιν. ἕπεται τοιγαροῦν καὶ τάδε τὰ σοφίσματα
τῷ μὴ διελέσθαι περὶ τῶν σημαινομένων ὀρθῶς, ἀλλ᾽ οἰη-
θῆναι τὸ θερμὸν λέγεσθαι διχῶς, τὸ μὲν ὡς ἄκρατον
καὶ ἄμικτον καὶ ἁπλοῦν, τὸ δὲ ὡς ἐν τῇ πρὸς τὸ ἐναντίον ἐπιμιξίᾳ πλεονεκτοῦν. ὅτι δὲ καὶ παραβάλλοντες ἑτέρᾳ
κράσει πολλάκις ἑτέραν ἀποφαινόμεθα τὴν ἑτέραν αὐτῶν
εἶναι θερμὴν, ἐπιλανθάνονται καὶ τοῦδε. καὶ μὴν οὕτω
τὰ ζῶα θερμὰ καὶ ὑγρὰ λέγεται πρὸς τῶν παλαιῶν, οὐ

cumdati nobis aëris. Neque enim aut idem eſt, aut ſimiliter dicitur animalis temperies calida et humida,
ſicut aëris temperamentum calidum dicitur et humidum.
Quae igitur ſit omnium horum cauſa, jam dicam, cla-
reque oſtendam iis praeſertim, qui intenti eſſe volunt,
exiguum errorem in iis, quae inter initia logicae ſpeculationis traduntur, maximorum errorum cauſam fieri:
ac fortaſſis omnia, quae vel in cunctis artibus, vel in
vitae actionibus perperam geruntur, ſophiſmatis ſuccedunt. Atque haec quidem ſophiſmata illi vitio ſuccedunt, quod utique non recte definitum eſt de calidi
ſignificationibus, ſed duobus tantum modis dici id pu-
tatum: quorum altero ſignificetur, quod ſincerum, im-
mixtum et ſimplex eſt, altero, quod in mixtione cum
ſuo contrario id ſuperat: quod autem et alteram temperiem cum altera conferentes ſubinde alteram earum
calidam, pro eo quod eſt, calidiorem pronunciamus,
id non meminerunt. Atqui ad eum modum animantia
veteribus calida et humida ſunt dicta, non propriae

κατὰ τὴν ἰδίαν κρᾶσιν ἁπλῶς, ἀλλὰ τοῖς γε φυτοῖς καὶ τοῖς τεθνεῶσι παραβαλλόμενα. [4i] καὶ γὰρ τῶν τεθνεώτων ζῶα καὶ τῶν φυτῶν ἐστι θερμότερα καὶ ὑγρότερα. καὶ μὲν δὴ καὶ τῶν ζώων αὐτῶν ἀλλήλοις κατ᾽ εἴδη παραβαλλομένων, ξηρότερον μὲν ὁ κύων, ὑγρότερον δὲ ὁ ἄνθρωπος. εἰ δὲ μύρμηκι καὶ μελίττῃ παραβάλλοις τὸν κύνα, ξηρότερα μὲν ἐκεῖνα, τὸν κύνα δ᾽ ὑγρότερον εὑρήσεις. ὥστε ταὐτὸ ζῶον ξηρὸν μὲν ὡς πρὸς ἄνθρωπον ὑπάρχειν, ὑγρὸν δ᾽ ὡς πρὸς μέλιτταν· οὕτω δὲ καὶ θερμὸν μὲν, ὡς πρὸς ἄνθρωπον, ψυχρὸν δ᾽, ὡς πρὸς λέοντα. καὶ θαυμαστὸν οὐδέν, εἰ τὸ πρὸς ἕτερόν τι λεγόμενον τὰς ἐναντίας ἅμα κατηγορίας ἐπιδέχεται. οὐ γὰρ τοῦτ᾽ ἄτοπον, εἰ ταὐτὸ σῶμα θερμὸν ἅμα λέγεται καὶ ψυχρὸν, ἀλλ᾽ εἰ καὶ πρὸς ταὐτό. οὐ γὰρ, ὅτι δεξιὸς ἅμα καὶ ἀριστερὸς ὁ αὐτὸς ἄνθρωπος, ἄτοπον· εἰ δέ γε πρὸς ἄλλον μὲν δεξιὸς, πρὸς ἄλλον δὲ ἀριστερὸς, οὐδὲν ἄτοπον. οὕτως οὖν καὶ κύων ὑγρὸς ἅμα καὶ ξηρὸς, καὶ θερμὸς ἅμα καὶ ψυχρὸς ἀλλ᾽ οὐ πρὸς

temperaturae gratia, et fermone abfoluto, immo ad ftirpes et demortua collata: quippe de mortuis et ftirpibus animantia calidiora humidioraque funt. Quin etiam ex animantibus ipfis fpeciatim inter fe collatis canis ficcior eft, homo humidior: at fi formicae vel api canem conferas, illas ficciores, hunc humidiorem invenias. Ita idem animans ficcum quidem, ut ad hominem collatum, humidum vero, ut ad apiculam; rurfus, ut ad hominem, calidum, ut ad leonem, frigidum erit: nec nimirum, fi ad aliud comparatum, contraria fimul dici de fe patitur. Nec enim 'alienum eft, fi idem corpus fimul calidum frigidumque dixeris, nifi ad idem conferens fic dixeris: quod enim eft incommodum, fi eundem hominem dextrum finiftrumque dicas, nifi ad eundem conferens ita dicas, cum ad alterum dextrum effe, ad alterum finiftrum, nihil fit abfoni. Sic igitur et canis humidus pariter et ficcus, praeterea calidus fimul et frigidus eft, non tamen ad idem collatus: quippe, ad

Ed. Chart. III. [41.]   Ed. Baf. I. (63.)

ταυτό· πρὸς μὲν γὰρ ἄνθρωπον ξηρὸς, ὑγρὸς δ᾽ ὡς πρὸς
μύρμηκα, καὶ πρὸς μὲν ἄνθρωπον θερμὸς, ψυχρὸς δ᾽ ὡς
πρὸς λέοντα. καὶ γὰρ δὴ καὶ θερμὸς μὲν, ὡς ζῶν· εἰ γάρ
τι τέθνηκεν, οὐ θερμόν· οὐ θερμὸς δ᾽ ὡς πρὸς ἕτερον, εἰ
οὕτως ἔτυχε, κύνα. ταυτὶ μὲν οὖν ἅπαντα πρὸς ἄλληλα
ἐκ παραβολῆς λέγεται, τὰ δ᾽ ὡς ἐν ζῴων γένει καθ᾽ ἕτερον τρόπον, ὥσπερ αὖ καὶ κατ᾽ εἶδος ζῴου. κύων γὰρ, ὡς
πρὸς μὲν μύρμηκα καὶ μέλιτταν, ὑγρὸς, ὡς δ᾽ ἐν ζῴων γένει, ξηρός. αὐτῶν δὲ τῶν κυνῶν κατ᾽ εἶδος, ὁδὶ μὲν ξηρὸς,
ὁδὶ δὲ ὑγρὸς, ἄλλος δέ τις, οἷς κύων, εὔκρατος.

Κεφ. ϛ'. Λέλεκται μὲν οὖν ἐπὶ πλεῖστον ἡμῖν ὑπὲρ
ἁπάσης τῆς τοιαύτης χρήσεως τῶν ὀνομάτων ἐν δευτέρῳ
περὶ διαγνώσεως σφυγμῶν. ἀνάγκη δὲ, ὡς ἔοικεν, εἰπεῖν τι
καὶ νῦν ὑπὲρ αὐτῶν διὰ κεφαλαίων, ὅσον εἰς τὰ παρόντα
χρήσιμον. τὸ μὲν ἁπλῶς ξηρὸν, ὃ πρὸς μηδὲν ἕτερον λέγεται, μόνοις τοῖς στοιχείοις ὑπάρχει, πυρί τε καὶ γῇ·
καὶ μὲν δὴ καὶ τὸ ὑγρὸν ὕδατι καὶ ἀέρι. κατὰ ταυτὰ δὲ

hominem fi conferas, ficcus eft, ad formicam, humidus: rurfus hominis refpectu calidus eft, leonis frigidus: quin etiam calidus eft, ut vivens, cum mortuus
non amplius fit calidus: non calidus, ut ad alterum
(fi ita vis) canem comparatus. Atque haec quidem omnia
per collationem inter fe dicuntur: quae vero, ut in animantium genere, conferuntur alia ratione, ficuti etiam
quaecunque in aliqua animantium fpecie. Canis namque, ut ad formicam et apim, eft humidus: ut autem in
animantium genere, eft ficcus: rurfus ipforum fpeciatim canum hic ficcus, ille humidus, alius, ut canis,
temperatus.

Cap. VI. At dictum quidem a nobis eft in fecundo
de pulfuum agnitione de tali nominum ufu in univerfo
diffufiffime: necefle tamen videtur nunc quoque fummatim aliquid de his, quod ad rem propofitam utile fit,
dicendum. Quod abfoluto fermone, nec ad aliud ullum collatum, ficcum vocatur, id in folis elementis
eft, igni terraque: ficut humidum in aqua et aëre.

καὶ περὶ θερμοῦ καὶ ψυχροῦ χρὴ νοεῖν. οὐδὲν γὰρ τῶν
ἄλλων σωμάτων ἀκριβῶς οὔτε θερμὸν οὔτε ψυχρόν ἐστιν,
ἀλλ᾽ ἢ τὰ στοιχεῖα μόνον. ὅ τι δ᾽ ἂν τῶν ἄλλων λάβῃς,
ἐκ τούτων κέκραται, καὶ διὰ τοῦτο τὸ δεύτερον σημαινόμενον οὐκ ἔθ᾽ ἁπλῶς θερμὸν ἢ ψυχρόν, ὡς ἄμικτόν τε καὶ
εἰλικρινὲς, ἀλλ᾽ ὡς ἤτοι πλέονος μὲν τοῦ θερμοῦ, τοῦ ψυχροῦ δ᾽ ἐλάττονος, ἢ τοῦ μὲν ψυχροῦ πλέονος, ἐλάττονος
δὲ τοῦ θερμοῦ μετέχον, ἕκαστον τῶν ἄλλων ἢ θερμὸν ἢ
ψυχρὸν λέγεται. δύο μὲν δὴ ταῦτα σημαινόμενα τοῦ θερμοῦ καὶ ψυχροῦ, καὶ ξηροῦ καὶ ὑγροῦ· τὸ μὲν, ἁπλῶς λεγόντων ἡμῶν, ἄμικτόν τε καὶ εἰλικρινές· ἕτερον δὲ, μικτὸν
μὲν ἐκ τῶν ἐναντίων, ἀλλὰ τῷ τοῦ πλεονεκτοῦντος ὀνόματι
προσαγορευόμενον. οὕτως μὲν οὖν ὑγρὸν αἷμα, καὶ φλέγμα,
καὶ πιμελὴ, καὶ οἶνος, ἔλαιόν τε καὶ μέλι, καὶ τῶν ἄλλων τῶν
τοιούτων ἕκαστον λέγεται. ὀστᾶ δὲ καὶ χόνδροι, καὶ ὄνυχες, καὶ ὁπλαὶ, καὶ κέρατα, καὶ τρίχες, καὶ λίθοι, καὶ
ξύλα, καὶ ψάμμος, καὶ κέραμος, ἐλάττονα μὲν ὑγροῦ μοῖραν

Ad eundem modum et de calido frigidoque fentiendum:
nullum enim caeterorum corporum prorfus calidum frigidumve eft, fed fola elementa. Quicquid praeter
haec ceperis, ex his mixtis conftat: eoque fecundo
fignificationum genere calidum frigidumve eft, non
amplius abfoluta ratione, veluti fincerum et a mixtione alienum: imo veluti vel calidum largius, frigidum
parcius, vel frigidum largius, calidum parcius fit
fortitum, reliquorum quidvis calidum frigidumve
dicitur. Ac duo quidem fignificata calidi, frigidi, humidi et ficci haec funt: alterum abfoluto fermone loquentium mixtura carens et fincerum, alterum ex contrariis quidem mixtis conftans, caeterum ex praepollen-
tis in mixtura nomine appellatum. Sic quidem igitur
fanguis, pituita, adeps, vinum, oleum, mel, quicquid his fimile eft, humidum dicitur: os, cartilago, unguis, ungula, cornu, pilus, lapis, lignum, arena,
later minorem portionem humidi funt fortita. majo-

ἔχει, πλείονα δὲ ξηροῦ, καὶ διὰ τοῦτο πάλιν ἅπαντα τὰ
τοιαῦτα ξηρὰ προσαγορεύεται. μύρμηξ δὲ ξηρὸν, καὶ σκώληξ ὑγρὸν, ὡς ζῶα. καὶ πάλιν ἐν αὐτοῖς τοῖς σκώληξιν ὁδὶ
μὲν ξηρότ.ρος, ·ὁδὶ δὲ ὑγρότερος, ἢ ἁπλῶς ὡς σκώληξ, ἢ
τῇδέ τινι παραβαλλόμενος ἑτέρῳ. [42] αὐτὸ δὲ τοῦτο τί
δή ποτέ ἐστιν, ὅταν οὕτως λέγωμεν, (64) ὡς σκώληξ ξηρὸς,
ὡς ἄνθρωπος θερμὸς, ὡς κύων ψυχρὸς, εἰ μή τις ἀκριβῶς
ἀκούσειέ τε καὶ νοήσειε πρότερον, ἀνάγκη συγκεχύσθαι τὸν
λόγον ἅπαντα. τὸ δ' ἀκριβῶς ἐστιν, ὃ κἂν τῷ δευτέρῳ
περὶ τῆς τῶν σφυγμῶν διαγνώσεως λέγεται, τὸ κατὰ γένος
ἢ εἶδος ὀνομάζεσθαι τηνικαῦθ' ἕκαστον, οὐ θερμὸν μόνον,
ἢ ψυχρὸν, ἢ ξηρὸν, ἢ ὑγρὸν, ἀλλὰ καὶ μέγα, καὶ μικρὸν,
καὶ βραδὺ, καὶ ταχὺ, καὶ τῶν τοιούτων ἕκαστον, ὅταν
ὑπὲρ τὸ σύμμετρόν τε καὶ μέσον ᾖ, ἢ ζῶον θερμὸν, ὅταν
ὑπὲρ τὸ μέσον ᾖ τῇ κράσει ζῶον, ἢ ἵππος θερμὸς, ὅταν
ὑπὲρ τὸν μέσον ἵππον ᾖ. τὰ δ' ἐν ἑκάστῳ γένει τε καὶ εἴδει
μέσα τὰ σύμμετρά ἐστιν. ἴσον γὰρ ἀπέχει τῶν ἄκρων ἓν

rem ficci: eoque ejusmodi omnia ficca dicuntur. For-
mica vero ficca eft, et vermis humidus, fcilicet ut
funt animalia. Rurfus inter ipfos vermes alius ficcus,
alius humidus: idque vel abfolute loquendo, ut vermis,
vel alteri cuipiam vermi comparatus. Caeterum hoc
ipfum, quod dicimus, ut vermis ficcus, ut homo calidus, ut canis frigidus, nifi quis recte accipiat et prius
intelligat, quid fibi velit, necefſe eft omnem fermonem confundat. Eft autem recte accipere id, quod in fecundo de
pulfibus agnofcendis dicitur, unumquodque fecundum
genus vel fpeciem non modo calidum, frigidum, humidum ficcumve, fed etiam magnum, parvum, celer,
tardum, aliaque id genus tunc nominari, cum fupra
mediocre mediumque fit: verbi gratia, animal calidum,
cum fupra medium temperie fit animal; equum calidum, cum fupra medium temperie equum fit. Porro
in quoque genere fpecieve media funt ea, quae fym-
metra dicuntur, quippe quae a fummis in eo genere

ἐκείνῳ τῷ γένει τε καὶ εἴδει. γένος μὲν οὖν τὸ ζῷον, ἵππος δὲ καὶ βοῦς καὶ κύων εἴδη. καὶ δὴ καὶ μέσον μέν
ἐστι τῇ κράσει καθ᾽ ὅλον τὸ γένος τῶν ζώων ὁ ἄνθρω-
πος· ἐν γὰρ τοῖς ἐφεξῆς τοῦτο δειχθήσεται. μέσος δ᾽ ὡς
ἐν ἀνθρώποις κατ᾽ εἶδος ὁ καλούμενος εὔσαρκος. οὗτος
δ᾽ ἐστὶν, ὃν οὔτε λεπτὸν, οὔτε παχὺν ἔχομεν εἰπεῖν, οὔτε
θερμὸν, οὔτε ψυχρὸν, οὔτ᾽ ἄλλῳ τινὶ τῶν τὴν ἀμετρίαν
ἐνδεικνυμένων ὀνομάτων προσαγορεῦσαι. ὅστις δ᾽ ἂν ὑπὲρ
τοῦτον ᾖ, πάντως οὗτος ἢ θερμότερός ἐστιν, ἢ ψυχρότερος, ἢ ξηρότερος, ἢ ὑγρότερος. ὀνομάζεται δὲ πῇ μὲν
ἁπλῶς ὁ τοιοῦτος, πῇ δ᾽ οὐχ ἁπλῶς. ἁπλῶς μὲν, ὅτι
θερμὸς ἢ ψυχρὸς, ἢ ξηρὸς ἢ ὑγρὸς εἶναι λέγεται, μηκέτι
παραβαλλόμενος ἀφωρισμένως ἑνὶ τῷδε. καθ᾽ ἕτερον δὲ
τρόπον οὐχ ἁπλῶς, ὅτι τῷ συμμέτρῳ τε καὶ μέσῳ παντὸς
τοῦ εἴδους παραβάλλεται. οὕτω δὲ καὶ κύων ζῷον ξηρὸν
ἁπλῶς μὲν, ὥς ἄν τῳ δόξειε, λέγεται, μηκέτι παραβαλλόμενος, εἰ τύχῃ, μύρμηκι, καθ᾽ ἕτερον δὲ τρόπον οὐχ

et fpecie finibus aequaliter diftant. Ac genus quidem
eft animal, fpecies equus, bos, canis. Medium temperie in toto animalium genere homo eft: id enim in
fequentibus demonftrabitur. Medium vero ut in hominum fpecie eft, quem eufarcon vocant, i. e. quadratum:
is porro eft, quem nec gracilem dicere nec craffum poffis,
fed nee calidum, nec frigidum, nec alio quovis nomine ex iis,
quae exceffum defectumve indicant, appellare. Quisquis fuper hunc fuerit, is prorfus calidior, frigidior, humidior ficciorve eft: nominatur autem talis partim abfoluto
fermone, partim non abfoluto: abfolute quidem loquenti, quoniam calidus, frigidus, ficcus humidusve
effe dicitur, minime uni alicui privatim collatus: altero autem modo non abfolute, quoniam fymmetro, id
eft coaequali et medio omnis fpeciei, confertur. Ita
autem et canis abfolute quidem (prout videlicet cuipiam
opinio eft) animal ficcum dicitur, nondum alicui comparatus, verbi gratia formicae: altero autem modo

ἁπλῶς; ὅτι τῷ συμμέτρῳ τε καὶ μέσῳ τῇ κράσει παντὸς τοῦ
εἴδους τῶν ζώων ἁπάντων, ὅ τί ποτ᾽ ἂν ᾖ τοῦτο, παραβάλλεται. πρόδηλον οὖν ἤδη γέγονεν, ὡς ἕκαστον τῶν
οὕτω λεγομένων ἢ ἑνὶ παραβάλλοντες ὅτῳ δήποτε θερμὸν ἢ ψυχρὸν, ἢ ξηρὸν ἢ ὑγρὸν πρὸς ἐκεῖνο λέγομεν, ἢ
τῷ μέσῳ, καθ᾽ ὅπερ ἂν εἶδος ἢ γένος ᾖ τὸ λ γόμενον·
οἷον εἶδος μὲν ἵππον, καὶ βοῦν, καὶ κύνα, καὶ πλάτανον,
καὶ κυπάριττον, καὶ συκῆν, γένος δὲ ζῶον, ἢ φυτόν. ἐπὶ
τούτοις τρίτον ἄλλο σημαινόμενον ἦν τῶν ἁπλῶς λεγομένων,
ἃ δὴ καὶ τὰς ἀμίκτους τε καὶ ἄκρας ἔφαμεν ἔχειν ποιότητας, ὀνομάζεσθαί τε στοιχεῖα. καὶ μὲν δὴ καὶ τὰς ποιότητας αὐτὰς ὀνομάζομεν ἐνίοτε τοῖς ποιοῖς σώμασιν ὁμωνύμως. ἀλλὰ περὶ μὲν τούτου μετ᾽ ὀλίγον ἐροῦμεν. εἰς δὲ
τὰ παρόντα, τῶν ποιῶν σωμάτων τριχῶς λεγομένων, ἐπισκοπεῖσθαι προσήκει, πῶς ἐν ἑκάστῃ ῥήσει κέχρηταί τις τῇ
προσηγορίᾳ, πότερον ὡς ἁπλοῦν τι καὶ ἄμικτον δηλῶν, ἢ
ὡς πρὸς τὸ σύμμετρον ὁμογενὲς ἢ ὁμοειδὲς παραβάλλων,

non abſolute, quoniam ſymmetro et tempcrie medio
omnis animalium ſpeciei, quaecunque illa ſit, comparatur. Ergo jam palam ſit, quod unumquodque eorum,
quae ſic dicuntur, nos id vel unicuique comparantes
calidum aut frigidum, humidumve aut ſiccum, ut ad illud
dicimus: vel in quocunque genere ſpecieve ſit dictum,
ad ejus medium referentes: in ſpecie quidem, ut equo,
bove, cane, platano, cupreſſo, ficu: genere vero,
ut animali, vel planta. His accedit et tertium ſignificatum, eorum ſcilicet, quae abſoluto ſermone dicuntur,
quae impermixtas ſummasque habere qualitates diximus,
ac elementa vocari. Quin etiam qualitates ipſas eſt
quando corporibus iis, quae affecta qualitate ſunt, ſimiliter appellamus: verum de hoc mox agetur. Sed ad
rem propoſitam: cum qualitate affecta corpora trifariam
dicantur, conſiderandum arbitror, in quaque dictione
quemadmodum utamur appellationibus: utrumne ut ſimplex aliquid et impermixtum indīcantes, an veluti ad
ſymmetron ejusdem generis vel ſpeciei conſerentes, an

ἢ πρὸς ὁτιοῦν τὸ ἐπιτυχόν· οἶον ὅταν ὀστοῦν εἴπῃ τις
ξηρὸν ἢ ψυχρὸν, ἁπλῶς οὑτωσὶ μόνον ὀνομάσας, ἄνευ τοῦ
προσθεῖναι λέοντος, η κυνὸς, ἢ ἀνθρώπου. δῆλον γὰρ,
ὡς πρὸς τὴν ὕλην φύσιν ἀποβλέπων ἀπάντων τῶν ἐν τῷ
κόσμῳ σωμάτων ἐπινοεῖ τι μέσον, ᾧ παραβάλλων αὐτὸ
ξηρὸν εἶναί φησι. ἂν δέ γε τὸ τοῦ λέοντος, ἢ τὸ τοῦ κυνὸς, ἢ τὸ τοῦ ἀνθρώπου ὀστοῦν εἴπῃ ξηρὸν εἶναι, δῆλον
ὡς ἐν αὐτοῖς πάλιν τοῖς τῶν ζώων ὀστοῖς τῷ μέσῳ παρα-
βάλλει· καὶ χρὴ κἀνταῦθά τι νοῆσαι πάντων τῶν ζώων,
τῶν μὲν μᾶλλον, τῶν δὲ ἧττον ἐχόντων ὀστᾶ ξηρὰ, μέσον
εἶναι τὴν κρᾶσιν ὀστοῦν ἕν τινι γένει ζώων, οἶον ἀνθρώπου, εἰ τύχοι, καὶ τούτῳ τἄλλα παραβαλλόμενα, τὰ μὲν
ὑγρὰ, τὰ δὲ ξηρὰ [43] προσαγορεύεσθαι. καὶ μὲν δὴ κἂν
τοῖς ἀνθρώποις αὐτοῖς πάλιν ὁ μέν τις ξηρὸν, ὁ δ᾽ ὑγρὸν
ὀστοῦν ἔχειν λεχθήσεται, τῷ μέσῳ παραβαλλόμενος ὡς ἐν
ἀνθρώποις. ὅτι δ᾽ ἐν ἅπασι τοῖς οὖσι τὸ μέσον τῶν
ἄκρων ἐστὶ τὸ σύμμετρον καὶ κατ᾽ ἐκεῖνο τὸ γένος ἢ εἶδος

veluti ad rem quamlibet: ficut cum os ficcum dicimus
aut frigidum, abfoluto ita fermone nominantes, non
adjecto leonis, aut canis, aut hominis: palam namque
eft, quod ad univerfam naturam omnium quae funt
in mundo corporum refpicientes aliquid concipimus
medium, cum quo conferentes ipfum ficcum dicimus.
At fi quis leonis vel canis vel hominis os ficcum effe
dicit, liquet, hunc rurfus ei, quod in ipfis animalium
offibus medium eft, id comparare. Eftque, quoniam
univerforum animalium aliis magis, aliis minus ficca
offa funt, hic quoque os aliquod in aliquo animalium
genere intelligendum, quod media temperie fit, verbi
caufa hominis: atque huic reliqua collata, alia humida, alia ficca appellanda. Jam in ipfis hominibus
alius os ficcum, alius humidum habere dicetur, utique ei, qui medius eft ut in hominibus, collatus. Quod
vero in omnibus, quae funt, quod medium inter extrema eft, id fymmetron atque in illo genere vel fpecie

544   ΓΑΛΗΝΟΥ ΠΕΡΙ ΚΡΑΣΕΩΝ

Ed. Chart. III. [43.]   Ed. Baf. I. (64.

εὔκρατον, ἀεὶ χρὴ προσυπακούειν ἐν ἅπαντι τῷ λόγῳ, κᾶ
παρελθόντες ποτὲ τῇ λέξει τύχωμεν αὐτῇ. καὶ μὲν δὴ τούτων οὕτως ἐχόντων, ὅταν ὑγρὰν εἶναί τις εἴπῃ τήνδε τὴν
κρᾶσιν, ἢ θερμὴν, ἐρωτᾷν, ὅπως εἴρηκεν, ἆρά γε τῷδέ
τινι πιοαβάλλων ἀφωρισμένως ἐνὶ, καθάπερ, εἰ τύχοι, τῷ
Πλάτωνι τὸν Θεόφραστον, ἢ κατὰ γένος ὁτιοῦν, ἢ εἶδος·
ἢ γὰρ ὡς ἄνθρωπον, ἢ ὡς ζῶον, ἢ ὡς οὐσίαν ἁπλῶς. τὸ
γὰρ δὴ τρίτον σημαινόμενον ἑκάστῳ τῶν τοιούτων ὀνομάτων, ὅπερ ἁπλοῦν ἐλέγομεν εἶναι καὶ ἄμικτον, οὐκ ἔστιν
ἐν τοῖς κεκραμένοις, ἀλλ᾽ ἐν αὐτοῖς τοῖς πρώτοις, ἃ δὴ καὶ
στοιχεῖα προσαγορεύομεν. ὥστε, τριχῶς ἑκάστου τῶν ποιῶν
σωμάτων λεγομένου, τῶν δύο μόνων ἡμᾶς χρῄζειν εἰς τὴν
περὶ κράσεων πραγματείαν, ἢ πρὸς τὸ τυχὸν ὁτιοῦν παραβάλλοντας, ἢ πρὸς τὸ σύμμετρον ὁμογενές. ἐπεὶ δὲ πολλὰ
τὰ γένη, καθάπερ οὖν καὶ τὰ ἄτομα, δυνήσεται ταὐτὸ
σῶμα καὶ θερμὸν καὶ ψυχρὸν, καὶ ξηρὸν καὶ ὑγρὸν εἶναι

temperatum fit, in omni mihi fermone fubau-
diendum perpetuo eft, quanquam fit in dictione
nonnunquam omiffum. Atque cum haec quidem fic
fe habeant, ubi aliquis hanc vel illam humidam calidamve temperiem affirmat, rogandus eft, quemadmodum dixerit: utrumne hunc quempiam uni defi-
nito comparans, Platoni, verbi gratia, Theophraftum,
an fecundum genus quodlibet fpeciemve collationem faciens, quippe vel ut hominem, vel ut animal, vel
ut fubftantiam abfolute: tertium enim fignificatum cujusvis talium nominum, quod fimplex effe impermix-
tumque diximus, id in mixtis fubftantiis non eft, fed
in ipfis primis, quae etiam vocamus elementa. Ita,
cum quodque affectorum qualitate corporum trifariam
dicatur, nobis ad propofitam de temperamentis tractationem duobus tautum eft opus, ut qui vel ad unum
quodlibet, vel ad medium ejusdem generis compare-
mus.   Quoniam autem multa genera funt, quemadmodum utique et individua, poterit multis modis idem
corpus et calidum et frigidum, et humidam et fic-

Ed. Chart. III. [43.]   Ed. Bal. I. (64.)

ιατὰ πολλοὺς τοὺς τρόπους. ἀλλ᾽ ὅταν μὲν ἑνὶ τῷ τυχόντι
ιαραβάλληται, πάνυ σαφές ἐστιν, ὡς ἐγχωρεῖ τἀναντία λέ-
ἐσθαι ταὐτὸν, οἷον Δίωνα Θέωνος μὲν καὶ Μέμνονος
ηρότερον, Ἀρίστωνος δὲ καὶ Γλαύκωνος ὑγρότερον. ὅταν
δὲ πρὸς τὸ σύμμετρον, ὁμογενὲς ἢ ὁμοειδὲς, ἐνταῦθ᾽ ἤδη
συγχεῖσθαί τε καὶ ταράττεσθαι συμβαίνει τοὺς ἀγυμνάστους.
ὁ γὰρ αὐτὸς ἄνθρωπος ὑγρὸς ἅμα καὶ θερμὸς εἶναι δύναται, καὶ ξηρὸς καὶ ψυχρός· ξηρὸς μὲν καὶ ψυχρὸς, ὡς
πρὸς τὸν σύμμετρον ἄνθρωπον παραβαλλόμενος, ὑγρος δὲ
καὶ θερμὸς, ὡς πρὸς ἄλλο τι ζῶον, ἢ φυτον, ἡ οὐσίαν
ἡντιναοῦν· οἷον ὡς πρὸς μὲν ζῶον, εἰ τύχοι, μέλιτταν τε
καὶ μύρμηκα, πρὸς δὲ φυτὸν, ἐλαίαν, ἢ συκῆν, ἢ δάφνην,
πρὸς οὐσίαν δέ τινα ἑτέραν, ἢ μήτε ζῶόν ἐστι, μήτε φυτὸν, οἷον λίθον, ἢ σίδηρον, ἢ χαλκόν. ἐν τούτοις δὲ τὸ
μὲν πρὸς ἄνθρωπον παραβάλλειν, πρὸς ὁμοειδές ἐστιν ἡ
παραβολὴ, τὸ δὲ πρὸς μέλιτταν ἢ μύρμηκα πρὸς ὁμογενὲς, ὡσαύτως δὲ καὶ πρὸς φυτὸν ὁτιοῦν. ἔστι γὰρ ἀνω-

cum efse: verum cum uni cuilibet comparatur, admodum manifeftum eft, contraria de eodem dicere licere,
veluti Dionem Theone quidem et Memnone ficciorem,
Ariftone et Glaucone humidiorem. At cum ad medium
ejusdem generis vel ejusdem fpeciei fit collatio, hic
jam confundi conturbarique, qui parum exercitati funt,
folent. Idem namque homo humidus fimul et calidus
efse poteft, fed non minus ficcus et frigidus: verum
ficcus quidem et frigidus, ad mediocris temperamenti
hominem collatus: humidus autem et calidus, ut ad
aliud quodvis animal ftirpemve aut fubftantiam comparatus: verbi gratia ad animal, ut apem et formicam:
ad ftirpem, ut oleam, vel ficum, vel laurum: ad
aliam vero quampiam fubftantiam, quae nec animal fit,
nec planta, ut lapidem, ferrum, vel aes. In his
vero collationem, quae ad hominem fit, ad rem ejusdem fpeciei dixeris: quae ad apem vel formicam eft,
ad aliquid ejusdem generis: fimili modo quae ad quam-

τέρω τοῦ ζώου τοῦτο τὸ γένος, ὥσπερ οὖν καὶ αὐτοῦ τούτου λίθος καὶ σίδηρος καὶ χαλκὸς ἐκ τῶν ἄνωθεν γενῶν. καλείσθω γοῦν ὁμογενὲς ἕνεκα συντόμου διδασκαλίας
ἡ τοιαύτη σύμπασα παραβολή· τοσόνδε μόνον ἐν αὐτῇ
διελομένων ἡμῶν, ὡς, ἐπειδὴ μὲν ἁπλῶς οὐσία τις
εὔκρατος λέλεκται, καὶ ταύτης δέ τις ἑτέρα ξηροτέρα
καὶ θερμοτέρα, καὶ ψυχροτέρα καὶ ὑγροτέρα, τὴν μὲν
εὔκρατον ἐνταῦθα τὴν ἐκ τῶν ἐναντίων ἀκριβῶς ἴσων
συνελθόντων ὀνομάζομεν, ὅσον δ᾽ ἀπολείπεται τῆσδε καὶ
πλεονεκτεῖ κατά τι, τῷ τοῦ πλεονεκτοῦντος ὀνόματι προσα-
γορεύομεν· ἐπειδὰν δ᾽ ἤτοι φυτὸν ἢ ζῷον εὔκρατον ὁτιοῦν
εἴπωμεν, οὐκ ἐθ᾽ ἁπλῶς ἐν τῇ τοιαύτῃ τάξει τἀναντία
παραβάλλομεν ἀλλήλοις, ἀλλὰ πρὸς τὴν τοῦ φυτοῦ φύσιν
ἢ τὴν τοῦ ζώου τὴν ἀναφορὰν ποιούμεθα, συκῆν μὲν εὔκρατον, εἰ τύχοι, λέγοντες, ὅταν, οἵαν μάλιστα πρέπει τὴν
φύσιν ὑπάρχειν συκῇ, τοιαύτη τις ᾖ, κύνα δ᾽ αὖ, καὶ σῦν,
καὶ ἵππον, καὶ ἄνθρωπον, ἐπειδὰν καὶ τούτων ἕκαστον

libet ſtirpem ſit: eſt enim ſupra animal ſtirpis genus :
quemadmodum ſane ſuperioris quam ſtirpium generis
ſunt lapis, ferrum et aes. Vocetur tamen pro docendi compendio, ad homogenes, i. e. rem ejusdem generis,
omnis ejusmodi comparatio, illud modo in ea determi-
nantibus nobis, quod, ubi ſimplieiter ſubſtantia quaepiam eucratos, i. e. temperata, dicitur, tum hac alia ſiccior,
alia humidïor, et alia frigidior, alia calidior, eo loco eam, quae ex contrariis aequa prorſus inter ſe portione
coëuntibus conſtet, eucraton, i. e. temperatam, nominamus:
quaecunque vero ab hac deficiunt ſuperantque aliquo,
eas ſuperantis nomine vocamus: ubi vero ſtirpem ani-
mansve ullum eucraton dicimus, nequaquam in ea dictione ſimpliciter contraria inter ſe comparamus, ſed
ad naturam vel animalis vel ſtirpis referimus: ficum,
verbi gratia, temperatam dicentes, cum talis ſit, qualis maxime ſicus eſſe natura debeat : rurſus canem,
ſuem, equum et hominem, cum eorum quisque pro

Ed. Chart. III. [43. 44.]   Ed. Baf. I. (64. 65.)

ἄριστα τῆς οἰκείας ἔχῃ φύσεως· αὐτὸ δὴ τοῦτο, τὸ τῆς
οἰκείας φύσεως ἔχειν ἄριστα, ταῖς ἐνεργείαις κρίνεται, καὶ
γὰρ καὶ φυτὸν καὶ ζῷον ὁτιοῦν ἄριστα (65) διακεῖσθαι τηνικαῦτά φαμεν, ὅταν ἐνεργῇ κάλλιστα [44] συκῆς μὲν γὰρ
ἀρετὴ βέλτιστά τε καὶ πλεῖστα τελεσφορεῖν σῦκα· κατὰ
ταὐτὰ δὲ καὶ τῆς ἀμπέλου, τὸ πλείστας τε καὶ καλλίστας
εὐφορεῖν σταφυλὰς, ἵππου δὲ, τὸ θεῖν ὠκύτατα, καὶ κυνὸς,
πρὸς μὲν θήρας καὶ φυλακὰς ἄκρως εἶναι θυμοειδῆ, πρὸς
δὲ τοὺς οἰκείους πρᾳότατον· ἅπαντα οὖν ταῦτα, τά τε
ζῷα λέγω καὶ τὰ φυτὰ, τὴν ἀρίστην τε καὶ μέσην ἐν τῷ
σφετέρῳ γένει κρᾶσιν ἔχειν ἐροῦμεν οὐχ ἁπλῶς, ὅταν ἰσότης ἀκριβῶς ᾖ τῶν ἐναντίων, ἀλλ' ὅταν ἡ κατὰ δύναμιν
αὐτῆς ὑπάρχῃ συμμετρία· τοιοῦτο δέ τι καὶ τὴν δικαιοσύ-
νην εἶναί φαμεν, οὐ σταθμῷ καὶ μέτρῳ τὸ ἴσον, ἀλλὰ τῷ
προσήκοντί γε καὶ κατὰ τὴν ἀξίαν ἐξετάζοντες· ἰσότης
οὖν κρίσεως ἐν ἅπασι τοῖς εὐκρίτοις ζῴοις τε καὶ φυτοῖς
ἐστιν, οὐχ ἡ κατὰ τῶν κορισθέντων στοιχίων ὄγκον, ἀλλ',

fua natura optime fe habeat. Optime vero fe habere
aliquid pro fua natura ex ipfis functionibus intelligitur: quippe animal ac ftirpem quamlibet tum optime
fe habere dicimus, cum optime fuam functionem ob-
eunt: ficus enim virtus bonitasque eft, optimas pluri-
masque ficus ferre: ad eundem modum vitis, plurimas optimasque uvas afferre: equi vero, quam velociffi-
me currere: canis, ad venationes quidem et tutelam
quam animofiffimum, ad domefticos quam mitiffimum
effe. Haec igitur omnia (animalia dico et ftirpes) optimam mediamque habere in fuo genere temperiem dicemus, non utique abfoluto fermone, cum paritas
exacta contrariorum in iis non fit, fed cum ea mediocritas, quae pro ejus poteftate eft, iis adfit. Ejusmodi aliquid et juftitiam effe dicimus, non quae pondere et menfura, fed quae eo, quod pro dignitate convenit, aequalitatem explorat. Eft igitur temperaturae
aequalitas in omnibus temperatis animalibus ftirpibusque,
non ea, quae ex pari elementorum commixtorum fpecta-

ἢ τῇ φύσει τοῦ τε ζώου καὶ τοῦ φυτοῦ πρέπουσα. πρέπει
δ᾽ ἔσθ᾽ ὅτε, τὸ μὲν ὑγρὸν τοῦ ξηροῦ, τὸ δὲ θερμὸν τοῦ
ψυχροῦ πλέον ὑπάρχειν. οὐ γὰρ ὁμοίαν χρὴ κρᾶσιν ἔχειν
ἄνθρωπον, καὶ λέοντα, καὶ μέλιτταν, καὶ κύνα. πρὸς δὲ
τὸν ἐρόμενον, ἡστινός ἐστι κράσεως ἄνθρωπος, ἢ ἵππος, ἢ
βοῦς, ἢ κύων, ἢ ὁτιοῦν ἄλλο τῶν πάντων, οὐχ ἁπλῶς
ἀποκριτέον. οὐ γὰρ ἐγχωρεῖ τὰ πολλαχῶς λεγόμενά τε καὶ
κρινόμενα, καθ᾽ ἕνα τρόπον ἀποκρινάμενον, ἀνέγκλητον εἶναι. χρὴ τοίνυν δυοῖν θάτερον, ἢ πάσας ἐπεξέρχεσθαι τὰς
διαφορὰς, ἢ, περὶ τίνος ἤρετο, πυθόμενον, ἐκείνην μόνην
εἰπεῖν. εἰ μὲν γὰρ ὡς ἐν ζώοις ἐπυνθάνετό, τίνος εἴη κράσεως, ἐπὶ τὸ μέσον ἁπάντων ζώων τῇ κράσει βλέποντα, τὴν
ἀπόκρισιν αὐτὴν ποιητέον· εἰ δ᾽ ἁπλῶς τε καὶ ὡς πρὸς
ἅπασαν οὐσίαν, οὕτως ἤδη παραβάλλειν τὰ ἐναντία τῶν ἐν
αὐτῷ πρὸς ἄλληλα, καὶ σκοπεῖσθαι, μηκέτι πρὸς τὰς
ἐνεργείας ἀναφέροντα τὴν κρᾶσιν, ἀλλὰ πρὸς τοὺς ὄγκους
τῶν στοιχείων. εἰ δ᾽ ἀφωρισμένως τῷδέ τινι παραβάλλων

tur mole, fed quae tum animalis, tum ftirpis naturae
convenit: convenit autem alias, ut humidum ficco, et frigidum calido praeponderet. Neque enim fimilem habere temperaturam debent homo, leo, apis et canis. Ergo
ad quaerentem, cujus fit temperamenti homo, equus,
bos, canis, aliudve quodlibet, non eft abfoluto fermone refpondendum: non enim fieri poteft, ut, qui ad
ea, quae multis modis funt dicta et inter fe diverfa, uno
modo refpondet, non coarguatur. Oportet igitur duorum alterum, aut omnes percenfere differentias, aut
percontatum prius, de qua rogaverit, illam folam dicere. Nam fi, ut in animalibus, cujus effet temperamenti, rogabat, ad id quod medio eft inter omnia animalia temperamento refpicientes, refpondere ei oportet: fi abfolute atque ut ad omnem fubftantiam, fic
jam contraria quae funt in eo comparare inter fe oportet, atque aeftimare haudquaquam ad actiones temperiem referentes, fed ad elementorum proportiones:
fin huic cuipiam membratim comparans rogabat, uti-

ἤρετο, πρὸς ἐκεῖνο μόνον παραβλητέον. ἔτι δὲ μᾶλλον, εἴ
τινος τῶν ἀτόμων οὐσιῶν, οἶον, εἰ τύχοι, Δίωνος, ἢ τοῦ-
δέ τινος τοῦ κυνὸς, ἐρωτηθείημεν ὁποία τις ἡ κρᾶσίς ἐστιν,
οὐχ ἁπλῶς ἀποκριτέον. ἀφορμὴ γὰρ οὐ σμικρὰ τοῖς σο-
φισταῖς ἐντεῦθεν εἰς τὸ συκοφαντεῖν. εἰ γὰρ εἴποις, θερμῆς καὶ ξηρᾶς κράσεως εἶναι τὸν Δίωνα, ῥᾷστον αὐτῷ,
προχειρισαμένῳ τῶν ξηροτέρων καὶ θερμοτέρων ἐκείνου τὴν
κρᾶσιν ἄνθρωπον ὁντιναοῦν, ὑγρὸν καὶ ψυχρὸν ὡς πρὸς
ἐκεῖνον ἀποφῆναι τὸν Δίωνα· τοῦτο δ᾽ ἄλλο τι ζῷον ἢ
φυτὸν, οἶον, εἰ τύχοι, λέοντά τε καὶ κύνα, καὶ τούτων
ὑγρότερόν τινα καὶ ξηρότερον ἀποδεῖξαι τὸν Δίωνα. χρὴ
τοίνυν, ὃς μήθ᾽ ἑαυτὸν ἐξαπατῆσαι βούλεται, μήθ᾽ ὑπ᾽
ἄλλου σοφισθῆναι, τοῦτον ἀπὸ τῶν ἁπλῶς λεγομένων θερμῶν, καὶ ψυχρῶν, καὶ ξηρῶν, καὶ ὑγρῶν οὐσιῶν ἀρξάμενον,
οὕτως ἐπὶ τὰς ἄλλας μετιέναι, καὶ πρῶτον μὲν αὐτὸ δὴ
τοῦτο ἐπ᾽ αὐτῶν διορίσασθαι. τὸ μηδὲ ταύτας, εἰ καὶ ὅτι
μάλιστα δοκοῦσιν ἁπλῶς λέγεσθαι, πεφευγέναι τὴν πρὸς τὸ

que ad illud folum conferendo eſt reſpondendum. Jam
minus etiam, ſi individuorum cujuslibet, Dionis verbi
gratia, vel hujus canis, rogemur quaenam ſit ſubſtantiae temperatura, eſt ſimplex danda reſponſio: dabitur
enim hinc ſophiſtis ad calumniam occaſio non parva.
Nam ſi calidi eſſe temperamenti et ſicci Dionem dicas,
facillime licebit illis partim hominem quemlibet, qui
calidioris quam Dion ſit et ſiccioris temperamenti, pro-
ponentibus, ut ad illum humidum frigidumque Dionem
dicere: partim aliud quodvis animans ſtirpemve, verbi
gratia leonem, aut canem, atque his humidiorem ac
frigidiorem aſſerere Dionem. Quisquis igitur nec ipſe
ſeſe fallere nec ab alio falli volet, huic opus eſt ab his
ſubſtantiis, quae ſimpliciter calidae, frigidae, humidae,
ſiccae dicuntur, incipere, atque ita tranſire ad reliquas:
ac primum quidem illud ipſum in his exploratum habere, ne has quidem, tametſi maxime videntur abſoluto

550 ΓΑΛΗΝΟΤ ΠΕΡΙ ΚΡΑΣΕΩΝ

Ed. Chart. III. [44. 45.]   Ed. Baf. I. (65.)

σύμμετρον ὁμογενὲς παραβολήν. ὥσπερ γὰρ κύνα μέσον
ἀπάντων κυνῶν τῇ κράσει λέγομεν, ὅταν ἴσον ἀπέχῃ τῶν
ἄκρων, οὕτω καὶ οὐσίαν ἐροῦμεν εἶναι μέσην τῇ κράσει
τὴν ἴσον ἀπέχουσαν τῶν ἄκρων; ἃ δὴ καὶ πρῶτά τέ εἰσι
πάντων καὶ στοιχεῖα. ἴσον δ' ἀφέξει δηλονότι τῶν ἄκρων,
ἐξ ἴσου κερασθέντων ἁπάντων. τὴν οὖν ὑπερβάλλουσαν,
ἢ ἐλλείπουσαν τῆσδε, θερμὴν, ἢ ψυχρὰν, ἢ ξηρὰν, ἢ ὑγρὰν
εἶναι φήσομεν, ἅμα μὲν τῇ μέσῃ παραβάλλοντες, ἅμα δὲ
καὶ τῶν ἐναντίων στοιχείων ἐξέτασιν ἐπ' αὐτῆς ποιούμενοι. [45] καὶ δὴ καὶ κατὰ τοῦτο μὲν ἁπλῶς ἐροῦμεν
αὐτὴν ἢ θερμὴν, ἢ ξηρὰν, ἢ ψυχρὰν, ἢ ὑγρὰν ὑπάρχειν. ἐπειδὰν δὲ τῇ μέσῃ κράσει παραβάλλωμεν, οὐχ
ἁπλῶς, αλλ' ὅτι πρὸς τὸ σύμμετρον ὁμογενὲς οὕτως ἔχει.
γένος δ' ἦν αὐτῶν ἡ οὐσία. πάντα γὰρ ὑπ' αὐτὴν πέπτωκεν, ὡς ἀνώτατον τὸ γένος, ἔμψυχά τε καὶ ἄψυχα, καὶ
κοινόν ἐστιν ἥδε, καὶ ἀνθρώπου, καὶ κυνὸς, καὶ πλατάνου,

fermone dici, quo minus ad mediocre ejusdem generis
comparentur, effugere. Veluti enim canem medio temperamento effe omnium canum dicimus, cum pari fpatio diftat ab extremis, ita fubftantiam medio effe temperamento dicemus, cum pari modo ab extremis abeft,
quae fcilicet et prima omnium funt et elementa. Porro aberit
pari modo ab extremis, cum ea continebit aequaliter inter
fe mixta. Quae autem fupra citrave hanc temperies
erit, eam calidam, frigidam, humidam vel ficcam
dicemus, fimul ei, quae media eft, conferentes, fimulque contrariorem elementorum examen in ea facientes:
qua nimirum ratione fimpliciter eam calidam, frigidam,
humidam ficcamve pronunciabimus: ubi vero cum medio
temperamento conferimus, non fimpliciter, fed quod
ad mediocre ejusdem generis fic fe habet. Porro genus
earum fubftantia eft: omnia enim fub hanc ut fupre-
mum genus cadunt, tum animata, tum inanimata: eftque haec hominis, canis, platani, ficus, aeris, fer-

Ed. Chart. III. [45.]   Ed. Baf. I. (65.)

καὶ συκῆς, καὶ χαλκοῦ, καὶ σιδήρου, καὶ τῶν ἄλλων ἁπάντων γένος. ὑπ᾽ αὐτῇ δ᾽ ἐστὶν ἕτερα γένη πολλά· τὸ μὲν
ζῶον ὀρνιθός τε καὶ ἰχθύος, τὸ δε φυτὸν δένδρου τε καὶ
βοτάνης· ἀετοῦ δε καὶ κόρακος ὄρνις, καὶ λάβρακος καὶ
φωκίδος ἰχθύς. ὡσαύτως δε καὶ τὸ μὲν δένδρον ἐλαίας
τε καὶ συκῆς γένος· ἡ βοτάνη δε ἀναγαλλίδος τε καὶ παιο-
νίας. ἔσχατα δ᾽ ἤδη γένη ταῦτα· καὶ διὰ τοῦτο καὶ
εἴδη προσαγορεύεται, κόραξ, καὶ φωκὶς, καὶ συκῆ, καὶ
ἀναγαλλίς· οὕτω δε καὶ ἄνθρωπος, καὶ βοῦς, καὶ κύων.
ἄνωθεν μὲν οὖν κατιόντων, ἔσχατα γένη ταῦτα, καὶ διὰ
τοῦτο καὶ εἴδη προσαγορεύεται· κάτωθεν δ᾽ ἀνιόντων ἀπὸ
τῶν ἀτόμων οὐσιῶν, πρῶτα. καὶ δέδεικται πρὸς ἑτέρου
γράμματος, ὡς εὐλόγως οἱ παλαιοὶ ταῦτα ξύμπαντα τὰ
μεταξὺ τῶν ἀτόμων τε καὶ τῶν πρώτων γενῶν εἴδη τε ἅμα
καὶ γένη προσαγορεύουσιν.

Κεφ. ζ᾽. Ὁπότ᾽ οὖν διήρηται τὰ σημαινόμενα, καὶ
ὡς οὐχ ἁπλῶς ἀποφαίνεσθαι χρὴ θερμόν τε καὶ ψυχρὸν,
καὶ ξηρὸν καὶ ὑγρὸν σῶμα, σαφῶς ἀποδέδεικται, ζητητέον

ri, aliorum denique omnium commune genus. Sub
ea vero funt alia genera permulta, animal quidem,
avis, pifcis: ftirps, arbores et herbae: avis, aquilae et corvi: pifcis, lupi et rhombi: fimili modo
oleae et ficus genus eft arbor: anagallidos et paeoniae
herba. Jam haec ultima funt genera eoque fpecies appellantur, corvus, rhombus, ficus, anagallis: fimiliter homo, et bos, et canis. Ac fuperne quidem
defcendentibus, haec ultima funt genera, proinde fpecies dictae: inferne vero afcendentibus, ab individuis
fcilicet fubftantiis, prima funt: indicatumque alio opere eft, merito omnia, quae media funt inter prima genera et individua, fimul genera et fpecies a veteribus nominari.

Cap. VII. Ergo cum definita fignificata jam fint,
ac clare indicatum, quemadmodum tum abfoluto, tum
non abfoluto fermone calidum, frigidum, humidum

ἐφεξῆς αὐτῶν τὰ γνωρίσματα. καίτοι κἀνταῦθα χρὴ πρότερον ὑπὲρ τῶν ὀνομάτων διελέσθαι τῶν ἐμπίπτειν ἐξ
ἀνάγκης μελλόντων εἰς τὸν ἐφεξῆς λόγον, ἐξαπλῶσαί τέ τι
πρᾶγμα, δυνάμει μὲν ἤδη προαποδεδειγμένον, οὐ μὴν ἐναργῶς γε πᾶσι τοῖς ἐντυγχάνουσι τῷδε τῷ γράμματι νοηθῆ-
ναι δυνάμενον. ὑπὲρ τῶν ὀνομάτων οὖν πρῶτον εἰπὼν,
οὕτως ἐπάνειμι ἐπὶ τὸ πρᾶγμα. τὸ θερμὸν, καὶ τὸ ψυχρὸν, καὶ τὸ ξηρὸν, καὶ τὸ ὑγρὸν, ὅτι μὲν οὐχ ἕν τι σημαίνει, ἐπειδὰν ἐπὶ σωμάτων λέγηται, δέδεικται πρόσθεν·
ὅτι δὲ καὶ τὰς ἐν τοῖς σώμασι ποιότητας αὐτὰς μόνας,
ἄνευ τῶν δεδεγμένων αὐτὰς οὐσιῶν, οὕτως ὀνομάζουσιν
ἐνίοτε, τοῦτο μὲν οὔπω εἴρηται πρόσθεν, ἤδη δὲ αὐτὸ
λέγεσθαι καιρός. ὥσπερ οὖν τὸ, λευκὸν, ὄνομα, κατά τε
τοῦ χρώματος ἐπιφέρουσιν, ἐπειδὰν οὕτω λέγωσιν, ἐναντίον
ἐστὶ τὸ λευκὸν χρῶμα τῷ μέλανι, κατά τε τοῦ δεδεγμένου
τὸ χρῶμα σώματος, ἐπειδὰν τὸ τοῦ κύκνου σῶμα λευκὸν
εἶναι φάσκωσιν, οὕτω καὶ τὸ, θερμὸν, ὄνομα, κατά τε

ſiccumve corpus aliquod pronunciandum ſit, quaerendaè
deinceps eorum ſunt notae: quanquam hic quoque decernere prius de nominibus oportet, quae in ſequentem
ſermonem neceſſario incident : ſimul explicare rem
quandam, quae poteſtate jam monſtrata prius eſt, non
tamen ab omnibus, qui hos commentarios evolvent, facile ſaltem intelligi poteſt. Itaque de nominibus prius
loquutus, mox ad rem revertar. Quod calidum, frigidum, humidum ſiccumve non unum aliquid ſimpliciter ſigni-
ficent, ubi de corporibus dicuntur, prius eſt indicatum :
quod autem et ſolae ipſae in corporibus qualitates circa
corpora, quae eas ſuscipiunt, ſic interim nominentur, id
quidem, ut nondum eſt dictum, ita nunc dici eſt tem-
pestivum. Quemadmodum nomen albi tum de colore enunciant, cum ita loquuntur, contrarius eſt albus
color nigro : tum de corpore, quod colorem ſuscepit,
cum ſcilicet oloris corpus album dicunt : ita et calidi
nomen tum de qualitate aſſirmant ipſa, tanquam ſi

ΒΙΒΛΙΟΝ ΠΡΩΤΟΝ. 553

Ed. Chart. III. [45. 46.]   Ed. Baf. I. (65. 66.)

τῆς ποιότητος ἐπιφέρουσιν, ὡς εἰ καὶ θερμότητα προσηγόρευον, ἀλλὰ καὶ κατὰ τοῦ σώματος, ὃ τὴν θερμότητα δέδεκται. τὴν γὰρ δὴ ποιότητα παρὰ τὸ δεδεγμένον αὐτὴν σῶμα ἑτέραν χρὴ νομίζειν εἶναί τινα φύσιν ἔχουσαν ἰδίαν, ὡς ἐν τοῖς περὶ τῶν στοιχείων λόγοις δείκνυται. θερμότης μὲν οὖν ποιότης· ἢ δ' αὐτὴ καὶ θερμὸν ὀνομάζεται, καθάπερ λευκότης καὶ λευκόν. αὐτὸ δὲ σῶμα τὸ θερμὸν ἓν τοῦτο μόνον ὄνομα κέκτηται, τὸ θερμὸν, ὥσπερ τὸ λευκόν· οὐ μὴν οὔτε θερμότης, οὔτε λευκότης αὐτὸ τὸ σῶμά ποτε προσαγορεύεται. κατὰ δὲ τὸν αὐτὸν τρόπον καὶ ξηρὸν, καὶ ψυχρὸν, καὶ ὑγρὸν ὀνομάζεται αὐτό τε τὸ σῶμα καὶ ἡ ποιότης. [46] οὐ μὴν ἡ ψυχρότης, ἢ ξηρότης, ἢ ὑγρότης ἔτι τὸ σῶμα καλεῖται, καθάπερ ἡ ἐν αὐτῷ ποιότης. τούτων δ' οὕτως ἐχόντων, (66) εὔλογον, ἐπειδὰν μὲν ἤτοι θερμότητά τις ἢ ψυχρότητα διαλεγόμενος εἴπῃ, μηδὲν γίνεσθαι σόφισμα· μόναι γὰρ ἐκ τῶν τοιούτοιν ὀνομάτων αἱ ποιότητες δηλοῦνται· θερμὸν δ' ε πόντος, ἢ ψυχρὸν, ἐπειδὴ καὶ ἡ ποιότης οὕτω καὶ τὸ σῶμα τὸ δεδεγμένον

caliditatem appellarent: tum vero de corpore, quod caliditatem fustinet: quippe qualitatem a corpore, quod eam fuscepit, diverfam habere naturam quandam propriam exiftimare oportet, veluti in opere de elementis eft indicatum. Caliditas quidem qualitas eft, eadem vero et calidum dicitur; veluti et albedo album: ipfum vero corpus calidum unum hoc nomen tantummodo obtinet, calidum, ficuti album: nunquam tamen caliditas vel albedo corpus ipfum dicitur. Ad eundem modum ficcum, frigidum et humidum nominantur tum ipfum corpus, tum qualitas: non tamen corpus frigiditas, humiditas vel ficcitas appellatur, quemadmodum quae in eo eft qualitas. Haec cum fic fe habeant, aequum eft, cum vel caliditatem, vel frigiditatem difputans quis profert, nullam exoriri captionem, quod folae qualitates his indicentur nominibus: at calidum frigidumve cum dicit, quando et qualitas ita et quod eam fuscepit corpus, nominatur, facile fit ei, qui red-

αὐτὴν ὀνομάζεται, πρόχειρον γίνεσθαι τῷ κακουργεῖν ἐθέ-
λοντι, τὸ μὴ δηλούμενον ὑπὸ τοῦ λέγοντος ἀκούειν, ἵν᾽ ἔχῃ
σοφίζεσθαι. τοιοῦτο γάρ τοι δρῶσι καὶ πρὸς τὸν ἀφορισμὸν
ἀντιλέγοντες, ἐν ᾧ φησιν Ἱπποκράτης· τὰ αὐξανόμενα
πλεῖστον ἔχει τὸ ἔμφυτον θερμόν. οὐ γὰρ σῶμά τι θερμὸν
τὸ ἔμφυτον τῷ ζώῳ λέγεσθαι πρὸς Ἱπποκράτους ἀκούσαν-
τες, οἱδὲ ζητήσαντες, ὅ τί ποτέ ἐστι τοῦτο, κατὰ τῆς
ποιότητος μόνης, ἣν δὴ καὶ θερμότητα καλοῦμεν, εἰρῆσθαι τοὔνομα δεξάμενοι, τὴν ἀντιλογίαν οὕτω ποιοῦνται.
καίτοι φαίνεται σμικρὸν ὂν τὸ διαστέλλεσθαι τὰς ὁμωνυμίας,
ἐν τῇ χρείᾳ τῶν πραγμάτων ἱκανῶς ἀξιόλογον ὑπάρχον.
Κεφ. η΄. Ἀλλ ἐπειδὴ καὶ τοῦτο σαφῶς ἤδη διώρισται, ἐπὶ τὸ ὑπόλοιπον αὖθις ἐπανιτέον. οὔσης γάρ τινος
ἀκράτου καὶ ἀμίκτου ποιότητος, ὑγρότητός τε καὶ ξηρότητος, καὶ θερμότητος καὶ ψυχρότητος, ὅσα ταύτας διεδέ-
ξαντο σώματα, θερμὰ δηλονότι καὶ ψυχρὰ καὶ ξηρὰ καὶ
ὑγρὰ τελέως τε καὶ ἀκριβῶς ἔσται. ταυτὶ μὲν οὖν μοι νόει

arguere ftudet, ut, quod a loquente non fignificatur,
id, quo poſſit reprehendere, accipiat. Ejusmodi enim
rem faciunt et aphorismo illi contradicentes, in quo
Hippocrates, Augefcentia, inquit, corpora plurimum
habent innatum calidum: neque enim eſſe corpus aliquod ipfum innatum animali calidum ab Hippocrate dici intelligentes, neque id quid fit usquam quaerentes,
fed de fola qualitate, quam fcilicet caliditatem appellamus, nomen id dici praefumentes, fic dictum ejus refellere parant. Et jam apparet, quod de homonymia diftinguere tametfi fit res parva, tamen in rerum
ufu non levis reperitur momenti.

Cap. VIII. Verum cum hoc quoque abunde fit definitum, rurfum id quod fupereft repetamus. Cum
humiditas, et ficcitas, et caliditas, et frigiditas fin-
cerae quaedam et impermixtae qualitates fint, quaecunque has fuscepere corpora, ea calida et frigida, ficca et humida prorfus exaoteque funt. Atque haec mihi

τὰ τῶν γινομένων τε καὶ φθειρομένων στοιχεῖα· τὰ δ᾽ ἄλλα
σώματα, τά τε τῶν ζώων, καὶ τὰ τῶν φυτῶν, καὶ τὰ τῶν
ἀψύχων ἁπάντων, οἷον χαλκοῦ, καὶ σιδήρου, καὶ λίθων, καὶ
ξύλων, ἐν τῇ μεταξὺ τῶν πρώτων ἐκείνων τετάχθαι. οὐδὲν γὰρ
αὐτῶν οὔτ᾽ ἄκρως θερμὸν, οὔτ᾽ ἄκρως ψυχρὸν, οὔτ᾽ ἄκρως ὑγρὸν,
οὔτ᾽ ακρως ξηρόν ἐστιν. ἀλλ᾽ ἤτοι μέσον ἀκριβῶς ὑπάρχει
τῶν ἐναντίων, ὡς μηδὲν μᾶλλον εἶναι θερμὸν, ἢ ψυχρὸν,
ἢ ξηρὸν, ἢ ὑγρὸν, ἢ θατέρῳ τῶν ἄκρων προσκεχώρηκεν,
ὡς μᾶλλον εἶναι θερμὸν ἢ ψυχρὸν, ἢ μᾶλλον ὑγρὸν ἢ ξηρόν. εἰ μὲν δὴ μέσον ἀκριβῶς εἴη καθ᾽ ἑκατέραν τῶν
ἐναντιώσεων, ὡς μηδὲν μᾶλλον εἶναι θερμὸν, ἢ ψυχρὸν, ἢ
ξηρὸν, ἢ ὑγρὸν, εὔκρατον ἁπλῶς τοῦτο λεχθήσεται. θατέρου δὲ πλεονεκτήσαντος, ἤτοι κατὰ τὴν ἑτέραν ἀντίθεσιν,
ἢ κατ᾽ ἀμφοτέραν, οὐκ ἔτ᾽ εὔκρατεν. εἰ μὲν δὴ θερμὸν εἴη
μᾶλλον, ἢ ψυχρὸν, ὃ μᾶλλόν ἐστι, τοῦτο λεχθήσεται·
ὡσαύτως δὲ καὶ ξηρὸν καὶ ὑγρόν· κατὰ ταὐτὰ δὲ καὶ εἰ

omnium, quae fiunt et corrumpuntur, elementa intellige: reliqua corpora vel animalium, vel ftirpium,
vel inanimorum omnium, veluti aeris, ferri, lapi-
dum, lignorum, in medio primorum illorum collocata
effe; nullum enim horum vel ad fummum calidum,
vel ad fummum frigidum, vel ad fummum humidum,
vel ad fummum ficcum eft, fed vel medium prorfus
contrariorum, ita ut nihilo magis fit calidum quam
frigidum, aut humidum quam ficcum, vel ad alterum contrariorum eft propenfum, ita ut magis fit calidum
quam frigidum, vel magis fit humidum quam ficcum.
Ac fi quidem medium plane fit in utroque contrariorum
genere, ita ut non magis fit calidum quam frigidum,
aut humidum quam ficcum, eucraton id, id eft temperatum, fimpliciter dicetur: fin alterum contrariorum
fuperet, five in altera oppofitione, five in utraque id
fit, non etiam dicetur eucraton. Ac fi calidum magis
fit quam frigidum, quod magis eft, id appellabitur: idem
ftatuendum de ficco et humido: ad eundem modum fi

ψυχρὸν εἴη μᾶλλον, ὀνομασθήσεται ψυχρόν. εἰ δ' ἐξ ἑκατέρας τῆς ἀντιθέσεως ἐπικρατοίη θάτερον, ἤτοι θερμὸν ἅμα
καὶ ὑγρὸν, ἢ θερμὸν ἅμα καὶ ξηρὸν, ἢ ψυχρὸν ἅμα καὶ
ὑγρὸν, ἢ ψυχρὸν ἅμα καὶ ξηρὸν, ὀνομασθήσεται τὸ σῶμα
κατὰ τὸ ἐπικρατοῦν. ταύτας μὲν οὖν τὰς τέτταρας δυσκρασίας, ὡς καὶ πρόσθεν εἴπομεν, οἱ πλεῖστοι γινώσκουσιν
ἰατροί τε !καὶ φιλόσοφοι. τὰς δ' ἄλλας τέτταρας ἐξ ἡμίσεως τούτων γιγνομένας οὐκ οἶδ' ὅπως παραλείπουσιν,
ὥσπερ καὶ τὴν πρώτην ἁπασῶν κρᾶσιν, τὴν ἀρίστην. ἀλλ'
ὅτι γε δυνατὸν, ἐπικρατοῦντος τοῦ θερμοῦ, μηδὲν μᾶλλον
ὑγρὰν καὶ ξηρὰν εἶναι τὴν κρᾶσιν, ὅσον ἐπὶ ταύτῃ τῇ συ-
ζυγίᾳ, πρόδηλον μὲν οἶμαι, κἀκ τῶν ἤδη προειρημένων εἶναι. ῥᾷστον δὲ, κἂν εἰ μηδὲν προείρητο, συλλογίσασθαι,
συγχωρησάντων γε ἅπαξ αὐτῶν. [47] ἑτέραν μὲν εἶναι κρᾶσιν ὑγρὰν καὶ θερμὴν, ἑτέραν δὲ ξηρὰν καὶ θερμήν εἰ
γὰρ οὐκ ἀναγκαῖόν ἐστι πάντως εἶνεκ ξηρὰν τὴν θερμὴν,
ἀλλ' ἐγχωρεῖ καὶ ὑγρὰν ὑπάρχειν αὐτὴν, ἐγχωρήσει δηλονότι

frigidum magis fit, nominabitur frigidum: at fi in
utraque oppofitione alterum fuperet, five calidum
una cum humido, five calidum fimul cum ficco, five
frigidum fimul cum humido, five frigidum una cum
ficco, utique pro vincente fortietur id corpus appellationem. Et has quidem quatuor intemperies, ut fupra
diximus, plurimi norunt tum medici, tum philofophi: reliquas quatuor, quae ex dimidio harum conftitutae funt, nefcio quomodo derelinquunt, ficut etiam
eam, quae prima omnium optimaque eft temperies. Caeterum quod fuperante calido liceat nihilo magis humidam effe quam ficcam temperiem (quod utique ad hanc
fpectet conjugationem), id vel ex iis, quae jam dicta funt,
manifeftum arbitror. Facile autem eft, etiamfi nihil
effet praedictum, id colligere, concedentibus femel illis faltem, alteram effe temperiem humidam et calidam, alteram ficcam et calidam. Si namque neceffarium omnino non eft ficcam effe, quae calida fit, fed licet eam et humidam effe, licebit utique et mediam effe:

καὶ μέσην· ἐγγυτέρω γάρ ἐστιν ἡ μέση τῆς ξηρᾶς κράσεως,
ἤπερ ἡ ὑγρά. κατὰ δὲ τὸν αὐτὸν τρόπον ἐστί τις ἑτέρα
ψυχρὰ κρᾶσις, ἐφ᾽ ἧς ἐστιν ἰσχυρότερον τὸ ψυχρόν· οὐ
μὴν οὔθ᾽ ὑγρὰν, οὔτε ξηρὰν ὑπάρχειν αὐτὴν ἀνάγκη, ἀλλ᾽
ἐγχωρεῖ καὶ μέσην γενέσθαι· πάλιν γὰρ κἀνταῦθα τὸν αὐτὸν ἐπάξεις λόγον. ὥστ᾽, εἴπερ οὐκ ἀναγκαῖόν ἐστιν ὑγρὰν
εἶναι τὴν ψυχρὰν, ἀλλ᾽ ἐγχωρεῖ καὶ ξηρὰν γενέσθαι, πρόδηλον, ὡς καὶ τὴν μέσην ἐγχειρήσει, ἐγγυτέρω γάρ ἐστιν
αὕτη τῆς ὑγρᾶς, ἤπερ ἡ ξηρά. ὡς οὖν αὗται αἱ δύο
δυσκρασίαι κατὰ τὴν ἑτέραν ἀντίθεσιν ἐδείχθησαν, ἡ μὲν
θερμὴ μόνον, ἡ δὲ ψυχρά· κατὰ τὸν αὐτὸν τρόπον ἕτεραι δύο γενήσονται κατὰ τὴν ἑτέραν ἀντίθεσιν, ἡ μὲν
ξηρὰ μόνον, ἡ δ᾽ ὑγρὰ, συμμέτρως ἐχόντων πρὸς ἄλληλα
τοῦ θερμοῦ καὶ τοῦ ψυχροῦ. πάλιν γὰρ κἀνταῦθα φήσομεν, ὥσπερ οὐκ ἔστιν ἀναγκαῖον, ἥ τίς ἐστι ξηρὰ κρᾶσις,
εὐθὺς ταύτην εἶναι καὶ θερμὴν, ἀλλ᾽ ἐνδέχεται καὶ ψυχρὰν
ὑπάρχειν. οὐκ ἀδύνατον ἔσται καὶ τὸ μήτε ψυχρὰν· εἶναί
τινα, μήτε θερμὴν, ἀλλ᾽ εὔκρατον μὲν κατὰ τοῦτο, ξηρὰν

propior namque ficcae temperaturae media eſt quam
humida. Ad eundem modum eſt et frigida quaedam
temperies altera, in qua nimirum frigidum praepollet:
hanc tamen nec humidam eſſe nec ficcam eſt neceſſe,
fed poteſt inter has et media eſſe. Rurſus enim hic
quoque eandem aſſeres rationem, nempe, fi neceſſe
non eſt frigidam temperiem eſſe humidam, fed licet et
ficcam eam fieri, manifeſtum eſt, mediam quoque eſſe
poſſe, quippe quae vicinior humidae eſt quam ficca.
Ergo veluti duae intemperies in altera oppoſitione funt
monſtratae, altera calida tantum, altera frigida: fic
in altera oppoſitione duae aliae ſtatuantur, altera ficca
tantum, altera humida, mediocriter fcilicet fefe habentibus calido et frigido. Iterum namque dicemus
hic quoque, ficuti neceſſe non eſt, fi qua temperies ficca eſt, hanc protinus calidam quoque eſſe, fed fieri
poteſt, ut etiam frigida fit, ita fieri poteſt, ut quaepiam nec calida fit, nec frigida, fed in hac quidem op-

558 ΓΑΛΗΝΟΥ ΠΕΡΙ ΚΡΑΣΕΩΝ

δὲ κατὰ τὴν ἑτέραν ἀντίθεσιν. ὡσαύτως δὲ καὶ τὴν ὑγρὰν
κρᾶσιν οὐκ ἀναγκαῖον οὔτε θερμὴν, οὔτε ψυχρὰν ὑπάρχειν,
ἀλλ᾽ ἐνδέχεται μέσην ἀμφοῖν εἶναι κατά γε ταύτην τὴν ἀντίθεσιν. εἰ τοίνυν οὐκ ἀναγκαῖον, οὔτε τῇ κατὰ τὸ ψυχρὸν καὶ θερμὸν δυσκρασίᾳ τὴν ἐκ τῆς ἑτέρας ἀντιθέσεως
ἕπεσθαι, οὔτ᾽ ἐκείνη τὴν ἐκ ταύτης, ἐνδέχεταί ποτε καὶ
τὴν εὔκρατον ὅσον ἐπὶ θερμότητι καὶ ψυχρότητι φύσιν
ἤτοι ξηρὰν ἢ ὑγρὰν γενέσθαι, καὶ τὴν ἐν τούτοις πάλιν
εὔκρατον ἤτοι θερμὴν ἢ ψυχράν. ὥστ᾽ εἶναι καὶ ταύτας
τέτταρας ἑτέρας ἐκείνων δυσκρασίας, ὡς οἱ πρόσθεν ἰατροί
τε καὶ φιλόσοφοι παρέδοσαν ἡμῖν, καὶ μέσας γε ταύτας τετάχθαι τῶν εὐκράτων ἕξεων καὶ τῶν κατ᾽ ἀμφοτέρας τὰς
ἀντιθέσεις δυσκράτων. ἡ μὲν γὰρ ἄκρως εὔκρατος οὐδετέραν ἀντίθεσιν ἔχει πλεονεκτοῦσαν, ἡ δ᾽ ἐξ ὑπεναντίου
τῆσδε δύσκρατος ἀμφοτέρας μοχθηράς. ἐν μέσῳ δ᾽ ἐστὶν
ἡ κατὰ μὲν τὴν ἑτέραν εὔκρατος, κατὰ δὲ τὴν ἑτέραν
δύσκρατος ὑπάρχουσα, ἥτις ἐξ ἡμίσεως μὲν εὔκρατος, ἐξ

pofitioue eucratos, id eft temperata, in altera ficca.
Simili modo nec humidam temperiem neceffe eft calidam frigidamve effe, fed eam mediam effe inter hujus
oppofitionis extrema licet. Si igitur neceffe non eft,
ut vel intemperiem, quae in calido eft et frigido, fequatur ea, quae eft in altera oppofitione intemperies, vel hanc, quae in illa: licebit aliquando et
naturam, quae in caliditate et frigiditate temperata fit,
vel ficcam effe vel humidam: invicemque, quae
in his temperata fit, vel calidam effe vel frigidam: ita ut fint et hae ab iis, quas priores tum
medici tum philofophi nobis tradiderunt, quatuor
diverfae intemperies medioque loco pofitae inter temperatos habitus et eos, qui in utraque oppofitione funt
intemperati. Qui namque in fummo eft temperatus,
is neutram oppofitionem habet fuperantem: qui vero
adverfus hunc eft intemperatus, utramque habet vitio-
fam: medium fortitur locum, qui in altera qnidem eft temperatus, in altera intemperatus: qui utique et ex di-

ἡμίσεως δὲ δύσκρατος οὖσα, μέση δεόντως ἂν εἶναι λέγοιτο
τῆς ὅλης εὐκράτου τε καὶ δυσκράτου. καὶ εἴπερ ταῦθ᾽
οὕτως ἔχει, ὥσπερ οὖν καὶ ἔχει, θαῤῥούντως ἤδη λέγομεν,
ἐννέα τὰς πάσας εἶναι τῶν κράσεων διαφορὰς, εὔκρατον μὲν
μίαν, οὐκ εὐκράτους δὲ τὰς ὀκτὼ, τέτταρας μὲν ἁπλᾶς,
ὑγρὰν, καὶ ξηρὰν, καὶ θερμὴν, καὶ ψυχρὰν, ἄλλας δὲ
τέτταρας συνθέτους, ὑγρὰν ἅμα καὶ θερμὴν, καὶ ξηρὰν
ἅμα καὶ θερμὴν, καὶ ψυχρὰν ἅμα καὶ ὑγρὰν, καὶ ψυχρὰν
ἅμα καὶ ξηράν.

Κεφ. θ'. Ἐν ἑκάστῃ δὲ τῶν εἰρημένων κράσεων τὸ
μᾶλλόν τε καὶ τὸ ἧττον πάμπολυ, κατά τε τὰς ἁπλᾶς
λεγομένας κράσεις, ἐπί τε τῆς ὅλης οὐσίας, ἤδη δὲ καὶ
καθ᾽ ἓν ὁτιοῦν γένος. εἰ δή τις βούλεται διαγνωστικὸς εἶναι κράσεων, ἄρχεσθαι τούτῳ προσήκει τῆς γυμνασίας ἀπὸ
τῶν καθ᾽ ἕκαστον γένος εὐκράτων τε καὶ μέσων φύσεων.
ἐκείναις γὰρ τὰς ἄλλας παραβάλλων, ῥᾳδίως ἐξευρήσει τὸ

midio temperatus, et ex dimidio intemperatus cum fit,
merito medius dici poteſt inter eum, qui ex toto eſt
temperatus, et eum, qui ex toto eſt intemperatus. Et
fi quidem haec fic ſe habent, ſicut certe ſe habent,
cur novem dicere univerſas temperatorum differentias
dubitemus? temperatam quidem unam, non tempera-
tas octo: quarum quatuor ſimplices fint, humida, ſicca,
calida et frigida: quatuor compoſitae, humida ſimul
et calida, ſicca pariter et calida, frigida fimul et humida, frigida fimul et ſicca.

Cap. IX. In quolibet vero jam dictorum temperamentorum permagnus eſt exceſſus defectusque non in
iis modo, quae ſimplicia funt, ſed etiam in compoſitis: idque tum in tota ſubſtantia, tum vero in unoquoque genere. Si cui igitur agnoſcendorum temperamentorum cura eſt, incipiat exercitationem oportet ab
iis in quolibet genere naturis, quae temperatae mediae-
que funt: quippe qui, fi his alias comparet, facile,

πλεονάζον ἢ τὸ λεῖπον [48] ἐν ἑκάστῃ. περὶ πρώτων οὖν
ῥητέον τῶν ἁπλῶς λεγομένων εὐκράτων τε καὶ δυσκράτων,
ἃς ἐπὶ πάσης οὐσίας γεννητῆς, οὐκ ἐπὶ ζώων μόνον, η φυτῶν, ἔφαμεν ἐξετάζεσθαι. πάλιν δὲ κἀνταῦθα τό γε τοσοῦτο χρὴ διαστείλασθαι περὶ ὀνομάτων, ὡς θερμὴ κρᾶσις
ἄλλη μέν ἐστιν ἐνεργείᾳ, δυνάμει δ᾽ ἄλλη, καὶ ὡς δυνάμει
ταῦτ᾽ εἶναι λέγομεν, ὅσα μήπω μέν ἐστιν ὃ λέγεται,
ῥᾷστον δ᾽ αὐτοῖς γενέσθαι, φυσικήν τινα ἐπιτηδειότητα
(67) κεκτημένοις εἰς τὸ γενέσθαι. περὶ πρώτων οὖν διέλθωμεν τῶν ἐνεργείᾳ θερμῶν καὶ ψυχρῶν, καὶ ξηρῶν καὶ
ὑγρῶν, ἀπὸ τῆς συμπάσης οὐσίας ἀρξάμενοι, κἄπειτα μεταβῶμεν ἐπί τε τὰ ζῶα καὶ τὰ φυτά. τελέως γὰρ ἂν οὕτως ἡμῖν ἀπειργασμένον εἴη τὸ προτεθέν. ἐπειδὴ τοίνυν τὸ
μέσον ἐν ἅπαντι γένει, καὶ μάλιστα κατὰ τὰς συμπάσας
οὐσίας, ἐκ τῆς τῶν ἄκρων μίξεως γίνεται, χρὴ καὶ τὴν
νόησιν αὐτοῦ καὶ τὴν διάγνωσιν ἐξ ἐκείνων συνίστασθαι.
τὸ μὲν δὴ τῆς νοήσεως ῥᾷστον. ἀπὸ γὰρ τοῦ θερμοτάτου

quod in quavis fuperet deficiatve, invenerit. Ergo
primum de iis, quae fimpliciter loquentibus temperata
intemperataque dicuntur, agendum: quae fcilicet in
omni generata fubftantia, non in folis animalibus et
ftirpibus, disquirenda diximus. Porro hic quoque tan-
tillum faltem diftinguere de nominibus conveniet, ut
calida temperies alia jam energia, id eft actu, fit,
alia potestate: tum ut potestate ea efse dicamus, quae,
quod dicuntur, id nondum fint, fed facile id fieri
poffint, quoniam naturalem, ut id fiant, aptitudinem
fint adepta. Igitur primum de iis, quae actu calida,
frigida, humida et ficca funt, differamus, aufpicati
ab univerfa fubftantia, mox ad animalia et ftirpes
defcenfuri: ita enim confummationem habebit, quod
inftitutum nobis eft. Quoniam igitur, quod in omni
genere maximeque in univerfa fubftantia medium eft,
id ex mixtione extremorum conflatur, utique conveniet, ut tum intelligentia ejus, tum dignotio ex illis
fiunatur. Ac intelligentia quidem facillima eft: quippe

BIBΛION ΠPΩTON. 561

Ed. Chart. III. [48.]   Ed. Baf. I. (67.)

πάντων τῶν εἰς αἴσθησιν ἡκόντων, οἷον ἤτοι πυρὸς, ἤ τινος ὕδατος ἄκρως ζέοντος, ἐπὶ τὸ ψυχρότατον κατελθόντες
ἁπάντων ὧν ἴσμεν, οἷον κρύσταλλον, ἢ χιόνα, νοήσαντές τι
διάστημα, μέσον ἀκριβῶς τοῦτο τέμνομεν. οὕτω γὰρ ἐξευ-
ρήσομεν τῇ νοήσει τὸ σύμμετρον, ὅπερ ἑκατέρου τῶν ἄκρων
ἴσον ἀπέχει. ἀλλὰ καὶ κατασκευάσαι πως αὐτὸ δυνάμεθα,
τὸν ἴσον ὄγκον κρυστάλλου μίξαντες ὕδατι ζέοντι. τὸ γὰρ
ἐξ ἀμφοῖν κραθὲν ἴσον ἑκατέρου τῶν ἄκρων ἀφέξει, τοῦ τε
καίοντος καὶ τοῦ ναρκοῦντος διὰ ψύξιν. ᾽ οὔκουν οὐδὲν ἔτι
χαλεπόν ἐστι, τοῦ κραθέντος οὕτως ἀψαμένους, ἔχειν τὸ
μέσον ἁπάσης οὐσίας ἐν τῇ κατὰ τὸ θερμόν τε καὶ ψυχρὸν
ἀντιθέσει, καὶ μεμνῆσθαι τούτου, καὶ κρίνειν ἅπαντα τἆλλα
καθάπερ τινὶ κανόνι παραβάλλοντας. καὶ μὲν δὴ καὶ ξηρὰν γῆν, ἢ τέφραν, ἤ τι τοιοῦτο ἕτερον ἀκριβῶς αὐχμηρὸν
ἀναδεύσας ὕδατι κατὰ τὸν ὄγκον ἴσῳ, τὸ μέσον ἐργάσῃ
σῶμα τῆς κατὰ τὸν ξηρόν τε καὶ ὑγρὸν ἀντιθέσεως. οὐκουν
οὐδὲ ἐνταῦθα χαλεπὸν οὐδὲν, ὄψει τε ἅμα καὶ ἁφῇ τὸ

a calidiffimo omnium, quae fub fenfum veniunt, veluti
igne aut quapiam aqua, quae ad fummum fit fervens,
ad id, quod omnium, quae nobis apparent, eft frigidiffimum, veluti glaciem et nivem venientes, aeftima-
to inter ea intervallo, ad unguem id in medio dividi-
mus: fic enim fymmetron, quod fcilicet ab u!roque
extremorum pari abeft fpatio, intellectu comprehende-
mus. Quin etiam id nobis praeparare licet mifcen-
tibus aquae ferventi parem modum glaciei: quod enim
ex ambobus eft mixtum, pari intervailo ab utroque extremorum aberit, et eo quod urit, et eo quod frigore
ftupefacit. Non eft igitur difficile ei, qui ita mixtum
tetigerit, medium univerfae fubftantiae in calidi frigidique oppofitione habere, ejusque meminiffe, atque
alia omnia illi veluti normae adaptata judicare. Quin
etiam, fi terram, quae ficca fit, vel cinerem, vel
tale aliquid, quod plane fit aridum, pari aquae modo
imbueris, medium in ficci humidique oppofitione corpus effeceris. Ergo ne hic quidem difficile eft, ubi

τοιοῦτο σῶμα διαγνόντας, παραθέσθαι τῇ μνήμῃ, καὶ τούτῳ
κανόνι τε καὶ κριτηρίῳ χρῆσθαι πρὸς τὴν τῶν ἐλλειπόντων
ἢ πλεοναζόντων ὑγρῶν καὶ ξηρῶν διάγνωσιν. ἔστω δὲ δηλονότι τὸ κρινόμενον σῶμα συμμέτρως θερμόν. εἰ γὰρ εἰς
ἄκρον ἤτοι θερμότητος ἢ ψύξεως ἄγοιτο, τουτὶ τὸ μέσον
ὑγροῦ καὶ ξηροῦ σῶμα φαντασίαν ἐνίοτε παρέξει ψευδῆ,
καὶ δόξει ποτὲ μὲν ὑγρότερον εἶναι τοῦ συμμέτρου, ποτὲ δὲ
ξηρότερον. εἰ μὲν γὰρ θερμανθείη πλέον, ἢ δεῖ, τηκόμενόν
τε καὶ ῥέον, ὑγροτέρου φαντασίαν ἑαυτοῦ παρέξει. ψυχόμενον δὲ περαιτέρω τοῦ προσήκοντος, ἵσταταί τε καὶ πήγνυται, καὶ ἀκίνητον γίνεται, καὶ σκληρὸν ἁπτομένοις φαίνεται, κἀκ τούτου φαντασίαν προβάλλει ψευδῆ ξηρότητος.
εἰ δ᾽, ὥσπερ ὑγροῦ καὶ ξηροῦ μετέσχεν ἴσον, οὕτω καὶ θερμότητός τε καὶ ψύξεως εἴη μέσον, οὔτε σκληρὸν, οὔτε μαλακὸν ἁπτομένῳ φαίνεται τὸ τοιοῦτο σῶμα. τὸ μὲν οὖν ὅλα
δι᾽ ὅλων αὐτὰ κεράσαι, τὸ θερμὸν λέγω καὶ τὸ ψυχρὸν,
καὶ τὸ ξηρὸν καὶ τὸ ὑγρὸν, ἀδύνατον ἀνθρώπῳ. γῆ γὰρ ὑγρῷ

vifu pariter tactuque ejusmodi corpus noveris, memoriae id infigere, eoque ad humidorum ac ficcorum,
quae deficiant fuperentve, agnitionem pro norma
exemplarique uti. Porro corpus, de quo judicandum
eft, mediocriter calens efto: nam hoc ipfum humidi
ficcique medium corpus, fi ad fummum calorem fri-
gusve fit perductum, falfam interim imaginationem excitabit: videbiturque, quam fit mediocre, aliquando
humidius, aliquando ficcius: quippe, fi liberalius calefiat, liquatum jam ac fluens, humidioris fubftantiae phantafiam de fe praebebit: contra, refrigeratum
plus jufto, confiftit ac cogitur, immobileque redditur,
et durum tangenti apparet: unde etiam falfam ficcitatis
imaginationem exhibet: quod fi, veluti humidi ficcique
parem modum habet, fic caloris ac frigoris fit in medio, nec durum nec molle tangenti apparebit id corpus. Atque tota quidem ejusmodi corpora per tota fe
mifcendi, calidum, inquam, frigidum, ficcum et humidum, homini facultas non eft: terra enim aquae

φυραθεῖσα μέμικται μὲν, ὡς ἄν τῳ δόξειε, καὶ οὕτω κέκραται πᾶσα παντί, παράθεσις μήν ἐστι τὸ τοιοῦτο κατὰ
σμικρά, καὶ οὐ δι᾽ ὅλων κρᾶσις, ἀλλὰ τὸ δι᾽ ὅλων ἄμφω
κεράσαι θεοῦ καὶ φύσεως ἔργον. ἔτι δὲ μᾶλλον, εἰ τὸ
θερμὸν καὶ τὸ ψυχρὸν ὅλα δι᾽ ὅλων ἀλλήλοις κεραννύοιτο.
τὸ μέντοι παράθεσιν ἐργάσασθαι τοιαύτην, ὡς ἐκφεύγειν
τὴν αἴσθησιν ἕκαστον τῶν ἁπλῶν σωμάτων, οὐ [49] φύσεως
τοῦτό γε μόνης ἢ θεοῦ τὸ ἔργον, ἀλλὰ καὶ ἡμέτερόν
ἐστιν. οὐδὲ γὰρ χαλεπὸν ὑγροῦ καὶ ξηροῦ μέσον ἐργάσασθαι πηλὸν ἐκ τῆς τοιαύτης μίξεως· ὡσαύτως δὲ καὶ
θερμοῦ καὶ ψυχροῦ. καί σοι φανεῖται τὸ τοιοῦτο σῶμα
καὶ τῇ θερμότητι μὲν καὶ τῇ ψυχρότητι εὔκρατον, ἀλλὰ
καὶ σκληρότητός τε καὶ μαλακότητος ἐν τῷ μέσῳ. τοιοῦτο
δ᾽ ἐστὶ καὶ τὸ τῶν ἀνθρώπων δέρμα, μέσον ἀκριβῶς ἁπάντων τῶν ἐσχάτων, θερμοῦ καὶ ψυχροῦ, καὶ σκληροῦ καὶ
μαλακοῦ, καὶ τούτου μάλιστα τὸ κατὰ τὴν χεῖρα. γνώμων
γὰρ αὕτη πάντων ἔμελλεν ἔσεσθαι τῶν αἰσθητῶν, ὄργανον

confuſa miſcetur quidem (quatenus ſcilicet videri cuipiam poſſit) atque ita tota toti contemperatur: caeterum appoſitio exiguarum partium ea eſt, nequaquam
totorum per tota mixtio: ſed ambo ea per tota miſce-
re Dei vel naturae eſt opus: magisque etiam, ſi calidum ac frigidum inter ſe tota per tota miſcenda
ſint. Attamen appoſitionem ejusmodi efficere, ut ſenſum effugiant ſingula ſimplicium corporum, non ſolum
naturae opus Deive eſt, ſed etiam noſtrum: neque
enim difficile eſt tali mixtione lutum, quod medium
ſicci humidique ſit, moliri: ſimili modo et quod
calidi et frigidi ſit medium: videbiturque tibi ejusmodi corpus in calore et frigore temperatum, imo
etiam in duritiae mollitiaeque medio ſtatu eſſe. Id autem genus eſt hominis cutis, utpote omnium extremorum, calidi, frigidi, humidi, ſicci, vere media,
maximeque ea, quae eſt in manu: haec enim omnium
ſenſilium veluti norma futura erat, tactus nimirum in-

ἁπτικὸν ὑπὸ τῆς φύσεως ἀπεργασθεῖσα τῷ φρονιμωτάτῳ
τῶν ζώων οἰκεῖον. ἴσον οὖν ἀπέχειν αὐτὴν ἐχρῆν ἁπάντων
τῶν ἄκρων, θερμοῦ καὶ ψυχροῦ, καὶ ξηροῦ καὶ ὑγροῦ.
καὶ δὴ καὶ γέγονεν ἐκ τῆς τούτων ἁπάντων ἰσομοι-
ρίας, οὐ μιχθέντων μόνον, ἀλλὰ καὶ δι᾽ ὅλων ἀλλήλοις
κερασθέντων, ὅπερ οὐκ ἔτ᾽ οὐδεὶς ἡμῶν ἐργάσασθαι δυνα-
τός ἐστιν, ἀλλὰ φύσεως τὸ ἔργον. ὅσα μὲν οὖν σκληρότερα τοῦ δέρματός ἐστι μόρια, καθάπερ ὀστᾶ, καὶ χόνδροι,
καὶ κέρατα, καὶ τρίχες, ὄνυχές τε καὶ σύνδεσμοι, καὶ
ὁπλαὶ, καὶ πλῆκτρα, πλέον ἐν τούτοις ἐστὶ τὸ ξηρόν· ὅσα
δὲ μαλακώτερα, καθάπερ αἷμα, καὶ φλέγμα, καὶ πιμελὴ,
καὶ στέαρ, καὶ μυελὸς, ἐγκέφαλός τε καὶ νωτιαῖος, ὑγροῦ
πλέον ἐν τούτοις ἐστὶν, ἢ ξηροῦ. καὶ μὲν δὴ καὶ ὅσῳ τὸ
πάντων ξηρότατον ἐν ἀνθρώπῳ μόριον ὑπερβάλλει ξηρότητι τοῦ δέρματος, τοσούτῳ πάλιν ἀπολείπεται τὸ ὑγρότατον. ἔοικε δέ πως ὁ λόγος ἤδη τῶν χρησιμωτάτων αὐτῶν
ἐφάπτεσθαι, καὶ διδάσκειν, ἅμα μὲν ὡς οὐχὶ ζώων μόνον,
ἀλλὰ καὶ τῶν ἄλλων ἁπάντων σωμάτων εὐκρατότατός ἐστιν

ſtrumentum prudentiſſimo animalium proprium ab ipſa
natura praeparata: quo magis eam ab omnibus extremis,
calido, inquam, frigido, ſicco et humido, pari ab-
eſſe intervallo oportuit. Jam utique et conſtat ex horum omnium aequis portionibus, non compoſitis modo,
ſed etiam per totas ſe mixtis: quod noſtrum plane
nemo efficere poteſt, ſed eſt naturae opus. Quaecunque igitur partes cute ſunt duriores, veluti oſſa, cartilagines, cornua, pili, ungues, ligamenta, ungulae, calcaria, in his omnibus ſiccum praevalet: quaecunque vero molliores ſunt, ſicuti ſanguis, pituita,
ſevum, adeps, cerebrum, medulla tum ſpinalis tum
altera, in his humidi plus eſt, quam ſicci. Quinetiam, quanto ſiccissima omnium, quae ſunt in homine,
pars cutem ſiccitate ſuperat, tanto rurſus a cute ſu-
peratur, quae eſt humidiſſima. Porro videtur nunc
disceptatio noſtra ea, quae utiliſſima ſunt, attingere:
ac docere ſimul, quod tum animalium, tum vero aliorum omnium corporum temperatiſſimus ſit homo: ſimul

ὁ ἄνθρωπος, ἅμα δ᾽ ὡς τῶν ἐν αὐτῷ μορίων τὸ τῆς
χειρὸς δέρμα τὸ ἔσωθεν ἁπάσας ἐκπέφευγεν ἀκριβῶς τὰς
ὑπερβολάς. ἐπιστήσαντες οὖν πάλιν ἐνταῦθα τὸν λόγον
ἐπισκεψώμεθα, τίς ἄριστα πάντων κέκραται ἄνθρωπος, ὃν
καὶ τῆς ὅλης μὲν οὐσίας, ἔτι δὲ μᾶλλον ἀνθρώπων καὶ
τῶν ἄλλων ζώων ἐν τῷ μέσῳ χρὴ τάξαντας, καθάπερ τινὰ
κανόνα καὶ γνώμονα, τοὺς ἄλλους ἅπαντας τούτῳ παραβάλλοντας, θερμοὺς καὶ ψυχροὺς, καὶ ξηροὺς καὶ ὑγροὺς
ὀνομάζειν. δεῖ δὲ συνδραμεῖν ἐς ταὐτὸν ἐπὶ τοῦδε πολλὰ
γνωρίσματα. καὶ γὰρ ὡς πρὸς τὴν ὅλην οὐσίαν ἐξετάζοντι
μέσον φαίνεσθαι χρὴ τὸν τοιοῦτον, ἔτι δὲ μᾶλλον ὡς πρὸς
ἀνθρώπους τε καὶ ζῶα. τὰ μὲν οὖν ἁπάσης τῆς οὐσίας
γνωρίσματα κοινὰ προείρηται· τὰ δ᾽ ὡς ἐν ζώων εἴδεσιν
ἐνεργείας τελειότητι κρίνεται τῆς ἑκάστῳ πρεπούσης. πρέπει δ᾽ ἀνθρώπῳ μὲν εἶναι σοφωτάτῳ, κυνὶ δὲ πραοτάτῳ
τε ἅμα καὶ ἀλκιμωτάτῳ, λέοντι δὲ ἀλκιμωτάτῳ μόνον,
ὥσπερ γε καὶ προβάτῳ πραοτάτῳ. καὶ μέν γε καὶ ὡς
τὰς τοῦ σώματος ἐνεργείας οἰκείας εἶναι χρὴ τῷ τῆς ψυχῆς

quod omnium, quae in eo funt, particularum cutis,
quae intra manum habetur, omnis exceſſus plane fit
expers. Rurſus igitur hic orationem fiſtentes aeſti-
memus, quisnam fit optime temperatus homo, quem ſcilicet totius ſubſtantiae, vel potius tum hominum, tum
reliquorum animalium medium, veluti regulam et normam, ſtatuentes, reliquos omnes huic collatos calidos, frigidos, humidos ficcosve dicere oporteat. Concurrant ergo
oportet in hoc homine multae notae: quippe et cum
univerſa ſubſtantia collatus medius apparere in ea debet, et magis etiam cum hominibus et beſtiis. Ac medii
quidem in univerſa ſubſtantia communes notae dictae
jam ſunt: quae vero in animalium ſpeciebus notantur,
actionis perfectione, quae cuique fit conveniens, judicantur. Convenit autem homini, ut fit ſapientiſſimus:
cani, ut mitiſſimus pariter fit et acerrimus: leoni, ut
tantum fit fortiſſimus: ficuti ovi, ut fit tantum mitiſſi-
ma. Jam vero, quod corporis actiones conſentientes

ἤθει, δέδεικται μὲν καὶ πρὸς Ἀριστοτέλους ἐν τοῖς περὶ
ζώων μορίων· λέλεκται δὲ καὶ πρὸς ἡμῶν ὑπὲρ αὐτῶν οὐδὲν ἧττον. ἡ μὲν δὴ μέθοδος ἥδε. τὸ δ' ἀσκῆσαι γνωρίζειν ἑτοίμως ἐν ἑκάστῳ γένει ζώου καὶ κατὰ τὰ σύμπαντα
τὸ μέσον, οὐ τοῦ τυχόντος ἀνδρὸς, ἀλλ' ἐσχάτως ἐστὶ φι-
λοπόνου, καὶ διὰ μακρᾶς ἐμπειρίας καὶ πολλῆς γνώσεως
ἁπάντων τῶν κατὰ μέρος ἐξευρίσκειν δυναμένου τὸ μέσον.
οὕτω γοῦν καὶ πλάσται, καὶ γραφεῖς, ἀνδριαντοποιοί τε καὶ
ὅλως ἀγαλματοποιοὶ τὰ κάλλιστα γράφουσί τε καὶ πλάττουσι
καθ' ἕκαστον εἶδος, οἷον ἄνθρωπον εὐμορφότατον, [50] ἢ
ἵππον, ἢ βοῦν, ἢ λέοντα, τὸ μέσον ἐν ἐκείνῳ τῷ γένει
σκοποῦντες. καί πού τις ἀνδριὰς ἐπαινεῖται, Πολυκλείτου
κανὼν ὀνομαζόμενος, ἐκ τοῦ πάντων τῶν μορίων ἀκριβῆ
τὴν πρὸς ἄλληλα συμμετρίαν ἔχειν ὀνόματος τοιούτου τυ-
χών. ἔστι μὲν (68) οὖν ἐπιπλέον,, ὃν νῦν ἡμεῖς ἐζητοῦμεν,
ἢ ὁ κανὼν οὗτος. οὐ μόνον γὰρ ὑγρότητός τε καὶ ξηρότη-

effe animi moribus oporteat, tum Ariftoteli in iis, quae
de partibus auimaliuin fcripfit, tum vero nobis alibi
nihilominus eft monftratum. Ac methodus quidem haec
eft. Exercitari vero, ut non in fingulis modo animalium generibus, fed etiam in univerfis medium prompte quis
nofcat, id cujuslibet hominis non eft, fed diligentis in
primis, qui per longam experientiam et multam omnium
particularium peritiam invenire medium queat. Quippe ad eum modum plaftae, pictores, ftatuarii, alii
denique fictores, quae pulcherrima in omni fpecie funt,
tum pingunt, tum fingunt, veluti hominem fpeciofiffi-
mum, equum. bovem, leonem, ad id, quod
medium eft in illa fpecie, collineantes. Lau-
dantque homines quandam Polycleti ftatuam, canonem
appellatam, inde adeo id nomen fortitam, quod partium inter fe omnium commoderationem ad unguem habeat. Habet autem, quem nunc quaerimus, plus
aliud, quam canon ille, cum non folum humoris ac
ficcitatis, caliditatis et frigiditatis in medio confiftat

τος ἐν τῷ μέσῳ καθέστηκεν ὃ οὕτως εὔσαρκος ἄνθρωπος,
ἀλλὰ καὶ διαπλάσεως ἀρίστης τετύχηκεν, ἴσως μὲν ἐπομέ-
νης τῇ τῶν τεσσάρων στοιχείων εὐκρασίᾳ, τάχα δέ τινα
θειοτέραν ἀρχὴν ἑτέραν ἐχούσης ἄνωθεν. ἀλλὰ τό γε πάντως εὔκρατον εἶναι τὸν τοιοῦτον ἐξ ἀνάγκης ὑπάρχει· τὸ
γὰρ ἐν εὐσαρκίᾳ σύμμετρον εὐκρασίας ἐστὶν ἔγγονον. εὐθὺς δ᾽ ὑπάρχει τῷ τοιούτῳ σώματι, καὶ ταῖς ἐνεργείαις
ἄριστα διακεῖσθαι, καὶ σκληρότητός τε καὶ μαλακότητος
ἔχειν μετρίως, θερμότητός τε καὶ ψυχρότητος· καὶ ταῦθ᾽
ὑπάρχειν ἅπαντα τῷ δέρματι, καὶ τούτῳ μάλιστα τῷ τῆς
χειρὸς ἐντός, ὅταν μηδένα τύλον ἔχῃ τοιοῦτον, οἷον τοῖς
ἐρέττουσί τε καὶ σκάπτουσι γίνεται. διττῆς γὰρ ἕνεκα χρείας
τῶν χειρῶν γεγενημένων, ἁφῆς καὶ ἀντιλήψεως, αἱ μαλακαὶ
μὲν εἰς τὴν τῆς ἁφῆς ἀκρίβειαν, αἱ σκληραὶ δὲ εἰς τὴν
τῆς ἀντιλήψεως ἰσχὺν ἐπιτηδειότεραι. καὶ δὴ καὶ τὸ δέρμα
τὸ μέσον οὐ μόνον ἁπάντων ἀνθρωπίνων μορίων, ἀλλὰ
καὶ τῆς ὕλης οὐσίας, καὶ πάντων τῶν ἐν γενέσει καὶ

is, qui ita eufarcos, i. e. quadratus, eft homo, fed
etiam optimam formationem fit adeptus: quae fortaffe
bonam quatuor elementorum temperiem eft comitata:
fortaffe diviniorem aliquam fuperne originem habet.
Caeterum prorfus eucraton effe hujusmodi hominem, id
vero eft neceffarium: quippe mediocritas in carne ex
mediocritate temperamenti provenit. Protinus autem
affequitur tale corpus, ut optime ad actiones fit comparatum: tum in mollitie et duritie, praeterea calore ac frigore mediocriter fe habeat: atque haec
omnia infint cuti, hujusque maxime illi parti, quae eft
intra manum, fcilicet quae callum nullum ejusmodi
contraxit, qualis in remigibus et fofforibus cernitur.
Cum enim gemini ufus caufa manus fint factae, tactu
difcernendi et rem quampiam comprehendendi, utique quae molles funt, ad exquifitius tangendum, durae ad aliquid majore vi capiendum magis funt ido-
neae. Quinetiam cutis, quae non folum omnium hominis partium, fed etiam univerfae, quae generationi
corruptionique fubjicitur, fubftantiae media eft, ea nec

φθορᾷ σωμάτων, οὐ τὸ τετυλωμένον ἐστὶ ¦καὶ σκληρὸν καὶ
λιθῶδες, ἀλλὰ τὸ κατὰ φύσιν ἔχον, ᾧ δὴ καὶ μάλιστά.φα-
μεν ἀκριβοῦσθαι τὴν ἁφήν. ὅτι μὲν οὖν σκληρότητός τε
καὶ μαλακότητος ἐν τῷ μέσῳ καθέστηκεν ἁπάντων μορίων,
ἱκανῶς ἐναργές· ὅτι δὲ καὶ θερμότητος καὶ ψυχρότητος,
ἐκ τῆς οὐσίας ἂν αὐτοῦ μάλιστα καταμάθοις· ἔστι γὰρ
οἷον ἔναιμόν τι νεῦρον, ἀκριβῶς μέσον ὑπάρχον νεύρου τε
καὶ σαρκὸς, ὡς εἰ καὶ κραθέντων ἀμφοῖν ἐγένετο. ἀλλὰ
νεῦρον μὲν ἅπαν ἄναιμόν τε καὶ ψυχρόν· σὰρξ δὲ πο-
λύαιμός τε καὶ θερμή· μέσον δ' ἀμφοῖν τὸ δέρμα, μήτ'
ἄναιμον τὸ πάμπαν, ὡς νεῦρον, ἀλλὰ μηδὲ πολύαιμον, ὡς
ἡ σὰρξ, γενόμενον. εἰ δὴ τοῦτο κανόνα τε καὶ οἷον κριτήριον ἁπάντων τῶν τοῦ ζώου μορίων προστησάμενος ἐξετά-
ζεις τε καὶ παραβάλλεις αὐτῷ τἆλλα, τὰς ὀκτὼ διαφορὰς
εὑρήσεις τῆς δυσκρασίας ἐν αὐτοῖς. καὶ δὴ καὶ κατὰ μέρος
δίειμί σοι περὶ πάντων ἑξῆς. φλέγμα μὲν οὖν ὑγρότατόν
ἐστι καὶ ψυχρότατον, αἷμα δὲ θερμότατον, ἀλλ' οὐχ οὕτως·

callofa, nec dura lapideave eft, fed fecundum naturam fe habens, quo fcilicet cutis genere maxime perfectum effe tactum cenfemus. Ac quod in duritie et
mollitie medium omnium particularum locum fit fortita,
abunde liquet: quod autem et in calore ac frigore
fimiliter fe habeat, ex ejus fubftantia maxime intelligas
licet: eft enim veluti fanguine praeditus nervus, qui
fit inter nervum et carnem quiddam plane medium,
ut fi ex mixtis utrisque conftitueretur. Caeterum
nervus omnis exanguis et frigidus: caro multi fanguinis et calida: media inter utrumque eft cutis, nec
plane exanguis, ut nervus, nec fanguine abundans,
ut caro. Si igitur hanc omnium animalis partium veluti normam judicemque proponens reliqua illis conferas, atque ad eam examines, octo diverfas intemperies in eis invenies. Jamque membratim tibi de omnibus deinceps differam. Humidiffimum frigidiffimumque
in corpore pituita eft: calidiffimum fanguis; non ta-

ὑγρὸν, ὡς τὸ φλέγμα. θρὶξ δὲ ξηροτάτη τε καὶ ψυχρο-
τάτη· ἧττον δὲ αὐτῆς ὀστοῦν ψυχρόν ἐστι καὶ ξηρὸν, καὶ
τοῦδε χόνδρος ἧττον ξηρός. ἐφεξῆς δὲ χόνδρῳ σύνδεσμος,
καὶ ὃν χονδροσύνδεσμον ὀνομάζουσιν, ἔπειτα τένων, εἶθ᾽
ὑμὴν, καὶ ἀρτηρία, καὶ φλέψ, αὐτὰ δηλονότι τὰ σώματα
τῶν ἀγγείων, εἶθ᾽ ὅσα νεῦρα σκληρά. τὰ δὲ μαλακὰ νεῦρα
κατὰ τὴν τοῦ δέρματος ὑπάρχει φύσιν ἐν τῇ καθ᾽ ὑγρό-
τητά τε καὶ ξηρότητα μεσότητι. κατὰ γὰρ τὴν ἑτέραν ἀντίθεσιν οὐκ ἔτι μέσον θερμοῦ καὶ ψυχροῦ τὸ νεῦρον μαλακὸν, ἀλλὰ τοσοῦτον ἀπολείπεται θερμότητος, ὅσον καὶ αἵματος. οὕτω δὲ καὶ τἆλλα σύμπαντα τὰ πρόσθεν εἰρημένα
τοσούτῳ ψυχρότερα δέρματος, ὅσῳ καὶ ἀναιμότερα. καὶ οἵ
γε χιτῶνες αὐτοὶ τῶν ἐναιμοτάτων ἀγγείων, ἀρτηρίας λέγω
καὶ φλεβὸς, ἄναιμοί τέ εἰσι καὶ ψυχροὶ τῇ φύσει· τῇ γειτ-
τνιάσει δὲ τοῦ αἵματος θερμαίνονται, καὶ εἰς μέσην ἀφι-
κνοῦνται κατάστασιν κράσεως. [5ı] τὸ δὲ αἷμα πάλιν αὐτὸ
παρὰ τῆς καρδίας ἔχει τὴν θερμασίαν. φύσει γὰρ ἐκεῖνο τὸ

men eft is perinde humidus, ut pituita: ficciſſimum
ac frigidiſſimum eft pilus: minus eo et frigidum et
ficcum eft os: hoc vero minus ficcum eft cartilago:
proxime hanc fequitur ligamentum, et quem compofito
nomine choudrofyndesmon, i. e. cartilagineum ligamentum, vocant: poft hunc tendo: deinceps membrana,
et arteria et vena, ipfa fcilicet corpora vaforum: fuccedunt deinde nervi duri. Molles autem nervi in humiditate et ficcitate mediam naturam, ficuti cutis, obtinent: nam in altera oppofitione, quae eft calidi et
frigidi, nervus mollis in medio non eft, fed tantum
ei defit de calore, quantum de fanguine. Ita vero
et reliqua omnia prius dicta tanto funt cute frigidiora,
quanto minus habent fanguinis. Etiam tunicae ipfae,
maxime fanguineorum vaforum, arteriarum dico et
venarum, non folum exangues funt, fed etiam frigidae natura: contactu tamen fanguinis calefiunt, atque
ad medium temperamenti ftatum veniunt. Sanguis vero ipfe a corde fuum accipit calorem: quippe id vifcus

Ed. Chart. III. [51.]   Ed. Baf. I. (68.)

σπλάγχνον ἁπάντων ἐστὶ τῶν τοῦ ζώου μορίων ἐναιμότα
τόν τε ἅμα καὶ θερμότατον· ἐφεξῆς δ' αὐτῷ τὸ ἧπαρ.
ἀλλ' ἡ μὲν καρδία βραχὺ δέρματος ἀποδεῖ σκληρότητι, τὸ
δ' ἧπαρ πολύ. καὶ τοίνυν ὑγροτέρα τοσούτῳ δέρματός
ἐστιν, ὅσῳ μαλακωτέρα. καὶ μὴν δὴ καὶ σὰρξ ὑγροτέρα
δέρματος· ἀλλ αὕτη μὲν καὶ θερμοτέρα. νωτιαῖος δὲ ὑγρό
τερος μὲν, ἀλλὰ καὶ ψυχρότερος· καὶ τοῦδε μᾶλλον ἐγκέφα
λος ὑγρότερος, ἔτι δε τούτου μᾶλλον πιμελὴ, καὶ ἡ πῆξις
αὐτῆς, διὰ τὴν τῶν ὑμένων γειτνίασιν· ἐλαίῳ γὰρ ἔοικε
παχεῖ, καὶ δια τοῦτο πήγνυται, ψυχροῖς καὶ ἀναίμοις ὁμι
λοῦσα μορίοις. οὔτε δ' ἥπατι περιπήγνυσθαι πιμελὴν, οὔτ'
ἀρτηρίαις καὶ φλεψὶν, οὔτε καρδίᾳ δυνατόν, ἀλλ' οὐδ'
ἄλλῳ τινὶ θερμῷ πάνυ μορίῳ. διότι δὲ πέπηγε πάνυ ψυ
χρῷ, διὰ τοῦτο χεῖται θερμαινομένη τοῖς ἀλλοις ὁμοίως
πεπηγόσιν. οὐ μὴν ἐγκέφαλός γε θερμαινόμενος χεῖται,
καὶ διὰ τοῦτο ἧττον ὑγρός ἐστι πιμελῆς. ἧττον δ' ὑγρὰ
πιμελῆς ἐστι καὶ ἡ τοῦ πνεύμονος σὰρξ, οὐδὲ γὰρ αὕτη

natura tum omnium animalis particularum maxime
fanguineum, tum vero calidiſſimum eſt: proximum
illi jecur eſt, verum cor paulo quam cutis minus eſt
durum, jecur multo. Itaque etiam humidius quam
cutis, quanto ſcilicet eſt mollius. Jam vero caro humidior cute eſt, eadem tamen calidior: ſpinalis autem
medulla cute elt humidior, atque etiam frigidior: ſicuti hac rurſus humidius eſt cerebrum: cerebro autem
ipſo adeps, cui concretio contingit propterea, quod
membranis adjacet: craſſo namque oleo eſt ſimilis: eoque congelatur, ubi cum frigidis et exanguibus particulis conjungitur. At neque circa jecur coire adeps
poteſt, neque circa arterias venasve, aut cor, ſed
nec circa aliam ullam praecalidam particulam. Quoniam autem cogitur per id, quod valde eſt frigidum,
idcirco calefacta liquatur caeterorum coagulatorum ritu: at cerebrum calfactum minime liquatur, eoque
adipe minus eſt humidum. Porro minus humida, quam
adeps, elt et pulmonum caro, ut quae nec ipſa cal-

χεῖται θερμαινομένη. πολὺ δ᾽ ἔτι μᾶλλον ἢ τοῦ σπληνός
τε καὶ τῶν νεφρῶν ἧττόν ἐστιν ὑγρὰ πιμελῆς. ἅπαντα μέντοι ταῦτα δέρματός ἐστιν ὑγρότερα. τὰς δὲ τούτων ἀποδείξεις ἐν τῷ μεταξὺ λόγῳ διέξειμι· καὶ μὲν δὴ καὶ ὅσα
λείπει τῇ συμπάσῃ περὶ κράσεων πραγματείᾳ διὰ τῶν
ἐφεξῆς δυοῖν ὑπομνημάτων εἰρήσεται.

facta liquefcat: jam longe etiam adipe minus humida
eſt tum lienis tum renum caro. Omnia tamen haec
cute funt humidiora. Harum rerum demonſtrationes
proximo libro tradam, ſicuti omnia, quae ad univerfam de temperamentis disputationem defunt, duobus deinceps commentariis exponam.

ΓΑΛΗΝΟΥ ΠΕΡΙ ΚΡΑΣΕΩΝ ΒΙΒΛΙΟΝ ΔΕΥΤΕΡΟΝ.

Ed. Chart. III. [52.]　　　　　　　Ed. Baf. I. (68.)

Κεφ. α'. "Οτι μὲν δὴ τῶν πολλαχῶς λεγομένων ἐστὶν ὑγρόν τε καὶ ξηρὸν σῶμα, καὶ θερμὸν καὶ ψυχρὸν, ἐν τῷ πρὸ τοῦδε λόγῳ διήρηται. δέδεικται δὲ, ὡς ἐννέα διαφοραὶ τῶν κράσεών εἰσι, μία μὲν ἡ σύμμετρός τε καὶ εὔκρατος, αἱ λοιπαὶ δὲ πᾶσαι δύσκρατοι, τέτταρες μὲν ἁπλαῖ, μιᾶς ἐν ἑκάστῃ πλεονεκτούσης ποιότητος, ἤτοι θερμότητος, ἢ ψυχρότητος, ἢ ξηρότητος, ἢ ὑγρότητος, ἕτεραι δὲ τέτταρες, ἐπειδὰν ἐξ ἑκατέρας ἀντιθέσεως ἡ ἑτέρα κρατήσῃ δύναμις. λέγω δ' ἀντιθέσεις δύο, μίαν μὲν τὴν κατὰ τὸ θερμόν τε καὶ ψυχρὸν,

---

GALENI DE TEMPERAMENTIS LIBER SECVNDVS.

Cap. I. Quod multifariam quidem dicatur humidum, ficcum, calidum et frigidum corpus, in proximo definitum eft libro. Demonftratum praeterea eft, novem effe temperamentorum differentias, unam quidem, quae mediocris fit et eucratos, i. e. temperata, reliquas omnes intemperatas, quatuor fimplices, unica fcilicet in quaque praepollente qualitate, vel calore, vel frigore, vel ficcitate, vel humiditate: quatuor ab his diverfas, in quibus utriusque oppofitionis altera qualitas exuperat: dico autem duas oppofitiones, alteram,

ἑτέραν δὲ τὴν κατὰ τὸ ξηρόν τε καὶ ὑγρόν. ἐφεξῆς δὲ
τούτων ἐπὶ τὰ γνωρίσματα μεταβάντις, ὑπὲρ τῆς εὐκράτου
φύσεως ἐσκοπούμεθα, διότι πρώτη πασῶν ἥδε καὶ ἀρετῇ,
καὶ δυνάμει, καὶ τάξει νοήσεώς ἐστιν. ἐπεὶ δ᾽ εὔκρατον
ἄλλο μὲν ἁπλῶς εὑρίσκεται λεγόμενον ἐν πάσῃ τῇ τῶν ὄντων
φύσει, καθ᾽ ἕκαστον δὲ γένος ἄλλο· περὶ πρώτου δεῖν
ἐδόκει σκοπεῖσθαι τοῦ κοινῇ κατὰ πάσης φύσεως ἐξεταζο-
μένου. κανὼν δ᾽ ἦν αὐτοῦ καὶ κρίσις ἡ τῶν στοιχείων
ἰσομοιρία, δι᾽ ἣν καὶ τὸ τῶν ἐσχάτων ἁπάντων ἀκριβῶς
μέσον ἀποτελεσθὲν ' εὔκρατόν τε καὶ σύμμετρον ὀνομάζεται.
τὰ δὲ ἄλλα τὰ καθ᾽ ἕκαστον γένος εὔκρατα ταῖς οἰκείαις
τῶν σωμάτων ἐνεργείαις τε καὶ χρείαις κρίνεται. καὶ διὰ
τοῦτο ταυτὸ σῶμα ζώου τινὸς ἢ φυτοῦ μέσον μὲν εἶναι
δύναται τῶν ὁμογενῶν ἁπάντων, τοῦτ᾽ ἔστιν εὔκρατόν τε
καὶ σύμμετρον ἐν ἐκείνῳ τῷ γένει, δύσκρατον δ᾽ ἑτέρῳ
τινὶ παραβαλλόμενον ἢ φυτῶν ἢ ζώων ἢ ἀψύχων γένει.

quae eft calidi et frigidi, alteram, quae eft humidi et
ficci. Ab his ad notas earum digreffi, de temperata
natura disceptavimus, quoniam haec omnium prima
virtute, potentia cognitionisque ordine fit. At cum
temperatum aliud abfolute dictum inveniatur in univerfa
rerum natura, aliud in fingulis generibus, principio
vifum eft de eo confiderandum effe, quod communiter
in univerfa natura aeftimatur. Hujus norma judicium-
que erat elementorum portionis aequalitas: ob quam
extremorum omnium medium ad unguem redditum eucraton et fymmetron (five temperatum et mediocre
mavis) dicitur. Reliqua, quae in fingulis generibus
temperata dicuntur, propriis corporum functionibus
ufibusque judicantur: eoque fit, ut idem animalis cujuspiam ftirpisve corpus omnium, quae in eodem funt
genere, medium effe poffit, id eft in illo genere
eucraton et mediocre: alteri vero cuipiam comparatum vel ftirpium vel animalium vel inanimorum ge-

[53] τὸ μὲν γὰρ τοῦ ζῶντος σῶμα, τῷ τοῦ νεκροῦ παραβαλλόμενον, ὑγρότερόν ἐστι καὶ θερμότερον. οἶον, εἰ τύχοι,
λέων ζῶν λέοντος τεθνεῶτος, ἢ αὐτὸς ἑαυτοῦ τις, ἢ ἕτερος ἑτέρου θερμότερός ἐστι καὶ ὑγρότερος. καὶ διὰ τοῦτ'
εἴρηται πρὸς τῶν παλαιῶν, ὑγρόν τε εἶναι καὶ θερμὸν τὸ
ζῶον, οὐχ ὡς ἢ τῆς ὑγρότητος ἐν αὐτῷ πλεονεκτούσης ἁπλῶς,
ἢ τῆς θερμότητος. οὕτως μὲν γὰρ εὑρεθήσεται πάμπολλα
ζῶα ψυχρὰ καὶ ξηρά, καθάπερ ἐμπίδες τε καὶ κώνωπες,
καὶ μυῖαι, καὶ μέλιτται, (69) καὶ μύρμηκες, ἀλλ' ὡς τοῖς
τεθνεῶσι παραβαλλόμενα. καὶ γὰρ μέλιττα ζῶσα τεθνεώ-
σης μελίττης ὑγροτέρα τέ ἐστι καὶ θερμοτέρα, καὶ μύρμηξ
μύρμηκος. ἀνθρώπῳ μέντοι παραβαλλόμενα, καὶ ἵππῳ, καὶ
βοΐ, καὶ τοῖς ἄλλοις ζώοις τοῖς ἐναίμοις, ἅπαντα τὰ τοιαῦτα ψυχρὰ καὶ ξηρὰ τὴν κρᾶσίν ἐστιν. καὶ μὲν δὴ κἂν
εἰ πρὸς τὴν ὅλην οὐσίαν ἀποβλέπων ἐξετάζοις, οὐδ' οὕτως
ἐκπέπτωκε τοῦ ξηρά τε εἶναι ταῦτα καί. ψυχρά. ὥσπερ
γὰρ καθ' ἕκαστον γένος, ὅταν ἐξίστηταί τι τῆς μεσότητος,

neri, dyscraton ſive intemperatum. Quippe viventis
corpus cum demortui corpore collatum humidius ca-
lidiusque eſt : verbi gratia leo vivens leone mortuo,
tum ipſe ſe ipſo, tum alter altero calidior humidiorque eſt. Atque inde adeo dictum veteribus eſt,
animal calidum et humidum eſſe, non abſoluto ſermone, quod humiditas in eo calorve exuperet (ſic
enim invenire eſt animalia ſicca frigidaque complura,
veluti culices mulionios, culices vinarios, muſcas,
apes, formicas), ſed ut ad mortua collata. Viva enim
apis calidior humidiorque quam mortua eſt, et formi-
ca viva, quam mortua; cum homine tamen, equo
boveve collata, tum aliis ſanguine praeditis animalibus, omnia id genus frigida ſiccaque temperie ſunt.
Quin, ſi ad univerſam naturam ſpectans ea expendas,
ne ſic quidem, quo minus frigida ſiccaque ſint, ela-
bantur. Veluti enim in unoquoque genere, ubi quid a mediocritate receſſit, ab eo, quod vincit, nomen acci-

ἀπὸ τοῦ πλεονεκτοῦντος ὀνομάζεται, κατὰ τὸν αὐτὸν τρόπον ἐπὶ τῆς συμπάσης οὐσίας, ὅταν ὑπερβάλλῃ τι τῷ μέσῳ,
οὐκέτι εὔκρατον, ἀλλ᾿ ἤτοι ψυχρὸν, ἢ ξηρὸν, η θερμὸν,
ἢ ὑγρὸν ὀνομασθήσεται.   δέδεικται γὰρ δη πρόσθεν, ὡς
ἄνθρωπός ἐστιν οὐ τῶν ζώων μόνον ἢ φυτῶν, ἀλλὰ καὶ
τῶν ἄλλων ἁπάντων εὐκρατότατον. ἐπεὶ δὲ ἐκ πολλῶν καὶ
διαφερόντων σύγκειται μορίων, εὔδηλον, ὡς τὸ μέσον ἁπάντων τῇ κράσει, τοῦτο καὶ ἁπλῶς ἐστιν εὐκρατότατον. τὸ
γὰρ τοῦ μέσου τῇ κράσει ζώου μέσον μόριον ἁπάντων
ἐστὶν ἁπλῶς εὐκρατώτατον. ἐδείχθη δὲ τοῦτ᾿ ἐν ἀνθρώπῳ τὸ καλούμενον δέρμα, καὶ μάλιστα τοῦ δέρματος
τὸ τῶν χειρῶν ἐντὸς, ἐὰν, οἷον ὑπὸ τῆς φύσεως ἀπεργασθῇ,
τοιοῦτο φυλάττηται. καὶ μὲν δὴ καὶ ὡς οὐ παντὸς ἀνθρώπου τὸ δέρμα μέσον ἁπλῶς ἐστιν ἁπάσης οὐσίας, ἐλέχθη
πρόσθεν, ἀλλ᾿ ὅστις ἂν εὐκρατότατος ᾖ· πολλὴν γὰρ εἶναι
καὶ αὐτοῖς τοῖς ἀνθρώποις πρὸς ἀλλήλους την διαφοράν.

pit: itidem in univerfa fubftantia, cum aliquid medium transierit, non amplius eucraton, fed vel calidum, vel frigidum, vel humidum, vel ficcum nominabitur. Monftratum enim fupra eft, hominem non
folum animalium ftirpiumve, fed etiam reliquorum
omnium maxime effe temperatum. Quoniam autem
ex multis et diffidentibus is conditus eft partibus, manifeftum eft, quae pars medio omnium fit temperamento, eam effe fimpliciter temperatiffimam: quae namque animalis ejus, quod medii fit temperamenti, media particula eft, hatc omnium fimpliciter eft temperatiffima. Monftratum vero eft, id effe in homine vo-
catam cutem, atque hujus eam maxime partem, quae
in manu eft interna: fi tamen, qualem eam natura
eft molita, talis perftiterit. Jam vero, quod nec cujusque hominis cutis medium abfolute fit univerfae fubftantiae, fed ejus, qui maxime eft temperatus, dictum
prius eft: plurimam enim effe ipfis quoque hominibus

εὐκρατότατος δ᾽ ἐστὶν, ὃς ἂν τῷ μὲν σώματι φαίνηται
μέσος ἀκριβῶς τῶν ἄκρων. ἰσχνότητός τε καὶ παχύτητος,
μαλακότητός τε καὶ σκληρότητος, ἔτι δὲ θερμότητός τε καὶ
ψυχρότητος. ἔστι γὰρ εὑρεῖν ἁψάμενον ἑκάστου τῶν ἀνθρωπίνων σωμάτων ἢ χρηστὴν καὶ ἀτμώδη θερμασίαν, ἢ
πυρώδη καὶ δριμεῖαν, ἢ τούτων μὲν οὐδετέραν, ἐπικρατοῦσαν δέ τινα ψύξιν. ἀκούειν δὲ χρὴ ψύξιν ἐπικρατοῦσαν,
ὡς ἐν ζώου σώματι, καὶ ταῦτα ἐναίμου τε καὶ ὑγροῦ ὄντος.
τῷ μὲν οὖν δὴ σώματι τοιοῦτος ὁ εὔκρατος ἄνθρωπος.
ὡσαύτως δὲ καὶ τῇ ψυχῇ μέσος ἀκριβῶς ἐστι θρασύτητός
τε καὶ δειλίας, μελλησμοῦ τε καὶ προπετείας, ἐλέους τε καὶ
φθόνου. εἴη δ᾽ ἂν ὁ τοιοῦτος εὔθυμος, φιλόστοργος,
φιλάνθρωπος, συνετός. ἐκ τούτων μὲν ὁ εὐκράτότατος ἄνθρωπος γνωρίζεται πρώτως καὶ μάλιστα. προσέρχεται δ᾽
αὐτοῖς οὐκ ὀλίγα τῶν ἐξ ἀνάγκης ἑπομένων. καὶ γὰρ ἐσθίει
καὶ πίνει σύμμετρα, καὶ πέττει καλῶς τὰς τροφὰς, οὐκ ἐν
γαστρὶ μόνον, ἀλλὰ κἂν ταῖς φλεψὶ, καὶ καθ᾽ ὅλην τὴν

inter fe differentiam. Verum maxime temperatus is eft,
qui corporis habitu medius horum extremorum apparet,
gracilitatis, craffitudinis, mollitiei, duritiei, itemque
caloris et frigoris: invenias enim cujuslibet hominis
tangendo corpus vel mitem et halituofum calorem, vel
igneum et acrem, vel horum neutrum, imo frigiditatem quandam praepollentem: frigiditatem autem praepollere, ut in animalis corpore, intelligere oportet,
eoque tum fanguine praedito, tum humido. Ac corpore quidem talis homo eft temperatiffimus. Idem animo quoque medius omnino eft audaciae et timoris,
cunctationis et praecipitationis, mifericordiae et invi-
diae: fuerit vero talis alacer, amicorum amans, hu-
manus et prudens. Et temperatiffimus quidem homo ex
his primum potiffimumque agnofcitur: his accedunt
non pauca eorum, quae ex neceffitate fequuntur.
Quippe edit bibitque moderate: et nutrimenta non folum in ventre, fed etiam in venis et in tota corpo-

ἕξιν τοῦ σώματος, ἁπάσας τε, συνελόντι φάναι, τάς τε
καλουμένας φυσικὰς ἐνεργείας καὶ τὰς ψυχικὰς ἀμέμπτους
ἔχει. καὶ γὰρ καὶ ταῖς αἰσθήσεσιν ἄριστα διάκειται, καὶ
ταῖς τῶν κώλων κινήσεσιν, εὐχρους τ᾽ ἐστὶ καὶ εὔπνους
ἀεὶ, καὶ μέσος ὑπνώδους τε καὶ ἀγρύπνου, καὶ ψιλοῦ
τριχῶν καὶ δασέος, καὶ μέλανος τὴν χρόαν καὶ λευκοῦ· καὶ
τρίχας ἔχει, παῖς μὲν ὢν, πυῤῥοτέρας μᾶλλον ἢ μελαντέρας,
ἀκμάζων δ᾽ ἔμπαλιν.

Κεφ. β'. [54] Ἐπεὶ δὲ καὶ τῆς κατὰ τὰς ἡλικίας
αὐτοῦ διαφορᾶς ἐπεμνήσθημεν, οὐδὲν ἂν εἴη χεῖρον ἤδη τι
καὶ περὶ τούτων εἰπεῖν. ἐβουλόμην μὲν οὖν πρότερον ἑκάστου
τῶν εἰρημένοιν γνωρισμάτων ἐπελθεῖν τὰς αἰτίας, ἀλλ᾽ ἐπεὶ
πρὸς τὰ παρόντα μᾶλλον ἢ περὶ τῶν ἡλικιῶν ἐπείγει σκέψις,
εὐπορωτάτους τε ἡμᾶς πρὸς τὴν τῶν αἰτιῶν εὕρεσιν ἀπεργάζεται, ταύτην νῦν ἐνστησόμεθα. Νοήσωμεν οὖν ἄρτι διαπλατ-
τόμενον ἐν ταῖς μήτραις τῶν τικτουσῶν τὸ ζῶον, ἵνα γνῶ-
μεν, ὅπως ὑγρότατόν ἐστι καὶ θερμότατον. ἡ μὲν γὰρ πρώτη

ris habitudine probe concoquit, omnesque (ut femel
dicam) tum naturales, tum animales dictas virlutes in-
culpatas habet: cum et fenfuum facultatibus, et membrorum motibus optimis fit praeditus: tum vivido colore femper fit: tum ad perfpiratum excrementorum
bene comparatus: idem medius inter fomnolentum et
pervigilem, inter glabrum et hirtum, inter nigrum
colorem et album: pilosque habeat, cum puer eft,
magis rufos quam nigros, cum in flore eft, contra.

Cap. II. At quoniam differentiarum, quae ex
aetate ejus fpectantur, mentionem feci, non alienum
fit aliquid jam de his quoque apponere. Porro vole-
bam uniuscujusque praedictarum notarum caufas perfequi: verum cum ad ·ea, quae nunc funt propofita, magis urgeat aetatum confideratio, quae etiam maximam
nobis ad caufarum irventionem facultatem fuggerit, huic
primum nunc infiftamus. Intelligamus igitur recens
formatum animal irι utero matris, quo fciamus, qua
ratione humidiffimuι n calidiffimumque fit. Prima enim

σύστασις ἐξ αἵματος αὐτῷ καὶ σπέρματος, ὑγρῶν καὶ θερμῶν
χρημάτων. ἀεὶ δὲ καὶ μᾶλλον τούτων ξηρῶν γιιομένων,
ὑμένες μὲν πρῶτον διαπλάττονται, καὶ χιτῶνες, καὶ σπλάγχνα, καὶ ἀγγεῖα, τελευταῖα δὲ ὀστᾶ, καὶ ὄιυχες, καὶ χόνδροι
πηγνυμένης ἀποτελοῦνται τῆς οὐσίας· πρὶν γὰρ ἤτοι δύνασθαι τείνεσθαι τὴν ὑποβεβλημένην οὐσίαν, ἢ πήγνυσθαι,
τῶν εἰρημένων οὐδὲν ἐγχωρεῖ γενέσθαι. χιτῶνες μὲν οὖν,
καὶ ὑμένες, ἀρτηρίαι τε, καὶ νεῦρα, καὶ φλέβες, τεινομένης
αὐτῆς, ὀστᾶ δὲ, καὶ χόνδροι, καὶ ὄνυχες, καὶ ὁπλαὶ, καὶ
σπλάγχνα πηγνυμένης ἀποτελοῦνται. τελειωθέντων δ᾿
οὕτω, τίκτεται μὲν ἐφεξῆς ἐν τῇ κυήσει. ἔτι δ᾿ ὑγρὸν
ἐσχάτως ἐστὶν ὥσπερ βρύον, οὐκ ἀγγείοις μόνον, καὶ σπλάγχνοις, καὶ σαρξὶν, ἀλλὰ καὶ αὐτοῖς τοῖς ὀστοῖς, ἃ δὴ ξηρό-
τατα τῶν ἐν ἡμῖν ὑπάρχει μορίων. ἀλλ᾿ ὅμως καὶ ταῦτα
καὶ ὅλα σὺν αὐτοῖς τὰ κῶλα διαπλάττουσιν αἱ τροφοὶ τῶν
βρεφῶν, ὥσπερ κήρινα. τοσαύτη τις ὑγρότης ἐστὶν ἐν
ἅπαντι τῷ σώματι τῶν παιδίων. ἀλλὰ καὶ εἰ νέον ἱερεῖον

ejus conſtitutio ex ſanguine et ſemine eſt, quae humidae et calidae res ſunt. His autem magis ſemper ſic-
ceſcentibus, primum quidem formantur membranae,
tunicae, item viſcera et ſanguinis vaſa: ultima vero
perficiuntur oſſa, et ungues, et cartilagines, concreta
ſcilicet eorum ſubſtantia: ante enim, quam vel tendi
poſſit ſubjecta ſubſtantia vel concreſcere, nihil fieri memoratorum poteſt. Et tunioae quidem ac membranae, arte-
riaeque et nervi, et venae, tenſa ea: oſſa, cartilagines, ungues, ungulae et viſcera, coagulata ea, perficiuntur. His vero in utero perfeetis, ita deinde pa-
ritur infans. Eſt vero adhuc in ſummo humidus, veluti bryon, i. e. muſcus ſeu maris alga: idque non
ſanguinis vaſis modo et viſceribus ac carne, ſed etiam
ipſis oſſibus, qnae ſcilicet ſicciſſima ſunt omnium qnae
in nobis ſunt partium. Verum tum haec, tum reliqua
tota una cum his membra, quaſi cerea ſint, infantium
nutrices fingunt formantque: tanta eſt in toto puello-
rum corpore humiditas. Quin ſi recens editum porcel-

εἴτ᾽ ἐσθίειν ἐθέλοις, εἴτ᾽ ἀνατεμὼν σκοπεῖσθαι, μυξώδη
μὲν καὶ πλαδαρὰν εὑρήσεις τὴν σάρκα, τὸ δὲ ὀστῶδες
γένος ἅπαν ἄρτι πηγνυμένῳ τυρῷ ἐμφερές, ὥστε μηδὲ
φαγεῖν ἡδέα δι᾽ ὑπαρβάλλουσαν ὑγρότητα τῶν νεογνῶν
ζώων εἶναι τὰ σώματα. καὶ μάλιστά γε τοῦτο πέπονθε
τὰ ὕεια καὶ τὰ πρόβατα, διότι καὶ μάλιστ᾽ ἐστὶν ὑγρότερα.
τὰ δ᾽ αἴγεια, διότι ξηρότερα, βελτίω τέ ἐστι καὶ ἡδίω
φαγεῖν. ἔμπαλιν δὲ τοῖς νέοις ἱερείοις τὰ γεγηρακότα
ξηρὰ μὲν ἱκανῶς, καὶ ἄνικμα, καὶ ἄχυμα, τά τ᾽ ὀστᾶ
σύμπαντα, καὶ τοὺς σύμπαντας συνδέσμους αὐτῶν ἔχει,
νευρώδη δὲ καὶ σκληρὰν τὴν σάρκα, καὶ τὰς ἀρτηρίας,
καὶ τὰς φλέβας, καὶ τὰ νεῦρα διὰ τὴν ἡλικίαν, δίκην
ἱμάντων ἀηδῆ καὶ ἄχυμα. τὰ δ᾽ ἐν τῷ μέσῳ τούτων, καὶ
τῶν ἄρτι γεγενημένων, ὅσα μὲν ἤδη προβέβηκε ταῖς ἡλικίαις,
ὅσον ἀπολείπεται τοῦ γήρως, τοσοῦτον καὶ τῆς ἐσχάτης ξηρό-
τητος· ὅσα δὲ νεώτερα, καὶ ἔτ᾽ αὐξανόμενα, τοσοῦτον καὶ
ταῦτα τῆς τῶν ἐμβρύων ὑγρότητος ἀπεχώρησεν, ὅσον καὶ

lum vel effe, vel diffectum infpicere velis, carnem
quidem ejus mucofam praehumidamque invenies: os-
feum vero genus univerfum cafeo, qui modo fit coagu-
latus, affimile: adeo ut nuper nati animalis corpus propter redundantem in eo humorem libens non comedas.
Quod maxime tum fuilli, tum ovilli foetus corporibus
accidit, propterea quod ea maxime funt humida. ca-
prinum, quod ficcius fit, et melius efui eft et jucun-
dius. Contra vero quam in novellis porcellis, quaecunque jam fenuerunt, haec offa quidem omnia et ligamenta univerfa praeficca, fine fucco et infipida pos-
fident: carnem vero nervofam et duram: arterias quoque et venas, et nervos, aetatis culpa lori inftar, in-
fuaves et fine fucco. Quae medio ftatu horum ac nuper natorum funt, quae utique jam aetate procefferunt,
quantum a fenio abfunt, tantum et ab extrema ficcitate funt remota: quae minora funt atque adhuc au-
gefcunt, tantum ea quoque a geftati etiamnum foetus

ταῖς ἡλικίαις προελήλυθεν. ἡ δ᾽ ἀκμὴ μάλιστα πάντων
τῶν ζώων ἐν τῷ μέσῳ καθέστηκε τῶν ἀκροτήτων, οὔτ᾽ εἰς
ἔσχατον ἥκουσα ξηρότητος, ὡς τὸ γῆρας, οὔτ᾽ ἔν ὑγρότητι
καὶ πλάδῳ πολλῷ καθεστῶσα, καθάπερ ἡ τῶν βρεφῶν
ἡλικία. τί δὴ οὖν ἔνιοι τῶν ἐλλογίμων ἰατρῶν ὑγρὸν
ἀπεφήναντο τὸ γῆρας; ἢ δηλονότι τῷ πλήθει τῶν περιττωμάτων ἀπατηθέντες; οἵ τε γὰρ ὀφθαλμοὶ δακρύουσιν αὐτοῖς,
αἵ τε ῥῖνές ἀναπίμπλανται κορύζης, ἔν τε τῷ στόματι σιέλου
πλῆθος ἀθροίζεται, ἀλλὰ καὶ βήττουσι, καὶ ἀναπτύουσι
φλέγμα, δηλοῦντες ἄρα καὶ τὸν πνεύμονα μεστὸν εἶναι
τοιούτου χυμοῦ· καὶ ἡ γαστὴρ δὲ αὐτοῖς πεπλήρωται φλέγματος, ἕκαστόν τε τῶν ἄρθρων [55] ὑπόμυξον. ἀλλ᾽
οὐδὲν τούτων ἐναντιοῦται τῷ ξηρὰ τὰ τῶν γηρώντων εἶναι
σώματα. τὰ μὲν γὰρ νεῦρα, καὶ τὰς ἀρτηρίας, καὶ τὰς φλέβας,
καὶ τοὺς ὑμένας, καὶ τοὺς χιτῶνας ἁπάντων τῶν ὀργάνων ξηρότερα μὲν εὑρήσεις τῶν πρόσθεν πολύ, περιπεπλασμένον δ᾽
αὐτοῖς ἔνδοθέν τε καὶ ἔξωθεν ἤτοι φλεγματώδη τινὰ χυμὸν, ἢ

humore abfunt, quantum procefferunt aetate. Flo-
refcens vero aetas omnium animalium maxime in medio
extremorum eft, neque, ficut fenium, ad fummam perducta ficcitatem, neque, velut infantium aetas, in humore et multo uvido merfa. Cur igitur aliqui celebrium medicorum humidum effe fenium prodiderunt?
an videlicet quod excrementorum abundantia funt decepti? quippe tum oculi his lacrymis fuffunduntur:
tum nares gravedine replentur: tum in ore eorum falivae copia exuperat: ad haec tum tuffiunt, tum excre-
ant pituitam, fcilicet pulmones quoque hac effe refertos
indicantes: venter quoque illis pituita eft plenus: tum
finguli articuli quodammodo mucofi. Caeterum nihil
horum obftat, quo minus fenum corpora ficca cenfean-
tur: ut quorum nervos et arterias et venas et membranas et tunicas inftrumentorum omnium multo,
quam prius erant, ficciores invenias, circumfundi autem illis extrinfecus intrinfecusque aut pituitofum
quendam humorem aut mucofum. Verum tantum abeft,

ὑγρότητα μυξώδη. ἀλλὰ τοσούτου δεῖ τὰ τοιαῦτα σύμπαντα
γνωρίσματα τὸ γῆρας ὑγρὸν ἀποφαίνειν, ὥστε καὶ μαρτυ-
ρεῖν μοι δοκεῖ τῇ ξηρότητι. δι᾽ αὐτὸ γάρ τοι τοῦθ᾽ ἕκαστον τῶν μορίων ξηρότερον γίνεται, ὅτι μηκέθ᾽ ὁμοίως
τρέφεται νῦν ὑπ᾽ ἀῤῥωστίας τοῦ θερμοῦ. πλῆθος μὲν γὰρ
ἔξωθεν αὐτοῦ περιττωμάτων ὑγρῶν ἐπικλύζει, τὸ βάθος δ᾽
αὐτὸ τοῦ σώματος ἑκάστου ξηρόν ἐστι, μήθ᾽ ἕλκειν·εἴσω
τὴν τροφὴν δυναμένου, μήτ᾽ ἀπολαύειν ἱκανῶς. ὑγρὸς οὖν
ὁ γέρων ἐστὶν, οὐ τοῖς οἰκείοις μορίοις, ἀλλὰ τοῖς περιττώ-
μασι, καὶ (70) ξηρός, οὐ τοῖς περιττώμασιν, ἀλλα τοῖς
μορίοις αὐτοῖς, ὥστ᾽ ἄλλῳ μὲν ξηρὸς, ἄλλῳ δ᾽ ὑγρός.
ἀλλ᾽ οὐ περὶ τῶν περιττωμάτων αὐτῶν νῦν ὁ λόγος, ἀλλὰ
τῶν οἰκείων μορίων ἐστίν· ὧν αἱ κατὰ φύσιν ἐνέργειαι συμπληροῦσι τὴν ζωήν. τούτοις οὖν ξηρός ἐστιν ὁ γέρων, οἷς
ὁ παῖς ἦν ὑγρὸς, αὐτοῖς τοῖς στερεοῖς μέρεσι τοῦ σώματος,
ὀστοῖς καὶ ὑμέσι, καὶ συνδέσμοις, καὶ ἀρτηρίαις, καὶ φλεψὶ,
καὶ νεύροις, καὶ χιτῶσι, καὶ σαρξί· καὶ δικαίως Ἀριστοτέλης
εἰκάζει τὸ γῆρας αὐαινομένῳ φυτῷ. καὶ γὰρ οὖν καὶ τὰ

nt ejusmodi figna univerfa fenilem aetatem humidam
confirment, ut etiam ficcam effe prope teftentur: idcirco namque particula quaevis ficcior quam ante evadit,
quod per caloris imbecillitatem fimiliter non nutritur,
foris fiquidem illi copia humidi excrementi fuperfluitat,
corpus autem cujusque intrinfecus ficcum eft, ut quod
nec trahere intro nutrimentum valeat, nec eo fufficienter frui. Eft ergo humidus fenex, non propriis fuis
particulis, fed excrementis: rurfum ficcus, non excrementis, fed particulis ipfis: ita nimirum alio genere
ficcus, alio humidus. Verum non eft ad praefens de
excrementis ejus, fed de propriis partibus difceptatio,
quarum fecundum naturam actiones vitam ejus complent.
His igitur ficcus fenex eft, quibus fcilicet puer erat
humidus, ipfis nimirum folidis corporis particulis, offibus, membranis, ligamentis, arteriis, venis, ·ner-
vis, tunicis carnibusque. Meritoque Arifloteles fenium marcenti ftirpi affimilat. Quippe ftirpes, hovel-

582 ΓΑΛΗΝΟΥ ΠΕΡΙ ΚΡΑΣΕΩΝ

Ed. Chart. III. [55.]   Ed. Baſ. I. (70.)

φυτά, νέα μὲν ὄντα, μαλακά τ᾽ ἐστὶ καὶ ὑγρά· γηρῶντα
δὲ, ἀεὶ καὶ μᾶλλον φαίνεται ξηραινόμενα· τελευτῶντα δὲ,
τελέως ἀποξηραίνεται, καὶ τοῦτ᾽ ἔστιν αὐτοῖς ὁ θάνατος.
ὅτι μὲν οὖν ξηρότατον ὡς ἐν ἡλικίαις τὸ γῆρας, ἐκ τῶν
εἰρημένων εὔδηλον· ὅτι δὲ καὶ ψυχρότατόν ἐστιν, ἔτ᾽
ἐναργέστερον, ὥστ᾽ οὐδ᾽ ἀμφισβητήσειεν οὐδεὶς ὑπέρ γε
τούτου. καὶ γὰρ ἁπτομένοις οἱ γέροντες ψυχροὶ φαίνονται,
καὶ ῥᾳδίως ἀποψύχονται, καὶ μελαίνονται, καὶ πελιδνοῦνται,
καὶ τοῖς ψυχροῖς ἑτοίμως ἁλίσκονται νοσήμασιν, ἀποπληξί-
αις, παραλύσεσι, νάρκαις, τρόμοις, σπασμοῖς, κορύζαις,
βρόγχοις. ἀπόλωλε δ᾽ αὐτῶν ὀλίγου δεῖν ἅπαν τὸ αἷμα,
καὶ διὰ τοῦτο συναπόλωλε καὶ ἡ τῆς χρόας ἐρυθρότης.
ἀλλὰ καὶ πέψις αὐτοῖς, καὶ ἀνάδοσις, ἐξαιμάτωσίς τε, καὶ
πρόσθεσις, καὶ θρέψις, ὄρεξίς τε, καὶ αἴσθησις, καὶ κίνησις, ἀμυδρὰ πάντα καὶ κακῶς διακείμενα. καὶ τί γὰρ
ἄλλο ἢ ὁδὸς ἐπὶ θάνατόν ἐστι τὸ γῆρας; ὥστ᾽, εἴπερ ὁ
θάνατος σβέσις ἐστὶ τῆς ἐμφύτου θερμασίας, εἴη ἂν καὶ τὸ
γῆρας οἷον μαρασμός τις αὐτῆς. οὐ μὴν περί γε τῆς τῶν

lae dum ſunt, molles humidaeque cernuntur: ſene-
ſcentes aſſidue magis ſiccescere videntur: ad poſtre-
mum prorſus exarceſcunt, idque ipſis mors eſt. Ac
quod ſicciſſima aetatum ſenilis ſit, ex jam dictis liquet:
quod autem et frigidiſſima ſit, id vel magis eſt evidens,
ita ut de eo nemo dubitaverit. Nam et tangenti ſenes
frigidi apparent, et facile in frigidum ſtatum mutantur:
et nigri et lividi fiunt: et frigidis morbis facile capiuntur, apoplexia, nervorum reſolutione, ſtupore,
tremore, convulſione, diſtillatione, raucedine. Porro periit eorum omnis propemodum ſanguis: eoque una
periit et coloris rubor. Jam vero concoctio iis et di-
geſtio, et ſanguificatio, et appoſitio, et nutritio, et appetentia, et ſenſus, et motus, oblaeſa omnia ſunt vi-
tioſeque affecta. Et quid, quaeſo, aliud eſt ſenium,
quam via ad interitum? Itaque ſi mors naturalis caloris eſt extinctio, utique ſenium veluti tabes quaedam
ajus fuerit. Verum non perinde de puerorum et flo-

Ed. Chart. III. [55. 56.]   Ed. Baf. I. (70.)

παίδων ἡλικίας καὶ τῶν ἀκμαζόντων οὐθ᾽ ὁμολογεῖται
τοῖς ἰατροῖς, οὔτε κρῖναι τὴν διαφωνίαν αὐτῶν εὐπετές.
πιθανοὶ γὰρ ἑκατέρων οἱ λόγοι, τῶν τε τοὺς παῖδας ἀπο-
φηνάντων θερμοτέρους εἶναι τῶν ἀκμαζόντων, καὶ τῶν
ἔμπαλιν τούτοις τοὺς ἀκμάζοντας τῶν παίδων. οἱ μὲν
γὰρ, ὅτι θερμότατον ἁπάντων ἐστὶ τῶν ἐν τῷ ζώῳ κατὰ
φύσιν ὑπαρχόντων ὁ τοῦ αἵματος χυμός· εἶθ᾽ ὅτι καὶ τὰ
κυούμενα τὸ μὲν πρῶτον ὀλίγου δεῖν αἷμα μόνον ἐστὶν,
ὕστερον δὲ, διαπλαττομένων ἤδη τῶν μορίων, τὸ μὲν
ὀστοῦν γίνεται, τὸ δὲ ἀρτηρία, τὸ δὲ φλὲψ, τὸ δ᾽ ἄλλο
τι, πάντα μὲν ἐρυθρὰ, καὶ πλεῖστον αἵματος εἰλικρινεστάτου
τε καὶ θερμοτάτου μετέχοντα, συλλογίζονται θερμότατον
εἶναι τὸ κυούμενον· εἰ δὲ τοῦτο, καὶ τους παῖδας, ὅσῳπερ
ἐγγυτέρω τοῖς κυουμένοις, θερμοτέρους εἶναι τῶν ἀκμαζόντων. οἱ δ᾽, ὅτι πολὺ μὲν κἂν τοῖς ἀκμάζουσι τὸ αἷμα,
καὶ πλέον ἢ ἐν τοῖς παισίν, ὥστε συνεχῶς διὰ τοῦθ᾽
αἱμοῤῥαγεῖν [56], ἀλλὰ καὶ ὁ τῆς ξανθῆς χολῆς χυμός,

rentium aetate inter medicos convenit. Sed noc di-
rimere inter ecs litem eſt promptum: probabiles enim
ſunt utrorumque rationes, tum eorum, qui pueros calidiores eſſe quam florentes aetate cenſent, tum eorum,
qui contra florentes calidiores pueris eſſe contendunt.
Alteri namque ex, eo quod ſanguinis humor omnium,
quae in animalis corpore ſecundum naturam continentur, calidiſſimum ſit: tum quod foetus in utero propemodum ſanguis tantum ſit, poſt autem ſingendis utique jam particulis aliud os efficitur, aliud arteria,
aliud vena, aliud diverſum ab his aliquid, omnia tamen rubra: tum quod plurimum ſanguinem ſinceriſſi-
mum calidiſſimumque obtineant: colligunt, calidiſſimum
eſſe geſtatum in utero foetum: quod ſi eſt, etiam
pueros, quanto geſtatis in utero propiores ſunt, tanto
eſſe florentibus aetate calidiores. Alteri vero, quod
ctiam plurimus ſit in florentibus ſanguis ac copioſior,
quam in pueris, ita ut ejus occaſione crebro his ſanguis profluat: quin etiam quod flavae bilis ſuccus, qui

αἵματος πολὺ θερμότερος ὑπάρχων, πλεῖστος ᾽αὐτοῖς ἐστι,
καὶ διὰ τοῦτο θερμοτέρους ἀποφαίνουσι τῶν παίδων τοὺς
ἀκμάζοντας. αὖθις δ᾽ ἀπὸ τῶν ἐνεργειῶν, οἱ μὲν, ὅτι καὶ
αὐξάνονται, καὶ πλειόνων ἢ κατὰ τὴν ἀναλογίαν τοῦ σώματος ὀρέγονταί τε καὶ κρατοῦσιν ἐδεσμάτων, ἰσχυρὰν
ἐν τοῖς παισὶν εἶναί φασι τὴν θερμασίαν· οἱ δὲ τὸ μὲν
αὐξάνεσθαι διὰ τὴν ὑγρότητα μᾶλλον ἢ τὴν τοῦ θερμοῦ
ῥώμην ὑπάρχειν αὐτοῖς φασι, ταῖς μέντοι πέψεσιν οὐχ
ὅπως πλεονεκτεῖν, ἀλλὰ καὶ πολὺ τῶν ἀκμαζόντων ἀπολείπεσθαι. ἐμέτους τε γὰρ ἀπέπτων αὐτοῖς γίνεσθαι τῶν
σιτίων, καὶ διαχωρήσεις ὑγρῶν, καὶ τραχέων, καὶ ἀχυ-
μώτων αὐτῶν. εἰ δ᾽ ὀρέγονται πλειόνων, οὐδὲν εἶναι
τοῦτό φασι πρὸς τὴν ῥώμην τοῦ θερμοῦ. πρῶτον μὲν, γὰρ
οὐδὲ πλεονεξίᾳ θερμότητος ὀρέγεσθαι τὰ ζῶα, τοὐναντίον
δ᾽ ἅπαν ἀποψυχομένων τῶν ὀρεκτικῶν μορίων· ἔπειτα
δὲ, διότι μὴ μόνον εἰς θρέψιν, ἀλλὰ καὶ εἰς αὔξησιν
αὐτοῖς ἡ τροφὴ διοικεῖται, διὰ τοῦτο πλειόνων ἐδεσμάτων προσδεῖσθαι. καὶ μέντοι ταῖς ἄλλαις ἐνεργείαις

fanguine multo eft calidior, plurimus his fit, propterea calidiores effe florente. quam pueros confirmant. Rurfus
illi ab ipfis functionibus, quod tum augeantur, tum plura quam pro corporis fui portione alimenta tum appetant, tum conficiant, validum effe in pueris calorem
afferunt. Hi contra humiditatis occafione potius quam
caloris vi augeri illos contendunt, at concoctione non
modo florentes non vincere, fed etiam longe ab iis pueros vinci: nam et vomitiones iis ex incoctis cibis accidere, et dejectiones, cnm ipfi cibi adhuc humidi funt
afperique, nec adhuc in fuccum mutati. Quod fi ap-
petunt plura, nihil id non facere ad caloris robur: primum enim id non accidere caloris copia, ut animal appetat
plura, immo contra, refrigeratis fcilicet his partibus, quibus
appetentia debetur: deinde quoniam non tantum ad nutritionem, fed etiam incrementum alimenta dispenfan-
tur, idcirco etiam pluribus nutrimentis iis effe opus.
Jam vero reliquis functionibus univerfis etiam non

ἁπάσαις καὶ πάνυ σαφῶς ἀπολείπεσθαι τοὺς παῖδας
τῶν ἀκμαζόντων· οὔτε γὰρ βαδίζειν, οὔτε θεῖν, οὔτε
βαστάζειν, οὐδ᾽ ὅλως τι τῶν πρακτικῶν ἐνεργειῶν ὁμοίως ἐπιτελεῖν, ἀλλὰ καὶ τὰς αἰσθήσεις καὶ τὰς νοήσεις
ἐν τοῖς ἀκμάζουσί φασιν εἰς ἄκρον ἥκειν ἀρετῆς· ὅλως δὲ
τὸ μὲν ἀτελὲς ἔτι, τὸ δ᾽ ἤδη τέλειον εἶναι ζῶον. ἐν δὲ
τοῖς τελείοις εὔλογον τὸ πρακτικώτατόν τε καὶ ἀρχικώτατον
τῶν στοιχείων φασὶν ἐπικρατεῖν. ἀλλὰ καὶ τοὺς ὕπνους
πλείστους μὲν ἐν τοῖς παισὶν ἰδεῖν ἐστι γιγνομένους, ἐλα-
χίστους δὲ τοῖς ἀκμάζουσι. καίτοι τούτους γε, φασὶν, οὐδὲ
μανεὶς ἄν τις ἑτέρως ἡγήσαιτο γίγνεσθαι, ἢ τοῦ θερμοῦ
νικηθέντος πως καὶ βαρυνθέντος ὑπὸ πλήθους ὑγρότητος.
ὡς ἔκ τε τῶν οἰνωθέντων ἐστὶν ἰδεῖν, ἔτι τε τῶν πλείω
λουσαμένων. οὕτω δὲ καὶ μήκων ὑπνοποιός ἐστι, καὶ μανδραγόρας, καὶ θριδακίνη, καὶ πάνθ᾽ ὅσα τὴν κρᾶσιν ὑγρότερα καὶ ψυχρότερα. τοιαῦται μέν τινες αἱ ἑκατέρωθεν ἀμ-
φισβητήσεις εἰσὶ περὶ τῶν προκειμένων ἡλικιῶν τῆς κρά-

obfcure inferiores effe pueros iis, qui florente funt aetate, ut qui nec ingredi, nec currere, nec portare,
nec quicquam in fumma functionum activarum fimiliter
obire queant : cum florentibus tum fenfum omnem,
tum intellectum ad fummam perfectionem bonitatem-
que perveniffe dicant. In fumma, puerum adhuc imperfectum effe , florentem animal perfectum : in
perfectis, rationabile effe, maxime activum maximeque princeps elementum praepollere. Quin fomno quoque plurimo deditos pueros videre licet, contra minimo florentes effe contentos: quanquam hunc
quoque aliter accidere, ne vel infanum quidem hominem cenfere ajunt, quam calido victo quodammodo
gravatoque humoris copia, veluti tum ex temulentis
intelligere licet, tum ex iis, qui balneo liberalius fint
ufi: ita vero et papaver fomnificum effe, et mandragoram, et lactucam, et omnia, quae humidiore frigidioreque temperie funt. At tales quidem de propofi-
tarum aetatum temperie rationes utrinque afferuntnr:

σεως. ἀπάσας γὰρ αὐτὰς ἐπεξέρχεσθαι περιττὸν εἶναί μοι
δοκεῖ, τοῦ τύπου τῶν ἐπιχειρημάτων σαφῶς ἤδη κἄξ ὧν
εἰρήκαμεν ἐγνωσμένου. πόῤῥωθεν γὰρ ἑκάτεροι καὶ σχεδὸν
ἀπὸ τῶν δευτέρων τὰ πρότερα συλλογίζονται, καὶ ὥσπερ
εἰδότων ἤδη τῶν ἀκροατῶν, ὅπως μὲν αὔξησις, ὅπως δὲ
πέψις, ὅπως δὲ θρέψις γίνεται, ποιοῦνται τὸν λόγον.
ὡσαύτως δ᾽ ὑπὲρ αἰσθήσεως, καὶ κινήσεως, καὶ πρακτικῶν, καὶ φυσικῶν ἐνεργειῶν διέρχονται, καὶ γενέσεως ὕπνου
μνημονεύουσι, καὶ σιτίων φύσεως, ὧν οὐδὲν ἁπλῶς ἐστι
καὶ ῥᾳδίως γνώριμον, ἀλλὰ παμπόλλης μὲν ζητήσεως δεόμενον, ἴσως δ᾽ οὐδ᾽ εὑρεθῆναι δυνάμενον, εἰ μὴ πρότερόν
τις εἰδείη γνωρίζειν ὑγρὰν καὶ ξηρὰν καὶ θερμὴν καὶ
ψυχρὰν κρᾶσιν. ὅ τι γὰρ ἂν ἐκείνων ὡς γινώσκοντες ἤδη
λέγωσιν, εἰ ἀναγκάσειέ τις αὐτοὺς ἀποδεικνύναι, πάντως
δεήσονται τοῦ περὶ κράσεων λόγου τοῦ νῦν ἡμῖν ἐνεστῶτος.
ὥστε δι᾽ ἀλλήλων τε καὶ ἐξ ὑλλήλων αὐτοῖς γίνεσθαι τὰς
ἀποδείξεις, ἐκ μὲν τῶν νῦν ζητουμένων, ὡς ἤδη γινωσκο-

emnes enim recenfere fupervacnum videtur, cum formula ipfa epicheirematum vel ex iis, quae retulimus,
fatis clare perfpici poffit. Eminus enim utrique ferme-
que a fecundis priora colligunt: ac tanquam jam fciat
auditor, quemadmodum auctio, quemadmodum concoctio, et quemadmodum nutritio fiat, verba faciunt.
Simili modo de fenfu, de intellectu, de functionibus
tum naturalibus, tum activis difputant. De fomni quoque generatione et ciborum natura mentionem faciunt:
quorum nullum fimplex promptumque cognitu eft, fed et
multam disquifitionem requirit, nec poteft fortaffe ulli
compertum effe, nifi qui prius humidam, ficcam, calidam frigidamque temperiem fciat agnofcere. Quicquid
enim eorum veluti fcientes dicunt, id fi demonftrare
eos cogas, prorfus difputationem de temperamentis,
hanc fcilicet, cui nunc infiftimus, defiderabunt. Quare
per mutua et ex mutuis fiunt iis demonftrationes: ex
iis quidem, quae nunc quaerimus, ceu jam fint cognita,

BIBΛION ΔEYTEPON. 587

Ed. Chart. III. [56. 57.]   Ed. Baf. I. (70.)

μένων, ἐπειδὰν ὑπὲρ τῶν ἐνεργειῶν διαλέγωνται, καὶ τὴν
τῶν ἐδεσμάτων τε καὶ φαρμάκων ἐξευρίσκωσι δύναμιν, ὕπνου
τε καὶ τῶν ἄλλων τῶν τοιούτων ἐπισκέπτωνται. πάλιν δὲ
αὖ τὰ νῦν ἐνεστῶτα δι᾿ ἐκείνων, ὡς ἤδη προεγνωσμένων,
ἀποδεικνύουσιν. ἐγὼ δὲ οὐκ ἐπαινῶ τὰς τοιαύτας ἀποδείξεις, ἀλλ᾿, εἰ χρὴ τἀληθὲς εἰπεῖν, οὐδ᾿ ἀποδείξεις εἶναι
νομίζω, [57] καθάπερ ἐπὶ πλέον δι᾿ ἑτέρων ἐδήλωσα. καὶ
βέλτιον εἶναί φημι, κατὰ πᾶσαν διδασκαλίαν ὁρίσασθαι τὴν
τάξιν τῶν νοημάτων. εἴπερ οὖν ἀρχὴ μέν ἐστι ἁπάσης τῆς περὶ
κράσεων πραγματείας ἡ περὶ τῶν στοιχείων ἐπίσκεψις, εἴτε
ἀπαθῆ καὶ ἀμετάβλητα τελέως ἐστὶν, εἴτ᾿ ἀλλοιοῦσθαί τε
καὶ μεταβάλλεσθαι δυνάμενα, μετὰ δὲ τὴν ἐκείνων ἐπιστήμην ἐφεξῆς ἐστι δεύτερος ὁ νῦν ἡμῖν ἐνεστηκὼς λόγος, οὗ
χρὴ λαμβάνειν αὐτῶν τὰς πίστεις ἐκ τῶν μήπω γινωσκομέ-
νων, ἀλλ᾿ ὥσπερ ὀρθόν τέ ἐστι καὶ δίκαιον, ἤ τι τῶν
ἐναργῶν εἶναι προσήκει τὸ ληφθησόμενον εἰς τὴν ἀπόδειξιν,
ἤ τι τῶν προαποδεδειγμένων. οὔτ᾿ οὖν ὕπνου γενέσεως μνη-

cum de actionibus disputant, et ciborum ac medicamentorum facultates inveſtigant, ac de ſomno et aliis
id genus differunt: rurſus autem, quae nunc ſunt propoſita, per illa, veluti prius jam nota, demonſtrant.
Ego vero ejusmodi demonſtrationes non probo: quin, ſi
fateri verum oportet, nec demonſtrationes eas cenſeo,
veluti diffuſius in aliis oſtendi, ſatiusque eſſe in omni
docendi genere exiſtimo ordinem conceptionum definire. Si igitur principium omnis quae de temperamentis
fuscipitur disputationis tractatio de elementis eſt, ſint-
ne ea impatibilia prorſusque mutationis experta, an
alterari mutarique potentia: ab illorum vero cognitione fecunda deinceps eſt propoſita nunc disputatio: non
utique ſumenda eſt istorum ſides ex iis, quae nondum
ſciuntur, ſed, ſicuti tum rectum eſt, tum vero justum,
quod ſumendum ad demonſtrationem eſt, vel evidens
aliquid ſit oportet, vel quod prius fuit demonſtratum.
Non eſt igitur neque de ſomni generatione mentio fa-

μονευτέον, ούτε πέψεως, ούτ᾽ (71) αὐξήσεως, οὐδ᾽ ἄλλου τῶν τοιούτων μηδενός, ἀλλ᾽ ἀπὸ μόνης καὶ ψιλῆς τῆς
οὐσίας τῶν ὑποκειμένων πραγμάτων ἡ ζήτησις γιγνέσθω,
καθάπερ καὶ διὰ τοῦ πρώτου λόγου πεποιήμεθα. διελόμενοι γὰρ, ὡς ἕτερον μέν ἐστι τὸ κατ᾽ ἐνέργειαν, ἕτερον δὲ
τὸ κατὰ δύναμιν, ὑπὲρ τοῦ κατ᾽ ἐνέργειαν ὄντος ἤδη θερμοῦ, καὶ ψυχροῦ, καὶ ξηροῦ, καὶ ὑγροῦ τὸν λόγον ἔφαμεν
χρῆναι ποιήσασθαι πρότερον· ἔπειτα οὕτως ἐπὶ τὰ κατὰ
δύναμιν ἀφικέσθαι. πρόχειρος δ᾽ ἐστὶ πᾶσι καὶ γνώριμος
ἡ τῶν κατ᾽ ἐνέργειαν ἤδη θερμῶν, καὶ ψυχρῶν, ὑγρῶν τε
καὶ ξηρῶν διάγνωσις. ἀφὴ γὰρ τά γε τοιαῦτα διακρίνειν
πέφυκεν, ἡ καὶ τὸ πῦρ αὐτὸ θερμὸν εἶναι διδάξασα, καὶ
τὸν κρύσταλλον ψυχρόν. εἰ δ᾽ ἄλλοθέν ποθεν ἔχουσιν ἔννοιάν τε καὶ διάγνωσιν θερμοῦ καὶ ψυχροῦ, λεγέτωσαν ἡμῖν·
ἀμήχανόν γάρ τινα σοφίαν ἐπαγγέλλονται, μᾶλλον δ᾽, εἰ
χρὴ τάληθὲς εἰπεῖν, ἐμπληξίαν, εἰ πραγμάτων αἰσθητῶν
ἕτερόν τι πρεσβύτερον αἰσθήσεως ἔχουσι κριτήριον· καὶ
μὴν, εἰ μηδὲν ἄλλο τῶν ἐνεργείᾳ θερμῶν ἐγχωρεῖ κριτήριον

cienda, neque de concoctione, neque auctione, neque de alio
id genus ullo, fed ab ipfa fola nudaque fubjectarum rerum
fubftantia disquifitio ineunda, ficuti in primo libro fecimus. Quippe ftatuentes, aliud effe, quod energia, i. e.
actu, fit, aliud, quod poteftate, de eo, quod actu jam
calidum, frigidum, humidum ficcumve fit, prius
differendum effe diximus: fubinde ad ea, quae poteftate fint, veniendum. Porro eorum, quae actu calida,
frigida, humida ficcave funt, obvia promptaque omnibus cognitio eft, utpote quae tactu discerni queant,
qui fcilicet et ignem ipfum calidum effe docuit, et glaciem frigidam. Quod fi alia quapiam ratione notionem
agnitionemque calidi frigidive habent, dicant hanc nobis: inauditam enim fapientiam promittunt, immó, fi
verum fateri licet, ftuporem potius, fi rerum fenfilium alium quempiam habere fe judicem meliorem putant, quam ipfe fit fenfus. Atqui fi eorum, quae actu
calida funt, alius effe judex quam tactus nullus poteft,

ὑπάρχειν, ἁπτέσθωσαν ἤδη πολλῶν ἐφεξῆς ἀνδρῶν, καὶ
γερόντων, καὶ μειρακίων, καὶ παίδων, καὶ βρεφῶν· οὕτω
γὰρ ἐξευρήσουσι τοὺς μᾶλλόν τε καὶ ἧττον θερμούς. εἰ δ᾽
αἰσθητῶν πραγμάτων λογικὰς ἀποδείξεις ζητοῦσιν, ὥρα τι
καὶ περὶ τῆς χιόνος αὐτῆς ἤδη σκοπεῖν, εἴτε λευκὴν,
ὡς ἅπασιν ἀνθρώποις φαίνεται, νομιστέον αὐτὴν, εἴτε καὶ μὴ
λευκὴν, ὡς Ἀναξαγόρας ἀπεφήνατο· καὶ μέντοι καὶ περὶ
πίττης ὡσαύτως ἀνασκοπεῖν τε καὶ κόρακος, ἁπάντων τε
τῶν ἄλλων. οὐ γὰρ δὴ τὸ μὲν λευκὸν ἀπιστεῖσθαι χρὴ
τοὺς ὀφθαλμοὺς ὁρῶντας, ἄνευ δ᾽ ἀποδείξεως ἐπὶ τῶν με-
λάνων πιστεύεσθαι. ἅπαντα οὖν ἤδη τὰ τῶν αἰσθήσεων
ἄπιστα φάμενοι, μήτε τὸν κύκνον λευκὸν εἶναι λεγόντων,
ἐὰν μὴ πρότερον ἐπισκέψωνται λόγῳ, μήτε τὸν τίτανον, ἢ
τὴν ἡμέραν, ἢ αὐτὸν τὸν ἥλιον. οὕτω δὲ καὶ περὶ τῶν
φωνῶν ἀπιστησάτωσαν ἀκοῇ, καὶ περὶ τῶν ὀσμῶν ταῖς ῥισὶ,
καὶ περὶ πάντων τῶν ἁπτῶν ἁφῇ. εἶτα ταῦτα οὐ Πυῤῥώ-
νειος ἀπορία καὶ λῆρος ἀπέραντος; οὐ μὴν καὶ δίκαιόν γε
ἦν τοὺς τὴν ἀρίστην αἵρεσιν ἑλομένους τῶν ἐν φιλοσοφίᾳ,

tangant jam deinceps multos viros, tum fenes, tum
adolefcentes, tum pueros, tum infantes : ita enim
invenient, qui magis minusve calidi fint. Sin de rebus
fenfilibus rationales demonftrationes quaerunt, jam de
nive ipfa inquirendum eft, cenfendane fit, ficut omnibus hominibus apparet, candida, an, ficut Anaxagoras affeveravit, non candida. Jam vero de pice fimili
modo corvoque ac reliquis omnibus aeftimandum: neque enim, fi non habenda eft oculis fides de albo, quod
vident, de nigro fine demonftratione fides eft habenda. Omnia igitur, quae fenfui apparent, fi jam fide
carere dicunt, nec cygnum album effe dicant, nifi
prius id viderint ratione, immo nec calcem, nec diem,
nec ipfum folem: ad eundem modum et de voce auribus fidem abrogent, et de odore naribus, et de omni tactili ipfi tactus fenfui. Et nonne haec funt Pyr-
rhonis haefitatio et nugae immenfae ? Sane aequum
fuerat, eos, qui optimam fectam in philofophia elegiffent,

την τὸ θερμὸν καὶ τὸ ψυχρὸν καὶ τὸ ξηρὸν καὶ τὸ ὑγρὸν
ἀρχὰς καὶ στοιχεῖα τιθεμένην, εἰς τοσοῦτο ἀποπλανηθῆναι
ἀπὸ τῶν ταῦτα θεμένων ἀνδρῶν, ὡς μὴ γινώσκειν, ὅτι τε
πάσης ἀποδείξεως ἀρχαὶ τά πρὸς αἴσθησίν τε καὶ νόησίν
ἐστιν ἐναργῆ, καὶ ὅστις περὶ τούτων ἀπορεῖ, μάτην ὑπὲρ
τῶν ἄλλων ζητεῖ, μηδ᾽, ὁπόθεν ἄρξηται, καταλελοιπὼς
ἑαυτῷ. πόθεν οὖν εἰς μακρὰν οὕτως ἄλην ἐτράποντο, καὶ
λόγῳ ζητεῖν ἐπεχείρησαν αἰσθητῶν πραγμάτων διάγνωσιν,
ἐγὼ μὲν οὐδ᾽ ἐπινοῆσαι δύναμαι. καὶ διὰ τοῦτο ἀφῇ μὲν
κρίνω τὸ κατ᾽ ἐνέργειαν θερμόν· εἴ τι δ᾽ οὔπω μέν ἐστι
θερμὸν, ἐπιτήδειον δὲ γενέσθαι τοιοῦτο, ὃ δὴ καὶ δυνάμει
θερμὸν ὀνομάζεται, τοῦτ᾽ ἐξευρίσκειν [58] λόγῳ πειρῶμαι.
τοῖς δ᾽ οὐκ οἶδ᾽ ὅπως ἀνατέτραπται πάντα, καὶ ῥητορεία
μακρὰ περὶ τῶν ἐπιχειρημάτων ἤσκηται. τούτους μὲν οὖν
ἐάσωμεν, ἀναμνήσαντες ἡμᾶς αὐτοὺς τό γε τοσοῦτο καὶ
νῦν, ὡς ἀρχὴ δογμάτων μοχθηρῶν ἐστι μία τὸ μηδὲν ὑπὲρ
ἀποδείξεως ἐσκέφθαι πρότερον, ἀλλ᾽ ἅμα τὰ πράγματα ζη-

quae fcilicet calidum, frigidum, humidum et ficcum
principia et elementa ftatuit, non in tantum defciviffe
a viris, qui haec pofuerunt, ut, quod omnis demonftrationis principia fint, quae fenfui quaeque intellectui
funt manifefta, non cognofcerent. Et profecto quisquis de his addubitat, fruftra de aliis inquirit, utpote ne quidem unde fit incepturus, quicquam fibi re-
linquens.   Unde igitur in tam longum errorem diverte-
rint, ac fenfilium rerum cognitionem ratione confequi
tentarint, ego fane ne cogitare quidem poffum.   Et
ideo, quod actu calidum eft, tactu judico: fi quid autem adhuc calidum non eft, fed, ut tale fiat, eft idoneum (quod utique potestate calidum appellamus), id ratione inveftigare conor.   Hi vero omnia nefcio quo
pacto fubvertunt, et in argumentis prolixe rhetorican-
tur.   Sed hos mittamus, illius tamen nunc minime
obliti, quod unum pravorum dogmatum principium fit,
nihil de demonftratione prius meditatum fimul res ipfas

BIBΛION ΔΕΥΤΕΡΟΝ. 591

Ed. Chart. III. [58.]   Ed. Baf. I. (71.)

τεῖν, καὶ ὡς εἰδότας, ὅ τί ποτέ ἐστιν ἀπόδειξις, ἐπιχειρεῖν
ἀποδεικνύειν. ἐπανελθόντες οὖν αὖθις ἐπὶ τὸ προκείμενον,
ἀφῇ κρίνωμεν πρώτοις καὶ μάλιστα τὸ κατὰ τὰς ἡλικίας
θερμόν. ἔσται δ᾽ ἡμῶν ἡ κρίσις ἀρίστη καθ᾽ ἓν καὶ
ταὐτὸ σῶμα βρέφους ἑνός. οὐ γὰρ ἀδύνατον, ὁποία τέ τις
ἡ θερμασία διετεῖ τὴν ἡλικίαν ὑπάρχοντι προϋπῆρχεν αὐτῷ,
μεμνῆσθαι, καὶ ὁποία νῦν ἐστι, δυοῖν ἢ τριῶν ἐτῶν, εἰ
τύχοι, μεταξὺ γενομένων. εἰ γὰρ ὅλως φαίνοιτο μεταβολή
τις ἐπὶ θερμὸν ἢ ψυχρὸν γεγονέναι τῷ βρέφει, χαλεπὸν
οὐδὲν ἔτι συλλογίζεσθαι τὴν ἕως τῆς ἀκμῆς ἐσομένην ὑπερ-
οχήν. εἰ δὲ καὶ πλείω παιδία πολλοῖς ἀκμάζουσιν ἐθέλοις
παραβάλλειν, ἰσχνὰ μὲν ἰσχνοῖς, εὔσαρκα δ᾽ εὐσάρκοις, καὶ
παχέα παχέσι παράβαλλε· οὕτω δὲ καὶ χρόας ὡσαύτως
ἔχοντα, καὶ τῶν ἄλλων ἁπάντων ὡς οἷόν τε. τὴν γὰρ ἐν
ταῖς ἡλικίαις διαφορὰν ἐξευρεῖν ζητῶν, ἐπὶ τῶν ὁμοίων ὡς
ἔτι μάλιστα φύσεων ἀσφαλέστερον ἂν ἐπισκέπτοιο. τὸ δ᾽
ἐπὶ τῶν ἐναντίων ἐξετάζειν οὐ σμικρὸν ἔχει τὸν παραλο-

inquirere: fimul veluti fcientem, quidnam demonſtratio
fit, demonſtrare tentare. Denuo igitur ad propoſitum
reverſi calidum, quod in aetatibus cognoſcere cupimus,
primum et maxime tactu judicemus. Erit autem optimum judicium in uno eodemque unius infantis corpore: poteſt enim et qualis calor illi ante biennium fuerit in memoria reponi, et qualis nunc fit poſt duos forte vel tres interpoſitos annos. Si namque mutatio omnino ulla ad calidum frigidumve infanti facta videbitur,
nullum praeterea negotium erit, qui usque ad florentem aetatem futurus exceſſus fit, colligere. Quod fi
plures puellos pluribus conferre florentibus aetate velis,
graciles gracilibus, quadratos quadratis, et craſſos
craſſis conferes: aeque vero et qui colore et reliquis
omnibus, quoad fieri poteſt, fimiliter fe habeant:
quippe fi differentiam in aetatibus invenire ſtudeas, in
fimilibus quam maxime licet naturis eam inquiſitionem
tutius facies. Porro in contrariis naturis hanc disqui-

γισμὸν, οὐ διὰ τὴν ἡλικίαν ἐνίοτε τῆς τῶν δοκιμαζομένων
σωμάτων διαφορᾶς, ἀλλὰ διὰ φυσικὴν ὑπαρχούσης κρᾶσιν.
ὡσαύτως δὲ καὶ διαίτῃ πάσῃ, καὶ τοῖς καιροῖς, ἐν οἷς ἐξετάζεται, παραπλησίως ἔχοντα προαιρεῖσθαι τὰ σώματα, μὴ
γεγυμνασμένον ἠργηκότι παραβάλλοντας, ἢ λελουμένον ἀλού-
τῳ, μηδ᾽ ἄσιτον ἐδηδοκότι, καὶ διψῶντα μεμεθυσμένῳ,
μηδὲ τὸν ἐν ἡλίῳ θαλφθέντα τῷ ῥιγώσαντι διὰ κρύος, ἢ
τὸν ἀγρυπνήσαντα τῷ κεκοιμημένῳ, μήθ᾽ ὅλως τοῖς ἐξ
ἐναντίας φύσεως ἢ διαίτης ἢ περιστάσεως πραγμάτων ἠστι-
νοσοῦν, ἀλλ᾽ ὡς οἷόν τε πάνθ᾽ ὡσαύτως ὑπαρχέτω τἄλλα,
πλὴν τῆς ἡλικίας αὐτῆς. οὕτω δὲ δηλονότι καὶ αὐτὸν τὸν
ἕνα παῖδα παραβάλλων ἑαυτῷ, τὰς ἔξωθεν ἁπάσας αὐτοῦ
περιστάσεις ἀκριβῶς ὁμοίας φυλάξεις, ἵνα μὴ τὸ διά τινα
τούτων ἐν θάλψει τε καὶ ψύξει διαφέρον εἰς τὴν τῆς ἡλικίας ἀναφέρηται μεταβολήν. μακρὰν ἴσως σοι δόξω λέγειν
τὴν ἐξέτασιν, ἀλλ᾽ ἀληθῆ γε παντὸς μᾶλλον, ἐξ αὐτῆς τε
τοῦ ζητουμένου τῆς οὐσίας λαμβανομένην, ὡς ἐν τοῖς ὑπὲρ

rere non parvi erroris eſt occaſio, cum interim non
tam exploratorum corporum aetatis quam naturalis temperamenti gratia differentia exiſtat. Ad eundem modum tum victu univerſo, tum temporum quibus exploratur ſtatu, pari modo ſe habentia corpora eliges,
non exercitatum requieto comparans : non balneo uſum
ei, qui non ſit uſus: non jejunum ſaturo: non ſitien-
tem ebrio: non eum, qui ſole incaluit, ei, qui ex frigore riget: non eum, qui vigilavit, ei, qui dormivit:
nec denique eos, quibus contraria eſt vel natura, vel
victus ratio, vel quaelibet rerum circumſtantia: ſed
reliqua omnia ſint quam fieri licet paria, una aetate
excepta. Pari modo, ſi unum eundemqne puellum
cum ſe ipſo conferas, omnes ejus externas circumſtan-
tias ſimiles ad unguem ſervabis: quo ſcilicet, ſi qua harum alicujus cauſa in calore et frigore differentia contingat, aetatis mutationi non imputetur. Longam tibi experiendi rationem fortaſſe tradere videor, ſed plane veriſſimam atque ex ipſa rei quaeſitae eſſentia de-

BIBΛION ΔEYTEPON. 593

Ed. Chart. III. [58. 59.]   Ed. Baf. I. (71.)

ἀποδείξεως ἐλέγομεν. σὺ δὲ ἴσως αἱρήσῃ τὴν ἐπίτομον, οὐδὲν φροντίζων, εἰ ψευδὴς εἴη. ἴσθι τοίνυν οὐ μόνον ψευδῆ
βαδίσων, ἀλλὰ καὶ μακράν. οὐ γὰρ ἔτεσι τρισὶν ἢ τέτταρ-
σιν ἐξευρήσεις τὸ ζητούμενον, ἀλλ᾽ ἐν παντὶ τῷ βίῳ φυλάξεις τὴν ἄγνοιαν. ὅσον γὰρ ἐπὶ ταῖς ἀντιλογίαις τῶν
ἀνδρῶν, οὐδὲν ἀποδειχθῆναι δύναται σαφῶς· οὐδ᾽ εὔλογον
ὅλως ἐκ τῶν ὑστέρων πιστοῦσθαι τὰ πρότερα. κρίνωμεν
οὖν αἰσθήσει τὸ θερμὸν καὶ ψυχρὸν σῶμα, τό γε κατ᾽ ἐνέργειαν ἤδη τοιοῦτο, καὶ μηκέτι δυνάμει, παρέντες τήν τε
κρίσιν πρώτην, τά τ᾽ ἄλλα σύμπαντα γνωρίσματα. καὶ δὴ
σὲ μὲν ὡς εὖ κρινοῦντα πρὸς τὴν πεῖραν ἀπολύω, τὴν δ᾽
ἐμὴν αὐτὸς κρίσιν ἑρμηνεύσω. πολλῶν γὰρ ἐφεξῆς ἁπτόμε-
νος σωμάτων ἐπιμελῶς, οὐ παίδων μόνον, ἢ βρεφῶν, ἀλλὰ
καὶ μειρακίων καὶ ἀκμαζόντων, εὕρισκον οὐδετέρους ἀλη-
θεύοντας, οὔτε τοὺς θερμότερον ἁπλῶς, οὔτε τοὺς ψυχρότερον εἰπόντας εἶναι τὸν ἀκμάζοντα [59] τοῦ παιδός. εἰ

fumptam: ficut in iis, quae de demonftratione fcripfimus,
a nobis eft proditum : tu vero fortafle compendiariam
voles, minime curans, fi falfa fit. Scito ergo, non
folum falfam te, fed etiam longam ingreffurum viam,
neque tribus quatuorve annis quod requiris inventurum,
fed tota vita in ignorantia verfaturum: quantum enim
accipi ex memoratorum virorum controverfia licet, non
eft quod putemus, clare aliquid demonftrari poffe: fed
nec rationabile omnino eft, ex iis, quae pofteriora fint,
ea probari, quae funt priora. Ergo calidum frigidumque corpus, quod faltem actu nec adhuc potestate tale fit,
fenfu judicemus, miffo nunc tum priorum judicio, tum.
reliquis omnibus notis: et te jam ceu recte judicatu-
rum ad ipfam experientiam remitto: meum autem judicium ipfe interpretabor. Complura enim deinceps
corpora non puerorum modo, vel infantium, verum
etiam adolefcentium et aetate florentium curiofe tan-
gens, neutros vera loquutos inveni, nec eos, qui abfolute calidiorem, nec eos, qui frigidiorem effe florentem
aetatem quam puerilem dixerunt. Si enim, reliquis

γὰρ τὰς ἄλλας ἁπάσας τὰς ἔξωθεν ἀφελὼν ἀλλοιώσεις, τὰς
ἐκ· τῆς ἡλικίας μόνης ἐπισκέπτοιο διαφορὰς, οὐδέτερός σοι
φαίνεται θερμότερος ἁπλῶς. ποιότητι γάρ τοι διαφέρουσιν
αὐτῶν αἱ θερμότητες ἐπ᾽ ἀνίσῳ τῇ διαπνοῇ, δι᾽ ἣν καὶ
σοφιζόμενοί τινες, ἢ τοὺς πέλας, ἢ σφᾶς αὐτοὺς, οἱ μὲν
τὴν τοῦ παιδὸς, οἱ δὲ τὴν τοῦ νεανίσκου θερμασίαν ἰσχυ-
ροτέραν εἶναι νομίζουσιν. ἔστι γὰρ ἡ μὲν τῶν παίδων
ἀτμωδεστέρα τε καὶ πολλὴ, καὶ ἡδίων (72) τοῖς ἁπτομένοις, ἡ δὲ τῶν ἀκμαζόντων ὑπόδριμύ τι καὶ οὐχ ἡδὺ κέκτηται. τοῦτ᾽ οὖν τὸ διάφορον τῆς προσβολῆς ἀναπείθει
τοὺς πλείους ἀποφαίνεσθαι, θερμότερον εἶναι τῶν ἀκμαζόντων τὸ σῶμα. τὸ δ᾽ οὐχ οὕτως ἔχει. τῷ γὰρ ἀσκήσαντι
τὴν ἁφὴν ἐν διαφόροις ὕλαις διαγνωστικὴν εἶναι θερμότητος ἰσχυροτέρας τε καὶ ἀσθενεστέρας καὶ ἴσης, εὖ οἶδ᾽ ὅτι
καὶ ἡ τῶν παίδων αὐτῷ ἤτοι γ᾽ ἴση φανεῖται τὴν ἰσχὺν
τῇ τῶν ἀκμαζόντων, ἢ πλείων. ἡ δ᾽ ἄσκησις ἥδε· χρὴ
γὰρ ἀπὸ τῶν ἐναργεστάτων ἄρξασθαι. τῶν βαλανείων

omnibus, quae extrinfecus adveniunt, alterationibus cir-
cumcifis, eas, quae ex fola aetate proveniunt, aeftima-
veris, neuter abfolute loquenti videbitur tibi calidior:
quippe diffident eorum calores qualitate, quae ex impa-
ritate difflatus creatur: cujus rei occafione nonnulli vel
eos, qui fecum verfantur, vel fe ipfos fallentes, alii
puerorum, alii juvenum valentiorem effe calorem autumant. Eft enim puerorum calor magis halituofus et
copiofus et tangenti blandior: florentium calor fubacre
quiddam habet ac non fuave. Haec igitur tangenti occurfus differentia pluribus perfuadet, ut florentium
corpus calidius effe pronunciant: res vero aliter fe habet. Quippe qui in varia materia tactum fuum ad calorem tum valentiorem, tum imbecilliorem, tum parem discernendum exercuerit, huic non dubito puerorum calorem florentium calori vel parem, vel ampli-
orem vifum iri. Eft porro exercendi ratio haec: incipiendum enim ab eo, quod evidens maxime eft. Bal-

ἐνίοτε θερμὸς οὕτως ἐστὶν ὁ ἀὴρ, ὡς μηδένα φέρειν αὐτὸν,
ἀλλὰ καίεσθαι δοκεῖν, ἐνίοτε δ᾽ οὕτω ψυχρὸς, ὡς ἱδροῦν
μὴ δύνασθαι. καὶ μὴν καὶ ὅτι τρ᾽τη τις ἄλλη παρὰ τάσδε
κατάστασίς ἐστιν, ἧς μάλιστα χρήζομεν, ἡ εὔκρατος, οὐδὲν
δέομαι λέγειν. αἱ δ᾽ αὐταὶ τρεῖς καταστάσεις ἐν τῷ τῆς
κολυμβήθρας ὕδατι φαίρονται. καὶ γὰρ θερμὸν οὕτως, ὡς
καίεσθαι πρὸς αὐτοῦ, καὶ ψυχρὸν, ὡς μηδὲ θερμαίνεσθαι,
καὶ εὔκρατον, ὡς συμμέτρως θερμαίνεσθαι, πολλάκις εὑρίσκεται. εἰ τοίνυν ἐροίμην σε, πότερόν ἐστι θερμότερον;
ἆρά γε τὸ ὕδωρ τὸ εὔκρατον, ἢ ὁ ἀὴρ ὁ εὔκρατος; οὐκ ἂν
ἔχοις εἰπεῖν οὐδέτερον. ἀμφοῖν γὰρ ὄντων ὁμοίως ἡδέων τε
καὶ συμμέτρων τῷ σώματι, τὸ μὲν θερμότερον λέγειν αὐτῶν, τὸ δὲ ψυχρότερον, οὐδένα νοῦν ἔχειν ἡγοῦμαι. καὶ
μὴν εἰ νοήσαις τὸ τῆς δεξαμενῆς ὕδωρ εἰς ἄκρον θερμότητος
ἀφικνούμενον, ὡς ζεῖν, ἢ τὸν ἀέρα τελέως ἐκφλογούμενον,
ὅτι πρὸς ἀμφοῖν ὡσαύτως καυθήσῃ, πρόδηλον. εἰ δὲ δὴ
καὶ νοήσαις αὖθις ἢ τὸ ὕδωρ οὕτω ψυχρὸν, ὡς ἐγγὺς ἤδη
πήξεως εἶναι, ἢ τὸν ἀέρα τελέως ἐψυγμένον, ὡς ἐν τοῖς

nearum aër ita eſt aliquando calens, ut nemo eum ferat,
fed uri in eo videatur: aliquando ita eſt frigidus, ut
fudare in eo non fit: jam tertium quoque quendam
eſſe, et ab his diverſum, quem utique maxime requirimus, temperatum aëris ſtatum, quid refert dicere?
Iidem tres caloris ſtatus in folii quoque apparent aqua:
quippe quae et calida adeo, ut urat, et frigida adeo, ut
ne calfaciat quidem, et temperata adeo, ut calefiat
modice, faepe offenditur. Ergo fi te, uter fit calidior, per-
conter, aquae temperata, an aër temperatus, neutrum dicere poſſis; cum enim ambo fimiliter corpori
blanda fint et mediocri temperie, alterum corum dicere calidius eſſe, alterum frigidius, nulla dici ratione
videtur. Jam fi intelligas, aquam labri ea eſſe caliditate, ut ferveat, aut aërem balnei prorfus inflammatum,
ab utroque te pari modo deurendum conftat. Rurfus,
fi aquam ita intelliges frigidam, ut procul a glaciando
non ablit, aut aerem prorfus refrigeratum, ut fit, cum

νιφετοῖς γίγνεται, δῆλον ὡς καὶ πρὸς τούτων ἑκατέρων
ὁμοίως ψυγήσῃ τε καὶ ῥιγώσεις. οὐκοῦν καὶ θερμότητα καὶ
ψύξιν ἄκραν ὡσαύτως ἀέρι νοήσεις ἐγγινομένην, ὡσαύτως
καὶ ὕδατι, καὶ τῶν ἄκρων ἑκατέρων τὸ μέσον ὁμοίως ἀμφοῖν ἐγγινόμενον· ὥστε καὶ τὸ μεταξὺ πάντων τῶν ἄκρων
τε καὶ τοῦ μέσου κατά τε τὸ ὕδωρ καὶ τὸν ἀέρα τὰς
αὐτὰς ὑπεροχάς τε καὶ διαστάσεις ἕξει. καὶ τοσούτῳ ποτὲ
φήσεις εἶναι τοῦ μετρίου θερμότερον θάτερον, ὅσῳ θάτερον. οὕτω δὲ καὶ ψυχρότερον τοῦ μετρίου τοσούτῳ φήσεις
εἶναί ποτε τὸ ὕδωρ, ὅσῳ καὶ τὸν ἀέρα. καίτοι τό γε τῆς
προσβολῆς ἴδιον οὐ ταὐτὸ ἑκατέροις ἦν. οὐ γὰρ ὡσαύτως
ὕδωρ εὔκρατον, ὡς ἀὴρ εὔκρατος, προσπίπτει. καὶ τί δεῖ
λέγειν ἐπὶ τῶν οὕτως ἀνομοίων; αὐτοῦ γὰρ τοῦ ἀέρος
ὁμοίως ὄντος θερμοῦ διαφέρουσαι γίγνονται προσβολαὶ
παρὰ τὸ ποτὲ μὲν οἷον ἀχλυώδη τε καὶ αἰμώδη, ποτὲ δὲ
οἷον λιγνυώδη τε καὶ καπνώδη, ποτὲ δὲ καθαρὸν ἀκριβῶς
ὑπάρχειν. ἐν πολλαῖς οὖν καὶ διαφερούσαις ἰσότης γί-

ningit: patet, quod utriusvis occurfu pari modo refri-
gerabelis rigebisque. Ergo fummum tum calorem, tum figus
fimiliter in aqua, fimiliterque in aëre finge: praeterea medium amborum extremorum ftatum fimili modo in utroque
conftitue: hoc cafu, quod in medio intervallo extremorum
et medii ftatus tum in aqua eft, tum in aëre, easdem
excelfus diftantiaeque rationes habebit: tantoque dices
alterum mediocri effe calidius, quanto alterum: ad
eundem modum et frigidius, quam mediocre, tanto effe
aquam aliquando dices, quanto et aërem, tametfi fuus
utriusque occurfus tangenti idem non fit utrique: neque enim fimili modo aqua temperata, licut aër temperatus, tactum afficit. Et quid opus eft in tam diffimili-
bus exemplum proponam? cum ipfe aër, qui fimili fit
calore, varie tangenti occurrat, prout alias veluti ca-
liginofus et halituofus, alias veluti fumofus et fuligi-
nofus, interdum purus omnino eft. Igitur in pluribus
iisdemque differentibus aequalitas caloris confiftit: quae

νεται θερμότητος, έξαπατῶσα τοὺς ἀσκέπτους ὡς ἄνισος,
ὅτι γε κατὰ πᾶν ὁμοία φαίνεται. λελογισμένου μήν ἐστιν
ἀνδρὸς τοὺς λογισμοὺς, οὓς εἴρηκα, καὶ γεγυμνασμένου τὴν
αἴσθησιν ἐν πολλῇ τῇ κατὰ μέρος ἐμπειρίᾳ, τὴν ἰσότητα
τῆς θερμότητος ἐξευρεῖν ἔν τε τοῖς παισὶ καὶ τοῖς ἀκμάζουσι, [60] καὶ μὴ τῷ τὴν μὲν ἐφ᾽ ὑγρᾶς οὐσίας φαίνεσθαι,
τὴν δ᾽ ἐπὶ ξηρᾶς, ἐξαπατᾶσθαι. καὶ γὰρ λίθος ὕδατι δύναταί ποτε τὴν ἴσην δέξασθαι θερμασίαν, οὐδὲν διαφέρον,
εἰ ξηρὸς μὲν ὁ λίθος ἐστὶν, ὑγρὸν δὲ τὸ ὕδωρ. οὕτως οὖν
ἔμοιγε μυριάκις ἐπισκεψαμένῳ καὶ παῖδας καὶ νεανίσκους
πολλοὺς, καὶ μειράκια, καὶ τὸν αὐτὸν παῖδα καὶ βρέφος καὶ
μειράκιον γενόμενον, οὐδὲν μᾶλλον ἐφάνη θερμότερος οὔτε
παιδὸς ἀκμάζων, οὔτ᾽ ἀκμάζοντος παῖς. ἀλλ᾽, ὡς εἴρηται, μόνον
ἐν μὲν τοῖς παισὶν ἀτμωδεστέρα τε καὶ πολλὴ καὶ ἡδεῖα,
ἐν δὲ τοῖς ἀκμάζουσιν ὀλίγη καὶ ξηρὰ καὶ οὐχ ὁμοίως ἡδεῖα
τῆς θερμασίας ἡ προσβολή· πολὺ μὲν γὰρ τῆς νῦν παίδων
οὐσίας, ὑγρᾶς οὔσης, ἐκτὸς ἀπορρεῖ, βραχὺ δὲ τῆς τῶν

inconfideratis, quafi inaequalis fit, imponit, propterea
fcilicet quod non undequaque fimilis apparet. Caeterum homo, qui rationes, quas propofui, expenderit, et
fenfum in multa particularium experientia exercuerit,
is nimirum aequalitatem caloris in pueris florentibusque
inveniet, nec eo falletur, quod alter in humida, alter
in ficca fubftantia repraefentetur: quippe lapis aliquando pari cum aqua calore effe poteft, nullum eo
faciente discrimen, quod lapis ficcus fit, aqua humida.
Ita igitur mihi, cum pueros, juvenes, adolefcentes mil-
lies confideraffem, praeterea eundem infantem, puerum adolefcentemque factum, nihilo calidior vifus eft nec puer, quam actate florens, nec aetate florens, quam puer: fed tantum (quemadmodum dixi) in
pueris magis halituofus et multus et fuavis, in florentibus exiguus, ficcus nec fimiliter fuavis effe caloris
occurfus: fiquidem puerorum fubftantiae, utpote humidae, multum foras effluit, florentium fubftantiae

ἀκμαζόντων, ξηρᾶς ὑπαρχούσης. οὐδέτερος οὖν αὐτῶν ἁπλῶς
φαίνεται θερμότερος, ἀλλ᾽ ὁ μὲν τῷ πλήθει τῆς διαπνοῆς,
ὁ δὲ τῇ δριμύτητι. τὸ γὰρ ἔμφυτον θερμὸν ὁ παῖς ἔχει
πλέον, εἴ γ᾽ ἐξ αἵματος καὶ σπέρματος ἡ γένεσις αὐτῷ, καὶ
ἥδιον· ἐν δὲ τοῖς ἀκμάζουσιν ὀλίγη καὶ ξηρὰ καὶ οὐχ
ὁμοίως ἡδεῖα τῆς θερμασίας ἡ προσβολή.

Κεφ. γ΄. Θερμοῦ μὲν δὴ καὶ ψυχροῦ σώματος ἁφὴ
μόνη γνώμων ἐστίν· ὑγροῦ δὲ καὶ ξηροῦ σὺν τῇ ἁφῇ λογισμός. τὸ μὲν γὰρ ξηρὸν σκληρὸν πάντως· ἀλλὰ τοῦτο μὲν
ἁφῇ αἰσθητόν· οὐ μὴν, εἴ τι καὶ σκληρὸν, εὐθὺς ἤδη καὶ
ξηρόν. ἀχώριστον μὲν γάρ ἐστι ξηροῦ σώματος ἡ σκληρότης,
οὐ μὴν ἴδιόν γε τούτου μόνου. καὶ γὰρ τὸ πεπηγὸς ὑπὸ
ψύξεως σκληρὸν, ὥσπερ ὁ κρύσταλλος. ὅθεν οὐδ᾽ εὐθὺς
ἐπιχειρεῖν δεῖ τῇ τοῦ ξηροῦ τε καὶ ὑγροῦ διαγνώσει, πρὶν
ἐπισκέψασθαι, πῶς ἔχει θερμότητος ἢ ψυχρότητος. οὔτε
γάρ, εἰ μετὰ ψυχρότητος ἄκρας σκληρὸν, ἤδη τοῦτο ξηρὸν,

parum, utpote ficcae. Itaque neuter eorum fimpliciter videtur altero calidior, fed alter multitudine ejus,
quod difflatur, alter acrimonia: quippe infiti caloris
puer plus habet ejusque blandioris, fiquidem ex fanguine et femine ortum habet: in florentibus aetate
exiguus et ficcus nec fimiliter fuavis calor tangenti
occurrit.

Cap. III. Ergo calidi frigidique corporis folus tactus eft judex: humidi autem et ficci una cum tactu
ratio. Quippe quod ficcum eft, durum prorfus eft:
at hoc tactu omnino dignofcitur: non tamen, fi quid
durum eft, idem ftatim et ficcum eft: etenim infeparabilis a ficco corpore duritia eft, non tamen ejus
unius propria: nam et quod frigore concretum eft,
durum cernitur, ficut glacies. Quo utique minus ficci
humidique dignotio ftatim aggredienda eft, ante fcilicet
quam aeftimatum fit, quemadmodum fe in calore habeant
et frigore. Neque enim, fi quid cum fummo frigore re-

οὔτ᾽, εἰ μετὰ θερμότητος σφοδρᾶς μαλακὸν, εὐθέως ὑγρόν. ἀλλ᾽ ὅταν μετρίως ἢ ὑερμὸν, σκοπεῖν ἐφεξῆς, εἰ μαλακόν ἐστιν ἢ σκληρόν. εἰ μὲν γὰρ μαλακὸν, ὑγρόν, εἰ δὲ σκληρὸν, ξηρόν. ἀλλ᾽ εἴπερ ταῦθ᾽ οὕτως ἔχοι, τῶν ἐν ἀνθρώπου σώματι μορίων σκληρῶν οὐδὲν ἂν εἴη ὑγρόν. οὐ γὰρ ἐγχωρεῖ τοσαύτην ἐν αὐτῷ γενέσθαι ψύξιν, ὡς σκληρυνθῆναί τι διὰ πῆξιν. εἰς μὲν γὰρ σύστασίν τινα τὸ τέως ῥυτὸν ἀφίξεταί ποτε, καθάπερ ἡ πιμελή. τὸ γὰρ ἐλαιῶδες ἐν αἵματι, ῥυτὸν ὂν καὶ λιπαρὸν, ὅταν ἐν ψυχρῷ γένηται χωρίῳ, πήγνυται, σκληρὸν μὴν οὐδ᾽ οὕτω γίγνεται. δεόντως οὖν εἴρηται τοῖς παλαιοῖς, ὑγροτάτη μὲν ἡ πιμελὴ, δεύτερον δ᾽ ἐπ᾽ αὐτῇ τὸ σαρκῶδες γένος, εἴδη δ᾽ αὐτοῦ πλείω. πρώτη μὲν ἡ κυρίως ὀνομαζομένη σάρξ, ἣν οὐκ ἂν εὕροις καθ᾽ αὑτὴν οὐδαμόθι τοῦ σώματος, ἀλλ᾽ ἔστιν ἀεὶ μόριον μυός. ἐφεξῆς δὲ ἑκάστου τῶν σπλάγχνων ἡ ἴδιος οὐσία. καλοῦσι δ᾽ αὐτὴν οἱ περὶ τὸν Ἐρασίστρατον παρέγχυμα.

praefentatur durum, id etiam ficcum eft, nec, fi quid eum vehementi calore eft molle, idem ftatim eft humidum: verum, cum mediocriter eft calidum, tum aeftimare, durumne an molle fit, oportet: fi enim molle fit, humidum eft, fi durum, ficcum. Verum, fi haec ita fe habent, partium, quae in humano corpore funt durae, nulla eft humida: neque enim tanta effe in eo frigiditas poteft, ut aliquid in ipfo concrefcere in duritiem queat. Poteft quidem, quod prius fuit fluxile, aliquando concrefcere, veluti adeps: quod enim oleofum in fanguine fluxileque et pingue eft, ubi in frigidum venit locum, cogitur: durum tamen ne fic quidem efficitur. Commode igitur dictum veteribus eft, humidiffimam effe adipem: fecundo poft eam loco carnofum genus. Ejus autem plures funt fpecies, prima quidem, quae proprie caro appellatur, quam fcilicet nusquam in corpore per fe invenies, fed eft perpetuo mufculi pars. Ab hac proxima cujusque vifcerum propria fubftantia eft: eam Erafiftratus parenchyma vocat, quafi-

καὶ ὡς περὶ μικροῦ καὶ φαύλου διανοοῦνται πράγματος, οὐκ
εἰδότες, ὡς ἡ καθ᾽ ἕκαστον σπλάγχνον ἐνέργεια τῆς σαρκὸς ταύτης ἐστίν. ἀλλὰ τούτων μὲν οὔπω νῦν ὁ καιρός.
ὅτι δ᾽ αὐτὸ τὸ ἴδιον ἐγκεφάλου σῶμα καὶ πνεύμονος
ἐφεξῆς ἐστι τῇ πιμελῇ καθ᾽ ὑγρότητα, τῇ μαλακότητι τεκμαίρεσθαι πάρεστιν. οὐ γὰρ δὴ ὑπὸ ψυχροῦ γε πέπηγεν,
[61] ὅτι μηδὲ θερμῷ χεῖται. πλησίον δὲ τούτων καὶ ὁ
μυελὸς τὴν φύσιν ἐστίν, οὐ μὴν ὁμοιογενὴς ὁ καθ᾽
ἕκαστον ὀστοῦν μυελὸς ἐγκεφάλῳ τε καὶ νωτιαίῳ. ἀλλ᾽
ἐγκέφαλος μὲν καὶ νωτιαῖος ἐκ ταὐτοῦ γένους· οἱ δ᾽ ἄλλοι ξύμπαντες μυελοὶ φύσεως ἑτέρας εἰσίν. ὑγρότερος μέν
ἐστι καὶ θερμότερος ἐγκέφαλος νωτιαίου, καὶ διὰ τοῦτο
καὶ μαλακώτερος· καὶ μέντοι καὶ αὐτοῦ τοῦ ἐγκεφάλου τὰ
πρόσθεν ὑγρότερα τοσοῦτον, ὅσονπερ καὶ μαλακώτερα.
πάντα μὴν ταῦτα δέρματος οὐχ ὑγρότερα μόνον, ἀλλὰ καὶ
ψυχρότερα, καὶ ὅλως ἄναιμον πᾶν ἐναίμου ψυχρότερον.
ἐγγυτάτω δ᾽ ἐστὶ δέρματος καὶ ἡ τῶν μαλακῶν νεύρων
φύσις· ἡ δὲ τῶν σκληρῶν, οἷόν περ αὐτὸ τὸ δέρμα, καθ᾽

que pro re parva levique habet, parum intelligens,
cujusque vifceris actionem huic carni acceptam referri.
Sed horum non eft nunc tempus. Quod autem ipfum
cerebri pulmonisque proprium corpus proximum adipi
humiditatis ratione fit, ex mollitie ejus conjectare licet: non enim a frigore congelatur, cum nec calore
fundatur. Propinquam his naturam habet medulla: non
eft tamen ejusdem generis cum cerebro et fpinali mè-
dulla ea, quae in quolibet habetur offe: fed cerebrum
et fpinae medulla ejusdem funt generis, reliquae omnes medullae alterius naturae funt. Eft tamen humidius ac calidius cerebrum, quam fpinalis medulla,
eoque etiam mollius: praeterea ipfius cerebri priores
partes tanto funt humidiores, quanto molliores. Omnia tamen haec cute non humidiora modo funt, fed
etiam frigidiora: unoque verbo omne exangue frigidius fanguine praedito eft. Proxima cuti eft mollium
nervorum natura: duriores autem in humido et ficco

ὑγρότητα δηλονότι καὶ ξηρότητα. Θερμότητι γὰρ ἀπολείπεται τοσοῦτον, ὅσον εἰκὸς ἀπολείπεσθαι τὸ παντελῶς ἄναιμον ἐναίμου σώματος. (73) ἡ δὲ τοῦ σπληνὸς, καὶ ἡ τῶν
νεφρῶν, καὶ ἡ τοῦ ἥπατος σὰρξ ὑγροτέρα μὲν τοσούτῳ
δέρματος, ὅσῳ καὶ μαλακωτέρα· θερμοτέρα δὲ, ὅσῳ καὶ
πολυαιμοτέρα. καὶ μὴν καὶ ἡ τῆς καρδίας σὰρξ ἁπάντων
μὲν τούτων ξηροτέρα τοσοῦτον, ὅσον καὶ σκληροτέρα· θερμοτέρα δὲ οὐ τούτων μόνον, ἀλλὰ καὶ πάντων ἁπλῶς τῶν
τοῦ σώματος μορίων. καί σοι τοῦτο σαφῶς ἔνεστιν αἰσθήσει μαθεῖν ἐν ταῖς τῶν ζώων ἀνατομαῖς ταῖς κατὰ τὸ
στέρνον γιγνομέναις, εἰς τὴν ἀριστερὰν κοιλίαν τῆς καρδίας
καθέντι τοὺς δακτύλους· εὑρήσεις γὰρ οὐκ ὀλίγῳ τινὶ τὸ
χωρίον τοῦτο τῶν ἄλλων ἁπάντων θερμότερον. ἀλλ᾽ ἡ μὲν
τοῦ ἥπατός τε καὶ σπληνὸς καὶ νεφρῶν καὶ πνεύμονος σὰρξ
ἁπλῆ τὴν φύσιν ἐστὶ, ταῖς καθ᾽ ἕκαστον σπλάγχνον ἀρτηρίαις καὶ φλεψὶ καὶ νεύροις περιπεφυκυῖα. τῆς καρδίας
δ᾽ οὐχ ἁπλοῦν τὸ τῆς σαρκὸς εἶδος, ἀλλ᾽ οἵαί πέρ εἰσιν
αἱ ἐν τοῖς μυσὶν ἶνες, αἷς ἡ σὰρξ περιπέπηγε, τοιαῦται

fecundum cutis naturam fe habent: calore ab ejus natura tantum abfunt, quantum confentiens eft exangue
corpus a fanguine praedito abeffe. Lienis autem, renum et jecinoris caro tanto cute eft humidior, quanto
eft mollior: calidior autem, quanto magis abundat
fanguine. Jam cordis caro omnibus his tanto eft ficcior,
quanto eft durior: calidior vero non modo his, fed
etiam omnibus plane corporis particulis: quod etiam
fenfu clare deprehendas licet in pectoris animalis diffectione, fi digitos in finiftrum ejus finum immiferis: invenies enim locum hunc omnibus, quae in animali funt,
haud paulo calidiorem. At jecinoris, lienis, renum
et pulmonis caro fimplicis cujusdam naturae eft, circa
cujusque vifceris venas, arterias et nervos crefcens.
Cordis fimplex carnis natura non eft, fed funt in eo
fibrae, quales in mufculis cernimus, quibus caro cir-

602   ΓΑΛΗΝΟΥ ΠΕΡΙ ΚΡΑΣΕΩΝ

Ed. Chart. III. [61.]   Ed. Baf. I. (73.)

κἄν τῇ καρδίᾳ. πλὴν οὐ ταὐτὸ γένος τῶν ἰνῶν, ἀλλ᾽ αἱ
μὲν ἐν τοῖς μυσὶν νεύρων εἰσὶ καὶ συνδέσμων μόρια. τῆς
καρδίας δὲ τὸ τῶν ἰνῶν γένος ἴδιον, ὥσπερ καὶ τοῦ τῆς ἀρτηρίας καὶ φλεβὸς χιτῶνος, ἐντέρων τε καὶ γαστρὸς καὶ
μήτρας καὶ τῶν κύστεων ἑκατέρων. ἔστι γὰρ οὖν δὴ κἄν
τούτοις ἅπασι τοῖς ὀργάνοις τὴν οἰκείαν σάρκα περιπεπη-
γυῖαν ἰδεῖν ταῖς ἰδίαις αὐτῶν ἰσίν. αὗται μὲν οὖν αἱ σάρκες θερμότεραι τοῦ δέρματος ὑπάρχουσιν, αἱ δ᾽ ἶνες, αἱ
μὲν ὀλίγῳ τινὶ μᾶλλον, αἱ δ᾽ ἧττον, βραχὺ δέρματος ψυχρό-
τεραί τέ εἰσι καὶ ξηρότεραι, τινὲς δ᾽ ὅμοιαι κατὰ πᾶν εἰσι
τῇ τοῦ δέρματος οὐσίᾳ. πάντες δ᾽ ὑμένες ἤδη ξηρότεροι
δέρματος, ὥσπερ γε καὶ αἱ περὶ τὸν ἐγκέφαλόν τε καὶ τὸν
νωτιαῖον μήνιγγες· ὑμένες γὰρ δὴ καὶ αἵδε. καὶ μὲν δὴ
καὶ σύνδεσμοι πάντες, εἰς ὅσον σκληρότεροι δέρματος, εἰς
τοσοῦτο καὶ ξηρότεροι. καὶ οἱ τένοντες δὲ, κἂν τῶν συνδέσμων εἰσὶ μαλακώτεροι, δέρματος γοῦν ἐναργῶς ἤδη σκληρότεροι. χόνδροι δὲ μετὰ τοὺς συνδέσμους εἰσί. καί τι μέσον

cumhaeret. Caeterum non eft idem fibrarum genus:
fed quae in mufculis habentur, nervorum et ligameu-
torum funt particulae: cordis propria quaedam fibrarum eft fpecies, aeque fcilicet ut venarum tunicae atque arteriarum, itemque inteftinorum, ventriculi, uteri et veficae utriusque: licet enim in his quoque omnibus inftrumentis propriam quandam videre carnem
fuis ipforum fibris circumnatam. Atque hae quidem
carnes cute funt calidiores: fibrae vero, quam cutis,
partim paulo magis, partim paulo minus, tum frigidae,
tum ficcae funt: partim fimiles omnino cutis fubftantiae.
Porro omnes membranae cute funt ficciores, veluti
quae circa cerebrum et fpinalem medullam funt menin-
ges: funt enim hae quoque membranae. Jam ligamenta omnia, quanto cute funt duriora, tanto funt et ficciora. Tendoues quoque, tametfi ligamentis funt molliores, attamen cute luculenter funt duriores. Cartilagines vero poft ligamenta deinceps funt. Praeteres

ἀμφοῖν σῶμα· καλοῦσι δ᾽ αὐτὸ νευροχονδρώδη σύνδεσμον ἔνιοι
τῶν ἀνατομικῶν. ἔστι δὲ τοῦτο σύνδεσμος σκληρὸς καὶ
χονδρώδης. ὀστοῦν δὲ τὸ πάντων ξηρότατον, ὃ καλύπτει
τὸ δέρμα. καὶ τῶν ἐξεχόντων αὐτοῦ ξηροτάτη μὲν ἡ θρὶξ,
ἐφεξῆς δὲ κέρας, εἶτ᾽ ὄνυχές τε καὶ ὁπλαὶ, καὶ πλῆκτρα,
καὶ ῥάμφη, καὶ ὅσα τοιαῦτα καθ᾽ ἕκαστον τῶν ἀλόγων
ζώων ἐστὶ μόρια. τῶν δὲ χυμῶν ὁ μὲν χρηστότατός τε καὶ
οἰκειότατός ἐστι τὸ αἷμα. τούτου δὲ οἷον ὑπόστασίς τε καὶ
ἰλὺς χολὴ ἡ μέλαινα. ταῦτ᾽ ἄρα καὶ ψυχροτέρα τέ ἐστι καὶ
παχυτέρα τοῦ αἵματος· ἡ δέ γε ξανθὴ θερμοτέρα μακρῷ.
ψυχρότατον δὲ καὶ ὑγρότατον ἁπάντων τῶν ἐν τῷ ζώῳ τὸ
φλέγμα. κριτήριον δὲ καὶ τῆς τούτου διαγνώσεως ἡ ἁφὴ,
καθάπερ καὶ Ἱπποκράτης ἐν τῷ περὶ φύσεως ἀνθρώπου
πεποίηται λόγῳ. [62] ἀλλ᾽ ὅτι μὲν ψυχρὸν, ἡ ἁφὴ μόνη
γιγνώσκει· τὸ δ᾽, ὅτι καὶ ὑγρὸν, ἁφή τε ἅμα καὶ ὄψις
καὶ λογισμός. ἁφὴ μὲν καὶ ὄψις, ὅτι τοιοῦτο ἑκατέρῳ
φαίνεται· ὁ λογισμὸς δὲ, διορισάμενος, ὡς οὐ πλήθει θερ-

medium quoddam inter ea corpus: appellant id anatomici quidam νευροχονδρώδη σύνδεσμον, quafi vero cartilagineum fimul et nervofum ligamentum dicas: eſt autem
id durum cartilaginofumque ligamentum. Os vero
omnium, quae cutis operit, duriffimum eſt. At eorum,
quae ex cute extant, ficciffimus eſt pilus: deinde cornu:
mox ungues et ungulae et calcaria, roſtra, quaeque
his in fingulis animalium ratione carentium fimiles funt
partes. Humorum optimus et maxime proprius ac do-
meſticus fanguis eſt. Hujus veluti fedimentum ac
faex atra bilis eſt: quae idcirco tum frigidior, tum
craffior fanguine eſt: ficut flava bilis longe calidior.
Frigidiffimum vero ac humidiffimum omnium, quae in
animali habentur, pituita eſt. Inſtrumentum autem,
quo id cognofcitur, ipfe eſt tactus: veluti Hippocrates
in libello de hominis natura monſtravit. Caeterum
quod frigida fit, unus tactus difcernit: quod vero humida quoque, pariter tactus, vifus et ratio judicant: et
tactus quidem ac vifus, quod talis his cernitur: ratio

μότητος, ἀλλ᾽ ὑγρότητι συμφύτῳ τοιοῦτο ἐγένετο. περὶ μὲν
οὖν τῶν κατὰ τὸ σῶμα μορίων τε καὶ χυμῶν ᾧδε ἔχει.
Κεφ. δ΄. Περὶ δὲ τῶν ἑπομένων ταῖς κράσεσιν ἐφεξῆς
χρὴ διελθεῖν. ἕπεται μὲν γὰρ καὶ τὰ προειρημένα, μᾶλλον
δ᾽ ἀχώριστα τελέως ἐστὶ, ξηρῷ μὲν σκληρότης, ὑγρῷ δὲ
μαλακότης, ὅταν γε μετὰ χλιαρᾶς ἢ θερμότητος. ἀλλὰ καὶ
παχύτητες ἕξεως καὶ λεπτότητες ἕπονται κράσεσιν, οὐ ταῖς
συμφύτοις μόνον, ἀλλὰ κἂν ἐξ ἔθους μακροῦ τις ἐπίκτητος γένηται. πολλοὺς γὰρ καὶ τῶν φύσει λεπτῶν ἐθεασάμην παχυνθέντας, καὶ τῶν παχέων λεπτυνθέντας, τοὺς
μὲν ἀργίᾳ τε καὶ ἁβρᾷ διαίτῃ τὴν ὕλην κρᾶσιν ὑπαλλά-
ξαντας ἐπὶ τὸ ὑγρότερον, τοὺς δὲ ἐν ταλαιπωρίαις πλείοσι
καὶ φροντίσι καὶ διαίτῃ λεπτῇ καταξηρανθέντας. εἰρήσεται
δὲ καὶ τούτων τὰ γνωρίσματα. κάλλιον γὰρ ἡμᾶς αὐτοὺς
ἔκ τινων σημείων ὁρμωμένους, πρὶν παρ᾽ ἑτέρου πυθέσθαι,
δύνασθαι γνωρίζειν, εἰ φύσει τοιοῦτος ἦν ὁ ἄνθρωπος, ἢ
ἐξ ἔθους ἐγένετο. διδάσκαλος δὲ καὶ τούτων τῶν γνωρι-

vero, ubi non caloris copia, fed connato humore talem
effe definivit. Ac particulae quidem et fucci corporis
ad hunc modum fe habent.

Cap. IV. De iis, quae temperamenta comitantur,
deinceps agendum. Comitantur enim ea et quae dicta
jam funt: immo potius infeparabilia omnino funt, a
ficco quidem corpore durities, ab humido mollities, fi
tamen cum tepido calore eft. Sed et craffitudo habitus et gracilitas temperamenta fequuntur, non ea modo,¹ quae connata funt, fed etiam fi qua ex longa confuetudine funt contracta. Multos fiquidem, qui natura
graciles fuerant, craffos redditos vidi: contraque, qui
craffi fuerant, graciles: illis quidem ex otiofa et delicata vita toto temperamento ad humidius mutato, his
vero multis aerumnis et curis et tenui victu perficcatis.
Dicemus vero et horum discernendorum notas: fatius
enim eft, talisne quispiam natura fit, an ex confuetudine redditus, nosmet prius per aliquot figna discernere poffe, quam ab alio id quaerere. Sane ejusmodi

σμάτων, ὥσπερ οὖν καὶ τῶν ἄλλων ἁπάντων, ὁ θαυμάσιος
Ἱπποκράτης. ὅσοι μὲν γὰρ εὐρυτέρας ἔχουσι τὰς φλέβας,
θερμότεροι φύσει· ὅσοι δὲ στενοτέρας, ψυχρότεροι. τοῦ
θερμοῦ γὰρ ἔργον ἀνευρῦναί τε καὶ διαφυσῆσαι ταύτας.
ὥστ᾽ εὐλόγως εἰς ταὐτὸ, ὡς τὸ πολὺ, συντρέχει στενότης
μὲν φλεβῶν ἕξει πιμελώδει τε καὶ παχυτέρα, λεπτότης
δ᾽ ἕξεως εὐρύτητι φλεβῶν. εἰ δ᾽ ἅμα τις εἴη πιμελώδης
τε καὶ παχὺς, καὶ τὰς φλέβας εὐρείας ἔχοι, δι᾽ ἔθος
οὗτος, οὐ φύσει, πιμελώδης ἐγένετο· ὥσπερ εἰ καὶ στενὰς
μὲν ἔχοι τὰς φλέβας, εἴη δὲ ἰσχνὸς, οὐδ᾽ οὗτος ἐξ ἀνάγκης
φύσει τοιοῦτος. κἂν τοῖσι λιμαγχονικοῖσι, φησὶ, τὰς μετριό-
τητας ἀπὸ τούτων σκεπτέον, τῆς τῶν ἀγγείων εὐρύτητος
δηλονότι καὶ στενότητος, οὐ τῆς] ἄλλης ἕξεως ὅλου τοῦ
σώματος. οἱ μὲν γὰρ στενὰς ἔχοντες τὰς φλέβας ὀλίγαι-
μοί τέ εἰσι καὶ μακρὰς ἀσιτίας οὐ φέρουσιν ὅσοις δ᾽
εὐρεῖαι, καὶ πλῆθος αἵματος, τούτοις ἔνεστι καὶ χωρὶς
βλάβης ἀσιτοῦσιν. αἱ δ᾽ αἰτίαι τῶν εἰρημένων ἤδη μὲν

fignorum auctor aeque ut reliquorum omnium mirus
eſt Hippocrates. Siquidem, quibuscunque latiores venae
funt, hi calidiores natura funt: quibus angustiores
contra, magis frigidi: caloris namque opus eſt has dila-
tare flatuque extendere. Ita rationabiliter in idem
magna ex parte recidit venarum angustia cum habitu
pingui et craffiore, habitus gracilis cum venarum laxitate. Quod fi quis fimul pinguis craffusque eſt ac venas laxas habet, is confuetudinis alicujus occafione,
non natura, pinguis eſt redditus: ficut e diverfo, fiquis
angustas habet venas et gracilis eſt, ne hunc quidem
talem effe natura neceffe eſt. Quin iis, qui fame cru-
ciantur, inquit, mediocritatem ex laxitate venarum et
angustia, non a caetero totius corporis habitu, fpectan-
dam effe ait: quippe qui angustas habent venas, exigui funt fanguinis, nec longam inediam ferunt: quibus
latae, his copia fanguinis eſt et citra noxam cibo abstinent. Caufae horum, quae dicta funt, evidentes jam

606 ΓΑΛΗΝΟΥ ΠΕΡΙ ΚΡΑΣΕΩΝ

Ed. Chart. III. [62. 63.]   Ed. Baf. I. (73.)

δῆλαι, κἂν ἐγὼ μὴ λέγω, τοῖς γε προσέχουσι τὸν νοῦν.
ἐπεὶ δ᾽ οὐ πάντες προσέχουσιν, ἀναγκαῖον ἴσως ἐστί τι
καὶ δι᾽ ἐκείνους εἰπεῖν. ὅσον ἐν αἵματι πῖόν τέ ἐστι
καὶ κοῦφον καὶ λεπτὸν, ἐν μὲν τοῖς θερμοτέροις σώμασι
τροφὴ γίνεται τοῦτο τῷ θερμῷ, κατὰ δὲ τὰ ψυχρότερα
διασώζεται. καὶ τῶν φλεβῶν ἔξω διηθούμενον, ἐπειδὰν
μὲν ψυχροῖς περιπέσῃ μορίοις, οἷοί περ οἱ ὑμένες εἰσὶν,
ἐκείνοις περιπήγνυται· κατὰ δὲ τὰ φύσει θερμότερα μόρια,
(τοιαῦτα δ᾽ ἐστὶ δηλονότι τὰ σαρκώδη,) δαπανᾶταί τε πρὸς
τοῦ θερμοῦ, καὶ διαφορεῖται, πλὴν εἴ ποτε πρὸς τῷ
ψυχροτέρῳ τῆς κράσεως ἔτι καὶ τὸ τῆς διαίτης ἀταλαί-
πωρον ἐπιτρέψει ἔτι καὶ αὐτοῖς τοῖς σαρκώδεσι μορίοις
πιμελήν. οὕτω τοι καὶ τὰ φωλεύοντα ζῶα πολλάκις εὑρίσκεται πιμελωδέστερα. καὶ γυναῖκες ἀνδρῶν, ὅτι καὶ τῇ κράσει
ψυχρότερον ἄρρενος τὸ θῆλυ, καὶ οἰκουρεῖ τὰ πολλά.
ὅσαι μὲν οὖν ἕξεις σωμάτων εὔκρατοί τέ εἰσι φύσει [63]
καὶ πονοῦσι τὰ μέτρια, ταύτας ἀναγκαῖον εὐσάρκους γίνε-

funt iis, qui animum adverterint, tametſi a me non re-
ferantur. Sed quoniam non omnes advertunt, neceſſe
fortaſſe erit aliquid eorum caufa dixiſſe. Quicquid in
fanguine pingue, leve et tenue eſt, id in calidioribus.
corporibus alimentum quoddam calido fit, in frigidiori-
bus fervatur: cumque id venae extra ſe transmiferint,
ubi in frigidas particulas incidit, quod genus membranae funt, circum eas concrefcit: in partibus vero natura calidioribus, cujusmodi carnofae funt, a calore
ipfo abfumitur ac digeritur, nifi ficubi frigiditati temperamenti etiam vita indulgentior accedens ipfis carnofis particulis adipis aliquid allinat. Qua ratione etiam
quae hyeme delitefcunt animalia, non raro inveniuntur
pinguiora. Et foeminae viris funt pinguiores, quod
fcilicet foemina mare eſt frigidior et plurimum domi
verfatur. Ac quicunque corporum habitus et temperati natura funt, et mediocri exercitatione utuntur, hos
neceſſe eſt eufarcos eſſe, id vero eſt mediocri omnino

BIBΛION ΔΕΥΤΕΡΟΝ. 607

Ed. Chart. III. [63.]   Ed. Baf. I. (73. 74.)

σϑαι, τοῦτ᾽ ἔστι πάντη συμμέτρους. ὅσαις δὲ τὸ μὲν
ὑγρὸν αὔταρκες, ἀπολείπεται δ᾽ οὐ πολλῷ τῆς ἄκρας συμμετρίας τὸ θερμὸν, αὗται πολύσαρκοι γίνονται. πολύσαρκοι
δὲ καὶ ὅσαι φύσει μὲν εὔκρατοι, ῥᾳθύμως δὲ καὶ ἀπόνως
βιοῦσιν. εἴρηται γὰρ δὴ καὶ τοῦτο κάλλιστα πρὸς τῶν
παλαιῶν, ὡς ἐπίκτητοι φύσεις εἰσὶ τὰ ἔθη. καὶ οὐδὲν
ἴσως διοίσει τοῦθ᾽ ἅπαξ εἰρηκότας νῦν μηκέτι διορίζεσθαι
καθ᾽ ἕκαστον κεφάλαιον, εἴτε φύσει ψυχρότερος, εἴτ᾽ ἐξ
ἔθους ὅδε τις ἐγένετο, ἀλλὰ τοῦτο μὲν ἀπολείπειν τοῖς
ἀναγινώσκουσιν, αὐτὸν δὲ βραχυλογίας ἕνεκα τὰς οἰκείας
ἑκάστῃ τῶν κράσεων ἕξεις τοῦ σώματος ἐπελθεῖν. εἰσὶ δή
τινες ἰσχνοί τε ἅμα καὶ φλέβας ἔχοντες (74) μικρὰς, ἀλλ᾽
εἰ τέμοις ἐξ αὐτῶν ἡντιναοῦν, προσπίπτει πιμελὴ, δῆλον ὡς
ὑποπεφυκυῖα τῷ δέρματι κατὰ τὸν ἔνδον ὑμένα. σπάνιον
μὲν οὖν ἐπ᾽ ἀνδρῶν τὸ τοιοῦτο, ἐπὶ δὲ γυναικῶν καὶ πάνυ
πολλάκις εὑρισκόμενον. ἔστι γὰρ καὶ φύσεως ψυχροτέρας
καὶ ἀργοτέρου βίου τὸ τοιοῦτο γνώρισμα. πιμελὴ μὲν γὰρ
ἀεὶ διὰ ψύξιν ἕξεως γίνεται· πολυσαρκία δὲ πλήθους

corporis habitu. Quibus vero humidum abundat et calor a mediocritate fumma non longe abeft, hi corpulenti five carnofi fiunt. Corpulenti rurfus fiunt, qui
natura funt temperati, caeterum defides et otiofi vivunt: quippe dictum a veteribus commodiffime eft, confuetudinem acquifititiam effe naturam. Nec fortaffe
oportebit, cum id jam femel dixerimus, in quovis
etiam capite definire, naturane frigidior an ex confuetudine quispiam fit redditus, fed illud legentibus r·-
mittere, me autem compendii caufa proprios cuique
temperamento corporis habitus perfequi. Sunt igitur
nonnulli, qui et graciles funt, et venas parvas habent:
fed fi ex iis quampiam incidas, adeps excidet, quam conftat cuti ad internam ejus membranam effe fubnatam.
Et raro id quidem in viris confpicitur: in foeminis
faepiffime invenitur; eft namque tum frigidioris naturae, tum vitae magis defidiofae ejusmodi nota: fiquidem adeps ex habitus frigiditate femper gignitur: cor-

αἵματος ἔγγονος· εὐσαρκία δὲ φύσεως εὐκράτου γνώρισμα.
πάντως μὲν οὖν οἱ πολύσαρκοι καὶ τὴν πιμελὴν εὐθέως
ἔχουσι πλείονα τῶν εὐκράτων· οὐ μὴν ἀνάλογος ἀεὶ ταῖς
σαρξὶν ἡ πιμελὴ συναύξεται, ἀλλ᾽ ἔστιν ἰδεῖν τῶν παχέων
τοὺς μὲν τὴν σάρκα πλείονα, τοὺς δὲ τὴν πιμελὴν ἔχοντας,
ἐνίοις δὲ ὁμοίως ἄμφω συνηύξηται. τούτοις μὲν οὖν, οἷς
ὁμοίως ἄμφω συνηύξηται, τοσούτῳ πλέον ὑγρόν ἐστιν ὑπὲρ
τὴν εὔκρατον φύσιν, ὅσον καὶ ψυχρόν. οἷς δ᾽ ἡ πιμελὴ
πλείων, τὸ ψυχρὸν ἐπὶ τούτων πλέον ἐστὶν, ἤπερ τὸ ὑγρόν·
ὥσπερ οἷς ἡ σὰρξ πλείων, ὑγρότης μέν ἐστι τοῦ δέοντος
πλείων, οὐ μὴν καὶ ψύξις. ὅταν γὰρ, ἐν τοῖς οἰκείοις ὅροις
μένοντος τοῦ θερμοῦ, προσγένηταί τις αἵματος χρηστοῦ
πλεονεξία, πολυσαρκίαν ἀναγκαῖον ἀκολουθῆσαι. τὸ δὲ,
ὅσῳ χρὴ πλέον εἶναι τοῦ συμμέτρου τὸ αἷμα, μέτρῳ μὲν
οὐχ οἷόν τε μηνῦσαι καὶ σταθμῷ, λόγῳ δ᾽ ἐγχωρεῖ διελθεῖν. ὡς ἐπειδὰν μήπω νοσῶδες μηδὲν γένηται τῷ τοῦ
ζώου σώματι σύμπτωμα παχυνομένῳ, τὸ πλῆθος τῆς
ὑγρότητος τηνικαῦτα τῶν τῆς ὑγείας ὅρων ἐντός ἐστιν.

pulentia five carnis abundantia ex fanguinis copia
nafcitur : mediocritas temperatae naturae eft nota. Et
corpulenti quidem omnino plus adipis habent, quam temperati : nec tamen pro carnis femper portione adeps fimul augetur : fed craſſorum alios habere plus carnis,
alios plus adipis videas, aliis ambo pari modo funt
adaucta. Et quibus quidem ambo pari modo funt aucta, iis tantum fupra temperatam naturam humoris eft,
quantum et frigoris : quibus autem plus eft adipis, in
iis frigidi plus eft quam humidi, aeque ut, quibus caro
eft plenior, iis humoris plus jufto eft, non tamen
etiam frigoris : cum enim calori intra debitos fines ma-
nenti boni fanguinis accedit copia, neceſſe eft corpu-
lentia fequatur. Quantum autem fupra mediocritatem
effe fanguis debeat, id quidem menfura et pondere
oftendere non eft : ratione tradere licet : quippe ubi
nullum adhuc morbofum fymptoma craſſato corpori incidit, humoris abundantia intra fanitatis interim eft fines.

ἐπιδέδεικται γὰρ ἡμῖν καὶ δι᾽ ἄλλων, ὡς ἀναγκαῖόν ἐστιν, οὐ
σμικρὸν ὑποθέσθαι πλάτος τῆς ὑγιεινῆς καταστάσεως. ἀλλὰ
καὶ νῦν φαίνεται σχεδὸν ἐν ὅλῳ τῷ λόγῳ, τὴν μὲν εὔκρατόν
τε καὶ μέσην φύσιν οἷον κανόνα τῶν ἄλλων ἀεὶ τιθεμένοις,
ὅσαι δ᾽ ἐφ᾽ ἑκάτερα τῆςδε, δυσκράτους ἀποφαίνουσιν·
ὅπερ οὐκ ἂν ἦν, εἰ μὴ τὸ μᾶλλόν τε καὶ ἧττον ἡ ὑγιεινὴ
κατάστασις ἐδέχετο. ἄλλη μὲν γάρ ἐστιν ὑγιεινή, ἄλλη δὲ
νοσώδης δυσκρασία· νοσώδης μὲν, ἡ ἐπὶ πλεῖστον ἀποκε-
χωρηκυῖα τῆς εὐκράτου, ὑγιεινὴ δὲ, ἡ ἐπὶ ὀλίγον. ὁρίσαι
δὲ οὐδ᾽ ἐνταῦθα μέτρῳ καὶ σταθμῷ τὸ ποσὸν ἐγχωρεῖ·
ἀλλ᾽ ἱκανὸν γνώρισμα τῆς ὑγιεινῆς δυσκρασίας τὸ μηδέπω
μηδεμίαν ἐνέργειαν τοῦ ζώου βεβλάφθαι σαφῶς. ὅσον δ᾽
οὖν μεταξὺ τοῦ τε ἄκρως ἐνεργεῖν καὶ τοῦ βεβλάφθαι
σαφῶς ἐνέργειαν ὑπάρχει, τοσοῦτο καὶ τῆς ὑγιείας τὸ πλάτος ἐστὶ καὶ τῆς κατ᾽ αὐτὴν δυσκρασίας. τούτῳ δ᾽ ἐφεξῆς
ἐστιν ἡ νοσώδης δυσκρασία, ὅταν γε διὰ δυσκρασίαν νοσῇ

Monſtratum enim nobis et in aliis eſt, non parvam
in eo ſtatu, qui ſanitas dicitur, neceſſario ſtatuen-
dam eſſe latitudinem: quin id nunc quoque in omni
fere ſermone noſtro apparet, qui temperatam mediamque naturam reliquarum veluti normam ſemper ſtatua-
mus, quae vero ex hujus utraque ſunt parte, intemperatas cenſeamus: quod utique non faceremus, niſi
in ſanitatis ſtatu majoris minorisque ratio inveniretur.
Eſt enim alia ſanitatis, alia morbi intemperies: morbi
quidem ea, quae a media temperie longiſſime abeſt: ſanitatis, quae paulum. Definire autem modum ne hic
quidem menſura et pondere licet: caeterum intemperamenti, quod intra ſanitatem habetur, ſufficiens nota
eſt, quod nulla functio animalis manifeſte ſit adhuc
laeſa. Quantum igitur intervallum eſt inter id, quod
perfectiſſime functionem obit, et id, quod manifeſte
actionem aliquam habet oblaeſam, tanta eſt profecto
et ſanitatis et diſtemperantiae, quae intra ſanitatem con-
ſiſtit, latitudo. Ab hac proxima eſt intemperies mor-
boſa, cum ſcilicet animal intemperamenti vitio aegro-

τὸ ζῶον. οὐ γὰρ δὴ διὰ ταύτην γε μόνην, ἀλλὰ καὶ κατ᾽
ἄλλας διαθέσεις οὐκ ὀλίγας, ὑπὲρ ὧν ἐν τοῖς περὶ τῆς τῶν
νοσημάτων διαφορᾶς λογισμοῖς ἐπὶ πλέον εἰρήσεται· νυνὶ δὲ
πάλιν ἀναληπτέον τὸν ἐξ ἀρχῆς λόγον. ὡς γὰρ, τοῦ συμφύτου θερμοῦ τὴν ἀρίστην εὐκρασίαν φυλάττοντος, αὐξηθὲν
τὸ ὑγρὸν ἐν ὅροις ὑγιεινοῖς οὐ πιμελῶδη τὸν ἄνθρωπον,
[64] ἀλλὰ πολύσαρκον ἀποδείκνυσι, συναυξομένης μὲν ἐπ᾽
ὀλίγον καὶ τῆς πιμελῆς, ἀλλὰ πολλῷ πλείονι μέτρῳ τῆς
σαρκός· οὕτως αὖ πάλιν, εἰ τὸ ὑγρόν τε καὶ ξηρὸν ἀκριβῆ
τὴν πρὸς ἄλληλα φυλάττοι συμμετρίαν, ἧττον δ᾽ εἴη θερμὸς
ὁ ἄνθρωπος, ἀνάγκη πιμελῶδες μᾶλλον ἢ πολύσαρκον γενέσθαι τοῦτο τὸ σῶμα. εἰ δ᾽ αὖ πάλιν αὐξηθείη τὸ θερμὸν, ἐν συμμετρίᾳ μενούσης τῆς ἑτέρας ἀντιθέσεως, πλέον
ἀπολείπεται τούτου τὸ ζῶον πιμελῆς ἢ σαρκός· ὥσπερ, εἰ
καὶ κρατήσει ποτὲ τὸ ξηρὸν, ἐν συμμετρίᾳ μενούσης τῆς
ἑτέρας ἀντιθέσεως, ἰσχρότερόν τε ἅμα καὶ σκληρότερον ἔσται
τὸ σῶμα. ταῦτ᾽ εἴρηταί μοι, καὶ δῆλον ἤδη, ὡς οὐ λόγῳ
μόνῳ ἐδείχθησαν αἱ ἁπλαῖ δυσκρασίαι τοῖς τῶν ζώων ὑπάρ-

tat: non enim hujus tantum noxa laborat, fed etiam aliis
affectibus non paucis: de quibus in iis, quae de morborum
differentiis fcribemus, diffufius agetur. Nunc autem redeûn-
dum ad diverticulum eft. Sicuti enim, naturali calore optimam fervante temperiem, humidum, quod intra fanitatis terminos eft auctum, non adipem modo in homine, fed etiam corpulentiam gignit: et adipem quidem
parcius adjicit, carnem vero multo liberalius auget:
ita rurfus, fi humidum et ficcum mediocritatem ad unguem inter fe fervent, calor autem in homine fit minor, necefle eft hujus corpus adipe quam carnis copia magis abundet. At vero, fi calor augeatur, fervet-
que mediocritatem altera contrarietas, minus erit ei
animali adipis quam carnis: ficut e diverfo, fi quando
pollet ficcum, altera contrarietate medium modum fervante, et gracilius et durius corpus evadet. Haec a
me dicta funt, patetque, non folum ratione monftratum
effe, quod fimplices in animalium corporibus intemperies

BIBΛION ΔETTEPON. 611

Ed. Chart. III. [64.]   Ed. Baſ. I. (74.)

χουσαι σώμασιν, ἀλλὰ καὶ τὰ γνωρίσματα σαφῆ πασῶν
ἐστιν· οὔκουν ἐν θερμότητι καὶ ψυχρότητι, καὶ μαλακότητι
καὶ σκληρότητι μόνον, ἀλλὰ καὶ ταῖς ἄλλαις ἁπάσαις τῆς
ἕξεως τοῦ ὅλου σώματος διαφοραῖς, ὧν ὑπὲρ μὲν τῆς κατὰ
λεπτότητα καὶ πάχος εἴρηται νῦν, ὑπὲρ δὲ τῶν ἄλλων ἤδη
λεγέσθω.

Κεφ. ε΄. Δασεῖα μὲν ἡ θερμὴ καὶ ξηρὰ κρᾶσίς ἐστιν,
ἀλλ᾽ αὕτη μὲν ἐσχάτως· μετρίως δ᾽ ἡ θερμὴ μὲν, σύμμετρος δὲ κατὰ τὴν ἑτέραν ἀντίθεσιν· ὥσπερ γε καὶ ἡ ξηρὰ
μὲν, εὔκρατος δὲ κατὰ τὸ θερμόν τε καὶ ψυχρὸν· ἔστι γὰρ
καὶ ἥδε μετρίως δασεῖα. ψιλαὶ δὲ τριχῶν αἱ ψυχραὶ πᾶσαι
κράσεις, εἴτ᾽ οὖν ἀμέτρως ἔχοιεν ὑγρότητος, εἴτε μετρίως.
ἀλλ᾽ ἐσχάτως μὲν ἄτριχος ἡ ψυχρὰ καὶ ὑγρὰ κρᾶσίς ἐστιν·
ἔλαττον δὲ ταύτης ἡ ψυχρά τε ἅμα καὶ κατὰ τὴν ἑτέραν
ἀντίθεσιν εὔκρατος· ἔτι δ᾽ ἔλαττον ἡ ψυχρὰ καὶ ξηρά.
καίτοι δόξει τις, ὡς ἐν γῇ ξηρᾷ ταῖς πόαις ἀδύνατόν ἐστι
καὶ φυῆναι, καὶ τραφῆναι, καὶ αὐξηθῆναι, τὸν αὐτὸν λόγον

habeantur, fed etiam quod fingularum manifeſtae ſint
notae : nec eae modo in calore, frigore, mollitie et
duritie, fed etiam in reliquis omnibus habituum totius
corporis differentiis : quarum de ea, quae ex |graci-
litate et craſſitudine ſpectatur, nunc diximus, de reliquis autem jam dicamus.

Cap. V. Calida igitur et ſicca temperies hirſuta
eſt, verum ea in ſummo: mediocriter autem, quae calida quidem eſt, fed in altera contrarietate mediocritatem habet: ſimiliter et quae ſicca quidem eſt, fed
in calido et frigido media eſt temperie, eſt enim ea quoque
modice hirta. Nuda pilis ſunt frigida omnia temperamenta, ſive ea mediocriter ſe habeant in humiditate, ſive
immodice: caeterum ad ſummum glabra eſt frigida
temperies et humida: minus hac, quae frigida eſt, fed
in altera contrarietate temperata: adhuc minus, quae
frigida et ſicca. Quamquam putet aliquis, ſicut fieri non
poteſt, ut in terra ſicca herbae naſcantur, nutriantur et

κἂν τῷ δέρματι ταῖς θριξίν· ἔχει δ᾽ οἴγ οὕτως. γῇ μὲν
γὰρ ὡς γῇ ξηρὰ λέγεται, δέρμα δὲ ὡς δέρμα.
καὶ τοίνυν
τὸ μὲν ἐν γῇ ξηρὸν ἄνικμον ἐσχάνως ἐστί· τὸ δ᾽ ἐν ἀνθρώπου σώματι, καὶ τῶν ὁμοίων ἀνθρώπῳ ζώων, οὐκ ἄνικμον, ἐπιτήδειόν τε καὶ μάλιστα πάντων εἰς γένεσιν τριχῶν.
ἐκ μὲν γὰρ τῶν ὀστρακοδέρμων τε καὶ μαλακοστράκων, οἷον
ὀστρέων, καὶ καράβων, καὶ καρκίνων, ὅσα τε φολιδωτὰ τῶν
ζώων ἐστὶν, ὥσπερ οἱ ὄφεις, ἢ λεπιδωτά, καθάπερ οἱ
ἰχθύες, οὐκ ἂν δύναιτο φύεσθαι θρίξ· ὄντως γάρ ἐστι τὰ
τούτων δέρματα τελέως ξηρὰ δίκην ὀστράκου τινὸς ἢ πέ-
τρας. ἐκ μέντοι τῶν μαλακοδέρμων, οἷον καὶ ἄνθρωπός
ἐστιν, ὅσον περ ἂν ξηρότερόν τε καὶ θερμότερον ᾖ τὸ δέρμα, τοσόνδε μᾶλλον ἐγχωρεῖ φύεσθαι τρίχας. ἵνα γὰρ, ὡς
ἐκεῖνοι προκαλοῦνται, τῷ τῆς γῆς ἐπώμεθα παραδείγματι,
τὰς πόας οὔτ᾽ ἐν ξηρᾷ καὶ αὐχμώδει πάνυ γῇ φύεσθαι δυνατὸν, οὔτ᾽ ἐν ὑγρᾷ καὶ τελματώδει, ἀλλ᾽ ἐπειδὰν μὲν
ἄρχηται δαπανᾶσθαι τὸ περιττὸν τῆς ὑγρότητος, ἐκφύονται

incrementum capiant, fic nec pili in ficca cute: eſt
autem fecus, quippe terra ut terra ficca dicitur, cutis ut cutis. Itaque ficcitas, quae in terra eſt, maxime
fine humore eſt: quae vero in hominis eſt corpore et
ejus fimilium animalium, nec humoris eſt expers, et
maxime omnium ad pilorum generationem eſt idonea:
fi quidem nec ex iis, quibus teſta pro cute eſt, nec quibus mollis cruſta eſt, veluti oſtreis, locuſtis, cancris,
fed nec ex corticofis humi repentibus, quales funt fer-
pentes, nec quae fquamata funt, cujusmodi funt pifces,
oriri pili poſſunt: funt enim horum cutes vere et in
totum ficcae ritu teſtae vel petrae. Caeterum ex iis,
quae molli funt cute, ut homo, quanto utique ficcior
calidiorque cutis fuerit, tanto magis poteſt pilos gigne-
re. Nam (ut ab exemplo terrae, quod illi proponunt,
non recedamus) herbae nec in ficca et fquallente admodum terra nafci poſſunt, nec in humida et lacuſtri:
verum cum abfumi coeperit redundantia humoris, tam

BIBΛION ΔΕΤΤΕΡΟΝ. 613

Ed. Chart. III. [64. 65.]　　　　　　　　Ed. Baf. I. (74.)

τῆς γῆς· αὐξάνονται δ᾽ ἐπὶ πλέον, ὅταν καὶ ἥδε ξηραίνη-
ται, μετρίως μὲν ἐν τῷ ἦρι, τάχιστα δὲ καὶ μέχρι πλείστου
κατὰ τὴν ἀρχὴν τοῦ θέρους· ἀποξηραίνονται δὲ, τελέως
αὐανθείσης τῆς γῆς, ἐν μέσῳ τῷ θέρει. καί σοι πάρεστιν,
εἰ βούλει, καὶ νῦν, ὥσπερ που κἂν τῷ πρὸ τούτου λόγῳ
δέδεικται, τὸ μὲν ἔαρ, ὅτι τῶν ὡρῶν εὐκρατότατόν ἐστιν,
εἰκάζειν εὐκράτου δέρματος φύσει, καὶ μάλιστά γε τὰ μέσα
τῆς ὥρας τῆσδε· τηνικαῦτα γὰρ οὖν καὶ ἡ γῆ μέση πως
ὑγρότητός τε καὶ ξηρότητός ἐστιν. ὅσα δὲ τῷ θέρει συνάπτει τῆς ἠρινῆς ὥρας, [65] ταῦτ᾽ ἤδη ξηροτέραν ἔχει τοῦ
συμμέτρου τὴν γῆν, ἔτι δὲ μᾶλλον ἀρχομένου θέρους. ὃ τοίνυν λέγω δέρμα θερμὸν καὶ ξηρὸν, εἰκάζοις ἂν μάλιστα τῇ
τῆς γῆς διαθέσει τῇ γινομένῃ τελευτῶντος ἦρος ἢ ἀρχομένου θέρους. μεσοῦντος γὰρ θέρους ἄκρως ξηρὰ γίνεται
τοῖς τῶν ὀστρακοδέρμων ζώων ὁμοίως, οὐ μὴν ἀνθρώπων,
ἢ συῶν, ἢ ὄνων, ἢ ἵππων, ἢ ἄλλου τινὸς τῶν τριχωτῶν
ζώων. ὥστ᾽, εἴπερ τῇ γῇ βούλονται παραβάλλειν τὸ δέρμα,

enafcuntur e terra: augentur autem largius', ubi haec
quoque ficcefcit, modice quidem in vere, celerrime vero et plurimum ineunte aeftate : ficcantur autem, omnino arefacta terra, aeftate jam media. Licetque tibi,
fi placet, nunc quoque (ficuti in priore libro demonftratum eft) vel ipfum propterea, quod ex temporibus
anni maxime temperatum eft, temperati corporis id
affimilare cuti, potiffimumque ejus temporis medium:
tum enim terra quoque ipfa medio quodam ftatu humoris ficcitatisque eft. Quod autem veris aeftati eft proximum, id jam ficciorem jufto habet terram: hoc etiam
amplius aeftas inchoata. Quam igitur dico calidam et
ficcam cutem, hanc maxime terrae ftatui affimiles,
qui abeunte fit vere, vel ineunte aeftate: nam media
aeftate in fummo eft ficca, perinde ut tefta intectorum
animalium tegmen, non ut hominum, fuum, afino-
rum, equorum, aut alterius cujusquam eorum, quae
pilis veftiuntur. Quare, fi cutem terrae comparare vo-

καὶ κατὰ τοῦτο τὸν λόγον ὁμολογοῦντα τοῖς πρὸς ἡμῶν ἔμπροσθεν εἰρημένοις εὑρήσουσιν. αὐτοὶ δὲ σφᾶς αὐτοὺς ὑπὸ τῆς ὁμωνυμίας σοφισθέντες παραλογίζονται. ἐν γὰρ τῷ ξηρῷ (75) καὶ θερμῷ δέρματι πολλὰς καὶ μεγάλας ἐλέγομεν φύεσθαι τρίχας, ὡς ὑπὲρ ·ἀνθρώπου δηλονότι ἢ ζώου τριχωτοῦ τὸν λόγον, οὐχ ὑπὲρ ὀστρέων τε καὶ καρκίνων ποιούμενοι. διαπνεῖται μὲν γὰρ ἀεί τι καθ᾽ ἕκαστον δέρμα ὑπὸ τοῦ θερμοῦ συναπάγοντος ἑαυτῷ τῆς ἔνδοθεν ὑγρότητος οὐκ ὀλίγον. ἀλλ᾽ ἐν οἷς μὲν ὑγρόν ἐστι τὸ δέρμα καὶ ἀκριβῶς μαλακὸν, οἷος ὁ νεωστὶ πηγνύμενος τυρὸς, οὐχ ὑπομένουσιν αἱ τῶν διεκπεσόντων ὁδοὶ, τῶν τέως διεστηκότων αὐτοῦ μορίων αὖθις ἀλλήλοις ἑνουμένων· ἐν οἷς δ᾽ ἤδη σκληρὸν ὑπάρχει, πεπηγότι παραπλήσιον τυρῷ, κατατίτραται μὲν ὑπὸ τῆς ῥύμης τῶν ἐξιόντων, ἑνωθῆναι δ᾽ ὑπὸ ξηρότητος μὴ δυνάμενον, ὑπομένοντας ἴσχει τοὺς πόρους ἀεὶ, καὶ μᾶλλον συριγγουμένους ταῖς συνεχέσι πληγαῖς τῶν διαῤῥεόντων. ἐὰν μὲν οὖν τὸ διαῤῥέον ἢ ἀτμὸς ἢ ὑγρὸν εἰλικρινὲς ᾖ, τῷ μὲν ἀτμῷ ταχεῖά τέ ἐστι καὶ ἀκώλυτος ἡ

lunt, hactenus quoque rem conſentire cum iis, quae prius diximus, invenient: ipſi vero ſeſe ex homonymia non animadverſa fallunt: in ſicca enim et calida cute multos magnosque naſci pilos diximus, nimirum ut de homine vel animali pilis praedito, non de oſtreis aut cancris verba facientes. Quippe per omnem cutem difflatur ſemper aliquid a calido, quod ſecum etiam interni humoris non parum aufert. Verum in quibus humida cutis eſt et plane mollis, qualis modo concreſcens caſeus, in iis eorum, quae exciderunt, viae per cutem non manent, partibus ſcilicet ejus, quae prius diſſidebant, rurſus inter ſe unitîs. At in quibus dura eſt, non abſimilis caſeo jam coacto, perforatur quidem eorum, quae exeunt, impetu: cum autem rurſus uniri per ſiccitatem nequeat, meatus ipſos immutatos ſervat, qui etiam perpetuo transfluentium ictu aſſidue magis fiſtulantur. Si igitur, quod transfluit, vel halitus, vel humor purus ſit, halitui certe celer mini-

Ed. Chart. III. [65.]   Ed. Baf. I. (75.)

φορά· τὸ δ' ὑγρὸν ἴσχεται πολλάκις ἐν τοῖς μικροτέροις πόροις, καί τι παλινδρομεῖν εἴσω εἰς τὸ βάθος ἀναγκάζεται.
εἰ δ' οἶον αἰθαλώδης τε καὶ παχεῖα καὶ γεώδης ἡ ἀναθυμίασις ᾖ, κίνδυνος αὐτῇ πολλάκις ἐν ταῖς στεναῖς τῶν
διεξόδων σφηνωθείσῃ, μήτ' εἴσω ῥᾳδίως ὑπονοστ‹ῖν ἔτι,
μήτε κενοῦσθαι δύνασθαι. ταύτην οὖν ἑτέρα τοιαύτη πάλιν ἐκ τοῦ βάθους ἀναφερομένη πλήττει τε καὶ ὠθεῖ πρόσω, καὶ ταύτην αὖθις ἑτέρα, κἀκείνην ἄλλη. καὶ πολλὰς
αἰθαλώδεις οὕτω μοι νόει σφηνουμένας ἐπ' ἀλλήλαις ἀνα-
θυμιάσεις ἐν τῷ χρόνῳ περιπλέκεσθαί τε καὶ συνάπτεσθαι,
καί τι ποιεῖν ἓν σῶμα τοιοῦτο, οἶον ἐκτὸς ἡ λιγνύς ἐστι, πλήν,
ὅσῳ πεπύκνωται, τοσούτῳ καὶ ἀκριβῶς ἔσφιγκται τῇ τῆς διεξό-
δου στενότητι πιληθέν. ἐπειδὰν δὲ τὸν πόρον ἀποφράξῃ
πάντα, τὸ τοιοῦτο σῶμα τοὐντεῦθεν ἤδη βιαίως πληττόμε-
νον ὑπὸ τῶν ὁμοίων ἑαυτῷ περιττωμάτων, οὐκ ἐχόντων
διέξοδον, ὠθεῖται πρόσω σύμπαν ἐν τῷδε, ὥστε καὶ προ-
κύπτειν ἀναγκάζεται τοῦ δέρματος, ἱμαντῶδες ἤδη γεγονός.

meque impeditus transitus eft: humor in exilioribus
fpiramentis nonnunquam haeret : aliquid etiam intro
recurrere ad profundum cogitur. Sin veluti fuligino-
fus craffusque et terreus vapor fit, fubinde contingit,
ut iu angustis fpiramentis impactus nec facile rurfus
intro redeat, nec vacuari poffit: hunc igitur alius rurfum e profundo fubiens ferit, forasque impellit, tum
hunc rurfus alter, atque illum alius: ac multos mihi
ejusmodi vapores fuliginofos aliun fuper alium impactos tempore complicari conjungique intellige, ac unum
ejusmodi efficere corpus, quale eft ea quae foris cernitur
fuligo: nifi quod hoc, quantum fpiffatum eft, tantum
etiam per transitus anguftiam ftipatum in anguftam
prorfus redactum eft formam. Ubi autem tale corpus
totum obftruxerit meatum, deinceps jam violenter
ictum a fimilibus fui quibus exitus non eft excrementis, totum interim propellitur adeo, ut e cute exire

616 ΓΑΛΗΝΟΥ ΠΕΡΙ ΚΡΑΣΕΩΝ

Ed. Chart. III. [65.]   Ed. Baf. I. (75.)

ἔοικε δ' αὐτοῦ τὸ μὲν ἐν τῷ πόρῳ σφηνωθὲν οἷον ῥίζῃ
τινὶ πόας ἢ φυτοῦ, τὸ δ' ἐξέχον ἤδη τοῦ δέρματος, οἷόν
περ αὐτὸ τὸ φυτόν. ἡ θρὶξ δ' ἐστὶ μέλαινα μὲν, ὅταν,
ὑπὸ ῥώμης τοῦ θερμοῦ συγκαυθείσης τῆς ἀναθυμιάσεως,
ἀκριβὴς λιγνὺς γένηται τὸ περίττωμα, ξανθὴ δὲ, ὅταν
ἧττον κατοπτηθῇ. ξανθῆς γὰρ χολῆς τηνικαῦτά ἐστιν
ἰλυῶδες περίττωμα τὸ σφηνωθὲν, οὐ μελαίνης. ἡ δὲ λευκὴ
θρὶξ ἔκγονος φλέγματος. ἡ πυῤῥὰ δὲ, ὥσπερ τῇ χρόᾳ
μεταξὺ ξανθῆς ἐστι καὶ λευκῆς, οὕτω καὶ γενέσει μεταξὺ φλεγματώδους τε καὶ χολώδους ἰλύος. οὖλαι δὲ τρίχες ἢ διὰ τὴν ξηρότητα τῆς κράσεως, ἢ διὰ τὸν πόρον,
ἐν ᾧ κατεῤῥίζωνται, γίνονται· διὰ μὲν τὴν ξηρότητα παραπλησίως ἡμᾶσι τοῖς ἐπὶ πλέον ὑπὸ πυρὸς ξηρανθεῖσι.
καίτοι τί δεῖ τῶν ἱμάντων μνημονεύειν, αὐτὰς τὰς τρίχας
ὁρῶντας, εἰ πλησιάσειαν πυρὶ, παραχρῆμα διαστρεφομένας;
οὕτως μὲν οὖν Αἰθίοπες ἅπαντες οὖλοι. τῇ δὲ τῶν πόρων,
ἐν οἷς ἐῤῥίζωνται, φύσει κατὰ τάδε. πολλάκις μὲν ἡ ἀναθυ-

cogatur jam lori formam adeptum. Affimiles autem,
quod in meatu eft impactum, herbae ftirpisve veluti
radici: quod vero ex cute jam extat, ipfi veluti ftirpi. Fit autem niger pilus, cum, deufto vi caloris va-
pore, excrementum in exactam fuliginem mutatur:
flavus vero, cum vapor minus torretur, quippe, quod
tum eft impactum, flavae pilis, non nigrae, faeculen-
tum excrementum eft: albus vero pilus ex pituita nafcitur: rufus ficuti caloris flavi albique eft medius, fic
ejus generatio ex pituitofae biliofaeque faecis media
quadam natura provenit. Crifpi pili fiunt vel propter
ficcitatem temperamenti, vel propter meatum, in quo
radices habent. Et propter ficcitatem quidem ad eum
modum, quo corrigiae, quae igni plus justo ficcantur: et
quid corrigiarum meminiffe eft opus, cum ipfos pilos,
ubi igni propius funt admoti, protinus intorqueri videas? atque ita quidem omnes Aethiopes funt crispi.
At propter meatuum, in quibus radices egerunt, naturam ad hunc modum. Exhalatio quidem faepe imbe-

μίασις εὐθυπορεῖν ὑπ᾽ ἀῤῥωστίας ἀδυνατοῦσα, καθ᾽ ὃν ἂν
αὕτη τρόπον ἑλίττηται, καὶ τὸν πόρον οὕτως ἐτύπωσεν.
[66] ἐνίοτε δὲ ἡ μὲν ἀναθυμίασις εὐρωστός ἐστιν, ὑπὸ δὲ
τῆς τοῦ δέρματος φύσεως, σκληροτέρας τοῦ προσήκοντος
οὔσης, εἰργομένη φέρεσθαι κατ᾽ εὐθὺ, πρὸς τὸ πλάγιον
ἐπιστρέφεται, καθάπερ γε κἀκτὸς ἰδεῖν ἐστιν, οὐ μόνον
ἀτμὸν, ἢ καπνὸν, ἀλλὰ καὶ τὰς φλόγας αὐτὰς, ὅταν
ἀποκλεισθῶσι τῆς ἄνω φορᾶς, λοξὰς ἐφ᾽ ἑκάτερα μέρη σχι-
ζομένας. οὕτως οὖν καὶ ἡ ἐκ τοῦ σώματος ἀναθυμίασις,
ὅταν εἰρχθῇ κατά τι, καὶ κωλυθῇ φέρεσθαι πρὸς τοὐκτός,
λοξὴν ὑπὸ τὸ δέρμα διέξοδον ὁδοποιεῖται, μέχρι περ ἂν
ἀθροισθεῖσα χρόνῳ πλείονι βιάσηταί τε καὶ ἀναπνεύσῃ
πρὸς τοὐκτύς. ἐνίοτε δ᾽ ἅμ᾽ ἀμφοῖν συνδραμόντων, ἀῤῥώστου τε τῆς προΐτης ἀναθυμιάσεως, ἥτις τὸν πόρον ἐδη-
μιούργησε, καὶ ξηροῦ τοῦ δέρματος, ἡ λοξότης γίνεται ταῖς
ῥίζαις τῶν τριχῶν. οἷαι δ᾽ ἂν ἐν τῇ ῥιζώσει διαπλάττωνται,
τοιαύτας εἰκὸς ὑπάρχειν αὐτὰς ἕως παντός. οὐδὲ γὰρ οὐδ᾽
ἄλλο τι τῶν σκληρῶν καὶ ξηρῶν σωμάτων εὐθῦναι δυνατὸν

cillior exiſtens, quam ut rectam viam ſibi moliri poſſit,
pro modo, quo inflectitur, etiam meatum ſuum figurat:
interim vero exhalatio ſatis valens eſt, ſed duriore,
quam par eſt, cutis natura recta ferri regione prohibita,
in latus flectitur, quemadmodum et extrinſecus videre
licet, non halitum modo aut ſumum, ſed etiam flammam ipſam, cum ſurſum agi vetatur, diviſam utroque
verſus in obliquum agi.　　Sic igitur corporis exhalatio,
ubi in aliquo loco remoratur prorſumque agi prohibetur, obliquum ſibi transitum ſub cute molitur, donec
longiore temporis ſpatio collectam aliquid eam urgeat
et foras efflatu agat.　　Eſt quando ambobus coëuntibus,
et primae exhalationis, quae meatum finxit, imbecillitate
et cutis duritie, obliquitas pilorum radicibus contingit:
quales autem iu radice finguntur, tales rationabile eſt
perpetuo fore, neque enim durorum et ſiccorum corporum quippiam, niſi prius molliatur, fingi in rectum poteſt.

ἄνευ τοῦ μαλάξαι πρότερον. αὕτη μὲν οὖν ἡ γένεσις τῶν
τριχῶν. ἐφεξῆς δ᾿ ἂν εἴη λέγειν τὰς αἰτίας ἁπάντων τῶν
συμβεβηκότων ταῖς κράσεσιν ἐν ταῖς τῶν τριχῶν διαφοραῖς
καθ᾿ ἡλικίαν καὶ χώραν καὶ φύσιν σώματος. Αἰγύπτιοι
μὲν οὖν, καὶ Ἄραβες, καὶ Ἰνδοὶ, καὶ πᾶν τὸ θερμὴν καὶ
ξηρὰν ἐποικοῦν ἔθνος, μελαίνας τε καὶ δυσαυξεῖς καὶ ξηρὰς καὶ οὔλας καὶ κραύρας ἔχουσι τὰς τρίχας. ὅσοι δ᾿
ἔμπαλιν τούτοις ὑγρὰν καὶ ψυχρὰν χώραν οἰκοῦσιν, Ἰλλύ-
ριοί τε καὶ Γερμανοὶ, καὶ Δαλματαὶ, καὶ Σαυρόμαται, καὶ
σύμπαν τὸ Σκυθικὸν, εὐαυξεῖς μετρίως καὶ λεπτὰς καὶ εὐθείας καὶ πυῤῥάς. ὅσοι δ᾿ ἐν τῷ μεταξὺ τούτων, εὔκρατον νεμόμενοι γῆν, εὐαυξεστάτας τε καὶ ἰσχυροτάτας, καὶ
μελαίνας μετρίως, καὶ παχείας συμμέτρως, καὶ οὔτ᾿ ἀκριβῶς
οὔλας, οὔτ᾿ ἀκριβῶς εὐθείας. οὕτω δὲ κἀν ταῖς ἡλικίαις,
βρέφεσι μὲν, οἷαί περ τῶν Γερμανῶν, ἀκμάζουσι δὲ, οἷαί
περ τοῖς Αἰθίοψιν, ἐφήβοις δὲ καὶ παισὶ, οἷαί περ τοῖς
εὔκρατον ἐποικοῦσι γῆν ἔθνεσιν, ἀνάλογον αἱ τρίχες ἔχουσιν, ἰσχύος τε πέρι, καὶ πάχους, καὶ μεγέθους, καὶ
χρόας. οὕτω δὲ καὶ κατ᾿ αὐτὰς τῶν σωμάτων τὰς φύσεις

Atque haec quidem eſt pilorum generatio. Sequens eſt,
ut cauſas omnium, quae temperamentis in pilorum pro
aetate, regione et corporis natura differentiis contingunt, dicamus. Ergo Aegyptii, Arabes et Indi, omnes denique, qui calidam et ſiccam regionem incolunt,
nigros, et difficilis incrementi, ſiccos, crispos et fra-
giles pilos habent. Contra, qui humidam frigidamque
regionem habitant, Illyrii, Germani, Dalmatae, Sar-
matae et omnis Scythica plaga, modice auctiles, et graciles, et rectos, et rufos obtinent. Qui vero inter
hos temperatum colunt tractum, hi pilos plurimi incrementi, et robuſtiſſimos, et modice nigros, et mediocriter craſſos, tum nec prorſus crispos, nec omnino rectos edunt. Et in aetatibus ad eundem modum.
Infantium quidem pili Germanis: florentium aetate
Aethiopibus: epheborum et puerorum iis, qui temperatum locum incolunt, in robore, craſſitudine, magnitudine et colore ad portionem ſe habent. In corporum

BIBAION AETTEPON. 619,

Ed. Chart. III. [66.]   Ed. Baf. I. (75.)
ἀνάλογον ἡλικίαις τε καὶ χώραις αἱ τρίχες διάκεινται. παῖδες
μὲν γὰρ οἱ πάνυ σμικροὶ ψιλοὶ τριχῶν, ὅτι μήπω μήτε
πόρος αὐτοῖς ἐστι μηδεὶς κατὰ τὸ δέρμα, μήτε λιγνυώδη
περιττώματα· προσάγοντες δὲ τῷ ἡβάσκειν ὑποφύουσι σμικρὰς καὶ ἀσθενεῖς· ἀκμάζοντες δὲ ἰσχυροτέρας, καὶ πολλὰς,
καὶ μεγάλας, καὶ μελαίνας ἴσχουσιν, ὅτι τε πλῆθος ἤδη
πόρων ἐν αὐτοῖς ἐγένετο, καὶ ὅτι μεστοὶ τῶν αἰθαλωδῶν
εἰσι περιττωμάτων ὑπὸ ξηρότητος καὶ θερμότητος. αἱ δ᾽
ἐν τῇ κεφαλῇ τε καὶ ταῖς ὀφρύσι καὶ κατὰ τὰ βλέφαρα
καὶ παισὶν οὖσιν ἡμῖν ὑπάρχουσιν ἤδη. γένεσις γὰρ δὴ
ταύταις, οὐχ οἷα ταῖς πόαις, ἀλλ᾽ οἷα τοῖς φυτοῖς, κατὰ
πρῶτον λόγον ὑπὸ τῆς φύσεως ἀπειργασμέναις, καὶ οὐκ ἐξ
ἀνάγκης ἐπομέναις ταῖς κράσεσιν, ὡς κἂν τοῖς περὶ χρείας
μορίων δείκνυται. ἀλλά τοι καὶ ταῖσδε τὸ μὲν εἶναι διὰ
τὴν τῆς φύσεως τέχνην, τὸ δ᾽ ἤτοι μελαίναις, ἢ πυῤῥαῖς,
ἢ τινα ἄλλην ἐχούσαις διαφορὰν, ἐξ ἀνάγκης ἕπεται τῇ
κράσει τῆς ἡλικίας. ὑπόπυῤῥοι μὲν γάρ εἰσιν τοὐπίπαν,
ὅτι καὶ τὸ σφηνούμενον ἐν τοῖς πόροις οὐδέπω μέλαν

quoque naturis ad aetatum et regionum portionem pili
fe habent. Pueri enim admodum parvi nudi funt
pilis, quod utique nec meatus adhuc ullus illis in cute
eft, nec fuliginofum excrementum: incipientes autem
pubefcere parvos et imbecillos exigunt: at qui jam
florent, valentiores, multos, et magnos, et nigros habent, quod et frequentes jam meatus iis funt facti, et
fuliginofis excrementis prae ficcitate et calore abundant.
Caeterum pili, qui in capite, fuperciliis et ciliis habentur, etiam pueris nobis innafcuntur: fiquidem generatio iis eft, non qualis herbis, fed qualis ftirpibus,
prima ratione a natura conditis, non temperamentum
ex necefitate fequentibus, ficuti in libris de ufu particularum eft monftratum. Verum hi quoque quod
quidem fint, id naturae arti acceptum ferunt: quod
nigri rufive vel alio quovis fint colore, id aetatis temperamento omnino debent. Subrufi enim fere funt,
quoniam, quod in meatibus eft impactum, nondum totum

ἐστὶν ὅλον. ἥ τε γὰρ ὑγρότης πολλὴ, καὶ ἡ διέξοδος ῥᾳδία,
καὶ ἡ σύγκαυσις ἀσθενής. εὐαυξεῖς δὲ καὶ παχεῖαι συμμέτρως τῇ τῶν τρεφόντων αὐτὰς περιττωμάτων ἀφθονίᾳ. τὸ
μὲν γὰρ μόριον αὐτὸ τοῦ σώματος, ἐν ᾧ γίγνονται, ξηρόν·
ὅλον γὰρ τὸ κρανίον ὀστεϊνόν ἐστι· τὸ δὲ περικείμενον
αὐτῷ δέρμα τοσούτῳ ξηρότερον τοῦ κατὰ τὸ λοιπὸν σῶμα
δέρματος ἅπαντος, ὅσῳ περ καὶ σκληρότερον. ἀναφέρεται
μέντοι πλῆθος οὐκ ὀλίγον ἔκ τε τῶν κατὰ τὸν ἐγκέφαλον,
ἤδη δὲ κᾀξ ὅλου τοῦ σώματος αἰθαλωδῶν περιττωμάτων.
[67] ὥσθ᾽, οἷον τοῖς ἀκμάζουσιν ὅλον γίνεται τὸ σῶμα,
τοιοῦτο ἤδη τὸ δέρμα τῆς κεφαλῆς ἐστι τοῖς βρέφεσι. εὐλόγως οὖν ἔνιοι φαλακροῦνται, τοῦ χρόνου προιόντος, (76) οἷς
ἐξ ἀρχῆς ἦν σκληρότερον τὸ δέρμα. δέδεικται γὰρ ἔμπροσθεν, ὡς τῶν γηρασκόντων ἅπαντα ξηραίνεται τὰ μόρια.
γίνεται δὴ πολλοῖς ὀστρακῶδες τὸ δέρμα, ἐπὶ πλέον, ἢ δεῖ,
ξηρανθέν. ἐν τοιούτῳ δ᾽ οὐδὲν φύεσθαι δύναται, καθ᾽
ὅ τι καὶ διὰ τῶν ἔμπροσθεν ὡμολόγηται. καὶ γὰρ δὴ καὶ
τῶν χειρῶν τὰ ἔνδον, ὥσπερ καὶ τὰ κάτω τῶν ποδῶν, ἀεὶ

eft nigrum, quippe cum humiditas multa fit et transitus facilis et deuftio imbecilla. Boni vero incrementi
et modice craffi funt propter excrementorum, quibus
aluntur, copiam: quippe ipfa pars corporis, in qua fiunt,
ficca eft, tota namque calva offea eft, cutis vero, quae
illi eft circumdata, tanto reliqua totius corporis cute eft
ficcior, quanto etiam eft durior: afcendit tamen tum ab
iis, quae circa cerebrum funt, tum vero ex toto corpore fu-
liginofi excrementi non parva vis. Quo fit, ut, quale aetate
florentibus totum eft corpus, ejusmodi jam infantibus
fit capitis cutis: eoque rationabilius nonnulli procedente tempore calvi redduntur, quibus fcilicet a primo
ortu ficcior cutis erat: quippe monftratum prius eft, fe-
nefcentium partes omnes ficcefcere. Fit autem cutis
non paucis veluti teftacea, ubi fupra juftum fuerit fic-
cata: in ea vero, ficut ex prioribus conftat, nihil
nafci poteft: etenim etiam interna manuum et infer-

ἄτριχα καὶ ψιλὰ, ξηροτάτου καὶ πυκνοτάτου τοῦ κατ᾽ αὐτὰ
τένοντος ὄντος, ὃς ὑποτέτακται τῷ δέρματι. ὅσοις δ᾽ εἰς τέλος ξηρότητος οὐκ ἀφικνεῖται τὸ δέρμα τῆς κεφαλῆς, ἄῤῥωστοι τούτοις γίνονται καὶ λευκαὶ πάντως αἱ τρίχες, ἃς
ὀνομάζουσιν οἱ ἄνθρωποι πολιάς· ἄῤῥωστοι μὲν ἐνδείᾳ
τῆς οἰκείας τροφῆς, λευκαὶ δὲ, διότι καὶ τὸ τρέφον αὐτὰς
τοιοῦτο, οἷον εὐρώς τις φλέγματος ἐν χρόνῳ διασαπέντος.
ὅταν γὰρ ὁ μὲν πόρος ἔτι μένῃ, τὸ περίττωμα δ᾽ ὀλίγον ᾖ
καὶ γλίσχρον, ἀῤῥώστως δ᾽ ὑπὸ τῆς θερμασίας ὠθῆται
πρόσω, πάσχει τι παραπλήσιον ἐν τῷδε σηπεδόνι. καὶ δὴ
φαλακροῦνται μὲν μᾶλλον τὸ βρέγμα γηρῶντες οἱ ἄνθρωποι, πολιοῦνται δὲ τοὺς κροτάφους μᾶλλον, ὅτι τὸ μὲν
ξηρότατόν ἐστι τῶν μορίων ἁπάντων τῆς κεφαλῆς· ἐπὶ
γὰρ ὀστῷ τὸ δέρμα ᾽ταύτῃ ψιλῷ· οἱ κρόταφοι δ᾽ ὑγρό-
τεροι· μύες γὰρ ἐνταῦθ᾽ εἰσιν ὑπὸ τῷ δέρματι μεγάλοι,
σαρκώδης δὲ πᾶς μῦς, ἡ δὲ σὰρξ ὀυτοῦ καὶ δέρματος
ὑγροτέρα.

na pedum femper glabra et pilorum experta funt,
quod ficciffimus denfiffimusque fit tendo is, qui fub cute
habetur. Quibus autem ad fummam ficcitatem cutis
capitis non pervenit, imbecilli his albique omnino pili
fiunt, quos vulgo canos appellant: imbecilli quidem
convenientis alimenti penuria: albi vero propterea,
quod alimentum, quo aluntur, veluti fitus eft pituitae,
quae temporis fpatio computruit. Ubi enim meatus
etiamnum manet, excrementum vero exiguum eft et
lentum ac languide a calore propellitur, non diffimiliter putredini in eo afficitur. Jam calvi fiunt homines,
cum fenefcunt, a fincipite magis, canefcunt magis a
temporibus: quoniam illud omnium capitis partium eft
ficciffimum: haeret enim cutis illic offi nudo: tempora vero humidiora funt, quod in his mufculi magni
fub cute habeantur, omnis autem mufculus carnofus
fit, caro tum offe tum cute humidior.

Κεφ. ς'. Ἀκριβῶς δὲ χρὴ προσέχειν τῷ λεγομένῳ τὸν
νοῦν, ὅπως μὴ λάθωμεν ἡμᾶς αὐτοὺς παρακούσαντές τι καὶ
᾿σφαλέντες, οἷα δὴ πολλοὶ τῶν πάνυ δοκούντων ἀρίστων ἰατρῶν εἶναι σφάλλονται, εἴ τίς ἐστι φαλακρὸς, εὐθὺς τοῦτον οἰόμενοι ξηρὰν ἔχειν ἅπαντος τοῦ σώματος τὴν κρᾶσιν.
οὐ γὰρ δὴ οὕτως ἁπλῶς εἰκάζειν ἐχρῆν, ἀλλὰ διορίζεσθαι
πρότερον ἄμεινον ἦν, ὡς τῶν ἀνθρώπων τὸ σῶμα, τῶν μὲν
ὁμαλῶς κέκραται σύμπαν, ἐνίων δὲ, καὶ οὐκ ὀλίγων τούτων,
ἀνωμάλως διάκειται. τὰ μὲν γὰρ τῶν μορίων αὐτοῖς ὑγρότερα τοῦ συμμέτρου τε καὶ προσήκοντός ἐστι, τὰ δὲ ψυχρότερα, τὰ δὲ ξηρότερα, τὰ δὲ θερμότερα, τὰ δὲ καὶ
παντελῶς εὔκρατά τε καὶ σύμμετρα. δεῖ δὲ προσέχειν μάλιστα τούτῳ τὸν νοῦν, ἐπειδὰν ἐπισκέπτῃ σώματος κρᾶσιν.
εἰ μὲν γὰρ ὁμαλῶς εὔρυθμον ὅλον ἐστὶ καὶ πάσας τῶν μορίων ἀποσῶζον τὰς πρὸς ἄλληλα συμμετρίας ἐν μήκει καὶ
πλάτει καὶ βάθει, δύναιτ᾽ ἂν ὅλως ὁμοίως κεκρᾶσθαι τὸ
τοιοῦτο. εἰ δέ τι σῶμα θώρακα μὲν ἔχει καὶ τράχηλον
καὶ ὤμους μεγίστους, ἰσχνὰ δὲ καὶ μικρὰ τὰ κατ᾽ ὀσφὺν,

Cap. VI. Eſt autem ei, quod dicimus, diligenter attendendum, ne imprudentes nosmet ipſos fallamus, ſicuti ſe fallunt multi ex iis, qui optimi viſi ſunt medici:
qui ſi quem calvum viderint, ſtatim huic ſiccum eſſe
totius corporis temperamentum putant. Neque enim
ſimpliciter ita conjectare oportebat: ſed prius illud definire praeſtiterat, humanum corpus in aliis aequabili
per totum temperamento eſſe, in aliis, nec iis paucis,
inaequabiliter eſſe affectum, cum eorum aliae particulae
mediocri et juſto ſint humidiores, aliae frigidiores,
aliae ſicciores, aliae calidiores, aliae prorſus temperatae ac mediocres. Porro huic maxime eſſe attentos
convenit, ubi corporis temperiem aeſtimamus. Quippe
ſi totum corpus aequabiliter concinnum ſit, omnemque
partium inter ſe commoderationem in longitudine, latitudine et altitudine ſervet, poteſt utique aequabiliter
attemperatum eſſe id corpus: at, ſi cui corpori thorax,
sollum et humeri maximi ſunt, lumbi parvi anguſti-

BIBΛION ΔΕΥΤΕΡΟΝ. 623

Ed. Chart. III. [67. 68.] Ed. Baf. I. (76.)

καὶ σκέλη λεπτὰ καὶ ξηρὰ, πῶς ἂν ὁμοίως εἴη τοῦτο διακείμενον ἅπασι τοῖς μορίοις. οὐ μὴν οὐδ', εἰ τὰ μὲν σκέλη
παχέα καὶ τὰ κατ' ὀσφὺν εὐρέα, τὸν θώρακα δ' ἔχοι στενὸν, οὐδὲ τοῦτ' ἂν εἴη κεκραμένον ὁμαλῶς τοῖς μορίοις.
ἕτερα δὲ σώματα μεγίστην ἔχει τὴν κεφαλὴν, ἕτερα δὲ σμικρὰν, οἵαν οἱ στρουθοί. καὶ τοῖς σκέλεσι τὰ μὲν βλαισὰ,
τὰ δὲ ῥαιβὰ, καὶ ἄκροις τοῖς κώλοις τὰ μὲν ἰσχνὰ, τὰ
δὲ παχέα. καὶ θώραξ τοῖς μὲν, ὡς εἴρηται πρόσθεν, εὐθὺς, ἐνίοις δὲ στενὸς οὕτως, ὡς σανὶς, οὓς δὴ καὶ σανιδώδεις ὀνομάζουσιν. ὅταν δὲ καὶ τὰ κατ' ὠμοπλάτας αὐτοῖς
ἄσαρκα τελέως ᾖ, καὶ γυμνὰ, καὶ προπετῇ δίκην πτερύγων,
ὀνομάζονται μὲν αἱ τοιαῦται φύσεις ὑπὸ τῶν ἰατρῶν πτε-
ρυγώδεις· εἰς ὅσον δ' ἥκουσι κακίας, ἀπολωλεκότος τοῦ
θώρακος ὀλίγου δεῖν ἅπασαν [68] τὴν ἐντὸς εὐρυχωρίαν,
ἐν ᾗ πνεύμων τε καὶ καρδία τέτακται, πρόδηλον παντί.
μυρίαι δ' ἄλλαι τῶν τοῦ σώματος μορίων εἰσὶ προδήλως
διαθέσεις, ὅταν ἐκτραπόμενον τῆς φυσικῆς ἀναλογίας εἰς
ἀνώμαλόν τινα δυσκρασίαν εὐθὺς ἐν τῷ κύΐσκεσθαι μετα-

que, et crura gracilia atque ficca, quomodo id dixeris
omnibus particulis fimiliter affectum? Quin, fi crura ei
craffa fint et lumbi lati, thorax vero angustus, ne id
quidem omnibus partibus aequabiliter eft temperatum.
Sunt alia corpora, quibus maximum eft caput, alia, quibus parvum, quale pafferibus: jam crura aliis blaefa,
aliis vara: artuum quoque extrema aliis gracilia funt,
aliis craffa: et thorax aliis (ut dictum eft antea) latus,
aliis tabulae ritu angustus, quos σανιδώδεις vocant:
ubi vero opertae fcoptulae illis fine carne nudaeque
plane funt, et alarum more pronae, nominantur a
medicis ejusmodi naturae πτερυγώδεις. Quantopere hae
fint vitiatae, deperdito his paulo minus omni interno
thoracis fpatio, quo pulmo et cor funt fita, neminem
latet. Innumerae vero aliae particularum corporis plane affectiones funt, ubi id a naturali analogia protinus
in utero matris ad inaequalem intemperiem eft muta-

πέσῃ. οὔκουν ἐπὶ τῶν τοιούτων ἐξ ἑνὸς χρὴ μορίου τεκμαί-
ρεσϑαι περὶ τοῦ παντός. οὐδὲ γὰρ οἱ φυσιογνωμονεῖν ἐπι-
χειροῦντες ἁπλῶς ἀποφαίνονται περὶ πάντων, ἀλλ᾽ ἐκ τῆς
πείρας καὶ οἵδε διδαχϑέντες. εἰ μὲν γάρ τις ἱκανῶς εἴη
δασὺς τὰ στέρνα, ϑυμικὸν ἀποφαίνονται· μηροὺς δ᾽ εἴπερ
εἴη τοιοῦτος, ἀφροδισιαστικόν· οὐ μὴν τήν γ᾽ αἰτίαν προστι-
ϑέασιν ἔτι. οὐδὲ γάρ, ὅτι λέοντι μὲν ἐμφερῆ τὰ στέρνα,
τράγῳ δὲ τὰ κατὰ μηροὺς ἐπειδὰν φῶσι, τὴν πρώτην αἰτίαν ἐξευρήκασι. διὰ τί γὰρ ὁ μὲν λέων ϑυμικός, ὁ δὲ
τράγος ἀφροδισιαστικός, ὁ λόγος ἐξευρεῖν ἐπιζητεῖ. μέχρι γὰρ
τοῦδε τὸ μὲν γινόμενον εἰρήκασι, τὴν δ᾽ αἰτίαν αὐτοῦ παραλελοίπασιν. ἀλλ᾽ ὁ φυσικὸς ἀνὴρ, ὥσπερ τῶν ἄλλων
ἁπάντων, οὕτω καὶ τὰς τούτων αἰτίας ἐξευρίσκειν ἐπιχειρεῖ.
διότι γὰρ ἀνωμάλως διάκεινται κατὰ τὰς τῶν μορίων κράσεις, οὐ λέων μόνον καὶ τράγος, ἀλλὰ καὶ τῶν ἄλλων
ζώων πάμπολλα, διὰ τοῦτ᾽ ἄλλα πρὸς ἄλλας ἐνεργείας
ἑτοίμως ἔχει. περὶ μὲν δὴ τούτων Ἀριστοτέλει καλῶς ἐπὶ

tum. Minime igitur in corporibus id genus ex unica
particula conjectandum de toto eſt. Neque enim ii, qui
mores ex ingenio corporis docere profitentur, ſimpliciter de omnibus pronunciant: verum ipſi quoque experientia docti, ſi quis impenſe hirto eſt pectore, hunc
animoſum judicant: ſin cruribus eſt hirtis, ſalacem:
non tamen cauſam etiam adjiciunt. Neque enim, cum
pectus habere leoni ſimile dicunt, crura vero hirco,
jam primam cauſam invenerunt: ſiquidem, cur leo quidem
animoſus, hircus vero ſalax ſit, ratio etiam inveſti-
gandum exigit: hactenus enim, quod in re quidem fieri
cernitur, dixere, cauſam tamen ejus omiſere. Caeterum is, qui naturali ſpeculatione eſt exercitatus, ficuti
aliorum omnium, ita horum quoque cauſas invenire
tentat. Propterea enim, quod inaequali partium temperamento ſunt, non leo modo et hircus, ſed etiam
cacterorum pleraque animalium, idcirco ad alias actiones aliud eſt pronum. Ac de his quidem Ariſtoteles

BIBΛION ΔΕΤΤΕΡΟΝ. **6a5**

Ed. Chart. III. [68.]   Ed. Bal. I. (76.)

πλεῖστον εἴρηται. τὸ δ' οὖν εἰς τὰ παρόντα χρηστὸν ἤδη
φαίνεται, διότι χρὴ σκοπεῖσθαι τῶν ἀνθρώπων τὰς κράσεις,
ἕκαστον τῶν μορίων ἐξετάζοντα καθ' ἑαυτὸ, καὶ μὴ νομίζειν,
εἴ τῳ δασὺς ὁ θώραξ, ὅλον ἐξ ἀνάγκης τούτῳ τὸ σῶμα θερμότερόν τε καὶ ξηρότερον ὑπάρχειν, ἀλλ' ἐν τῇ καρδίᾳ τὸ
θερμὸν εἶναι πλεῖστον, διὸ καὶ θυμικόν· δύνασθαι δ'
ἐνίοτε δι' αὐτὸ τοῦτο μὴ ὁμοίως ἅπαν αὐτοῖς τὸ σῶμα
θερμὸν καὶ ξηρὸν ὑπάρχειν, ὅτι πλεῖστον ἀνέπνευσεν ἐνταῦθα, καὶ πρὸς τὸ περιέχον ἐξεκενώθη τὸ θερμόν. εἰ μὲν
γὰρ ὅλη τοῦ σώματος κρᾶσίς ἐστιν ὁμαλὴ, εὐθὺς ἂν εἴη
τούτοις αὐτὸς σύμπας ὁ θώραξ εὐρύτατος, αἵ τε φλέβες
εὐρεῖαι, καὶ αἱ ἀρτηρίαι μεγάλαι τε ἅμα καὶ μέγιστον καὶ
σφοδρότατον σφύζουσαι, καὶ τρίχες πολλαὶ καθ' ὅλον τὸ
σῶμα, καὶ αἱ τῆς κεφαλῆς εὐαυξέσταται μὲν καὶ μέλαιναι
καὶ οὖλαι κατὰ τὴν πρώτην ἡλικίαν, ἐπὶ δὲ προήκοντι τῷ
χρόνῳ ψιλάκρωσις ἀκολουθήσει. καὶ μὲν δὴ καὶ σύντονον,
καὶ διηρθρωμένον, καὶ μυῶδες, ἐπειδὰν ὁμαλῶς τῆς κρά-

commode fuſiſſimeque tractavit. Sed quod ad rem propoſitam eſt utile, id jam apparet, hominum ſcilicet temperamenta conſiderantibus ſingulas partium per ſe exa-
minandas eſſe. Nec, ſi cui thorax ſolum hirſutus eſt,
huic totum corpus calidius ſicciusque ex neceſſitate putandum, ſed plurimum in corde caloris eſſe, eoque animoſum: poſſe vero aliquando etiam hujus ipſius rei
occaſione accidere, quominus totum his corpus ſimiliter
calidum ſiccumque ſit, quod ſcilicet plurimum caloris
ſurſum huc ſpiraverit, atque in ambientem abierit.
Nam ſi tota corporis temperies eſt aequalis, erit his
ſtatim thorax ipſe univerſus latiſſimus, venae amplae,
arteriae magnae, eaedem maxime vehementiſſimeque
pulſantes: tum plurimi per totum corpus pili, atque
ii quidem in capite plurimi incrementi, nigri et criſpi
utique in prima aetate, procedente vero tempore calvities excipiet. Quin etiam ejusmodi hominibus, cum
aequaliter ſunt attemperati, et robustum et ſuis ar-

σεως ἔχωσιν, ὅλον ἔσται τοῖς τοιούτοις ἀνθρώποις τὸ σῶμα,
καὶ τὸ δέρμα σκληρότερόν τε καὶ μελάντερον, ὥσπερ καὶ
δασύτερον. οὕτω δὲ κἂν εἰ τἀναντία περὶ τὸν θώρακα συμπέσῃ, τῆς κράσεως ὁμαλῆς ὑπαρχούσης ἐν ὅλῳ τῷ σώματι,
τοῦτ᾽ ἔστιν ὑγροτέρων τε καὶ ψυχροτέρων ἁπάντων τῶν
μορίων γενομένων, ὁ μὲν θώραξ αὐτοῖς στενὸς καὶ ἄτριχος
ἔσται, καθάπερ οὖν καὶ σύμπαν τὸ σῶμα ψιλὸν τριχῶν,
ἁπαλόν τε καὶ λευκὸν τὸ δέρμα, καὶ ὑπόπυῤῥον ταῖς θριξὶ,
καὶ μάλιστ᾽ ἐν νεότητι, καὶ οὐ φαλακροῦνται γηρῶντες,
εὐθὺς δὲ καὶ δειλοὶ, καὶ ἄτολμοι, καὶ ὀκνηροὶ, καὶ μικρὰς
καὶ ἀδήλους ἔχοντες τὰς φλέβας, καὶ πιμελώδεις, καὶ νεύροις τε καὶ μυσὶν ἄῤῥωστοι, καὶ ἀδιάρθρωτοι τὰ κῶλα,
καὶ βλαισοὶ γίνονται. διαφόρου μέντοι τῆς κράσεως τῶν
μορίων ἀπεργασθείσης, οὐκ ἔτ᾽ ἐξ ἑνὸς αὐτῶν οἷόν τε
περὶ τοῦ σύμπαντος ἀποφαίνεσθαι σώματος, ἀλλ᾽ ἄμεινον
ἐφ᾽ ἕκαστον ἰέναι, καὶ σκοπεῖσθαι, ὅπως μὲν ἡ γαστὴρ
ἔχει κράσεως, ὅπως δ᾽ ὁ πνεύμων, ὅπως δὲ ὁ ἐγκέφαλος,
ἕκαστόν τε τῶν ἄλλων ἰδίᾳ καὶ καθ᾽ ἑαυτό. ταυτὶ μὲν

ticulis diftinctum et mufculofum totum corpus erit:
tum cutis durior, nigrior atque hirfutior. Ad eundem modum, fi contraria omnia in thorace fint ac aequalis in toto corpore temperies vigeat, id eft fi humidiores et frigidiores univerfae corporis partes fint, thorax quidem angustus et glaber erit, ficuti etiam totum corpus pilis
nudum : cutis vero mollis et alba : capilli fubrufi,
potiffimum in juventute, et in fenectute non calvefcunt:
timidique ftatim et ignavi et fegnes: adde etiam par-
vis venis ac minime confpicuis: et adipofi fiunt: iidem
nervis mufculisque imbecillis et artubus parum articu-
late diftinctis et blaefis. At ubi varia partium temperies eft, ex una earum pronunciare de toto corpore
non licet, fed adeundae fingulae funt: aeftimandum-
que, quo temperamento ventriculus, quo pulmo, quo
cerebrum, ac reliquarum per fe unaquaeque feorfum
fit. Atque haec quidem ex functionibus nofcenda,

BIBΛION ΔΕΥΤΕΡΟΝ. 627

οὖν ἐκ τῶν ἐνεργειῶν γνωρίζειν· οὐ γάρ ἐστιν οὔθ᾽ ἁψάμενον ἁφῇ, οὔτ᾽ ὀφθαλμοῖς θεασάμενον ἐξευρεῖν τὴν κρᾶσιν αὐτῶν. προσεπισκέψασθαι δὲ καὶ τὰς τῶν περιεχόντων
αὐτὰ μορίων διαθέσεις, ὧν ἁπάντων ἔξωθέν ἐστι τὸ δέρμα,
[69] κατὰ τὴν ἡμετέραν οἴκησιν εὔκρατον οὖσαν, ἐνδεικνύμενον τῶν ὑποκειμένων μορίων τὴν φύσιν, οὐδ᾽ ἐν αὐτῇ
πάντων ἁπλῶς, ἀλλ᾽ ὅσα ταῖς κράσεσιν ὡσαύτως ἔχει τῷ
δέρματι. κατὰ δὲ τὰς ὑπὸ ταῖς ἄρκτοις τε καὶ τῇ μεσημ-
βρίᾳ (77) χώρας, ἐπειδὴ τῶν μὲν εἰς τὸ βάθος ἀπελήλαται
τὸ θερμὸν, ὑπὸ τοῦ περιέχοντος ἔξωθεν κρύους νικώμενον,
τῶν δὲ εἰς τὸ δέρμα προσελήλυθεν, ὑπὸ τοῦ περιέχοντος
θάλπους ἑλκόμενον, οὐκ ἐκ τῆς κατὰ τὸ δέρμα διαθέσεως
οἷόν τε γνῶναι σαφῶς ὑπὲρ τῆς ἔνδον τῶν μορίων κράσεως.
ἀνώμαλος γὰρ ἡ τοῦ σώματος κρᾶσις ἐν ταῖς δυσκράτοις
χώραις, οἷς ὡσαύτως ἐχόντων τῶν τ᾽ ἔξωθεν μορίων καὶ
τῶν ἐντός. Κελτοῖς μὲν γὰρ καὶ Γερμανοῖς καὶ παντὶ τῷ
Θρακίῳ τε καὶ Σκυθικῷ γένει ψυχρὸν καὶ ὑγρὸν τὸ δέρμα,

cum nec manuum contrectatione, nec oculorum infpe-
ctione inveniffe temperiem eorum fit. Simul autem
penfitandus et continentium ea partium affectus eft,
quarum omnium extrema eft cutis. Haec in noftra regione, quae utique temperata eft, fubjectarum partium
naturam prodit, quanquam nec in ea fimpliciter loquenti omnium, fed dumtaxat earum, quae fimilem
habent cuti temperiem. At in iis quae fub Urfa et
fub meridie funt locis, quoniam quidem corporum, quae
in altero funt, calor in altum a circumdante extrinfecus et vincente frigore eft fugatus, eorum autem,
quae funt in altero, in cutem is ab externo calore at-
tractus prodiit, non poteft ex eo affectu, qui in cute
cernitur, internarum particularum temperies clare difcer-
ni: quippe corporis temperies in regionibus iis, quae a
temperie recefferunt, inaequalis vifitur, externis fcilicet
internifque partibus ad eundem fe modum non habentibus. Celtis enim et Germanis et omni Thracio ac
Scythico generi frigida humidaque cutis eft: ideo

καὶ διὰ τοῦτο μαλακόν τε καὶ λευκὸν καὶ ψιλὸν τριχῶν.
ὅσοις δ᾽ ἔμφυτον θερμὸν εἰς τὰ σπλάγχνα καταπέφευγεν
ἅμα τῷ αἵματι, κἀνταῦθα κυκωμένου τε καὶ στενοχωρουμέ-
νου καὶ ζέοντος αὐτοῦ, θυμικοὶ, καὶ θρασεῖς, καὶ ὀξύρ-
ροποι ταῖς γνώμαις ἀποτελοῦνται. Αἰθίοψι δὲ καὶ Ἄραψι
καὶ ὅλοις τοῖς κατὰ μεσημβρίαν ἡ μὲν τοῦ δέρματος φύσις
ὡς ἂν ὑπό τε τοῦ περιέχοντος θάλπους, καὶ τῆς ἐμφύτου
θερμασίας ἔξω φερομένης, διακεκαυμένη καὶ σκληρὰ καὶ ξηρὰ
καὶ μέλαινα. τὸ δ᾽ ὅλον σῶμα τῆς μὲν ἐμφύτου θερμότητος
ἥκιστα μετέχει, θερμὸν δ᾽ ἐστὶν ἀλλοτρίῳ τε καὶ ἐπικτήτῳ
θερμῷ. καὶ γὰρ δὴ καὶ τοῦτο κάλλιστα πρὸς Ἀριστοτέλους
ἐπὶ πολλῶν διώρισται. καὶ χρὴ προσέχειν αὐτῷ τὸν νοῦν,
εἴπερ τινὶ καὶ ἄλλῳ, καὶ σκοπεῖσθαι καθ᾽ ἕκαστον σῶμα,
πότερον οἰκείῳ θερμῷ θερμόν ἐστιν, ἢ ἐπικτήτῳ. πάντα
γοῦν τὰ σηπόμενα θερμὰ μὲν ἐπικτήτῳ θερμῷ, ψυχρὰ δ᾽
οἰκείῳ. καὶ τὰ τῶν ἐποικούντων τὴν μεσημβρινὴν χώραν
θερμὰ μὲν ἐπικτήτῳ θερμῷ, ψυχρὰ δὲ οἰκείῳ. καὶ παρ᾽
ἡμῖν δὲ κατὰ μὲν τὸν χειμῶνα τὸ φύσει θερμὸν πλεῖον,

etiam mollis, alba et pilis nuda. Omnis vero naturalis his calor in vifcera una cum fanguine confugit:
ubi dum agitatur et premitur et fervet, animofi, au-
daces et praecipitis confilii redduntur. Aethiopibus vero et Arabibus, omnibus denique iis, qui ad meridiem
incolunt, natura cutis ex ambientis aeftu, et naturali
calore foras acto, usta, dura, ficca et nigra redditur, toto corpore naturalis quidem caloris exiguam
obtinente portionem, fed alieno atque adfcititio inca-
lefcente. Quippe id quoque optime ab Ariftotele in
multis eft traditum, eftque illi, fi alteri ulli, attendendum, ac in fingulis corporibus aeftimandum, fuo-
ne et proprio, an adfcititio calore incaleant: quae
enim putrefcunt, omnia adfcititio calore funt calida, proprio frigent. Qui meridianam plagam incolunt, adfcititio calore funt calidi, proprio frigidi.
Jam apud nos quoque naturalis calor hyeme eft uberior,

BIBΛION ΔETTEPON. 629

Ed. Chart. III. [69.]   Ed. Baf. I. (77.)

τὸ δ᾽ ἐπίκτητόν ἐστιν ἧττον. ἐν δὲ τῷ θέρει τὸ μὲν
ἐπίκτητον πλέον, ἔλαττον δὲ τὸ σύμφυτον. ἅπαντα γοῦν
ταῦτα διορίζεσθαι χρὴ τὸν μέλλοντα καλῶς διαγνῶναι κρᾶσιν. οὐ γὰρ δὴ ἁπλῶς, εἰ τὸ δέρμα μελάντερον ἤδη, θερμότερος ὁ ἄνθρωπος ὅλος, ἀλλ᾽ εἰ τῶν ἄλλων ἁπάντων
ὡσαύτως ἐχόντων. εἰ γὰρ ὁ μὲν ἐν ἡλίῳ θερμῷ διέτριψεν
ἐπιπλέον, ὁ δ᾽ ἐν σκιᾷ, τῷ μὲν ἔσται μελάντερον τὸ δέρμα, τῷ δὲ λευκότερον. ἀλλ᾽ οὐδὲν τοῦτο πρὸς τὴν τῆς ὅλης
κράσεως ὑπάλλαξιν. αὐτὸ μὲν γὰρ τὸ δέρμα ξηρότερον ἡλιού-
μενον, ὑγρότερον δ᾽ ἔσται σκιατραφούμενον· ἡ φυσικὴ δ᾽ οὐκ
εὐθὺς ὑπαλλαχθήσεται κρᾶσις οὔθ᾽ ἥπατος, οὔτε καρδίας,
οὔτε τῶν ἄλλων σπλάγχνων. ἄριστον ουν, ὡς εἴρηται καὶ πρόσθεν, ἑκάστου τῶν μορίων ἴδια πεπορίσθαι τῆς κράσεως τὰ
γνωρίσματα. οἷον τῆς μὲν γαστρὸς, εἰ πέττει καλῶς, εὔκρατος, εἰ δ᾽ οὐ πέττει καλῶς, δύσκρατος. ἀλλ᾽ εἰ μὲν
κνισσώδεις τινὰς ἢ καπνώδεις ἐργάζοιτο τὰς ἐρυγὰς, ἄμετρον αὐτῆς καὶ πυρῶδες ὑπάρχει τὸ θερμόν· εἰ δ᾽ ὀξείας,

adfcititius minor: aeftate contra adfcititius major, naturalis minor. Omnia igitur haec definiat oportet, qui
recte temperamentum eft coguiturus. Neque enim omnino, fi cutis nigrior apparet, jam totus homo calidior
eft, fed li ita eft, caeteris omnibus fimili modo fe habentibus. Siquidem, fi alter in fervido fole verfatus
diutius eft, alter in umbra, illi nigrior, huic albidior
cutis erit: verum hoc ad totius temperamenti alterationem nihil facit: ipfa namque cutis fub fole diutius
habita ficcior, in umbra humidior evadet: non tamen
naturalis temperies vel jecinoris, vel cordis, vel alterius cujusquam vifceris ftatim mutabitur. Optimum
igitur fuerit (ficuti prius eft dictum) cujusque feorfum
particulae temperamenti notas comparaffe. Verbi gratia ventriculi, fi is bene concoquit, quod temperatus
fit: fi non bene concoquit, intemperatus: fi nidoro-
fos quosdam vel fumofos edit ructus, quod immoderatus et igneus in eo calor fit: lin acidos, imbecillus et

ἄρρωστόν τε καὶ ἀσθενές. οὕτω δὲ καὶ βόεια κρέα καὶ
πάντα τὰ δυσκατέργαστα καλῶς πεπτόντων, ἄμετρον τὸ
θερμόν· ἀσθενὲς δὲ τῶν ταῦτα μὲν οὐ πεπτόντων, ἰχθύας δὲ
πετραίους ἤ τι τοιοῦτο πεπτόντων. ἐπισκέπτεσθαι δὲ χρὴ
πάλιν ἐνταῦθα, εἰ μή διά τινα χυμὸν ἑτέρωθεν ἐπιρρέοντα
τὸ σύμπτωμα γίνεται τῇ γαστρί. φλέγμα μὲν γὰρ ἐνίοις ἐκ
τῆς κεφαλῆς, ξανθὴ δ᾽ ἄλλοις ἐξ ἥπατος ἐς τὴν γαστέρα
καταρρεῖ χολὴ, σπάνιον δὲ τοῦτο, καὶ ὀλιγίστοις συμβαίνει.
παμπόλλοις δὲ ἐκ τῆς κεφαλῆς κατέρχεται φλέγμα, καὶ μάλιστα ἐν Ῥώμῃ τε καὶ τοῖς ὑγροῖς οὕτω χωρίοις. ἀλλά τοι
καὶ τὸ σπάνιον ἐπιβλέπειν χρὴ, [70] καὶ μηδὲν ἐν παρέργῳ
τίθεσθαι, μηδ᾽ ἀμελεῖν. οἶδα γὰρ ἐγώ τισιν ἱκανῶς φλεγ-
ματώδεσιν ἀνθρώποις ἀθροιζομένην ἐν τῇ γαστρὶ χολὴν
παμπόλλην ξανθὴν, ἣν ἐδέοντο πρὸ τῶν σιτίων ὕδωρ πίνοντες ἤ οἶνον ἐξεμεῖν. εἰ δ᾽ ἥψατό ποτε σιτίων, πρὶν
ἐμέσαι, διέφθειράν τε ταῦτα καὶ τὴν κεφαλὴν ὠδυνῶντο,
καὶ τούτους ᾤοντό τινες χολώδεις εἶναι φύσει. καίτοι μαλακοί τε ἦσαν ὅλον τὸ σῶμα, καὶ λευκοὶ, καὶ ἄτριχοι, καὶ

infirmus. Simili modo fi qui bubulam et omnia, quae
coctu difficilia funt, concoquunt, eorum calor immodicus
fit: fi qui vero haec concoquere non valent, fed faxatiles pifces et talia concoquunt, infirmus. Videndum autem hic rurfum, num fucci alicujus, qui aliunde confluat,
culpa ejusmodi fymptoma ventriculo accidat. Aliis
enim ex capite pituita, aliis flava ex jecinore bilis in
ventriculum confluit, rarum tamen hoc et pauciffimis contingit: at compluribus a capite defluit pituita, atque id maxime Romae ac locis perinde humidis. Caeterum et quod
raro accidit confiderandum, nihilque pro fuperfluo habendum aut negligendum: fiquidem ipfe vidi, quibusdam perquam pituitofis hominibus multam tamen in
ventriculo colligi flavam bilem: quam cum ante cibum
aqua vinoque epoto evomere debuiffent, fi quid ciborum prius, quam vomerent, guftaffent, et hos corrum-
perent, et capite dolerent: et hos quidam natura bi-
liofos effe credebant, quanquam effent toto corpore
molles, et candidi, et glabri, et adipofi, et venis

Ed. Chart. III. [70.]   Ed. Baf. I. (77.)

πιμελώδεις, καὶ ἄφλεβοι, καὶ ἄμυοι, καὶ ἄναιμοι, καὶ
ἁπτομένοις οὐ λίαν θερμοί. ἄλλους δέ τινας οἶδα μηδέποτε
μὲν ἐμέσαντας χολὴν ξανθὴν, ἰσχνοὺς δὲ καὶ δασεῖς καὶ
μυώδεις καὶ μέλανας καὶ φλεβώδεις καὶ θερμοὺς ἱκανῶς,
εἴ τις ἅψαιτο, φαινομένους, οἷος καὶ ὁ φιλόσοφος Εὔδημος.
ἀλλ᾿ ἐνταῦθα μὲν ἐμπέπτωκε καὶ ἀνατομικόν τι θεώρημα,
ὃ μὴ γνόντες ἔνιοι τῶν ἰατρῶν ἀποροῦνται δεινῶς ἐπὶ τῇ
διαφωνίᾳ τῶν συμπτωμάτων, ἀγνοοῦντες, ὡς ὁ πόρος, ᾧ
τὴν χολὴν εἰς τὴν γαστέρα τὸ ἧπαρ ἐξερεύγεται, τοῖς μὲν
διπλοῦς ἐστι, τοῖς δὲ ἁπλοῦς, ὡς κἂν ταῖς τῶν τετραπόδων
ζώων ἀνατομαῖς ἐστι θεάσασθαι. τὰ πολλὰ μὲν οὖν ἢ
ἁπλοῦς ἐστιν, εἰς τὰ μεταξὺ πυλωροῦ τε καὶ νήστεως ἐκ-
φυόμενος, ὃ δὴ γαστρὸς ἔκφυσιν ὀνομάζουσιν, ἢ διπλοῦς
γεγόμενος εἰς μὲν τὴν ἔκφυσιν ἐμβάλλει θατέρῳ στόματι
τῷ μείζονι, θατέρῳ δὲ τῷ μικροτέρῳ κατὰ τὸν πυθμένα,
μικρὸν ἀνωτέρω τοῦ πυλωροῦ. σπανιώτατα δὲ τὸ μὲν ἄνω
μέρος αὐτοῦ ποτὲ μεῖζον εὑρίσκεται, τὸ κάτω δ᾿ ἔλαττον.

ac mufculis parum confpicuis, praeterea exangues, nec
tangentibus admodum calidi. Vidi alios quosdam, qui
flavam bilem nunquam vomuiffent, graciles autem et
hirfuti, et mufculofi, et nigri, et venofi, affatimque
calidi, fi quis tangeret, viderentur: cuiusmodi habitu
Eudemus philofophus erat. Sed incidit hoc loco fpeculatio quaedam anatomica, quam aliqui medicorum
ignorantes, ex fymptomatum diffonantia magnopere an-
guntur, dum parum intelligunt, meatum illum, per
quem jecur bilem in ventrem evomit, aliis geminum
effe, aliis unicum, id quod in quadrupedum diffectionibus videre licet. Ac plurimum quidem unicus is eft
in id inteftinum, quod pylori, id eft exitus fundi ventris, et jejuni medium eft, infertus: medium id γαστρὸς
ἔκφυσιν, quafi quiddam e ventre enatum, vocant. Vel fi
geminus meatus fit, in ecphyfin illam major inferitur,
minor in fundum ventriculi paulo fupra pylorum invenitur: fed tamen in pauciffimis fuperior pars major,

ἀλλ' ἐφ' ὧν γε μεῖζόν ἐστιν, ἐπὶ τούτων ἡ γαστὴρ ἐφ'
ἡμέραν ἐμπίπλαται χολῆς οὐκ ὀλίγης, ἣν ἐμεῖν τε δέονται
πρὸ τῶν σιτίων, καὶ βλάπτονται κατασχόντες. οἷς δὲ παντελῶς ἁπλοῦς ἐστιν ὁ πόρος, εἰς τὴν νῆστιν ἡ χολὴ τούτοις σύμπασα καταῤῥεῖ. πῶς οὖν χρὴ διαγινώσκειν αὐτούς;
οὐ γὰρ δὴ ἀνατεμεῖν γε ζῶντας τοὺς ἀνθρώπους ἀξιῶ.
πρῶτον μὲν ὅλῃ τοῦ σώματος τῇ κράσει, καθ' ὅ τι καὶ
μικρὸν ἔμπροσθεν ἐλέγετο, δεύτερον δὲ τοῖς ὑπιοῦσι κάτω.
χολώδη μὲν γὰρ ἄκρατα διὰ τῆς γαστρὸς ἐξεκενοῦτο συνεχῶς Εὐδήμῳ, διότι καὶ πολλὴν ἤθροιζε χολὴν, καὶ οὐδὲν
αὐτῆς εἰς τὴν ἄνω κοιλίαν ἀφικνεῖτο. τοῖς δὲ ἄλλοις, οἷς
ἡ μὲν ἕξις φλεγματώδης, ἐμοῦσι δὲ χολὴν, ἥκιστα διαχω-
ρεῖται χολώδες· καὶ γὰρ ὀλίγον γεννᾶται τῆς ξανθῆς χολῆς
αὐτοῖς, καὶ πλεῖστον εἰς τὴν ἄνω κοιλίαν ἀφικνεῖται. τρίτον ἐπὶ τοῖς εἰρημένοις εἶδος γνωρισμάτων ἐν αὐτοῖς τοῖς
κενουμένοις ἐστίν. οἷς μὲν γὰρ ἐν τῇ γαστρὶ τὸ χολῶδες
γεννᾶται περίττωμα, πρασοειδὲς φαίνεται· ξανθὸν δ' ἀκρι-

inferior minor. Caeterum quibus eft major, iis in
ventrem quotidie non exiguum bilis effunditur: quam
et evomant ante cibos oportet, et nifi id faciant, laeduntur: quibus autem unicus eft omnino meatus, iis
tota bilis confluit in jejunum. Quanam igitur ratione
dignofcere hos licebit? neque enim diffecandos effe
vivos homines cenfeo. Primum certe totius corporis
temperamento, veluti paulo fupra eft propofitum: deinde iis, quae infra excernuntur. Eudemus enim biliofa mera perpetuo per fedem excernebat, utpote qui
multam colligebat bilem, cujus nihil in fuperiorem
ventrem perveniebat. Reliquis, qui fcilicet et pituitofo
funt corporis habitu, et bilem evomunt, his haud
quaquam eft alvus biliofa, quippe qui et minimum
flavae bilis gignunt, et ejus plurima portio in fuperiorem ventrem pervenit. Tertium indiciorum genus
in iis eft, quae evacuantur. Nam quibus in ventre bi-
liofum excrementum gignitur, id porri virorem prae-

BIBΛION ΔΕΤΤΕΡΟΝ. 633

Ed. Chart. III. [70.]   Ed. Baſ. I. (77.)

βῶς ἐστιν, ἢ ὠχρόν γε πάντως, οἷς ἐξ ἥπατος ὑπέρχεται. καὶ οἷς μὲν ἐν γαστρὶ τὸ πρασοειδὲς τοῦτο γεννᾶται, χρὴ πάντως αὐτοῖς τὸ ἐδηδεσμένον σιτίον οὐκ ἄρτον οὐδὲ κρέας εἶναι χοίρειον, ἤ τι τοιοῦτο παραπλήσιον, ἀλλὰ θερμότερόν γε, τῶν δ᾽ ἐξ ἀνάγκης, καὶ οὐκ εὔχυμον. οἷς δ᾽ ἐξ ἥπατος εἰς αὐτὴν ἀφικνεῖται, ξανθὸν ἢ ὠχρὸν ἐμεῖται, κἂν εὐχυ‐ μώτατον ᾖ τὸ ληφθὲν σιτίον, κἂν ἄκρως πεφθῇ. καὶ μᾶλ‐ λον τοῖς ἀκριβῶς πέψασιν ἐμεῖται τὰ ξανθά, καὶ πολλῷ μᾶλλον ἔτι τοῖς ἐπὶ πλέον αὐτῶν ἀσιτήσασι. τὰ δὲ πρα‐ σοειδῆ μόνοις τοῖς κακῶς πέψασιν ἐν τῇ κοιλίᾳ γεννᾶται. καὶ μὲν δὴ καὶ φροντίδες, καὶ θυμοὶ, καὶ λῦπαι, καὶ πό‐ νοι, καὶ γυμνάσια, καὶ ἀγρυπνίαι, καὶ ἀσιτίαι, καὶ ἔν‐ δειαι πλείονα τὸν τῆς ξανθῆς χολῆς τούτοις ἀθροίζουσι χυμὸν, ὅτι καὶ πλείονα γεννῶσιν ἐν ἥπατι. ταῦτά τε οὖν ἀκριβῆ τὰ γνωρίσματα, καὶ πρὸς τούτοις ἔτι, τῇ μὲν αὐχμηρῷ καὶ πυρώσει τοῦ κατὰ τὴν γαστέρα θερμοῦ τῆς εἰς τὸ χολῶδες τροπῆς ἑπομένης, ἄρτοι καὶ κρέα χοίρεια

fert: at quibus ex jecinore deſcendit, iis vel plane flavum eſt, vel omnino ſaltem pallidum. Praeterea quibus in ventriculo bilis illa gignitur, quae porri colo‐ rem imitatur, debet omnino iis cibus fuiſſe non pa‐ nis, non ſuilla caro, ſimileve aliquid, ſed neceſſario aliquid, quod his [calidius fuit, neque id boni ſucci: quibus autem ex jecinore in ventrem defluit, iis flava ea pallidave evomitur, etiamſi boni in primis ſucci fuit quod ſumpſerunt, etiamſi ad ſummum fuit con‐ coctum: immo vero magis ipſis, qui exacte concoxerunt, flava vomuntur, atque etiam magis iis, qui diutius cibo abſtinuerunt: quae vero bilis porrum refert, iis ſolis gigni‐ tur in ventre, qui utique concoxerunt male. Quin etiam ſollicitudo, ira, dolor, labor, exercitatio, vigilia, abſtinentia et inedia ſucci flavae bilis plus acervant: propterea quod plus ejus ſucci in jecinore gignunt. Sunt igitur tum haec certa indicia, tum ad haec, quod, ubi ſiccum et igneum ventriculi calorem converſio ad bilioſum ſequitur, panis et ſuilla et bubula caro com‐

634　ΓΑΛΗΝΟΥ ΠΕΡΙ ΚΡΑΣΕΩΝ

Ed. Chart. III. [70. 71.]　　　　　　　Ed. Baf. I. (77. 78.)

καὶ βόεια κάλλιον πεφθήσονται τῶν πετραίων ἰχθύων.
[71] εἰ δ᾽ ἐξ ἥπατος καταῤῥέοι, παρὰ τὴν τῶν ἐδεσμάτων
ὑπάλλαξιν οὐδὲ μία τῆς πέψεως ἔσται διαφορά. ἐν τούτοις μὲν δὴ διώρισται τὸ δι᾽ ἄλλο τι καὶ μὴ διὰ τὴν κρᾶσιν γενόμενον. κατὰ τὸν (78) αὐτὸν δὲ τρόπον, εἰ κἀκ
τῆς κεφαλῆς ἐπὶ τὴν γαστέρα φλέγμα καταῤῥέον ὀξυρε-
γμίας αἴτιον γίγνοιτο, χρὴ κἀνταῦθα κατὰ τὰς ὁμοίας μεθόδους ἀποχωρίζειν αὐτὸ τοῦ τῆς γαστρὸς ἰδίου παθήματος. οὕτω δὲ καὶ τὰς τῆς κεφαλῆς ὀδύνας, ἢ διὰ τὴν οἰκείαν αὐτῆς δυσκρασίαν, ἢ διὰ τὰ τῆς γαστρὸς περιττώματα. καὶ μὲν δὴ καὶ τὸν ἐγκέφαλον ἐπισκέπτεσθαι καθ᾽
ἑαυτὸν, ὁποίας ἐστὶ κράσεως, ἄμεινον, οὐκ ἐκ τῆς τοῦ
παντὸς σώματος διαθέσεως. αὐτοῦ δὲ κατ᾽ αὐτὸν, ὁποίας
ἐστὶ κράσεως, ἐπίσκεψις ἥ τε πολίωσίς ἐστιν, οἵ τε κά-
ταῤῥοι, καὶ βῆχες, καὶ κόρυζαι, καὶ σιέλου πλῆθος. ἅπαντα γὰρ ταῦτα ψυχρότερον αὐτὸν ἐμφαῖνει καὶ ὑγρότερον
ὑπάρχειν. ἔτι δὲ μᾶλλον, εἰ ἐπὶ ταῖς τυχούσαις προφάσεσιν εἰς τοιαύτας ἔρχεται διαθέσεις. ἡ δέ γε φαλάκρωσις
ἐπὶ ξηρότητι, καὶ ἡ τῶν μελαινῶν τε καὶ πολλῶν τριχῶν γένεσις

modius quam faxatiles pifces concoquentur: cum, fi ex
jecinore bilis affluat, ex comeftorum nulla fequutura fit
concoctionis diverfitas. Atque his quidem discernitur,
quod non temperamenti, fed alterius cujusquam gratia
provenit. Ad eundem modum, fi defluens a capite in
ventrem pituita acidi ructus caufa eft, conveniet fimili ratione hic quoque a ventris proprio affectu hanc
discernere. Aeque vero et capitis dolores, ex proprie-
ne ejus intemperie, an propter ventris aliqua excrementa incidant, discernendi. Jam cerebrum ipfum cujus fit temperamenti, per fe aeftimare eft fatius, quam
ex corporis totius affectu: ipfius autem per fe confideratio ex canitie, catarrhis, tuffi, deftillatione et
falivae copia initur, quippe quae omnia id frigidius hu-
midiusque effe doceant: atque his amplius, fi ex levi
qualibet occafione in hos devenit affectus. At calvities
ex ficcitate provenit: nigrorum autem et frequentium

BIBΛION ΔEYTEPON. 635

Ed. Chart. III. [71.]   Ed. Baf. I. (78.)

*εὐκρασίας ἐγκεφάλου γνώρισμα. κατὰ τοῦτον οὖν τὸν τρόπον
ἀεὶ χρὴ σκοπεῖσθαι περὶ κράσεως, ἕκαστον ἰδίᾳ μόριον ἐξετάζοντα, καὶ μὴ περὶ πάντων ἀποφαίνεσθαι τολμᾷν ἐξ ἑνός,
ὥσπερ ἐποίησαν ἔνιοι, τοὺς μὲν σιμοὺς ὑγροὺς εἶναι φάμενοι,
τοὺς δὲ γρυποὺς ξηροὺς, καὶ οἷς μὲν οἱ ὀφθαλμοὶ μικροὶ, ξηροὺς, οἷς δὲ μεγάλοι, ὑγρούς. τοῦτο μὲν οὖν καὶ διαπεφώνηται
πρὸς αὐτῶν. οἱ μὲν γάρ τινες ὑποθέμενοι, τῶν ὑγρῶν εἶναι μορίων τοὺς ὀφθαλμοὺς, ἐν οἷς ἂν μείζους εὑρίσκωσιν, ὑγρότητα
κράσεως ἐν τούτοις κρατεῖν ὑπολαμβάνουσιν. ἔνιοι δὲ, τῇ
ῥώμῃ τοῦ θερμοῦ κατὰ τὴν πρώτην διάπλασιν ἀναπνεύσαν-
τος ἀθροώτερόν τε καὶ πλεῖον, οὐκ ὀφθαλμοὺς μόνον,
ἀλλὰ καὶ τὸ στόμα καὶ τοὺς ἄλλους ἅπαντας πόρους γενέσθαι φασὶ μείζονας, ὅθεν οὐχ ὑγρότητος, ἀλλὰ θερμότητος
εἶναι γνώρισμα. ἀμφότεροι δὲ διαμαρτάνουσι τῆς ἀληθείας,
ἑνὶ μὲν καὶ κοινῷ λόγῳ, διότι περὶ παντὸς τοῦ σώματος ἐξ ἑνὸς
ἀποφαίνεσθαι τολμῶσι μορίου· κατὰ δὲ δεύτερον τρόπον. ὅτι
τῆς διαπλαστικῆς ἐν τῇ φύσει δυνάμεως οὐ μέμνηνται, τεχνικῆς*

pilorum proventus boni in cerebro temperamenti nota
eſt. Ergo ad hunc modum de temperamentis ineunda
ſemper nobis conſideratio eſt, quamque ſcilicet particulam ſeorſum perpendentibus, nec auſis ex una pronunciare de omnibus: quod utique nonnulli fecerunt,
qui reſimos humidos, aduncos ſiccos eſſe dixerunt:
et quibus parvi ſunt oculi, ſiccos: quibus magni,
humidos. Atque de hoc quidem parum inter eos convenit: alii namque eorum, qui ſcilicet humidis particulis oculos annumerant, in quibus eos majores vident,
in iis humiditatem temperamenti pollere exiſtimant: alii
caloris vehementia, qui in prima formatione ſurſum confertim magis copioſiorque ferebatur, non oculos modo,
verum etiam os ipſum et reliquos omnes meatus ampli-
ores factos ajunt: ita non humiditatis id, ſed caloris
indicium eſſe. Verum ambo a veritate aberrant, uno
modo eoque communi, quod unius particulae occaſione
de toto corpore pronunciare ſunt auſi: altero, quod
formatricis in natura virtutis, quae artifex facultas eſt

οὔσης καὶ τοῖς τῆς ψυχῆς ἤθεσιν ἀκολούθως διαπλαττούσης
τὰ μόρια. περὶ ταύτης γάρ τοι καὶ Ἀριστοτέλης ἠπόρησε,
μήποτ᾽ ἄρα θειοτέρας τινὸς ἀρχῆς εἴη, καὶ οὐ κατὰ τὸ θερμὸν καὶ ψυχρὸν, καὶ ξηρὸν καὶ ὑγρόν. οὔκουν ὀρθῶς μοι
δοκοῦσι ποιεῖν οἱ προπετῶς οὕτως ὑπὲρ τῶν μεγίστων ἀπο-
φαινόμενοι, καὶ ταῖς ποιότησι μόναις ἀναφέροντες τὴν διάπλασιν. εὔλογον γὰρ, ὄργανα μὲν εἶναι ταύτας, τὸ δια-
πλάττον δ᾽ ἕτερον. ἀλλὰ καὶ χωρὶς τῶν τηλικούτων ζητη-
μάτων ἐνδέχεται ἐξευρίσκειν, ὡς ἔμπροσθεν ἐδείξαμεν,
ὑγρὰν καὶ ξηρὰν, καὶ θερμὴν καὶ ψυχρὰν κρᾶσιν. ἁμαρτάνουσιν οὖν οἱ τῶν οἰκείων μὲν ἀμελοῦντες γνωρισμάτων, ἐπὶ
δὲ τὰ πόῤῥω τε καὶ ζητήσεως ἱκανῆς τετυχηκότα καὶ μέχρι
τοῦ δεῦρα καὶ παρ᾽ αὐτοῖς τοῖς ἀρίστοις φιλοσόφοις ἀπο-
ρούμενα μεταβαίνοντες. οὐδὲ γὰρ οὐδ᾽ ὅτι τὰ μὲν παιδία
σιμώτερα, γρυπώτεροι δ᾽ οἱ παρακμάζοντες, εὔλογον. ὑγροὺς
μὲν νομίζειν τοὺς σιμοὺς ἅπαντας, ξηροὺς δὲ τοὺς γρυπούς.
ἀλλ᾽ ἐνδέχεται μὲν, καὶ τῆς διαπλαστικῆς δυνάμεως ἔργον
εἶναι τὸ τοιοῦτο μᾶλλον, ἢ τῆς κράσεως. εἰ δ᾽ ἄρα καὶ

et particulas fecundum animi mores effingit, parum meminerunt. De hac namque Ariftoteles dubitavit, numquid di-
vinioris originis fit, atque a calido, frigido, humido
et ficco res diverfa: quo mihi minus recte facere videntur, qui tam temere de rebus maximis pronunciant
et folis qualitatibus formandarum partium caufam affi-
gnant: rationabile enim eft, haec organa effe, forma-
torem alium. Sed et citra tam arduas quaeftiones invenire licet, ficut oftendimus, humidam et ficcam
calidamque et frigidam temperiem. Errant igitur, qui,
propriis indiciis neglectis, ad ea, quae longe pofita funt
et magnae quaeftioni fuerunt, atque ad hunc usque
diem optimis philofophorum dubitata funt, convertuntur. Neque enim propterea, quod pueri nafis magis
funt refimis, florentes aetate magis aduncis, idcirco
rationabile eft refimos omnes humidos cenfere, aduncos
vero ficcos: fed fieri poteft, ut formatricis virtutis
ejusmodi opus fit potius, quam temperamenti. Quod

Ed. Chart. III. [71. 72.]   Ed. Baf. I. (78.)

τῆς κρίσεως εἴη γνώρισμα, τῆς ἐν τῇ ῥινὶ μόνης εἴη ἂν,
οὐ τῆς ἐν ὅλῳ τῷ σώματι. μάτην οὖν ὑπ᾽ αὐτῶν κἀκεῖνο
λέγεται, τὸ ῥῖνά τε ὀξεῖαν γίνεσθαι καὶ ὀφθαλμοὺς κοί-
λους καὶ κροτάφους συμπεπτωκότας ἐν ταῖς ξηραῖς φύσει
κράσεσιν, ὅτι κἂν τοῖς πάθεσιν οὕτω συμπίπτει τοῖς συν-
τήκουσί τε καὶ κενοῦσι πέρα τοῦ μετρίου τὰ σώματα. πολλάκις μὲν γὰρ οὕτω συμπίπτει, πολλάκις δ᾽ οὐχ οὕτως.
ἀλλ᾽ ἔστιν ἰδεῖν καὶ μαλακὴν καὶ πιμελώδη καὶ λευκὴν
καὶ πολύσαρκον ὅλου τοῦ σώματος τὴν ἕξιν ἐπὶ μικροῖς
ὀφθαλμοῖς ἢ ὀξείᾳ ῥινὶ, καὶ ξηρὰν καὶ ἄσαρκον [72] καὶ
μέλαιναν καὶ δασεῖαν ἐπί τε τοῖς μεγάλοις ὀφθαλμοῖς
σιμῇ τε τῇ ῥινί. βέλτιον οὖν, εἴπερ ἄρα τῆς ῥινὸς μόνης,
ὑγρότητα μὲν τῇ σιμότητι, ξηρότητα δὲ τῇ γρυπότητι τεκμαίρεσθαι, καὶ μὴ περὶ τῆς ἅπαντος τοῦ ζώου κράσεως
ἐντεῦθεν ἀποφαίνεσθαι. κατὰ ταῦτα δὲ καὶ περὶ τῶν
ὀφθαλμῶν καὶ παντὸς οὗτινος οὖν ἑτέρου μορίου τὴν ἰδίαν
κρᾶσιν ἐκ τῶν οἰκείων ἐπισκοπεῖσθαι γνωρισμάτων ἄμεινον,
οὐ περὶ τῆς ὅλης τοῦ σώματος κράσεως ἀφ᾽, ἑνὸς μέρους

fi temperamenti eſt nota, at certe ejus, quod in naſo
tantum habetur, non ejus, quod in toto corpore, nota
fuerit.   Quare fruſtra illud praedicant, in ficcis natura temperamentis naſum acutum, oculos cavos, tempora collapſa: quod fcilicet in affectibus iis, qui corpora liquant atque ſupra, quam par eſt, inaniunt,
haec contingant.   Saepe namque fic accidit, ſaepe
non ita: ſed videre licet totius corporis habitum et
mollem et pinguem et album et carnoſum, cum tamen
oculi funt parvi et naſus acutus: rurſus ficcum, ma-
cilentum et nigrum et hirſutum, ubi magni funt oculi et nafus refimus.   Praeſtat igitur, fiquidem de folo
agitur naſo, refimo humiditatem, adunco ficcitatem
conjectes, nec de totius animantis temperie ex his particulis pronuncies.   Pari modo oculorum et alterius
cujuslibet partis proprium temperamentum ex propriis
indiciis aeſtimari eſt fatius, non de totius corporis
temperie ab una quapiam particula indicium fumi. Sive

ἐπίδειξιν λαμβάνειν. εἴτε γὰρ ὑγρότητος, εἴτε θερμότητος
ἐπικρατούσης, εἴτε καὶ ἀμφοτέρων, ὀφθαλμοὺς γλαυκοὺς
τίθεσθαι χρὴ, γνώρισμα τῆς οἰκείας ἂν εἶεν οὕτω γε, καὶ
οὗ τῆς ἀπάντων τῶν μορίων τοῦ σώματος ἐνδεικτικοὶ κράσεως. οὐδὲ γὰρ, εἰ σκληρὰ καὶ ἄσαρκα τὰ σκέλη, ξηρὰ
πάντως καὶ ἡ κρᾶσις ὅλου τοῦ σώματος. ἔνιοι γὰρ ἱκανῶς
εὔσαρκοι καὶ πιμελώδεις καὶ παχεῖς καὶ προγάστορες καὶ
μαλακοὶ καὶ λευκοὶ γίνονται μετὰ τοιούτων σκελῶν. ἀλλ᾽
εἰ μὲν ὁμαλῶς ἅπαν ἔχει τὸ σῶμα τῆς κράσεως, οἷς μὲν
ἰσχνὰ τὰ σκέλη, ξηροὶ πάντως εἰσὶν, ὑγροὶ δ᾽, οἷς παχέα.
καὶ οἷς μὲν ἡ ῥὶς ὀξεῖα ἢ γρυπὴ, οὗτοι ξηροὶ, σιμῆς δ᾽
οὔσης, ὑγροί. κατὰ ταῦτα δὲ καὶ περὶ τῶν ὀφθαλμῶν,
καὶ τῶν κροτάφων, ἁπάντων τε τῶν ἄλλων μορίων. οἷς
δ᾽ ἀνώμαλος ἡ κρᾶσις, καὶ οὐχ ἡ αὐτὴ πάντων τῶν μορίων, ἄτοπόν ἐστιν ἐξ ἑνὸς μορίου φύσεως ὑπὲρ ἁπάντων
ἀποφαίνεσθαι. τοιοῦτο δέ τι τοὺς πλείστους αὐτῶν ἠπά-
τησεν, οὐχ ὑπὲρ ἀνθρώπων μόνων, ἀλλὰ καὶ περὶ τῶν

enim humoris vincentis, five caloris, five etiam am-
horum caelios oculos indicium ftatuere oporteat, utique
proprii ipforum fic, non omnium totius corporis partium
temperamenti documentum fuerint. Neque enim, fi ficca et macra crura funt, omnino ficcum eft totius corporis temperamentum : aliqui namque affatim carnofi
et pingues et craffi et prominenti ventre et molles
et candidi etiam cum ejusmodi cruribus cernuntur:
verum, fi totius corporis temperies aequaliter fe habeat,
ficci omnino funt, quibus macra funt crura, humidi,
quibus craffa. Praeterea quibus acutus eft nafus aut
aduncus, hi ficci : quibus refimus, humidi. Ad eundem
modum de oculis, temporibus, caeteris denique omnibus
particulis judicandum. Quibus vero impar temperamentum
eft, neo omnium particularum idem, alienum a ratione eft
ex unicae particulae natura de omnibus fententiam ferre.
Porro tale quippiam plurimis eorum impofuit, cum non
de hominum modo, fed etiam aliorum animalium totius

ἄλλων ζώων ἀποφήνασθαι τολμήσαντας ὑπὲρ ὕλης τῆς
κράσεως ἐκ μόνων τῶν κατὰ τὸ δέρμα γνωρισμάτων. οὐδὲ
γὰρ, εἰ σκληρὸν τὸ δέρμα, ξηρὸν ἐξ ἀνάγκης τὸ ζῶον, ἀλλ᾽
ἐγχωρεῖ τὸ δέρμα μόνον, οὔτ᾽ εἰ μέλαν, οὔτ᾽ εἰ δασύ.
κατὰ δὲ τὸν αὐτὸν τρόπον οὔτ᾽ εἰ μαλακὸν ἢ ψιλὸν τριχῶν, ὑγρὸν ἐξ ἀνάγκης ὅλον τὸ ζῶον. ἀλλ᾽ εἰ μὲν ὁμαλῶς
κέκραται σύμπαν, εὔλογόν ἐστιν, οἵῳ περ τὸ δέρμα, τοιοῦτο εἶναι καὶ τῶν ἄλλων ἕκαστον μορίων· εἰ δ᾽ ἀνωμάλως,
οὐκέτι. τῶν γοῦν ὀστρέων ὑγρότατον μὲν ὅλον τὸ σῶμα,
ξηρότατον δὲ τὸ δέρμα. τὸ γὰρ δὴ ὄστρακον αὐτοῖς, οἷόν
περ ἡμῖν τὸ δέρμα. καὶ ἡ προσηγορία δ᾽ ἐντεῦθεν, οστρα-
κοδέρμων ἁπάντων τῶν τοιούτων ζώων ὀνομασθέντων, ἐκ
τοῦ τὸ δέρμα παραπλήσιον αὐτοῖς εἶναι τῷ ὀστράκῳ. καὶ
τὰ μαλακόστρακα δὲ, καθάπερ ἀστακοὶ, καὶ κάραβοι, καὶ
καρκῖνοι, ξηρὸν μὲν ἔχει τὸ δέρμα, τὴν δ᾽ ἄλλην ἅπασαν
κρᾶσιν ὑγράν. καὶ αὐτὸ δὴ τοῦτο πολλάκις αἴτιον ὑπάρχει
τοῖς ζώοις τῆς ἐν ταῖς σαρξὶν ὑγρότητος, ὅτι πᾶν αὐτοῖς

corporis temperamento ex indiciis, quae in cute tantum fpectantur, judicium ferre funt aufi. Neque enim,
fi dura cutis eft, neceſſario ficcum eft animans, fed fieri
poteft, ut tantum cutis fic fit affecta: fed nec fi nigra
haec hirtave eft: fimili modo, nec fi mollis haec de-
pilisve eft, humidum ex neceſſitate totum eft animal:
verum, fi per totum aequabiliter eft attemperatum, ratio
eft, ut, qualis fit cutis, talis fit et reliquarum partium
unaquaeque: fin inaequaliter, non item: quippe oftre-
orum totum corpus humidiſſimum eft, cutis ipfa fic-
ciſſima. Eft enim iis qua teguntur tefta, cujusmodi eft
nobis cutis, atque hinc illis eft nomen: ὀστρακόδερμα
enim nominantur omnia ejusmodi animantia: propterea
quod cutis eis oftraco, id eft teftae, aſſimilis eft. Jam
μαλακόστρακα, id eft quae molli tefta integuntur, veluti marinae locuftae et gammari et cancri, cutem quidem habent ficcam, reliquam univerfam temperiem humidam: immo vero illud ipfum humiditatis in carne nonnunquam animalibus caufa eft, quod ficcam terrenam-

τὸ ξηρὸν καὶ γεῶδες ἡ φύσις ἀποτίθεται πρὸς τὸ δέρμα.
μὴ τοίνυν μήθ᾽, ὅτι ξηρὸν τοῦτο τοῖς ὀστρέοις, εὐθέως καὶ
τὴν σάρκα νομιστέον ὑπάρχειν ξηρὰν, μήθ᾽, ὅτι πλαδαρὰ
καὶ μυξώδης, ἤδη τοιοῦτο ὑποληπτέον εἶναι καὶ τὸ δέρμα.
δίκαιον γὰρ, ἕκαστον τῶν μορίων ἐξ ἑαυτοῦ γνωρίζεσθαι.
ταῦτά τε οὖν ἁμαρτάνουσιν οἱ τὰ περὶ κράσεων ἡμῖν ὑπομνήματα καταλελοιπότες· ἔτι δὲ πρὸς τούτοις, ὅτι μηδὲ
μέμνηνται τοῦ πρὸς Ἱπποκράτους ὀρθύτατα παρηνημένου,
τοῦ δεῖν ἐπισκέπτεσθαι τὰς μεταβολὰς, ἐξ οἵων εἰς οἷα
γίγνεται. πολλάκις γὰρ τὰ παρόντα γνωρίσματα τῆς ἔμπροσθεν κράσεώς ἐστιν, οὐ τῆς νῦν ὑπαρχούσης τῷ σώματι.
φέρε γὰρ, εἴ τις ἐτῶν γεγονὼς ἐξήκοντα δασὺς ἱκανῶς εἴη,
μὴ διότι νῦν ἐστι θερμὸς καὶ ξηρὸς, ἀλλ᾽ ὅτι πρόσθεν μὲν
τοιοῦτος ἐγένετο, ὑπομένουσι δ᾽ αἱ τότε γεννηθεῖσαι τρίχες, ὥσπερ ἐν τῷ θέρει πολλάκις αἱ κατὰ τὸ ἔαρ ἀνα-
φυεῖσαι βοτάναι. τισὶ μὲν γὰρ ἐν τῷ χρόνῳ καὶ κατὰ
βραχὺ συνέβη τῆς ἄγαν ἐκείνης (79) ἀπαλλαγῆναι δασύτητος,
ἐκπιπτουσῶν ἐκ τῆς ἄκρας ξηρότητος τῶν τριχῶν· ἐνίοις δὲ

que portionem natura his univerfam circa cutem repo-
nit. Non eſt igitur putandum, nec, quod cutis oſtreis
ſicca eſt, illico carnem quoque eſſe ſiccam: nec, quod
haec perhumida mucoſaque eſt, jam cutem quoque ejusmodi eſſe: quippe aequum eſt quamque particulam ex
ſe ipſa dignoſei. Ergo tum in his peccant ii, qui commentarios de temperamentis nobis reliquerunt, tum quod
id omittunt, quod Hippocrates rectiſſime admonuit, ſpe-
ctandum eſſe, ex quibus in quae mutationes fiant: fit
enim non raro, ut praeſentes notae prioris temperamenti ſint, non ejus, quod in corpore nunc habetur:
veluti ſi quis annos natus ſexaginta denſo pilo ſit, non
quod calidus et ſiccus nunc fit, ſed quod antea talis
fuerit. Conſiſtunt autem ei prius geniti pili ad eum
modum, quo herbae, quae vere ſunt enatae, nonnunquam perſeverant aeſtate. Aliis enim ſpatio et paulatim
contingit a plurimo illo hirto mutari, labentibus ſcilicet prae nimia ſiccitate pilis: aliis diutiſſime pili per-

Ed. Chart. III. [72.73.]   Ed. Baf. I. (79.)

ἄχρι πλείστου παραμένουσιν, οἷς ἂν μήτ᾽ ἀποξηρανθῶσιν
ἱκανῶς ἐπὶ προήκοντι τῷ [73] χρόνῳ, καὶ τὴν πρώτην ἔκφυσιν
αἱ τρίχες αὐτοῖς ἰσχυρὰν ποιήσωνται δίκην φυτῶν ἀκριβῶς
ἐνεῤῥιζωμένων τῇ γῇ. μὴ τοίνυν, εἰ δασύς τις ἱκανῶς ἐστιν,
εὐθὺς τοῦτον οἰώμεθα μελαγχολικὸν ὑπάρχειν, ἀλλ᾽ εἰ μὲν
ἀκμάζων, οὔπω τοιοῦτον· εἰ δὲ παρακμάζων, ἤδη μελαγχο-
λικόν· εἰ δὲ γέρων, οὐκ ἔτι. γίνονται γὰρ αἱ μελαγχολικαὶ
κράσεις ἐκ συγκαύσεως αἵματος. οὐ μὴν, ἐπειδὰν ἄρξηται
τοῦτο πάσχειν, εὐθὺς καὶ κατοπτᾶται τελέως. ἀλλ᾽ ἐν τάχει μὲν ἱκανῶς ἔσται δασὺς ὁ θερμὸς καὶ ξηρός, εἴ γε
μεμνήμεθα τῶν ἔμπροσθεν λόγων, οὐκ εὐθέως δὲ μελαγχολικός. ἡ γὰρ τοῦ δέρματος πύκνωσις, εἴργουσα τῶν παχυ-
τέρων περιττωμάτων τὴν διέξοδον. ἀναγκάζει συγκαίεσθαι
κατὰ τὰς ἄκρως θερμὰς κράσεις, ὥστε τοιοῦτο αὐτοῖς ὑπάρχειν ἤδη τὸ περίττωμα τὸ φύον τὰς τρίχας, οἷον ἐν τοῖς
ἀγγείοις ἔσεσθαι μέλλει, προελθόντος τοῦ χρόνου. καὶ ταῦτ᾽
οὖν ἡμέληται τοῖς ἔμπροσθεν, ἔτι τε πρὸς τούτοις, ἐπειδὰν

manent, utique qui nec in proceffu temporis admodum
ficcantur, et a principio valentem habuerunt originem
arborum ritu, quarum radices in terra valenter comprehenderunt. Ne igitur, fi quem pilofum admodum
videas, hunc ftatim melancholicum putes: fed, fi quidem floret adhuc aetas, nondum effe talem : fin jam
declinat, melancholicum aeftima: at fi fenex eft, non
item : fiunt namque melancholica temperamenta ex fanguinis aduftione: caeterum cum id pati incipit, non
etiam ftatim eft percoctus. Verum hirtus abunde; qui
calidus et ficcus eft, celeriter erit (fi modo eorum, quae
propofita funt, meminimus), non illico melancholicus:
quippe cutis denfitas, craffiorum excrementorum tranfi-
tum remorans, in temperamentis, quae calida in fummo
funt, comburi ea cogit. Ita fit; ut tale iis nunc fit
excrementum, quod pilos creat, quale olim procedente
tempore in vafis fanguinis eft futurum. Tum haec
igitur omiffa prioribus funt, tum praeter haec, quod ex

ἐκ τῆς φύσεως τῶν περιττωμάτων ἀδιορίστως περὶ τῶν κράσεων ἀποφαίνωνται. νομίζουσι γὰρ ἀνάλογον ἔχειν τὰς κράσεις
τῶν μορίων τῇ φύσει τῶν περιττωμάτων. τὸ δὲ οὐχ ὅλον
ἀληθές ἐστιν, ἀλλ᾽ ἐγχωρεῖ ποτε περιττώματα μὲν ἀθροί-
ζεσθαι φλεγματώδη, ὑγρὸν δὲ οὐκ εἶναι τὸ μόριον, ἀλλὰ
ψυχρὸν μὲν ἐξ ἀνάγκης, ὑγρὸν δ᾽ οὐκ ἐξ ἀνάγκης· ἐγχωρεῖ
γὰρ καὶ ξηρὸν εἶναι. τὸ δ᾽ ἀπατῆσαν αὐτοὺς εὐφώρατον.
οὐ γὰρ ἐνόησαν, ὡς ἐκ τῶν σιτίων, καὶ οὐκ ἐξ αὐτοῦ τοῦ
σώματος ἡμῶν γίγνεται τὸ φλέγμα. θαυμαστὸν οὖν οὐδὲν,
εἰ μὴ κρατῆσάν ποτε τὸ σῶμα τῶν προσενεχθέντων σιτίων,
ὑγρῶν, εἰ τύχοι, τὴν φύσιν ὑπαρχόντων, ὅμοιον αὐτοῖς
ἀποτελέσει καὶ τὸ περίττωμα. μὴ τοίνυν ὑπολαμβανέτωσαν,
ὥσπερ τὸ σῶμα ξηρὸν, οὕτω καὶ τὸ περίττωμα δεῖν ξηρὸν
εἶναι. εἰ γάρ τις εὐθὺς ἐξ ἀρχῆς ἐγένετο τῇ κράσει ξηρό-
τερός τε καὶ ψυχρότερος, οὐ μελαγχολικός ἐστιν ὁ τοιοῦτος,
ἀλλὰ φλεγματικὸς τοῖς περιττώμασιν. εἰ δ᾽ ἐκ μεταπτώσεως
ἐγένετο ξηρὸς καὶ ψυχρός, ἐξ ἀνάγκης ὁ τοιοῦτος εὐθὺς ἤδη

natura excrementorum indefinite de temperamentis pronunciant: putant enim, particularum temperiem fimilem
effe excrementorum naturae. Id vero usquequaque verum non eft: fed fieri interim poteft, ut pituitofa
excrementa colligantur, nec tamen humida fit particula, immo frigida omnino, humida vero non omnino,
quippe cum ficcam quoque effe liceat. Quod autem
eis impofuit, facile animadvertitur. Non enim norunt,
quod ex cibis, nequaquam ex ipfo corpore noftro pituita fit. Quare nihil miri eft, fi, ubi ingeftos cibos,
qui humidi fortaffe natura fint, corpus non vincit, fimile his ipfum quoque excrementum creet. Non eft
igitur quod opinentur, tanquam corpus ficcum eft, itidem excrementum quoque effe ficcum. Etenim fi quis
ab initio ficciore frigidioreque temperamento ftatim fuit,
is non melancholicus eft, fed utique pituitofus ab excrementis. Quod fi ex habitus mutatione frigidus ficcusque eft redditus, neceffario hic talis jam melancho-

BIBΛION ΔΕΥΤΕΡΟΝ. **643**

Ed. Chart. III. [73.]   Ed. Baf. I. (79.)

καὶ μελαγχολικός ἐστιν· οἷον εἴ τις ἔμπροσθεν θερμὸς καὶ
ξηρὸς ἐκ συγκαύσεως τοῦ αἵματος ἐγέννησε πλε στην τὴν
μέλαιναν χολήν. οὗτος γοῦν ἐστιν ὁ πρὸς τῷ ξηρος εἶναι
καὶ ψυχρὸς εὐθὺς καὶ μελαγχολικὸς ὑπάρχων. εἰ δ᾽ ἀπ᾽
ἀρχῆς εἴη ψυχρὸς καὶ ξηρὸς, ἡ μὲν ἕξις τοῦ σώματος τούτῳ
λευκὴ καὶ μαλακὴ καὶ ψιλὴ τριχῶν, ἄφλεβος δὲ καὶ ἄναρ-
θρος καὶ ἰσχνὴ καὶ ἁπτομένοις ψυχρά, καὶ τὸ τῆς ψυχῆς
ἦθος ἄτολμον καὶ δειλὸν καὶ δύσθυμον, οὐ μὴν μελαγχο-
λικά γε τὰ περιττώματα. ταῦτά γε οὖν ἅπαντα διαμαρτά-
νουσιν οἱ πολλοὶ τῶν ἰατρῶν ἐκ τοῦ τῶν οἰκείων μὲν
ἀποχωρῆσαι γνωρισμάτων, ἐπὶ δὲ τὰ συμβεβηκότα μὴ διὰ
παντὸς, ἀλλ᾽ ὡς ἐπὶ τὸ πολὺ, μεταβῆναι δια ταῦτα γὰρ
καὶ τὸ θερμαῖνον ἡγοῦνται πάντως ξηραίνειν. ἔγνωκα γὰρ
ἔτι τοῦτο προσθεὶς οἷον κορωνίδα τε καὶ κεφαλὴν τῷ λόγῳ
παντὶ, καταπαύειν ἤδη τὸ δεύτερον γράμμα. Θερμὸν γοῦν
ὕδωρ ἐπαντλοῦντες ἑκάστοτε τοῖς φλεγμαίνουσι μυρίοις, εἶθ᾽
ὁρῶντες αὐτῶν ἐκκενουμένην τὴν ὑγρότητα, προφανῶς οἴονται δείκνυσθαι τὸ ξηραίνεσθαι πάντῃ πρὸς θερμασίας, οὐκ

licus eſt: verbi gratia, ſi quis ante calidus et ſiccus ex
ſanguine urendo plurimam generavit atram bilem: eſt
enim is, praeterquam quod ſiccus eſt et frigidus, protinus etiam melancholicus. Sin a principio frigidus et
ſiccus fuit, habitus quidem corporis ejus albus, mollis,
depilis, venis articulisque parum expreſſis, gracilis et
tangenti frigidus, animus vero minime audax, et ti-
midus, et triſtis: non tamen excrementa huic melancholica ſunt. In his igitur omnibus peccant plerique
medicorum ex eo, quod proprias notas refpuunt, atque
ad ea, quae non perpetuo, ſed frequenter accidunt,
convertuntur. Ejusdem erroris occaſione, et quod
excalfacit, id etiam ſiccare omnino putant: hoc enim
adhuc veluti coronide ac capite univerſo ſermoni addito,
ſecundum jam librum finire ſtatui. Quippe phlegmone
obſeſſas partes calida frequenter perfundentes aqua,
atque ita vacuari ab iis humorem cernentes, clare indicatum arbitrantur, ſiccitatem omnino calori ſuccedere:

εἰ μετὰ ξηρότητος μόνον, ἀλλ᾽ εἰ καὶ μεθ᾽ ὑγρότητος εἴη.
ἔστι δ᾽ οὐ ταὐτὸ, ἢ κενῶσαί τινος ὑγρότητα παρεσπαρμένην
ἔν τισι χώραις, ἢ ξηροτέραν ἀπεργάζεσθαι τὴν οἰκείαν κρᾶσιν. ἀνώμαλος γάρ τις ἐν τοῖς φλεγμαίνουσι μορίοις γίνεται
δυσκρασία, τῶν μὲν ὁμοιομερῶν σωμάτων οὔπω τῆς οἰκείας
[74] ἐξεστηκότων φύσεως, ἀλλ᾽ ἔτι μεταβαλλομένων τε καὶ
ἀλλοιουμένων, ἐμπεπλησμένων δὲ τοῦ ῥεύματος ἁπάντων
τῶν μεταξὺ χώρων. ἅπαντα οὖν, ὅσα θερμὰ καὶ ὑγρὰ τὴν
κρᾶσίν ἐστιν, προσαγόμενα τοῖς οὕτω διακειμένοις, ἐκκενοῖ
μὲν τὸ περιττὸν ἐκεῖνο, τὸ τὰς μεταξὺ χώρας τῶν ὁμοιομερῶν κατειληφός· αὐτὰ δὰ τὰ σώματα τοσούτου ἀποδεῖ τοῦ
ξηραίνειν, ὥστε καὶ προσδίδωσιν αὐτοῖς ὑγρότητα. τὸ μὲν
οὖν ἀληθὲς ὧδ᾽ ἔχει. δεῖ δὲ τοῖς εἰρημένοις ἀποδείξεως,
ἣν μακροτέραν τε εἶναι νομίζων, ἢ ὥστε προσγράφεσθαι
κατὰ τόνδε τὸν λόγον, ἔτι δὲ ἀκροατοῦ δεομένην ἐπισταμέ-
νου περὶ φαρμάκων δυνάμεως, ἀναβάλλομαι τό γε νῦν

neque id modo ubi cum ficcitate, verum etiam ubi
cum humore eft conjunctus. Caeterum non eft idem,
vel vacuaffe ab aliquo humorem, qui locis quibusdam fit
difperfus, vel propriam particulae alicujus temperiem
ficciorem reddidiffe. Siquidem inaequalis quaedam in
iis, quae phlegmone laborant, partibus intemperies eft,
fimilaribus fcilicet corporibus a propria natura nondum
amotis, fed affidue adhuc in mutatioue atque alteratione verfantibus, omnibus nimirum interpofitis inter eas
fpatiolis fluxione refertis: quaecunque igitur calida humidaque temperie funt, cum fic affectis admoventur,
ipfa quidem fupervacanea, quae media fimilarium fpatia occuparunt, evocant: corpora tamen ipfa tantum
abeft ut fiecent, ut etiam illis humorem adjiciant.
Ac ipfa quidem veritas ita fe habet, demonftrationem
tamen evidentem dicta defiderant: verum eam cum
longiorem exiftimem, quam ut huic libro inferatur, et
auditorem defideret, qui medicamentorum facultatis fit
non ignarus, in praefens differo. Caeterum abi in

διελθεῖν. ἀλλ᾿ ἐπειδὰν τὸν τρίτον τοῦτον λόγον τὸν περὶ
κράσεων ἅπαντα διέλθω, καὶ δείξω περὶ τῶν κατὰ δύναμιν ὑγρῶν καὶ ψυχρῶν καὶ θερμῶν καὶ ξηρῶν ἅπασαν τὴν
μέθοδον, ἐφεξῆς οὕτω βιβλίον ἕτερον ὅλον ὑπὲρ τῆς ἀνωμάλου δυσκρασίας ἔγνωκα γράψασθαι· τελειωθήσεται γὰρ
ἅπας ἡμῖν ὁ περὶ κράσεων λόγος, εἴς τε τὴν θεραπευτικὴν
μέθοδον οὐ σμικρὰς ἀφορμὰς παρέξει.

tertio fequenti libro de omni temperamentorum genere
tractavero, ac de iis, quae poteſtate calida, frigida,
humida ſiccaque ſunt, omnem methodum indicavero,
mox integrum alium libellum ſcribere de inaequali intemperie decrevi. Quippe ſic abſolvetur a nobis univerſa de temperamentis diſceptatio, tum ad libros de
medicamentis, tum ad modendi methodum non parum
allatura commodi.

ΓΑΛΗΝΟΥ ΠΕΡΙ ΚΡΑΣΕΩΝ ΒΙΒΛΙΟΝ ΤΡΙΤΟΝ.

Ed. Chart. III. [75.]　　　　　　Ed. Baf. I. (79.)

Κεφ. α'. Ὅτι μὲν οὖν ἕκαστον τῶν ἐνεργείᾳ θερμῶν
καὶ ψυχρῶν καὶ ξηρῶν καὶ ὑγρῶν ἢ τῷ τὴν ἄκραν δεδέχθαι
ποιότητα τοιοῦτο εἶναί φαμεν, ἢ ἐπικρατήσει τινὸς ἐξ αὐτῶν, ἢ πρὸς τὸ σύμμετρον ὁμογενὲς παραβάλλοντες, ἢ πρὸς
ὁτιοῦν τῶν ἐπιτυχόντων, ἔμπροσθεν εἴρηται. δέδεικται δὲ
καὶ ὡς ἄν τις μάλιστα δύναιτο διαγινώσκειν ἀκριβῶς αὐτά.
λοιπὸν δ' ἂν εἴη περὶ τῶν δυνάμει τοιούτων ἐπελθεῖν, αὐτὸ
πρότερον ἐξηγησαμένοις τοὔνομα, τί ποτε σημαίνει, δυνάμει.
σύντομος δὲ καὶ ῥᾴστη καὶ σαφὴς ἡ ἐξήγησις. ὃ γὰρ ἂν

GALENI DE TEMPERAMENTIS LIBER TERTIVS.

Cap. I. Quod itaque actu calidorum, frigidorum, humidorum et ficcorum unumquodque tale effe
dicatur, vel quod fummam habeat ejusmodi qualitatem,
vel quod vincat in eo qualitatum aliqua, vel quod ad
cognati generis mediocre aliquid, vel ad unum quodlibet a nobis fit collatum, prius eft traditum. Monftratum praeterea eft, quemadmodum ea quis agnofcere exacte poffit. Reliquum eft, ut de iis, quae talia poteftate
funt, differamus, fi tamen prius explicuerimus, quid ipfo
poteftatis nomine fignificetur. Eft autem brevis ejus
et facillima et clara explicatio. Quippe quod, quale

ΓΑΛΗΝΟΥ ΠΕΡΙ ΚΡΑΣΕΩΝ ΒΙΒΛ. ΤΡΙΤΟΝ. 647

Ed. Chart. III. [75. 76.]   Ed. Baf. I. (79.)

ὑπάρχῃ μὲν μηδέπω τοιοῦτο, οἷον λέγεται, πέφυκε δὲ γενέ-,
σθαι, δυνάμει φαμὲν ὑπάρχειν αὐτό· λογικὸν μὲν τὸν ἄρτι
γεγενημένον ἄνθρωπον, πτηνὸν δὲ τὸν ὄρνιθα, καὶ θηρα-
τικὸν τὸν κύνα, ταχὺν δὲ τὸν ἵππον· ὅπερ ἔσεσθαι πάντως ἕκαστον αὐτῶν μέλλει, μηδενὸς τῶν ἔξωθεν ἐμποδὼν
αὐτῷ γενομένου, τοῦθ᾽ ὡς ὃν ἤδη λέγοντες. ὅθεν, οἶμαι,
καὶ δυνάμει πάντα ταῦτά φαμεν ὑπάρχειν, οὐκ ἐνεργείᾳ.
τέλειον μὲν γάρ τι καὶ ἤδη παρὸν ἡ ἐνέργεια· τὸ δυνά-
μ-ι δὲ ἀτελές τι καὶ μέλλον ἔτι, καὶ οἷον ἐπιτήδειον μὲν
εἰς τὸ γενέσθαι, μηδέπω δὲ ὑπάρχον, ὃ λέγεται. οὔτε γὰρ
τὸ βρέφος λογικὸν ἤδη, ἀλλ᾽ ἔσεσθαι μέλλει, οὔθ᾽ ὁ γε-
γ.3νημένος ἄρτι κύων ἤδη θηρατικὸς, [76] ὅ γε μὴ βλέπων
μηδέπω, τῷ δύνασθαι δ᾽, εἰ τελειωθείη, θηρᾶν οὕτως ὀνομάζεται. κυριώτατα μὲν οὖν ἐκεῖνα μόνα δυνάμει λέγομεν,
ἐφ᾽ ὧν ἡ φύσις αὐτὴ πρὸς τὸ τέλειον ἀφικνεῖται, μηδέ τινος τῶν ἔξωθεν ἐμποδὼν αὐτῇ γενομένου. ἤδη δὲ καὶ ὅσαι

dicitur, tale nondum eft, fed poteft tale effe, id hoc
effe poteftate dicimus : hominem, verbi gratia, qui
modo natus fuit, rationalem : et aveni volatilem : et
canem venaticum: et equum celerem: fcilicet quod
eorum unumquodque futurum omnino eft, fi nihil id
extrinfecus impediat, hoc, ceu jam id fit, appellantes:
unde, arbitror, haec effe poteftate, non actu, dicimus.
Perfectum namque aliquid eft ac jam praefens ipfa energia five quod actu eft; quod vero poteftate eft, imperfectum et adhuc futurum. atque ut fiat quidem id,
quod dicitur, veluti aptum, non tamen adhuc eft. Siquidem nec infans rationalis jam eft, fed talis futurus:
nec, qui modo editus eft canis, jam venator, qui fcilicet adhuc non videat, fed quod venari queat, fi ad
juftum perveniat incrementum, fic nominatur. Ac
maxime quidem proprie fola ea poteftate effe dicimus,
in quibus natura ipfa fuopte impetu ad abfolutionem
venit, utique fi nihil ei extrinfecus impedimento fit:
praeterea quaecunque eorum, quae fiunt, continentes ma-

648 ΓΑΛΗΝΟΥ ΠΕΡΙ ΚΡΑΣΕΩΝ

Ed. Chart. III. [76.]   Ed. Baf. I. (79. 80.)

προσεχεῖς ὕλαι τῶν γιτνουμένων εἰσίν. οὐδὲν δὲ διοίσει προσεχῆ
λέγειν, ἢ οἰκείαν, ἢ ἰδίαν, ἐξ ἁπάντων γὰρ αὐτῶν δηλοῦται
τὸ πλησίον, καὶ μὴ διὰ μέσης ἄλλης μεταβολῆς, οἷον εἰ τὸ
αἷμα δυνάμει σάρκα προσαγορεύοις, ἐλαχίστης μεταβολῆς
δεόμενον εἰς σαρκὸς γένεσιν. οὐ μὴν τό γ᾽ ἐν τῇ γαστρὶ
πεπεμμένον σιτίον ὕλη προσεχὴς σαρκός, ἀλλὰ διὰ μέσου
τοῦ αἵματος· ἔτι δὲ μᾶλλον ἡ μάζα, καὶ ὁ ἄρτος ἐπιπλέον
ἀποκεχώρηκε. (80) τριῶν γὰρ δεῖται μεταβολῶν εἰς σαρκὸς
γένεσιν. ἀλλ᾽ ὅμως καὶ ταῦτα πάντα δυνάμει λέγεται σάρξ,
καὶ πρὸ τούτων πῦρ καὶ ἀὴρ καὶ ὕδωρ καὶ γῆ καὶ ἡ τούτων αὐτῶν ὕλη κοινή. ταῦτα μὲν οὖν ἅπαντα καταχρωμέ-
νων ἢ μᾶλλον ἢ ἧττον λέγεται. ὁ δὲ πρῶτος τρόπος ὁ
κυριώτατός ἐστι τῶν δυνάμει τόδε τι λεγομένων ὑπάρχειν.
ἐφεξῆς δὲ ὁ κατὰ τὴν οἰκείαν ὕλην, οἷον εἰ τὴν ἀναθυ-
μίασιν τὴν καπνώδη φλόγα λέγεις ὑπάρχειν, ἢ τὸν ἀτμὸν
ἀέρα δυνάμει. λέγεται δέ ποτε τὸ δυνάμει καὶ τῷ κατὰ

teriae funt. Nec refert, continentes an convenientes an
proprias dicas, quippe cum ex his omnibus indicetur,
quod propinquum eft, quodque nec alia intercedente
mutatione fic dicitur: verbi gratia, cum fanguinem poteftate carnem appellas, quoniam minimam mutationem ad carnis generationem requirat. At non qui in
ventriculo habetur concoctus cibus, continens carnis
materia eft: fed prius fit fanguis oportet. Longius
etiam abfunt maza et panis, quippe quae, ut caro fiant,
tres fui mutationes requirant: caeterum haec quoque
omnia poteftate caro dicuntur: etiam ante haec ignis,
aër, aqua et terra: etiam horum ipforum communis
materia. Atque haec quidem omnia magis minusve
abufive loquentibus nobis dicuntur. Primus autem modus eorum, quae poteftate effe aliquid dicuntur, maxime eft proprius. Proximus huic eft eorum, quae funt
propinqua materia, veluti fi fumidam exhalationem
flammam effe aut halitum aërem poteftate dixeris. Dicuntur autem aliquando poteftate effe et quod ei, quod

Ed. Chart. III. [76.]   Ed. Baf. I. (80.)

συμβεβηκὸς ἀντιδιαιρούμενον, οἷον εἰ τὴν ψυχρολουσίαν ἐπ᾽
εὐσάρκου νέου θερμαίνειν τις φαίη τὸ σῶμα, κατὰ συμβεβηκὸς οὖν οἰκείᾳ δυνάμει. κατὰ τοσούτους δὴ τρόπους
καὶ τὰ δυνάμει ψυχρὰ καὶ ξηρά, καὶ ὑγρὰ καὶ θερμὰ λεχθήσεται καὶ ζητήσεται δεόντως, τί δήποτε καστόριον, ἢ εὐ-
φόρβιον, ἢ πύρεθρον, ἢ στρουθίον, ἢ νίτρον, ἢ μίσυ
θερμὰ λέγομεν, ἢ θριδακίνην, ἢ κώνειον, ἢ μανδραγόραν,
ἢ σαλαμάνδραν, ἢ μήκωνα ψυχρά· πότερον τοῖς εἰρημένοις
τρόποις ὑποπέπτωκεν, ἢ κατ᾽ ἄλλον τινὰ λέγεται, μηδέπω
δ᾽ εἰρημένον. ἄσφαλτος μὲν γὰρ καὶ ῥητίνη καὶ στέαρ,
ἔλαιόν τε καὶ πίττα, δυνάμει θερμά, διότι ῥᾳδίως ἐνεργείᾳ
γίνεται θερμά· καὶ γὰρ ἐκφλογοῦται τάχιστα, καὶ τοῖς
σώμασιν ἡμῶν προσαγόμενα θερμαίνει σαφέστατα. χαλκῖτις
δὲ καὶ μίσυ καὶ νάπυ καὶ νίτρον, ἄκορόν τε καὶ μαῖον, καὶ
κόστος, καὶ πύρεθρον, ἡμῖν μὲν προσαγόμενα θερμὰ φαίνεται, τὰ μὲν αὐτῶν μᾶλλον, τὰ δ᾽ ἧττον, οὐ μὴν ἐκφλο-
γοῦσθαι πέφυκεν. ἢ οὖν παραλογίζονται σφᾶς αὐτοὺς οἱ

ex accidenti dicitur, ex adverfo pofitum, ut fi carnofi
quis juvenis in frigida lavationem corpus ejus ex accidenti, non ex propria poteftate, calfacere dicat. Ergo tot modis etiam poteftate calida, frigida, humida et
ficca dicentur.   Dubitabitur quoque non abfurde, cur
caftoreum, vel euphorbium, vel pyrethrum, vel ftru-
thion,   vel nitrum,   vel mify calida effe dicamus:
rurfus lactucam, vel cicutam, vel mandragoram, vel
falamandram, vel papaver frigida: utrumne fub praedictis jam modis comprehendantur, an alia quapiam
ratione dicantur, quae dicta nondum fit. Bitumen namque, refina et fevum et oleum et pix calida poteftate funt,
quod utique energia calida celerrime fiant, etenim celerrime
inflammantur: praeterea, cum corporibus noftris admoventur, ea manifeftiffime calfaciunt: at chalcitis, mify,
finapi, nitrum, acoron, meon, coftus et pyrethrum,
cum nobis funt admota, calefacere apta funt, alia
magis, alia minus: non tamen funt idonea, quae in
flammam vertantur.   An igitur fe ipfos fallunt, qui id

τοῦτο μόνον ἐπισκοποῦντες, εἰ μὴ ῥαδίως ἐκφλογοῦνται;
ἐχρῆν γὰρ οὐχ οὕτως, ἀλλ᾽ εἰ μὴ διανθρακοῦνται σκοπεῖν,
ὡς οὐδὲν ἧττον φλογὸς ὁ ἄνθραξ πῦρ. ἀλλ᾽ ἡ μὲν φλὸξ
ἀέρος ἐκπυρωθέντος, ἢ τινος ἀερώδους σώματος, ὁ δ᾽ ἄνθραξ γῆς, ἢ τινος γεώδους γίνεται. καὶ δὴ μέχρι μὲν
τοῦδε συμφωνεῖν ὁ λόγος ἔοικεν ἑαυτῷ πάντη, φαίνεται
γὰρ, ὅσα πυρὸς ἁπτόμενα φάρμακα ῥαδίως ἐκπυροῦται,
ταῦτα καὶ ἡμᾶς θερμαίνοντα, πλὴν εἴ τι, διὰ τὸ παχυμερὲς
εἶναι, μὴ παραδέξεται ῥᾳδίως εἴσω τὸ σῶμα. διορισθήσε-
ται γὰρ ἐπὶ πλέον ὑπὲρ τούτων ἐν τοῖς περὶ φαρμάκων
δυνάμεως. ὅσα μέντοι σῶμα τὸ ἡμέτερον φαίνεται θερμαίνοντα, ταῦθ᾽ ἑτοίμως ἐκπυροῦται. πῶς οὖν, φασὶν, ἁπτομένοις οὐ φαίνεται θερμά; τοῦτο δὲ οὐκ οἶδα τίνος ἕνεκα
λέγουσιν. εἰ μὲν γὰρ ἐνεργείᾳ τε καὶ ἤδη θερμὸν ἐλέγομεν
ἕκαστον τῶν εἰρημένων ὑπάρχειν, ἣν ἂν δήπου θαυμαστὸν,
ὅπως ἁπτομένων οὐ φαίνεται θερμά. νυνὶ δὲ, τῷ δύνασθαι
γενέσθαι ῥᾳδίως θερμά, δυνάμει τὰ τοιαῦτα προσαγορεύο-

folum aeftimant, an aliqua non facile in flammam
transmutentur? quos utique non fic, fed, an non vertantur in prunam, aeftimare oportebat, cum fit pruna
ignis non minus quam flamma: hoc tamen difcrimine,
quod, aëre vel aëreo quopiam in ignem mutato, flamma; terra vel terrea re aliqua accenfa, fit pruna.
At hactenus quidem confentire fecum fermo omnino videtur: fiquidem videntur medicamenta ea, quae, ubi
ignem attigerint, facile accenduntur, nos quoque excalfacere, nifi fi quod propter craffitiem intra corpus non
facile affumitur: (differetur enim de his latius in libris
de medicamentorum viribus:) quaecunque tamen medicamenta noftrum corpus excalfacere videntur, ea prompte vertuntur in ignem. At quomodo igitur, inquiunt,
tangentibus non fentiuntur calida? Hoc haud fcio cur
dicant: nam fi energia ac jam nunc calidum effe praedictorum quidquam diceremus, profecto mirari liceret,
quomodo tangentibus non appareant calida: nunc, quod
poffint facile calida effe, idcirco ea poteftate talia vo-

BIBΛION TPITON. 651

Ed. Chart. III. [76. 77.]　　　　　　Ed. Baſ. I. (80.)

μεν. θαυμαστὸν οὖν οὐδὲν πέπονθεν, εἰ μήπω θερμαίνει
τοὺς ψαύοντας αὐτῶν. ὡς γὰρ οὐδὲ τὸ πῦρ αὔξεται, πρὶν
ὑπ᾽ αὐτοῦ νικηθέντα τὰ ξύλα μεταβληθῆναι, καὶ τοῦτο
πάντως ἔν τινι χρόνῳ γίνεται· [77] κατὰ τὸν αὐτὸν τρό-
πόν οὐδὲ τὴν ἐν τοῖς ζώοις θερμασίαν, εἰ μὴ πρότερον ἀπ᾽
αὐτῆς ἐκείνης τὰ φάρμακα μεταβληθῇ. καθ᾽ ἕτερον μὲν
γὰρ τρόπον ὁ παρὰ πυρὶ θαλπόμενος ἢ ἐν ἡλίῳ θερμαίνεται, καθ᾽ ἕτερον δὲ ὁ ὑφ᾽ ἑκάστου τῶν εἰρημένων φαρμάκων. ἐκεῖνα μὲν γὰρ ἐνεργείᾳ θερμὰ, τῶν φαρμάκων δὲ
οὐδέν. οὔκουν οὐδὲ θερμαίνειν ἡμᾶς δύναται, πρὶν ἐνεργείᾳ
γενέσθαι τοιαῦτα, τὸ δ᾽ ἐνεργείᾳ παρ᾽ ἡμῶν αὐτῶν λαμβάνει, καθάπερ γε οἱ ξηροὶ κάλαμοι παρὰ τοῦ πυρός.
οὕτω καὶ ξύλα ψυχρὰ μὲν ἅπαντα κατά γε τὴν αὐτῶν
φύσιν, ἀλλὰ τὰ μὲν ξηρότερά τε καὶ σμικρὰ ῥᾳδίως εἰς
πῦρ μεταβάλλει, τὰ δ᾽ ὑγρότερά τε καὶ μεγάλα χρόνου
δεῖται πλείονος. οὐδὲν οὖν θαυμαστὸν, εἰ καὶ τὰ φάρμακα
πρῶτον μὲν εἰς μικρὰ καὶ λεπτὰ καταθραυσθῆναι δεῖται,
δεύτερον δὲ χρόνῳ τινὶ, κἂν ἐλαχίστῳ, τοῖς σώμασιν ἡμῶν

camus. Itaque nihil miri, ſi eos, qui ea tangunt, nondum
calſaciant. Veluti enim nec ignis ipſe augetur prius,
quam ab eo liᵍna ſint mutata, quod aliquo temporis
ſpatio omnino fit, ita nec animantium calor a medicamentis, niſi illa prius ab ipſo ſint mutata. Quippe
alio genere calefit is, qui ab igne vel ſole intepeſcit
alio is, qui a praedictorum quovis medicamentorum: illa
namque actu ſunt calida, medicamenta nequaquam:
itaque nec calſacere nos valent prius, quam actu talia
fiant: ac quod actu talia ſint, id a nobis accipiunt,
veluti ſicci calami ab igne. Ita vero et ligna ex ſua
quidem natura frigida univerſa: ſed quae ſicciora ſunt
et gracilia, ea facile mutantur in ignem: quae humidiora ſunt et craſſa, ſpatio egent majore. Nihil igitur
miri eſt, ſi medicamenta quoque primum quidem in parva
va et tenuia frangi poſtulant: ſecundo loco, ut tempore
aliquo, tametſi etiam minimo, corpori noſtro, quo calida

ὁμιλῆσαι, πρὸς τὸ γενέσθαι θερμά. σὺ δ᾽, εἰ μήτε κατα-
θραύσας αὐτὰ, μήτε θερμήνας πρότερον, ἀξιοῖς ἤδη γενέσθαι θερμὰ, τί ποτε σημαίνει τὸ δυνάμει θερμὸν, ἐπιλε-
λῆσθαί μοι δοκεῖς. ὡς οὖν ἐνεργείᾳ θερμὰ βασανίζεις αὐτά.
καὶ μὴν οὐδ᾽ ἐκεῖνο θαυμαστον, εἰ θερμανθῆναι δεῖται
πρότερον, ἵν᾽ ἀντιθερμάνῃ. γίνεται γὰρ δὴ τοῦτο καὶ
κατὰ τὴν τῶν ξύλων εἰκόνα. τὴν γοῦν ἀποσβεννυμένην
φλόγα διασώζει τε ἅμα καὶ αὔξει, θερμαινόμενα πρότερον
ὑπ᾽ ἐκείνης αὐτῆς. οὔκουν οὐδὲν ἀπεικός ἐστιν, οὐδὲ τὴν
ἐν τοῖς ζώοις θερμασίαν οἷον τροφῇ τινι χρῆσθαι τοῖς
τοιούτοις φαρμάκοις, ὡς τὸ πῦρ τοῖς ξύλοις. οὕτω γὰρ δὴ
καὶ φαίνεται γινόμενον. εἰ δὲ κατεψυγμένῳ σώματι περι-
πάττοις ὁτιοῦν αὐτῶν, ἀκριβῶς λεπτὸν ἐργασάμενος, οὐδ᾽
ὅλως θερμαίνεται. καὶ διὰ τοῦτο τρίβομεν ἐπὶ πλεῖστον
τὰ κατεψυγμένα μόρια τοῖς τοιούτοις φαρμάκοις, ἅμα μὲν
ἀνάπτοντες τῇ τρίψει θερμασίαν, ἅμα δ᾽ ἀραιὸν ἐργασά-
μενοι τὸ τέως ὑπὸ τῆς ψύξεως πεπυκνωμένον, ἵνα τε εἴσω

fiant, fint adjuncta. Tu vero, fi ea nec comminutæ
nec prius calfacta, calida tamen jam fieri cenſes, quid
fignificet, quod poteſtate calidum dicimus, parum mihi
meminiſſe videris: fic enim ea exploras, tanquam energia fint calida. Sed nec illud mirum, fi, quo recalfa-
ciant, calefieri ipſa prius poſtulent, cum idem fieri
cernatur et in lignorum exemplo: quippe haec va-
nefcentem alias morientemque flammam tum fervant,
tum vero augent, dum ab hac ipſa prius calefiunt.
Non eſt igitur alienum, calorem, qui in animantibus habetur, ejusmodi medicamentis quaſi alimento quodam
uti, quemadmodum ignis utitur lignis, quippe id ita
quoque fieri cernimus. Si vero perfrigerato corpori
eorum quodvis quantumvis diligenter comminutum in-
fpergas, prorfus non calefit. Proinde, quae refrigera-
tae partes funt, eas ejusmodi medicamentis plurimum
perfricamus, una calorem perfricando excitantes, una
rarum, quod prius frigore fuit denfum, reddentes, que

BIBΛION TPITON. 653

Ed. Chart. III. [77.]   Ed. Baf. I. (80.)

δύη τὸ φάρμακον, καὶ ὁμιλοῦν τῷ συμφύτῳ τοῦ ζώου θερμῷ
μεταβάλληταί τε καὶ θερμαίνηται. καὶ γὰρ εἰ μόριον αὐτοῦ τι σμικρότατον ἐνεργείᾳ κτήσαιτο τὴν θερμασίαν, εἰς
ἅπαν οὕτω διαδίδωσι κατὰ τὸ συνεχὲς, ὡς εἰ καὶ τῆς δα-
δὸς ἅψαις τὸ ἄκρον ἀπὸ σμικροῦ σπινθῆρος· ἅπασαν γὰρ
καὶ ταύτην ἐπινέμεται ῥᾳδίως τὸ πῦρ, οὐδὲν ἔτι τοῦ σπινθῆρος δεόμενον. ἕκαστον μὲν οὖν τῶν δυνάμει θερμῶν
οὔπω μὲν ἐν τῇ φύσει πλεονεκτοῦν ἔχει τὸ θερμὸν τοῦ ψυχροῦ, πλησίον δὲ ἤδη τοῦ πλεονεκτεῖν ἐστιν, ὥστε βραχείας τῆς ἔξωθεν ἐπικουρίας δεῖσθαι πρὸς τὸ κρατῆσαι. καὶ
ταύτην αὐτῷ ποτὲ μὲν ἡ τρίψις ἱκανὴ παρέχειν ἐστὶ, ποτὲ
δ᾽ ἤτοι τὸ πῦρ, ἤ τι τῶν φύσει θερμῶν σωμάτων ἁπτόμε-
νον. οὔκουν οὐδὲν θαυμαστόν εἰπεῖν, διὰ τί τὰ μὲν εὐθὺς ἅμα τῷ ψαῦσαι τοῦ σώματος ἡμῶν ἀντιθερμαίνειν
αὐτὸ πέφυκε, τὰ δὲ ἐν πλείονι χρόνῳ δρᾷν τοῦτο. καὶ
γὰρ καὶ τῶν πλησιαζόντων τῷ πυρὶ τὰ μὲν εὐθὺς ἐξάπτε-
ται, καθάπερ ἡ θρυαλλὶς, καὶ ἡ δᾲς ἡ λεπτὴ, καὶ ἡ πίττα,

fcilicet tum introrfum pharmacum penetret, tum naturali animantis calori conjunctum mutetur ac calefiat:
quippe cujus fi particula quaepiam vel minima calorem
energia concipiat, hunc deinde in totum per continuitatem porrigat, perinde ac fi ex parva fcintilla taedam
fummam accendas, fiquidem hanc univerfam ignis de-
pafcitur facile, nihilo amplius fcintillam requirens.
Quicquid igitur poteftate calidum eft, huic nondum
quidem in natura fua calidum frigido praepollet, fed
in propinquo eft ut praepolleat, adeo ut brevem opem,
quo vincat, extrinfecus requirat: hanc illi modo frictio abunde praeftare poteft, modo vel ignis, vel corporis alicujus natura calidi contactus. Non eft igitur tam
arduum rationem reddere, quid caufae fit, cur alia protinus, ut corpus noftrum contigere, recalfacere id pos-
fint, alia poft longius id efficere fpatium: quippe ex
iis, quae igni appropinquant, alia ftatim accenduntur,
veluti ellychnium et tenuis taeda et pix et ficcus cala-

καὶ ὁ κάλαμος ὁ ξηρὸς, τὰ δ᾽, εἰ μὴ πολλῷ χρόνῳ πλησιάσειεν, οὐ νικᾶται, καθάπερ τὸ ξύλον τὸ χλωρόν. ἀλλὰ
μᾶλλον ἐκεῖνο διελέσθαι δικαιότερον, οὐ τὴν μὲν ἀπόδειξιν
ἐν τοῖς περὶ φυσικῶν δυνάμεων ἐροῦμεν· ἐξ ὑποθέσεως δ᾽
αὖ, ἕνεκα τῶν παρόντων, καὶ νῦν αὐτῷ χρησόμεθα, τέσσαρας εἰπόντες εἶναι παντὸς σώματος δυνάμεις οἰκείας,
ἑλκτικὴν μὲν τῶν οἰκείων μίαν, ἑτέραν δὲ τὴν τῶν αὐτῶν
καθεκτικὴν, καὶ τρίτην ἀλλοιωτικὴν, καὶ τετάρτην ἐπ᾽ αὐταῖς τῶν ἀλλοτρίων ἀποκριτικὴν, εἶναί τε τὰς αὐτὰς δυνάμεις ὅλης τῆς οὐσίας ἑκάστου τῶν σωμάτων, ἣν ἐκ θερμοῦ καὶ ψυχροῦ, καὶ ξηροῦ καὶ ὑγροῦ κεκρᾶσθαι φαμέν.
[78] ἐπειδὰν δὲ κατὰ μίαν ἡντιναοῦν τῶν ἐν αὐτῇ ποιοτήτων
τὸ σῶμα μεταβάλλῃ τὸ πλησιάζον, οὔτε καθ᾽ ὅλην ἐνεργεῖν
αὐτοῦ τηνικαῦτα τὴν οὐσίαν ὑποληπτέον, οὔτ᾽ ἐξομοιωθῆναι
δύνασθαι τὸ μεταβαλλόμενον· ὥστ᾽ οὐδὲ θρέψειεν ἄν ποτε
τὸ οὕτω μεταβληθὲν οὐδὲν τῶν μεταβαλλόντων. εἰ δ᾽
ἐκεῖνο μεταβάλλοι, τοῦτ᾽ ἔστι καθ᾽ ὅλην ἑαυτοῦ τὴν οὐσίαν
ἐνεργῆσαι, ἐξομοιώσειεν ἂν οὕτως ἑαυτῷ, καὶ τραφείη πρὸς

mos: alia nifi diutius funt admota, non vincuntur, ficut viride lignum.   Illud potius definiamus, cujus utique demonftratio, cum de naturalibus potentiis agemus,
tradetur: ex hypotheſi nunc quoque propoſitorum caufa
eo utemur, quatuor nimirum dicentes omnis corporis
proprias facultates eſſe, unam familiarium tractricem,
alteram eorum omnium retentricem, tertiam alteratri-
cem, et quartam poft has, quae alieni fit fegregatrix:
easdemque facultates eſſe totius in quovis corpore fubftantiae, quam etiam conftare ex calido, frigido, humido
et ficco inter fe mixtis dicimus. Ubi igitur corpus una qualibet earum, quas in fe habet, qualitatum corpus, quod
fibi admovetur, demutat, nec ipfum hoc tota fubftantia fua exiftimandum eft agere: nec, quod ab ipfo mutatur, poſſe ei aſſimilari: quare nec unquam nutriet,
quod ita mutatum eft, id, quod fe mutavit: et fi illud
admodum mutet, id eft fi tota fubftantia operetur, utique tum fibi aſſimilabit id, quod mutatur, tum ab eo

τοῦ μεταβληθέντος. οὐδὲ γὰρ ἄλλο τι θρέψις ἐστὶ παρὰ
τὴν τελείαν ὁμοίωσιν.

Κεφ. β'. Ἐπειδὴ δὲ τοῦτο διώρισται, πάλιν ἐκεῖθεν
ἀρκτέον τοῦ λόγου. τῶν ζώων ἕκαστον οἰκείαις τρέφεται
τροφαῖς· οἰκεία δ᾽ ἐστὶν ἑκάστῳ τροφή, πᾶν ὅ τι ἂν ἐξομοιωθῆναι (81) δύνηται τῷ τρεφομένῳ σώματι. χρὴ τοίνυν
ὅλην τὴν οὐσίαν τοῦ τρέφοντος ὅλῃ τῇ τοῦ τρεφομένου φύσει κοινωνίαν τέ τινα καὶ ὁμοιότητα κεκτῆσθαι, πάντως οὐκ
ὀλίγης οὐδ᾽ ἐνταῦθα τῆς κατὰ τὸ μᾶλλόν τε καὶ ἧττον
ὑπαρχούσης ἐν αὐτοῖς διαφορᾶς. τὰ μὲν γὰρ μᾶλλον οἰκεῖά
τέ ἐστι καὶ ὅμοια, τὰ δ᾽ ἧττον, ὥστε καὶ τῆς κατεργασίας
τὰ μὲν ἰσχυροτέρας τε καὶ πολυχρονιωτέρας, τὰ δ᾽ ἀσθενεστέρας τε ἅμα καὶ ὀλιγοχρονιωτέρας προσδεῖται. τὸ μὲν
οὖν ὀρνίθειον κρέας ἐλάττονος, τὸ δὲ χοίρειον πλείονος, τὸ
δὲ βόειον ἔτι πλείονος. ἐλαχίστης δὲ δεῖται μεταβολῆς εἰς
ἐξομοίωσιν οἶνος, ὅθεν καὶ τρέφει, καὶ ῥώννυσι τάχιστα.
πάντως μὲν οὖν καὶ τοῦτον ὁμιλῆσαι χρὴ τοῖς πεπτικοῖς ὀργάνοις, γαστρί τε καὶ ἥπατι καὶ φλεψὶν, ἐν οἷς προκατερ-

nutrietur: neque enim aliud nutritio eſt, quam aſſimi-
latio perfecta.

Cap. II. Quoniam autem hoc definitum eſt, deinde rurſus incipiendum. Omne animal conveniente ſibi
nutritur alimento, conveniens autem cuique alimentum
eſt, quicquid aſſimilari corpori, quod nutritur, poteſt.
Oportet igitur toti nutrientis ſubſtantiae cum tota nutriti
natura communio aliqua ſimilitudoque ſit, prorſus hic
quoque non parvo exceſſu defectusque ſubſiſtente in ipſis diſcrimine, cum alia magis conſentientia ſimiliaque
ſint, alia minus. Proinde etiam alia conficiendi opere
valentiore ac diuturniore, alia minore ac breviore
egent: avium caro minore, ſuilla majore, bubula
etiam hac majore. Vinum vero, ut aſſimiletur, mutationem deſiderat minimam: quo fit, ut tum nutriat, tum
roboret celerrime: porro id quoque in concoquendi
inſtrumentis, ventriculo, jecinore et venis, prorſus
aliquandiu moram traxerit oportet, in quibus ſcilicet

γασθεὶς, τρέφειν ἤδη δύναται τὸ σῶμα· πρὶν δὲ τῆς ἐν
τούτοις μεταβολῆς ἐπιτυχεῖν, οὐχ οἷόν τ᾽ αὐτὸν τροφὴν
ζώου γενέσθαι, κἂν εἰ δι᾽ ὅλης ἡμέρας καὶ νυκτὸς ἐπικείμενος ἔξωθεν εἴη τῷ σώματι. πολὺ δέ τι μᾶλλον ἄρτος
ἔξωθεν ἐπικείμενος, ἢ τεῦτλον, ἢ μάζα, τρέφειν ἀδύνατον.
τὰ μὲν οὖν ὁμοιούμενα πάντῃ τροφαί· τὰ δ᾽ ἄλλα σύμπαντα φάρμακα καλεῖται. διττὴ δὲ καὶ τούτων ἡ φύσις.
ἢ γὰρ οἷα προσελήφθη διαμένοντα, νικᾷ καὶ μεταβάλλει τὸ
σῶμα, καθ᾽ ὃν τρόπον ἐκεῖνο τὰ σιτία, καὶ ταῦτα πάντως
φάρμακα δηλητήριά τε καὶ φθαρτικὰ τῆς τοῦ ζώου φύσεώς
ἐστιν· ἢ μεταβολῆς ἀρχὴν παρὰ τοῦ σώματος λαβόντα, σήπεται τοὐντεῦθεν ἤδη καὶ διαφθείρεται, κἄπειτα συνδια-
φθείρει τε καὶ σήπει τὸ σῶμα. δηλητήρια δέ ἐστιν ἔτι καὶ
ταῦτα. τρίτον δ᾽ ἐστὶν ἐπ᾽ αὐτοῖς εἶδος φαρμάκων, τῶν
ἀντιθερμαινόντων μὲν τὸ σῶμα, κακὸν δ᾽ οὐδὲν ἐργαζομένων. καὶ τέταρτον, ὅσα καὶ ποιοῦντά τι, καὶ πάσχοντα,

praeparatum nutrire corpus jam- queat: ante vero, quam
in his fit demutatum, fieri non poteft, ut animalis corpori fit nutrimentum, etiamfi per totum diem ac noctem extrinfecus fuper corpus fit impofitum. Multoque
minus panis vel beta vel maza foris impofita nutriat.
At quae quidem affimilant, omnia nutrimenta vocantur:
reliqua omnia medicamenta. Eft porro et horum natura duplex: quippe vel cujusmodi funt affumpta,
ejusmodi etiam permanentia vincunt mutantque corpus
ad eum modum, quo id cibos: atque haec prórfus tum
venenofa, tum naturae animalis corruptricia pharmaca
funt: vel mutationis initium ab animalis corpore confequuta, deinceps jam putrefcunt ac corrumpuntur:
deinde corpus quoque una corrumpunt ac putrefaciunt:
funt autem haec quoque venenofa. Eft his etiam amplius tertia medicamentorum fpecies, eorum nimirum,
quae corpus recalfaciunt quidem, mali tamen nihil afferunt. Eft et quarta eorum fpecies, quae et agunt et

BIBΛION TPITON. 657

Ed. Chart. III. [78. 79.]   Ed. Baf I. 81.)

νικᾶται τῷ χρόνῳ, καὶ τελέως ἐξομοιοῦται. συμπέπτωκε δὲ
καὶ τούτοις, ἅμα τε φαρμάκοις εἶναι καὶ τροφαῖς. θαυμαστὸν δ᾽ οὐδὲν, εἰ βραχείας ἀφορμῆς ἔνια λαβόμενα μεγίστην
ἐκτροπὴν ἴσχει τῆς ἀρχαίας φύσεως. ὁρᾶται γοῦν καὶ τῶν
ἔξω πολλὰ τοιαῦτα. κατὰ μὲν γὰρ τὴν ἐπὶ τῆς Ἀσίας
Μυσίαν οἰκία ποτὲ κατ᾽ κακώθη τρόπῳ τοιῷδε. κόπρος
ἀπέκειτο περίστερῶν, ἤδη σεσηπυῖα, καὶ τεθερμασμένη, καὶ
ἀτμὸν ἀναπέμπουσα, καὶ ἁπτομένοις ἱκανῶς θερμή. ταύτης
δὲ πλησίον ἦν, ὡς καὶ ψαύειν ἤδη, θυρὶς ἔχουσα ξύλα
νεωστὶ καταληλιμμένα ῥητίνῃ πολλῇ. θέρους οὖν μέσου
λάβρος ἥλιος προσβαλὼν, ἐξῆψε τὴν ῥητίνην τε καὶ τὰ
ξύλα. κᾀντεῦθεν ἤδη θύραι τινὲς ἕτεραι πλησίον ὑπάρχου-
σαι καὶ θυρίδες ἔναγχος ἐξαληλιμμέναι ῥητίνῃ ῥᾳδίως διε-
δέξαντο τὸ πῦρ, καὶ μέχρι τῆς ὀροφῆς ἐξέτειναν. [79] ἐπεὶ
δ᾽ ἅπαξ ἡ φλὸξ ἐκείνης ἐλάβετο, ταχέως ἐπὶ πᾶσαν ἐνε-
μήθη τὴν οἰκίαν. οὕτω δή πως, οἶμαι, καὶ τὸν Ἀρχιμήδην
φασὶ διὰ τῶν πυρίων ἐμπρῆσαι τὰς τῶν πολεμίων τριήρεις.

patiuntur aliquid, fed tandem vincuntur planeque affi-
milantur: accidunt porro bis, ut tam medicamenta fint,
quam nutrimenta. Nihil autem miri eft, fi exiguum
confequuta momentum aliqua maximam a priore natura
mutationem habent: cernuntur enim ejusmodi multa in
iis, quae extra nos funt: fiquidem in ea Myfia, quae
eft Afiae pars, domus hac aliquando ratione conflagravit. Erat projectum columbinum ftercus, cui jam
putri et excalfacto ac vaporem remittenti et tangentibus admodum calido in propinquo feneftra fuerat, ita
ut jam contingeret ejus ligna, quae large nuper illita
refina fuerant. Media igitur aeftate cum fol plurimus
incidiffet, accendit tum refinam, tum ligna: hinc autem et fores quaedam aliae, quae prope fuerunt, et fe-
neftrae, nuper etiam refina illitae, facile ignem conce-
perant, atque ad tectum usque fubmiferant: ubi autem
excepta femel a tecto eft flamma, celeriter in totam
domum eft graffata. Hoc (arbitror) modo ajunt et Ar-
chimedem hoftium triremes urentibus fpeculis incendiffe.

658 ΓΑΛΗΝΟΥ ΠΕΡΙ ΚΡΑΣΕΩΝ

Ed. Chart. III. [79.]   Ed. Baſ. I. (81.)

ἀνάπτεται δ' ἑτοίμως ὑπὸ πυρείου καὶ ἔριον, καὶ στυπ-
πεῖον, καὶ θρυαλλὶς, καὶ νάρθηξ, καὶ πᾶν ὅ τι ἂν ὁμοίως
ᾖ ξηρὸν καὶ χαῦνον. ἐξάπτουσι δὲ φλόγα καὶ λίθοι παρα-
τριβόμενοι, καὶ μᾶλλον ἂν θείου τις αὐτοῖς ἐπιπάσσῃ.
καὶ τὸ τῆς Μηδείας δὲ φάρμακον τοιοῦτο ἦν. πάντα γοῦν
ἀνάπτεται προσβαλλούσης θερμασίας, οἷς ἂν ἐπαλειφθῇ.
σκευάζεται δὲ κἀκεῖνο διά τε θείου καὶ τῆς! ὑγρᾶς ἀσφάλ-
του. καὶ μὲν δὴ καὶ ὡς θαυμαστόν τις ἐδείκνυ· ἀποσβεν-
νὺς λύχνον, αὖθις ἧπτε, τοίχῳ προσφέρων· ἕτερος δὲ λίθῳ
προσέφερεν· ἐτεθείωτο δὲ ἄρα καὶ ὁ τοῖχος καὶ ὁ λίθος.
καὶ ὡς ἐγνώσθη τοῦτο, θαυμαστὸν οὐκέτ' ἦν τὸ γινόμενον.
πάντα οὖν ταῦτα τὰ φάρμακα, θερμὰ μὲν οὔπω τελέως
ἐστὶν, ἐπιτηδειότατα μέντοι πρὸς τὸ γενέσθαι θερμά· καὶ
διὰ τοῦτο δυνάμει θερμὰ λέγεται. περὶ μὲν δὴ τούτων
οὐδὲν ἄπορον. ἀλλ' οὐδὲ διὰ τί πινόμενος μὲν ὁ οἶνος
ἱκανῶς θερμαίνει τὸ σῶμα, κατὰ δὲ τοῦ δέρματος ἐπιτιθέ-
μενος οὐ θερμαίνει. δέδεικται γὰρ ὀλίγῳ πρότερον, οὐχ

Porro ſuccenditur his prompte lana, ſtuppa, ellychnium, ferula, quicquid denique ſimiliter his ſiccum
rarumque eſt. Flammam edunt et lapides attriti, atque hoc magis, ſi quis ſulphure illos illeverit. Ejusmodi erat medicamentum Medeae, quippe quod, quibus eſt
illitum, o nia, ubi in id incidit calor, accendit: conſtat id ex ſulphure et humido bitumine. Jam illud
ceu rem mirandam quidam oſtentavit: extinxit lucer-
nam, ac rurſus muro admovens accendit: alter la-
pidi eam admovit: fuerant autem tum murus, tum lapis ſulphure contacti: quod ubi deprehenſum eſt, de-
ſiit mirum videri, quod oſtentabatur. Ergo omnia id
genus medicamina perfecte calida adhuc non ſunt, ap-
tiſſima tamen, ut calida fiant, atque idcirco poteſtate
calida dicuntur. Ac de his quidem nulla eſt dubitatio:
ſed nec cur vinum potum quidem valenter corpus
calfaciat, cuti autem impoſitum non calfaciat: monſtratum enim ſuperius paulo eſt, id non ſimplicitur ut

ἁπλῶς ὥσπερ θερμὸν φάρμακον, ἀλλ᾽ ὡς οἰκεία τροφῃ,
θερμαῖνον τὸ ζῶον. ὡς γὰρ αἱ τοῦ πυρὸς ἐπιτήδειοι τροφαὶ
τὸ πῦρ αὔξουσιν, οὕτω καὶ τῶν φύσει θερμῶν σωμάτων
ὅ τί περ ἂν οἰκεία τε καὶ σύμφυτος ὑπάρχῃ τροφὴ, ῥώσει
τε διὰ παντὸς αὐτά, καὶ τὴν ἔμφυτον αὐξήσει θερμασίαν.
καὶ τοῦτο μὲν ἁπάσης τροφῆς κοινόν. οἴνῳ δ᾽ ἴδιον ἐξαίρετον ὑπάρχει τὸ τάχος τῆς μεταβολῆς, ὡς δαδὶ, καὶ
θρυαλλίδι, καὶ στυππείῳ, καὶ πίττῃ. καὶ δὴ καὶ τῆς εἰκόνος
ἐχόμενοί τοῦ πυρὸς, ἀναμνήσομεν αὖθις ξύλων ὑγρῶν, ἃ
τροφὴ μέν ἐστι καὶ αὐτὰ τοῦ πυρὸς, ἀλλ᾽ οὐκ εὐθύς, οὐδ᾽
ἐκ τοῦ παραχρῆμα. καὶ διὰ τοῦτο ἐπιβληθέντα πολλὰ
τῷ πυρὶ κατακρύπτει τε τὴν φλόγα, καὶ μάλιστ᾽, ἂν ἀσθενὴς ὑπάρχῃ καὶ σμικρά. κίνδυνον ἐπάγει φθορᾶς. οὕτως
οὖν κἂν τοῖς ζώοις, ὅσα τῶν ἐδεσμάτων, ἵν᾽ ἐξομοιωθῇ τελέως καὶ θρέψῃ τὸ σῶμα, χρόνου δεῖται, ψύχος μᾶλλον
ἐπάγειν ἢ θάλπος ἐν τῷ παραχρῆμα φαίνεται. θερμαίνει
μὴν ἐν τῷ χρόνῳ καὶ ταῦτα, παραπλησίως τοῖς ἄλλοις ἐδέ-

calidum medicamentum, immo ut conveniens nutrimentum, calfacere animal. Tanquam enim idoneum ignis
alimentum ignem ipfum auget, ita quicquid corporum natura calidorum proprium et naturale eſt nutrimentum, id ea ſemper non folum roborabit, ſed
etiam infitum eorum calorem augebit. Atque id quidem
omnis nutrimenti communis effectus eſt. Vino autem
praeter caetera proprium ac ſuum eſt mutationis celeritas, ita utique, ut tedae, ellychnio, ſtuppae, pici.
Jam vero ab ignis exemplo non digreſſi, admoneamus
rurſus de lignis humidis, quae ipſa quoque ignis nutrimentum funt, caeterum non ſtatim aut continuo, eoque ſaepenumero multa igni injecta non folum flammam quaſi ſopiunt, fed etiam, fi imbecilla eſt et parva,
corrumpendae quoque ejus periculum afferunt. Sic
profecto et in animalibus cibi, qui, ut prorfus aſſimilentur et corpus nutriant, ſpatio egent, ii frigus univerſi potius, quam calorem, afferre in praeſenti videntur: caeterum callaciunt hi quoque tandem non ſecus,

σμασιν, εἰ μόνον αὐτοῖς προσγένηται τὸ θρέψαι τὸ σῶμα.
τροφὴ γὰρ ἅπασα κατὰ τὸν ἑαυτῆς λόγον αὔξει τὸ τοῦ
ζώου θερμόν. εἰ δὲ καταποθείη μὲν ὡς τροφὴ, μὴ μέντοι
δὲ κρατηθείη, τοῦτ᾽ ἐκεῖνο τὸ πρὸς Ἱπποκράτους εἰρημένον,
εἴη ἂν ὄνομα τροφῆς, ἔργον δ᾽ οὐχί. τριχῶς γὰρ τῆς τροφῆς λεγομένης, ὥς γε αὐτὸς ἐδίδαξε τοῦτ᾽ εἰπών· Τροφὴ
δὲ τὸ τρέφον, τροφὴ τὸ οἷον τροφὴ, καὶ τὸ μέλλον· ἡ
μὲν ἤδη τρέφουσα, καὶ προστιθεμένη, καὶ μηκέτι μέλλουσα,
κυρίως ὀνομάζεται τροφὴ καὶ δὴ καὶ θερμαίνει πάντως τὸ
τρεφόμενον σῶμα· τῶν δ᾽ ἄλλων οὐδετέρα, διότι μηδὲ τροφαὶ κυρίως εἰσὶν, ἀλλὰ τὸ μὲν οἷον τροφὴ, τὸ δ᾽, ὅτι μέλλει
τοιοῦτο γενήσεσθαι. ταῦτ᾽ ἄρα καὶ αὐτὸς ὁ οἶνος οὐκ ἀεὶ
θερμαίνει τὸ ζῷον, ὥσπερ οὐδὲ τοὔλαιον ἀνάπτει τὴν φλόγα, καίτοι γ᾽ οἰκειοτάτη τροφὴ πυρὸς ὑπάρχον. ἀλλ᾽ ἐὰν
ἀσθενεῖ καὶ σμικρᾷ φλογὶ καταχέῃς ἔλαιον ἀθρόον καὶ
πολὺ, καταπνίξεις, καὶ τελέως ἀποσβέσεις αὐτὴν μᾶλλον

ac reliqui cibi, fi femel, ut corpus nutriant, fint confequuti:
omne enim nutrimentum, quatenus nutrimentum eft, animalis calorem auget. At, fi devoretur quidem ut nutrimentum, nec tamen fuperetur neque affimiletur, id erit
quod Hippocrates dixit, nomine quidem nutrimentum,
re autem minime: quippe cum trifariam nutrimentum
dicatur, ficut ipfe docuit his verbis: Nutrimentum eft
et quod nutrit, et quod veluti nutrimentum eft, et
quod futurum nutrimentum eft. Quod utique jam nutrit, et corpori adjungitur, nec amplius futurum eft,
id proprie nutrimentum nominatur, idem vero et corpus, quod nutrit, omnino exealfacit: quod reliquorum neutrum facit, quod fcilicet proprie nutrimenta
non fint, fed alterum eorum veluti nutrimentum, alterum tale futurum. Proinde nec vinum ipfum femper animal calfacit, aeque ut nec oleum flammam
accendit, tametfi aptiffimum eft ignis nutrimentum: immo, fi imbecillae et exiguae flammae confertim multum oleum infundas, fuffocabis eam, prorfusque ex-
tingues potius, quam augebis. Sic igitur et vinum.

ἢ αὐξήσεως. οὕτως οὖν καὶ ὁ οἶνος, ἐπειδὰν πολὺς, ὡς μὴ
κρατεῖσθαι, πίνηται, τοσοῦτον ἀποδεῖ τοῦ θερμαίνειν τὸ
ζῶνν, ὥστε καὶ πάθη ψυχρότερα γεννᾷ. ἀποπληξίαι γοῦν
καὶ παραπληξίαι καὶ κάροι καὶ κώματα καὶ παραλύσεις
ἐπιληψίαι τε καὶ σπασμοὶ καὶ τέτανοι ταῖς ἀμέτροις οἴνου
πόσεσιν ἕπονται, ψυχρὰ σύμπαντα πάθη. [80] καθόλου
γὰρ, ὅσα τῶν εἰς τὸ σῶμα λαμβανομένων ὡς τροφὴ θερμαίνει, ταῦθ᾽ εὕροις ἄν ποτε ψύχοντα, καθ᾽ ὅ τι καὶ τὴν
φλόγα πρὸς τῆς αὐτῆς ὕλης οὐκ αὐξανομένην· μόνον, ἀλλὰ
καὶ σβεννυμένην ἐνίοτε. ταυτὶ μὲν οὖν ἔοικεν ὁμολογεῖν
ἅπαντα τοῖς τε περὶ στοιχείων καὶ τοῖς περὶ κράσεων λογισμοῖς.

Κεφ. γ΄. Ἐκεῖνο δ᾽ ἂν ἴσως δόξειε διαφέρεσθαι, τό
τινα τῶν ἐσθιομένων ἐν τροφῆς χρείᾳ, κατὰ τοῦ δέρματος
ἐπιτιθέμενα, διαβιβρώσκειν τε καὶ ἑλκοῦν αὐτὸ, καθάπερ
νάπυ καὶ τάριχος, σκοροδά τε καὶ κρόμμυα. καίτοι τοῦτο
συμφωνεῖ τοῖς ἐξ ἀρχῆς ὑποκειμένοις· ἅμα μὲν γὰρ, ὅτι

ubi plus bibitur, quam ut vinci poffit, tantum abeft,
ut animal calfaciat, ut etiam frigidiora vitia gignat,
quippe apoplexiae, et paraplexiae, et quae caros et
comata vocamus, et nervorum refolutio, et comitia-
les morbi, et convulfiones, et tetani, immodicum vini
potum comitantur: quorum unumquodque frigidum eft
vitium. Generatim enim, quaecunque affumpta in corpus ut
nutrimentum calfaeiunt, haec interim frigefacere deprehendas, aeque fcilicet ut flammam ab eadem materia non augeri modo, verum etiam aliquando extin-
gui. Atque haec quidem omnia tum iis, quae de elementis, tum iis, quae de temperamentis funt prodita,
confentiunt.

Cap. III. Illud fortaffe diffonare videbitur, quod
ex iis, quae ut nutrimentum comeduntur, aliqua cuti
impofita hanc erodunt atque exulcerant, ficuti finapi et
falfamentum alliaque et caepae. Verum hoc quoque cum pofitis a principio hypothefibus concordat: etenim fit propter-

662 ΓΑΛΗΝΟΥ ΠΕΡΙ ΚΡΑΣΕΩΝ

Ed. Chart. III. [80.]　　　　　　　　　　Ed. Baf. I. (81. 82.)

μεταβάλλεται καὶ ἀλλοιοῦται κατά τε τὴν γαστέρα πεπτόμενα,
κἂν ταῖς φλεψὶν αἱματούμενα· πρὸς δὲ τούτοις, καὶ διότι μὴ
μένει καθ᾿ ἕνα τόπον, ἀλλ᾿ εἰς πολλὰ μερίζεται πάντη φερόμενα·
καὶ (82) πρὸς τούτοις, διότι μίγνυται καὶ χυμοῖς πολλοῖς, καὶ
τοῖς ἅμα αὐτοῖς λαμβανομένοις σιτίοις· ἔτι δὲ πρὸς τούτοις,
ὅτι διὰ ταχέων ἥ τε πέψις αὐτῶν γίνεται, καὶ ἡ διάκρισις,
ὡς τὸ μὲν οἰκεῖον ἐξομοιωθῆναι, τὸ δὲ περιττὸν ἐν αὐτοῖς
καὶ δριμὺ δια γαστρός τε ἅμα καὶ οὖρον καὶ ἱδρώτων
ἐκκριθῆναι, διὰ ταῦτα πάντα τὸ ἔξωθεν ἕλκοῦν, ἐσθιόμε-
νον οὐχ ἕλκοῖ. καίτοι κἂν τῶν εἰρημένων ἐν ὁτιοῦν ὑπῆρχεν
αὐτοῖς, ἱκανὸν ἂν ἦ δήπουθεν ἀβλαβῆ φυλάξαι τὰ ἐκτός,
οἷον, εἰ τύχοι, τὸ μεταβάλλειν πρῶτον. εἰ γὰρ οὐ μένει τὸ
νάπυ τοιοῦτο, οἷον ἔξωθεν ἐλήφθη, δῆλον ὡς οὐδὲ τὴν
δύναμιν αὐτοῦ μένειν ἀξιώσεις. εἰ δὲ καὶ διακρίνεται καὶ
καθαίρεται, πολὺ δὴ καὶ μᾶλλον. ἤρκει δὲ καὶ τὸ μὴ χρο-
νίζειν ἐν ἑνὶ χωρίῳ. φαίνεται γὰρ οὐδὲ περὶ τὸ δέρμα

ea, quod mutantur alteranturque, dum et in ventre
concoquuntur, et in venis in fanguinem vertuntur:
praeterea quod uno loco non permanent, fed in multas partes divifa, quoquoverfus feruntur: adde et quod
non folum multis fuccis mifcentur, fed etiam cibis,
cum quibus fumuntur: ad haec, quod celeriter eorum
et concoctio, et partium feparatio perficitur, ita ut,
quod conveniens in eis eft, affimiletur, quod fupervacaneum et acre, per alvum, urinas et fudorem
excernatur. Propter haec, inquam, omnia, quod foris impofitum exulcerat, id comeftum non exulcerat:
et, fi vel unum quodlibet praedictorum illis accederet,
fatis effe ad ea, quae foris funt, integra fervanda,
verbi caufa mutatio ipfa prima. Si namque non ma-
neat finapi, quale extrinfecus fuit, cum eft affum-
ptum, manifeftum eft nec vim ejus manere cenfendum,
quod, fi tum dirimuntur ejus partes, tum purgantur,
multo utique magis fic cenfendum. Jam fatis erat,
quod nec eodem loco maneret, cum nec circa cutem

δρᾶσαί τι δυνάμενον ἄνευ χρόνου πλείονος. ἀλλὰ καὶ τὸ
μίγνυσθαι πολλοῖς ἑτέροις σιτίοις οὐ σμικρὸν οὐδ᾽ αὐτό.
γνοίης δ᾽ ἄν, εἰ μόνον αὐτὸ προσενέγκοις χωρὶς τῶν ἄλλων
σιτίων, ὅσην ἀνίαν τε καὶ δῆξιν ἐπιφέρει τῇ γαστρί. καὶ
μὲν δὴ, κἂν εἰ πολλοῖς γλυκέσι χυμοῖς ἀναμίξας αὐτὸ κατὰ
τοῦ δέρματος ἐπιθείης, οὐδὲν ἐργάσεται φαῦλον. ὁπότε
οὖν ἕκαστον τῶν εἰρημένων ἱκανόν ἐστι καθ᾽ αὐτὸ κωλῦσαι τὸ νάπυ δρᾶσαί τι τοιοῦτο ἐντὸς, οἷον ἐκτὸς ἔδρα
περὶ τὸ δέρμα, πολὺ δή που μᾶλλον, οἶμαι, πάντων ἅμα
συνελθόντων. καὶ γὰρ ἀλλοιοῦται πεπτόμενον, καὶ διακρίνεται, καὶ καθαίρεται, καὶ πολλοῖς ἑτέροις ἀναμίγνυται, καὶ
μερίζεται πολλαχῶς, καὶ πανταχῇ φέρεται, καὶ χρονίζει κατ᾽
οὐδὲν τῶν μορίων. ὅτι δ᾽, εἴπερ ἔμενε δριμὺ, πάντως ἂν
ἥλκωσε καὶ τὰ ἐντὸς, ἐκ τῶν αὐτομάτων ἑλκῶν ἐπιγνώσῃ.
γίνεται γὰρ πολλοῖς πολλάκις, τοῖς μὲν ἐξ ἐδεσμάτων μοχθηρῶν, τοῖς δ᾽ ἐν τινος ἐν αὐτῷ τῷ σώματι διαφθορᾶς καὶ
σηπεδόνος ἡ καλουμένη κακοχυμία. καὶ τούτοις ἐνίοτε μὲν

aliquid efficere poſſe videatur, niſi diutius immoretur.
Sed nec mixtio ipſa cum multis cibis parum momenti
habet: ſi enim id citra alium cibum ſolum aſſumas,
facile intelliges, quantum moleſtiae et mordicationis
ventriculo afferat, quin etiam, ſi plurimo dulci ſucco
admixtum cuti id imponas, quam nihil afferat incommodi. Cum igitur praedictorum unumquodlibet per ſe
ſatis prohibere poſſit, quo minus ſinapi, quod foris
facit in cute, idem facere intus poſſit, multo (arbitror)
magis, ubi omnia ſimul coierint: nam et coquendo alteratur, et dirimitur, et expurgatur, et cum multis
aliis miſcetur, et varie diſtribuitur, et in omnem partem fertur, nec in ulla moratur. Quod autem, ſi acri-
moniam ſuam ſervaret, interna quoque omnino exul-
ceraret, ex iis quae ſponte accidunt ulceribus intelligas.
Gignitur enim non raro aliis ex vitioſo cibo, aliis ex
quapiam in ipſo corpore corruptela et putredine vitioſus
ſuccus, quem cacochymiam vocant. His aliquando inte-

ἑλκοῦταί τι καὶ τῶν ἐντός· ὡς τὰ πολλὰ δὲ καὶ τῷ τὴν
φύσιν ἀποτρίβεσθαί τὰ κατὰ τὴν ἕξιν περιττώματα πρὸς
το δέρμα, τοῦθ᾿ ἑλκοῦται πολλοῖς καὶ συνεχέσιν ἕλκεσι·
καρκῖνός τε γὰρ, καὶ φαγέδαινα, καὶ ἕρπης ὁ ἀναβιβρωσκό-
μενος, ἄνθρακές τε καὶ τὰ χειρώνεια καὶ τηλέφεια καλού-
μενα, καὶ ἄλλαι μυρίαι γενέσεις ἑλκῶν ἔκγονοι τῆς τοιαύτης
εἰσὶ κακοχυμίας. οὔτ᾿ οὖν τῶν τοιούτων οὐδεν ἄπορον, οὔτε
διὰ τί τῶν φαρμάκων ἔνια μὲν ἡμᾶς οὐδὲν ἔξωθεν ἀδι-
κοῦντα, μέγα τι κακὸν ἐργάζεται καταποθέντα· [81] τινὰ
δὲ πολλάκις ἔβλαψεν εἴσω ληφθέντα, πολλάκις δὲ ὠφέλη-
σεν· ἔνια δὲ οὐ μόνον ἔσωθεν. ἀλλὰ καὶ ἔξωθεν ἀδικεῖ.
συλλήβδην γοῦν εἰπεῖν, οὐδὲν ὁμοίως ἔσωθέν τε καὶ ἔξωθεν
ἐνεργεῖν πέφυκεν. οὔτε γὰρ ὁ τοῦ λυττῶντος κυνος ἀφρὸς, οὔθ᾿
ὁ τῆς ἀσπίδος, οὔθ᾿ ὁ τῆς ἐχίδνης ἰος, οἳ δὴ καὶ χωρὶς ἕλκους
ἔξωθεν προσπεσόντες ἀδικεῖν πεπίστευνται, τὴν ἴσην ἔχουσι
δύναμιν, ἢ τῷ δέρματι μόνῳ προσομιλήσαντες, ἢ εἴσω με-
ταληφθέντες. οὐ μὴν οὐδ᾿ ἐκεῖνο θαυμάζειν ἄξιον, εἴ τι-

riorum quoque aliquid exulceratur: magna tamen ex
parte cutis, quoniam in hanc excrementa, quae in habitum corporis colliguntur, natura expellit, multis et
affiduis ulceribus afficitur: quippe cancri, phagedaenae,
herpetes erodentes, carbunculi, et quae Cheironeia
et Telepheia vocantur, milleque aliae ulcerum generationes ab ejusmodi cacochymia nafcuntur. Nec igitur
talium quicquam eft dubitandum: fed nec cur medicamentorum nonnulla, cum nihil nos extrinfecus offendant, intro affumpta magnum afferant malum: aliqua
rurfus intro affumpta nonnunquam laedant, nonnunquam conferant: aliqua non folum intro affumpta, fed
etiam extrinfecus admota offendant: quippe, ut femel
dicam, nihil foris intusque parem agendi facultatem
habet. Neque enim aut rabidi canis fpuma, aut vipe-
rae venenum, aut afpidis virus, (quae tamen, fi extrinfecus etiam fine ulcere corpori occurrant, offendere
creduntur,) parem vim habent vel foli cuti applicata
vel intro affumpta. Sed nec illud eft mirandum, fi

νων φαρμάκων οὐκ ἐξικνεῖται πρὸς τὸ βάθος ἡ δύναμις·
οὐ γὰρ ἀναγκαῖον ἅπαντα τὴν αὐτὴν ἔχειν ἰσχύν. εἰ δὲ
πολλὰ τῶν εἴσω λαμβανομένων ἐν μὲν τῷδε τῷ καιρῷ,
καὶ μετὰ τοσῆσδε ποσότητος, καὶ τῆς πρὸς τάδε μίξεως,
ὠφέλησεν, ἀκαίρως δὲ, καὶ πολλὰ, καὶ ἄμικτα ληφθέντα,
βλάβην ἤνεγκεν, οὐδὲν ἐντεῦθεν ἀπόρημα τῷ λόγῳ. καὶ
γὰρ καὶ τοῖς σιτίοις ὑπάρχει τοῦτό γε, καὶ τῷ πυρὶ, καὶ
πᾶσιν ὡσαύτως φάναι τοῖς προσπίπτουσι τῷ σώματι. συμμέτρου γοῦν φλογὸς ἔστιν ὅτε δεόμεθα, καὶ χρώμενοι μεγάλα πρὸς αὐτῆς ὀνινάμεθα, καίτοι τῆς ἀμέτρου καιούσης
ἡμᾶς. οὕτω δὲ καὶ ψυχροῦ πόσις ἡ μὲν σύμμετρος ὀνίνη-
σιν, ἡ δὲ ἄμετρος ἐσχάτως βλάπτει. τί τοίνυν θαυμαστὸν,
εἶναί τι φάρμακον οὕτω δυνάμει θερμὸν, ὡς, εἰ μὲν πολύ
τε λαμβάνοιτο καὶ κενῷ τῷ σώματι προσφέροιτο, διαβιβρώσκειν τε καὶ καίειν αὐτὸ παντελῶς, εἰ δ᾽ ὀλίγον εἴη ἢ
καὶ συν τοῖς κολάζουσιν τὴν ἰσχὺν αὐτοῦ, πρὸς τῷ μὴ
βλάπτειν μηδὲν, ἔτι καὶ θερμαῖνον ὠφελεῖν; ὀπὸν γοῦν,

eertorum medicamentorum vis ad profundum non pervenit: neque enim neceſſe eſt ut, omnia parem habeant
vim. Quodſi ex iis, quae intro ſumuntur, non pauca
certo tempore et certa quantitate et in mixtura cum
caeteris accepta conferunt: intempeſtive autem et largius nec cum aliis admixta laedunt: ne id quidem dubitationem ullam diſputationi pariat, ſiquidem id tum
cibis tum igni tum vero omnibus (ut ſic dicam), quae
corpori ſimiliter occurrunt, accidere ſolet. Nam et
mediocri nobis flamma nonnunquam opus eſt, eaque
uſi, plurimum ex ea juvamur, cum tamen immodica
flamma nos urat: ad eundem modum et frigidae potio,
quae mediocris eſt, confert, quae immodica eſt, maximam affert laeſionem. Quid igitur miri eſt, eſſe medicamen aliquod adeo calidum poteſtate, ut, ſi multum
ejus ſumatur ac in vacuum corpus inferatur, erodat
prorſus uratque: ſin vero exiguum ſit et cum iis, quae
vehementiam ejus remittant, conjunctum, non modo nihil incommodi afferat, verum etiam calfaciendo juvet?

ἤτοι τὸν Κυρηναϊκὸν, ἢ τὸν Μηδικὸν, ἢ τὸν Παρθικὸν,
αὐτὸν καθ᾿ αὑτὸν οὐκ ἔστιν ἀλύπως λαβεῖν· ἀλλ᾿ εἰ
παντελῶς ὀλίγος, ἢ σὺν ἄλλοις ἐν καιρῷ τῷ προσήκοντι
ληφθείη, μεγάλοις ὠφελεῖ. ταύτῃ μὲν οὖν, ὅσα θερμαίνει τὸ
σῶμα, μεταβολῆς ἀρχὴν ἐν αὐτῷ λαβόντα, καθότι πρόσθεν ἐῤῥέθη, πάλιν ἀντιθερμαίνειν αὐτὸ πέφυκεν· ὅσα δὲ
ψύχει, καθάπερ ὀπὸς μήκωνος, οὐ μεταβάλλεται πρὸς τοῦ
σώματος οὐδ᾿ ἐπ᾿ ὀλίγον, ἀλλ᾿ εὐθὺς αὐτὸ νικᾷ καὶ μεταβάλλει, κἂν εἰ θερμήνας αὐτὰ δοίης. ἔστι γὰρ ἡ σφῶν
αὐτῶν φύσις ψυχρά, καθότι καὶ τὸ ὕδωρ. ὀρθῶς οὖν καὶ
τοῦτο σὺν πολλοῖς ἄλλοις ὑπ᾿ Ἀριστοτέλους εἴρηται, τὸ
τῶν θερμῶν καὶ ψυχρῶν καὶ ξηρῶν καὶ ὑγρῶν σωμάτων
τὰ μὲν εἶναι καθ᾿ αὑτὰ τοιαῦτα, τὰ δὲ κατὰ συμβεβηκός.
οἷον καὶ τὸ ὕδωρ καθ᾿ αὑτὸ μὲν ψυχρὸν, κατὰ συμβεβηκός δέ ποτε θερμόν. ἀλλ᾿ ἡ μὲν ἐπίκτητος αὐτοῦ θερμασία ταχέως ἀπόλλυται, μένει δ᾿ ἡ σύμφυτος ψυχρότης. ὡς
οὖν ὕδωρ θερμὸν ἐπιβληθὲν φλογὶ, κατασβέννυσιν αὐτὴν,
οὕτω καὶ τὸ μηκώνειον εἰ καὶ ὅτι μάλιστα θερμήνας δοίης,

Lacrymam enim vel Cyrenaïcam vel Medicam vel Par-
thicam ipſam quidem per ſe citra incommodum ſumere non eſt: at ſi omnino exigua vel cum aliis in
tempore congruente ſit ſumpta, magnopere conducit.
Atque ad hunc quidem modum, quaecunque corpus
excalfaciunt, ubi mutationis principium in ipſo, ſicut
dictum prius eſt, accepere, recalfacere illud ſunt apta:
quae vero refrigerant, veluti papaveris ſuccus, haec a
noſtro corpore ne vel paulum quidem demutantur, ſed
ipſum ſtatim vincunt ac mutant, etiamſi calfacta prius
dederis: eſt enim eorum natura frigida, quemadmodum
aqua. Quare illud recte Ariſtoteli, ſicut alia multa, dictum eſt, calidorum et frigidorum, ſiccorum et humidorum corporum quaedam eſſe talia per ſe, quaedam
ex accidenti: ſicut aqua per ſe quidem frigida eſt, ex
accidenti vero aliquando calida: verum acquiſititius
ejus calor brevi perit, naturalis frigiditas manet. Tanquam igitur calida aqua flammae injecta eam extinguit:
ſic meconium ſi quantumvis calfactum dederis, et calo-

ἀποψύξεις τε τὴν ἐν τοῖς ζώοις θερμασίαν, καὶ κίνδυνον
ἐπάξεις θανάτου. πάντα οὖν τὰ τοιαῦτα φάρμακα, βραχέα
τε διδόμενα καὶ σὺν τοῖς κολάζειν αὐτῶν τὸ σφοδρὸν τῆς
ψύξεως δυναμένοις, ἔστιν ὅτε χρείαν τινὰ παρέχει τοῖς σώμασιν ἡμῶν, ὡς ἐν τοῖς περὶ φαρμάκων εἰρήσεται. καὶ γὰρ
δὴ καὶ τὸ διὰ τῶν κανθαρίδων φάρμακον ἱκανῶς ὀνίνησι
τοὺς ὑδερικοὺς, καίτοι τοὐπίπαν ἑλκοῖ τὴν κύστιν ἡ καν
θαρίς· ἀλλ᾽ ἐπειδὰν ὑπό τε τῶν μιχθέντων αὐτῇ κολασθῇ,
καὶ σώματι προσάγηται παμπόλλην ὑγρότητα περιέχοντι,
κενοῖ διὰ τῶν οὔρων αὐτήν. μάλιστα οὖν χρὴ προσέχειν
τὸν νοῦν ἐν ἅπασι τοῖς δυνάμει θερμοῖς ἢ ψυχροῖς εἶναι
λεγομένοις, εἴτε τῆς φύσεώς ἐστι τῶν τρέφειν δυναμένων,
εἴτε μόνην ἀφορμὴν ἀλλοιώσεως λαμβάνοντα, κἄπειτα κατὰ
τὴν οἰκείαν φύσιν ἀλλοιούμενα, διατίθησί πως τὸ σῶμα,
καὶ τρίτον ἐπὶ τούτοις, εἰ μηδ᾽ ὅλως ἀλλοιοῦται πρὸς αὐτοῦ
κατὰ μηδέν. εἰ μὲν γὰρ ἐκ τοῦ γένους εἴη τῶν τρεφόντων,
εἰ μὲν [82] κρατηθείη, θερμαίνει, μὴ κρατηθέντα δὲ, ψύχει·

rem animalis perfrigerabis et necis periculum afferes.
Omnia igitur id genus medicamenta, fi exigue fint data
et una cum iis, quae vehementiam frigoris eorum cafti-
gare valeant, nonnunquam ufum aliquem corporibus
noftris praeftant: quemadmodum in opere do medicamentis dicetur. Siquidem medicamen id, quod cantha-
ridas recipit, hydericis prodeft, tametfi cantharis ipfa veficam omnino exulcerat: verum ubi per ea, quae
admifcentur, caftigata eft, ac corpori, quod plurimo humore gravatur, tum offertur, illum per urinas expellit.
Maxime igitur attendendum in omnibus, quae poteftate
calida frigidave dicuntur, fintne ex natura eorum,
quae nutrire corpus poffunt: an ejusmodi, quae exiguum alterationis momentum nacta, deinde fecundum
propriam naturam alterata, corpus ipfum aliquo modo
afficiunt: tertio loco, an nullo pacto ab eo quicquam
alterentur. Si namque ex nutrientium funt genere,
fiquidem vincantur, calfaciunt, fi non vincantur, re-

Ed. Chart. III. [82.]   Ed. Baf. I. (82.)

εἰ δὲ τῶν ἐπ' ὀλίγον ποσὸν ἀλλοιουμένων, θερμαίνει πάν-
τως· εἰ δὲ τῶν μηδ' ὅλως, ψύχει μάλιστα.

Κεφ. δ'. Προσέχειν δὲ, ὡς εἴρηται, μάλιστα καὶ διορίζεσθαι τὰ καθ' ἑαυτὰ τῶν κατὰ συμβεβηκὸς, οὐκ ἐπὶ
θερμῶν καὶ ψυχρῶν μόνον, ἀλλ' οὐδὲν ἧττον αὐτῶν ἐφ'
ὑγρῶν τε καὶ ξηρῶν. ἔνια γὰρ τῶν τοιούτων, ξηρὰ ταῖς
οὐσίαις ὑπάρχοντα, πολλῷ θερμῷ τακέντα, φαντασίαν ὑγρότητος ἔλαβεν, ὡς χαλκὸς καὶ σίδηρος· ἢ καθ' ἑαυτὰ μέν
ἐστιν ὑγρὰ, καθάπερ ὁ κρύσταλλος, ἀκράτῳ δὲ ψύξει πλησιάζοντα, ξηρὰ φαίνεται. χρὴ τοίνυν τούτων ἁπάντων τὴν
κρίσιν οὐχ ἁπλῶς ποιεῖσθαι, καθότι κἂν τοῖς ἔμπροσθεν
ἐλέγομεν, ἀλλὰ μετὰ τοῦ συνεπισκέπτεσθαι, πῶς ἔχει θερμότητος ἢ ψυχρότητος· εἰ μὲν γὰρ, ὀλίγης μετέχοντα θερμότητος, ὅμως καὶ ὑγρὰ φαίνοιτο, διὰ τὴν οἰκείαν φύσιν
ἐστὶ τοιαῦτα, κἂν εἰ μετὰ δαψιλοῦς θερμασίας, ξηρά. τὰ
δ' ἤτοι ῥέοντα μετὰ θερμότητος ζεούσης, ἢ πεπηγότα διὰ

frigerant: fin ex iis funt, quae exiguum quippiam alterantur, omnino calfaciunt: fi vero ex iis, quae omnino
non alterantur, maxime refrigerant.

Cap. IV. Attendere autem (ut dictum eft) quam
maxime oportet ac difcernere, quae per fe funt, ab iis,
quae per accidens, non in calidis et frigidis modo, fed
nihilo etiam fecius in ficcis et humidis. Quippe aliqua
talium cum ficcam fubftantiam fint fortita, ubi largo
calore funt liquata, humiditatis fpeciem habent, veluti aes et ferrum: quaedam per fe humida, ubi in fin-
cero frigere funt morata, apparent ficca, ficut glacies.
Minime igitur de his omnibus faciendum abfolute et fine
ulla exceptione judicium eft (ficut in fuperioribus monui-
mus), fed cum eo, ut, quemadmodum fefe in calore
frigoreque habeant, confiderentur. Siquidem fi, exiguo praedita calore, nihilominus humida cernuntur,
talia effe ex propria natura funt cenfenda, tametfi cum
copiofo calore fint ficca: quae vero vel fub ferventi calore fluunt, vel fub puro frigore funt concreta, ne

Ed. Chart. III. [82.]   Ed. Baf. I. (82. 83.)

ψύξιν ἄκρατον, οὐ καθ᾽ ἑαυτὰ νομίζειν εἶναι τὰ μὲν ὑγρά,
τὰ δὲ ξηρά. ταύτῃ (83) τε οὖν διαιρεῖσθαι τὰ καθ᾽
ἑαυτὰ τῶν κατὰ συμβεβηκὸς, ἀναφέροιτά τε πρὸς αὐτὰ
ταῦτα τὴν κρίσιν οὕτω ποιεῖσθαι τῶν δυνάμει θερμῶν, ἢ
ψυχρῶν, ἢ ξηρῶν, ἢ ὑγρῶν· οὐ γὰρ πρὸς τὸ κατὰ συμβεβηκὸς, ἀλλὰ πρὸς τὸ καθ᾽ ἑαυτὸ χρὴ κρίνεσθαι τὸ δυνάμει.
κοινὴ δ᾽ ἐπὶ πάντων ἡ κρίσις καὶ μία τὸ τάχος τῆς ἀλλοιώσεως. ὁμωνύμως δὲ λεγομένου τοῦ θερμοῦ, καὶ ψυχροῦ,
καὶ ξηροῦ, καὶ ὑγροῦ· τὰ μὲν γὰρ κατ᾽ ἐπικράτησιν οὕτως
ὀνομάζεται, τὰ δ᾽ ὡς ἄκραν ἔχοντα ἧς παρονομάζεται ποιό-
τητος· εἰς ὁπότερον αὐτῶν ἑτοίμως μεθίσταται τὸ κρινόμενον, - ἔσται δυνάμει τοιοῦτο. ἔλαιον μὲν γάρ ἐστι δυνάμει
θερμὸν, ὅτι ῥᾳδίως φλὸξ γίνεται. κατὰ ταὐτὰ δὲ καὶ ῥητίνη, καὶ ἄσφαλτος, καὶ πίττα. οἶνος δὲ, διότι ῥᾳδίως
αἷμα γίνεται. κατὰ ταὐτὰ δὲ καὶ μέλι, καὶ κρέας, καὶ
γάλα. ταυτὶ μὲν οὖν, ὅλαις ἀλλοιούμενα ταῖς οὐσίαις, τρο-

horum quidem altera per fe humida, altera per fe ficca funt exiftimanda. Ergo tum ad hunc modum diftinguere conveniet, quae per fe funt, ab iis quae per accidens: tum ad haec ipfa fpectantibus eorum, quae
poteftate calida, frigida, humida ficcave funt, judicium faciendum. Non enim ad id, quod fecundum accidens eft, refpicientibus, fed ad id, quod fecundum fe
eft, id quod poteftate eft judicari debebit. Porro communis in omnibus unaque judicandi ratio eft alterationis celeritas. At cum calidum, frigidum, humidum
et ficcum dicantur ὁμωνύμως, quod fcilicet alia per
id, quod exuperat, fic nominentur, alia, quod eam qualitatem, a qua funt denominata, fummam habeant: in
utrumcumque horum prompte id vertitur, de quo judicium agitur, tale poteftate fuerit. Oleum namque calidum poteftate eft, nimirum quod flamma facile fiat:
eodem modo refina, bitumen et pix: vinum autem,
quod facile fiat fanguis: pari modo mel et caro et lac:
atque haec quidem totis ipforum alteratis fubftantiis

φαί των ἀλλοιούντων εἰσί. τὰ δὲ κατὰ μίαν ἡντιναοῦν ποιότητα τὴν ἀλλοίωσιν ἴσχοντά τε καὶ τρεπόμενα, φάρμακα
μόνον, ὥσπερ γε καὶ ὅσα ταῖς ὅλαις ἑαυτῶν οὐσίαις ἄτρε-
πτα μένοντα διατίθησι τὸ σῶμα, φάρμακα μέν ἐστι καὶ
ταῦτα· χαλεπὰ δὲ καὶ φθαρτικὰ τῆς τοῦ ζώου φύσεως·
ὅθεν περ, οἶμαι, καὶ τὸ γένος αὐτῶν ἅπαν ὀνομάζεται δηλητήριον. οὐ γὰρ δὴ διὰ τοῦτό γε λεκτέον οὐκ εἶναι
τῷ γένει δηλητήρια τὰ τοιαῦτα, διότι παντελῶς ἐλάχιστα
προσαχθέντα βλάβην οὐδὲ μίαν αἰσθητὴν ἐπιφέρει. οὕτω
γὰρ ἂν οὐδὲ τὸ πῦρ εἴη θερμὸν, οὐδ᾽ ἡ χιὼν ψυχρά· ὡς
καὶ τούτων γε παντάπασι τὰ σμικρὰ σαφὲς οὐδὲν ἀποτελεῖ
περὶ τοῖς σώμασιν ἡμῶν πάθος. σπινθῆρος γὰρ ἑνὸς ἑκατοστὸν μέρος ἔστι μὲν πάντως τῷ γένει πῦρ, ἀλλ᾽ οὐ μόνον οὐκ ἂν ἡμᾶς καύσειεν ἢ θερμήνειεν, ἀλλ᾽ οὐδ᾽ ἂν
αἴσθησίν τινα παράσχοι προσπεσόν. οὕτω δὲ καὶ τὸ τῆς
ψυχρᾶς ῥανίδος ἑκατοστὸν μέρος οὐ μόνον οὐδὲν ἂν βλά-
ψειεν ἢ ψύξειεν, ἀλλ᾽ οὐδ᾽ ἂν αἴσθησίν τινα παράσχοι.

nutrimenta fe alterantium funt. Quae vero una qualibet qualitate alterantur ac mutantur, ea medicamenta
tantum funt: medicamenta itidem funt, et quae nulla
fubftantiae fuae mutata parte, fed tota fervata integra,
corpus ipfum afficiunt, caeterum gravia et naturam animalis corrumpentia: unde et totum eorum genus dele-
terion, id eft peftilens, dici reor. Quippe haec non
propterea genere deleteria non effe dicendum eft, quod,
ubi plane minima exhibentur, nullam inferunt fenfi-
lem noxam: fic namque neque ignis ipfe calidus fit,
neque nix frigida, nam horum quoque fiquid prorfus
exiguum eft, nullam evidens in corporibus noftris excitat affectum: quippe centefima unius fcintillae pars eft
quidem omnino genere ignis, caeterum adeo nos non
urat excalfaciatve, ut corpori incidens ne fenfum quidem ullum fui excitet: ad eundem modum frigidae
guttae centefima portio non modo nihil offendat aut
refrigeret, fed nec fenfum fui ullum praebeat.

μὴ τοίνυν οὕτως μηδὲ τὰ δηλητήρια κρίνειν, ἀλλὰ τῇ τῆς
ὅλης φύσεως ἐναντιώσει, [83] τὴν δ᾽ ἐναντίωσιν ἐκ τῆς ἐμ-
μέσου κρίνειν μεταβολῆς. οἷον εὐθέως ἀπὸ τῶν στοιχείων
οὔθ᾽ ὕδωρ εἰς πῦρ, οὔτε πῦρ εἰς ὕδωρ μεταβάλλειν πέφυκεν,
ἀλλ᾽ εἰς ἀέρα μὲν ἄμφω, ἐκεῖνος δ᾽ εἰς ἑκάτερα, εἰς ἄλληλα δὲ ταῦτ᾽ οὐδαμῶς. ἄμεσος μὲν οὖν ἡ εἰς ἀέρα μετα-
βολὴ τοῦ ὕδατος· ὡσαύτως δὲ καὶ τοῦ πυρός. οὐκ ἄμεσον
δὲ ἡ πυρὸς καὶ ὕδατος εἰς ἄλληλα. ταῦτ᾽ οὖν ἀλλήλοις
ἐναντία ἐστὶ καὶ πολέμια. κατὰ δὲ τὸν αὐτὸν τρόπον καὶ
ὀπὸς μήκωνος ἀνθρωπείῳ σώματι τελέως ἐστὶν ἐναντίος,
οὐδὲν εἰς αὐτὸ οὔτε κατὰ μίαν ποιότητα δρᾶσαι δυνάμενον, οὔτε πολὺ δὴ μᾶλλον ἔτι καθ᾽ ὅλην τὴν οὐσίαν. ἓν
μὲν δὴ τοῦτο γένος τῶν δηλητηρίων. ἕτερον δὲ τῶν ἀφορμὴν μέν τινα μεταβολῆς λαμβανόντων ἐκ τῆς ἐν ἡμῖν θερμασίας, εἰς πολυειδεῖς δ᾽ ἐντεῦθεν ἐκτρεπομένων ἀλλοιώσεις,
ὑφ᾽ ὧν διαφθείρεσθαι τὴν φύσιν ἡμῶν συμβαίνει. πάντα
γὰρ τὰ τοιαῦτα τῷ γένει δηλητήρια, κἂν διὰ σμικρότητά

Nequaquam igitur fic judicanda deleteria funt, immo totius naturae contrarietate. Porro judicabitur contrarietas
ex ea quae media intercedit mutatione. In elementis,
verbi gratia, neque aqua mutari poteft in ignem, neque ignis in aquam, fed ambo in aërem, is vero iu
utraque, at illa in alterutrum nullo modo. Ergo
continens et fine medio eft. aquae mutatio in aërem,
itemque ignis: non continens ignis et aquae in alterutrum : haec igitur inter fe contraria pugnantiaque
funt. Non diffimili ratione papaveris fuccus hominis
corpori prorfus eft contrarius, ut quod in eum quicquam agere ne una quidem qualitate poffit, multo minus etiam tota fua fubftantia poffit. Atque unum quidem deleteriorum genus ejusmodi eft. Alterum eft eorum, quae ex noftro calore momentum aliquod mutationis accipiunt, ac deinde in multiformes alterationes
vertuntur, quibus corrumpi naturam noftram accidit:
ejusmodi enim omnia deleteria genere funt, etiamfi
propter exiguitatem nonnunquam nihil, quod fentiatur,

ποτε μηδὲν αἰσθητὸν ἀπεργάζηται. τὰ μὲν δὴ διαβιβρώ-
σκοντα καὶ σήποντα καὶ τήκοντα τὴν τοῦ σώματος ἡμῶν
φύσιν εἰκότως ὀνομάζεται δυνάμει θερμά· τὰ δ᾽ αὖ ψύχοντα καὶ ναρκοῦντα ψυχρά. τὰ μὲν οὖν πρότερα παρά-
λογον οὐδὲν οὔτε αὐτὰ πάσχειν, οὔτε τοῖς σώμασιν ἡμῶν
ἐναπεργάζεσθαι δοκεῖ. θερμῷ γὰρ σώματι πλησιάσαντα,
καί τινα ῥοπὴν ἀλλοιώσεως ἐντεῦθεν λαβόντα, τὰ μὲν εἰς
ἐσχάτην ἀφικνεῖται θερμότητα, τὰ δ᾽ εἰς σηπεδόνα. διατίθησιν οὖν εἰκότως καὶ τὰ τῶν ζώων σώματα κατὰ τὴν
ἑαυτῶν διάθεσιν. ὅσα δὲ ψύχει τὸ σῶμα, κἂν θερμήνας
αὐτὰ προσενέγκῃς, ἀπορίαν οὐ σμικρὰν ἐπιφέρει, τίνος
ποτὲ φύσεώς ἐστιν. εἰ γὰρ ἅπαξ ἐνεργείᾳ θερμὰ γέγονε,
τί οὐ θερμαίνει τὸ ζῶον; ἢ εἰ μήπω τεθέρμανται, πῶς
φαίνεται θερμά; λύσις δὲ τῆς ἀπορίας, εἰ διορισθείη τὸ
καθ᾽ αὐτὸ ψυχρὸν τοῦ κατὰ συμβ βηκος, ὡς Ἀριστοτέλης
ἐδίδαξεν. ἀπόλλυται γὰρ ἐν τάχει τῶν κατὰ συμβεβηκὸς
θερμῶν ἡ ἐπίκτητος διάθεσις, ὥστ᾽ εἰς τὴν ἀρχαίαν αὐτὰ

efficiant. Ac quae corporis noftri naturam rodunt,
putrefaciunt et liquant, merito poteftate calida nominantur: contra, quae refrigerant et fenfum auferunt
torporemque notabilem afferunt, frigida. Et priora
quidem nihil non rationi confonum aut ipfa pati, auť
in corporibus noftris efficere videntur: fiquidem calido
corpori applicata et mutationis momentum aliquod hinc
adepta, alia quidem ad fummam caliditatem, alia vero perveniunt ad putredinem. Jure igitur pro fuo
affectu etiam corpus animalis afficiunt. At quae corpus, tametfi ipfa calida funt applicata, tamen refrigerant, non parvam dubitationem afferunt, utrius potius
naturae fint. Nam fi energia femel calida funt reddita,
cur animal non calfaciunt? fin nondum funt calfacta,
quomodo apparent calida? Solvetur dubitatio, fi diftin-
guatur, quod per fe frigidum eft, ab eo, quod eft ex
accidenti, ita uti Ariftoteles docuit: perit namque celeriter eorum, quae ex accidenti funt calida, acquifi-
titius affectus, ita ut in priorem naturae fuae ftatum

BIBΛION TPITON. 673

Ed. Chart. III. [85.]   Ed. Baf. I. (83.)

φύσιν ἐπανέρχεσθαι ῥαδίως. ἐν δὲ τῷ πλησιάζειν ἡμῖν τά
φύσει μὲν ψυχρὰ, κατὰ συμβεβηκὸς δὲ θερμὰ, δύο ταῦτ᾽
ἐξ ἀνάγκης γίνεται· τὸ μὲν ἐπίκτητον αὐτῶν ἀπόλλυται
θερμὸν, ἡ δ᾽ οἰκεία κρᾶσις, οὐδὲν ὑπὸ τῆς ἡμετέρας πά-
σχουσα, μένει ψυχρά. καὶ τί θαυμαστὸν, εἰ μήκωνος ὀπὸς,
ἢ μανδραγόρας, ἢ κώνειον, ἤ τι τῶν τοιούτων, εἰ καὶ θερμανθέντα προσενεχθείης, μικρὸν ὕστερον γίνεται ψυχρά;
πτισσάνης, καὶ γάλακτος, καὶ χόνδρου, καὶ ἄρτου, τὸ αὐτὸ
τοῦτο πασχόντων, ἐπειδὰν εἰς ἄῤῥωστον ἐμπεσόντα γαστέρα
μὴ κρατηθῇ πρὸς αὐτῆς· ἐμεῖται γοῦν πολλάκις ἱκανῶς
ψυχρά. καὶ τό γε τούτων μεῖζον, ὃ δὴ καὶ Ἱπποκράτης
ἐπεσημήνατο· καίτοι χυμὸς ὂν ἤδη τὸ φλέγμα, κἀκ τῶν σιτίων τῶν μὴ πεφθέντων πολλάκις ἐν τῇ γαστρὶ γεννώμενος,
ὅμως ψυχρὸν ἁπτομένοις φαίνεται, οὐ μόνον ἐν τῇ γαστρὶ
συστὰν, ἀλλὰ κἀκ τῶν φλεβῶν αὐτῶν ὑπό τινος τῶν καθαιρόντων φαρμάκων ἐλχθέν. καί τοί γε γλιοχρυισιύν ἐστι
σφόδρα, καὶ βιαίως ἄγεται, ἀλλ᾽ ὅμως οὐδ᾽ ἡ βία τῆς

facile revertantur. Porro in applicandis iis nobis,
quae natura quidem funt frigida, fed per accidens calida,
duo haec contingere eft neceſſe, et ut acquiſititius eorum calor pereat, et propria eorum temperies, a noftra
nihil immutata, frigida perftet. Et quid miri, fi papaveris fuccus, mandragora, vel cicuta, vel fimilium
aliquid, quamvis exhibeantur calfacta, paulo poft
evadunt frigida, cum idem patiantur ptiffana, et lac,
et far, et panis, ubi in imbecillum ventrem demiffa ab
eo non fuperantur? evomuntur enim non raro abunde
frigida. Et quod his majus eft quodque Hippocrates
notavit, *pituita ipfa, quamvis jam humor fit, atque*
ex cibis in ventre non concoctis frequenter nata, ni-
hilominus frigida tangentibus fentitur : neque id modo,
dum in ventre confiftit, fed etiam poftquam a venis
ipfis purgantis cujuspiam medicamenti vi eft detracta :
tametfi enim quam tenaciffima natura eft ac per vim
ducitur, attamen ne ipfa quidem tractus violentia cal-

674 ΓΑΛΗΝΟΥ ΠΕΡΙ ΚΡΑΣΕΩΝ

Ed. Chart. III. [83. 84.]   Ed. Baf. I. (83.)
ολκῆς ἐκθερμαίνειν αὐτὸ δύναται. τί οὖν θαυμαστὸν, εἰ
καὶ τὸ μηκώνειον, οὕτως ἐναντίον ἡμῶν τῇ φύσει φάρμακον,
ἀποψύχεται μὲν αὐτίκα μάλα, κἂν θερμον ποθῇ, συγκα-
ταψύχει δ᾽ ἑαυτῷ τὸ σῶμα. τὴν γὰρ ἐπίκτητον οὐ φυλάττει θερμασίαν, ὅτι φύσει ψυχρὸν ἦν· τῷ δὲ μηδ᾽ ἀλλοιοῦσθαι τὴν οὐσίαν αὐτοῦ πρὸς ἡμῶν, ἀλλὰ μᾶλλον ἀλλοιοῦν τε
καὶ μεταβάλλειν ἡμᾶς, [84] οὔτε θερμαίνεταί τι πρὸς ἡμῶν,
αὐτό τε διατίθησιν ἡμᾶς καθ᾽ αὑτό· ψυχρὸν οὖν ὑπάρχον
φύσει, ψύχει δήπου καὶ ἡμᾶς. οὐκοῦν οὐκέτ᾽ ἄπορον
οὐδὲν ὑπόλοιπον ἐν τῷ λόγῳ. καὶ γὰρ δὴ καὶ ὅτι τούτων
ἁπάντων τῶν φύσει ψυχρῶν ὅ τι ἂν ἐπὶ πλέον ἐκθερμήνῃς,
ἐξίσταται τῆς ἰδίας φύσεως, πρὸς τῷ μηδὲν ἄπορον ἔχειν,
ἔτι καὶ μαρτυρεῖ τοῖς εἰρημένοις. ὡς γὰρ καὶ ἡ σαλαμάν-
δρα μέχρι μέν τινος ὑπὸ πυρὸς οὐδὲν πάσχει, κατακαίεται
δ᾽, εἰ πλείονι χρόνῳ τῷ πυρὶ πλησιάσειεν, οὕτω καὶ ὁ
μανδραγόρας, καὶ κώνειον, καὶ ψύλλιον, ἐπὶ βραχὺ μὲν ὁμι-
λήσαντα τῷ πυρὶ, τὴν οἰκείαν ἔτι διαφυλάττει κρᾶσιν, ἐπὶ

fieri poteſt. Quid igitur miri, ſi etiam papaveris ſuccus, quod naturae noſtrae tam contrarium medicamentum eſt, quam celerrime refrigeretur, etiamſi cal-
factus ſit exhibitus, refrigeret autem una ſecum et corpus (quippe acquiſititium calorem non ſervat, propterea quod natura frigidus eſt), at quia ejus ſubſtantia a
nobis non alteratur, immo potius nos alterat et mutat,
idcirco nec a nobis quicquam recipit caloris, et pro ſua
natura nos afficit: itaque cum frigidus natura ſit, et
nos utique refrigerat. Nihil igitur in dictione noſtra
eſt dubitationis reliquum. Enimvero quam horum omnium, quae frigida per naturam ſunt, quicquid plus juſto
calfeceris, ex propria id natura recedat, praeterquam
quod nullam dubitationem habet, etiam praedictis a
nobis affert teſtimonium. Sicut enim ſalamandra ad
certum usque terminum ab igne nihil patitur, uritur
autem, ſi longiore ſpatio igni ſit admota: ſic et mandragora et cicuta et pſyllium brevi ſpatio igni admota,
proprium adhuc temperamentum ſervant, largius autem

Ed. Chart. III. [84.]   Ed. Baf. I. (83.)

πλέον δὲ θερμανθέντα, διαφθείρεται παραχρῆμα, καὶ δρᾶν
οὐκέτι οὐδὲν ἂν πρότερον ἐπεφύκει δύναται. τῶν μὲν δὴ
τοιούτων ἁπάντοιν ἡ φύσις ἐναντιωτάτη τοῖς ἀνθρώποις
ἐστί· φύσιν δ' ὅταν εἴπω, τὴν ὅλην οὐσίαν τε καὶ κρᾶσιν
λέγω, τὴν ἐκ τῶν πρώτων στοιχείων, θερμοῦ καὶ ψυχροῦ,
καὶ ξηροῦ καὶ ὑγροῦ· τῶν δὲ τάχιστα.τρεφόντων οἰκειοτάτη.
τὰ δ' ἄλλα πάντα μεταξὺ τούτων ἐστί· τὰ μὲν μᾶλλον. τὰ
δ' ἧττον δρᾶν καὶ πάσχειν ὑπὸ τοῦ σώματος ἡμῶν δυνάμενα. καστόριον μὲν γὰρ καὶ πέπερι δρᾶν μᾶλλον ἢ
πάσχειν ὑπὸ τοῦ σώματος ἡμῶν δυνάμενα· οἶνος δὲ καὶ
μέλι καὶ πτισσάνη πάσχειν μᾶλλον ἢ δρᾶν. ἅπαντα
οὖν ταῦτα καὶ πάσχει τι καὶ δρᾷ περὶ τὸ σῶμα. καθ'
ὅλου γὰρ ἐπειδὰν εἰς ταὐτὸ ἀλλήλοις ἥκοντα διαμάχηταί τε
καὶ στασιάζῃ πρὸς ἄλληλα περὶ τῆς ἀλλοιώσεως ἐν χρόνῳ
πλείονι, δρᾶν καὶ πάσχειν ἑκάτερον αὐτῶν ἀναγκαῖόν ἐστιν.
ἴσως δὲ, κἂν μὴ πολλῷ πάνυ χρόνῳ γίγνηται τοῦτο, δρᾷ
μὲν ἔτι καὶ τότε τὸ νικώμενον εἰς τὸ κρατοῦν, ἀλλ' οὕτω

excalfacta, illico corrumpuntur nec quicquam eorum
amplius efficere, quae prius poterant, valent. Ac talium
quidem omnium natura hominibus maxime eſt contraria (ſane naturam cum dico, univerſam ſubſtantiam ac
temperiem, quae ex primis elementis conflatur, ſignifico,
calido, frigido, humido, ſicco): eorum vero, quae celerrime nutriunt, convenientiſſima: reliqua omnia media inter haec ſunt, quorum alia magis, alia minus
agere ac pati a corpore noſtro poſſunt. Siquidem ca-
ſtoreum et piper agere magis in corpus noſtrum quam
pati ab eo valent: vinum et mel et ptiſſana pati magis quam agere. Ergo haec omnia tum agunt circa
corpus aliquid, tum vero patiuntur. Omnino enim,
ubi duo aliqua corpora inter ſe commiſſa multo tempore pugnant certantque invicem de alterando, utrumque eorum tum agere, tum pati eſt neceſſe. Fortaſſe
autem, etſi non multo tempore id fiat, attamen agit
etiam id, quod vincitur, in id, quod vincit, verum ita

(84) σμικρόν, ὡς λανθάνειν τὴν αἴσθησιν. οὐδὲ γὰρ ὁ
τμητικώτατος σίδηρος εἰ τὸν μαλακώτατον τέμνει κηρὸν δι᾽
ὅλης ἡμέρας καὶ νυκτὸς, ἀδύνατον αὐτῷ μὴ οὐκ ἀμβλὺν
γενέσθαι σαφῶς. οὕτω δή που κἀκεῖνο καλῶς εἰρῆσθαι
δοκεῖ,

Πέτρην κοιλαίνει ρανὶς ὕδατος ἐνδελεχείῃ.

καὶ γὰρ καὶ φαίνεται γινόμενον οὕτως. ἀλλ᾽ ἐπὶ μὲν μιᾶς
ἢ καὶ δευτέρας προσβολῆς οὐδὲν οὔπω σαφὲς ἐν τοῖς τοιούτοις ἰδεῖν ἐστιν. ὅθεν, οἶμαι, καὶ τὸ μηδ᾽ ὅλως πάσχειν ἔνια πρὸς τῶν ὁμιλούντων ἐδοξάσθη τισί· καὶ συγ-
χωρητέον γε τοῖς οὕτω λέγουσι. πολλάκις δὲ καὶ αὐτοὺς
ἡμᾶς ὁμοίως ἐκείνοις λεκτέον ἐστὶ τὰ πολλά· πλὴν εἴ ποτε
μέχρι τῆς ἐσχάτης ἀκριβείας ἀνάγοιμεν τὸν λόγον, ὥσπερ
ἐν τῷ παρόντι ποιοῦμεν. οὕτως οὖν καὶ τὸ τῆς ἀειπαθείας
δόγμα, τῷ λόγῳ μὲν αὐτῷ μόνῳ σκοποῦσιν, ἰσχυρὰν ἔχει
τὴν ἀπόδειξιν. οὐ μὴν χρεία γέ τίς ἐστιν αὐτοῦ πρὸς τὰς
κατὰ μέρος πράξεις. ἂν γὰρ οὕτω μικρά τινα περὶ ἡμᾶς ᾖ

exiguum, ut fenſum effugiat: neque enim, ſi acutiſſimo
ferro molliſſimam ceram toto die ac nocte incidas, fieri
poteſt, ut non fiat manifeſto obtuſius. Ita nimirum illud
commode dici videtur,

Affiduo illiſu durum cavat undula ſaxum:

quippe ita quoque fieri cernitur. Caeterum ex uno aut
altero ictu nihil adhuc evidens videre in talibus licet:
ex quo factum arbitror, ut nonnulli quaedam ab admo-
tis ſibi nihil prorſus pati opinati ſint. Et cedendum
quidem eſt ita loquentibus: ſaepe vero nobis quoque
ipſis eodem pacto plerumque loquendum eſt, niſi ſicu-
bi ad ultimum examen diſputationem perducimus, quemadmodum in praeſentia facimus. Sic igitur ἀειπαθείας,
id eſt nunquam deficientis affectionis, dogma iis utique,
qui ſolum id ratione ipſa aeſtimant, valente demonſtratione non caret: non eſt tamen ejus ad privatas
ſingulatim obeundas actiones ullus uſus. Si namque

BIBΛION TPITON. 677

Hd. Chart. III. [84. 85.]   Ed. Baf. I. (84.)

πάϑη διὰ παντός, ὡς μηδεμίαν αἰσϑητὴν καὶ σαφῆ βλάβην ἐνεργείας ἐργάζεσϑαι μηδεμιᾶς, εὐκαταφρόνητα δήπου-
ϑέν ἐστι, καὶ τῷ μηδὲν εἶναι φάσκοντι τὰ τοιαῦτα συγχω-
ρητέον. οὕτως οὖν ἔχει κἀπὶ τῶν τρεφόντων, ὀλίγου δεῖν,
ἁπάντων. ἐργάζεται μὲν γάρ τι καὶ ταῦτα περὶ τὸ σῶμα
τῶν ἀνϑρώπων, ἀλλ᾽ οὐκ αἰσϑητόν, οὐδὲ σαφές τι καϑά-
παξ. ἡ μέντοι πολυχρόνιος αὐτῶν προσφορὰ μεγάλως ἀλλοιοῖ καὶ μεταβάλλει σαφῶς ἤδη τὰ σώματα. ἔνια μέν γε
καὶ κατὰ τὴν πρώτην χρῆσιν εὐϑὺς ἐναργῶς ἐνδείκνυται
τὴν ἀλλοίωσιν, οἷον καὶ ἡ ϑριδακίνη, τοὺς μὲν ἐγκαιομέ-
νους τὴν γαστέρα σαφῶς ἐμψύχουσά τε καὶ ἀδίψους ἐργαζομένη, τοὺς δὲ κατεψυγμένους ἐναργῶς βλάπτουσα. συντελεῖ δ᾽ οὐ σμικρὰ καὶ τοῖς ὕπνοις, οὐ κατ᾽ ἄλλον τινὰ
λόγον, ἀλλ᾽ ὅτι ψυχρά τέ ἐστι καὶ ὑγρὰ τὴν κρᾶσιν·
ἀλλ᾽ οὕτως ὑγρὰ καὶ ψυχρὰ πρὸς ἄνϑρωπόν τε καὶ τἆλλ᾽,
ὅσα τρέφειν πέφυκεν, [85] ὡς καὶ τὰ ξύλα τὰ χλωρὰ πρὸς τὸ
πῦρ. ὥστ᾽ εὐλόγως ἄμφω τοῖς τοιούτοις ἐδέσμασιν ὑπάρχει,

adeo exigui affectus fint, quibus affidue afficimur, ut
nulli actioni fenfile et manifeftum itcommodum afferant,
facile profecto contemnendi funt: atque ei, qui affectus
id genus nullos effe dicit, non repugnandum. Perinde
igitur habet et in iis, quae nutriunt, prope dixerim omnibus: quippe quae ipfa quoque in corpore hominis aliquid
faciunt, fed nec fenfibile aliquid prorfus, nec evidens:
diuturna tamen eorum exhibitio magnopere alterat mu-
tatque manifefte jam corpora. Sunt enim et quae primo ftatim ufu manifeftam alterationem fuam indicent,
veluti lactuca: quae eos, quibus venter quidem aeftuat,
manifefte refrigerat atque a fiti vindicat: quibus autem
refrigeratus eft, manifefte laedit. Conducit vero et ad
fomnum non parum, neque id alia ratione ulla, quam
quod frigido temperamento et humido eft: verum fic
eft humida et frigida ad hominem et alia, quae ab ipfa
nutriri funt apta, ficut viridia ligna ad ignem. Quare
rationabiliter cibi id genus utrumque praeftant, et quod

τό ϑ᾿ ὡς φαρμάκοις διατιθέναι τὰ σώμαϑ᾿ ἡμῶν, καὶ τὸ
τρέφειν, παρ᾿ ὅλον μὲν τὸν χρόνον τῆς πέψεως, ὡς φαρμά-
κοις· ἡνίκα δ᾿ ἤδη τρέφει τε καὶ τελέως ὁμοιοῦται, τότ᾿
οὐκέτ᾿ οὐδὲν ἡμᾶς ἀντιδρῶντα, τὴν ἔμφυτον αὔξει θερμασίαν, ὡς καὶ πρόσθεν εἴρηται. κοινὸν γὰρ ἤδη τῶν τρεφόντων ἁπάντων ἐστὶ, καὶ οὐ χρὴ θαυμάζειν, εἴ τι, πρὶν
μὲν ἐξομοιοῦσθαι καὶ τρέφειν, ἔτι πεττόμενον ἔψυχεν,
ἐξομοιωθὲν δὲ καὶ θρέψαι, ἐθέρμηνε, μεμνημένους ἀεὶ τοῦ
τῶν χλωρῶν ξύλων παραδείγματος. ὥστε καὶ ἡ χρεία τῶν
τοιούτων ἁπάντων διττὴ τοῖς ἰατροῖς ἐστι, καὶ ὡς σιτίων,
καὶ ὡς φαρμάκων. φέρε γὰρ ὑπηλλάχθαι τινὶ τὴν ἀρίστην
ἐν τῇ γαστρὶ κρᾶσιν ἐπὶ τὸ θερμότερον. οὗτος, ἄχρι μὲν
οὗ πέττει τὴν θριδακίνην, ἐμψυχθήσεται καὶ συμμετρίαν
κτήσεται κράσεως· ἐπειδὰν δ᾿ ἐξ αὐτῆς ἤδη τρέφηται, τὴν
οὐσίαν αὐξήσει τῆς ἐμφύτου. θερμασίας. ἐν τούτῳ δὴ καὶ
μάλιστα δοκοῦσί μοι παραλογίζεσθαι σφᾶς αὐτοὺς οἱ πολλοὶ
τῶν νεωτέρων ἰατρῶν, ἀγνοοῦντες, ὡς ἐνίοτε μὲν ἡ ποιότης

veluti medicamenta corpus noſtrum afficiunt, et quod
nutriunt: toto quidem concoquendi fui tempore, ut
medicamenta: ubi vero jam nutriunt ac prorſus funt
aſſimilata, tum, ut quae non amplius quicquam in nos
agant, naturalem calorem augent, ceu prius eſt dictum: quippe id omnium, quae nutriunt, commune eſt.
Nec eſt quod miremur (ſi modo exempli viridium lignorum non fumus immemores), eſſe aliqua, quae prius,
quam aſſimilentur et nutriant, dum adhuc concoquuntur, refrigerent: cum aſſimilata funt ac jam nutriunt,
calfaciant. Itaque uſus quoque talium omnium duplex
medicis ſuppetit, tum ut ciborum, tum ut medicamentorum. Fac namque mutata ſit alicui optima ventriculi temperies ad calidiorem: is profecto, quamdiu
lactucam concoquit, refrigerabitur et mediocritatem
temperamenti aſſequetur: ubi vero ex ea jam nutritus
eſt, inſiti caloris ſubſtantiam augebit. In eo igitur
vel maxime feſe fallere videtur juniorum medicorum
vulgus, quod ignorat, in nobis aliquando qualitatem ca-

ἐπιτείνεται τῆς ἐν ἡμῖν θερμασίας, ἐνίοτε δ᾽ ἡ οὐσία
παραύξεται, καὶ ὡς ἑκατέρως οἱ παλαιοὶ θερμότερον γεγονέναι τὸ ζῶόν φασι. καὶ γὰρ καὶ γίνεται θερμότερον,
ἄντ᾽ ἐπιτείνῃς αὐτοῦ τὴν θερμασίαν, ἄντ᾽ αὐξήσῃς τὴν οὐσίαν, ἐν ᾗ πρώτῃ περιέχεται. φέρε γὰρ εἶναι τὸ αἷμα τὸ ἐν
τῷ σώματι τοῦ ζῴου καθ᾽ αὐτὸ θερμὸν, ἢ, νὴ Δία, εἰ
βούλει τὴν ξανθὴν χολὴν, ἅπαντα δὲ τἄλλα κατὰ συμβεβηκὸς ὑπάρχειν θερμὰ τῷ τούτων μετέχειν. ἆρ᾽ οὐκ ἀναγκαῖον ἔσται, διττῶς γίνεσθαι θερμότερον τὸ ζῶον, ἤτοι τῷ
πλείονας ἐπικτήσασθαι χυμοὺς θερμοὺς, ἢ τῷ θερμοτέρους
ἔχειν, ἢ πρότερον; ἐμοὶ μὲν καὶ πάνυ φαίνεται. κατὰ δὲ
τὸν αὐτὸν, οἶμαι, τρόπον καὶ ψυχρότερον ἔσται διττῶς, ἢ
τῷ πλείσῃς ὑποτραφῆναι τοὺς ψυχροὺς χυμοὺς, οἷον τὸ φλέγμα καὶ τὴν μέλαιναν χολὴν, ἤ τῷ, τῆς αὐτῶν ἁπάντων
μενούσης συμμετρίας, ὑπαλλαχθῆναι μόνην τὴν ποιότητα.
τί δὴ οὖν θαυμαστὸν, ἄχρι μὲν ἂν πέπτηται τὸ ψυχρὸν τῇ
φύσει σιτίον, οἷον· ἀνδράχνη τε καὶ θριδακίνη, ψυχρᾶς
ποιότητος ἀναπίμπλασθαι τὸ σῶμα, πεφθέντων δ᾽ ἀκριβῶς

loris intendi, aliquando fubftantiam ejus augeri; et
utroque genere veteres calidius factum animal dicere:
fit enim calidius, five calorem ejus intendas, five fubftantiam, in qua prima confiftit, inaugeas. Finge namque, ex iis, quae in animalis corpore continentur, fanguinem per fe calidum, aut, fi magis placet, flavam bilem,
reliqua omnia ex accidenti effe calida, utique quod
horum aliquam habeant partem: numquid non neceffe
erit animal bifariam calidius effe, vel quod plus calidorum fuccorum fit fortitum, vel quod calidiores eos
habeat quam ante? mihi plane ita videtur. Ad eundem modum, arbitror, et frigidius erit bifariam, vel
quod plures illi fuccreverint frigidi fucci, ceu pituita
et nigra bilis: vel quod, eorum omnium mediocritate
non mutata, fola qualitas fit intenfa. An igitur miri
quicquam eft, fi corpus, quoad concoquitur, qui frigidus
natura cibus eft, ficut portulaca et lactuca, frigidae
qualitatis non parum percipiat, percocto autem ac jam

680   *ΓΑΛΗΝΟΥ ΠΕΡΙ ΚΡΑΣΕΩΝ*

Ed. Chart. III. [85.]   Ed. Bas. I. (84.)

καὶ γενομένων αἷμα χρηστὸν, θερμότερον αὖθις ἑαυτοῦ γίνεσθαι τὸ σῶμα τῇ τοῦ θερμοῦ χυμοῦ γενέσει; καὶ μὴν
εἰ μηδὲν τούτων μήτ᾽ ἀδύνατόν ἐστι, μήτε θαυμαστὸν ἔτι,
παυσάσθωσαν οἱ μὴ συγχωροῦντες, ἕν καὶ ταὐτὸ ἔδεσμα καὶ
τὴν ὡς τροφῆς καὶ τὴν ὡς φαρμάκου χρείαν τῷ ζώῳ
παρέχειν· ὡς γὰρ, εἰ καὶ μηδ᾽ ὅλως ἐπέφθη, διὰ παντὸς
ἂν ἐφυλάχθη φάρμακον, οὕτω πεφθὲν ἄμφω γίνεται. φέρε
γὰρ μηδ᾽ ὅλως πεφθῆναι τὴν θριδακίνην, ἢ, νὴ Δία, τὸν
χυλὸν αὐτῆς, ἐπειδὴ καὶ παραπλήσια τῷ τοῦ μήκωνος ὀπῷ
δρᾷ εἰς τὸν ἄνθρωπον, εἰ πάμπολυς ληφθείη, ἆρ᾽ οὖν
φάρμακον ἔσται τηνικαῦτα μόνον, ἄλλο δ᾽ οὐδέν; οὐκ οἶμαί τινα περί γε τούτου ἀμφισβητήσειν. ὥστ᾽ ἔχει πάντως
καὶ τὴν τοῦ φαρμάκου δύναμιν ἡ θριδακίνη. ἀλλὰ μὴν ἔσχε
καὶ τὴν τῆς τροφῆς· ἔθρεψε γὰρ πολλάκις. ὥστ᾽ ἀμφοτέ-.
ρας μὲν ἅμα τὰς δυνάμεις ἐν ἑαυτῇ περιέχει, δείκνυσι δ᾽
οὐχ ὁμοίως ἀμφοτέρας, ἀλλ᾽ ἐπειδὰν μὲν αὐτὴ πλέον ἐνεργῇ
περὶ τὸν ἄνθρωπον ἢ πάσχῃ, τὴν ὡς φαρμάκου μᾶλλον

in bonum fanguinem verfo, calidi fucci acceſſione calidius quam prius evadat? Atqui ſi nihil horum aut
ejusmodi eſt, quod fieri nequeat, aut etiam adhuc mirum, deſinant jam obſtrepere, qui unum eundemque
cibum tum nutrimenti, tum medicamenti uſum corpori
praeſtare negant: tanquam enim, ſi omnino non perco-
queretur, perpetuo maneret medicamentum, ſic, cum
jam eſt percoctum, ambo efficitur. Pone enim prorſus
non concoquatur lactuca, vel, ſi mavis, ſuccus ipſius:
quando is, ſi liberalius ſumatur, ſimilem in homine cum
papaveris ſucco effectum habet, nonne hoc caſu medicamentum tantum erit, nec aliud quicquam? nemo
(arbitror) de ea re dubitet. Ergo habet omnino lactuca et medicamenti facultatem: at vero habebat et nutrimenti, quippe quae perſaepe nutriit: ambas igitur
facultates ſimul in ſe continet, non tamen ſimiliter
ambas oſtendit: verum ubi plus egit in homine, quam
ſit paſſa, medicamenti potius indicat facultatem; ubi

BIBΛION TPITON. 681

Ed. Chart. III. [85. 86.]   Ed. Baf. I. (84.)

ἐπιδείκνυται δύναμιν· ἐπειδὰν δὲ πάσχῃ πλέον, ἢ ποιῇ,
τὴν ὡς σιτίου. καὶ θαυμαστον οὐδὲν, εἰ τῇ θριδακίνῃ καὶ
δρᾷν καὶ πάσχειν συμβέβηκετ, ὅπου γε καὶ τῷ ξίφει, καθότι καὶ μικρὸν ἔμπροσθεν ἐλέγομεν, μὴ μόνον δρᾷν εἰς τὸν
κηρὸν, [86] ἀλλὰ καὶ πάσχειν ὑπάρχει. τῷ δ᾽ εἶναι πολὺ
πλέον ὃ πέφυκε δρᾷν, ἢ πάσχειν, λανθάνει θάτερον. ἀλλ᾽
εἰ σκληρότατον αὐτῷ παραβάλλοις σίδηρον, ἔμπαλίν σοι φανεῖται πάσχειν μᾶλλον, ἢ δρᾷν, καίτοι δρᾷ μέν τι καὶ τότε,
παρορᾶται δ᾽ ἡ δύναμις αὐτοῦ διὰ σμικρότητα. θαῤῥοῦντες
οὖν ἐπὶ πάντων μὲν ἁπλῶς ἀποφαινόμεθα τῶν σιτίων, ὡς
οὐ μόνον πάσχειν ὑπὸ τοῦ σώματος ἡμῶν, ἀλλὰ καὶ δρᾷν
εἰς αὐτὸ πέφυκεν· ἤδη δὲ καὶ περί τινων, οἷς ἐναργῶς καὶ
σαφῶς ὑπάρχει τὸ δρᾷν, ὡς οὐ σιτία μόνον ἐστὶν, ἀλλὰ
καὶ φάρμακα. θριδακίνη μὲν οὖν καὶ τροφὴ καὶ φάρμακον ψυχρόν· εὔζωμον δὲ καὶ τροφὴ καὶ φάρμακον θερμόν.
εἰ δὲ καὶ καστόριον ἐν τῷ χρόνῳ πέττεται, εἴη ἂν καὶ
τοῦτο τροφή τε ἅμα καὶ φάρμακον θερμόν. οὕτω δὲ καὶ

paſſa plus eſt quam egit, nutrimenti. Neo mirum
illud eſt, ſi lactucae tum agere tum pati contingit,
quando gladio quoque (ceu paulo ante diximus) non ſolum in ceram agere, ſed etiam ab ea pati accidit:
caeterum quia multo amplius eſt, quod ille agit, quam
quod patitur, alterum latet: at ſi duriſſimum illi ferrum admoveas, contra magis pati quam agere tibi videbitur, tametſi agit aliquid tum quoque, ſed vis ejus
negligitur prae exiguitate. Itaque de omnibus prorſus
cibis illud pronunciare non dubitemus, quod non ſolum a noſtris corporibus pati, ſed etiam agere aliquid
in ea poſſunt: jam vero et de quibusdam (quae plane
ſcilicet et luculenter videmus agere), quod non tantum
cibi ſint, ſed etiam medicamenta. Et lactuca quidem
tam cibus quam medicamentum frigidum eſt : eruca
tam cibus quam medicamentum calidum. Quod ſi ca-
ſtoreum quoque ſpatio concoquitur, erit id quoque ſimul nutrimentum, ſimul medicamentum calidum: ad

νάπυ, καὶ πέπερι, καὶ τῶν βοτανῶν ἄνηθόν τε καὶ πήγα-
νον, ὀρίγανόν τε καὶ γλήχων, καὶ καλαμίνθη, καὶ θύμβρα,
καὶ θύμος. πάντα γὰρ ταῦτα καὶ τροφαὶ καὶ φάρμακα
θερμά. πρὶν γὰρ εἰς αἶμα μεταβαλεῖν, ἔτι γε πεττόμενα,
φάρμακα· μεταβληθέντα δὲ, οὐκ ἔτι μὲν φάρμακα, τροφαὶ
δ᾽ ἤδη, κατὰ τὸ δεύτερον δηλονότι τῆς τροφῆς σημαινόμενον, ὃ οὔπω μέν ἐστι τροφη, οἶον δὲ τροφή. ὡς οὖν ἔμπροσθεν ἐπὶ θριδακίνης ἐλέγομεν, μίαν μὲν κοιλίαν ψυχροτέραν τοῦ δέοντος, ἑτέραν δὲ θερμοτέραν, οὕτω καὶ νῦν
ἐπὶ πάντων τῶν δυνάμει θερμῶν ὑποκείσθωσαν αἱ δύο
κοιλίαι. τὴν μὲν δὴ ψυχροτέραν τοῦ δέοντος, ἄχρι περ ἂν
ᾖ ἐν αὐτῇ περιεχόμενα καὶ πεττόμενα τὰ τοιαῦτα σύμπαντα,
θερμαίνει τε καὶ εἰς ἰσότητα κράσεως ἐπανάξει καὶ ὠφε-
λήσει λόγῳ φαρμάκων· τὴν δ᾽ ἑτέραν τὴν θερμὴν ἐκπυ-
ρώσει τε καὶ μεγάλως. βλάψει. καὶ ταύτας μὲν τὰς ἀλλοιώσεις ἐργάσεται (85) κατὰ ποιότητα. πεφθέντα δ᾽ ἀκριβῶς,
καὶ μεταβληθέντα, καὶ χρηστὸν αἶμα γενόμενα, κατ᾽ οὐσίαν

eundem modum finapi et piper : ex herbis quoque
anethum et ruta et origanum, pulegium et calaminthe
et thymbra et thymus: quippe haec omnia tum cibi,
tum medicamenta calida funt: prius enim quam in fanguinem funt mutata, dum fcilicet adhuc concoquuntur,
medicamenta, mutata vero in fanguinem non utique jam me-
camenta, fed nutrimenta, fecunda nimirum nutrimenti fignificatione, qua id fignificatur, quod nondum eft alimentum,
fed veluti alimentum. Ergo, ficut de lactuca paulo fupra fecimus, cum duos ventres, alterum jufto frigidiorem, alterum
jufto calidiorem, finximus, ita quoque in omnibus iis, quae
poteftate calida funt, proponamus eosdem ventres. Ergo eum,
qui frigidior jufto eft, quoad in eo continentur ac concoquuntur hujuscemodi omnia, calfaciunt atque temperamenti aequalitatem revocabunt proderuntque ut medicamenta: alterum vero, qui calidus eft, inflammabunt ac
magnopere laedent. Atque has quidem alterationes qualitate fua inducent. Nam omnino percocta et mutata ac
in fanguinem bonum jam verfa, naturalis in animali

Ed. Chart. III. [86.]   Ed. Baf. I. (85.)

αὐξήσει τὸ ἔμφυτον τῷ ζώῳ θερμὸν, οὐ κατὰ ποιότητα.
καθόλου γὰρ, ἄντε ψυχρὸν, ἄντε θερμὸν ᾗ τῇ δυνάμει
τὸ σιτίον, ἐπειδὰν αἱματωθῇ, τὴν ἔμφυτον ὡσαύτως αὐξήσει θερμασίαν· ἄχρι δ᾽ ἂν ἄγηται μὲν εἰς αἵματος ἰδέαν,
οὔπω δὲ τελέως αἱμαχθῇ, ψύχει καὶ θερμαίνει τὸ σῶμα
δίκην φαρμάκου. ἅπας δ᾽ οὗτος ὁ λόγος ἐκ μιᾶς ἀρχῆς
ἤρτηται. διὸ καὶ φυλάττειν αὐτὴν ἀεὶ χρὴ, καὶ μεμνῆσθαι
διὰ παντὸς, ὡς ἕκαστον τῶν σωμάτων ἰδιότητά τινα
κέκτηται κράσεως, οἰκείαν μὲν τῇδέ τινι τῇ φύσει, διαφε-
ρομένην δὲ τῇδέ τινι· καὶ ὡς, εἰ μὲν ἀλλοιώσειε τὸ οἰκεῖον
εἰς τὴν ἑαυτοῦ φύσιν, αὐξήσει τὴν οὐσίαν οὕτω τῆς ἐν
αὐτῷ θερμασίας· εἰ δ᾽ ἀλλοιωθείη, δυοῖν θάτερον αὐτῷ
συμβήσεται, θερμαίνοντος μὲν τοῦ μεταβάλλοντος, ἐπικτή-
σασθαί τινα θερμασίαν, μὴ θερμαίνοντος δὲ, τὴν οἰκείαν
ἀπολέσαι. δῆλον οὖν ἐκ τούτων, ὡς ἐν τῷ πρός τι σύμ-
παντά ἐστι τὰ τοιαῦτα. πρὸς γὰρ τὴν ἰδιότητα τῆς ἀλλοι-
ούσης φύσεως ἕκαστον τῶν προσφερομένων ἢ τροφῆς, ἢ

caloris fubftantiam augebunt, non qualitatem intendent.
In totum enim five frigidus five calidus poteftate cibus
fit, pofteaquam in fanguinem converfus eft, naturalem
calorem fimiliter augebit: quoad autem ad fanguinis
formam tendit nec dum plane fanguis eft redditus, refrigerat excalfacitve animal medicamenti ritu. Sane
omnis haec difceptatio ab uno, ut videtur, principio
pendet: quo magis fervandum femper id memoriaque
tenendum perpetuo eft, cujuslibet corporis proprietatem
quandam temperamenti effe, quae huic quidem naturae
fit confentiens, ab hac vero fit diffentiens: tum fi,
quod conveniens fibi eft, in fuam naturam transmutet,
eo pacto caloris fui fubftantiam augere; fin ipfum fit
mutatum, duorum alterum illi contingere, vel ut calorem quendam conquirat, utique fi' id, a quo mutatur,
calfacit, vel proprium calorem amittat, fi id non calfacit. Liquet igitur ex his, quod hujusmodi omnia ex
eorum funt numero, quae relata ad aliquid dicantur,
cum ad proprietatem mutantis naturae, quicquid affumi-

φαρμάκου, ἢ ἀμφατέρων λόγον ὑφέξει. οἷον τὸ κώνειον τῷ ψαρὶ μὲν τροφὴ, φάρμακον δ᾽ ἀνθρώπῳ· καὶ τοῖς μὲν ὄρτυξιν ἐλλέβορος τροφὴ, τοῖς δ᾽ ἀνθρώποις φάρμακον. ἡ μὲν γὰρ τῶν ὀρτύγων κρᾶσις ἐξομοιοῦν ἑαυτῇ δύναται τὸν ἐλλέβορον, ἡ δὲ τῶν ἀνθρώπων οὐ δύναται.

Κεφ. ε'. [87] Φανερὸν οὖν ἤδη γέγονεν, ὡς ἡ κρίσις τῶν πρὸς ἡμᾶς ὑγρῶν, ἢ ξηρῶν, ἢ ψυχρῶν, ἢ θερμῶν, οὐκ ἔξωθέν ποθεν, ἀλλ᾽ ἐξ ὧν ἡμεῖς αὐτοὶ πάσχομεν, ἀκριβῶς ἂν γίνοιτο, καὶ ὡς πρώτην μὲν καὶ μάλιστα ταύτην εἴη σκεπτέον, ἐφεξῆς δ᾽, εἴ τι δεήσειε, καὶ τὴν ἔξωθεν. εἰ μὲν γὰρ ἐναργὴς εἴη καὶ σαφὴς αἰσθήσει τοῦ προσαχθέντος ἡ ἐνέργεια φαρμάκου, ταύτῃ πιστευτέον, ἀμελοῦντας τῶν ἄλλων ἁπάντων γνωρισμάτων· εἰ δ᾽ ἀμυδρὰ, καὶ ἀσαφὴς, ἢ ἐπίμικτος, ἢ τινα ὅλως ἀμφισβήτησιν ἔχουσα, τηνικαῦτα καὶ πρὸς τὰ ἐκτὸς ἅπαντα κριτέον αὐτήν. οὐκ οὖν οὐδὲ πρὸς ταῦτα πόῤῥωθεν, ἀλλ᾽ ἀπ᾽ αὐτῆς τῆς οὐσίας τοῦ ζητουμένου,

tur, vel nutrimenti, vel medicamenti, vel utriusque rationem fortiatur: verbi gratia, cicuta fturno nutrimentum eft, homini medicamentum: rurfus coturnioi veratrum nutrimentum eft, hominibus medicamentum: fiquidem coturnicum temperies affimilare fibi veratrum poteft, quod hominum temperies non poteft.

Cap. V. Ergo manifeftum jam arbitror factum, quod judicium ejus, quod refpectu noftri calidum, frigidum, humidum et ficcum dicitur, non ex iis, quae extrinfecus funt pofita, fed ex iis, quibus ipfi afficimur, certum exactumque fieri poffit: atque id tanquam primum ac maxime fit fpectandum: deinde, fi res exigit, etiam quod ab externis petitur. Nam fi evidens ad fentiendum et clarus fit adhibiti medicamenti effectus, huic, reliquis notis omnibus pofthabitis, credendum: fin debilis et obfcurus aut etiam mixtus aut ullam omnino dubitationem habeat, tum utique ad externa omnia conferendo, de eo judicandum, ac neque horum quidem ad ea, quae longius abfunt, fed ab ipfa quaefitae

ΒΙΒΛΙΟΝ ΤΡΙΤΟΝ. **685**

Ed. Chart. III. [87.]   Ed. Baf. I, (85.)

οἶον εἰ τὸ ἔλαιον θερμὸν, οὐχ ὅτι γλίσχρον, ἢ ὠχρόν, ἡ
κοῦφον, ἀλλ᾽ εἰ ῥᾳδίως ἐκφλογοῦται· τοῦτο γὰρ ἦν αὐτῷ
τῇ δυνάμει θερμὸν εἶναι, τὸ ταχέως μεταβάλλειν εἰς τὸ ἐνεργείᾳ θερμόν. κατὰ δὲ τὸν αὐτὸν τρόπον κἀπὶ τῶν ἡμετέρων
σωμάτων, οὐκ εἰ παχυμερές, ἢ λεπτομερές, ἢ ὑγρὸν, ἢ κοῦφον, ἢ γλίσχρον, ἢ ὠχρὸν, ἀλλ᾽ εἰ θερμαίνει προσαγόμενον.
οὕτω δ᾽ οὐδ᾽ εἰ γλυκὺ, καὶ κοιλίαν ὑπάγον, ἢ εὔρουν ἐργαζόμενον ἐν ταῖς φλεβοτομίαις, εἰ ἐπισταχθείη τὸ αἷμα. καὶ
γὰρ καὶ ταῦτα περιττά, παρόν γε σκοπεῖν, εἰ θερμαίνει προσαγόμενον. εἰ μὲν οὖν ἐπισήμως τε καὶ ἰσχυρῶς ἐποίει τοῦτο,
καθάπερ τὸ πέπερι, πρόδηλον ἂν ἦν πᾶσι καὶ ἀναμφισβήτητον·
ἐπεὶ δ᾽ οὐκ ἰσχυρῶς, εὐλόγως εἰς ζήτησιν ἀφικνεῖται. πολὺ
δὲ μᾶλλον ἐπὶ ῥοδίνου τε καὶ ὄξους ἠπόρηται, καὶ ἠμφισβή-
τηται τοῖς ἰατροῖς, εἴτε δυνάμει θερμὰ πέφυκεν, εἴτε ψυχρά.
χρὴ τοίνυν ἐξευρεῖν τινας ἐφ᾽ ἅπασι τοῖς δυνάμει λεγομένοις
ὑπάρχειν ἢ θερμοῖς, ἢ ψυχροῖς, ἢ ξηροῖς, ἢ ὑγροῖς, ἀκριβεῖς καὶ σαφεῖς διορισμοὺς, ὡς ἔμπροσθεν ἐπὶ τῶν ἐνεργείᾳ

rei fubftantia defumpta. Verbi gratia, fi oleum calidum eft, non id inde fpectabitur, quod glutinofum aut
pallidum aut leve eft, fed quod facile inflammatur: id
namque erat illi calidum poteftate effe, quod celeriter
in actu calidum mutatur. Ad eundem modum et in
corporibus noftris non utique id expendendum, an cras-
farum partium aut tenuium aut humidum aut leve aut
glutinofum aut pallidum, fed an calfaciat admotum:
aeque vero nec an dulce fit, au alvum dejiciat, an,
fi fanguis fuperinftilletur, reddatur in venae fectione
fluxile: quippe haec quoque fupervacua funt, cum aeftimare liceat, an calfaciat, cum admoveatur. Ergo fi no-
tabiliter id valenterque faceret, quemadmodum piper,
utique clarum id procul dubio effet: nunc cum minime
valenter id praeftet, merito in quaeftionem venit.
Multo vero magis de rofaceo et aceto dubitatur a medicis, atque ambigitur, calidane haec an frigida poteftate fint. Agendum igitur id eft, ut in omnibus,
quae poteftate calida, frigida, humida ficcave dicuntur.
exactas aliquas clarasque diftinctiones inveniamus, ficut

λεγομένων ἐποιησάμεθα. προσήκει δ', οἶμαι, τὴν ἀρχὴν ἀπὸ
τῶν ἐναργεστάτων ποιήσασθαι· γυμνασάμενος γάρ τις ἐν
τούτοις, ῥᾷον ἀκολουθήσει τοῖς ἀσαφεστέροις. εὐθὺς οὖν ἐν
τῷ προσφέρειν τῷ σώματι τόδϵ τι τὸ φάρμακον ἢ σιτίον,
ἀπηλλάχθω τὸ προσαγόμενον ἁπάσης σφοδρᾶς ἐπικτήτου
θερμύτητός τε καὶ ψύξεως. ὃν μὲν γὰρ ἐν τοῖς ἔμπροσθεν
ἐποιησάμεθα διορισμὸν, ἡνίκα τά θ' ὑγρὰ καὶ τὰ ξηρὰ σώματα διαγινώσκειν ἐπεχειροῦμεν, οὗτος οὐδὲν ἂν ἧττον εἴη
καὶ νῦν χρήσιμος ἐπὶ τῶν δυνάμει θερμῶν καὶ ψυχρῶν. εἴτε
γὰρ δυνάμει ψυχρὸν ὂν τὸ προσφερόμενον ἐκθερμήναις σαφῶς,
εἴτε θερμὸν καταψύξαις, ἡ πρώτη τοῦ σώματος προσβολὴ
τὴν αἴσθησιν ἀπὸ τῆς ἐπικτήτου διαθέσεως, οὐκ ἀπὸ τῆς
οἰκείας τοῦ προσαχθέντος ἐργάσεται κράσεως. ἵν' οὖν ἀκριβής τε καὶ εἰλικρινὴς ἡ φύσις ἐξετάζηται τοῦ προσαγομένου,
χλιαρὸν ὡς οἷόν τε μάλιστα ὑπαρχέτω, μηδεμίαν ἐπίσημον
ἔξωθεν ἀλλοίωσιν εἰληφὸς ἤτοι θερμότητος ἢ ψύξεως σφοδρᾶς. ἡ μὲν δὴ πρώτη παρασκευὴ τοῦ προσαγομένου φαρμάκου τοιαύτη γιγνέσθω. προσφερέσθω δὲ μὴ πάσῃ διαθέσει

ante de energia ſic dictis fecimus. Porro incipiendum
arbitror ab iis, quae evidentiſſima funt, quando in his
exercitatus facile confequetur ea, quae minus funt evidentia. Ergo ſtatim nt corpori hoc vel illud medicamentum cibusve admovetur, expers eſto omnis acquiſititii caloris vehementis et frigoris: quam enim in fuperioribus diſtinctionem inivimus, quum ſicca et humida
corpora dignoſcenda propoſuimus, eadem nobis nunc
quoque in iis, quae poteſtate calida frigidaque ſunt, non
minus erit utilis: nam ſi poteſtate frigidum, cum id
applicas, vehementer calfacias, ſive calidum refrige-
res, corpus primo occurſu qualitatis acquiſitae, non
ejus, quae propria eſt rei admotae, ſenſu afficitur. Ut
ergo admotae rei vera finceraque natura exploretur, tepidum, quoad fieri maxime poteſt, eſto: nec ullam
extrinſecus notabilem alterationem valentis caloris fri-
gorisve ceperit. Ac prima quidem admoti medicamenti
praeparatio talis eſto. Applicetur autem, cum ejus
vim exploras, non cuilibet corporis affectui, ſed fim-

σώματος, ὅταν ἐξετάζῃς αὐτοῦ τὴν δύναμιν, ἀλλ᾽ ἁπλουστά-
ταις ὡς ἔνι μάλιστα καὶ ἄκραις. εἰ μὲν οὖν ἐσχάτως θερμῇ
διαθέσει προσαχθὲν αἴσθησιν ἐργάζοιτο ψύξεως, εἴη ἂν οὕτως γε ψυχρόν. ὡσαύτως δὲ καὶ εἰ τῇ ψυχρᾷ θερμὸν ἐν
τῷ παραυτίκα φαίνοιτο, καὶ τοῦτ᾽ ἂν εἴη θερμόν. εἰ δ᾽ ἤτοι
τῇ θερμῇ θερμὸν, [88] ἢ τῇ ψυχρᾷ ψυχρὸν φαίνοιτο, μὴ
πάντως ἀποφαίνεσθαι τὸ μὲν θερμον, τὸ δὲ ψυχρόν. ἐνίοτε
γὰρ ἄκρως μέν ἐστιν ἡ διάθεσις θερμή, μετρίως δὲ ψυχρὸν
ὑπάρχει τὸ φάρμακον, οὔτ᾽ ἠλλοίωσεν αὐτὴν, ἔτι τε πρὸς
τούτῳ ψύξαν καὶ πυκνῶσαν ἅπασαν τὴν ἐκτὸς ἐπιφάνειαν,
ἀπέκλεισεν εἴσω καὶ διαπνεῖσθαι τὸ θερμὸν ἐκώλυσε, κᾀκ
τούτου μειζόνως ἐξεπύρωσε τὴν διάθεσιν. οὕτω δὲ, κᾂν εἰ
τῇ ψυχρᾷ διαθέσει τὸ προσφερόμενον μηδεμίαν ἐπιφέροι
θερμότητα, σκέπτεσθαι, μή τι μετρίως ὑπάρχον θερμὸν οὐδὲν ἔδρασεν εἰς τὴν ἄκρου θερμοῦ δεομένην διάθεσιν. οὐκοῦν
οὔθ᾽ οὕτω χρὴ βασανίζεσθαι τῶν προσφερομένων φαρμάκων
τὰς δυνάμεις, οὔτ᾽ εἰ κατὰ συμβεβηκὸς ἐργάζοιτό τι καὶ μὴ
καθ᾽ αὑτό. κρίσις δὲ τοῦ κατὰ συμβεβηκος ἥ τε διάθεσις

pliciſſimo, quoad fieri maxime poteſt, et ſummo. Si
igitur ſummi quidem caloris affectioni admotum frigoris ſenſum excitet, erit profecto ſic frigidum: pari
modo, ſi frigido affectui applicatum calidum ſtatim appareat, id quoque erit calidum: ſin vel calidae affectioni calidum, vel frigidae frigidum ſentiatur, non
eſt quod hoc calidum, illud frigidum omnino pronuncies. Eſt enim aliquando ſummi caloris affectus, quem
mediocriter frigidum medicamen adeo non alterat, ut
refrigerando denſandoque ſummum extrinſecus corpus
calorem intro concludat ac difflari vetet, indeque affectum magis accendat. Ita vero et ſi, quod frigido affectui admovetur, nullum afferat calorem, videndum
eſt, num id, cum ſit aliquid mediocriter calidum, nihil
egerit in affectum, qui ſummi indiguit caloris. Ergo
nec ſi admoti medicaminis exploranda vis eſt: nec ſi
ex accidenti aliquid efficiat, non per ſe. Judicabis
autem, quod ex accidenti aliquid facit, tum ex affectu

καὶ ὁ χρόνος.ι ἡ μὲν διάθεσις, εἰ ἁπλῆ καὶ μία· τῷ χρόνῳ
δ᾽ ἡ κρίσις διορίζεται κατὰ τάδε. τὸ μὲν ἅμα τῷ προσενε-
χθῆναι ψύχειν ᾗ θερμαίνειν ἐναργῶς φαινόμενον εἴη ἂν
δήπου καὶ καθ᾽ ἑαυτό γε καὶ δι᾽ ἑαυτὸ τοιοῦτο· τὸ δ᾽ ἐν
τῷ χρόνῳ, τάχ᾽ ἂν ἐκ τινος συμβεβηκότος εἰς τοῦτ᾽ ἄγοιτο,
καθάπερ ἐπὶ τετάνου, θέρεος μέσου, νέῳ εὐσάρκῳ, ὕδατος
ψυχροῦ πολλοῦ κατάχυσις θέρμης ἐπανάκλησιν ποιεῖται. ἀλλ᾽
ὅτι γε μὴ καθ᾽ ἑαυτὸ θερμαίνει τὸ ψυχρὸν ὕδωρ, δῆλον ἐκ
τῆς πρώτης προσβολῆς· αἴσθησιν γὰρ ἐργάζεται ψύξεως, καὶ
μὲν δὴ καὶ ψύχει τὸ δέρμα, μέχρις ἂν ἐπιχέηται τούτῳ, καὶ
τὴν θερμασίαν οὔτ᾽ ἐπὶ πάντων σωμάτων, οὔτ᾽ ἐν τῷ κα-
ταχεῖσθαι παρέχεται, ἀλλ᾽ ἐπὶ μόνων εὐσάρκων νέων, ἐν
θέρει μέσῳ, μετὰ τὸ παύσασθαι καταχέοντας. ὥσπερ οὖν
οἷς προσπίπτει τὸ ψυχρὸν ὕδωρ, ἐκ τοῦ παραχρῆμα ψύχει
ταῦτα, κἂν ἔμψυχα, κἂν ἄψυχα σώματι ὑπάρχῃ, κἂν θερμὰ, κἂν ψυχρὰ, κατὰ τὸν αὐτὸν τρόπον, εἴ τις ἦν χρόνος,
ἢ φύσις σώματος, ἢ διάθεσις, ἐφ᾽ ἧς αἴσθησιν ἔφερε τὸ ψυχρὸν ὕδωρ εὐθὺς ἅμα τῷ προσπίπτειν θερμότητος, εὐλόγως

ipfo, tum tempore: ex affectu, fi is fimplex eft et
unus: at a tempore determinabitur judicium ad hunc
modum. Quod protinus, ut admotum eft, calfacere
vel refrigerare manifefte cernitur, id utique et ex fe,
et per fe tale fuerit: quod tempore id facit, fortaffe
ex aliquo accidenti in id eft actum. Veluti juveni quadrati corporis tetano aeftate media laboranti frigida liberaliter affufa caloris repercuffum facit: caeterum
quod aqua frigida per fe non calfaciat, ex primo ejus
occurfu patet, fenfum namque invehit frigoris: praeterea cutim, quoad ei affunditur, frigefacit: tum calorem nec in omni corpore, nec dum attunditur, invehit: imo tantum in juvene quadrati corporis et aeftate
media et poftquam a perfundendo eft ceffatum. Sicut
igitur frigida, quibus incidit, haec illico perfrigerat,
five animata corpora funt, five non animata, five calida, five frigida: ita, fi quod effet tempus, vel corporis natura, vel affectus ullus, in quo frigidæ primo ftatim occurfu caloris fenfum inveheret, jure quaeri pos-

BIBΛION TPITON. 689

Ed. Chart. III. [88.]   Ed. Baf. I. (85. 86.)

ἂν ἐζητεῖτο. πότερον θερμαίνειν ἢ ψύχειν πέφυκε καθ᾽ ἑαυτό.
νυνὶ δ᾽ ἐπειδὴ τὰ μὲν ἔμψυχά τε καὶ ἄψυχα πάντα παραχρῆμα καὶ διὰ παντὸς ὁρᾶται ψυχόμενα, οἷς δ᾽ ἐστὶν ἔμφυτος
θερμασία καὶ οἷον πηγή τις ἐν τοῖς σπλάγχνοις πυρος, εἰ
τούτοις προσενεχθείη, ἐπανάκλησίν τινά ποτε ποιεῖται θερμότητος, εὔλογον οἶμαι, κατά τι συμβεβηκὸς, οὐ καθ᾽ ἑαυτὸ
θερμαίνειν αὐτὸ τὰ τοιαῦτα. καὶ δὴ καὶ φαίνεται, κατά τί.
πυκνώσει γὰρ τῆς ἐκτὸς ἐπιφανείας (86, καὶ κατακλήσει τοῦ
θερμοῦ τὴν ἐπάνοδον ποιεῖται τῆς ἐκ τοῦ βάθους θερμασίας, ἅμα μὲν ἀθροισθείσης τῷ μὴ διαπνεῖσθαι, ἅμα δ᾽
εἰς τὸ βάθος ἀποχωρούσης διὰ τὴν τοῦ περιέχοντος βίαν
ψυχροῦ, ἅμα δὲ καὶ τρεφομένης ὑπὸ τῶν ἐνταῦθα χυμῶν.
ὅταν γὰρ ἀθροισθεῖσά τε καὶ τραφεῖσα πρὸς τὴν ἐπιφάνειαν
ὁρμήσῃ σφοδρότερον, ἐπανάκλησις μὲν γίνεται τῆς θέρμης, ἔνδειξις δὲ τοῦ μὴ καθ᾽ ἑαυτὸ τὴν θερμασίαν αὐξῆσαι τὸ ψυχρὸν ὕδωρ. καθ᾽ ἑαυτὸ μὲν γὰρ ἔψυξε τὸ δέρμα· τῇ ψύξει
δ᾽ αὐτοῦ πύκνωσίς τε ἅμα καὶ εἰς τὸ βάθος ὑπονόστησις
ἠκολούθησε τοῦ θερμοῦ· τούτων δ᾽ αὐτῶν τῇ μὲν πυκνώσει

fet, calfacerene an frigefacere per fe nata effet: nunc
autem, cum omnia tum animata tum inanimata protinus et
perpetuo frigefieri ab ea cernamus: quibus autem infitus calor veluti fons quidam ignis in vifceribus eft, iis adhibita repercuffum aliquando caloris faciat: rationabile
arbitror, ex aliquo accidente, non per fe, talia calfacere.
Sed nec latet, qua ratione illud accidat: fiquidem, fti-
pata claufaque corporis fumma facie, rep: rcuffus
refractusque fit caloris ejus, qui a profundo ascen-
dit: qui quidem fimul propter difflatus inopiam eft
acervatus, fimul propter frigidi circumftantis violentiam
in altum recedit, fimul ex fuccis illic habitis nutritur.
Quippe ubi collectus nutritusque calor ad fumma corporis violentius ruit, fit quidem caloris repercuffus, indicium vero ac documentum, quod frigida haudquaquam
per fe calorem auxit: nam per fe quidem cutim perfrige-
ravit, ejus vero perfrigerationem denfitas et reditus caloris
ad profundum funt confequuti: rurfus horum denfitatem

κώλυσις τῆς διαπνοῆς, τῇ δ᾽ εἰς τὸ βάθος ὑποχωρήσει κατεργασία τῶν ταύτῃ χυμῶν. ὧν ἡ μὲν κώλυσις τῆς διαπνοῆς
τὴν ἄθροισιν τῆς θερμασίας, ἡ δὲ τῶν χυμῶν κατεργασία
τὴν γένεσιν αὐτῆς ἐποιήσατο. τούτων δ᾽ ἑκατέρῳ πάλιν ἡ
αὔξησις ἕπεται τῆς ἐμφύτου θερμασίας. διὰ μέσων οὖν ἑκατέρων τὸ μὲν ψυχρὸν αὔξησίν ποτε τῆς ἐν τῷ ζώῳ θερμασίας ἐργάζεται, καθ᾽ ἑαυτὸ δ᾽ οὐδέποτε. καὶ μὴν καὶ τὸ
θερμὸν ἔστιν ὅτε κατὰ συμβ βηκὸς ψύχει [89] διὰ μέσου τοῦ
κενοῦ, ὡς τὸ κατάντλημα τὴν φλεγμονήν. ἐπειδὴ γὰρ ὑπὸ
θερμοῦ ῥεύματος γίνεται φλεγμονή, τὸ μὲν ἴδιον αὐτῆς ἴαμα
κένωσίς ἐστι τοῦ περιττοῦ, τὸ δὲ τῇ κενώσει πάντως ἑπόμενον ἡ ψύξις τοῦ διὰ τὴν φλεγμονὴν τεθερμασμένου μορίου.
διττῆς μὲν οὖν οὔσης ἐν τοῖς φλεγμαίνουσι σώμασι διαθέσεως,
ὅσον μὲν ἐπὶ τῇ πλεονεξίᾳ τοῦ περιττοῦ, κατὰ τὸ ποσὸν
ἐξισταμένοις τοῦ κατὰ φύσιν, ὅσον δ᾽ ἐπὶ τῇ θερμασίᾳ, κατὰ
τὸ ποιὸν, ἡ τῆς ἑτέρας τῶν διαθέσεων ἴασις ἑπομένην ἔχει
καὶ τὴν ἑτέραν. καὶ γίνεται κατὰ συμβεβηκὸς τὰ κενωτικὰ
τῆς θερμῆς ὕλης φάρμακα καὶ τῆς φλογώσεως τῶν μορίων

quidem difflatus prohibitio, reditum vero ad interiora concoctio confectioque qui iftic funt fuccorum eft confequuta.
Horum vero difflatus prohibitio caloris colligendi, fuccorum concoctio ejusdem generandi fuit caufa: porro horum
utrumque nativi caloris fequitur auctio. Ergo, intercedentibus mediis utrisque, frigida in animalis corpore caloris
aliquando excitat incrementum, per fe nunquam. Sed
non minus calor eft quando ex accidente perfrigerat,
utique intercedente vacuatione, ficut perfufio phlegmonen. Cum enim ex calida fluxione phlegmone confiftat, propria quidem ejus curatio vacuatio fupervacui
eft: vacuationi autem particulae, quae per phlegmonen
excalfacta eft, omnino fuccedit refrigeratio. Ergo cum
duplex in iis, quae phlegmone laborant, particulis affectus fit, unus quidem in quantitate ex fupervacui
naturae modum exeuntis abundantia, alter in qualitate,
qui ex caloris fpectatur ratione, fequitur prioris eorum
curationem etiam pofterioris curatio: fiuntque ex accidente ea medicamenta, quae calentem materiam vacuant,

ἐμψυκτικά. ταῦτά τε οὖν διορίζεσθαι, καὶ πειρᾶσθαι κατὰ
τὸ ποσὸν τῆς ἁπλῆς διαθέσεως ἐξευρίσκειν τὸ ποσὸν τῆς
τοῦ φαρμάκου δυνάμεως· οἷον εἰ ἄκρως ἢ ἡ διάθεσις θερμὴ,
καὶ τὸ φάρμακον ἄκρως εἶναι ψυχρόν· εἰ δ᾽ ὀλίγον ἀπολί-
ποιτο τῆς ἀκρότητος ἡ διάθεσις, ὀλίγον χρῆται καὶ τὸ φάρμακον ἀπολείπεσθαι· κἂν εἰ πλέον ἀπέχοιτο τῆς ἄκρας θερμασίας ἡ διάθεσις, ἀνάλογον ἀπέχειν τῆς ἄκρας ψυχρότητος
τὸ φάρμακον. εἰ γὰρ ἀπὸ τοῦ τοιούτου στοχασμοῦ τὴν ἀρχὴν τῆς ἐξετάσεως αὐτῶν ποιοῖο, θᾶττον ἂν ἐξευρίσκοις την
οἰκείαν ἑκάστου δύναμιν. ὅλως γὰρ, εἰ καθ᾽ ἓν ὁτιοῦν πάθος ἁπλοῦν θερμὸν ὅ τι δήποτε τῶν φαρμάκων προσαχθὲν
εὐθὺς ἅμα τῇ πρώτῃ προσφορᾷ ψύξεως αἴσθησιν ἤνεγκε,
ψυχρόν ἐστιν ἐκεῖνο τῇ δυνάμει, καὶ πολὺ μᾶλλον, εἰ καὶ
μετὰ τὴν πρώτην προσφορὰν ἕως παντὸς μένει τοιοῦτο. εἰ
δὲ καὶ παντελῶς ἰῷτο τὴν θερμὴν διάθεσιν, ἐξ ἀνάγκης
ψυχρόν ἐστι. προσφέρεσθαι δὲ χρὴ πάντως αὐτὸ χλιαρὸν,
ἐπειδὰν δοκιμάζηται, καθότι καὶ πρόσθεν εἴρηται. γνωρισθὲν
δ᾽, ὅτι τοιοῦτό ἐστιν, εἶτα θεραπείας ἕνεκα παραλαμβανόμενον,

inflammationis particularum refrigeratoria. Ergo tum
haec discernere oportet, tum id agere, ut pro modo
fimplicis affectus etiam virium medicamenti inveniatur
modus: verbi gratia, fi calidus in fummo affectus fit,
frigidum quoque in fummo medicamentum paretur: fi
affectus a fummo paulum recedat, medicamentum quoque a fummo paulum declinet: fi plus a fummo calore
abfit affectus, ad portionem abfit a fummo frigore medicamen: quippe fi aufpicatus a tali conjectura examen
eorum fis, facilius propriam cujusque invenias vim.
Ad fummam enim in omni fimplici affectu calido, quodcunque adhibitum medicamen primo ftatim occurfu frigoris fenfum intulit, id frigidum poteftate eft: ac multo
profecto magis, fi poft primam exhibitionem tale perpetuo manet: quod fi calidum affectum prorfus fanet,
frigidum id ex neceffitate fuerit. Adhibendum vero eft,
cum exploratur, omnino tepidum, ut prius teftati fumus. Ubi jam cognitum eft tale effe, deinde curationis caufa affumitur, rectius frigidum adhibetur: nifi

ἄμεινον ψυχρὸν λαμβάνειν, πλὴν εἰ τὸ μὲν φάρμακον ἄκρως
εἴη ψυχρὸν, οὐκ ἄκρως δὲ θερμὸν εἴη τὸ νόσημα. ταῦτα
μὲν οὖν ἐπὶ πλέον ἔν τε τοῖς περὶ φαρμάκων εἰρήσεται κἂν
τοῖς τῆς θεραπευτικῆς μεθόδου γράμμασιν. ἐν δὲ τῷ παρόντι τό γε τοσοῦτον χρὴ γινώσκειν, ὡς, εἴ τι τῇ θερμῇ καὶ
ἁπλῇ διαθέσει προσαχθὲν φάρμακον ἐκ τοῦ παραχρῆμα κἂν
τῷ μετὰ ταῦτα χρόνῳ παντὶ τήν τε τῆς ψύξεως αἴσθησιν ἤνεγκε τῷ κάμνοντι καὶ τὴν τῆς εὐφορίας τε καὶ ὠφελείας, ἐξ
ἀνάγκης τοῦτο ψυχρόν ἐστι, κἂν ἐπ᾽ ἄλλων ποτὲ φαίνηται
θερμόν. εὑρεθήσεται γὰρ ἐπ᾽ ἐκείνων ἐξεταζόμενον ἀκριβῶς
οὐ καθ᾽ ἑαυτὸ θερμαῖνον, ἀλλὰ κατά τι συμβεβηκός. ὅταν δὲ
καθ᾽ ἑαυτὸ λέγωμεν, ἢ πρώτως, ἢ διὰ μηδενὸς τῶν ἐν μέσῳ,
ταὐτὸν ἐξ ἁπάντων δηλοῦται δυνάμε. τῶν ῥημάτων. καὶ τὴν
γυμνασίαν ἁπάντων ἅμα τούτων τοῖς οἰκείοις παραδείγμασιν
ἐν τοῖς περὶ φαρμάκων ὑπομνήμασι ποιησόμεθα.

Κεφ. ς΄. Νυνὶ δὲ πάλιν ἀναμνήσας, ὧν ἤδη καὶ πρόσθεν εἶπον, ἐπιθεῖναι πειράσομαι τῷ παρόντι λόγῳ τὴν προσήκουσαν τελευτήν. ἐπειδὴ γὰρ τὸ θερμὸν σῶμα πολλαχῶς ἐλέ-

fi medicamen fummi fit frigoris, morbus in fummo caloris non fit. Atque haec quidem diffufius tum in opere
de medicamentis, tum curandi methodo tradentur. Ad
praefens illud faltem noviffe oportet, quod, fi calido et
fimplici affectui aliquod adhibitum medicamentum tum
protinus tum toto deinceps tempore frigoris fenfum ac
facilioris tolerautiae juvamentique laboranti affert, id frigidum neceffario eft, tametfi in aliis nonnunquam videatur calidum: deprehendetur enim in illis, fi diligenter
exploretur, non utique per fe, fed ex accidente aliquo
excalfacere. Cum autem per fe dicimus, vel primum vel
nullo intercedente medio, omnibus hujusmodi verbis
idem poteftate fignificatur. Et horum fimul omnium exercitationem in opere de medicamentis propriis exemplis
Inftituemus.

Cap. VI. Nunc recenfitis iis, quae ante jam dixi,
propofito libro commodum imponere finem tentabo. Cum
namque calidum corpus multifariam dicatur: nam et quod

γετο, καὶ γὰρ καὶ τὸ τὴν ἄκραν ἔχον ποιότητα, τὸ στοιχεῖον
αὐτὸ, καὶ τὸ κατ᾽ ἐπικράτησιν αὐτῆς ὀνομαζόμενον, ἔτι τε τὰ
πρὸς ἕτερον λεγόμενον, ἤτοι πρὸς τὸ σίμμετρον ὁμογενες, ἢ
πρὸς ὁτιοῦν τὸ τυχὸν, οὕτω χρὴ καὶ τὸ δυνάμει μὲν θερμόν,
ἐνεργείᾳ δ᾽ οὐδέπω, καὶ νοεῖσθαι καὶ δοκιμάζεσθαι πολλαχῶς. [90] ὅθεν οὐκ ὀρθῶς, εἴ τι μὴ ταχέως ἐκπυροῦται, τοῦτ᾽
ἔνιοι νομίζουσιν οὐδὲ πρὸς ἡμᾶς εἶναι δυνάμει θερμον. εἴτε γὰρ
εὔπεπτόν ἐστι, καὶ τρέφει ταχέως, εἴη ἂν ὡς πρὸς ἡμᾶς θερμὸν, εἴτε θερμαίνει προσφερόμενον ὡς φάρμακον, εἴη ἂν καὶ
τοῦτο δυνάμει θερμὸν ὡς πρὸς ἄνθρωπον. οὕτω δὲ καὶ καθ᾽
ἕκαστον εἶδος ζώου τὸ δυνάμει θερμὸν, εἴθ᾽ ὡς φάρμακον,
εἴθ᾽ ὡς τροφὴ, πρὸς ἐκεῖνο λέγεται μόνον τὸ ζῶον. ἐν γὰρ τῷ
πρός τι τὸ δυνάμει πᾶν, ὥστε καὶ ἡ βάσανος ἡ οἰκεία βελ-
τίων τῆς ἔξωθεν. οἰκεία δὲ μία καθ᾽ ἕκαστον. εἰ φαίνοιτο
ταχέως γινόμενον τοιοῦτο, ὁποῖον ἔφαμεν ὑπάρχειν αὐτὸ δυνάμει. πῦρ μὲν γάρ ἐστι δυνάμει πᾶν, ὅ τι ἂν ταχέως ἐκπυροῦται·

fummam ejusmodi habet in fe qualitatem, ipfum fcilicet
elementum: et quod propter ejusmodi qualitatem pollen-
tem nomen eft fortitum: ad haec, quod collatum ad aliud
dicitur, vel ad id, quod mediocre ejusdem fit generis,
vel quicquid fors tulerit: fic et quod poteftate calidum eft,
actu vero nondum dici poteft, intelligi probarique multis modis oportet. Quo utique minus recte, fi quid non
ftatim inflammatur, id aliqui ne ut ad nos quidem effe
calidum poteftate putant: nam five facile concoquitur
et cito nutrit, erit ad nos calidum: five admotum, veluti medicamentum, calfacit, erit id quoque ut ad hominem poteftate calidum. Sic nimirum et per fingulas
animalis fpecies ipfum poteftate calidum, five eft ut medicamentum, five ut nutrimentum, ad illud tantum animal
collatum dicitur: eft enim ex iis, quae ad aliquid referuntur, quicquid poteftate dicitur: quare et probatio, quae
propria eft, melior utique eft, quam quae ab externo petitur: propria vero eft una in fingulis, utique fi celeriter tale fieri appareat, quale id effe poteftate diximus.
Eft enim poteftate ignis, quicquid celeriter in ignem ver-

6 94   ΓΑΛΗΝΟΤ ΠΕΡΙ ΚΡΑΣΕΩΝ ΒΙΒΛ. ΤΡΙΤΟΝ.

E d. Chart. III. [9o.]   Ed. Baſ. I. (86.)

δ υνάμει δὲ ὡς 'πρὸς ἄνθρωπον θερμὸν, ὅπερ ἦν ἓν εἶδος τῶν
κ αι᾽ ἐπικράτησιν θερμῶν, ὅταν ἀνθρώπῳ προσφερόμενον ἢ
τ ὴν ποιότητα τῆς ἐμφύτου θερμασίας, ἢ τὴν οὐσίαν αὐξάνῃ.
τ ὰ δ᾽ αὐτὰ κἀπὶ τῶν ἄλλων εἰρῆσθαι χρὴ νομίζειν, ὅσα δυ-
ν άμει λέγεται ψυχρὰ καὶ ξηρὰ, καὶ ὑγρὰ καὶ θερμά. καὶ γὰρ
κ αὶ ταῦτα, τὰ μὲν ὡς πρὸς αὐτὰ τὰ στοιχεῖα, τὰ δὲ ὡς κατ᾽
ἐπικράτησιν ὠνομασμένα, καὶ νοεῖσθαι χρη, καὶ δοκιμάζεσθαι,
κ αὶ διδάσκεσθαι. δῆλον δ᾽, ὡς καὶ την κρίνουσαν ὑφην ἁπάσης ἐπικτήτου θερμασίας τε καὶ ψύξεως ἀπηλλάχθαι χρη, κα-
θ ότι κἀπὶ τῶν φαρμάκων αὐτῶν εἴρηται πρόσθεν.

titur: poteſtate vero calidum eſt, ut ad hominem (quae
elſt una ex ſpeciebus eorum, quae ex eo quod in ipſis
praepollet calida dicuntur,) quicquid homini applicatum,
naturalis ejus çaloris vel qualitatem augct vel ſubſtantiam. Eadem mihi et de aliis cenferi dicta velim, quaecunque ſcilicet poteſtate frigida vel ſicca vel humida vel
calida dicuntur: cum haec quoque partim veluti ad ipſa
elementa, partim veluti ad ea, quae ex praepollente ſunt
nominata, tum intelligi, tum explorari, tum doceri
conveniat. Patet vero, eum quoque tactum, qui judicat,
omnis acquiſititii caloris et frigoris expertem eſſe debere,
ſicuti de medicamentis ipſis prius eſt dictum.

Printed in the United States
By Bookmasters